D1748106

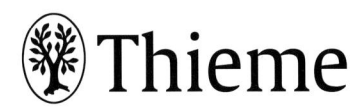

RRK
Referenz-Reihe Kardiologie

Herzschrittmacher- und Defibrillator-Therapie

Indikation – Programmierung – Nachsorge

Herausgegeben von

Gerd Fröhlig, Jörg Carlsson, Jens Jung,
Walter Koglek, Bernd Lemke,
Andreas Markewitz und Jörg Neuzner

Mit Beiträgen von

S. Accinelli
J. Brandl
A. Buob
T. Deneke
A. Erdogan
S. Hahn
T. Lawo
B. Schubert
R. Willems

348 Abbildungen
86 Tabellen

Georg Thieme Verlag
Stuttgart · New York

Bibliografische Information Der Deutschen Bibliothek

Die Deutsche Bibliothek verzeichnet diese Publikation in der Deutschen Nationalbibliographie; detaillierte bibliographische Daten sind im Internet über http://dnb.ddb.de abrufbar

Wichtiger Hinweis: Wie jede Wissenschaft ist die Medizin ständigen Entwicklungen unterworfen. Forschung und klinische Erfahrung erweitern unsere Erkenntnisse, insbesondere was Behandlung und medikamentöse Therapie anbelangt. Soweit in diesem Werk eine Dosierung oder eine Applikation erwähnt wird, darf der Leser zwar darauf vertrauen, dass Autoren, Herausgeber und Verlag große Sorgfalt darauf verwandt haben, dass diese Angabe **dem Wissensstand bei Fertigstellung des Werkes** entspricht.

Für Angaben über Dosierungsanweisungen und Applikationsformen kann vom Verlag jedoch keine Gewähr übernommen werden. **Jeder Benutzer ist angehalten**, durch sorgfältige Prüfung der Beipackzettel der verwendeten Präparate und gegebenenfalls nach Konsultation eines Spezialisten festzustellen, ob die dort gegebene Empfehlung für Dosierungen oder die Beachtung von Kontraindikationen gegenüber der Angabe in diesem Buch abweicht. Eine solche Prüfung ist besonders wichtig bei selten verwendeten Präparaten oder solchen, die neu auf den Markt gebracht worden sind. **Jede Dosierung oder Applikation erfolgt auf eigene Gefahr des Benutzers.** Autoren und Verlag appellieren an jeden Benutzer, ihm etwa auffallende Ungenauigkeiten dem Verlag mitzuteilen.

© 2006 Georg Thieme Verlag KG
Rüdigerstraße 14
D-70469 Stuttgart
Telefon: +49/0711/8931-0
Unsere Homepage: http://www.thieme.de

Printed in Germany

Zeichnungen: Angelika Kramer, Stuttgart
Umschlaggestaltung: Thieme Verlagsgruppe
Umschlagfoto: PhotoDisc, Inc.
Satz: Fotosatz Buck, 84036 Kumhausen
    gesetzt in QuarkXPress
Druck: Appl, Wemding

ISBN 3-13-117181-2   1 2 3 4 5 6

Geschützte Warennamen (Warenzeichen) werden **nicht** besonders kenntlich gemacht. Aus dem Fehlen eines solchen Hinweises kann also nicht geschlossen werden, dass es sich um einen freien Warennamen handele.

Das Werk, einschließlich aller seiner Teile, ist urheberrechtlich geschützt. Jede Verwertung außerhalb der engen Grenzen des Urheberrechtsgesetzes ist ohne Zustimmung des Verlages unzulässig und strafbar. Das gilt insbesondere für Vervielfältigungen, Übersetzungen, Mikroverfilmungen und die Einspeicherung und Verarbeitung in elektronischen Systemen.

Vorwort

Wer die Verlagsankündigungen über die Jahre verfolgt hat, mag ahnen, mit wie viel Geburtswehen dieses Buch entstanden ist. Er mag sie aber auch zum Indikator dafür nehmen, dass vielbeschäftigte „Praktiker" versucht haben, ihre Erfahrungen in einem Gebiet weiterzureichen, das medizinisch wie technisch eine unerhörte Entwicklung erfahren und in der Industrie den Komplex des „Cardiac Rhythm Management" begründet hat. Es lag deshalb nahe, auch für den Arzt nicht allein ein „Schrittmacher-Buch" zu schreiben, sondern den umfassenderen Ansatz kardialer „Device-Therapie" zu wählen, der Herzschrittmacher und implantierbare Defibrillatoren gleichermaßen einschließt.

Obwohl aktive elektronische Implantate zuvorderst technische Produkte sind, deren Eigenheiten und Funktionsweise der Leser zu erfahren wünscht, liegt der Primat des Buches selbstverständlich bei der medizinischen Fragestellung, warum ein Mensch ein solches Implantat braucht, welches genau seine Bedürfnisse erfüllt und wie es gehandhabt werden sollte, um die therapeutische Intention möglichst gut umzusetzen. Dem Buch kommt dabei zugute, dass es (bis auf die jüngst publizierte UK-Pace-Studie) alle großen Vergleichsuntersuchungen zur Schrittmacher-Differenzialtherapie, die wissenschaftliche Etablierung der kardialen Resynchronisation und die für absehbare Zeit wohl letzten Daten zur Primärprophylaxe des plötzlichen Herztods berücksichtigen kann und dass es sich bereits an den neuen Leitlinien zur Herzschrittmachertherapie orientiert, welche die Deutsche Gesellschaft für Kardiologie in 2005 veröffentlicht hat.

Technischer Erfindergeist, aber auch der Zwang, sich mit (leider oft nur vermeintlichen) Alleinstellungsmerkmalen am Markt behaupten zu müssen, hat hochentwickelte Geräte hervorgebracht, deren Komplexität und Diversifikation auch den Spezialisten nicht mehr alle Details überblicken lassen. Das Buch unternimmt deshalb eher den Versuch, Idee und Grundprinzip einer technischen Lösung darzustellen, und verzichtet weithin auf die Zuordnung zu Hersteller und Produkt. Wo Details erörtert oder doch Namen genannt sind, werden trotz größter Sorgfalt der Recherche doch Ungenauigkeiten und Fehler zu entdecken sein. Entsprechende Hinweise aus dem Leserkreis werden dankbar aufgenommen.

Wie so manches „Vielmänner-Buch" ist auch dieses nicht frei von Wiederholungen. Wo sie auftauchen, sind sie nicht entfernt worden, weil sie im jeweiligen Kontext nötig erschienen, weil die Darstellung in wechselnden Zusammenhängen einen Sachverhalt besser verständlich machen oder weil dem Leser ein ständiges Blättern nach Verweisen erspart werden sollte.

Das Buch wäre nicht zustande gekommen, wenn uns nicht Kollegen und Ratgeber unterstützt hätten, die auch mit Fortschreiten des Projekts bereit waren, sich neu einzubringen und unverzichtbare Aufgaben zu übernehmen.

Wir bedanken uns beim Thieme-Verlag für die Möglichkeit, ein Vorhaben dieses Umfangs in die Tat umsetzen zu können, für die Geduld, die bis zur Realisierung aufzubringen war, und für die unendliche Kleinarbeit, die in Projektbetreuung, Lektorat, Satz und Produktion geleistet wurde.

Wir bedanken uns bei Ihnen, der oder die Sie jetzt diese Zeilen lesen, weil Sie unser Werk in die Hand genommen haben und unser Anliegen Sie interessiert. Wir hoffen, dass Ihre Erwartung an das Buch erfüllt wird, dass Sie Anregung und Hilfe für die tägliche Arbeit erfahren und dass Ihr Patient dies vielleicht auch spürt.

Dezember 2005   Die Herausgeber

Anschriften

Dipl.-Ing. Stefano Accinelli
Guidant Clinical Research Department EMEAC
Via Roncallo 12/7
16166 Genua, Italien

Dr. med. Josef Brandl
II. Medizinische Abteilung
Landeskrankenhaus Klagenfurt
St. Veiterstr. 46
9020 Klagenfurt, Österreich

Dr. med. Axel Buob
Innere Medizin III
Universitätsklinikum des Saarlandes
Kirrbergerstraße
66421 Homburg/Saar

Priv.- Doz. Dr. med. Jörg Carlsson
Medicinska kliniken,
kardiologi
Lasarettsvägen
39185 Kalmar, Schweden

Dr. med. Thomas Deneke
Kardiologie und Angiologie
Medizinische Klinik II
BG-Kliniken Bergmannsheil
Bürkle-de-la-Camp-Platz 1
44789 Bochum

Dr. med. Ali Erdogan
Medizinische Klinik I – Kardiologie und Angiologie
Justus-Liebig-Universität Giessen
Klinikstr. 36
35392 Giessen

Prof. Dr. med. Gerd Fröhlig
Innere Medizin III
Universitätsklinikum des Saarlandes
Kirrberger Straße
66421 Homburg

Stephen J. Hahn, PhD
Basic Research
Guidant Corporation
4100 Hamile Ave North
St Paul, Minnesota, 55112 USA

Priv.- Doz. Dr. med. Jens Jung
Stadtkrankenhaus Worms gGmbH
Innere Medizin I
Gabriel-von-Seidl-Str. 81
67550 Worms

Walter Koglek
Dornau 355
6292 Finkenberg, Österreich

Dr. med. Thomas Lawo
Kardiologie und Angiologie
Medizinische Klinik II
BG-Kliniken Bergmannsheil
Bürkle-de-la-Camp-Platz 1
44789 Bochum

Priv.- Doz. Dr. med. Bernd Lemke
Innere Medizin III – Kardiologie und Angiologie
Märkische Kliniken, Klinikum Lüdenscheid
Paulmannshöher Strasse 14
58515 Lüdenscheid

Prof. Dr. med. Andreas Markewitz
Abt. XVII – Herz- und Gefäßchirurgie
BwZK
Rübenacher Str. 170
56072 Koblenz

Prof. Dr. med. Jörg Neuzner
Medizinische Klink II
Klinikum Kassel
Mönchebergstr. 41–43
34125 Kassel

Dr. med. habil. Bernd D. Schubert
Guidant Europe NV/SA
Guidant Clinical Research Department EMEAC
Park Lane, Culliganlaan 2B
1831 Diegem, Belgien

Roger Willems
Guidant Europe NV/SA
Guidant Clinical Research Department EMEAC
Park Lane, Culliganlaan 2B
1831 Diegem, Belgien

Inhaltsverzeichnis

1 Indikation zur Schrittmachertherapie 1

Einleitung
B. Lemke 1
   Indikationsklassen und Evidenzkategorien . 1
   Indikationsstellung 2
   Differentialdiagnosen 2

Atrioventrikuläre Leitungsstörungen
B. Lemke 3
   Einleitung 3
   Definition 3
   Ätiologie 4
      Angeborener AV-Block 4
      Erworbener AV-Block 5
      Paroxysmale AV-Blockierungen 6
   Diagnose und Schrittmacherindikation 8
      AV-Block I. Grades 8
      AV-Block II. Grades 10
      AV-Block III. Grades 12
   Empfehlungen zur Schrittmachertherapie:
   Erworbene atrioventrikuläre Leitungs-
   störungen 15
   Kongenitaler AV-Block 16

Intraventrikuläre Leitungsstörungen
B. Lemke 17
   Definition 17
   Ätiologie und Verlauf 18
   Diagnose und Schrittmacherindikation 18
   Empfehlungen zur Schrittmachertherapie: 21
   Chronische bifaszikuläre/trifaszikuläre
   Leitungsstörungen 21

Atrioventrikuläre und intraventrikuläre Leitungsstörungen nach Myokardinfarkt
G. Fröhlig 22
   Empfehlungen zur Schrittmachertherapie: 23
   Akuter Myokardinfarkt mit atrio-
   ventrikulärer Leitungsstörung 23

Bradyarrhythmie bei Vorhofflimmern
T. Deneke, B. Lemke 24
   Definition 24
   Ätiologie 24
   Pathomechanismen der Bradyarrhythmie
   bei Vorhofflimmern 25
   Diagnose und Schrittmacherindikation 25
      Einfluss der QRS-Morphologie bei
      Bradyarrhythmia absoluta 25
      Verlauf des chronischen Vorhofflimmerns 26
      Chronotrope Inkompetenz bei
      chronischem Vorhofflimmern 26
   Empfehlungen zur Schrittmachertherapie: 27
   Bradyarrhythmie bei permanentem
   Vorhofflimmern 28
   Prognostische Indikation bei
   asymptomatischen Patienten 28

Sinusknotensyndrom
B. Lemke, T. Deneke 29
   Einleitung 30
   Definition 30
   Ätiologie 30
   Diagnose und Schrittmacherindikation 30
      Diagnostische Maßnahmen 30
      Sinusbradykardie 31
      Sinuatrialer-Block 32
      Sinusknotenstillstand 32
      Bradykardie-Tachykardie-Syndrom 33
      Frequenzregulationsstörung 34
      Prognose 34
   Empfehlungen zur Schrittmachertherapie: 35
   Sinusknotensyndrom 35

Prävention atrialer Tachyarrhythmien
G. Fröhlig 36
   Empfehlungen zur Schrittmachertherapie: 37
   Präventive Stimulation bei paroxysmalen
   Vorhoftachyarrhythmien 37

Karotissinus-Syndrom
G. Fröhlig 38
   Definition 38
   Pathophysiologie 39
   Diagnostik 39
   Prognose und Therapie 40
   Empfehlungen zur Schrittmachertherapie: 40
   Karotissinus-Syndrom 40

Vasovagales Syndrom
G. Fröhlig 41
   Pathophysiologie 41
   Diagnostik 42
      Basis-Diagnostik 42
      Kipptisch-Test 43
   Prognose 43
   Therapie 44
      Non-Device-Therapie 44
      Schrittmachertherapie 46
   Empfehlungen zur Schrittmachertherapie: 47
   Vasovagale Synkope 47

Bradykarde Rhythmusstörungen nach Herzoperationen
A. Markewitz 49
   Herzchirurgische Operationen 49
   Herztransplantation 50
   Empfehlungen zur Schrittmachertherapie: 52
   Bradykarde Rhythmusstörungen
   nach Herzoperationen 52

Nicht primär antibradykarde Schrittmacherindikationen 53
    Einleitung 53
    Resynchronisationstherapie
    G. Fröhlig 53
    Empfehlungen zur Schrittmachertherapie: . 54
        Resynchronisationstherapie 54
    Hypertrophisch obstruktive Kardiomyopathie
    J. Neuzner 55
        Einführung 55
        Prävalenz, Ätiologie, Symptomatik,
        klinischer Verlauf 55
        Medikamentöse, operative
        und ablative Therapien 56
        Pathophysiologie der linksventrikulären
        Ausflusstraktobstruktion, Mechanismus
        der ventrikulären Stimulation 56

    Klinische Ergebnisse der Schrittmacher-
    Behandlung bei HOCM 57
    Zusammenfassung 58
    Empfehlungen zur Schrittmachertherapie: . 59
        Hypertrophe obstruktive Kardiomyopathie 59
    Long-QT-Syndrom
    G. Fröhlig 59
    Empfehlungen zur Schrittmachertherapie: . 60
        Long-QT Syndrom 60
    Schlafapnoe-Syndrom
    G. Fröhlig 60
    Empfehlungen zur Schrittmachertherapie: . 61
        Schlafapnoe Syndrom 61
    Temporäre Elektrostimulation 64
    Empfehlungen zur Schrittmachertherapie: . 64
        Temporäre Elektrostimulation 64

2 Schrittmacher-Hämodynamik 66
G. Fröhlig

**Annäherung an die natürliche elektro-
mechanische Funktionsabfolge des Herzens** 66
    Erregungsausbreitung und Hämodynamik . 66
    Atrioventrikuläre Funktionsabfolge 67
    Inter- und intraventrikuläre Sequenz 69
    Resynchronisation (CRT) 72
Frequenzanpassung 76
    Leistungsspielraum als Funktion
    der Herzfrequenz 76

    Frequenzinkompetenz 77
    Prävalenz chronotroper Inkompetenz 77
    Leistungssteigerung durch
    frequenzvariable Stimulation 79
    Wer braucht Frequenzadaption? 79
    Regulation versus Steuerung 80
    Sensorinduzierte Maximalfrequenz 81

3 Systemwahl 84

Schrittmacher
G. Fröhlig, B. Lemke, A. Markewitz 84
    Einleitung 84
    Mortalität 84
    Vorhofflimmern und Thromboembolien ... 84
    Herzinsuffizienz, Belastbarkeit und
    Lebensqualität 85
    Komplikationen 85
    Differentialtherapie 85
        Allgemeines 85
        Prognostische Indikation, seltener
        Stimulationsbedarf 86
        Beschränkte Prognose 86
        Permanentes Vorhofflimmern und
        elektrischer oder mechanischer
        Vorhofstillstand 87

    AV-Überleitungsprüfung 87
    Chronotrope Kompetenz/
    normale Sinusknotenfunktion 88
    Zusätzliche Gesichtspunkte 88
    Ergänzende Gesichtspunkte 90
        Indikationsbezogene Systemwahl 91
Sonden
G. Fröhlig 93
    Einleitung 93
    Sondenaufbau 93
    Auswahlkriterien 95
        Handling bei Implantation 96
        Zuverlässigkeit 96
        Funktion 97

4 Schrittmacherimplantation 106

Chirurgische Aspekte
A. Markewitz 106
    Einleitung 106
    Voraussetzungen für die Schrittmacher-
    implantation 106
        Infrastrukturelle Voraussetzungen 106

    Apparative Voraussetzungen 106
    Personelle Voraussetzungen 107
    Vorbereitung der Operation 107
        Präoperative Diagnostik 107
        Ambulant oder stationär? 107
        Antibiotikaprophylaxe 107

Aufklärung	107
Prämedikation	108
Venöser Zugang	108
Operativer Eingriff	108
Auswahl der Implantationsseite	108
Desinfektion und Abdeckung	108
Lokalanästhesie	109
Hautschnitt	109
Venöser Zugang und Sondenvorschub: V. cephalica oder V. subclavia?	109
Sondenplatzierung	111
Intraoperative Messungen	115
Abschluss des Eingriffs	118
Postoperative Therapie	119
Allgemeines	119
Programmierung des Schrittmacheraggregats und Schrittmacherausweis	119
Postoperative Röntgenkontrolle	119
Perioperative Komplikationen	119
Akute Komplikationen während der Implantation (Asystolie, Kammerflimmern, Vorhofflimmern, Blutungen, Luftembolie, Sondenperforation)	120
Postoperative Frühkomplikationen (Pneumothorax, Schrittmacher-Taschenhämatom, Sondenkomplikationen, Infektion, Thrombose)	121
Qualitätssicherung	121
Internistische Aspekte/Alternative Stimulationsorte	
G. Fröhlig	124
Einleitung	124
Ventrikel	124
Pathophysiologie	125
Kammerseptum und rechtsventrikulärer Ausflusstrakt	125
His-Bündel-Pacing	125
Biventrikuläre Stimulation	127
Vorhof	134
Pathophysiologie	134
Posteriores Vorhofseptum nahe des Koronarsinusostiums	135
Bachmann-Bündel	135
Mechanische und elektrische Eigenschaften	136
Komplikationen der Schrittmachertherapie – chirurgische Komplikationen	
A. Markewitz	139
Einleitung	139
Präoperative Vorbereitungen	140
Präoperative Diagnostik	140
Apparative und personelle Voraussetzungen	140
Vorbereitung der Operation	140
Operativer Eingriff	141
Anästhesieform	141
Hautschnitt und Freilegen von Schrittmacher und Sonden	141
Aseptische Taschenprobleme/Taschenverlagerung	141
Sondenkorrekturen und -wechsel	141
Sondenentfernung	141
Infektionen	143

5 Schrittmacherfunktion ... 146
W. Koglek, G. Fröhlig

Programmierbare Standardparameter	146
Stimulationsintervall, Stimulationsfrequenz	146
Das Erwartungs- oder Escapeintervall	146
Maximalfrequenz, obere Grenzfrequenz	146
Atriale/ventrikuläre Impulsamplitude und Impulsdauer	148
Atriale und ventrikuläre Stimulationspolarität	148
Atriale und ventrikuläre Empfindlichkeit	148
Atriale und ventrikuläre Wahrnehmungspolarität	148
Refraktärperioden	148
Atriale Refraktärperiode	149
Ventrikuläre Refraktärperiode	149
Ausblendzeiten (Blanking)	149
Atriale Ausblendzeit	149
Ventrikuläre Ausblendzeit	150
Ventrikuläre Sicherheitsstimulation (Safety Pacing)	150
AV-Intervalle	150
AV-Intervall nach Vorhofstimulation	151
AV-Intervall nach Vorhofwahrnehmung	151
AV-Korrektur	151
Stimulationsarten	151
Diagnostische Funktionen und Daten	155
Bidirektionale Telemetrie und Speicherfunktionen	155
Patientendaten	156
Programmierbare Parameter	156
Gemessene Daten	156
Batteriestatus und Austauschkriterien	156
Batteriespannung als Austauschindikator	157
Batterieimpedanz als Austauschindikator	157
Magnetfrequenz als Austauschindikator	157
Stimulationsimpedanz (Elektrodenimpedanz)	158
Marker-Telemetrie	158
Annotationsmarker	159
Ventrikuläre Extrasystolen VES	159
Refraktärzeitmarker	159
Intervallmarker	160
Telemetrie-Elektrogramm	160
Schrittmacherspeicher und Zähler (Statistische Funktionen)	164
Sensorfrequenzhistogramme	164
Schrittmacher-Zählfunktionen	164
Klinische Bedeutung der statistischen Funktionen	164
Ereigniszähler: Stimulation und Wahrnehmung	164

Ereigniszähler: Stimulation und
Wahrnehmung mit Frequenzzuordnung . 166
Limitation der Speicher- und Zähler-
funktionen 169
Ereigniszähler mit zeitlicher Zuordnung
(SM-Holter-Funktion) 169
Ventrikuläre Reizschwellendiagnostik 175
Schrittmacherspeicher-Elektrogramme 176
Aufzeichnung der Elektrogramme 178

Algorithmen, welche die basale oder sensor bestimmte Stimulationsfrequenz reduzieren 186
Gruppe 1, Bezeichnungen:
Frequenzhysterese, Suchhysterese, Repetitive
Frequenzhysterese, Sinuspräferenz 186
Gruppe 2, Bezeichnungen: 187
Nächtliche Frequenzabsenkung, Nachtpro-
gramm, Schlaffunktion Ruhefrequenz.) 187
Gruppe 3, Bezeichnungen: 188
(NCAP, ASP, Fixes atriales Alert-Intervall ...) . 188

Algorithmen, die zu einer erhöhten Basisfrequenz führen 190
Gruppe 1, Bezeichnungen:
Frequenzglättung, Rate Smoothing,
Flywheel, Fallback 190
Gruppe 2, Bezeichnungen:
Frequenzabfallreaktion, Rate Drop Response,
Spontane Bradykardie Reaktion 192

Algorithmen zur Vermeidung/ Unterbrechung von Schrittmacher- tachykardien (PMT, ELT) 194
Einleitung 194
Gruppe 1, Bezeichnungen:
Postventrikuläre atriale Refraktärzeit,
TARP, PVARP 195
Gruppe 2, Bezeichnungen:
VES-Option, Atrial Refractory Extension,
PVC-Response, VES-synchrone atriale
Stimulation 197
Gruppe 3, Bezeichnungen:
PMT-Algorithmen 198

Algorithmen zum Erhalt der intrinsischen AV-Überleitung 200
Bezeichnungen:
AV-Hysterese, Search-AV, AICS, DDD-AMC,
AAI-Safe-R, MVP 200

Algorithmen, die zur Verkürzung des AV-Delays führen 205
Gruppe 1, Bezeichnungen:
Frequenzadaptives AV-Delay, Rate adaptive
AV-Delay, Adaptives AV-Intervall,
Dynamisches AV-Delay 205
Gruppe 2, Bezeichnungen:
Negative AV-/PV-Hysterese mit Suchfunktion 207

Algorithmen bei atrialen Tachykardien ... 208
Bezeichnungen:
Mode Switch, Atriale Tachykardie-Reaktion,
Fallback Mode Switching, Mode-Umschaltung 208

Algorithmen zur Vermeidung atrialer Tachyarrhythmien 221
Bezeichnungen:
Pace conditioning, Atrial Pacing Preference,
Dynamic Atrial Overdrive, Atriale Stimulations-
präferenz, DDD Überstimulation, PAC-
Suppression, PAC-Response, Post Mode
Switch Overdrive Pacing, Post Exercise
Rate Control 221

Algorithmen zur Terminierung atrialer Tachyarrhythmien 228
Bezeichnungen:
Atrial Antitachycardia Pacing 228

Algorithmen zur Output-Regelung 230
Bezeichnungen:
Autocapture, Automatic Capture, Active
Capture Control, Capture Management 231

Algorithmen zur Regelung der Wahrnehmungsempfindlichkeit 236
Bezeichnungen:
Autosensing, Autosensitivity,
Sensing Assurance 237

6 Indikationsbezogene Programmierung und Nachsorge 243

Schrittmachernachsorge und -programmierung
W. Koglek 243
Apparative Ausstattung 243
Therapiekontrolle 243
Funktionstest 243
Schrittmacherprogrammierung 243
Erste postoperative Kontrolle 244
Erste indikationsbezogene Einstellung der
Schrittmacherparameter 250
Erste Schrittmachernachkontrolle 257

AV-Zeit-Programmierung
T. Deneke, G. Fröhlig 273
Die „elektronische AV-Überleitung" 273
AV-Delay und diastolische Herzfunktion ... 273
AV-Delay und Ventrikelsystole 275

Wer profitiert von der Optimierung der
AV-Sequenz? 276
AV-Delay bei systolischer Funktions-
minderung des linken Ventrikels 276
Frequenzabhängigkeit der AV-Zeit 276
Methoden der AV-Zeit-Optimierung 277
Transmitrale Doppler-Echokardiographie 277
Linksatriale Elektrographie zur approxi-
mativen Bestimmung des optimalen
AV-Intervalls 280
Approximierung des optimalen AV-Inter-
valls anhand des Oberflächen-EKGs 280
Peak Endocardial Acceleration (PEA) 282
Impedanzkardiographie 282
Spiroergometrie, CO_2-Rückatmungs-
methode 283

QT-Intervall 283
AV-Zeit-Optimierung unter biventrikulärer
Stimulation 283
Praxis frequenzadaptiver Stimulation
G. Fröhlig 285
   Einleitung 285
   Wahl des geeigneten Sensors 285
      Sonden 287
      Reaktionsgeschwindigkeit 287
      Frequenzabfall nach Belastungsende 287
      Sensitivität 287
      Störeinflüsse 288
      Energetische Betrachtungen 288
      Sonstige Gesichtspunkte 288
      Sensorkombinationen 288
   Individuelle Anpassung 289
   Automatische Sensor-"Optimierung" 290

Besonderheiten der Nachsorge bei Resynchronisationssystemen
G. Fröhlig 294
   Einleitung 294
   Sondenkonfiguration 294
   Ventrikuläre Reizantwort 294
   Wahrnehmung 294
   Atriale Tachyarrhythmien 298
   Diagnostik 299
      Kontrolle der eigentlichen Schrittmacher-
      oder ICD-Funktion (technische
      Information) 299
      Zeitliche Entwicklung von Korrelaten der
      Herzinsuffizienz (klinische Funktion) 299

7 Patientensicherheit 305
G. Fröhlig

Störfelder und Störsicherheit 305
Gesetzliche Regelungen 313

8 Indikationen zur Defibrillatortherapie 316
J. Carlsson

Plötzlicher Herztod 316
Historische Entwicklung der Indikationen 316
Studien zur Sekundärprophylaxe 318
   Utrecht Studie 318
   AVID 319
   CASH 319
   CIDS 319
   Metaanalyse der Sekundärpräventions-
   studien 319
Studien zur Primärprophylaxe 320
   Koronare Herzkrankheit 321
      MADIT 321
      CABG-Patch 321
      MUSTT 322
      MADIT-II 322
      BEST+ICD 322
      DINAMIT 322
      SCD-HeFT 322
      MIRACLE ICD and COMPANION 323
      Die MADIT-II-Debatte 323
   Nicht-ischämische Kardiomyopathie 323
      CAT 324
      AMIOVIRT 324
      DEFINITE 324
      SCD-HeFT 324
   Metaanalyse der Primärpräventionsstudien 325
Andere Erkrankungen 325
   Synkope 326
Leitlinien zur Indikationsstellung 326
Realität 326
Spezielle Probleme der Indikationsstellung 330
   Untersuchungen vor Indikationsstellung ... 330
   Ersatzgerät bei Batterieerschöpfung trotz
   fehlender Arrhythmieepisode 331
   Alter, Geschlecht und Rasse 331
   Indikation zur ICD-Deaktivierung oder
   -Explantation 331
Ausblick 332

9 Grundlagen von Defibrillation und antitachykarder Stimulation ... 336

Defibrillation
S. Acinelli, B. Schubert, S. Hahn, R. Willems, G. Fröhlig ... 336
   Kammerflimmern und ventrikuläre Defibrillation ... 336
   Historischer Hintergrund ... 336
   Grundlagen ... 337
      Elektrophysiologie des Kammerflimmerns ... 337
      Mechanismen der Defibrillation ... 338
      Kritische Bedingungen erfolgreicher Defibrillation ... 339

Antitachykarde Stimulation
J. Jung ... 347
   Historische Entwicklung ... 347
   Prinzip der antitachykarden Stimulation ... 347
   Antitachykarde Stimulationsformen ... 349
      Burst-Stimulation ... 349
      Ramp-Stimulation ... 349
      Scan-Stimulation ... 351
   Empirische versus elektrophysiologisch geführte antitachykarde Stimulation ... 351
   Antitachykarde Stimulation bei schnellen Kammertachykardien ... 352
   Stimulationsort ... 353

ICD-Detektionsalgorithmen
W. Koglek, J. Brandl ... 354
   Wahrnehmungsfunktion ... 354
   Blanking- und Refraktärzeiten ... 354
   Automatische Wahrnehmungsanpassung ... 354
   Detektionsalgorithmen ... 358
      Initiale Erkennung – Frequenzkriterium ... 358
      Auswahl und Programmierung der Frequenz-Detektionszonen ... 358
      Frequenzbasierte Algorithmen zur Detektion von Kammerflimmern ... 359
      Ventrikuläre Tachykardie-Detektionsalgorithmen ... 361
   Algorithmen zur Detektionsverbesserung ... 361
   Post-Schock-Wahrnehmung und Redetektionsalgorithmen ... 367
   Algorithmen der Zweikammer-ICD-Systeme ... 368

10 Welcher Defibrillator für welchen Patienten? ... 381
J. Carlsson, A. Erdogan, J. Neuzner

Einleitung ... 381
Zweikammer- versus Einkammer-ICD ... 381
   Indikation für ein Zweikammersystem ... 384
ICD mit biventrikulärem Pacing ... 385
Die Defibrillatorweste ... 385
ICD mit Vorhoftherapiefunktion und atrialer Defibrillator ... 385
Der VDD-Defibrillator ... 387
Richtlinien ... 387
Sekundäre Kriterien zur Aggregatauswahl ... 387
   Firmenspezifische Kriterien zur Vermeidung inadäquater Schocks ... 387
   Maximalenergie ... 387
   Aggregatgröße und -schwere, Ladezeiten ... 387
   Preis ... 388
   Frequenzadaptation ... 388
   Einfachheit der Nachsorge ... 388
Ausblick ... 388

11 Defibrillatorimplantation ... 391

Defibrillatorelektroden
A. Buob, J. Jung ... 391
Einleitung ... 391
   Elektrodenkonfigurationen ... 391
   Charakteristik unterschiedlicher ICD-Elektroden ... 392
      Sondendesign ... 392
      Elektrodenisolation ... 393
      Single-coil- vs. Dual-coil-Elektroden ... 393
      Bipolare versus integriert bipolare Wahrnehmung ... 393
      Subkutane Fingerelektroden ... 394
   Langzeitprobleme bei ICD-Elektroden ... 394

Chirurgische Aspekte
A. Markewitz ... 396
   Einleitung ... 396
   Auswahl des ICD-Aggregats und der Sonden ... 397
      ICD-Aggregat ... 397
      ICD-Sonden ... 397
   Voraussetzungen für die ICD-Implantation ... 397
   Vorbereitung der Operation ... 398
      Präoperative Diagnostik ... 398
      Ambulant oder stationär ... 398
      Antibiotikaprophylaxe ... 398
      Aufklärung ... 398
      Prämedikation ... 398
      Venöser und arterieller Zugang ... 398
   Operativer Eingriff ... 398
      Auswahl der Implantationsseite ... 398
      Anbringen der externen Defibrillationselektroden ... 398
      Desinfektion und Abdeckung ... 399
      Auswahl des Narkoseverfahrens ... 399
      Hautschnitt ... 399
      Venöser Zugang und Sondenvorschub ... 399
      Sondenplatzierung ... 399
      Intraoperative Messungen ... 399
      Abschluss des Eingriffs ... 403
   Postoperative Therapie ... 404
      Allgemeines ... 404

Programmierung des ICD-Aggregats und
ICD-Ausweis 404
Postoperative Röntgenkontrolle 405
Entlassungstest 405

Perioperative Komplikationen 405
Qualitätssicherung 406
Ausblick 406

12 Komplikationen der Defibrillatortherapie 407

Fehlfunktionen, inadäquate Schockabgabe
J. Jung 407
Inadäquate Therapieabgabe 407
Klinische Bedeutung 407
Inadäquate Therapieabgabe bei supra-
ventrikulären Tachykardien 407
Inadäquate Therapieabgabe durch
Oversensing 410
Unterbleibende ICD-Therapie 414
Undersensing ventrikulärer
Tachyarrhythmien 414
Fehlerkennung (Underdetection)
ventrikulärer Tachyarrhythmien 415
Zurückhalten der Therapie 415
Ineffektive Therapie 417
Ineffektive Schockabgabe 417
Ineffektive antitachykarde Stimulation . . 417

Chirurgische Komplikationen
A. Markewitz 418
Einleitung 418
Präoperative Diagnostik, apparative und
personelle Voraussetzungen, Vorbereitung
der Operation 418
Operativer Eingriff 418
Anästhesieform 418
Hautschnitt und Freilegen des ICD-Systems
und der Sonden 419
Aseptische Taschenprobleme/Taschen-
verlagerung 419
Sondenprobleme/Sondenkorrekturen,
-wechsel 419
Sondenentfernung 420
Infektionen 420

13 Indikationsbezogene Programmierung und Nachsorge 423

Programmierregeln
J. Jung 423
Wahrnehmung implantierbarer
Defibrillatoren 423
Arrhythmieerkennung 423
Anzahl der Tachykardiezonen 425
Erweiterte Detektionskriterien 425
Statistische Messparameter 425
Signalanalytische Messparameter 426
Andere Detektionskriterien 427
Ein- vs. Zweikammer-Detektion im Hinblick
auf inadäquate Therapieabgaben 431
Antitachykarde Stimulation 431
Defibrillation und niederenergetische
Kardioversion 431
Schockbestätigung 433
Schlussbemerkung 433
Medikamentöse und nicht medikamentöse Begleittherapie
A. Buob, J. Jung 434
Einleitung 434

Medikamentöse antiarrhythmische
Begleittherapie 435
Medikamentöse Begleittherapie bei
ventrikulären Arrhythmien 435
Medikamentöse Begleittherapie bei
supraventrikulären Arrhythmien 436
Unerwünschte Effekte antiarrhythmischer
Therapie 436
Einfluss der antiarrhythmischen Therapie
auf die Defibrillationsschwelle 437
Katheterablation bei ICD-Patienten 437
Katheterablation bei supraventrikulären
Tachykardien 437
Katheterablation bei ventrikulären
Tachkardien 438
Voraussetzungen und Limitationen für eine
erfolgreiche Katheterablation 438
Management von Cluster-Arrhythmien 438

Sachverzeichnis 440

1 Indikation zur Schrittmachertherapie

Das Wichtigste in Kürze

Für die Indikationsstellung einer Schrittmachertherapie liegen nur in Ausnahmefällen randomisierte Studien vor. Dennoch gibt es verschiedene Kategorien zur Indikation und auch Empfehlungen für evidenzbasierte Leitlinien, auf die sich der Arzt bei der Indikationsstellung stützen kann. Grundsätzlich ist zwischen einer Indikation aufgrund symptomatischer Bradykardie und von einer Indikation wegen prognostischer Überlegungen zu unterscheiden.

■ Einleitung

B. Lemke

Die Indikation zur Schrittmachertherapie unterliegt, wie alle Behandlungsmaßnahmen, einem ständigen Wandel. Ausschlaggebend ist die Erweiterung des diagnostischen und therapeutischen Spektrums, die auch etablierte Krankheitsbilder in einem neuen Licht erscheinen lässt. Im Gegensatz zur Schrittmacher-Systemwahl, zu der in jüngster Zeit eine Reihe prospektiv randomisierter Studien vorgelegt wurden, sind zur Indikationsstellung nur ausnahmsweise aktuelle Untersuchungen verfügbar, die vor allem junge Indikationsbereiche wie das vasovagale Syndrom, die Behandlung atrialer Arrhythmien und die Herzinsuffizienz betreffen. Die etablierten Indikationen stützen sich dagegen auf ältere, meist retrospektive Datenanalysen.

Mangels sinnvoller Alternativen hat es niemals randomisierte Studien gegeben, welche die Wertigkeit der Schrittmachertherapie für verschiedene Indikationsgruppen – etwa den totalen AV-Block – überprüft hätten. Vielfach stützen Empfehlungen sich deshalb ganz auf jahrelange klinische Erfahrung und „Expertenmeinung", besitzen dabei aber doch hohe Validität. Das Fehlen randomisierter Studien birgt allerdings die Gefahr größerer Subjektivität, der man sich bei der Indikationsstellung bewusst bleiben sollte. Da die Entscheidung meist für das ganze Leben des Patienten gilt, müssen Langzeitkomplikationen und Gesamtkosten mitberücksichtigt werden.

Es ist deshalb sinnvoll, die Indikation zur Schrittmachertherapie nach strengen Kriterien zu stellen.

Gingen wir in der Vergangenheit davon aus, dass der **Erstimplantationsindex** in den alten Bundesländern sich auf 492 Eingriffe pro Million Einwohner belief (3) und in Europa nur von Belgien (585) und Frankreich (552) (2) übertroffen wurde, so muss man nach der Zahl verkaufter Schrittmacher (Angaben des Bundesverbandes Medizintechnologie e. V. [BVMed]), diese Schätzung wohl nach oben korrigieren. Tatsächlich dürfte der Erstimplantationsindex bei 720–850 Implantationen pro Million Einwohner liegen (6), womit Deutschland vermutlich eine der höchsten Implantationsraten weltweit hätte.

Indikationsklassen und Evidenzkategorien

Der Empfehlungsgrad der Therapie wird nach der Definition der Deutschen Gesellschaft für Kardiologie (5) in zwei Indikationsklassen eingeteilt. Dabei entspricht die Klasse I einer *gesicherten Indikation* und die Klasse II einer *relativen Indikation*. Die Klasse III – *keine Indikation* – wird entsprechend einem Vorschlag der Europäischen Gesellschaft für Kardiologie nicht mehr gesondert aufgeführt.

Klasse I:
„Evidenz oder allgemeine Übereinkunft, dass eine Therapieform oder eine diagnostische Maßnahme effektiv, nützlich oder heilsam ist."

Klasse II:
„Widersprüchliche Evidenz und/oder unterschiedliche Meinungen über den Nutzen/die Effektivität einer Therapieform oder einer diagnostischen Maßnahme."

Klasse IIa:
„Evidenz/Meinungen favorisieren den Nutzen bzw. die Effektivität einer Maßnahme."

Klasse IIb:
„Nutzen/Effektivität einer Maßnahme ist weniger gut durch Evidenz/Meinungen belegt."

In der Schrittmachertherapie ist die Zahl **relativer Indikationen** (Klasse IIa und IIb) recht umfangreich. „Relativ" hat dabei zwei verschiedene Bedeutungen:

▶ es fehlt für die Fragestellung an randomisierten Studien oder Empfehlungen;
▶ es liegen widersprüchliche Untersuchungsergebnisse und/oder kein eindeutiger Zusammenhang zwischen Symptomatik und EKG-Befund vor. Die Zuordnung eines Symptoms zur Rhythmusstörung, die außerhalb der Symptomatik aufgezeichnet wird, unterliegt subjektiver Bewertung und birgt Irrtumsmöglichkeiten.

Die Forderung nach **evidenzbasierten Therapie-Leitlinien** betrifft auch die Indikation zur Herzschrittmachertherapie. Auf der Grundlage vorhandener Literatur wird das Evidenzniveau folgendermaßen definiert:

- **Grad A:** Die Empfehlung wird mindestens durch zwei randomisierte Studien gestützt.
- **Grad B:** Die Empfehlung wird durch eine randomisierte Studie und/oder eine Metaanalyse nicht-randomisierter Studien gestützt.
- **Grad C:** Konsensus-Meinung von Experten, basierend auf Studien und klinische Erfahrung.

Die folgenden Indikationsempfehlungen basieren auf den 2005 erschienenen aktualisierten „Leitlinien zur Herzschrittmachertherapie" (5), die eine Überarbeitung und Weiterentwicklung der zuletzt 1996 erschienenen Empfehlungen (4) darstellen. Bei der Neufassung wurde das „2002 Guideline Update for Implantation of Cardiac Pacemakers and Antiarrhythmia Devices" (1, 1a) des American College of Cardiology (ACC), der American Heart Association (AHA) und der North American Society for Pacing and Electrophysiology berücksichtigt.

Indikationsstellung

Die Indikation zur Schrittmachertherapie ergibt sich

- bei „symptomatischer Bradykardie" und
- aus prognostischen Gründen.

Erstere macht den überwiegenden Anteil der Therapieempfehlungen aus und erfordert den Nachweis einer Bradykardie in zeitlichem (ursächlichem) Zusammenhang mit Symptomen. Das **klinische Bild** variiert zwischen akuten Zeichen der zerebralen Minderperfusion (Synkope, Präsynkope, akute Schwindelattacke), die meist durch paroxysmale Asystolien hervorgerufen werden, und chronischen Beschwerden wie Müdigkeit oder Herzinsuffizienz, die durch eine dauerhafte Bradykardie entstehen. Die Symptome können in Ruhe und/oder Belastung auftreten und sind nicht selten – vor allem beim älteren Patienten – unspezifisch.

Ob Verwirrtheitszustände, Konzentrationsschwäche, nachlassende intellektuelle Leistungsfähigkeit oder Tagesmüdigkeit wirklich auf bradykarde Rhythmusstörungen zurückzuführen sind, lässt sich häufig erst nach längerer Verlaufsbeobachtung entscheiden. So ist einerseits die schrittmacherbedürftige Bradykardie nicht an Absolutwerten für Herzfrequenz oder asystolische Pausen festzumachen, weil die damit einhergehende Symptomatik den Ausschlag gibt. Andererseits muss die Symptomatik nach dem Grad der Bradykardie plausibel sein, um die Schrittmacherimplantation zu begründen.

Von diesem Entscheidungspfad klar zu trennen ist die **prognostische Indikation**. Sie kann jeder Symptomatik entbehren und orientiert sich an der Kombination aus Grundkrankheit und EKG-Befund, die ein erhöhtes Überlebensrisiko anzeigt. Typische Beispiele sind alternierende Schenkelblockierungen, infrahisäre Leitungsstörungen, die beim Myokardinfarkt auftreten und persistieren, sowie AV-Blockierungen bei neuromuskulären Erkrankungen.

Differentialdiagnosen

Liegen Symptome vor, so gilt es, die ursächlich vermutete Bradykardie von anderen kardialen und nicht-kardialen Ursachen der Beschwerden abzugrenzen. Ob die Synkope durch Asystolien oder tachykarde Rhythmusstörungen hervorgerufen wurde, ist von prognostischer Bedeutung. Dies gilt besonders für Patienten mit eingeschränkter linksventrikulärer Funktion und/oder koronarer Herzerkrankung, bei denen immer an schnelle ventrikuläre Tachykardien als Ursache der Synkopen gedacht werden muss. Differentialdiagnostisch sind neurologische (z. B. Epilepsie, Narkolepsie) und vaskuläre Erkrankungen (z. B. Subclavian steal) abzugrenzen.

Auffällige Langzeit-EKG-Befunde wie nächtliche Sinusbradykardien, Sinusarrest oder AV-Blockierungen, aber auch Tachykardien können durch schlafbezogene Atemstörungen verursacht sein. Dabei sollte die Entscheidung zur prophylaktischen Schrittmacherimplantation von der Art der Rhythmusstörung (Sinusarrest oder AV-Blockierung), der Dauer der Asystolie, dem Ersatzrhythmus (Frequenz, schmale oder breite Kammerkomplexe), vom Effekt der CPAP-Therapie auf die Rhythmusstörung und von der Compliance des Patienten abhängig gemacht werden. Pathologisch bewertet werden nur Befunde, die deutlich über die Grenzwerte bei symptomatischen Patienten hinausgehen (Pausen länger als 5 s oder anhaltender langsamer Ersatzrhythmus unter 30/min.).

> Bradykardien, die mit einem permanenten Schrittmacher versorgt werden sollen, dürfen **nicht reversibel** sein.

Reversibel sind z. B. Medikamenteneinflüsse und Intoxikationen, Elektrolytentgleisungen und entzündliche Veränderungen des Reizleitungssystems (z. B. Lyme-Erkrankung). Eine Digitalisierung zur Behandlung der Herzinsuffizienz, eine hochdosierte Betablocker-Therapie zur Frequenzkontrolle oder eine Clonidin-Gabe zur Blutdrucksenkung sollten vor Schrittmachertherapie auf ihre Notwendigkeit überprüft werden. Dagegen muss eine notwendige antiarrhythmische Therapie nicht erst abgesetzt werden, bevor die Indikation zur Schrittmachertherapie gestellt wird. Ischämisch bedingte Reizbildungs- und Leitungsstörungen nach Myokardinfarkt oder Bypassoperation sind oft erst nach längerer Wartezeit endgültig zu beurteilen. Bei neurokardiogenen Synkopen ist zu bedenken, dass sie sich nach dem Erstereignis in 50 % der Fälle nicht wiederholen.

Literatur

1. ACC/AHA guidelines for implantation of cardiac pacemakers and antiarrhythmia devices. JACC 1998; 31: 1175–1209.
1a. Gregoratos G, Abrams J, Epstein AE, et al. ACC/AHA/NASPE 2002 guideline update for implantation of cardiac pacemakers und antiarrhythmia devices: a report of the Ameri-

can College of Cardiology/American Heart Association Task Force on Practice Guidelines (ACC/AHA/NASPE Committee on Pacemaker Implantation) (2002). www.acc.org/clinical/guidelines/pacemaker/pacemaker.pdf
2. Ector H, http://www.heart.org.uk/ewgcp.
3. Irnich W, Stertmann AW, Batz L. Jahresbericht 1998 des Deutschen Zentralregisters Herzschrittmacher. Herzschrittmacher 1999; 19: 262–271.
4. Lemke B, Fischer W, Schulten HK. Richtlinien zur Herzschrittmachertherapie. Indikationen, Systemwahl, Nachsorge. „Kommission für Klinische Kardiologie" der Deutschen Gesellschaft für Kardiologie – Herz- und Kreislaufforschung, Arbeitsgruppen „Herzschrittmacher" und „Arrhythmie". Z Kardiol 1996; 85: 611–627.
5. Lemke B, Nowak B, Pfeiffer D. Leitlinien zur Herzschrittmachertherapie. Z Kardiol 2005; 94: 704–720.
6. Markewitz A et al. Jahresbericht 2000/2001 des Deutschen Zentralregisters Herzschrittmacher. 2002. http://www.pacemaker-register.de

■ Atrioventrikuläre Leitungsstörungen

B. Lemke

Das Wichtigste in Kürze

Bei allen **symptomatischen Patienten** mit AV-Überleitungsblockierungen besteht ungeachtet der anatomischen Lokalisation eine gesicherte Schrittmacherindikation.

Bei **asymptomatischen Patienten** mit AV-Überleitungsblockierungen ergibt sich eine prognostische Schrittmacherindikation bei gleichzeitiger QRS-Verbreiterung. Beim AV-Block II. Grades vom Mobitz-Typ I (Wenckebach) ist, abgesehen vom älteren Patienten, der zusätzliche Nachweis einer intra- oder infrahisären Blockierung zu fordern.

Keine Indikation besteht bei asymptomatischen Patienten mit AV-Block I. Grades, asymptomatischen, jüngeren Patienten mit Wenckebach-Blockierungen sowie isolierten, vorwiegend nächtlichen Überleitungsblockierungen und reversiblen AV-Überleitungsstörungen.

Einleitung

Der erworbene AV-Block mit Synkope (so genannte Adams-Stokes Anfälle) war historisch die erste Indikation zur Schrittmachertherapie. Heute stellen die atrioventrikulären Leitungsstörungen und die Sinusknotenerkrankungen etwa gleich große Indikationsgruppen. Nach dem Jahresbericht 2002 des Deutschen Herzschrittmacherregisters (30) erfolgten 22% aller Implantationen unter der Diagnose eines AV-Blocks III. Grades, bei 12% lag ein AV-Block II. Grades vor. Die Höhe der AV-Blockierung ist dabei entscheidend für die Prognose, doch herrscht einhellig die Auffassung, dass symptomatische Patienten mit AV-Blockierungen mit einem Schrittmacher versorgt werden sollten.

Definition

Die atrioventrikulären Leitungsstörungen werden anhand des Oberflächen-EKGs in einen AV-Block I., II. und III. Grades eingeteilt.

▶ Beim **AV-Block I. Grades** handelt es sich um eine reine Überleitungsverzögerung (PR-Intervall im EKG >200 ms), bei der alle Vorhofaktionen noch auf die Kammern übergeleitet werden. Eine tatsächliche AV-Blockierung resultiert, wenn durch verzögerte Erregungsausbreitung oder -blockierung im Reizleitungssystem nicht mehr alle Vorhofaktionen auf die Kammern übergeleitet werden.

▶ Beim **AV-Block II. Grades** werden einzelne Vorhofaktionen intermittierend nicht mehr auf die Kammern übertragen. Der Ausfall kann nach kontinuierlicher Verlängerung der PR-Intervalle erfolgen (**Mobitz-Typ I, Wenckebach**) und geht im Normalfall mit schmalen Kammerkomplexen einher. Er kann aber auch unvorhergesehen mit konstanten PR-Intervallen vor und nach der Blockierung auftreten (**Mobitz-Typ II**) und ist dann oft mit verbreitertem QRS-Komplex assoziiert. Tritt die Blockierung in einem **regelmäßigen 2:1-Verhältnis** auf, ist eine sichere Zuordnung zum Typ I oder II nicht möglich. Hinweise liefert auch hier die Breite des QRS-Komplexes und die Änderung der Überleitung nach Intervention (s.u.). Von einer **höhergradigen Blockierung** wird im strengen Sinne dann gesprochen, wenn ein regelmäßiges 3:1-, 4:1- oder n:1-Blockierungsverhältnis besteht.

▶ Beim **AV-Block III. Grades** (totaler AV-Block) besteht eine komplette Unterbrechung der atrioventrikulären Überleitung mit anhaltender Asystolie oder, nach Einsetzen eines ventrikulären Ersatzrhythmus, mit vollständiger Vorhof-Kammer-Dissoziation (Abb. 1.**1**).

AV-Blockierungen können als **permanent** oder **intermittierend** klassifiziert werden. Nach ihrem zeitlichen Auftreten wird die **akute** AV-Blockierung, z.B. im Rahmen eines Myokardinfarkts von **chronischen** AV-Überleitungsstörungen unterschieden. Der **paroxysmale AV-Block** ist definiert als eine plötzlich einsetzende Blockierung mit längerer asystolischer Pause, die aus dem normalen Rhythmus heraus auftritt. Im anfallsfreien Intervall bestehen meist normale AV-Überleitungsverhältnisse (43).

Die Einordnung der AV-Blockierungen anhand des Oberfächen-EKGs ist häufig ungenau, manchmal auch gar nicht möglich. Begriffe wie „AV-Block II. Grades" werden vielfach nicht näher definiert. Der Mobitz-Typ II wird fälschlicherweise mit dem 2:1-Block gleichgesetzt. Dem „höhergradigen AV-Block" werden umgangssprachlich alle prognostisch ungünstig erscheinenden Blockierungen (AV-Block II. Grades, Mobitz-Typ II, alle regelmäßigen 2:1-, 3:1-, n:1-Blockierungen und alle Formen des totalen AV-Blocks) zugeordnet. Beim „kompletten" AV-Block fehlt meist eine Charakterisierung der Dauer, des Auftretens und des Ersatz-

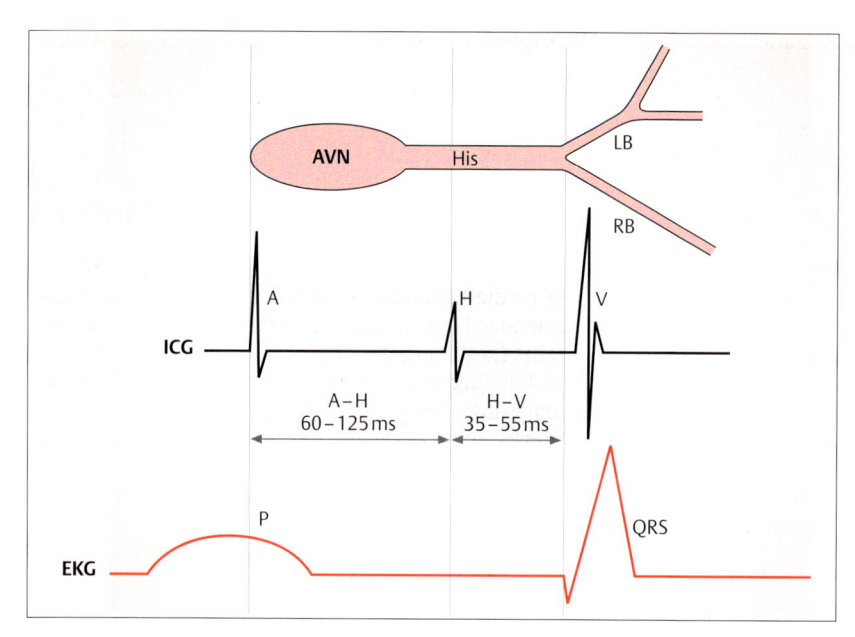

Abb. 1.1 Schematische Darstellung der atrioventrikulären Überleitung in Beziehung zu Oberflächen-EKG und intrakardialem Elektrogramm (ICG). AVN = AV-Knoten, His = His-Bündel, LB = linkes Bündel, RB = rechtes Bündel.

rhythmus. Der Begriff der „trifaszikulären Blockierung" wird häufig für alle Formen einer Schenkelblockierung in Kombination mit einem AV-Block I. Grades gebraucht.

> Die prognostische Abschätzung der Rhythmusstörung geht aber mit der genauen EKG-Beschreibung einher und macht eine invasive elektrophysiologische Abklärung meist überflüssig.

Ätiologie

Die Leitungsstörungen können **funktionell** (refraktärzeitabhängig) oder **morphologisch** bedingt sein und im AV-Knoten (suprahisär), im His-Bündel (intrahisär) oder in den Faszikeln (infrahisär) auftreten. Die genaue anatomische Zuordnung gelingt durch die Ableitung eines His-Bündel-Elektrogramms. Allerdings kann schon aus dem Oberflächen-EKG die Blockierungshöhe recht gut abgeschätzt werden. Der Ersatzrhythmus entsteht bei totaler Überleitungsblockierung distal vom Blockierungsort. Abhängig von der Blockierungshöhe weist er eine mehr oder weniger starke Verbreiterung und Deformierung der Kammerkomplexe und unterschiedliche Frequenzen auf.

Die **Prognose** der Rhythmusstörung ist dabei weitgehend abhängig vom Blockierungsort. Liegt er im AV-Knoten selbst und geht mit relativ schnellem Ersatzrhythmus (um 55/min) und schmalen QRS-Komplexen einher, so ist die Prognose als günstig einzuschätzen, während dies für Blockierungen der Faszikel mit verbreiterten QRS-Komplexen und langsamer Kammerfrequenz (<40/min) nicht gilt. Der Ersatzrhythmus kann intermittierend ausfallen oder ganz ausbleiben, was z. B. bei neuromuskulären Erkrankungen zum seltenen Ereignis des plötzlichen asystolischen Herztodes führt.

Der **komplette AV-Block** kann angeboren oder erworben sein. Bei Patienten mit erworbenem AV-Block ist der Blockierungsort in 70–90 % der Fälle distal des His-Bündels lokalisiert, im His-Bündel in 15–20 % und im AV-Knoten in 16–25 % (24). Bei angeborenem AV-Block entsteht der Ersatzrhythmus häufiger im proximalen His-Bündel oder AV-Knoten.

Angeborener AV-Block

Die Diagnose wird prä- oder direkt postpartal gestellt und ist selten (1/20 000 Lebendgeburten). Bei Kindern mit angeborenem AV-Block und kongenitalem Herzfehler (Vorhof-, Ventrikelseptumdefekt, L-Transposition der großen Arterien) liegt häufig eine Malformation des AV-Knotens oder der oberen Anteile des His-Bündels vor. Bei Kindern ohne strukturelle Herzerkrankung wird eine fehlende Fusionierung des Reizleitungssystems diskutiert (3). Sonst können entzündliche Veränderungen (Myokarditis, Autoimmunmechanismen) zur Fibrosierung der AV-Knoten-Region führen (28, 32, 44).

> Der ventrikuläre Ersatzrhythmus entsteht häufig in hohen Zentren, so dass in den allermeisten Fällen ein schmaler QRS-Komplex resultiert.

In einer Untersuchung (19) an 71 Kindern mit totalem AV-Block (Diagnose zwischen 28. Gestationswoche und 16. Lebensjahr) fand sich ein angeborener AV-Block in 37 % (n = 26) der Kinder. In dieser Patientengruppe lag bei 31 % ein kongenitaler Herzfehler vor, bei 31 % wurde eine Autoimmunerkrankung der Mutter gefunden und bei 38 % der Kinder fand sich keine ursächliche Erkrankung (idiopathisch), so dass jede Ätiologie etwa ein Drittel der Erkrankungen ausmacht. Ein angeborener AV-Block III. Grades scheint sich selten zurückzubilden, was in der genannten Untersuchung daran erkennbar wird, dass 12 von 26 Kindern (46%), sieben davon innerhalb des ersten Lebensmonats, aus symptomatischer Indikation (progressive Herzinsuffizienz, Synkope, Pausen im EKG > 3 s) einen permanenten Herzschrittmacher erhielten.

Findet sich bei einem Feten ohne kongenitalen Herzfehler ein totaler AV-Block, so ist an eine Kollagenose der Mutter mit transplazentarer Übertragung von **Antikörpern** oder Immunkomplexen und Kreuzreaktivität auf das kardiale Leitungsgewebe des Kindes zu denken (41). Die Autoantikörper (Anti-Ro/SS-A-IgG, Anti-La/SS-B-IgG) der Mutter, die an einer Kollagenose (Systemischer Lupus erythemathodes, Sjögren-Syndrom) erkrankt oder auch asymptomatisch sein kann, reduzieren am kindlichen Reizleitungssystem die Zahl der langsamen Calciumkanäle und damit den Calcium-Einwärtsstrom in die Zellen. Dass bei vergleichbaren Antikörpertitern Erwachsene keine, Feten aber sehr wohl AV-Blockierungen entwickeln, scheint mit der unterschiedlichen Empfindlichkeit adulter und fetaler Zellen erklärbar zu sein. Ob präpartale Corticoidgaben (Dexamethason, Bethamethason) die Überleitungsstörung positiv beeinflussen, ist unbekannt.

Obwohl prospektive Studien fehlen, werden fluorierte Corticoide bei Feten mit inkompletter AV-Blockierung und Hydrops empfohlen. Ist der AV-Block erst komplett etabliert, so ist keine Regression, eher ein Fortschreiten der Blockierung von zweit- zu drittgradigen AV-Blockierungen beschrieben worden (45).

Erworbener AV-Block

Die Ursachen der erworbenen AV-Blockierungen sind vielfältig (Tab. 1.1). Akute **Myokardinfarkte** und **herzchirurgische Eingriffe** können zur vorübergehenden oder permanenten AV-Blockierung führen. In der Mehrzahl beruhen die erworbenen AV-Blockierungen auf **chronisch-degenerativen Veränderungen** im AV-Knoten und im Reizleitungssystem. Sie sind häufig mit einer kardialen Erkrankung assoziiert (arterielle Hypertonie, ischämische Herzerkrankung, Kardiomyopathie, kalzifizierende Aortenstenose) (25).

Eine Form der **idiopathischen Überleitungsstörung** ist die bilaterale Schenkelblockierung infolge zunehmender Fibrosierung des proximalen Reizleitungssystems (Lev-Erkrankung [27]). Eine andere Form, die meist bei jüngeren Patienten auftritt, schreitet über die Fibrosierung distaler und mittlerer Strukturen des Reizleitungssystems langsam bis zum totalen AV-Block fort (Lenègre'-Erkrankung [42]).

> In 40–60% der Patienten kann die atrioventrikuläre Überleitungsstörung nicht auf eine bekannte Grunderkrankung zurückgeführt werden (8).

AV-Blockierungen werden bei einer Vielzahl von **Infektionserkrankungen** beschrieben. In den meisten Fällen sind die Blockierungen transient und bilden sich mit der antibiotischen Behandlung oder dem Abklingen der Infektionssymptome zurück. Bei bakterieller Endokarditis kann durch Abzesse das spezifische Reizleitungssystem direkt geschädigt und dauerhaft unterbrochen werden. Auch die Chagas-Krankheit, welche durch Protozoen hervorgerufen wird, führt über den direkten Befall des Reizleitungssystems zu Schenkel- und AV-Blockierungen. Bei der Lyme-Borreliose kommt es in 8–10% der Verläufe zu einer Myokarditis mit proximaler AV-Blockierung. Die Anlage eines temporären Schrittmachers wird bei Auftreten totaler AV-Blockierungen notwendig, die sich in der Regel innerhalb von

Tabelle 1.1 Ursachen der erworbenen AV-Blockierungen (nach [54])

Idiopathische Fibrosierung
- proximales Reizleitungssystem (Lev-Erkrankung)
- distale und mittlere Strukturen (Lenègre'-Erkrankung)

Koronare Herzerkrankung
- Myokadinfarkt
- Ischämie

Myokardiale Erkrankung
- Myokarditis
- Dilatative Kardiomyopathie
- Hypertensive Herzerkrankung

Herzchirurgie
- Klappenersatz
- Ventrikelseptumdefekt-Verschluss
- Septale Myektomie
- Bypass-Operation

→

Fortsetzung von Tabelle 1.1

RF-Ablation

- AV-Knoten
- Akzessorische Leitungsbahn, AVNRT

Infektion

- Endokarditis
- Chagas-Erkrankung
- Lyme-Erkrankung
- andere bakterielle, virale, rickettiale, fungale Infektionen

Neuromuskuläre Erkrankung

- Myotone Dystrophie
- Kearns-Sayre-Syndrom
- Schultergürtel-Dystrophie
- Emery-Dreifus-Muskeldystrophie

Infiltrative Erkrankung

- Amyloidose
- Sarkoidose
- Hämatochromatose
- Karzinoid

Neoplastische Erkrankung

- Primärer und metastasierender Tumor
- Postbestrahlungsschaden

Kollagenosen

- Rheumatoide Arthritis
- Systemischer Lupus Erythemathodes
- Sjögren-Syndrom
- Sklerodermie

1–2 Wochen unter antibiotischer Therapie (Tetracycline, Amoxicillin, Ceftriaxon) in Kombination mit Corticoiden zurückbilden. Ein permanenter Schrittmacher ist nur selten erforderlich.

Bei einer Reihe von **neuromuskulären Erkrankungen** treten Schenkelblockierungen und infranodale Reizleitungsstörungen auf. Insbesondere bei Patienten mit Emery-Dreifus-Muskeldystrophie und beim Kearns-Sayre-Syndrom wird häufig die Mitbeteiligung des spezifischen Reizleitungssystems beobachtet (Abb. 1.**2**, 1.**3a**, **b**, 1.**4**). Dabei kann es ohne Vorwarnung durch Schenkelblockierungen plötzlich zum totalen AV-Block ohne Ersatzrhythmus kommen.

> Mittels elektrophysiologischer Untersuchung gelingt es hierbei nicht, den Gefährdungsgrad vorherzusagen, so dass die prophylaktische Schrittmacherimplantation bei allen bereits bestehenden und bei neu auftretenden Erregungsausbreitungsstörungen erwogen werden muss (Tab. 1.**2**).

AV-Blockierungen können im Rahmen von **infiltrativen Erkrankungen** wie Amyloidose, Sarkoidose oder Hämochromatose auftreten. Eine erhöhte Inzidenz von Reizleitungsstörungen ist auch im Rahmen der entzündlichen Myokardbeteiligung bei **Kollagenosen** und anderen Erkrankungen des rheumatischen Formenkreises beschrieben. Die transplazentare Übertragung von Antikörpern oder Immunkomplexen wurde schon erwähnt. Bei der Myokardfibrose der Sklerodermie werden in bis zu 50 % der Fälle atrioventrikuläre Überleitungsstörungen nachgewiesen (21).

Paroxysmale AV-Blockierungen

Die Ursachen paroxysmaler AV-Blockierungen können ebenfalls sehr unterschiedlich sein. Bei Patienten mit Faszikel- oder Schenkelblock ist eine Möglichkeit die Induktion eines **Phase-IV-Blocks** im verbleibenden Faszikel (s. u.) (43, 47). Der Blockierungsort liegt im His-Purkinje-System, der Pathomechanismus ist eine Kombination aus morphologischer Schädigung und funktioneller Blockierung.

Dagegen tritt beim **vagal induzierten AV-Block** die Überleitungsstörung meist im (suprahisären) AV-Knoten auf; der QRS-Komplex ist bei normaler AV-Überleitung und während des Ersatzrhythmus schmal (50, 53).

Atrioventrikuläre Leitungsstörungen 7

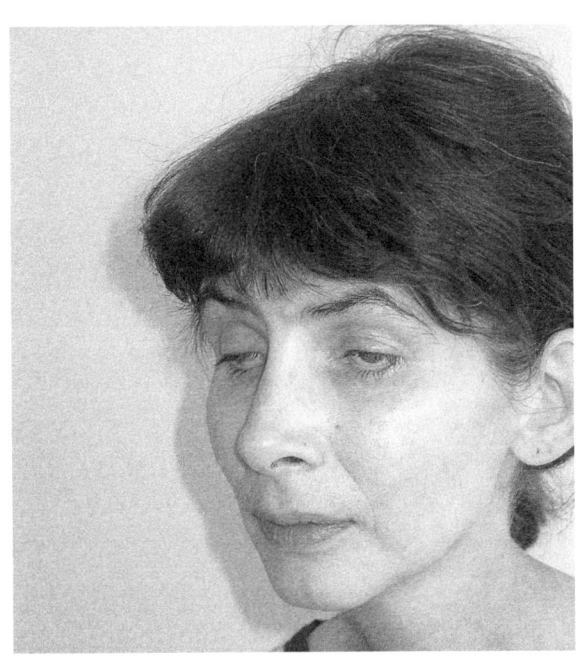

Abb. 1.2 40-jährige Patientin mit Kearns-Sayre Syndrom. 1991 erstmals Synkope, kardiologische Untersuchung, einschließlich EKG und Langzeit-EKG unauffällig. Seither mindestens 10-mal Schwindel, Übelkeit, Kollapsneigung, wobei sie sich festhalten muss, zuweilen auch Herzjagen spürt.

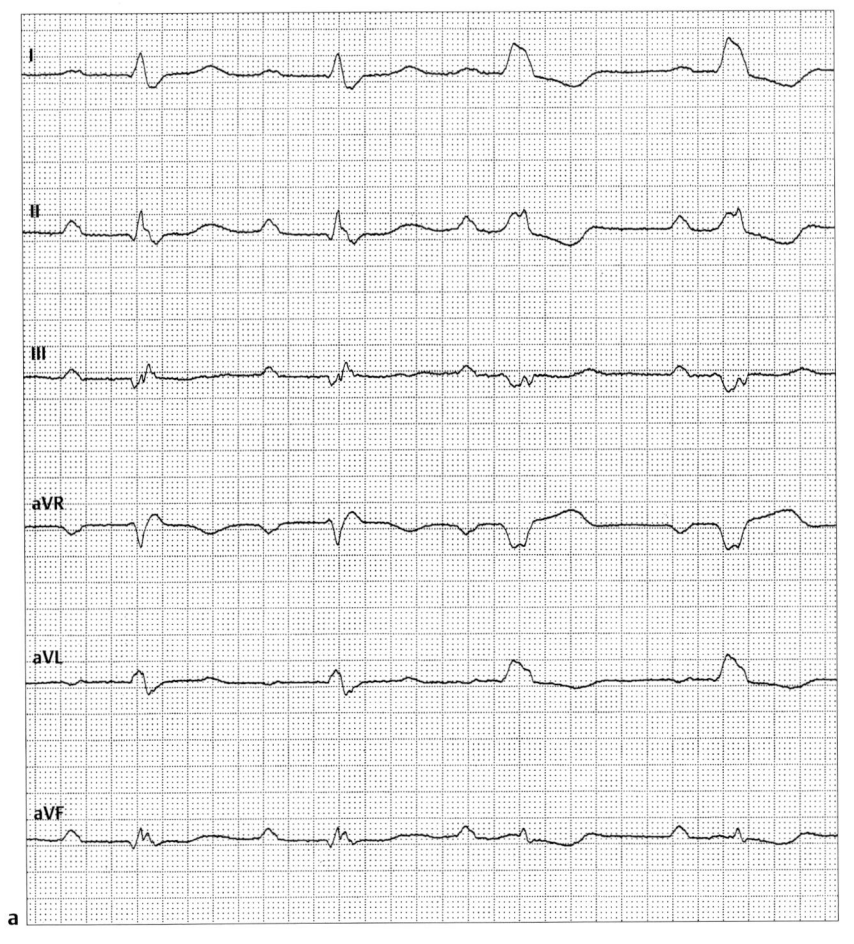

Abb. 1.3a, b Alternierender Schenkelblock bei Kearns-Sayre-Syndrom; der erste und zweite Zyklus links (a, Extremitätenableitungen) und alle bis auf den dritten Zyklus rechts (b, Brustwandableitungen) zeigen einen AV-Block I. Grades mit Rechtsschenkelblock; der dritte und vierte Zyklus links und der dritte Zyklus rechts zeigen eine (noch) normale AV-Überleitung mit Linksschenkelblock.

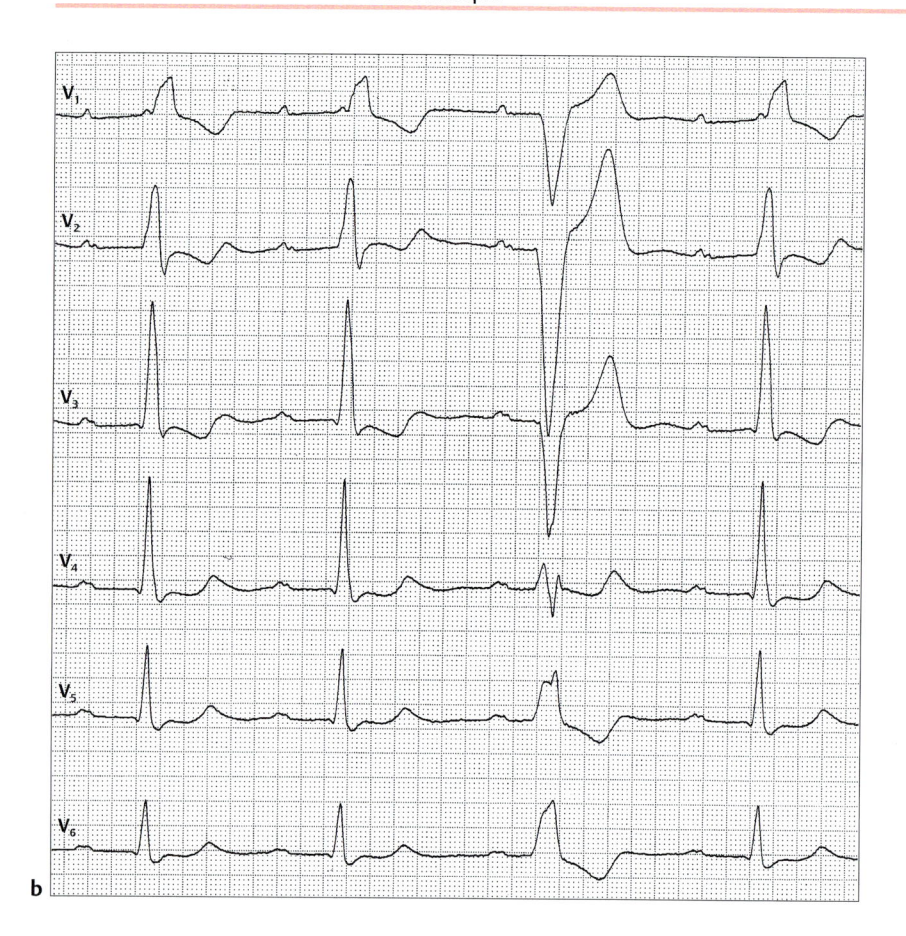

Reflexbedingt können vagal induzierte AV-Blockierungen beim hypersensitiven Karotissinus (23), beim vasovagalen Syndrom und bei Husten- (18) und Miktions-Synkopen vorkommen.

Der unter körperlicher Belastung auftretende AV-Block ist selten und meist im His-Purkinje-System lokalisiert. Die Patienten weisen oft einen Schenkelblock auf. Manchmal kann eine Ischämie als Ursache nachgewiesen werden, mehrheitlich spielt die Koronarinsuffizienz allerdings keine Rolle. Die Inzidenz totaler AV-Blockierungen bei belastungsinduzierbaren AV-Blockierungen ist hoch.

Diagnose und Schrittmacherindikation

AV-Block I. Grades

Von einem AV-Block I. Grades wird dann gesprochen, wenn die PQ-Dauer im EKG auf über 200 ms verlängert ist. Das Intervall kann konstant sein oder variieren.

Der Befund kann durch eine Leitungsverzögerung auf Vorhofebene, im AV-Knoten, im His-Bündel oder infrahisär entstehen. Der Ort der AV-Verzögerung lässt sich anhand der QRS-Breite abschätzen. Ist sie normal, liegt die Leitungsverzögerung in über 90 % der Fälle im AV-Knoten (verlängertes AH-Intervall). Besteht gleichzeitig ein Schenkelblock, tritt die Leitungsverzögerung zu 60 % im AV-Knoten auf, sonst im His-Purkinje-System (verlängertes HV-Intervall) oder auf beiden Ebenen. Sehr lange PR-Intervalle (300 ms und mehr) weisen auf eine Verzögerung im AV-Knoten hin (39). Die genaue Lokalisation ist nur per invasiver AV-Knoten-Diagnostik möglich.

Die **Prognose** des isolierten AV-Blocks I. Grades ist gut (35). Dies gilt auch bei gleichzeitig bestehendem bifaszikulären oder Schenkelblock, solange der Patient symptomfrei bleibt. Asymptomatische Patienten mit AV-Block I. Grades und bifaszikulärem Block benötigen auch vor einem operativen Eingriff in Allgemeinanästhesie keine temporäre Schrittmacheranlage. Im Übrigen wird auf die Diskussion intraventrikulärer Leitungsstörungen weiter unten verwiesen.

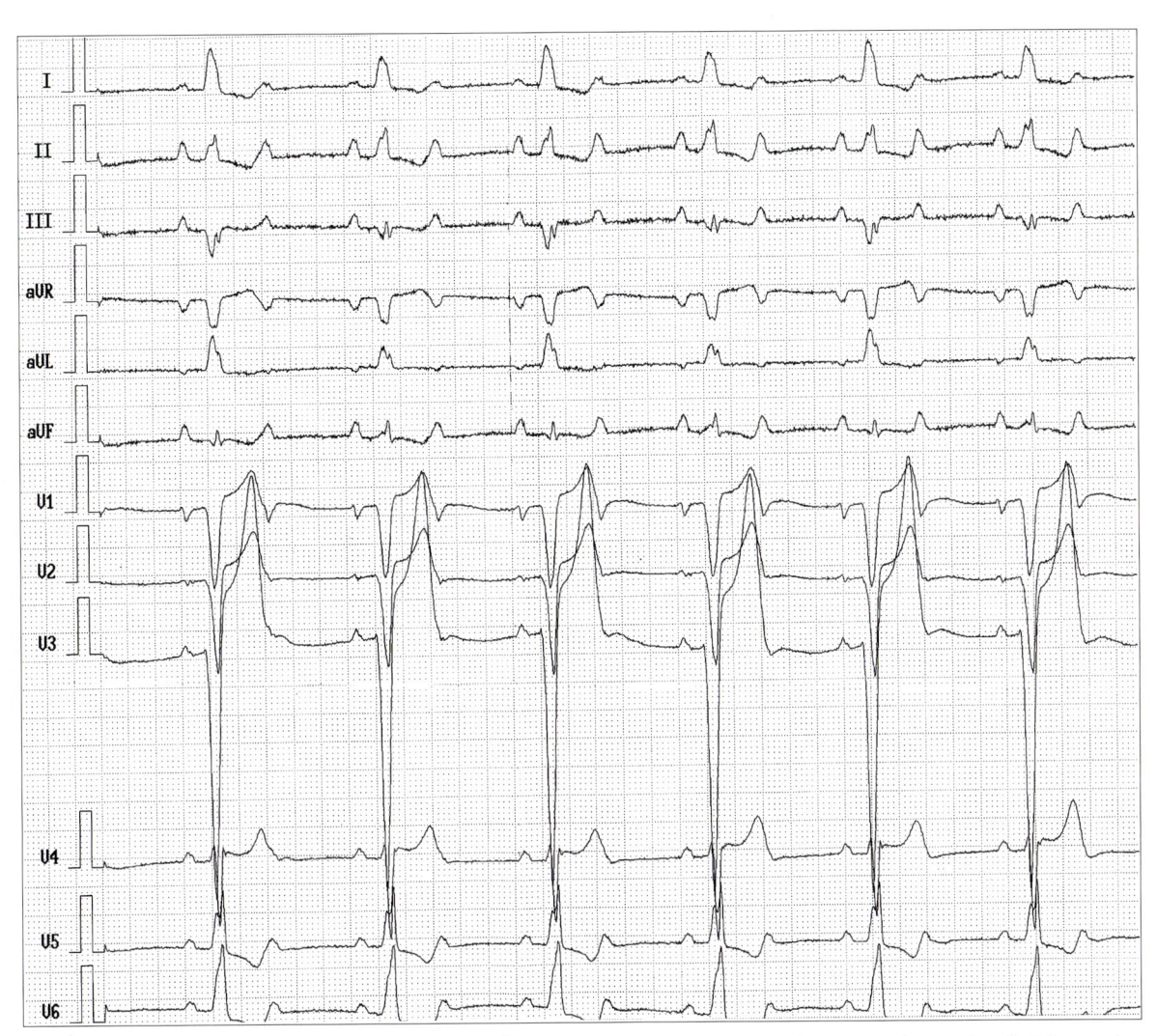

Abb. 1.4 Auftreten eines AV-Blocks II. Grades mit 2:1-Überleitung bei Kearns-Sayre-Syndrom 4 Wochen nach Aufzeichnung des alternierenden Schenkelblocks in Abb. 1.3.

Tabelle 1.2 Neuromuskuläre Erkrankungen, Klinik und prophylaktische Schrittmacherindikation

	Kearns-Sayre-Syndrom Mitochondropathie	**Myotone Dystrophie Tyrosin-Kinase-Defekt**	**Limb-Girdle Dystrophy Sarkolemmale Defekte**	**Emery-Dreifus Dystrophy Kernprotein-Defekt**
Klinik	➤ Ptosis, Retinopathie ➤ AV-Block ➤ Laktat im Liquor erhöht ➤ Krankheitsbild heterogen	➤ Typ I: AV-Block (Kurschman-Steinert) ➤ Typ II: PROMM (proximale myotone Myopathie) ➤ Krankheitsbild heterogen	➤ 60 % EKG-Abnormalitäten ➤ ausgeprägte neurologische Defekte	➤ 100 % Leitungsstörungen ➤ leicht- bis mittelgradige neurologische Beteiligung
Schrittmacher	gerechtfertigt	gerechtfertigt	fraglich	gerechtfertigt

AV-Block II. Grades

Die Störung wird eingeteilt in einen

- Mobitz-Typ I (Wenckebach) mit progressiver Verlängerung der PR-Intervalle bis zur Blockierung,
- einen Mobitz-Typ II mit einzelnen nicht übergeleiteten P-Wellen und konstanten PR-Intervallen und
- eine 2:1- oder höhergradige (3:1-, 4:1-, etc.) AV-Blockierung.

Der klassische **Mobitz-Typ I AV-Block (Wenckebach-Block)** ist durch drei elektrokardiographische Kriterien charakterisiert:

- progressive Zunahme des PR-Intervalls bis zur nicht mehr übergeleiteten P-Welle,
- abnehmende PR-Intervall-Verlängerung sowie
- sukzessive Abnahme der RR-Intervalle.

Die typische Wenckebach-Periodik beginnt nach der blockierten P-Welle mit einem kurzen PR-Intervall. Die Leitungsverzögerung nimmt beim zweiten PR-Intervall am meisten zu und ist mit den folgenden Schlägen weniger progredient. Dadurch verkürzen sich die RR-Intervalle sukzessive, und die Pause bei der blockierten P-Welle ist kürzer als die doppelte PP-Zykluslänge. Bei atypischer Wenckebach-Sequenz treten mehrere gleich lange PR-Intervalle auf, das zweite PR-Intervall zeigt nicht die größte PR-Zunahme und die PR- und RR-Intervalle vor der Blockierung sind länger als erwartet.

> Die typischen Kriterien werden von weniger als 50% der Patienten mit einem Mobitz-Typ I AV-Block erfüllt (9).

In einer Langzeit-EKG Untersuchung bei Patienten mit transientem AV-Block II. Grades und schmalem Kammerkomplex (26) trat der klassische Typ I Block bei 50% der Patienten auf, in 29% war die PR-Zunahme der letzten 3 Aktionen vor der blockierten P-Welle sehr gering (20–40 ms), in 8% trat ein so genannter „Pseudo-Mobitz-Typ II Block" auf, der gleich bleibende PR-Intervalle vor der blockierten P-Welle, aber ein kürzeres PR-Intervall der ersten übergeleiteten Aktion zeigte; bei 6% der Patienten war eine Kombination aus „Pseudo-Typ II Block" und Typ I Block nachzuweisen, während sich ein klassischer Mobitz-Typ II mit konstanten PR-Intervallen vor und nach der Blockierung nur bei 4% der Patienten fand. Dem echten wie dem Pseudo-Typ II Block ging häufig eine Abnahme der Sinusknotenfrequenz voraus, was auf eine vagale Mitverursachung der Blockierungsformen mit schmalem Kammerkomplex schließen lässt.

> Abgesehen von differentialdiagnostischen Überlegungen kommt der Unterscheidung zwischen typischer und atypischer Wenckebach-Blockierung keine klinische Bedeutung zu.

Mit schmalem QRS-Komplex ist die Blockierung beim AV-Block II. Grades Typ Wenckebach fast immer im AV-Knoten lokalisiert (9). Bei verbreiterten Kammerkomplexen kann der Block im AV-Knoten, im His-Bündel oder – relativ häufig (bis zu 30%) – infrahisär auftreten. Sehr lange PR-Intervalle sprechen auch hier für eine Lokalisation im AV-Knoten selbst. Wenckebach-Blockierungen, die einem totalen AV-Block vorausgehen, weisen ebenfalls auf eine intranodale Blockierung hin. Bei atypischen Wenckebach-Blockierungen und bei Patienten mit verbreiterten Kammerkomplexen und Mobitz-Typ I Blockierungen helfen pharmakologische Provokation oder körperliche Belastung, die **nodale** von der **infranodalen Leitungsstörung** zu unterscheiden (Tab. 1.3).

Bei nodaler Leitungsverzögerung führen Atropin, Katecholamine und körperliche Belastung zu einer beschleunigten AV-Überleitung, während durch Karotisdruck sich der Blockierungsgrad erhöht. Bei infranodaler Leitungsstörung lässt die Atropingabe den Blockierungsgrad unverändert oder erhöht ihn sogar, weil sich auch die Sinusknotenfrequenz beschleunigt und damit höhere Anforderungen an die Leitungskapazität des His-Purkinje-Systems gestellt werden. Der Karotisdruck führt häufig zu keiner Veränderung. Das Ansprechen auf Isoprenalin ist nicht eindeutig, da es sowohl bei nodalen wie auch infranodalen Störungen die Leitungszeit beschleunigen kann.

Die **Prognose** hängt beim AV-Block II. Grades Typ Wenckebach in erster Linie von der kardialen Begleiterkrankung und von der Symptomatik des Patienten ab. In Langzeit-EKG-Registrierungen fanden sich AV-Blockierungen mit Wenckebach-Periodik bei bis zu 40% der Normalpersonen, insbesondere bei Athleten (6, 33). Verlängerte AV-Überleitungen mit einzelnen blockierten P-Wellen können bei erhöhtem Vagotonus und einer Reihe von Medikamenten, wie Digitalis, Antiarrhythmika, Betablocker und Calciumantagonisten auf-

Tabelle 1.3 Nicht invasive Befunde zur Lokalisation der AV-Blockierung: Änderung der atrioventrikulären Leitung unter Intervention

Intervention	Leitung AV-Knoten	Leitung intra-infra-His
Atropin	Zunahme	Abnahme
Belastung	Zunahme	Abnahme
Katecholamine	Zunahme	Abnahme
Karotisdruck	Abnahme	Zunahme

treten. Bei fehlender organischer Herzerkrankung gilt der chronische Wenckebach-Block als gutartig. Asymptomatische Patienten bedürfen keiner Schrittmachertherapie.

Für Patienten mit organischer Herzerkrankung und Wenckebach-Blockierung besteht bei schmalem QRS-Komplex und fehlender Symptomatik ebenfalls keine prophylaktische Schrittmacherindikation. Diese kann sich bei breiten QRS-Komplexen durch das Ergebnis einer elektrophysiologischen Untersuchung mit dem Nachweis von infranodalen AV-Blockierungen ergeben (siehe dort).

! Erst bei bradykardiebezogener Dyspnoe, Synkopen und Präsynkopen stellt die Wenckebach-Blockierung eine potentielle Indikation zur Schrittmacherimplantation dar. Die QRS-Komplexe sind dabei meist verbreitert und der Ort der Blockierung ist infrahisär.

Der **AV-Block II. Grades vom Mobitz Typ II** ist durch die folgenden drei EKG-Kriterien charakterisiert:

- konstante PP- und RR-Intervalle,
- konstante PR-Intervalle vor der in unregelmäßigen Abständen nicht übergeleiteten P-Welle und
- die Pause bei der blockierten P-Welle entspricht dem doppelten PP-Intervall (Abb. 1.5).

Ein Mobitz-Typ II AV-Block kann ausnahmsweise bei intrahisärer Blockierung auftreten und geht dann mit schmalen Kammerkomplexen einher (4%). Meist jedoch ist er infrahisär gelegen, betrifft den rechten und einen linken Faszikel, von denen einer komplett und einer intermittierend betroffen ist. Der persistierende Block eines Faszikels erklärt die typische QRS-Verbreiterung bis zum Schenkelblock. Der Mobitz-Typ II AV-Block tritt wesentlich seltener auf als die Wenckebach-Blockierung, ist als Vorstufe einer totalen AV-Blockierung anzusehen und häufiger mit Synkopen assoziiert.

! Wegen der ungünstigen Prognose besteht eine prophylaktische Schrittmacherindikation auch bei (noch) asymptomatischen Patienten.

Bei der **2:1- oder höhergradigen (3:1-, 4:1-, etc.) Blockierung** können Typ I oder II des AV-Blocks II. Grades vorliegen. Differenzierungsmöglichkeiten bieten auch hier die QRS-Breite und, weniger zuverlässig, das PR-Intervall. Die QRS-Komplexe sind bei intranodaler oder intrahisärer Blockierung schmal, bei infrahisärer Lokalisation der Leitungsstörung schenkelblockartig verbreitert. Ein sehr langes PR-Intervall deutet (wie beschrieben) auf einen Typ I. Schwanken die RP- bei konstanten PR-Intervallen, liegt eher ein Typ II vor. Wenn umgekehrt die PR-Intervalle nicht ganz konstant sind, spricht dies eher für einen Typ I Block.

Auch hier gilt, dass mit dem Oberflächen-EKG allein die Differenzierung nicht sicher gelingt und im Bedarfsfall die Interventionen nach Tabelle 1.3 oder ein His-Bündel-EKG die Klärung bringen.

Die **Prognose** der 2:1- oder höhergradigen Blockierung ist abhängig vom Ort der Leitungsstörung. Beschwerdefreie Patienten mit schmalem Kammerkomplex und 2:1-Blockierung, die unter Belastung in eine regelrechte 1:1-Überleitung übergeht (proximaler Block), benötigen keinen Herzschrittmacher.

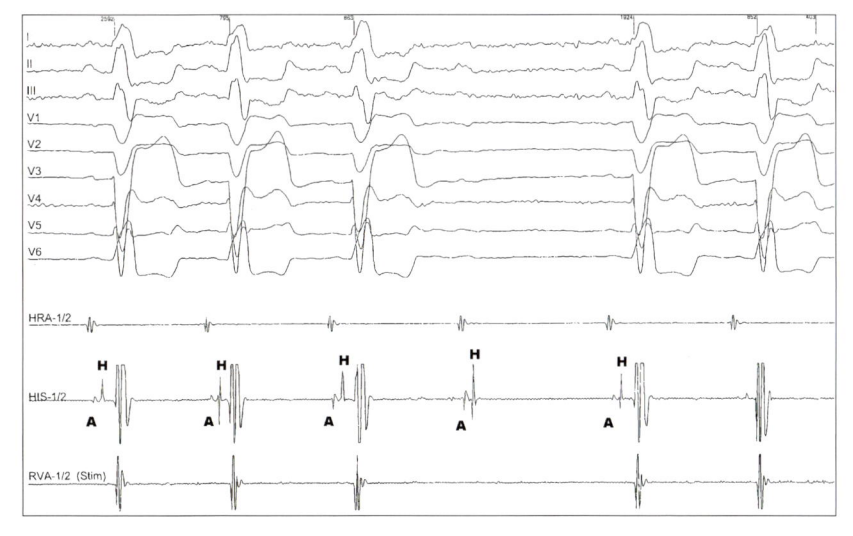

Abb. 1.5 AV-Block II. Grades, Mobitz Typ II. Im EKG Linksschenkelblock, in den intrakardialen Ableitungen infrahisäre Blockierung bei konstanten A-H- und H-V-Intervallen vor und nach der Blockierung

> Dagegen gilt für 2:1- oder höhergradige AV-Blockierungen mit verbreiterten Kammerkomplexen, dass wegen der ungünstigen Prognose eine Schrittmacherimplantation auch bei asymptomatischen Patienten erfolgen sollte (Abb. 1.**4**).

Davon abzugrenzen ist eine bei der elektrophysiologischen Untersuchung auftretende funktionelle infrahisäre 2:1-Blockierung bei vorhandenem Schenkelblock. Durch atriale Stimulation mit langem Kopplungsintervall innerhalb einer postextrasystolischen Pause einer Vorhofextrasystole kann durch die Long-Short-Sequenzen der HH-Intervalle eine funktionelle infrahisäre 2:1-Blockierung resultieren, die keiner prophylaktischen Schrittmacherimplantation bedarf.

Die **vagal vermittelte AV-Blockierung II. Grades** muss sorgfältig von einer tatsächlichen Mobitz-Typ II Blockierung abgegrenzt werden (36), da beide sich in Prognose und therapeutischer Konsequenz unterscheiden. Die vagale Stimulation geht in der Regel mit einer Sinusbradykardie einher, doch kann dieses differentialdiagnostische Kriterium fehlen, wenn durch plötzliche vagale Stimulation ein Phase-IV-Block oder ein bradykardieabhängiger His-Purkinje-Block ohne Sinusverlangsamung auftritt (23).

Der vagal vermittelte Block liegt meist intranodal und weist schmale Kammerkomplexe auf (49, 53). Bei vagalen Manövern (z. B. Karotissinusdruck) lässt er sich mit Atropin unterdrücken. Die elektrophysiologische His-Bündel-Diagnostik ist unauffällig (4, 31); die Patienten benötigen nur selten eine Schrittmacherbehandlung.

Der **natürliche Verlauf von Patienten mit AV Block II. Grades** ist nur in wenigen Studien untersucht worden. Strasberg et al. (49) berichten über 56 Patienten mit einem Follow-up von 157 bis 2280 Tagen, deren klinischer Verlauf in erster Linie von der Schwere der kardialen Erkrankung bestimmt, jedoch selten durch einen totalen AV Block kompliziert wurde. Neben dem kurzen Follow-up liegt die Schwäche der Studie in der kleinen Fallzahl und in dem Umstand, dass in der herzgesunden Gruppe viele gut trainierte Sportler unter 35 Jahren von vornherein eine gute Prognose hatten.

> Für den AV-Block II. Grades vom Mobitz-Typ II fanden Dhingra et al. (11), dass die meisten Patienten innerhalb kurzer Zeit symptomatisch wurden. Von diesem Befund leitet sich die Empfehlung zur prophylaktischen Schrittmacherimplantation ab.

Im Vergleich von 214 älteren Patienten mit AV-Block II. Grades vom Mobitz Typ I (n = 77), II (n = 86) oder 2:1- und 3:1-Verhalten (n = 51) fanden Shaw et al. (46) überraschenderweise, dass der natürliche Verlauf aller drei AV-Block-Formen über eine Periode von 14 Jahren nicht unterschiedlich war. Die 3- und 5-Jahres-Überlebensraten waren vergleichbar schlecht. Selbst Patienten mit einer Mobitz-Typ I Blockierung ohne Schenkelblock unterschieden sich darin nicht von den anderen Gruppen. Dagegen hatten Patienten, die zwischenzeitlich einen Schrittmacher erhielten, eine mit der Normalbevölkerung vergleichbare Überlebensprognose.

> Die Studie gibt Anlass, **asymptomatische Patienten in höherem Lebensalter** sorgfältig nachzuverfolgen, wenn sie häufig Wenckebach-Blockierungen oder 2:1- und 3:1-Blockierungen mit schmalen Kammerkomplexen zeigen, weil die Rhythmusstörungen – anders als bei jungen Patienten – Vorboten einer progressiven Überleitungsstörung sein könnten.

AV-Block III. Grades

Der totale AV-Block ist elektrokardiographisch durch eine vollständige Vorhof-Kammer-Dissoziation charakterisiert. Der Ersatzrhythmus tritt distal der Blockierung auf und zeigt bei intranodaler oder intrahisärer Unterbrechung schmale, bei infrahisärer Blockierung schenkelblockartig verbreiterte Kammerkomplexe. Ist QRS schmal, sollte der Befund nicht mit der AV-Dissoziation oder -Interferenz verwechselt werden, die bei Sinusbradykardie und nodaler Automatie zu beobachten ist. Die Herzfrequenz liegt, mit Ausnahme der angeborenen AV-Blockierung, meist unter 50/min, bei infrahisärer Störung auch unter 30/min.

Auch beim AV-Block III. Grades können Atropin- und Katecholamingabe, körperliche Belastung und Karotisdruck zur Differenzierung der Blockierungshöhe genutzt und die Reaktion von Vorhoffrequenz und Ersatzrhythmus auf die Intervention analysiert werden.

Der **angeborene AV-Block III. Grades** galt lange Zeit als gutartige Erkrankung, die in der Mehrzahl der Fälle asymptomatisch bleibt (15). Es gibt jedoch auch Befunde, nach denen das Risiko von Synkopen und plötzlichem Herztod bei Patienten mit angeborenem AV-Block erhöht ist (7).

> Neugeborene mit totalem AV-Block sollten aus hämodynamischen Gründen und zur Verhinderung des plötzlichen Herztodes einen Schrittmacher erhalten, weil in dieser Gruppe eine exzessiv hohe Mortalität gefunden wurde (38).

Obwohl zuverlässige Kriterien zur Risikoabschätzung fehlen (37), ist die Indikation zu stellen bei:

- assoziiertem Herzfehler (34, 38, 48),
- mittleren Frequenzen < 50/min (10),
- fehlendem oder geringem Frequenzanstieg unter Belastung (10, 40),
- nächtlichen Asystolien (10),
- einem Ersatzrhythmus mit breiten QRS-Komplexen (38),
- gehäuften ventrikulären Ektopien (10, 48, 52),
- verlängertem QT-Intervall (34, 48),
- Kardiomegalie (48),
- eingeschränkter linksventrikulärer Funktion sowie
- vergrößerten Vorhöfen (48)

Nach einer prospektiven Studie ist das Risiko von Adams-Stokes-Anfällen und plötzlichem Herztod in jedem Alter und unabhängig von prognostischen Markern erhöht, so dass von Michaëlsson et al. (34) eine prophylaktische Schrittmacherimplantation bei allen Patienten mit angeborenem AV-Block empfohlen wird.

Bei abwartender Haltung soll nicht auf den Beginn von Symptomen gewartet, sondern in mindestens jährlicher Nachuntersuchung nach prognostisch ungünstigen Kriterien gefahndet werden.

Untersuchungen zum natürlichen Verlauf des **erworbenen totalen AV-Blocks** stammen aus der Zeit vor der Schrittmachertherapie. Die meisten Studien beschreiben eine schlechte Prognose. Bei Patienten mit AV-Block III. Grades und Adams-Stokes-Anfällen wurde eine 1-Jahres-Mortalität von 25–50 % gefunden (13, 14, 17, 22). Die beste Prognose hatten Patienten mit idiopathischem AV-Block oder einer Blockierung unbekannter Ursache. Zusammen konnten etwa 33 % der Todesursachen auf einen totalen AV-Block mit Synkopen zurückgeführt werden. Die Differenz in den Überlebensraten blieb über einen Zeitraum von 15 Jahren bestehen und war durch eine erhöhte Rate an plötzlichem Herztod bedingt (13). Mit einer 1-Jahres-Mortalität von 36 % wiesen Patienten mit transientem AV-Block III. Grades noch eine vergleichbar günstige Prognose auf (14).

Durch Schrittmacherbehandlung wird die Überlebensprognose deutlich gebessert, bleibt aber gegenüber der Normalbevölkerung weiter eingeschränkt. In den frühen Untersuchungen von Edhag und Swahn (13, 14) an 248 Patienten mit einem mittleren Alter von 66 Jahren und einer Nachbeobachtungszeit von 6,5 Jahren fand sich im ersten Jahr nach Schrittmacherimplantation eine geringere Überlebensrate (86 %) als in der schwedischen Vergleichsbevölkerung (95 %). Im weiteren Verlauf waren die Überlebensraten vergleichbar.

Eine Analyse der Altersabhängigkeit erbrachte für die älteren Patienten (≥ 70 Jahre) keinen Unterschied zur Normalbevölkerung, während die jüngeren Patienten eine deutlich erhöhte Mortalität aufwiesen. Dies mag darauf zurückzuführen sein, dass bei jüngeren Patienten der totale AV-Block häufiger auf dem Boden einer myokardialen Erkrankung auftritt, während er bei älteren Patienten eher als idiopathische Reizleitungsstörung aufzufassen ist. Die Abhängigkeit der Überlebensrate von der kardialen Grunderkrankung konnte von Alt et al. (2) in einer retrospektiven Analyse nach Schrittmacherimplantation gezeigt werden.

Der **paroxysmale AV-Block** tritt unvorhergesehen und mit einer lang andauernden Asystolie auf. Der Pathomechanismus der Anfälle ist nicht voll geklärt. Als mögliche Ursachen werden diskutiert:

➤ wiederholte verborgene Leitung nicht übergeleiteter P-Wellen im AV-Knoten;
➤ diastolische Spontandepolarisation (Phase-IV-Block) in der distalen AV-Knoten-Region oder im verbleibenden Faszikel des His-Purkinje-Systems (der Block wird ausgelöst durch eine blockierte oder auch übergeleitete Vorhofextrasystole oder durch ventrikuläre Ektopie; in der postextrasystolischen Pause hebt die diastolische Spontandepolarisation das Ruhemembranpotential so weit an, dass eine Erregung des AV-Leitungssystems beim nächsten Zyklus und/oder den folgenden Sinusschlägen unterbleibt [43, 47, 51]);
➤ vom Vorhof übergeleitete Aktionen fallen in die supernormale Phase eines geschädigten His-Purkinje-Systems (16, 39).

Bei einem Teil der Patienten mit Schenkelblock liegt eine Kombination aus morphologischer Schädigung und funktioneller Blockierung vor. Ort der funktionellen Blockierung ist das His-Purkinje-System des verbleibenden Faszikels. Trotz der funktionellen Genese der endgültigen Blockierung besteht für symptomatische Patienten eine Schrittmacherindikation. Die Schwierigkeit liegt darin, die paroxysmalen Störungen zu erfassen, so dass zuweilen auf einen implantierbaren Loop-Recorder zurückgegriffen wird (5) (s.a. „intraventrikuläre Leitungsstörungen").

Für den **vagal induzierten drittgradigen AV-Block** gelten die Betrachtungen, die für den zweitgradigen Block angestellt wurden (s. dort). Reflexbedingt (50, 53) können vagal induzierte AV-Blockierungen beim hypersensitiven Karotissinus (23), beim vasovagalen Syndrom und bei Husten- (18) und Miktions-Synkopen auftreten. Die Schrittmacherindikation für symptomatische Patienten wird in den Kapiteln zum Karotissinus- und vasovagalen Syndrom abgehandelt.

Empfehlungen zur Schrittmachertherapie

Die **erworbenen Formen** des AV-Blocks III. Grades und die höhergradigen AV-Blockierungen sind in aller Regel **symptomatisch** und damit schrittmacherbedürftig. Auch im seltenen Fall einer symptomatischen Wenckebach-Blockierung (AV-Block II. Grades Typ I) ist die Indikation zur Schrittmacherimplantation gegeben. Tritt ein höhergradiger AV-Block unter Belastung auf, sollte vor der Entscheidung zur Schrittmacherimplantation eine ischämische, und damit potentiell reversible Genese ausgeschlossen werden.

Als gesicherte **prognostische** Indikation gilt beim *erworbenen AV-Block* der Nachweis (oder begründete Verdacht) einer intra- oder infrahisären Blockierung. Dazu bedarf es selten eines His-Bündel-Elektrogramms. Die Leitlinien der Deutschen Gesellschaft für Kardiologie legen vielmehr den Gefährdungsgrad für die Mehrzahl der Patienten nicht-invasiv anhand der QRS-Breite fest. Beim AV-Block II. Grades Typ II, beim 2:1- und höhergradigen AV-Block sowie bei totaler AV-Blockierung ist die gleichzeitige Verbreiterung der QRS-Komplexe Anlass zur prophylaktischen Schrittmacherimplantation (11). Die Reaktion auf Atropin, Katecholamine, Belastung und Vagusreizung kann zur Bestätigung herangezogen werden (Tab. 1.**3**). Prognostische Marker beim AV-Block III. Grades sind außerdem ein langsamer Ersatzrhythmus, spontane Asystolien sowie gehäufte ventrikuläre Ektopien.

Umstritten ist die **prognostische** Indikation beim **asymptomatischen AV-Block II. Grades** mit schmalen QRS-Komplexen, einschließlich des Typs I (Wenckebach) mit häufigen Blockierungen zur Tageszeit (46, 49). Während die Empfehlungen der BPEG (29) generell die Indikation für eine Schrittmachertherapie vorsehen, stufen die ACC/AHA-Empfehlungen (1) den asymptomatischen AV Block II. Grades Typ II als relative Indikation ein (Klasse IIa) und fordern für den Typ I (Wenckebach) den Nachweis einer intra- oder infrahisären Blockierung. Einzelne Überleitungsblockierungen, insbesondere nachts oder bei gleichzeitiger Zunahme der Sinus-Zykluslängen, sind überwiegend durch einen erhöhten Vagotonus bedingt. Zufallsbefunde von nächtlichen AV-Blockierungen bei herzgesunden und asymptomatischen Patienten mit schmalen Kammerkomplexen bedürfen auch bei längeren, asystolischen Pausen in der Regel keiner Schrittmachertherapie (20, 31) (Abb. 1.**6**).

Bei diesen Befunden sollten auch immer schlafbezogene Atmungsstörungen als Ursache der Asystolien ausgeschlossen werden. Bei Patienten mit **Schlafapnoe-Syndrom** kann es im Rahmen nächtlicher Hypoxien zu AV-Blockierungen kommen. Die prognostische Bedeutung dieser Bradykardien ist unklar. Pathologisch bewertet werden nur Befunde, die deutlich über den Grenzwerten bei symptomatischen Patienten liegen (Pausen länger als 5 s oder anhaltender Ersatzrhythmus unter 30/min.). Die Befunde werden unter einer adäquaten CPAP-Therapie überprüft. Bei fortbestehenden Asystolien erfolgt die Indikation für eine Schrittmachertherapie als Einzelfallentscheidung unter Berücksichtigung kardialer und neurologischer Erkrankungen. Nach erfolgreicher AV-Knoten-Ablation sollten Patienten auch bei gutem Ersatzrhythmus einen permanenten Schrittmacher erhalten. Potentiell maligne, bradykardie-assoziierte ventrikuläre Rhythmusstörungen können durch hohe Interventionsfrequenz (90/min) über Wochen nach Ablation unterdrückt werden.

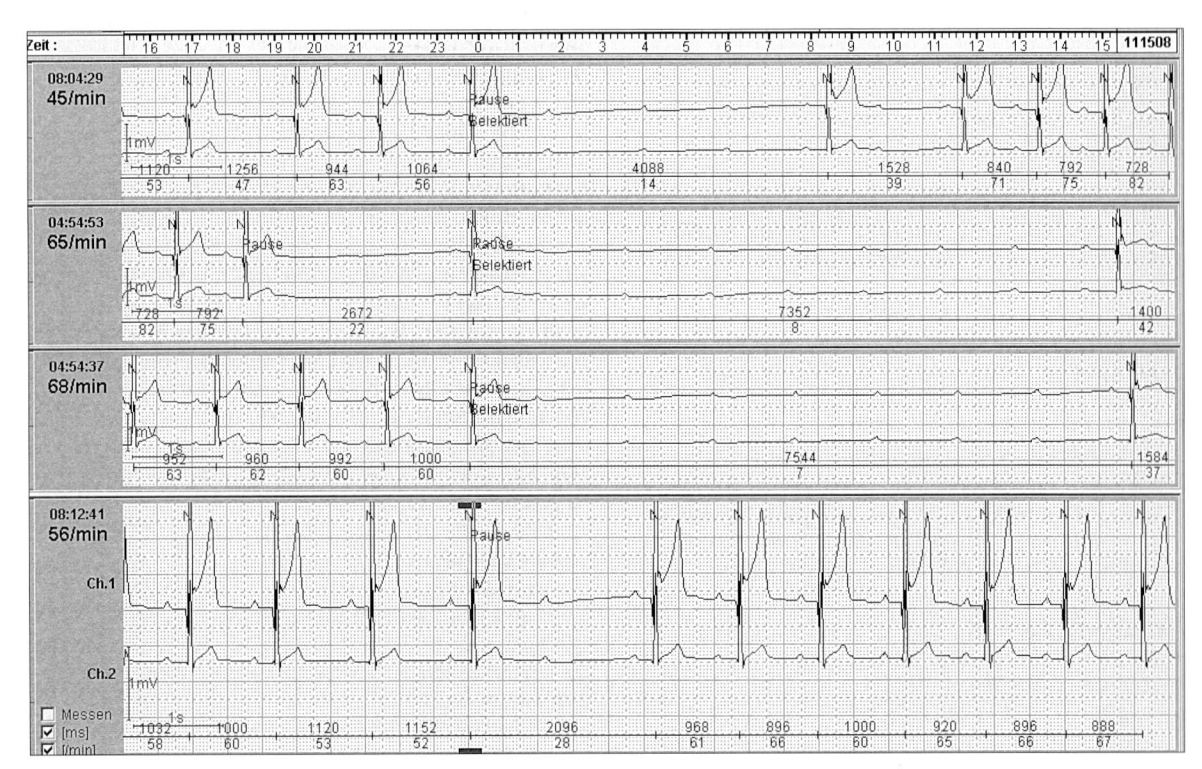

Abb. 1.**6** Nächtliche, vagal vermittelte AV-Blockierungen II. und III. Grades mit Pausen bis 7,5 s. Die AV-Blockierungen gehen mit inkonstanten PQ-Intervallen einher und treten aus bradykarden Phasen heraus auf. Zufallsbefund bei asymptomatischem Patienten, 32 Jahre, herzgesund; Holter-EKG wegen Tachykardieneigung in der Ergometrie.

Erworbene atrioventrikuläre Leitungsstörungen

Indikation bei symptomatischen Patienten

Indikation (Klasse I)
- AV-Block III. [C] und II. Grades [B], permanent oder intermittierend, ungeachtet der anatomischen Lokalisation, spontan oder infolge einer erforderlichen Medikation

Indikation (Klasse IIb)
- AV-Block I. Grades mit deutlich verlängerter AV-Überleitung (>300ms) bei Patienten mit linksventrikulärer Dysfunktion und symptomatischer Herzinsuffizienz, bei denen eine Verkürzung des AV-Intervalls zur hämodynamischen Verbesserung führt. [C] (siehe auch Indikation zur Resynchronisationstherapie)

Prognostische Indikation bei asymptomatischen Patienten

Indikation (Klasse I)
- AV-Block III. Grades permanent [C]
- Häufige intermittierende AV-Blockierungen III. Grades oder II. Grades vom Mobitz Typ II, 2:1 oder höhergradig mit breiten QRS-Komplexen [B]
- AV-Block III. Grades im Zusammenhang mit einer AV-Knoten-Ablation (HIS-Bündel-Ablation) [C]

Indikation (Klasse IIa)
- AV-Block III. Grades intermittierend, außerhalb von Schlafphasen oder bei eingeschränkter linksventrikulärer Funktion [C]
- AV-Block II. Grades bei Nachweis einer Blockierung im His-Purkinje-System [B]
- AV-Block II. Grades Mobitz Typ II, 2:1 oder höhergradig mit schmalen QRS-Komplexen bei persistierender Blockierung unter Belastung, insbesondere bei eingeschränkter linksventrikulärer Funktion [C]
- Patienten mit neuromuskulärer Erkrankung (Myotone Dystrophie, Kearns-Sayre Syndrom, Schultergürtel Dystrophie, Emery-Dreifus Muskeldystrophie) und AV-Block II. Grades (Typ I und II) [B]

Indikation (Klasse IIb)
- AV-Block III. Grades intermittierend, ohne die oben aufgeführten Kriterien [C]
- AV-Block II. Grades Mobitz Typ I (Wenckebach), bei älteren Patienten [B] oder bei eingeschränkter linksventrikulärer Funktion [C]
- Patienten mit neuromuskulärer Erkrankung und AV-Block I. Grades [B]

Kommentar

Beim **erworbenen AV-Block** gilt der Nachweis einer intra- oder infrahissären Blockierung als gesicherte prognostische Indikation. Hierzu kann **invasiv** ein His-Bündel-Elektrogramm abgeleitet werden. Für die Mehrzahl der Patienten kann der Gefährdungsgrad **nichtinvasiv** anhand der QRS-Breite festgelegt werden. Ein Ersatzrhythmus mit breitem Kammerkomplex muss nicht in jedem Fall einer distalen AV-Blockierung entsprechen. Dies gilt z.B. bei einem bereits vorbestehenden faszikulären Block. Demgegenüber entspricht ein Ersatzrhythmus mit schmalem Kammerkomplex meist einer proximalen und damit prognostisch günstigen Blockierung. Zusätzlich kann die Reaktion auf Atropin, Katecholamine, Belastung und Vagusreizung herangezogen werden..

In der klinischen Praxis wird bei Patienten mit **permanentem AV-Block III** in der Regel eine Schrittmachertherapie durchgeführt werden. In Einzelfällen kann bei asymptomatischen Patienten mit ausreichendem Ersatzrhythmus und Frequenzanstieg unter Belastung abgewartet werden. Beim **intermittierenden AV-Block** liegen meist AV-Überleitungsstörungen wechselnden Ausmaßes vor. Er kann jedoch auch unvorhergesehen mit einer langandauernden Asystolie auftreten (**paroxysmaler AV-Block**). Tritt ein **höhergradiger AV-Block unter Belastung** auf, sollte vor einer Schrittmacherimplantation eine ischämische, und damit potentiell reversible Genese, ausgeschlossen werden.

Der **AV-Block II. Grades** bezieht sich auf stabilen Sinusrhythmus und nicht auf funktionelle Blockierung im Rahmen von Vorhoftachykardien. Der häufig auftretende **AV-Block II. Grades Mobitz Typ I (Wenckebach)** kann insbesondere bei Patienten in höherem Lebensalter (>70 Jahren) einer höhergradigen AV-Blockierung vorausgehen. Demgegenüber findet sich der gleiche Befund häufig bei jüngeren Patienten (<50 Jahren) als Ausdruck einer nicht behandlungsbedürftigen Vagotonie. Das Gleiche gilt für einzelne Phasen von **AV-Blockierungen II. und III. Grades**, insbesondere nachts oder bei gleichzeitiger Zunahme der Sinus-Zykluslängen. Sie stellen bei asymptomatischen herzgesunden Patienten in der Regel keine prophylaktische Schrittmacherindikation dar. Die Prognose des isolierten **AV-Blocks I. Grades** ist gut.

Bei Patienten mit **Emery-Dreifus Muskeldystrophie** und **Kearns-Sayre-Syndrom** kommt es regelhaft zur Ausbildung von AV-Leitungsstörungen, so dass bei diesen Erkrankungen eine frühzeitige Schrittmacherimplantation gerechtfertigt ist.

Bei Patienten mit **Schlafapnoe-Syndrom** kann es im Rahmen nächtlicher Hypoxien zu AV-Blockierungen kommen. Die prognostische Bedeutung dieser Bradykardien ist unklar. Daher unterliegt eine Schrittmacherindikation der Einzelfallentscheidung.

Kongenitaler AV-Block

Indikation (Klasse I)
➤ AV-Block III. und II. Grades bei symptomatischen Patienten **[C]**
➤ AV-Block III. und II. Grades bei asymptomatischen Patienten mit **[B]**
  – eingeschränkter LV-Funktion
  – assoziiertem Herzfehler
  – Herzfrequenz < 50 min^{-1}, fehlendem Frequenzanstieg unter Belastung oder Asystolien > 3 s
  – Ersatzrhythmus mit verbreitertem Kammerkomplex
  – gehäuften ventrikulären Ektopien
  – verlängertem QT-Intervall

Indikation (Klasse IIa)
➤ AV-Block III. und II. Grades bei asymptomatischen Patienten ohne die oben angeführten Kriterien **[B]**

Kommentar

In einer prospektiven Studie zum kongenitalen AV-Block III war das Risiko von Adams-Stokesschen Anfällen und plötzlichem Herztod in jedem Alter und unabhängig von prognostischen Hinweisen erhöht, so dass von Michaëlsson et al. (34) eine prophylaktische Schrittmacherimplantation bei allen Patienten mit angeborenem AV-Block III empfohlen wurde. Bei abwartender Haltung sind jährliche Nachuntersuchungen durchzuführen, um auch milde Symptome und prognostisch ungünstige Kriterien rechtzeitig zu erfassen.

Eine eingeschränkte Belastbarkeit lässt sich hier insbesondere mit Belastungstests (Spiroergometrie) erfassen.

Literatur

1. ACC/AHA guidelines for implantation of cardiac pacemakers and antiarrhythmia devices. JACC 1998; 31: 1175–1209.
2. Alt E, Dechand E, Wirtzfeld A et al. Überlebenszeit und Verlauf nach Schrittmacherimplantation. DMW 1983; 108: 331–335.
3. Anderson RH, Wenick ACG, Losekoot TG, Becker AE. Congenital complete heart block. Circulation 1999; 56: 90–101.
4. Baron SB, Huang SK. Cough syncope presenting as Mobitz II atrioventricular block – an electrophysiologic correlation. PACE 1987; 10: 65.
5. Brignole M, Menozzi C, Moya A, et al. Mechanism of synkope in patients with bundle branch block and negative electrophysiological test. Circulation 2001; 104: 2045–2050.
6. Brooks R, Garan H, Ruskin JN. Evaluation of the patient with unexplained syncope. In: Zipes DP, Jalife J: Cardiac electrophysiology. Philadelphia: Saunders 1990: 646–666.
7. Cobe SM. Congenital complete heart block. BMJ 1983; 286: 1769.
8. Davis MJ, Redwood D, Harris A. Heart block and coronary artery disease. BMJ 1967; 3: 342–343.
9. Denes P, Levy L, Pick A, Rosen KM. The incidence of typical and atypical A-V Wenckebach periodicity. Am Heart J 1975; 89: 26–31.
10. Dewey RC, Capeless MA, Levy AM. Use of ambulatory electrocardiographic monitoring to identify high-risk patients with congenital complete heart block. N Engl J Med 1987; 316: 835–839.
11. Dhingra RC, Denes P, Wu D, Chuquimia R, Rosen KM. The significance of second degree atrioventricular block and bundle branch block; observations regarding site and type of block. Circulation 1974; 49: 638–646.
13. Edhag O. Long-term cardiac pacing: Experience of fixed-rate pacing with an endocardial electrode in 260 patients. Acta Med Scand 1969; 502 (Suppl): 64.
14. Edhag O, Swahn A. Prognosis of patients with complete heart block or arrhythmic syncope who were not treated with artificial pacemakers: A long-term follow-up study of 101 patients. Acta Med Scand 1976; 200: 457–463.
15. Escher EB. Congenital complete heart block in adolescence and adult life: a follow-up study. Eur Heart J 1981; 2: 281–288.
16. Fisch C. Electrocardiography of arrhythmias. Philadelphia, Lea & Febiger, 1990: 357–358.
17. Friedberg CK, Donoso E, Stein WB. Nonsurgical acquired heart block. Ann N Y Acad Sci 1964; 111: 833–847.
17a. Gregoratos G, Abrams J, Epstein AE, et al. ACC/AHA/NASPE 2002 guideline update for implantation of cardiac pacemakers and antiarrhythmia devices: a report of the American College of Cardiology/American Heart Association Task Force on Practice Guidelines (ACC/AHA/NASPE Committee on Pacemaker Implantation) 2002. www.acc.org/clinical/guidelines/pacemaker/pacemaker.pdf
18. Hart G, Oldershaw PJ, Cull RE, et al. Syncope caused by cough-induced complete atrioventricular block. PACE 1982; 5: 564.
19. Heusch A, Popoiu A, Winter J, Reitz M, Bourgeois M. Complete AV-Block in Childhood: Etiology, clinical course and therapy. Herzschr Elektrophys 1999; 10: 208–214.
20. Hilgard J, Ezri MD, Denes P. Significance of ventricular pauses of three seconds or more detected on twenty-four Holter recordings. Am J Cardiol 1985; 55: 1005–1008.
21. Janosik DL, Osborn TG, Moore TL, et al. Heart disease in systemic sclerosis. Semin Arthritis Rheum 1989; 19: 191.
22. Johansson BW. Complete heart block: A clinical hemodynamic and pharmacological study in patients with and without an artificial pacemaker. Acta Med Scand 1966; 180 (Suppl 451): 1.
23. Jonas EA, Kosowsky BD, Ramaswamy K. Complete His-Purkinje block produced by carotid massage. Circulation 1974; 50: 192.
24. Josephson ME, Seides SF. Clinical cardiac electrophysiology. Philadelphia; Lea & Febiger; 1979: 79–101.
25. Knieriem HJ, Mecking D. Anatomie und pathologische Anatomie des spezifischen Reizbildungs- und Erregungsleitungssystems sowie des kontraktilen Myokards. In: Lüderitz B, Handbuch der Inneren Medizin. Herzrhythmusstörungen. Berlin; Springer; 1983: 1–66.
26. Lange HW, Ameisen O, Mack R, et al. Prevalence and clinical correlates on non-Wenckebach narrow complete second-degree atrioventricular block detected by ambulatory ECG. Am Heart J 1988; 115: 114.

26a. Lemke B, Fischer W, Schulten HK Richtlinien zur Herzschrittmachertherapie. Indikationen, Systemwahl, Nachsorge. „Kommission für Klinische Kardiologie" der Deutschen Gesellschaft für Kardiologie – Herz- und Kreislaufforschung, Arbeitsgruppen „Herzschrittmacher" und „Arrhythmie". Z Kardiol 1996; 85:611–627
26b. Lemke B, Nowak B, Pfeiffer D, Leitlinien zur Herzschrittmachertherapie. Z Kardiol 2005; 94: 704–720
27. Lev M. Anatomic basis for atrioventricular block. Am J Med 1964; 37: 742–748.
28. Lev M, Cuadros H, Paul MH. Interruption of the atrioventricular bundle with congenital atrioventricular block. Circulation 1971; 43: 703–710.
29. Malcolm C, Ward D, Camm J, et al. Recommendations for pacemaker prescription for symptomatic bradycardia. Br Heart J 1991; 66: 185–191.
30. Markewitz A et al. Jahresbericht des Deutschen Herzschrittmacher-Registers; 2004. http://www.pacemakerregister.de
31. Massi B, Scheinman MM, Peters R, Desai J, Hirschfeld D, O,Young J. Clinical and electrophysiologic findings in patients with paroxysmal slowing of the sinus rate and apparent Mobitz II atrioventricular block. Circulation 1978; 58: 305–314.
32. McCue CM, Mantakas ME, Tinglestadt JB, et al. Congenital heart block in newborns of mothers with connective tissue disease. Circulation 1977; 56: 82–90.
33. Meytes I, Kaplinsky E, Yahini JH, et al. Wenckebach A-V block: A frequent feature following heavy physical training. Am Heart J 1975; 90: 426–430.
34. Michaëlsson M, Jonzon A, Riesenfeld T. Isolated congenital complete atrioventricular block in adult life. A prospective study. Circulation 1995; 92: 442–449.
35. Mymin D, Mathewson FAL, Tate RB, et al. The natural history of primary first-degree atrioventricular heart block. N Engl J Med 1986; 315: 1183–1187.
36. Nakagawa S, Koiwaya Y, Tanaka, K. Vagally mediated paroxysmal atrioventricular block presenting as „Mobitz type II" block. PACE 1988; 11: 471.
37. Odemuyiwa O, Camm J. Prophylactic pacing for prevention of sudden death in congenital complete heart block? PACE 1992; 15: 1526–1530.
38. Pinsky WW, Gillette PC, Garson A Jr, et al. Diagnosis, management, and long-term results of patients with congenital complete atrioventricular block. Pediatrics 1982; 69: 728–733.
39. Rardon DP, Miles WM, Zipes DP. Atrioventricular block and dissociation. In: Zipes DP, Jalife J (eds) Cardiac Electrophysiology. Philadelphia; WB Saunders, 2000: 451–459.
40. Reybrouck T, Vanden Eynde B, Dumoulin M, et al. Cardiorespiratory response to exercise in congenital complete atrioventricular block. Am J Cardiol 1989; 64: 896–899.
41. Ristic AD, Maisch B. Cardiac Rhythm and Conductin Disturbances: What is the Role of Autoimmune Mechanisms? Herz 2000; 25: 181–188.
42. Rosenbaum MB. Intraventricular trifascicular block. Heart Lung 1972; 1: 216–226.
43. Rosenbaum MB, Elizari MV, Levi RJ, Nau GJ. Paroxysmal atrioventricular block related to hyperpolarization and spontaneous diastolic depolarisation. Chest 1973; 63: 678–686.
44. Ross BA, Pinsky WW, Driscoll DJ. Complete atrioventricular block. In: Gillette PC, Garson A (eds) Pediatric Arrhythmias: Electrophysiology and Pacing. Philadelphia; WB Saunders 1990: 306–316.
45. Saleeb S, Copel J, Friedman D, et al. Comparison of Treatment with Fluorinated Glucorticoids to the Natural History of Autoantibody-Associated Congenital Heart Block. Arthr Rheum 1999; 42: 2335–2345.
46. Shaw DB, Kerwick CA, Veale D, et al. Survival in second degree atrioventricular block. Br Heart J 1985; 53: 587–593.
47. Sherif N, Scherlag BJ, Lazzara R, et al. The pathophysiology of tachycardia-dependent paroxysmal atrioventricular block after myocardial ischemia: Experimental and clinical observations. Circulation 1974; 50: 515.
48. Sholler GF, Walsh EP. Congenital complete heart block in patients without anatomic cardiac defects. Am Heart J 1989; 118: 1193–1198.
49. Stasberg B, Amat-Y-Leon F, Dhingra RC, et al. Natural history of chronic second-degree atrioventricular nodal block. Circulation 1981; 63: 1043–1049.
50. Strasberg B, Lam W, Swiryn S, et al. Symptomatic spontaneous paroxysmal AV nodal block due to localized hyperresponsiveness of the AV node to vagotonic reflexes. Am Heart J 1982; 103: 795.
51. Wellens HHJ, Conover MB. The ECG in emergency decision making, Philadelphia: Saunders 1992.
52. Winkler RB, Freed MD, Nadas AS. Exercise-induced ventricular ectopy in children and young adults with complete heart block. Am Heart J 1980; 99: 87–92.
53. Zaman L, Moleiro F, Rozanski JJ, et al. Multiple electrophysiologic manifestations and clinical implications of vagally mediated AV block. Am Heart J 1983; 106: 92.
54. Ellenbogen KA, Guzman de M, Kawanishi DT, Rahimtoola SH. Pacing for acute and chronic atrioventricular conduction system disease. In: Ellenbogen KA, Kay GN, Wilkoff BL (eds.) Clinical cardiac pacing and defibrillation. Phiadelphia: Saunders 2000: 426–453.

■ Intraventrikuläre Leitungsstörungen

B. Lemke

Das Wichtigste in Kürze

Störungen der intraventrikulären Leitung stellen, mit der Ausnahme des alternierenden Schenkelblocks, eine relative Schrittmacherindikation dar. Patienten mit Synkope und deutlich geminderter Ventrikelfunktion sollten einer elektrophysiologischen Untersuchung mit Ventrikelstimulation unterzogen werden. Dabei lassen sich häufig ventrikuläre Tachykardien auslösen. Bei unauffälligem Befund und rezidivierenden Synkopen ist wegen der hohen Inzidenz paroxysmaler AV-Blockierungen und Asystolien die prophylaktische Implantation eines Schrittmachers gerechtfertigt.

Definition

Die Diagnose einer intraventrikulären Leitungsstörung wird anhand des Oberflächen-EKGs gestellt. Dabei liegt der asynchronen Aktivierung der Ventrikel häufig kein kompletter Schenkelblock zugrunde, sondern die ausgeprägte Leitungsverzögerung eines Faszikels. Als unifaszikuläre Erkrankung gilt der isolierte Rechtsschenkelblock, der linksanteriore oder linksposteriore Hemiblock. Als bifaszikuläre Erkrankung wird der komplette Linksschenkelblock, der Rechtsschenkelblock in Kombination mit einem linksseitigen Hemiblock und der alternierende linksanteriore und -posteriore Hemiblock bezeichnet.

Trifaszikulär ist die Erkrankung bei einem alternierenden Rechts- und Linksschenkelblock. Die besondere hämodynamische Bedeutung des Linksschenkelblocks und die Behandlungsmöglichkeit durch biventrikuläre Stimulation wird im Kapitel Resynchronisationstherapie (S. 53) behandelt.

Ätiologie und Verlauf

Eine intraventrikuläre Leitungsstörung ist häufig und nimmt mit dem Alter an Häufigkeit noch zu. Der linksanteriore Hemiblock konnte bei jungen Angehörigen der Luftwaffe in 1% registriert werden und fand sich bei 2–5% der Personen über 40 Jahre. Der Rechtsschenkelblock tritt in der Bevölkerung bis zum 48. Lebensjahr bei 0,3% auf, bei Patienten mit koronarer Herzerkrankung in 2%. Der bifaszikuläre Block ist in der jüngeren Bevölkerung ein ungewöhnlicher Befund.

> Bei 80% der Patienten mit chronischem Schenkelblock besteht der klinische Verdacht auf eine kardiovaskuläre Erkrankung (8, 13). Dabei handelt es sich zur Hälfte um eine koronare, häufig um eine hypertensive Herzerkrankung, einen Klappendefekt oder eine Kardiomyopathie.

Die Gesamtmortalität ist bei Patienten mit chronischem Schenkelblock erhöht (5-Jahres-Mortalität 35%). Die Hälfte der Todesfälle ereignet sich plötzlich, überwiegend infolge akuter Myokardinfarkte und ventrikulärer Tachykardien. Die Inzidenz des totalen AV-Blocks ist dagegen gering. Sie lag in drei prospektiven Studien unter 3% pro Jahr.

In einer Studie an 517 Patienten mit komplettem Schenkelblock (4) betrug die kumulative 7-Jahres-Rate des totalen AV-Blocks bei normaler HV-Zeit 10% und bei verlängerter HV-Zeit (>55ms) 20% ($p<0{,}005$). Allerdings hatten in dieser Studie nur 13% der Patienten Synkopen, die restlichen waren symptomlos. Die verlängerte HV-Zeit war mit schwereren Herzerkrankungen und dem höheren Risiko eines plötzlichen Herztodes assoziiert, wobei die erhöhte Mortalität seltener auf einen totalen AV-Block als auf tachykarde Arrhythmien und terminales Pumpversagen zurückzuführen war.

Beim Eintritt in eine Studie an 554 Patienten mit bifaszikulärem Block (12) hatten nur 1,4% der Patienten eine Synkope erlitten. Im Studienverlauf ereigneten sich bei 8,5% der Patienten Synkopen. Die Inzidenz des therapiebedürftigen AV-Blocks betrug nach 42 Monaten in der Gruppe mit normaler HV-Zeit 1,9% und in der Gruppe mit einer HV-Zeit-Verlängerung (> 55 ms) 4,9%, der Unterschied war nicht signifikant. Die Rate kompletter AV-Blockierungen lag mit erlittener Synkope bei 17%, ohne bei 2% ($p<0{,}05$). Patienten mit Synkope hatten kein erhöhtes Mortalitätsrisiko.

Eine Untersuchung an 313 Patienten mit chronischem Schenkelblock, davon 40% mit Synkopenanamnese, hatte ein Follow-up von 30 Monaten (15). Patienten mit einem HV-Intervall ⩾ 70 ms hatten eine signifikant höhere Inzidenz an AV-Blockierungen II. und III. Grades (12%) als solche mit normaler HV-Zeit (3,5%). Ein HV-Intervall von ⩾ 100 ms erhöhte die Inzidenz auf 25% (8% pro Jahr). Bei 62 Patienten, die prophylaktisch mit einem Schrittmacher versorgt wurden, waren Synkopen und neurologische Symptome seltener als in der unbehandelten Gruppe. Kardiale Todesfälle und plötzlicher Herztod wurden durch die Schrittmachertherapie dagegen nicht vermindert.

Zur Assoziation von kardialer Grundkrankheit, intraventrikulärer Leitungsstörung und Prognose passt die prospektive Beobachtung von 2021 Schrittmacherpatienten, von denen diejenigen mit bi- oder trifaszikulärem Block über 2 Jahre die höchste Inzidenz an plötzlichem Herztod (35% vs. 18%) hatten (18).

Diagnose und Schrittmacherindikation

> Auch wenn bei intraventrikulärer Leitungsstörung AV-Block und plötzlicher Herztod nicht miteinander zu korrelieren scheinen, begründet doch die zunehmende Inzidenz an höhergradigen AV-Blockierungen bei Nachweis eines HV-Intervalls > 100 ms die prophylaktische Schrittmacherindikation bei **asymptomatischen** Patienten.

Um die Prädiktivität der invasiven AV-Knoten-Diagnostik zu steigern, sind zusätzliche Testverfahren zur Abschätzung des AV-Block-Risikos empfohlen worden. So soll die Stimulationsbelastung mit ansteigender Vorhoffrequenz intra- und infrahisäre Blockierungen aufdecken. Allerdings bewirkt die Leitungsverzögerung im AV-Knoten häufig bereits ein Wenckebach-Verhalten, bevor ein infrahisärer Block auftreten kann.

Nicht zu verwechseln ist dabei der pathologische Befund eines distalen AV-Blocks mit der funktionellen Blockierung im His-Purkinje-System. Diese wird bei initial hoher Stimulationsfrequenz oder nach kurz gekoppelten Einzelstimuli zu Beginn der Testung beobachtet. Als Mechanismus ist die Verlängerung der Refraktärzeit im His-Purkinje-System anzusehen, die in der Pause nach Wenckebach-Blockierung entsteht und die Fortleitung des nachfolgenden Impulses verhindert.

Auch bei schneller **Ventrikelstimulation** kann durch Ermüdung des His-Purkinje-Systems (fatigue phenomenon) ein paroxysmaler AV-Block auftreten (Abb. 1.**7**). So wurde bei Patienten mit ungeklärten Synkopen, AV-Block I. Grades, Linksschenkelblock und unauffälliger Elektrophysiologie unter Vorhof-Stimulation kurz nach schneller Ventrikelstimulation und nach Terminierung einer ventrikulären Tachykardie ein Block im His-Purkinje-System beobachtet (6, 7).

Solche funktionellen Blockierungen können als Einzelaktionen oder als 2:1-Block auftreten. Sie sind nicht als pathologisch anzusehen und bedürfen bei asymptomatischen Patienten i.d.R. nicht der Schrittmachertherapie. Wenn aber bei Patienten mit Schenkelblock die Kombination aus morphologischer Schädigung und funktioneller Leitungsstörung zu lang anhaltender paroxysmaler AV-Blockierung führt, ist trotz des (anteilig) funktionellen Charakters der Blockierung die Schrittmacherindikation gegeben.

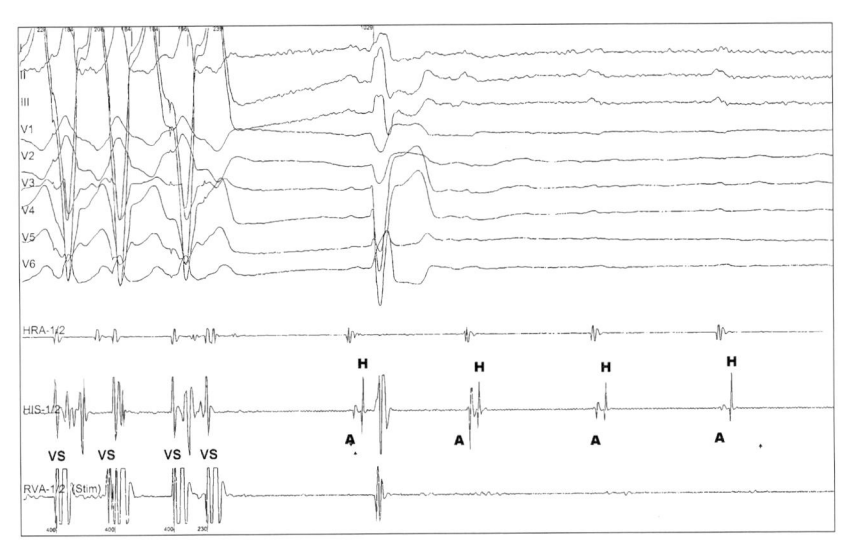

Abb. 1.7 Paroxysmaler AV-Block nach ventrikulärer Stimulation (Zykluslänge 400 ms, Extrastimulus 230 ms) und einer übergeleiteten Sinusaktion durch Ermüdung des His-Purkinje-Systems (fatigue phenomenon).

Die Methode der atrialen Frequenzbelastung zur Aufdeckung latenter AV-Leitungsstörungen gilt als wenig sensitiv. So trat in einem Kollektiv mit Schenkelblock (5) bei atrialen Frequenzen über 130/min in nur 3–5 % eine His-Purkinje Blockierung auf, im Verlauf der folgenden 3, 4 Jahre entwickelte sich jedoch bei 50 % der Patienten ein AV-Block II. oder III. Grades.

Eine alternative Methode zur Abschätzung der AV-Leitungsreserve während elektrophysiologischer Untersuchung stellt die Provokation von Überleitungsstörungen durch Antiarrhythmika (Procainamid, Ajmalin, Disopyramid, Flecainid) dar. Die intravenöse Gabe verlängert das HV-Intervall um 15–20 %. Als pathologisch gelten hier:

➤ die Verdopplung des HV-Zeit-Intervalls,
➤ die Zunahme auf über 100 ms und
➤ das Auftreten von AV-Blockierungen II. und III. Grades.

So trat bei 12 von 35 Patienten (34 %) mit Schenkelblock und unklarer Synkope (11) nach Ajmalin-Gabe eine distale AV-Blockierung auf. Nach Schrittmacherimplantation sistierten die Synkopen. Fünf von 12 Patienten einer anderen Serie (16) zeigten nach Procainamidgabe intermittierende AV-Blockierungen II. und III. Grades und entwickelten im Verlauf eines Jahres spontan höhergradige AV-Blockierungen.

> Wegen der geringen Inzidenz an AV-Blockierungen bei asymptomatischen Patienten mit bifaszikulärem Block ist eine invasive AV-Knoten-Diagnostik nicht routinemäßig indiziert (1, 19). Bei symptomatischen Patienten mit Schenkelblock kann dagegen gezeigt werden, dass die elektrophysiologische Untersuchung bei der Abschätzung des AV-Block-Risikos hilfreich ist.

In einer Untersuchung an 112 Patienten mit chronischem Schenkelblock und Synkope bzw. Präsynkope (3) war bei 37 % der Patienten eine AV-Leitungsstörung (HV-Intervall > 70 ms, infrahisärer Block unter Vorhofstimulation) nachweisbar und ließ sich bei 42 % der Patienten eine ventrikuläre Tachykardie auslösen. Patienten mit negativem elektrophysiologischen Befund hatten wie die Patienten nach Schrittmacherimplantation eine gute Überlebensprognose, aber eine hohe Rezidivrate an Synkopen (19 % vs. 6 %).

In einer weiteren Studie an Schenkelblock-Patienten mit unklaren Synkopen (14) waren bei 38 % AV-Leitungsstörungen nachweisbar. Bei 28 % ließen sich monomorphe und bei 16 % polymorphe ventrikuläre Tachykardien auslösen. Die Prognose der Patienten mit unauffälligem elektrophysiologischen Befund war gut. Allerdings gehörten die beiden Patienten, die im Studienverlauf häufig rezidivierende Synkopen hatten, in die Gruppe mit unauffälligem Befund.

Damit stellt sich die Frage, inwieweit die negative elektrophysiologische Testung bei bifaszikulärem oder Schenkelblock ein AV-Block-Risiko ausschließt (negative Prädiktivität). Eine Studie an Patienten mit Synkope, bei denen intermittierende AV-Blockierungen dokumentiert waren (9), wies in der elektrophysiologischen Untersuchung bei nur 2 von 13 Patienten (15 %) eine AV-Leitungsstörung nach. Weiteren 52 Patienten mit mindestens 2 Synkopen und Schenkelblock (2) wurde nach unauffälliger elektrophysiologischer Testung ein Loop-Recorder implantiert. Im Follow-up über 3–15 Monate hatten 22 Patienten (42 %) Rezidivsynkopen. Bei 17 von 19 Patienten konnten Asystolien registriert werden, die ganz überwiegend in paroxysmaler AV-Blockierung bestanden (Abb. 1.8, Abb. 1.9). Damit hatte ein Drittel der Patienten mit normalem elektrophysiologischen Befund dokumentierte AV-Überleitungsstörungen.

Keine klinische Variable war in der Lage, das Auftreten des AV-Blocks vorauszusagen. Isolierter Rechtsschenkelblock und synkopale Ereignisse, die länger als 2 Jahre zurücklagen, waren mit geringerer Inzidenz ver-

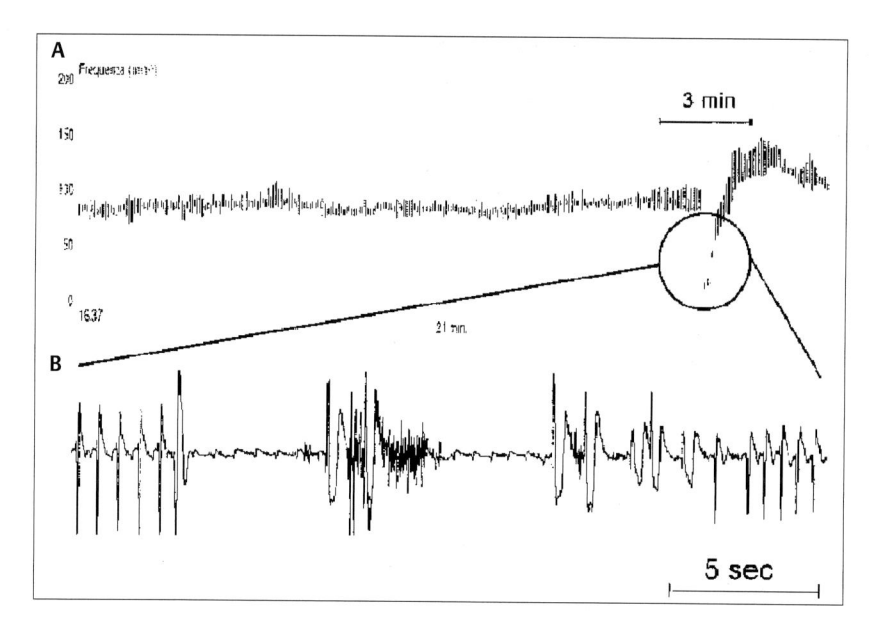

Abb. 1.8 Paroxysmaler AV-Block und Schenkelblock: unvorhersehbare Asystolien bei einer stabilen Herzfrequenz von 80/min auftretend (aus 2).

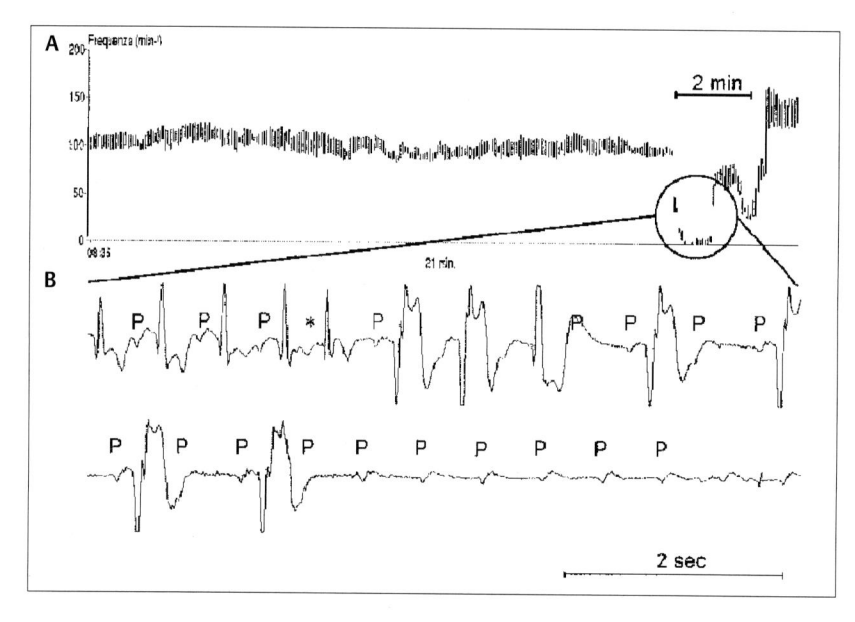

Abb. 1.9 Paroxysmaler AV-Block und Schenkelblock: lang anhaltende Asystolie bei einer Herzfrequenz von 100/min auftretend. Eine atriale Extrasystole (*) triggert den AV-Block (aus 2).

bunden. 23 der 52 Patienten (44%) erhielten nach der ersten dokumentierten Synkope einen Herzschrittmacher. Der Befund legt die prophylaktische Stimulation bei solchen Patienten nahe, die unter rezidivierenden Synkopen leiden, im EKG einen bifaszikulären oder Schenkelblock zeigen, keine schwere Linksherzerkrankung aufweisen und (deshalb) nicht durch maligne ventrikuläre Rhythmusstörungen bedroht scheinen.

Patienten mit alternierendem Rechts- und Linksschenkelblock weisen bei der elektrophysiologischen Untersuchung meist ausgeprägte Leitungsstörungen im His-Purkinje-System auf. Insbesondere wenn es sich um die typische Form des alternierenden Schenkelblocks mit wechselnden AV-Zeiten handelt (Abb. 1.3a, b), sind die HV-Zeiten verlängert und ändern sich mit dem Blockbild. Der alternierende Rechts- und Linksschenkelblock ist als trifaszikuläre Erkrankung die unmittelbare Vorstufe zum totalen AV-Block. Sieben von neun Patienten einer kleinen Beobachtungsserie entwickelten innerhalb von Wochen einen totalen AV-Block (10). Bei diesen Patienten besteht unabhängig von der Symptomatik eine prophylaktische Schrittmacherindikation (17). Eine elektrophysiologische Untersuchung ist nicht erforderlich.

Empfehlungen zur Schrittmachertherapie

Störungen der intraventrikulären Leitung stellen ohne Dokumentation von AV-Überleitungsblockierungen nur eine relative Schrittmacherindikation dar. Ausnahme ist die trifaszikuläre Blockung in Form des alternierenden Rechts- und Linksschenkelblocks, die unabhängig von klinischer Symptomatik eines prophylaktischen Schrittmachers bedarf. Bei **asymptomatischen** Patienten rechtfertigt ein bifaszikulärer oder kompletter Schenkelblock mit oder ohne AV-Block I. Grades eine prophylaktische Schrittmacherimplantation nur im seltenen Fall, dass ein deutlich verlängertes HV-Intervall (> 100 ms) gemessen oder unter kontinuierlicher Vorhofstimulation (5) eine infrahisäre Blockierung nachgewiesen wird.

Patienten mit komplettem Schenkelblock und **Synkope** sollten zusätzlich zum Langzeit-EKG elektrophysiologisch untersucht werden. Dies gilt vor allem, wenn eine merkliche Funktionsminderung des linken Ventrikels besteht, ohne dass die Kriterien von Madit-2, SCD-Heft oder Definite die Indikation zur Primärprophylaxe des plötzlichen Herztodes durch ICD bereits nahelegen (s. Indikation zur ICD-Behandlung). Mittels programmierter Ventrikelstimulation wird weniger nach AV-Leitungsstörungen als nach anhaltenden ventrikulären Tachykardien gefahndet, die in dieser Patientengruppe den Hauptbefund darstellen (3, 14) und eine spezifische Therapie erfordern (Katheterablation, Defibrillatorimplantation).

Patienten mit **rezidivierenden Synkopen** sollten bei verlängerter HV-Zeit (> 70 ms) einen Schrittmacher erhalten. Da bei bifaszikulärem oder Schenkelblock ein negativer elektrophysiologischer Test intermittierende Bradykardien als Ursache von Synkopen nicht ausschließt (9), AV-Blockierungen und Asystolien vielmehr häufig sind, sollte die Diagnose durch Loop-Recorder erzwungen oder die primäre Schrittmacherversorgung erwogen werden.

Chronische bifaszikuläre/trifaszikuläre Leitungsstörungen

Indikation (Klasse I)
- Bifaszikulärer Block mit intermittierendem totalen AV-Block (siehe atrioventrikuläre Leitungsstörungen) **[C]**
- Bifaszikulärer Block mit häufigen AV-Blockierungen II. Grades vom Mobitz Typ II, 2 : 1 oder höhergradig (siehe atrioventrikuläre Leitungsstörungen) **[B]**
- Alternierender Schenkelblock **[C]**

Indikation (Klasse IIa)
- Bifaszikulärer Block, bei Patienten mit Verdacht auf kardiale Synkopen, nach Ausschluss anderer Ursachen. Dies sind insbesondere ventrikuläre Tachyarrhythmien bei Patienten mit kardialer Grunderkrankung **[B]**
- Nachweis einer deutlichen HV-Zeit-Verlängerung (≥ 100 ms) oder infrahissären Blockierung unter kontinuierlicher Vorhofstimulation bei asymptomatischen Patienten im Rahmen einer elektrophysiologischen Untersuchung aus anderer Indikation **[B]**

Indikation (Klasse IIb)
- Patienten mit neuromuskulärer Erkrankung und faszikulärem Block unabhängig von Symptomen **[B]**

Kommentar

Bei Patienten mit Synkopen, bifaszikulärem Block und unauffälliger elektrophysiologischer Untersuchung konnte im Langzeitverlauf gezeigt werden, dass in 42 % paroxysmale AV-Blockierungen und Asystolien auftraten. Daher kann bei diesen Patienten mit bifaszikulärem Block, rezidivierenden Synkopen und unauffälligem elektrophysiologischen Befund auch eine primäre Schrittmacherimplantation gerechtfertigt sein. Alternativ kann ein implantierbarer Event Recorder zur Diagnosesicherung eingesetzt werden. Unter den bifaszikulären Blockierungen zeigt insbesondere die Kombination Rechtsschenkelblock mit linksposteriorem Hemiblock eine erhöhte Inzidenz kompletter AV-Blockierungen, da der verbliebene linksanteriore Faszikel die geringste Stabilität aufweist. Der bifaszikuläre Block mit oder ohne AV-Block I. Grades stellt dennoch bei asymptomatischen Patienten keine Indikation zur prophylaktischen Schrittmacherimplantation dar.

Literatur

1. Block M, Borggrefe M, Goedel-Meinen L, et al. Richtlinien für die Durchführung invasiver elektrophysiologischer Untersuchungen. Z Kardiol 1998; 87: 502–512.
2. Brignole M, Menozzi C, Moya A, et al. Mechanism of syncope in patients with bundle branch block and negative electrophysiological test. Circulation 2001; 104: 2045–2050.
3. Click RL, Gersh BJ, Sugrue DD, et al. Role of invasive electrophysiologic testing in patients with symptomatic bundle branch block. Am J Cardiol 1987; 59: 817–823.
4. Dhingra RC, Palileo E, Strasberg B, et al. Significance of the HV interval in 517 patients with chronic bifascicular block. Circulation 1981; 64: 1265–1271.
5. Dhingra RC, Wyndham C, Bauerfeind R, et al. Significance of block distal to the His bundle induced by atrial pacing in patients with chronic bifascicular block. Circulation 1979; 60: 1455–1464.
6. DiLorenzo DR, Sellers D. Fatigue of the His-Purkinje system during routine electrophysiologic studies. PACE 1988; 11: 263.
7. Fisch C. Bundle branch block after ventricular tachycardia. A manifestation of „fatigue" or „overdrive suppression". J Am Coll Cardiol 1984; 3: 1562.
8. Fisch GR, Zipes D, Fisch C. Bundle branch block and sudden death. Prog Cardiovasc Dis 1980; 23: 187–224.
9. Fujimura O, Yee R, Klein GJ, et al. The diagnostic sensitivity of electrophysiologic testing in patients with syncope caused by transient bradycardia. N Engl J Med 1989; 321: 1703–1707.
10. Josephson ME. Clinical cardiac electrophysiology. Techniques and interpretations. Philadelphia: Lea & Febiger 1993: 145–146.
11. Kaul U, Dev V, Narula J, et al. Evaluation of patients with bundle branch block and „unexplained" syncope: a study based on comprehensive electrophysiologic testing and Ajmaline stress. PACE 1988; 11: 289–297.
12. McAnulty JH, Rahimtoola SH, Murphy ES, et al. Natural history of „high risk" bundle-branch block: Final report of a prospective study. N Engl J Med 1982; 307: 137–143.
13. McAnulty JH, Rahimtoola SH. Bundle branch block. Prog Cardiovasc Dis 1983; 26: 333–354.
14. Morady F, Higgins J, Peters RW, et al. Electrophysiologic testing in bundle branch block and unexplained syncope. Am J Cardiol 1984; 54: 587–591.
15. Scheinman MM, Peters RW, Sauvè MJ, et al. Value of the H-Q interval in patients with bundle branch block and the role of prophylactic permanent pacing. Am J Cardiol 1982; 50: 1316–1322.
16. Tonkin AM, Heddle WF, Tornos P. Intermittent atrioventricular block: Procainamide administration as a provocative test. Aust N Z J Med 1978; 8: 594.
17. Wellens HJJ, Conover MB. The ECG in emergency decision making. Philadelphia: WB Saunders 1992: 127–128.
18. Zehender M, Buchner C, Meinertz T, et al. Prevalence, circumstances, mechanisms, and risk stratification of sudden cardiac death in unipolar single-chamber ventricular pacing. Circulation 1992; 85: 596–605.
19. Zipes DP, DiMarco JP, Gillette PC, et al. ACC/AHA Task Force Report. Guidelines for clinical intracardiac electrophysiological and catheter ablation procedures. Circulation 1995; 92: 673–691.

■ Atrioventrikuläre und intraventrikuläre Leitungsstörungen nach Myokardinfarkt

G. Fröhlig

Das Wichtigste in Kürze

Wenn Bradykardien beim akuten Myokardinfarkt hämodynamische Instabilität bewirken, bedürfen sie aus **symptomatischen** Gründen der sofortigen Stimulation. Diese erfolgt vornehmlich temporär, weil der Herzrhythmus meist nur vorübergehend gestört ist. Die Notwendigkeit eines **prophylaktischen** Schrittmachers stellt sich, wenn EKG-Hinweise auf infrahisäre Blockierung, die Infarktlokalisation und die Anamnese früherer Infarktereignisse das Risiko des plötzlichen Herztods oder eines höhergradigen AV-Blocks hoch erscheinen lassen. Dies gilt akut, während jenseits der Hospitalphase der prädikative Wert intraventrikulärer Leitungsstörungen unklar und die Evidenz für Empfehlungen zur Schrittmacherbehandlung begrenzt bleibt.

Bradykarde Herzrhythmusstörungen während eines Myokardinfarkts sind häufig. In der frühen Infarktphase machen vagal ausgelöste Sinusbradykardien etwa 30–40 % der infarktbedingten Rhythmusstörungen aus, wobei die Infarzierung ganz überwiegend die Hinterwand betrifft. AV-Blockierungen werden in 6–14 %, intraventrikuläre Leitungsstörungen in 16–20 % der ST-Hebungsinfarkte beobachtet (1). Bewirkt die Reizbildungs- oder -leitungsstörung eine manifeste Bradykardie, so begründet die hämodynamische Instabilität des Patienten die Indikation zur sofortigen, **„symptomatischen"** Stimulationsbehandlung. Wegen des meist transienten Charakters der Arrhythmie erfolgt diese zunächst temporär (s. dort) und mündet keineswegs zwangsläufig in die permanente Stimulationsindikation.

Davon zu unterscheiden ist die Schrittmacherbehandlung, die aus **prophylaktischen** Erwägungen begonnen und

➤ in der Akutphase noch vor Eintritt der Bradykardie etabliert oder
➤ als dauerhaftes System implantiert wird.

Um das Risiko des plötzlichen Herztodes oder höhergradigen AV-Blocks nach Myokardinfarkt abschätzen zu können, sind noch in der Ära vor den Interventionen zur Revaskularisation Indikatoren erarbeitet worden, die ihre Gültigkeit bisher behalten haben. **Prognostisch bedeutsam** sind danach (8, 9):

- neu aufgetretene EKG-Befunde: AV-Block I., II. oder III. Grades, entweder passager oder dauerhaft imponiert; Schenkelblockierungen, insbesondere wenn sie zwischen Links- und Rechtsschenkelblock alternieren; bifaszikuläre Blockbilder, nicht jedoch der singuläre Hemiblock;
- die Infarktlokalisation (anteriore versus nicht-anteriore Areale) sowie
- die Anamnese früherer Infarktereignisse.

Gemeinsames Bindeglied zwischen den Kriterien ist das Ausmaß myokardialer Schädigung, das mit dem Grad elektrischer Leitungsstörung, mit der Zahl bereits früher abgelaufener Infarkte und mit einer Nekrose im Versorgungsgebiet des Ramus interventricularis anterior der linken Kranzarterie zunimmt und die Prognose maßgeblich beeinflusst.

Betrachtet man allein elektrokardiographische Prädiktoren, so beträgt das Risiko eines höhergradigen AV-Blocks 10%, 11% bzw. 13%, wenn sich während eines Myokardinfarkts ein bifaszikulärer Block, ein neuer Schenkelblock oder ein erstgradiger AV-Block entwickelt. Tritt ein AV-Block I. Grades zusammen mit einem bifaszikulären oder Schenkelblock auf, erhöht sich das Risiko auf 20% bzw. 19%. Sind alle drei Kriterien positiv, ist in 38% der Patienten mit einem höhergradigen AV-Block zu rechnen (9, 10). In der Intensiveinheit begründet der Zusammenhang die Bereitstellung transthorakaler oder transvenöser Stimulationsoptionen (1). Unabhängig von der Infarktlokalisation zeigen Schenkel- oder AV-Block höheren Grades eine gesteigerte In-Hospital-Mortalität (28% versus 12% bzw. 47% versus 23%) an (4, 5, 7, 9, 11), wobei dieser Zusammenhang mit Auftreten manifester Herzinsuffizienzzeichen (Killip-Klassen III und IV) verloren geht (4, 9).

Die Daten zur Spätprognose (meist ein Jahr nach Entlassung aus Infarktbehandlung) variieren; überwiegend zeigen transiente AV-Blockierungen II. und III. Grades oder Schenkelblockierungen, die während des Infarktverlaufs aufgetreten sind, kein erhöhtes Risiko eines plötzlichen Herztodes oder höhergradigen AV-Blocks mehr an, wenn der Patient die Hospitalphase überstanden hat (3, 5, 6, 7, 11); in anderen Studien bleibt die prognostische Bedeutung der Erregungsausbreitungsstörung auch im Langzeitverlauf erhalten (9).

Während unumstritten ist, dass ein persistierender AV-Block II. Grades, Mobitz-Typ II und eine drittgradige Blockierung nach Myokardinfarkt die (oft symptomatische) Schrittmacherimplantation begründen, bleibt die prognostische Bedeutung dauerhafter Stimulation bei intraventrikulären Leitungsstörungen (mit und ohne transienten AV-Block) unklar. In kleinen, nicht randomisierten, meist retrospektiv angelegten Studien findet sich kein (6) oder doch ein signifikanter Überlebensgewinn durch Schrittmacherbehandlung (2, 9, 12, 13). Große prospektive, oder gar randomisierte Studien fehlen; die meist noch aus den Siebziger Jahren des 20. Jahrhunderts stammenden Untersuchungen vermögen nicht, zwischen brady- und tachykarden Formen des plötzlichen Herztodes zu trennen. Die Evidenz für Empfehlungen zur Schrittmacherbehandlung nach Myokardinfarkt ist deshalb begrenzt.

Akuter Myokardinfarkt mit atrioventrikulärer Leitungsstörung

Indikation (Klasse I)
- AV-Block II. Grades Mobitz Typ II oder III. Grades, der mehr als 2 Wochen nach Infarktereignis besteht **[C]**

Indikation (Klasse IIa)
- Transienter AV-Block III. oder II. Grades mit konsekutivem persistierenden Schenkelblock **[B]**

Indikation (Klasse IIb)
- Vorbestehender Schenkelblock mit transientem AV-Block II. Grades Mobitz Typ II oder III. Grades **[B]**

Kommentar

Durch den häufigen Einsatz reperfundierender Maßnahmen in der Akuttherapie des Myokardinfarkts sind bleibende atrioventrikuläre Leitungsstörungen seltener geworden. Bei Patienten mit inferiorem Infarkt kommt es in der Regel bereits innerhalb einer Woche zu einer Restitution der AV-Überleitung. Demgegenüber muss bei einem Vorderwandinfarkt häufiger mit einer bleibenden Schädigung des Erregungsleitungssystems gerechnet werden. Ein neu aufgetretener Schenkelblock und/oder AV-Block I. Grades stellt keine prophylaktische Schrittmacherindikation dar. Vor der Indikationsstellung zur Schrittmacherimplantation nach länger zurückliegendem Myokardinfarkt mit deutlich eingeschränkter LV-Funktion muss überlegt werden, ob eine ICD-Indikation besteht.

Literatur

1. Antman EM, Anbe DT, Armstrong PW, et al. ACC/AHA guidelines for the management of patients with ST-elevation myocardial infarction; A report of the American College of Cardiology/American Heart Association Task Force on Practice Guidelines (Committee to Revise the 1999 Guidelines for the Management of patients with acute myocardial infarction). J Am Coll Cardiol 2004; 44: E1-E211.
2. Atkins JM, Leshin SJ, Blomqvist G, et al. Mullins CB. Ventricular conduction blocks and sudden death in acute myocardial infarction. Potential indications for pacing. N Engl J Med 1973; 288: 281–284.
3. Behar S, Zissman E, Zion M, et al. Prognostic significance of second-degree atrioventricular block in inferior wall acute myocardial infarction. SPRINT Study Group. Am J Cardiol 1993; 72: 831–834.
4. Berger PB, Ruocco NA, Jr., Ryan TJ, et al. Incidence and prognostic implications of heart block complicating inferior myocardial infarction treated with thrombolytic therapy: results from TIMI II. J Am Coll Cardiol 1992; 20: 533–540.
5. Clemmensen P, Bates ER, Califf RM, et al. Complete atrioventricular block complicating inferior wall acute myocardial infarction treated with reperfusion therapy. TAMI Study Group. Am J Cardiol 1991; 67; 225–230.
6. Ginks WR, Sutton R, Oh W, et al. Long-term prognosis after acute anterior infarction with atrioventricular block. Br Heart J 1977; 39: 186–189.
7. Goldberg RJ, Zevallos JC, Yarzebski J, et al. Prognosis of acute myocardial infarction complicated by complete heart block (the Worcester Heart Attack Study). Am J Cardiol 1992; 69: 1135–1141.
8. Hindman MC, Wagner GS, JaRo M, et al. The clinical significance of bundle branch block complicating acute myocardial infarction. 1. Clinical characteristics, hospital mortality, and one-year follow-up. Circulation 1978; 58: 679–688.
9. Hindman MC, Wagner GS, JaRo M, et al. The clinical significance of bundle branch block complicating acute myocardial infarction. 2. Indications for temporary and permanent pacemaker insertion. Circulation 1978; 58: 689–699.
10. Lamas GA, Muller JE, Turi ZG, et al. A simplified method to predict occurrence of complete heart block during acute myocardial infarction. Am J Cardiol 1986; 57: 1213–1219.
11. Nicod P, Gilpin E, Dittrich H, et al. Long-term outcome in patients with inferior myocardial infarction and complete atrioventricular block. J Am Coll Cardiol 1988; 12: 589–594.
12. Ritter WS, Atkins JM, Blomqvist CG, Mullins CB. Permanent pacing in patients with transient trifascicular block during acute myocardial infarction. Am J Cardiol 1976; 38: 205–208.
13. Waugh RA, Wagner GS, Haney TL, Rosati RA, Morris JJ, Jr. Immediate and remote prognostic significance of fascicular block during acute myocardial infarction. Circulation 1973; 47: 765–775.

Bradyarrhythmie bei Vorhofflimmern

T. Deneke, B. Lemke

Das Wichtigste in Kürze

Patienten mit Bradyarrhythmie bei Vorhofflimmern stellen eine heterogene Klientel dar. Dem Krankheitsbild liegt oft eine Myokardschädigung zugrunde, die das AV-Leitungssystem mit einbeziehen kann. Die Bradykardie kann aber auch infolge einer medikamentösen Behandlung mit Digitalis, Betablockern oder Antiarrhythmika auftreten. Bei einem Teil der Patienten ist das Vorhofflimmern Ausdruck eines Sinusknotensyndroms, das erst nach Kardioversion diagnostizierbar wird (27). Bei Patienten mit chronischem Vorhofflimmern ergibt sich eine gesicherte Schrittmacherindikation aus **hämodynamischen** oder/und **symptomatischen** Erwägungen. Eine **prophylaktische** Indikation ergibt sich bei Vorhofflimmern mit langsamer Kammerfrequenz und breiten QRS-Komplexen.

Definition

Vorhofflimmern ist charakterisiert durch das Fehlen koordinierter P-Wellen vor jedem QRS-Komplex im Oberflächen-EKG. Typischerweise finden sich in Größe, Form und zeitlicher Orientierung variierende „f-Wellen". Das elektrophysiologische Korrelat dieser „Flimmer"-Wellen scheinen multiple Reentry-Impulse mit unterschiedlichen Wellenlängen zu sein, welche nach kritisch gekoppelten Vorhofextrasystolen entstehen und in den Vorhöfen kreisen.

Die ursprüngliche „Multiple-wavelet"-Theorie fordert mindestens fünf solcher Reentry-Kreise für das Aufrechterhalten des Vorhofflimmerns. Neuere Untersuchungen betonen fokale Automatien aus bestimmten Regionen des linken (seltener des rechten) Vorhofs, aus denen vor allem paroxysmales Vorhofflimmern startet (3, 4, 7, 18, 20, 26, 32, 35).

Während Vorhofflimmerns finden sich bei erhaltener AV-Leitung völlig unregelmäßige R-R-Abstände, welche im Wesentlichen durch die Leitungseigenschaften des AV-Knotens bestimmt werden. Interessanterweise findet sich bei hoher atrialer Flimmerfrequenz eine langsamere Kammerantwort als bei weniger frequenter Vorhoferregung (s. u.) (24, 31, 35). Die Arrhythmie kann **paroxysmal** auftreten und spontan terminieren, sie kann **persistieren** und elektrisch oder medikamentös konvertierbar sein oder sie besteht **permanent** (15).

Ätiologie

Bei ca. 80% der Patienten mit Vorhofflimmern lässt sich eine Myokardschädigung nachweisen. Diese besteht am häufigsten in einer koronaren oder hypertensiven Herzerkrankung, einem Herzklappenfehler (meist Mitralklappenfehler), einem Vorhofseptumdefekt, einer hypertrophen oder dilatativen Kardiomyopathie oder einer rheumatischen Herzerkrankung (8, 18, 21, 38). Seltener besteht ein so genanntes *„lone atrial fibrillation"* ohne fassbare kardiale Grunderkrankung (14, 23).

In einigen Fällen findet sich eine **„akute" Ursache** (akute Alkoholintoxikation oder „Holiday heart syndrome", akuter Herzinfarkt, Perikarditis oder Myokarditis, Lungenembolie, Hyperthyreose, Elektrolytentgleisungen, kardio- oder thoraxchirurgische Eingriffe) für das Auftreten von Vorhofflimmern (transient).

Im Weiteren soll vor allem das **chronisch permanente Vorhofflimmern** diskutiert werden, welches nicht durch Kardioversion und antiarrhythmische Therapie in einen lang anhaltenden Sinusrhythmus überführt werden kann. Differentialdiagnostisch ist an die Möglichkeit einer Sinusknotenerkrankung mit chronisch persistierendem Vorhofflimmern zu denken.

> Vor jeder Entscheidung zur Schrittmacherimplantation sollte deshalb die Indikation zur elektrischen Kardioversion und die Möglichkeit einer kausalen Therapie des Vorhofflimmerns (Katheterablation, Rhythmuschirurgie) oder einer Ausschaltung möglicher akuter Ursachen (s.o.) erwogen werden.

Pathomechanismen der Bradyarrhythmie bei Vorhofflimmern

Die amerikanischen Empfehlungen zur permanenten Schrittmachertherapie bei chronischer Bradyarrhythmia absoluta sind ausschließlich den AV-Blockierungen zugerechnet (16). Es scheinen aber bei der Entwicklung von Bradykardien während chronischen Vorhofflimmerns zusätzliche Mechanismen mitzuwirken. Für die Frequenz der Kammerantwort sind folgende Faktoren ganz wesentlich verantwortlich:

- die strukturellen und elektrischen Eigenschaften des AV-Knotens,
- die antegrade „concealed conduction",
- die Vorhoffrequenz,
- der autonome Tonus sowie
- der Einsatz bradykardisierender Medikamente.

Bei hoher atrialer Flimmerwellenfrequenz begrenzt die (relativ zum umliegenden Vorhofmyokard) lange Refraktärperiode des AV-Knotens die atrioventrikuläre Überleitung, so dass eine wesentlich niedrigere Kammer- als Vorhoffrequenz resultiert. Zusätzlich demonstriert der AV-Knoten ein dekrementales Leitungsverhalten, was bedeutet, dass entlang des AV-Knotensystems geleitete Aktionspotentiale progressiv ihre Fähigkeit verlieren, distal liegende Zellen zu erregen (19, 30).

Aus dem dekrementalen Leitungsverhalten ergibt sich das Phänomen der **„concealed conduction"** (verborgene Leitung): Ein frühzeitig einfallender atrialer Impuls dringt nicht bis zur Kammer durch, gleichzeitig wird durch die verborgene Leitung im AV-Knoten die Überleitung nachfolgender Impulse verhindert (24).

Dies erklärt unmittelbar den Einfluss der Vorhoffrequenz auf die Überleitungskapazität des AV-Knotens. Die maximal erreichbare Erregungsabfolge im AV-Knoten ist invers mit der Länge des atrialen Kopplungsintervalls korreliert. Kurze atriale Kopplungsintervalle führen so zu einer langsameren AV-Leitung und umgekehrt. Bei feinen (hochfrequenten) Flimmerwellen – nachweisbar im Oberflächen-EKG (Ableitung V1) – tritt somit eine niedrigere Kammerfrequenz auf, als sie bei grobem Vorhofflimmern zu beobachten wäre (31).

> Entscheidend für die AV-Überleitung scheint der „Input" vom rechten Vorhof zu sein, der sich durchaus vom „Flimmern" des linken Vorhofs unterscheiden kann.

Die Elektrophysiologie der AV-Knotenüberleitung ist entscheidend durch den **Einfluss des autonomen Nervensystems** bestimmt. Ein zunehmender Einfluss des sympathischen Nervensystems oder eine Abnahme der vagalen Inhibition führen zu verbesserten Überleitungseigenschaften im AV-Knoten, während gegensätzliche Einflüsse zu einer Minderung der Ventrikelfrequenz führen (26, 35, 39).

Medikamente, welche die Herzfrequenz unter Vorhofflimmern kontrollieren sollen (Digitalis, Calciumantagonisten, Betablocker, Amiodaron), reduzieren die Ventrikelfrequenz durch Modifikation der AV-Überleitung. Die genannten Medikamente verlängern im Wesentlichen die effektive Refraktärperiode der AV-Knotenzellen und führen so zur Depression der AV-Leitung (13, 22, 34, 37).

Am häufigsten handelt es sich bei der Bradyarrhythmia absoluta jedoch um eine **strukturelle Schädigung des AV-Knotens** mit intermittierenden oder chronischen Blockierungen. Neben vielen Krankheiten kann eine solche Schädigung auch durch invasiven Eingriff (AV-Knoten-Modulation, - Ablation) herbeigeführt werden.

Diagnose und Schrittmacherindikation

Einfluss der QRS-Morphologie bei Bradyarrhythmia absoluta

Ein langsamer, regelmäßiger Kammerrhythmus bei Vorhofflimmern legt den Verdacht auf einen totalen AV-Block nahe. Wie im Abschnitt zu den AV-Leitungsstörungen diskutiert, geben Breite und Morphologie der QRS-Komplexe Hinweise auf den Entstehungsort des Ersatzrhythmus: Insbesondere ein breiter Kammerkomplex bei langsamer und regelmäßiger Ventrikelaktion spricht für eine infrahisäre Blockierung. Bei diesen Patienten ist eine Schrittmacherimplantation aus prophylaktischen Gründen gegeben (Abb. 1.**10**).

Bei Bradyarrhythmia absoluta mit unregelmäßigen RR-Abständen und asystolischen Pausen lassen breite QRS-Komplexe die infrahisäre Blockierung zwar nicht sicher diagnostizieren, begründen aber einen entsprechenden Verdacht. Auch wenn keine Studien zur prognostischen Bedeutung der QRS-Morphologie bei Vorhofflimmern vorliegen, ist bei dieser Konstellation – wie bei höhergradigen AV-Blockierungen – eine Schrittmacherimplantation aus prophylaktischen Gründen in Erwägung zu ziehen.

Die Bradyarrhythmie mit breitem QRS ist von einer Phase-4-Aberration zu trennen, welche nur bei einzelnen Kammerkomplexen zu finden ist. Dabei tritt ein Bündel- oder Hemiblock nur nach vorangehender längerer Pause auf. Die verlängerte diastolische Spontandepolarisation hebt das Ruhemembranpotential in einem Faszikel so weit an, dass die Erregung bei den nächsten Vorhofimpulsen, die das Reizleitungssystem erreichen, unterbleibt (s. intraventrikuläre Leitungsstörungen). Am häufigsten betroffen ist der rechte Schenkel, weil dieser die längste Refraktärperiode besitzt (43).

Verlauf des chronischen Vorhofflimmerns

> Die oft schwere myokardiale Schädigung mit Fibrosierung und Dilatation der Vorhöfe, welche das Flimmern unterhält, mag erklären, warum die Überlebensprognose bei Bradyarrhythmia absoluta durch Schrittmacherimplantation nicht verbessert, sondern auch danach von der Grundkrankheit bestimmt wird (5).

Ein Teil der Patienten, welche mit länger bestehendem Vorhofflimmern zur Schrittmacherimplantation anstehen, haben eine Sinusknotenerkrankung. Umgekehrt findet sich bei etwa 8% der Patienten, welche mit einem Sinusknotensyndrom vorstellig werden, Vorhofflimmern. In diesen Fällen kann oft erst nach elektrischer Kardioversion das Sinusknotensyndrom (anhand langer postdefibrillatorischer Pause oder niederfrequenter AV-Knotenrhythmen) diagnostiziert werden (27). Zusätzlich lassen sich bei einigen Patienten mit Sinusknotenerkrankung höhergradige AV-Überleitungsblockierungen nachweisen. Dabei werden z. T. recht hohe Inzidenzraten berichtet (2,7% pro Jahr [42]). Demgegenüber lagen in einer Therapievergleichsstudie (40) und in einer prospektiv-randomisierten Studie (6) die therapiebedürftigen AV-Blockierungen unter Vorhofstimulation deutlich niedriger (0,6% pro Jahr).

Neben den funktionellen Pathomechanismen, die weiter oben erörtert sind, muss ein langsamer ventrikulärer Rhythmus während Vorhofflimmerns als zusätzliche Schädigung des AV-Knotens gewertet werden.

Patienten mit Vorhofflimmern geben häufig Palpitationen, Präsynkopen, Schwindel, Müdigkeit und Luftnot an, ohne dass diese Symptome auf Bradykardien bezogen werden können. Das Auftreten von **Synkopen bei Patienten mit Vorhofflimmern** ist ein seltenes, aber alarmierendes Symptom, welches auf eine Sinusknotenstörung (präautomatische Pause bei Terminierung des Flimmerns), intermittierenden AV-Blockierungen oder ventrikulären Arrhythmien bei schwerwiegender kardialer Grundkrankheit zurückgeführt werden kann und einer weiteren Evaluierung durch Echokardiographie, Langzeit-EKG, eventuell auch der elektrophysiologischen Untersuchung bedarf (13).

In einer Langzeit-EKG-Studie an über 2000 konsekutiv eingeschlossenen Patienten fanden sich bei 2,3% der Patienten Pausen über 3 s. Eine Großzahl dieser Patienten gaben gleichzeitig zerebrale Symptome an, so dass unter der Annahme eines Zusammenhangs zwischen Symptomatik und Pausen eine Schrittmacherimplantation vorgenommen wurde (11). In einer Studie an 35 Patienten mit Schwindel oder Synkope und Pausen von >2 s wurde ein Rückgang der Symptomatik unter Schrittmachertherapie berichtet (36). Auch bei asymptomatischen Patienten finden sich Pausen von 2–3 s (vor allem unter frequenzlimitierender Medikation). Ca. 20% dieser Patienten weisen im Langzeit-EKG RR-Intervalle von 3 s auf, und auch in einem Vergleich von symptomatischen (zerebrale Symptome) und asymptomatischen Patienten findet sich kein Unterschied in der Länge ventrikulärer Pausen (41). Insgesamt sind RR-Abstände von 2,8 s tagsüber und bis zu 4 s nachts als Normalbefunde bei Patienten mit Vorhofflimmern anzusehen (25, 33).

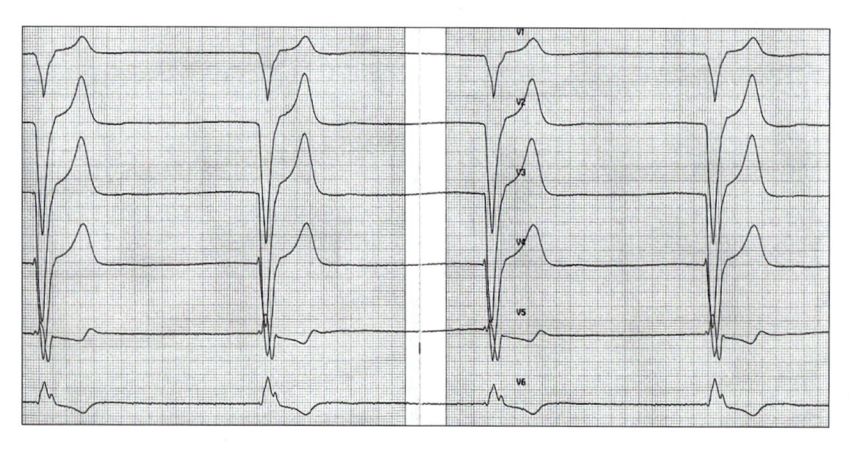

Abb. 1.**10** Brustwandableitungen einer Patientin (79 Jahre) mit permanentem VHF und aktuell Bradykardie (RR-Intervalle regelmäßig 1600 ms) bei AV-Block III° (regelmäßige Bradykardie bei VHF, QRS-Komplexe verbreitert [170 ms]).

Chronotrope Inkompetenz bei chronischem Vorhofflimmern

Die Rate von Patienten mit chronotroper Inkompetenz (abgeschätzt aus der Formel: Sollfrequenz unter max. Ergometriebelastung ~0,7 x (220 – Lebensalter)) scheint bei persistierendem Vorhofflimmern deutlich höher zu liegen als bei Patienten mit anderen Schrittmacherindikationen und wird mit bis zu 67 % angegeben. Der Nachweis funktioneller Verbesserung durch frequenzadaptive Schrittmachertherapie steht allerdings aus (28). Die hohe Rate chronotroper Inkompetenz bei schrittmacherbedürftigen Patienten mit Vorhofflimmern mag durch aggressive bradykardisierende Medikation bedingt sein. Vor Verzicht auf die Option der Frequenzvariation scheint deshalb eine Belastungsuntersuchung zur Beurteilung der Frequenzkompetenz hilfreich (s. Frequenzadaptive Stimulation).

Empfehlungen zur Schrittmachertherapie

Die jährliche Implantationsrate für die Bradyarrhythmie bei Vorhofflimmern betrug 2002 18,5 % der Gesamtindikationen (29).

> Um bei Patienten mit Vorhofflimmern und langsamer Kammerantwort die Indikation zur Schrittmachertherapie stellen zu können, sollte eine Symptomatik mit Zusammenhang zur bradykarden Rhythmusstörung bestehen.

Symptome können Zeichen der *zerebralen Minderdurchblutung* (Schwindel, Präsynkopen, Synkopen) oder Ausdruck der *hämodynamischen Beeinträchtigung* (Belastungs- oder Ruhedyspnoe, Lungenödem, Angina pectoris) sein.

Bei Patienten, die erst kurze Zeit (persistierendes) Vorhofflimmern haben, muss die **Kardioversion** diskutiert werden. Dafür sprechen die arrhythmogene Symptomatik des Patienten und ein Flimmern seit weniger als sechs bis zwölf Monaten. Länger bestehendes Vorhofflimmern besitzt dagegen eine nur geringe Konversionsrate (25, 27). Zusätzliches Kriterium kann die echokardiographisch bestimmte Vorhofgröße sein. Patienten mit reiner Sinusknotenerkrankung und Vorhofflimmern zeichnen sich durch mäßig vergrößerte Vorhöfe aus (Durchmesser des linken Vorhofs um 45 mm), bei solchen mit myokardialer Erkrankung sind sie meist deutlich dilatiert. Bei Durchmessern über 50 mm ist der langfristige Erfolg der elektrischen Kardioversion zweifelhaft.

Da sich ein Sinusknotensyndrom oft erst nach Konversion in den Sinusrhythmus demaskiert, ist die Frage der Schrittmacherindikation danach neu zu klären.

Bei Vorhofflimmern mit langsamer Kammerantwort muss nach bradykardisierender Medikation gefahndet und die Korrekturoption geprüft werden. Falls die Therapie primär einer arteriellen Hypertonie gilt, mag dies möglich sein, doch sind Betablocker und Calciumantagonisten zur Begrenzung der Ventrikelfrequenz (unter Belastung) oft unerlässlich.

Orale Medikation mit Theophyllin (initial 700 mg p.d., im Langzeitverlauf 450 mg p.d.) konnte in einer kleinen Patientengruppe (n = 17) mit Vorhofflimmern und symptomatischer Bradykardie (ohne medikamentösen Einfluss) die Kammerfrequenz in Ruhe um 42 % und die mittlere (+ 31 %) und minimale Frequenz (+ 34 %) im Langzeit-EKG anheben. Im chronischen Verlauf (durchschnittlich 20 Monate) wurde die Anzahl von Pausen > 2,5 s reduziert oder sie verschwanden (bei 11 Patienten) vollständig (1, 2). Eine Bestätigung von Wirkung und Verträglichkeit an größeren Patientenzahlen steht aus.

Nur bei wenigen Patienten mit schmalem QRS-Komplex und langsamen Kammerrhythmen erscheint es sinnvoll, mittels **invasiver elektrophysiologischer Untersuchung** die Frage der distalen AV-Blockierung und damit die Indikation zur Schrittmachertherapie zu klären. Sinn einer invasiven Elektrodiagnostik ist vielmehr, bei Patienten mit Synkope und struktureller Herzschädigung nach potentiell malignen (ventrikulären) Rhythmusstörungen zu fahnden (s.o.) (12, 25).

Nach erfolgreicher AV-Knoten-Ablation erhalten Patienten grundsätzlich einen permanenten Schrittmacher. Um die Gefahr bradykardie-assoziierter ventrikulärer Rhythmusstörungen zu mindern, werden diese Patienten nach Ablation für einige Tage auf eine hohe Interventionsfrequenz (90/min) programmiert und für 24 Std. auf einer Überwachungsstation kontrolliert. Es existieren keine Untersuchungen zur Alternative ohne dauerhafte Stimulation.

Bei einigen Patienten mit chronischem Vorhofflimmern wird im Rahmen herzchirurgischer Eingriffe eine kombinierte oder primäre (als einzige Indikation geplante) **rhythmuschirurgische Intervention** (MAZE-Operation) vorgenommen. Bei diesen Patienten tritt postoperativ in einem hohen Prozentsatz (70 % bis > 95 %) ein Sinusrhythmus auf. Wenn die primäre Indikation dieses Eingriffs das Vorhofflimmern ist, beträgt das Risiko, postoperativ ein schrittmacherbedürftiges Sinusknotensyndrom zu entwickeln, bis zu 24 %. Bei Patienten mit sekundärem Vorhofflimmern liegt die Rate stimulationspflichtiger Sinusbradykardien nach modifizierter MAZE-Operation unter 3 %. Eine endgültige Abschätzung des Operationserfolgs (der Stabilität des Sinusrhythmus) sollte erst nach 6 Monaten erfolgen und so lange, falls möglich, eine Schrittmacherimplantation herausgezögert werden (9, 10).

Bei allen Patienten mit Vorhofflimmern ist die Indikation zur Antikoagulation nach üblichen Kriterien zu prüfen. Dies ist angesichts des unverändert hohen Thrombembolierisikos auch nach Schrittmacherimplantation zu beachten.

Bradyarrhythmie bei permanentem Vorhofflimmern

Indikation bei symptomatischen Patienten

Indikation (Klasse I)
➤ Vorhofflimmern mit langsamer Kammerfrequenz (z.B. < 40 min^{-1}) oder langen Pausen (z.B. > 3 s tagsüber und > 4 s nachts), spontan oder infolge einer erforderlichen Medikation, mit eindeutigem Zusammenhang zur klinischen Symptomatik, inklusive der symptomatischen chronotropen Inkompetenz **[C]**

Indikation (Klasse IIa)
➤ Vorhofflimmern mit langsamer Kammerfrequenz (z.B. < 40 min^{-1}) oder langen Pausen (z.B. > 3 s tagsüber und > 4 s nachts), spontan oder infolge einer erforderlichen Medikation, und vermutetem Zusammenhang zur klinischen Symptomatik **[C]**

Prognostische Indikation bei asymptomatischen Patienten

Indikation (Klasse I)
➤ Vorhofflimmern mit langsamer **regelmäßiger** Kammerfrequenz und breiten QRS-Komplexen **[C]**
➤ im Zusammenhang mit einer geplanten AV-Knoten-Ablation **[C]**

Indikation (Klasse IIa)
➤ Vorhofflimmern mit langsamer **unregelmäßiger** Kammerfrequenz (< 40 min^{-1}) oder langen Pausen (> 3 s tagsüber und > 4 s nachts) und breiten QRS-Komplexen **[C]**

➤ Vorhofflimmern mit anhaltend langsamer **regelmäßiger** Kammerfrequenz und schmalen QRS-Komplexen, insbesondere bei kardialer Grunderkrankung **[C]**

Indikation (Klasse IIb)
➤ Vorhofflimmern mit chronischen Herzfrequenzen < 40 min^{-1} oder längeren asystolischen Pausen (> 3 bis 4 s) und schmalen QRS-Komplexen außerhalb von Schlafphasen, bei herzkranken Patienten mit eingeschränkter linksventrikulärer Funktion **[C]**

Kommentar

Bei der Beurteilung der Kammerfrequenzen muss beachtet werden, dass sich die Angaben auf die Anzahl der QRS-Komplexe pro Minute beziehen. Hierbei können einzelne Intervalle auch einer niedrigeren Frequenz entsprechen. Eine Pausendauer tags bis 2,8 s und nachts bis 4 s gehören zum Normalbefund einer absoluten Arrhythmie bei Vorhofflimmern.

Bei Vorhofflimmern mit langsamer regelmäßiger Kammerfrequenz (im allgemeinen Frequenzschwankungen < 10%) ist von einem totalen AV-Block, bei unregelmäßiger Kammerfrequenz von einer instabilen AV-nodalen Leitung auszugehen. Ein breiter QRS-Komplex weißt auf eine distale Blockierung hin. In Analogie zu den atrioventrikulären Leitungsstörungen begründet dies bei asymptomatischen Patienten eine Klasse I- bzw. Klasse IIa-Indikation.

Vorhofflimmern kann auf ein Sinusknotensyndrom hinweisen, das erst nach Kardioversion diagnostizierbar wird. Neu aufgetretenes Vorhofflimmern sollte vor der Schrittmacherimplantation auf die Möglichkeit und Indikation zur Kardioversion überprüft werden.

Literatur

1. Alboni P, Paparella N, Cappato R, et al. Long-term effects of theophylline in atrial fibrillation with a slow ventricular response. Am J Cardiol 1993; 72: 1142–1145.
2. Alboni P, Ratto B, Scarfo S, et al. Dromotropic effects of oral theophylline in patients with atrial fibrillation and a slow ventricular response. Eur Heart J 1991; 12: 630–634.
3. Allessie MA, Lammers WJEP, Bonke FIM, et al. Experimental evaluation of Moe's multiple wavelet hypothesis of atrial fibrillation. In: Zipes DP, Jalife J, eds. Cardiac Arrhythmias. New York: Grune & Straton: 1985: 265–276.
4. Allessie MA, Lammers WJEP, Smeets JRLM, et al. Total mapping of atrial excitation during acetylcholine-induced atrial flutter and fibrillation in the isolated canine heart. In: Kulbertus HE, Olsson SB, Schlepper M, eds. Atrial Fibrillation. Molndal, Sweden: Lindgren and Soner: 1982: 44–62.
5. Alt E, Dechand E, Wirzfeld A, et al. Überlebenszeit und Verlauf nach Schrittmacherimplantation. DMW 1983; 108: 331–335.
6. Andersen HR, Nielsen JC, Thomsen PEB, et al. Long-term follow-up of patients from a randomised trial of atrial versus ventricular pacing for sick-sinus syndrome. Lancet 1997; 350: 1210–1216.
7. Chen SA, Hsieh MH, Tai TC, et al. Initiation of atrial fibrillation by ectopic beats originating in the pulmonary veins: Electrophysiological characteristics, pharmacological responses, and effects of radiofrequency ablation. Circulation 1999; 100: 1879–1886.
8. Clementy J, Safar M, Vrancea F. Cardiac arrhythmias in hypertension. Prospective study including 251 patients (Abstr.). Eur Heart J 1989; 10: 210.
9. Cox JL, Schuessler RB, Lappa DG, et al. An 8,5-Year Clinical Experience with Surgery for Atrial Fibrillation. Ann Surg 1996; 224: 267–275.
10. Deneke T, Khargi K, Grewe PH, et al. Efficacy of an additional MAZE procedure using cooled-tip radiofrequency ablation in patients with chronic atrial fibrillation and mitral valve disease: A randomized, prospective trial. Eur Heart J 2002, 23: 558–566.
11. Ector H, Rolies L, DeGeest H. Dynamic electrocardiography and ventricular pauses of 3 seconds and more: etiology and therapeutic implications. PACE 1983; 6: 548–551.
12. Ellenbogen KA, de Guzman M, Kawanishi DT, et al. Pacing for Acute and Chronic Atrioventricular Conduction System Disease. In: Ellenbogen KA (ed.). 426–453.
13. Ellenbogen KA, Dias VC, Plumb VJ, et al. A placebo-controlled trial of continuous intravenous diltiazem infusion for

14. Evans W, Swann P. Lone auricular fibrillation. Br Heart J 1954; 16: 254–260.
15. Fuster V, Rydén LE, et al. ACC/AHA/ESC guidelines for the management of patients with atrial fibrillation. Eur Heart J 2001; 22: 1852–1923.
16. Gregoratos G, Cheitlin MD, Freedman RA, et al. ACC/AHA Guidelines for Implantation of Cardiac Pacemakers and Antiarrhythmia Devices. J Am Coll Cardiol 1998; 31: 1175–1209.
17. Haissaguerre M, Bonnet J, Billes MA, et al. Prevalence, signification et pronostic des arythmies auriculaires dans les myocardiopathies dilatees. A propos de 235 cas. Arch Mal Coer 1985; 4: 536–541.
18. Haïssaguerre M, Jaïs P, Shah DC, et al. Spontaneous Initiation of Atrial Fibrillation by Ectopic Beats Originating in the Pulmonary Veins. N Engl J Med 1998; 339: 659–666.
19. Hoffmann BF, Paes de Carvalho A, deMello WC, et al. Electrical activity of single fibers of the atrioventricular node. Circ Res 1959; 7: 11–18.
20. Jaïs P, Haïssaguerre M, Shah DC, et al. A focal Source of Atrial Fibrillation Treated by Discrete Radiofrequency Ablation. Circulation 1997; 95: 572–576.
21. Kannel WB, Abbott RD, Savage DD, et al. Epidemiologic features of chronic atrial fibrillation: the Framingham study N Engl J Med 1982; 306: 1018–1022.
22. Klein HO, Kaplinsky E. Digitalis and verapamil in atrial fibrillation and flutter: is verapamil now the preferred agent? Drugs 1986; 31: 185–197.
23. Kopecky SL, Gersh BJ, McGoon MD, et al. The natural history of lone atrial fibrillation: a population-based study over three decades. N Engl J Med 1987; 317: 669–674.
24. Langendorf R. Concealed conduction: the effect of blocked impulses on the formation and conduction of subsequent impulses. Am Heart J 1948; 35: 542–552.
25. Lemke B. Bradykarde Herzrhythmusstörungen und Herzschrittmachertherapie. In: Hombach V (ed.). Stuttgart, New York: Schattauer; 2001: 493–494.
26. Lévy S, Breithardt G, Campbell RWF, et al. Atrial Fibrillation: current knowledge and recommendations for management. Eur Heart J 1998; 19: 1294–1320.
27. Lown B. Electrical reversion of cardiac arrhythmias. Br Heart J 1967; 29: 469–489.
28. Lukl J, Doupal V, Sovova E, et al. Incidence and significance of chronotropic incompetence in patients with indications for primary pacemaker implantation or pacemaker replacement. PACE 1999; 22: 1284–1291.
29. Markewitz A, et al. Jahresbericht des Deutschen Herzschrittmacher-Registers 2004. http://www.pacemaker-register.de.
30. Merideth J, Mendez C, Mueller WJ, et al. Electrical excitability of atrioventricular nodal cells. Circ Res 1968; 23: 69–85.
31. Moe GK, Abildskov JA. Observations on the ventricular dysrhythmia associated with atrial fibrillation in the dog heart. Circ Res 1964; 14: 447–460.
32. Moe GK. On the Multiple Wavelet Hypothesis of Atrial Fibrillation. Arch Int Pharmacodyn 1962; 140: 183–188.
33. Pitcher D, Papouchado M, James MA, et al. Twenty-four hour ambulatory electrocardiography in patients with chronic atrial fibrillation. Br Med J 1986; 292: 594.
34. Platia EV, Michelson EL, Porterfield JK, et al. Esmololol versus verapamil in the acute treatment of atrial fibrillation or atrial flutter. A multicenter study. Am J Cardiol 1989; 63: 925–929.
35. Prystowsky EN, Benson DW, Fuster V, et al. Management of Patients With Atrial Fibrillation. Circulation 1996; 93: 1262–1277.
36. Rebello R, Brownlee WC. Intermittent ventricular standstill during chronic atrial fibrillation in patients with dizziness or syncope. PACE 1987; 10: 1271–1276.
37. Rinkenberger RL, Prystowsky EN, Heger JJ, et al. Effects of intravenous and chronic oral verapamil administration in patients with supraventricular tachyarrhythmias. Circulation 1980; 62: 996–1010.
38. Robinson K, Frenneaux MP, Stockins B, et al. Atrial fibrillation in hypertrophic cardiomyopathy: a longitudinal study. J Am Coll Cardiol 1990; 15: 1279–1285.
39. Robles de Medina EO, Wilde AAM. Sinus Bradycardia, Sinus Arrest, and Sinoatrial Exit Block: Pathophysiological, Electrocardiographic, and Clinical Considerations. In: Zipes DP, Jalife J. Cardiac Electrophysiology. From Cell to Bedside. Philadelphia, London: WB Saunders Company 2000: 447–451.
40. Rosenqvist M, Brandt J, Schüller H. Long-term pacing in sinus node disease: effects of stimulation mode on cardiovascular morbidity and mortality. Am Heart J 1988; 116: 16–22.
41. Saxon LA, Albert BH, Uretz EF, et al. Permanent pacemaker placement in chronic atrial fibrillation associated with intermittent AV block and cerebral symptoms. PACE 1990; 13: 724–729.
42. Sutton R, Kenny RA. The natural history of sick sinus syndrome. PACE 1986; 9: 1110–1114.
43. Wellens HJJ, Conover MB. Wide QRS tachycardia. In: Wellens HJJ, Conover MB. The ECG in Emergency Decision Making. Philadelphia, London: WB Saunders Company 1992: 37–72.

Sinusknotensyndrom

B. Lemke, T. Deneke

Das Wichtigste in Kürze

Bei der Sinusknotenerkrankung richtet sich die Schrittmacherindikation allein nach der Symptomatik. Eine Prognoseverbesserung durch die Schrittmacherbehandlung ist nicht nachgewiesen. Bei fraglicher Indikation ist deshalb eine abwartende Haltung gerechtfertigt.

Bradykardien, die in eindeutigem Zusammenhang zur Symptomatik stehen, stellen eine Schrittmacherindikation dar. Eine notwendige Begleitmedikation, insbesondere zur Frequenz- und Rhythmuskontrolle, muss vor der Indikationsstellung nicht abgesetzt werden. Niedrige Herzfrequenzen und Pausen bei asymptomatischen Patienten stellen dagegen keine Schrittmacherindikation dar.

Geht es um die präventive Stimulation bei paroxysmalen Vorhoftachyarrhythmien, bestehen die Ziele in einer funktionellen (remodellierenden?) Modifikation des myokardialen (pathologischen) Substrats oder in einer Suppression atrialer Ektopien. Allerdings liegen für diesen präventiven Ansatz kontroverse Daten bezüglich einer Schrittmacherindikation vor.

Einleitung

Nach Angaben des Deutschen Herzschrittmacher-Registers macht das Sinusknotensyndrom 24 % der Indikationen zur Schrittmacherversorgung aus. Nimmt man das gesondert geführte Bradykardie-Tachykardie-Syndrom (BTS) mit 14,8 % hinzu, so stellt das Sinusknotensyndrom den weitaus häufigsten Anlass zur dauerhaften Elektrostimulation des Herzens dar. Dies gilt mit der Einschränkung, dass zwischen BTS und bradykardem Vorhofflimmern Überschneidungen bestehen.

In diese Indikationsgruppe gehört auch der Versuch, den klinischen Verlauf atrialer Tachyarrhythmien durch „präventive" Stimulation günstig zu beeinflussen. Angesichts seiner heterogenen Ausprägung ist das Krankheitsbild häufig Anlass, die Notwendigkeit der Schrittmachertherapie kontrovers zu diskutieren.

Definition

Unter dem Begriff der Sinusknotenerkrankung wird ein breites Spektrum elektrophysiologischer Befunde zusammengefasst, die nicht selten in Kombination mit atrialen Tachyarrhythmien gefunden werden. Damit betrifft die Erkrankung sowohl den Sinusknoten als auch das umgebende Vorhofmyokard. Die Sinusknotenerkrankung kann in folgenden Formen in Erscheinung treten:

- als Impulsverlangsamung (Sinusbradykardie) in Ruhe oder bei Belastung,
- als Austrittsblockierung (SA-Block),
- als Sinusknotenstillstand („Sinuspause") sowie
- im Wechsel mit atrialen Tachykardien, meist in Form von paroxysmalem Vorhofflimmern.

> Für die Rhythmusstörungen und klinischen Symptome sind eine Reihe von **Synonymen** gebräuchlich: Sinusknotendysfunktion, Sinusknoten-Syndrom, Sick-Sinus-Syndrom, Sinuatriale Erkrankung und Bradykardie-Tachykardie-Syndrom.

Die führende klinische Symptomatik beim Sinusknotensyndrom ist durch Synkopen gekennzeichnet, die durch Sinusknotenstillstand oder Austrittsblockierung bei gleichzeitigem Ausbleiben eines Ersatzrhythmus hervorgerufen werden. Sinusbradykardie und unzureichender Frequenzanstieg können zu Symptomen zerebraler Minderperfusion und zur Leistungseinschränkung führen. Neben intrinsischen Funktionsstörungen, die den Sinusknoten selbst betreffen, müssen extrinsische Einflüsse des autonomen Nervensystems oder kardial wirksamer Medikamente (Sympathikolytika, Antiarrhythmika, Digitalis u.a.) berücksichtigt werden.

Ätiologie

Die elektrische Erregung des Herzens geht von den spontan depolarisierenden Zellen des Sinusknotens aus, der lateral in der epikardialen Grube des Sulcus terminalis lokalisiert ist. Sympathikus und Parasympathikus modulieren die Spontandepolarisation und haben so direkten Einfluss auf die Herzfrequenz. Durch interstitielle Fibrose kommt es zur Schädigung und zahlenmäßigen Abnahme der Schrittmacherzellen. Veränderungen in der Perinodalregion und bindegewebige Segmentierung der Sinusknotenregion können zu periodischen Ausfällen in der Überleitung von Sinusimpulsen an das Vorhofmyokard führen.

Das Auftreten von Vorhofflimmern wird durch die bradykarden Phasen und den plötzlichen Wechsel der Zykluslängen erleichtert. Der degenerative Prozess kann auf die Vorhöfe und das Reizleitungssystem übergreifen. Koronare und entzündliche Herzerkrankungen, sowie Druck- und Volumenbelastung der Vorhöfe begünstigen den Prozess. Überwiegend ist aber eine **altersbedingte Fibrosierung der Sinusknotenregion** für die Erkrankung verantwortlich (6). Bei herzchirurgischen Eingriffen, insbesondere bei der Korrektur kongenitaler Vitien, kann es auch zur direkten Schädigung des Sinusknotens kommen.

Die **Inzidenz** der Sinusknotenerkrankung in der über 50-jährigen Bevölkerung wird mit 0,17 % angegeben (29). Verschiedene Untersuchungen nach Altersgruppen fanden zum einen eine modale Verteilung mit einem Häufigkeitsgipfel im 2. und 7. Lebensjahrzehnt (43), zum anderen aber auch eine eingipflige strenge Altersabhängigkeit (40). Die bimodale Häufigkeit lässt eine Dominanz der extrinsischen Sinusknotenerkrankung in jungen Jahren vermuten.

Diagnose und Schrittmacherindikation

Diagnostische Maßnahmen

Elektrokardiographische Dokumentation. Die Diagnose einer Sinusknotendysfunktion wird durch elektrokardiographische Dokumentation einer pathologischen Bradykardie oder asystolischen Pause gestellt. Da die Ausprägung der Rhythmusstörung wechselnd ist, gelingt die Aufzeichnung insbesondere von Asystolien und paroxysmalen Tachykardien im Ruhe-EKG nur selten. Die Sicherung der Diagnose sollte deshalb mit Ableitung mehrerer Langzeit-EKGs versucht werden. Erfolgt die Dokumentation der Rhythmusstörung während symptomatischer Perioden, kann das Sinusknotensyndrom als gesichert gelten. Zur Erfassung seltener Ereignisse werden externe oder implantierbare „Event"-Recorder eingesetzt.

Testung des autonomen Tonus. Eine pathologische Reaktion des autonomen Nervensystems kann allein oder in Kombination mit morphologischen Veränderungen des Sinusknotens die elektrokardiographischen und klinischen Befunde einer Sinusknotenerkrankung hervorrufen. Kardioinhibitorische Einflüsse auf die Sinusknotenfunktion lassen sich mit verschiedenen Testverfahren prüfen. Wenn anamnestisch der Verdacht auf ein Karotissinus-Syndrom besteht (typische Halsbewegungen oder mechanische Irritation der Halsgegend provoziert Synkopen), dann ist der Karotis-Druckversuch zur Verifizierung von kardioinhibitorischen Synkopen indiziert. Bei typischer Vorgeschichte und hoher Symptomlast (häufige Anfälle, Verletzungen) dient die Kipptischuntersuchung der Aufdeckung eines vasovagalen Syndroms. Beide Methoden helfen bei der Diagnostik unklarer Synkopen.

Um die Ansprechbarkeit des Sinusknotens auf autonome Reize prüfen und die intrinsische Sinusknotenfunktion bestimmen zu können, wurden eine Reihe **pharmakologischer Testverfahren** entwickelt. Ihre Bedeutung hat sich dadurch relativiert, dass eine Indikation zur Schrittmachertherapie aus den Ergebnissen nicht abgeleitet werden kann. Sie können aber hilfreich sein, um eine übersteigerte oder subnormale Empfindlichkeit des Sinusknotens auf neurohumorale Mediatoren nachzuweisen und eine intrinsische Sinusknotenfunktionsstörung auszuschließen.

Eine normale Reaktion auf Atropingabe (1 mg) wird angenommen, wenn sich die Zykluslänge der Sinusfrequenz um mehr als 17 % verkürzt, bzw. die Herzfrequenz auf über 90/min ansteigt. Unter Isoproterenol (1–3 µg/min) gilt ein Anstieg der Herzfrequenz um mehr als 20–25 % als normal. Die nach autonomer Blockade (Propranolol 0,2 mg/kg und Atropin 0,04 mg/kg) zu erwartende intrinsische Herzfrequenz (IHR_p) kann nach der Formel: $IHR_p = 118{,}1 - (0{,}57 \times Alter) \pm 14\%$ bestimmt werden (26).

Belastungsuntersuchung. Die Frequenzanpassung unter Belastung wird mittels Ergometrie überprüft. Die Berechnung der erwarteten Maximalfrequenz nach Astrand (f_{soll} = 220 Schläge/min – Lebensalter) und der Vergleich mit dem tatsächlichen Frequenzanstieg bei symptomlimitierter Belastung ist für die typische Schrittmacherklientel wenig zielführend, weil die meist alten, oft gebrechlichen Patienten sich selten Spitzenbelastungen unterziehen.

Im submaximalen Bereich hängt die Sollfrequenz weniger stark vom Alter ab: wird die anaerobe Schwelle bei ergospirometrischer Untersuchung als Marker der submaximalen Belastung zugrunde gelegt, so findet sich in Normalkollektiven eine mittlere Herzfrequenz von 110–120/min. Ohne Messung des Gasaustauschs kann die Schwelle bei 40–50 % der Spitzenbelastung abgeschätzt werden, wenn die Leistungssteigerung kontinuierlich (10–20 Watt/min) erfolgt. Genauer wird die Chronotropie durch das Verhältnis zwischen Frequenzbeschleunigung und Steigerung der Sauerstoffaufnahme (Schläge/ml/min/kg) beschrieben (s. Frequenzvariable Stimulation).

> Die Indikation zur frequenzvariablen Stimulation ist davon abhängig, ob neben dem Frequenzkriterium auch eine subjektive Symptomatik und eine bedeutsame Einschränkung der Leistungsfähigkeit vorliegen.

Elektrophysiologische Untersuchung. Die invasive elektrophysiologische Untersuchung spielt in der Abklärung der Sinusknotenerkrankung nur eine untergeordnete Rolle. Sie kann bei symptomatischen Patienten indiziert sein, bei denen eine Störung der Sinusknotenfunktion vermutet wird, eine Kausalitätsbeziehung zwischen Arrhythmie und Beschwerden bisher jedoch nicht hergestellt werden konnte. Bei unklaren Beschwerden kann sie dazu beitragen, die Diagnose zu sichern. Für die Therapieentscheidung zur Schrittmacherimplantation ist aber die Dokumentation von spontanen Episoden ausschlaggebend. Eine elektrophysiologische Untersuchung ist nicht indiziert bei symptomatischen Patienten mit dokumentierten Bradykardien und bei asymptomatischen Patienten mit Sinusbradykardien oder Sinuspausen.

Bei der elektrophysiologischen Untersuchung (8, 27) werden die Sinusknotenerholungszeit (SNRT) und die sinuatriale Erregungsleitung (SACT) bestimmt. Die Sinusknotenerholungszeit wird nach schneller atrialer Überstimulation (80–180/min für 15–30 s) gemessen. Nach Abzug der Basiszykluslänge ergibt sich die korrigierte Sinusknotenerholungszeit (CSNRT). Die sinuatriale Leitungszeit errechnet sich als die halbe Differenz zwischen atrialer Zykluslänge bei Sinusrhythmus und der nach Extrastimulus im Vorhof.

Die Maximalwerte betragen 1400–1700 ms für die SNRT, 500 ms für die CSNRT und 125 ms für die SACT. Bei Patienten mit dokumentierter Sinusknotenerkrankung werden verlängerte SNRT und CSNRT in 35–100 % und eine verlängerte SACT in 15–75 % der Fälle gefunden. Den größten Anteil pathologischer Befunde haben dabei die symptomatischen Patienten mit Sinusarrest oder Bradykardie-Tachykardie-Syndrom. Asymptomatische Patienten mit Sinusbradykardie unterscheiden sich dagegen nicht von Patienten ohne Hinweis auf eine Sinusknotenerkrankung.

Sinusbradykardie

Die normale Sinusknotenfrequenz weist große individuelle Schwankungen auf. In Ruhe liegt sie zwischen 50 und 60/min, aber auch Bradykardien von 35–40/min sind bei Herzgesunden noch als normal anzusehen (10). Eine minimale Herzfrequenz von unter 40/min kann bei 24 % der jungen Männer während des Schlafs registriert werden. Bei Sportlern steigt der Anteil auf 67 % an, während er bei gesunden 40- bis 79-Jährigen nur 3 % beträgt (19). Für Patienten, die das mittlere Implantationsalter von Schrittmacherpatienten aufweisen, gelten Frequenzen unter 40/min als pathologisch. Häufig wechselt die Sinusbradykardie mit einem AV-Knotenrhythmus (Abb. 1.**11**).

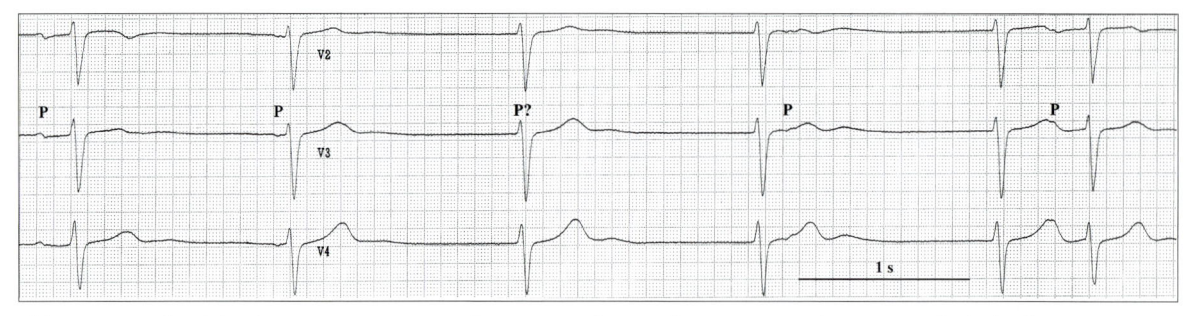

Abb. 1.11 Sinusbradykardie mit AV-Dissoziation: die Frequenz des Sinusknotens unterschreitet periodisch die des AV-Knotens; die letzte P-Welle fällt so spät nach dem QRS-Komplex ein, dass der AV-Knoten nicht mehr refraktär ist und die Vorhofaktion auf die Kammer übergeleitet werden kann (so genannte Interferenzdissoziation).

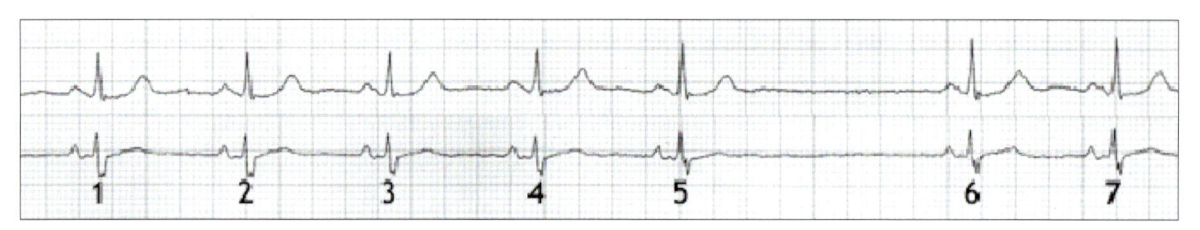

Abb. 1.12 SA-Block II. Grades mit 2:1-Überleitung. Die Zyklusintervalle betragen 900 – 840 – 900 – 860 – 1720 – 860 ms. Die Diagnose beruht auf der Beobachtung, dass das Intervall zwischen den P-Wellen von Zyklus 5 und 6 exakt dem Doppelten des vorhergehenden (und des nachfolgenden) Intervalls entspricht.

! Eine Therapienotwendigkeit ist aber nur dann gegeben, wenn bradykardiebezogene Symptome bestehen.

Sinuatrialer-Block

Bei der sinuatrialen Blockierung (SA-Block) kommt es zur Austrittsverzögerung und zum Ausfall der Überleitung normal generierter Sinusimpulse an das Vorhofmyokard. SA-Blockierungen sind meist transient. Sie treten auf bei

- erhöhtem Vagotonus,
- akuter Ischämie und Myokarditis,
- Hyper- oder Hypokaliämie und
- unter kardial wirksamen Medikamenten.

Synkopen ereignen sich bei lang anhaltendem SA-Block III. Grades ohne Ersatzrhythmus.

Elektrokardiographisch ist der SA-Block II. Grades, Typ I (Wenckebach) durch eine zunehmende Verkürzung der PP-Intervalle vor der auftretenden Pause gekennzeichnet, deren Dauer kürzer ist als die doppelte Zykluslänge der letzten Vorhofaktionen. Beim Typ II finden sich konstante PP-Intervalle, die intermittierend durch Pausen unterbrochen werden, welche exakt der doppelten oder mehrfachen Zykluslänge der Vorhofaktionen entsprechen. Davon sind 2 : 1- und höhergradige Blockierungen abzugrenzen (Abb. 1.**12**).

Sinusknotenstillstand

! Sinusknotenstillstand bedeutet einen Ausfall des normalen Schrittmachers, ohne dass ein untergeordneter Ersatzrhythmus einspringt (Abb. 1.**13**).

Eine solche Asystolie wird häufig durch einen erhöhten Vagotonus hervorgerufen. Die Sinusknotenfunktion selbst kann unauffällig sein (50). Nächtliche Pausen über 2 s sind in allen Altersgruppen ein seltener Befund, treten aber bei Athleten in bis zu 37 % der Fälle auf (18, 48). Pausen über 3 s gelten als pathologisch. Bei ihnen muss gezielt nach bradykardiebezogenen Symptomen gefahndet werden. Vereinzelt wird die Forderung nach prophylaktischer Schrittmacherimplantation bei diesen Patienten aufgestellt. Eine Beeinflussung der Prognose durch die Schrittmachertherapie oder ein vermehrtes Auftreten von Symptomen in der unbehandelten Gruppe ist aber nicht belegt (25, 34), so dass eine Empfehlung zur Schrittmachertherapie bei asymptomatischen Patienten mit Pausen über 3 s nicht ausgesprochen werden kann.

! Wichtig erscheint der Hinweis, dass nicht nur bei schlafbezogenen Atemstörungen nächtliche Pausen auftreten, sondern dass eine autonome Imbalance während des Schlafs zu ausgeprägten Asystolien führen kann.

So konnten REM-Schlaf-abhängige Asystolien von bis zu 9 s Dauer dokumentiert und in der Hälfte der Patienten mit paroxysmalem Sinuarrest Pausen zwischen 6

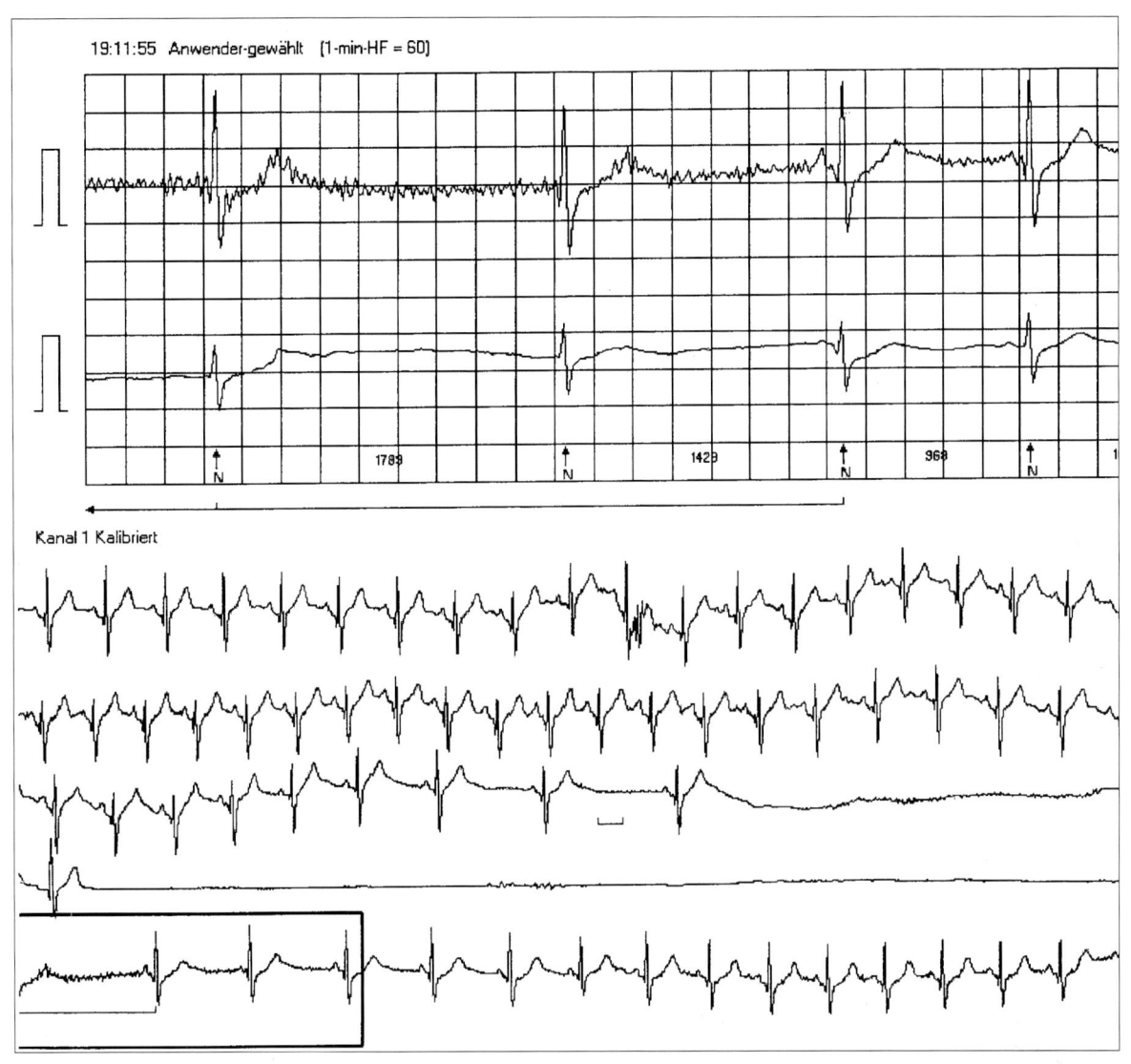

Abb. 1.13 Sinusarrest für 4,8 – 4,2 – 13,7 s bei einem 42-jährigen Patienten, der innerhalb weniger Tage 3 Anfälle von Bewusstlosigkeit durchgemacht und einmal dabei einen Autounfall verursacht hatte. Dass es sich bei der sehr ruhigen Grundlinie während der langen Pause um einen technischen Artefakt handeln könnte, erscheint angesichts der vorausgehenden Pausen und der Tatsache, dass der Patient zur gleichen Zeit (19.12 Uhr) ein Synkopenrezidiv erlitt, unwahrscheinlich; die eingerahmte EKG-Sequenz ist mit 2 Kanälen oben abgebildet (Zykluslängen: 1783, 1428, 968, 1000 ms).

und 23 s während des Schlafs gefunden werden (27). Eine Indikation zur Schrittmachertherapie ist bei asymptomatischen Patienten mit Asystolien während des REM-Schlafs i.d.R. nicht gegeben. Bei Pausen über 5 s wird man in Abhängigkeit von der Länge und der Häufigkeit der Episoden im Einzelfall davon abweichen.

Bradykardie-Tachykardie-Syndrom

Häufiger Befund bei der Sinusknotenerkrankung (28) ist das Auftreten atrialer Tachykardien, meist in Form von paroxysmalem Vorhofflimmern, das sich mit bradykarden Rhythmusstörungen abwechselt (Abb. 1.14).

Symptome können zu Beginn der Vorhoftachykardie auftreten oder bei ihrer Terminierung, vor allem wenn eine gestörte Sinusknotenfunktion zu verlängerten präautomatischen Pausen führt.

Wird das Sinusknotensyndrom erst nach Kardioversion eines persistierenden Vorhofflimmerns diagnostiziert, so stellt die fortbestehende Sinusbradykardie die Indikation zur vorhofbeteiligenden Stimulationsbehandlung dar. Ausnahme ist die Sonderform des persistierenden Vorhofstillstandes, bei dem die spontane atriale Aktivität fehlt, die Vorhöfe elektrisch nicht erregbar sind und keinerlei mechanische Kontraktion zeigen. Das atriale natriuretische Peptid (ANP) ist bei diesen Patienten extrem niedrig oder nicht messbar.

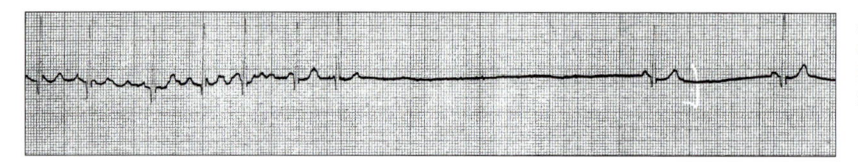

Abb. 1.14 Bradykardie-Tachykardie-Syndrom mit präautomatischer Pause von 4,5 s, gefolgt von einer Sinusbradykardie.

! Unabhängig von Schrittmacherindikation und antiarrhythmischer Behandlung ist bei Patienten mit Vorhofflimmern oder Vorhofstillstand zu prüfen, ob die Indikation zur Antikoagulation vorliegt.

Frequenzregulationsstörung

Eine atriale Frequenzregulationsstörung tritt bei der Sinusknotenerkrankung häufig auf. Dennoch sind beide Begriffe nicht als Synonym zu verwenden, da Patienten mit Sinusknotensyndrom eine normale belastungsinduzierte Herzfrequenz aufweisen können. Zu unterscheiden sind Frequenzregulationsstörungen

- bei ischämischer Herzerkrankung,
- bei Herzinsuffizienz und
- bei denervierten Herzen nach orthotoper Transplantation.

Da allgemeinverbindliche Definitionen der Frequenzregulationsstörung fehlen, hängt ihre Inzidenz vom Kriterium ab, das in den verschiedenen Studien verwandt wird. Der Anteil an behandlungsbedürftigen sinuatrialen und binodalen Erkrankungen wird mit bis zu 55 % der gesamten Schrittmacherindikationen sehr hoch eingeschätzt (39). Wird ein Frequenzkriterium von < 120 min^{-1} bei Maximalbelastung gewählt, beträgt die Prävalenz 40 % (42). Eine relative Bradykardie von weniger als 80 % der maximalen, altersabhängigen Herzfrequenz (220 Schläge/min minus Lebensalter) findet sich bei 58 % der Patienten mit Sinusknotenerkrankung oder AV-Blockierung (21).

Die amerikanischen Empfehlungen zur Schrittmachertherapie von 1991 (17) geben als Indikation zur frequenzvariablen Stimulation noch ein altersunabhängiges Frequenzmaximum von weniger als 100/min an. Die aktuellen amerikanischen Empfehlungen legen keinen Grenzwert einer behandlungsbedürftigen Frequenzregulationsstörung mehr fest und verweisen auf den klinischen Nutzen einer verbesserten Belastbarkeit bei Normalisierung der Herzfrequenz. Gleichzeitig wird die symptomatische chronotrope Inkompetenz als Klasse-I-Indikation eigenständig aufgeführt (Evidenzgrad C). Die deutschen „Leitlinien" gehen davon aus, dass der Patient erst dann von einer frequenzvariablen Stimulation profitiert, wenn die Maximalfrequenz 100–110/min unterschreitet und/oder die Frequenz an der Dauerleistungsgrenze (anaerobe Schwelle) unter 90/min liegt.

Prognose

Zahlreiche Studien zur Überlebensprognose von Patienten mit Sinusknotenerkrankung geben eine Vorstellung vom natürlichen Verlauf und seiner Modifikation durch Schrittmachertherapie. Eine frühe prospektive Studie bei 381 Patienten mit Sick-Sinus-Syndrom (1968–76, mittleres Follow-up 5 Jahre) fand eine mit der Normalbevölkerung vergleichbare Überlebensrate (47).

In einer retrospektiven Therapievergleichsstudie mit 168 Patienten (1979–83, mittleres Follow-up 4 Jahre) wurde erstmals gezeigt (41), dass durch die Art der Schrittmachertherapie die Prognose der Patienten mit Sinusknotenerkrankung beeinflusst werden kann. In der VVI-Gruppe starben 18 Patienten (23 %), gegenüber 7 Patienten (8 %) in der AAI-Gruppe ($p = 0{,}048$). Eine große retrospektive Studie an 950 Patienten (60 % mit einer Sinusknotenerkrankung), die kontinuierlich 7–8 Jahre lang nachverfolgt wurden, kommt zu einem ähnlichen Ergebnis (24). Die Überlebensrate nach 7 Jahren war in der VVI-Gruppe (36 %) signifikant schlechter als in der DDD- (55 %, $p < 0{,}001$) und DVI-Gruppe (53 %, $p < 0{,}025$).

Zu einem anderen Ergebnis kommt eine große retrospektive Studie bei 507 Patienten mit Sinusknotenerkrankung, die zwischen 1980 und 1989 einen Schrittmacher erhalten hatten (22 % VVI, 4 % AAI, 74 % Zweikammerschrittmacher) (46): Nach mehr als 5 Jahren war die Gesamtüberlebensrate der Schrittmacherpatienten signifikant schlechter als die der Vergleichspopulation. In der multivariaten Analyse konnten nur NYHA-Stadium, Alter, kardiale und vaskuläre Erkrankung als unabhängige Prädiktoren ermittelt werden, nicht jedoch der Stimulationsmodus ($p = 0{,}17$).

Die Ergebnisse der prospektiven Studien zur Mortalität in Abhängigkeit vom Schrittmachermodus sind uneinheitlich. In der ersten prospektiv-randomisierten Studie zur Sinusknotenerkrankung (225 Patienten, 1988–1991) wurde von **Andersen** im Langzeit-Follow-up (3) (5,5 Jahre) gegenüber der VVI-Stimulation eine 33 %ige Reduktion der Mortalität unter AAI-Stimulation beschrieben ($p = 0{,}045$). Die **PASE-Studie** (30) fand unter DDDR- im Vergleich zur VVIR-Stimulation eine 40 %ige (wenn auch nicht signifikante) Reduktion der Gesamtmortalität in der Subgruppe der Patienten mit Sinusknotenerkrankung (175 Patienten, 1993–1995). Im Gesamtkollektiv der **CTOPP-Studie** (2568 Patienten, davon 34 % mit Sinusknotenerkrankung) (13) unterschied sich das jährliche Risiko des kombinierten primären Endpunkts (kardiovaskuläre Mortalität oder Schlaganfall) nicht zwischen physiologischer (4,9 %) und rein ventrikulärer Stimulation (5,5 %; $p = 0{,}33$). Ebenso hatte der Schrittmachertyp keinen Effekt auf die jährliche Gesamttodesrate (6,6% versus 6,3%). Die Ereignisrate nahm allerdings unter Ventrikelstimulation mit dem Ausmaß der Bradykardie zu (49).

In der **MOST-Studie** (29a), die bei Patienten mit Sinusknotensyndrom die VVI- mit der DDD-Stimulation verglich (2010 Patienten, 1995–1998), war die Gesamtüberlebensrate oder die Schlaganfallhäufigkeit (primärer Endpunkt) zwischen den Therapiearmen nicht unterschiedlich. Dennoch ergab sich insgesamt eine Überlegenheit der DDD-Stimulation, die das Auftreten von chronischem Vorhofflimmern signifikant reduzierte (15,2% unter DDD vs. 26,7% unter VVI, p<0,001), die Zeichen und Symptome der Herzinsuffizienz verminderte und einige Items der Lebensqualität verbesserte.

Empfehlungen zur Schrittmachertherapie

! Die Indikation zur Schrittmachertherapie richtet sich bei der Sinusknotenerkrankung ausschließlich nach der Symptomatik.

Eine prognostische Indikation bei asymptomatischen Patienten besteht nicht. Nur in Ausnahmefällen, wie bei ausgeprägter autonomer Imbalance während des Schlafs mit sehr langen asystolischen Pausen über 5 s und sonst fehlenden Therapiemöglichkeiten (CPAP-Beatmung bei obstruktivem Schlafapnoe-Syndrom) oder bei herzkranken Patienten mit eingeschränkter linksventrikulärer Funktion kann von dieser Regel abgewichen werden. Die natürliche Prognose der Patienten mit Sinusknotenerkrankung ist im Vergleich zur Normalbevölkerung nicht eingeschränkt. Eine Prognoseverbesserung durch die Schrittmachertherapie ist bisher nicht belegt. Arrhythmiebedingte Todesfälle treten sehr selten auf; häufiger sind thromboembolische Komplikationen, insbesondere beim Bradykardie-Tachykardie-Syndrom.

Bei symptomatischen Patienten kann die Korrelation zwischen Beschwerden und spezifischer Arrhythmie schwierig sein. Eine abwartende Haltung ist bei fraglicher Indikation gerechtfertigt, zumal bei erstmaligem Auftreten von Symptomen mit einer hohen Rate an Spontanremissionen gerechnet werden kann. Stehen intermittierende Tachykardien im Vordergrund der Beschwerden, kann zunächst eine antiarrhythmische Behandlung erfolgen. Erst bei Auftreten symptomatischer Bradykardien erfolgt dann die Schrittmacherimplantation. Neuere Untersuchungen zeigen allerdings, dass durch den kombinierten Einsatz von Antiarrhythmika und atrialer Stimulation die Häufigkeit und Dauer der Arrhythmiephasen vermindert werden kann.

Zur **medikamentösen Therapie** der Sinusknotenerkrankung sind verschiedene Pharmaka eingesetzt worden. Mit einigem Erfolg ist Theophyllin angewandt worden (2, 7, 44). In einer prospektiven Studie (1), welche Theophyllin und DDD-Stimulation verglich, konnten Synkopen durch Theophyllin aber nicht verhindert werden. Allerdings trat nach 48 Monaten unter Theophyllin wie unter DDD-Stimulation eine Herzinsuffizienz seltener als in der Kontrollgruppe ohne Therapie auf.

Betarezeptoragonisten und Vagolytika werden ebenfalls zur Behandlung milder Formen der Sinusknotenerkrankung eingesetzt. Wegen kurzer Halbwertzeiten und erheblicher Nebenwirkungen sind diese Versuche selten erfolgreich.

Patienten mit Sinusknotenerkrankung nehmen zur Frequenzkontrolle häufig AV-überleitungsverzögernde Substanzen ein (Betablocker, Calciumantagonisten, Digitalis). Diese Medikamente können auch die Sinusknotenfunktionsstörung aggravieren. Das Gleiche gilt für Antihypertensiva mit zentraler Sympathikolyse (Clonidin, Alpha-Methyldopa). Auch die Gabe von Klasse-III-Antiarrhythmika (Sotalol, Amiodaron) führt zur Depression der Sinusknotenautomatie, der Effekt der Klasse-I-Antiarrhythmika ist dagegen eher gering.

Die potentielle Beeinträchtigung der AV-Überleitung sollte bei Patienten mit Sinusknotenfunktionsstörung, die eines oder mehrere dieser Medikamente erhalten, Anlass zu sorgfältigem Monitoring und Überwachung der Symptomatik sein.

! Das Auftreten von Symptomen unter unverzichtbarer Medikation stellt die gesicherte Indikation zur Schrittmachertherapie dar. Medikamente, die zur Rhythmusstabilisierung verordnet wurden, müssen deshalb vor Indikationsstellung zur Schrittmachertherapie nicht wieder abgesetzt werden.

Sinusknotensyndrom

Indikation (Klasse I)
➤ Sinusknotenfunktionsstörung (z.B. Herzfrequenz <40 min^{-1}, Pausen > 3 s), spontan oder infolge einer erforderlichen Medikation, mit eindeutigem Zusammenhang zur klinischen Symptomatik, inklusive der symptomatischen chronotropen Inkompetenz **[C]**

Indikation (Klasse IIa)
➤ Sinusknotenfunktionsstörung (z.B. Herzfrequenz <40 min^{-1}, Pausen > 3 s), spontan oder infolge einer erforderlichen Medikation mit vermutetem Zusammenhang zur klinischen Symptomatik **[C]**

Indikation (Klasse IIb)
➤ Chronische Herzfrequenzen < 40 min^{-1} oder längere asystolische Pausen (> 3 s) außerhalb von Schlafphasen bei herzkranken Patienten mit eingeschränkter linksventrikulärer Funktion **[C]**

Kommentar

Die Schrittmacherindikation der Sinusknotenerkrankung ist symptomorientiert. Bei fraglicher Indikation ist eine abwartende Haltung gerechtfertigt.

Die symptomatische chronotrope Inkompetenz wird jetzt als eigenständiger Bestandteil der Sinusknotenerkrankung aufgeführt. Hierfür liegen unterschiedliche Definitionen vor. Als allgemein anerkannt gelten eine Maximalfrequenz < 100–110 min^{-1} oder eine Frequenz an der anaeroben Schwelle von < 90 min^{-1}.

Eine Sinusknotenerkrankung kann zu Synkopen führen. Im Rahmen der Synkopendiagnostik kann eine elektrophysiologische Untersuchung indiziert sein. Sofern hierbei eine deutlich pathologische Sinusknotenerholungszeit nachgewiesen wird, ist eine Sinusknotenerkrankung als Ursache der Synkope möglich.

Sinusknotenfunktionsstörungen treten oft in Kombination mit paroxysmalem Vorhofflimmern als Bradykardie-Tachykardie Syndrom auf. Nach spontaner Termination von Vorhofflimmerepisoden können symptomatische präautomatische Pausen auftreten.

Bei Ausdauersportlern werden häufig ausgeprägte vagotoniebedingte Sinusbradykardien mit Frequenzen < 40 min^{-1} dokumentiert. Eine Therapienotwendigkeit ist nur bei eindeutigen und persistierenden bradykardieassoziierten Symptomen zu erwägen. Niedrige Herzfrequenzen und Pausen bei asymptomatischen herzgesunden Patienten stellen keine prophylaktische Schrittmacherindikation dar.

■ Prävention atrialer Tachyarrhythmien

G. Fröhlig

Die Einteilung atrialer Tachyarrhythmien (speziell des Vorhofflimmerns) in fokale und substratabhängige Formen unterstellt zwei Mechanismen bei Start und Unterhalt der Rhythmusstörung, welche – unabhängig voneinander angehbar – das Therapiekonzept letztlich bestimmen. Für „fokale" Entladungen (vor allem) aus den Lungenvenen ist zwar gezeigt worden, dass sie sich durch Überstimulation unterdrücken lassen, doch sind „Escape"-Phänomene häufig, die geforderten Stimulationsfrequenzen im Dauereinsatz wenig tolerabel und im Einzelfall auch arrhythmogen, so dass sich das Verfahren nicht zur Prävention zu eignen scheint (4, 38).

Für die sonst meist herzgesunden Patienten versprechen ablative Verfahren größeren Erfolg.

„Substratflimmern" setzt dagegen morphologische und/oder funktionelle Veränderungen voraus, welche die Erregungsausbreitung und Refraktärität im Vorhofmyokard inhomogen gestalten und Kreiserregungen begünstigen. Unmittelbarer Auslöser der Arrhythmie ist eine kritisch gekoppelte Extrasystole. Ziele präventiver Strategie sind deshalb die funktionelle (remodellierende?) Modifikation des myokardialen Substrats und die Suppression atrialer Ektopien. Zu unterscheiden ist

➤ zwischen dem Ansatz, durch gezielte Positionierung einer oder mehrerer Vorhofsonden die Leitungsbedingungen im „pathologischen" Substrat zu verbessern (s. Sondenpositionierung bei Implantation) und
➤ dem Versuch, durch spezielle Stimulationsmuster den Start der Arrhythmie zu verhindern (s. Algorithmen).

Für den ersten Ansatz zeigen frühe Versuche mit der Stimulation am kranialen (Bachmann-Bündel) oder trikuspidalnahen Vorhofseptum (einschließlich des Koch-Dreiecks) Vorteile gegenüber der klassischen Sondenpositionierung im rechten Herzohr (5, 35). Allerdings sind diese in Folgestudien nicht oder nicht so eindrücklich nachgewiesen (23, 36). Für Mehrsonden-Anordnungen ist der rhythmuserhaltende Effekt noch weit weniger gut belegt (14, 32, 33, 45).

Ähnlich widersprüchlich sind die Daten zur Wirkung präventiver Stimulationsfunktionen. Frequenzadaptives (Overdrive-) Pacing erhöht eher die Arrhythmierate (20, 22). Mit fest programmierter (51) oder algorithmisch realisierter Overdrive-Stimulation (12) sinkt die Belastung des Patienten durch symptomatische Tachyarrhythmien zum Teil signifikant, in anderen Studien ist ein Effekt dieser Strategie nicht oder nur in bestimmten Spezialfällen nachzuweisen (9, 15, 37). Auch die Kombination mit antitachykarden Stimulationsoptionen, welche die einmal eingetretene Rhythmusstörung rasch beenden und ein funktionelles Remodelling verhindern sollen, zeigt nicht den Durchbruch zu klinischem Erfolg (31).

Wenn Patienten aus antibradykarder Indikation mit einem Schrittmacher versorgt werden, reduzieren sich vielfach Häufigkeit und Gesamtdauer begleitender atrialer Tachyarrhythmien (16) so sehr, dass präventive Algorithmen keinen signifikanten Zusatzeffekt mehr entfalten (11). Trotz einzelner positiver Berichte (51) ist die Wirkung der Stimulationsbehandlung allein aus rhythmusprotektiver Absicht dagegen weniger gut belegt (20). Eine eigene Schrittmacherindikation lässt sich daraus nicht ableiten, so dass die Empfehlungen sich auf Patienten mit stimulationsbedürftiger Bradykardie und auf solche beschränkt, die wegen einer geplanten AV-Knotenablation ohnehin einen Schrittmacher benötigen.

Präventive Stimulation bei paroxysmalen Vorhoftachyarrhythmien

Indikation (Klasse I)
➤ Keine

Indikation (Klasse IIa)
➤ Hochsymptomatische, medikamentös refraktäre paroxysmale Vorhoftachyarrhythmien vor geplanter AV-Knoten Ablation **[C]**

Indikation (Klasse IIb)
➤ Patienten mit medikamentös refraktären, bradykardieassoziierten paroxysmalen Vorhoftachyarrhythmien **[C]**

Kommentar

Für die präventive Stimulation bei refraktären paroxysmalen Vorhoftachyarrhythmien liegen bisher uneinheitliche Daten vor. Eine eigenständige Klasse I-Indikation zur präventiven Stimulation ist derzeit nicht gegeben.

Bei Patienten, die eine konventionelle Schrittmacherindikation aufweisen, können Präventivalgorithmen erfolgreich sein. Die Identifikation von Therapierespondern ist Gegenstand aktueller Studien. Für die aktive Terminierung atrialer Tachykardien besteht keine primäre Schrittmacherindikation.

Literatur

1. Alboni P, Menozzi C, Brignole M, et al. Effects of permanent pacemaker and oral theophylline in sick sinus syndrome. The THEOPACE Study: A randomized controlled trial. Circulation 1997; 96: 260.
2. Alboni P, Ratto B, Cappato R, et al. Clinical effects of oral theophylline in sick sinus syndrome. Am Heart J 1991; 122: 1361.
3. Andersen HR, Nielsen JC, Thomsen PEB, et al. Long-term follow-up of patients from a randomised trial of atrial versus ventricular pacing for sick-sinus syndrome. Lancet 1997; 350: 1210–1216.
4. Arentz T, Ott P, von Rosenthal J, Blum T, et al. Effect of atrial overdrive pacing on pulmonary vein focal discharge in patients with atrial fibrillation. Europace 2003; 5: 25–31.
5. Bailin SJ, Adler S, Giudici M. Prevention of chronic atrial fibrillation by pacing in the region of Bachmann's bundle: results of a multicenter randomized trial. J Cardiovasc Electrophysiol 2001; 12: 912–917.
6. Becker AE. General comments. In: Bonke F (ed.) The Sinus Node. Structure, Function, and Clinical Relevance. The Hague, Martinus Nijhoff; 1978: 212–222.
7. Benditt DG, Benson W Jr, Kreitt J, et al. Electrophysiologic effects of theophylline in young patients with recurrent symptomatic bradyarrhythmias. Am J Cardiol 1983; 52: 1223.
8. Benditt DG, Milstein S, Goldstein M, et al. Sinus Node Dysfunction: Pathophysiology, Clinical Features, Evaluation, and Treatment. In: Zipes DP, Jalife J (eds) Cardiac Electrophysiology. Philadelphia: Saunders 1990: 708–734.
9. Blanc JJ, De Roy L, Mansourati J, et al. Atrial pacing for prevention of atrial fibrillation: assessment of simultaneously implemented algorithms. Europace 2004; 6: 371–379.
10. Brodsky M, Wu D, Denes P, et al. Arrhythmias documented by 24 hour continuous electrocardiographic monitoring in 50 male medical students without apparent heart disease. Am J Cardiol 1977; 39: 390–395.
11. Camm J. AF-therapy study: Preventive pacing for paroxysmal atrial fibrillation. Pacing Clin Electrophysiol 2002; 24: 554 (abstr.).
12. Carlson MD, Ip J, Messenger J, Beau S, et al. A new pacemaker algorithm for the treatment of atrial fibrillation: results of the Atrial Dynamic Overdrive Pacing Trial (ADOPT). J Am Coll Cardiol 2003; 42: 627–633.
13. Connolly SJ, Kerr CR, Gent M, et al. Effects of physiologic pacing versus ventricular pacing on the risk of stroke and death due to cardiovascular causes. N Engl J Med 2000; 342: 1385–1391.
14. D'Allonnes GR, Pavin D, Leclercq C, et al. Long-term effects of biatrial synchronous pacing to prevent drug-refractory atrial tachyarrhythmia: a nine-year experience. J Cardiovasc Electrophysiol 2000; 11: 1081–1091.
15. De Vusser P, Stockman D, van den Bos A, et al. AF suppression reduces AF burden on patients with paroxysmal AF and class 1 and 2 pacemaker indication – The OASES study. Europace 2004; 4(Suppl. B): B65 (abstr.).
16. Delfaut P, Prakash A, Giorgberidze I, et al. Continuous overdrive pacing prevents recurrent atrial fibrillation during single and dual site right atrial pacing. Pacing Clin Electrophysiol 1997; 20: 1599.
17. Dreifus LS, Fisch C, Griffin JC, et al. Guidelines for implantation of cardiac pacemakers and antiarrhythmic devices: a report of the ACC/AHA task force on assessment of diagnostic and therapeutic cardiovascular procedures. Circulation 1991; 84: 455–467.
18. Dreifus LS, Michelson EL, Kaplinsky E. Bradyarrhythmias: clinical significance and management. J Am Coll Cardiol 1983; 1: 327–338.
19. Gillis AM, Flemons WW. Cardiac Arrhythmias during sleep. In: Kryger MH, Roth T, Dement WC (eds) Principles and practice of sleep medicine. Philadelphia: Saunders 1994: 847–860.
20. Gillis AM, Wyse DG, Connolly SJ, et al. Atrial pacing periablation for prevention of paroxysmal atrial fibrillation. Circulation 1999; 99: 2553–2558.
21. Gwinn N, Lemen R, Kratz J, et al. Chronotropic incompetence: a common and progressive finding in pacemaker patients. Am Heart J 1992; 123: 1216–1219.
22. Haywood GA, Katritsis D, Ward J, et al. Atrial adaptive rate pacing in sick sinus syndrome: effects on exercise capacity and arrhythmias. Br Heart J 1993; 69: 174–178.
23. Hermida JS, Kubala M, Lescure FX, et al. Atrial septal pacing to prevent atrial fibrillation in patients with sinus node dysfunction: results of a randomized controlled study. Am Heart J 2004; 148: 312–317.
24. Hesselson AB, Parsonnet V, Bernstein AD, et al. Deleterious effects of long-term single-chamber ventricular pacing in patients with sick sinus syndrome: the hidden benefits of dual-chamber pacing. J Am Coll Cardiol 1992; 19: 1065–1069.
25. Hilgard J, Ezri MD, Denes P. Significance of ventricular pauses of three seconds or more detected on twenty-four hour Holter recordings. Am J Cardiol 1985; 55: 1005–1008.
26. Jose AD, Collison D. The normal range and the determinants of the intrinsic heart rate in man. Cardiovasc Res 1970; 4: 160–166.

27. Josephson ME. Clinical cardiac electrophysiology. Chapter 4: Sinus Node Function. Philadelphia: Lea & Febiger 1993: 71–95.
28. Kaplan BM, Langendorf R, Lev M, et al. Tachycardia-bradycardia syndrome (so-called „sick sinus syndrome"). Am J Cardiol 1973; 31: 497–508.
29. Kulbertus HE, de Leval-Rutten, Demoulin JC. Sino-atrial disease: A report on 13 cases. J Electrocardiol 1973; 6: 303–312.
29a. Lamas GA, Lee KL, Sweeney MO, et al. Ventricular pacing or dual-chamber pacing for sinus-code dysfunction. N. Engl J Med 2002; 346: 1854–1862.
30. Lamas GA, Orav EJ, Stambler BS, et al., for the Pacemaker Selection in the Elderly Investigators. Quality of life and clinical outcomes in elderly patients treated with ventricular pacing as compared with dual-chamber pacing. N Engl J Med 1998; 338: 1097–1104.
31. Lee MA, Weachter R, Pollak S, et al. The effect of atrial pacing therapies on atrial tachyarrhythmia burden and frequency: results of a randomized trial in patients with bradycardia and atrial tachyarrhythmias. J Am Coll Cardiol 2003; 41: 1926–1932.
32. Levy T, Walker S, Rex S, Rochelle J, et al. No incremental benefit of multisite atrial pacing compared with right atrial pacing in patients with drug refractory paroxysmal atrial fibrillation. Heart 2001; 85: 48–52.
33. Mabo P, Paul V, Jung W, et al. Biatrial synchronous pacing for atrial arrhythmia prevention: The SYNBIAPACE study. Eur Heart J 1999; 20: 4(abstr.).
34. Mazuz M, Friedman HS (1983) Significance of prolonged electrocardiographic pauses in sinoatrial disease: sick sinus syndrome. Am J Cardiol 1983; 52: 485–489.
35. Padeletti L, Pieragnoli P, Ciapetti C, et al. Randomized crossover comparison of right atrial appendage pacing versus interatrial septum pacing for prevention of paroxysmal atrial fibrillation in patients with sinus bradycardia. Am Heart J 2001; 142: 1047–1055.
36. Padeletti L, Purerfellner H, Adler S, et al. Atrial septal lead placement and atrial pacing algorithms for prevention of paroxysmal atrial fibrillation: ASPECT study results. Pacing Clin Electrophysiol 2002; 24: 687–687 (abstr.).
37. Padeletti L, Purerfellner H, Adler SW, et al. Combined efficacy of atrial septal lead placement and atrial pacing algorithms for prevention of paroxysmal atrial tachyarrhythmia. J Cardiovasc Electrophysiol 2003; 14: 1189–1195.
38. Reithmann C, Hahnefeld A, Steinbeck G, et al. Suppression of concealed pulmonary vein bigeminy by atrial pacing in a patient with paroxysmal atrial fibrillation. Pacing Clin Electrophysiol 2002; 25: 869–870.
39. Rickards AF, Donaldson RM. Rate responsive pacing. Clin Prog Pacing Electrophysiol 1983; 1: 12–19.
40. Rokseth R, Hatle L. Prospective study on the occurrence and management of chronic sinoatrial disease, with follow up study. Am Heart J 1985; 109: 513–522.
41. Rosenqvist M, Brandt J, Schüller H. Long-term pacing in sinus node disease: effects of stimulation mode on cardiovascular morbidity and mortality. Am Heart J 1988; 116: 16–22.
42. Rosenqvist M. Atrial pacing for sick sinus syndrome. Clin Cardiol 1990; 13: 43–47.
43. Rubenstein JJ, Schulman CL, Yurchak PM, et al. Clinical spectrum of the sick sinus syndrome. Circulation 1972; 46: 5–13.
44. Saito A, Matsubara K, Yamanori H, et al. Effects of oral theophylline on sick sinus syndrome. J Am Coll Cardiol 1993; 21: 199.
45. Saksena S, Prakash A, Ziegler P, et al. Improved suppression of recurrent atrial fibrillation with dual-site right atrial pacing and antiarrhythmic drug therapy. J Am Coll Cardiol 2002; 40: 1140–1150.
46. Sgarbossa WB, Pinski SL, Maloney JD. The role of pacing modality in determining long-term survival in the sick sinus syndrome. Ann Intern Med 1993; 119: 359–365.
47. Shaw, DB, Holman RR, Gowers JI. Survival in sinoatrial disorder (sick sinus syndrome). Br Med J 1980; 280: 139–141.
48. Talan DA, Bauernfeind RA, Ashley WW, et al. Twenty-four hour continuous ECG recordings in long-distance runners. Chest 1982; 82: 19–24.
49. Tang ASL, Roberts RS, Kerr C, et al. Relationship between pacemaker dependency and the effect of pacing mode on cardiovascular outcomes. Circulation 2001; 103: 3081–3.
50. Treese N, Pop T. Syndrom des kranken Sinusknotens. In: Griebenow R, Gülker H (Hrsg.) Autonomes Nervensystem und Herzrhythmusstörungen. Stuttgart: Thieme 1979: 97–119.
51. Wiberg S, Lonnerholm S, Jensen SM, Blomstrom P, Ringqvist I, Blomstrom-Lundqvist C. Effect of right atrial overdrive pacing in the prevention of symptomatic paroxysmal atrial fibrillation: a multicenter randomized study, the PAF-PACE study. Pacing Clin Electrophysiol 2003; 26: 1841–1848.

Karotissinus-Syndrom

G. Fröhlig

Das Wichtigste in Kürze

Im Spontanverlauf über drei Jahre beträgt bei Patienten mit Karotissinus-Syndrom die Quote wiederkehrender Ohnmachtsanfälle ohne/mit Herzschrittmacher 57 % versus 9 % (7). Rezidivierende Synkopen und die pathologische, (überwiegend) kardioinhibitorisch wirksame Reaktion auf Karotissinus-Massage begründen deshalb eine Therapie mittels Elektrostimulation (4, 15, 18), wobei die zweifelsfreie Zuordnung zwischen Spontansymptomen und Testergebnis eine Klasse-1- und der bloß vermutete Zusammenhang eine Klasse-2-Indikation darstellen. Technik der Wahl ist ein Zweikammer-System.

Definition

Nach den Leitlinien der Europäischen Gesellschaft für Kardiologie zum Synkopen-Management zählen zu den autonom-nerval vermittelten Störungen, die mit plötzlicher Bewusstlosigkeit einhergehen, folgende Krankheitsbilder:

➤ das Karotissinus-Syndrom,
➤ situationelle Synkopen (bei Husten, Niesen, Erbrechen, Defäkation, Miktion und abdominalem Schmerz sowie nach Belastung) und
➤ das vasovagale Syndrom (4).

Mit Abstand am häufigsten in dieser Gruppe und führend in der allgemeinen Synkopenstatistik ist die vasovagale Störung (S. 41 ff.). Das Karotissinus-Syndrom stellt dagegen nur 1 % der Synkopenursachen; sofern die „spontane" (4), anamnestisch mit typischen Auslösern einhergehende Variante gemeint ist, kann aber auch in 26–60 % der Fälle für eine ungeklärte Synkope verantwortlich gemacht werden, wenn die ausgiebige Diagnostik dafür keine weitere Ursache zu Tage fördert und eine pathologische Reaktion auf Karotissinus-Massage gefunden wird (so genannte „induzierte" Form [4]; im deutschen Sprachgebrauch als „hypersensitiver Karotissinus" bezeichnet).

Pathophysiologie

Der Karotissinusreflex erhält seine Afferenzen aus Mechanozeptoren im Glomus caroticum, welche in vagalen und Vasomotorenzentren des Mittelhirns verschaltet, über den Vagus an Sinus- und AV-Knoten des Herzens sowie über sympathische Efferenzen an Herz und Blutgefäßen wirksam werden. Ob es sich beim „hypersensitiven" Karotissinus im Wortsinn um eine Überempfindlichkeit der Drucksensoren (25) oder im Gegenteil um eine altersbedingte Desensibilisierung mit kompensatorischer Hochregulierung der postsynaptischen Alpha-2-Adrenozeptoren im Hirnstamm handelt (24), ist unklar. Veränderte neuromuskuläre Strukturen im Bereich der Mechanozeptoren mit Denervation des M. sternocleidomastoideus (2, 27) lassen die pathologische Reaktion weniger als Überempfindlichkeit des Karotissinus denn als Störanfälligkeit (11) des Baroreflexsystems insgesamt begreifen, das (etwa bei Kopfbewegungen) durch propriozeptive Signale aus der Halsmuskulatur nicht länger balanciert wird (1, 17).

Im Ergebnis werden Herzfrequenz („Kardioinhibition") und Blutdruck („Vasodepression") abgesenkt, wobei jede der beiden Komponenten im Einzelfall überwiegen oder ein „Mischtyp" resultieren kann. Eine genauere Analyse der Reaktionsmuster nach Karotissinus-Massage zeigt allerdings, dass trotz prompter Wiederkehr sympathischer Nervenaktivität sich der Blutdruck beim Karotissinus-Syndrom immer nur verzögert erholt, so dass beinahe jeder Kreislaufantwort eine vasodepressive Komponente innewohnt (14, 19).

Diagnostik

Die hohe Prävalenz des „hypersensitiven" Karotissinus sowie seine Assoziation mit Lebensalter, Geschlecht und Gefäßerkrankungen (6, 10, 28) lässt den puren Nachweis bei der Synkopenabklärung noch nicht als diagnostisch erscheinen. Die mangelnde Spezifität des Tests macht seine Stellung innerhalb des diagnostischen Algorithmus diskussionswürdig.

> Tatsächlich fordern die Leitlinien der Deutschen Gesellschaft für Kardiologie den „eindeutigen" Zusammenhang zwischen **rezidivierenden** Synkopen und einer Reizung des Karotissinus durch Alltagsbewegungen (z.B. Drehen des Kopfs), um die Indikation zur Schrittmacherbehandlung uneingeschränkt stellen zu können. Dies setzt in der Regel die positive Anamnese voraus, bevor der Test Konsequenzen zeitigen und damit indiziert sein kann.

Andererseits verstärkt das Bestreben, Hilfsmöglichkeiten für Betroffene auszuschöpfen, die Tendenz, bei sonst ungeklärter Synkope die pathologische Reaktion auf Karotissinus-Massage als diagnostisch zu werten (22, 26) und selbst die Fallneigung älterer Menschen, die einen solchen Befund aufweisen, mittels Schrittmacher behandeln zu wollen (16). Dies mag die Klasse-I-Empfehlung der europäischen Leitlinien zum Synkopen-Management (4) begründen, bei Patienten im Alter über 40 Jahren eine Karotissinus-Massage vorzunehmen, sofern ihre Synkope nach Basisdiagnostik ungeklärt bleibt.

Für den Test fordern die Leitlinien eine kontinuierliche EKG- und Blutdruckregistrierung. Die Massage der Karotisgabel sollte

- mindestens 5 und höchstens 10 s andauern und
- sowohl in liegender wie aufrechter (Kipptisch-) Position durchgeführt werden.

Bei Fehlen alternativer Erklärungen für die Synkope ist als diagnostisch zu werten, wenn

- die klinische Symptomatik während oder unmittelbar nach der Prozedur reproduziert wird und dabei
- eine Asystolie von mehr als 3 s und/oder
- ein Blutdruckabfall um 50 mmHg oder mehr beobachtet werden.

Die Reproduktion klinischer Symptome zu fordern, ist nicht generell akzeptiert. Es bedarf dazu einer längeren Massagedauer (10 s) und oft auch der Testung im Stehen. Dafür ergibt die Methode eine höhere Rate (49 versus 41%) positiver Befunde bei Patienten mit und weniger (5 versus 15%) bei solchen ohne Synkope (3). Die intraindividuelle Reproduzierbarkeit beträgt 93% (5).

Die (neurologische) Komplikationsrate wird mit 0,28 bis 0,45% angegeben (13, 23). Obwohl das Risiko damit eher klein erscheint, ist es für einen diagnostischen Test nicht unerheblich.

> Bei Anamnese einer transitorisch-ischämischen Attacke oder eines Schlaganfalls innerhalb der letzten 3 Monate und bei Nachweis von Strömungsgeräuschen über den Halsgefäßen sollte die Karotissinus-Massage deshalb vermieden werden, es sei denn, mittels Doppler/Duplexsonographie kann ein krankhafter Befund an der A. carotis ausgeschlossen werden.

Ein positiver Test identifiziert offensichtlich Patienten mit erhöhtem Risiko spontaner Asystolien. Dafür sprechen Prä-Post-Vergleiche von Patienten, die mittels Schrittmacher behandelt wurden und unter Therapie weniger Synkopen als zuvor erlitten, eine nicht-randomisierte Beobachtung an stimulierten und nicht-stimulierten Patienten, die eine signifikant niedrigere ($p < 0.0002$, $n = 60$) Rezidivrate unter Schrittmacherschutz aufwiesen (7), und eine Inzidenz von 53% asystolischer Episoden, die während eines 2-Jahres-Follow-up von diagnostischen Schrittmachern aufgezeichnet wurden (21).

Die Indikation zur Schrittmacherbehandlung und ihre technische Differenzierung hängt von weiteren Merkmalen ab:

- ➤ Kardioinhibitorische und vasodepressorische Komponente der pathologischen Kreislaufreaktion lassen sich trennen, indem man den Test wiederholt und die bradykardisierende Vaguswirkung mittels Atropin verhindert. Aufrechte Position akzentuiert den Effekt des vaskulären Widerstandsverlusts und macht den Test für die Vasodepression sensitiver. Falls diese überwiegt und die Symptome reproduzierbar bleiben, scheidet die Frequenzsicherung durch Elektrostimulation als Therapiekonzept aus (4).
- ➤ Die Neigung zur orthostatischen Hypotension, eine ventrikuloatriale Rückwärtsleitung und/oder ein symptomatischer Schrittmachereffekt (Abb. 1.15) während Kammerstimulation begründen den Einsatz eines AV-sequentiellen Systems (9).

Prognose und Therapie

Im Spontanverlauf über drei Jahre beträgt die Quote wiederkehrender Ohnmachtsanfälle ohne/mit Herzschrittmacher 57% versus 9% (7). Rezidivierende Synkopen und die pathologische, (überwiegend) kardioinhibitorisch wirksame Reaktion auf Karotissinus-Massage begründen deshalb eine Therapie mittels Elektrostimulation (4, 15, 18), wobei die zweifelsfreie Zuordnung zwischen Spontansymptomen und Testergebnis eine Klasse-I- und der bloß vermutete Zusammenhang eine Klasse-II-Indikation darstellen.

Obwohl auch die ventrikuläre Einkammer-Stimulation als wirksam belegt ist, bedarf sie umfangreicher Vortestung, um Therapieversager vermeiden zu können (s. Diagnostik), und bleibt angesichts der hohen Prävalenz vasodepressiver (Begleit-) Reaktionen dann doch nur selten gültige Option. Die Technik der Wahl ist der Zweikammer-Schrittmacher (8, 20, 22). Für die überwiegend oder allein wirksame Vasodepression gibt es keine Therapieoption, welche durch Studien begründet wäre.

Inwieweit Substanzen, die beim vasovagalen Syndrom (S. 41 ff.) eingesetzt werden, einen Effekt entfalten, ist – von Einzelmitteilungen abgesehen – unbekannt (12). In jedem Fall ist es ratsam, eine laufende medikamentöse Behandlung zu überprüfen, die – wie etwa die chronische Vasodilatatorentherapie – die Symptomatik des Karotissinus-Syndroms verstärken kann.

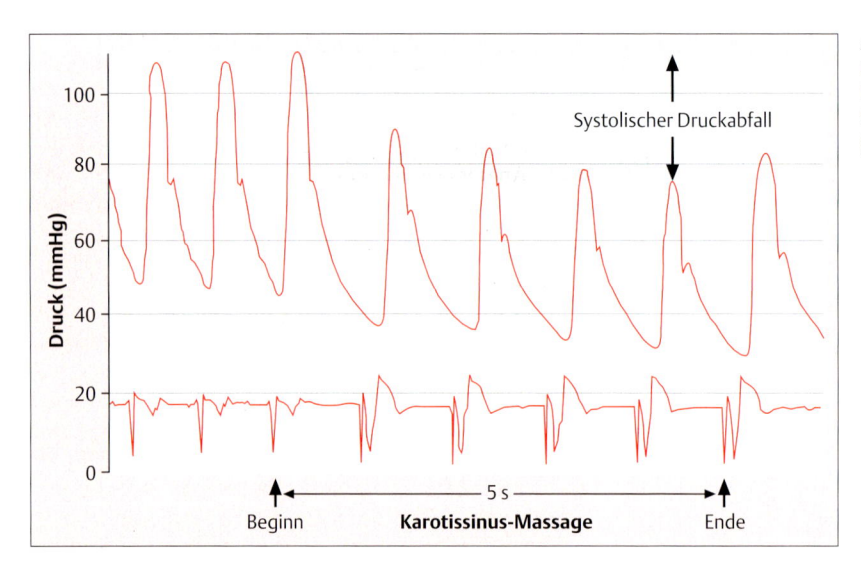

Abb. 1.15 So genannter Schrittmachereffekt bei Karotissinus-Massage und ventrikulärer Stimulationsintervention (nach 20).

Karotissinus-Syndrom

Indikation (Klasse I)
- ➤ Rezidivierende Synkopen, die in eindeutigem Zusammenhang mit einer Reizung des Karotissinus stehen und die durch Alltagsbewegungen (z.B. Drehen des Kopfes) auslösbar sind und dadurch zu einer Asystolie von > 3 s führen [C]

Indikation (Klasse IIa)
- ➤ Rezidivierende, anderweitig nicht erklärbare Synkopen ohne eindeutig auslösende Alltagsbewegungen, aber mit positivem Nachweis eines symptomatischen hypersensitiven Karotissinus-Reflexes (Pause > 3 s) [C]

Kommentar

Ein hypersensitiver Karotissinus-Reflex (Pause > 3 s) ohne spontane Symptomatik stellt keine Schrittmacherindikation dar. Dies gilt ebenso für uncharakteristische Symptome wie Schwindel, Benommenheit oder Verwirrtheitszustände, sowie für die rein vasodepressorische Form des hypersensitiven Karotissinus-Reflexes. Es wird empfohlen die Karotissinusmassage sowohl im Liegen als auch im Stehen durchzuführen.

Literatur

1. Benditt DG. Neurally mediated syncopal syndromes: pathophysiological concepts and clinical evaluation. Pacing Clin Electrophysiol 1997; 20: 572–584.
2. Blanc JJ, L'Heveder G, Mansourati J, et al. Assessment of a newly recognized association. Carotid sinus hypersensitivity and denervation of sternocleidomastoid muscles. Circulation 1997; 95: 2548–2551.
3. Brignole M, Menozzi C. Carotid sinus syndrome: diagnosis, natural history and treatment. Eur J Cardiac Pacing Electrophysiol 1992; 4: 247–254.
4. Brignole M, Alboni P, Benditt D, et al. Guidelines on management (diagnosis and treatment) of syncope. Eur Heart J 2001; 22: 1256–1306.
5. Brignole M, Gigli G, Altomonte F, et al. Cardioinhibitory reflex provoked by stimulation of carotid sinus in normal subjects and those with cardiovascular disease. G Ital Cardiol 1985; 15: 514–519.
6. Brignole M, Menozzi C, Gianfranchi L, et al. Carotid sinus massage, eyeball compression, and head-up tilt test in patients with syncope of uncertain origin and in healthy control subjects. Am Heart J 1991; 122: 1644–1651.
7. Brignole M, Menozzi C, Lolli G, et al. Long-term outcome of paced and nonpaced patients with severe carotid sinus syndrome. Am J Cardiol 1992; 69: 1039–1043.
8. Brignole M, Sartore B, Barra M, et al. Is DDD superior to VVI pacing in mixed carotid sinus syndrome? An acute and medium-term study. Pacing Clin Electrophysiol 1988; 11: 1902–1910.
9. Brignole M, Sartore B, Barra M, et al. Ventricular and dual chamber pacing for treatment of carotid sinus syndrome. Pacing Clin Electrophysiol 1989; 12: 582–590.
10. Brown KA, Maloney JD, Smith CH, et al. Carotid sinus reflex in patients undergoing coronary angiography: relationship of degree and location of coronary artery disease to response to carotid sinus massage. Circulation 1980; 62: 697–703.
11. Cole CR, Zuckerman J, Levine BD. Carotid sinus „irritability" rather than hypersensitivity: a new name for an old syndrome? Clin Auton Res 2001; 11: 109–113.
12. Dan D, Grubb B, Mouhaffel A, et al. Use of serotonin reuptake inhibitors as primary therapy for carotid sinus hypersensitivity. Pacing Clin Electrophysiol 1997; 20: 1633–1635.
13. Davies AJ, Kenny RA. Frequency of neurologic complications following carotid sinus massage. Am J Cardiol 1998; 81: 1256–1257.
14. Gaggioli G, Brignole M, Menozzi C, et al. Reappraisal of the vasodepressor reflex in carotid sinus syndrome. Am J Cardiol 1995; 75: 518–521.
15. Gregoratos G, Abrams J, Epstein AE, et al. ACC/AHA/NASPE 2002 Guideline Update for Implantation of Cardiac Pacemakers and Antiarrhythmia Devices–summary article: a report of the American College of Cardiology/American Heart Association Task Force on Practice Guidelines (ACC/AHA/NASPE Committee to Update the 1998 Pacemaker Guidelines). J Am Coll Cardiol 2002; 40: 1703–1719.
16. Kenny RA, Richardson DA, Steen N, et al. Carotid sinus syndrome: a modifiable risk factor for nonaccidental falls in older adults (SAFE PACE). J Am Coll Cardiol 2001; 38: 1491–1496.
17. Krämer L, Griebenow R. Das Karotissinussyndrom. Herzschr Elektrophys 2002; 13: 88–95.
18. Lemke B, Fischer W, Schulten H. Richtlinien zur Herzschrittmachertherapie. Z Kardiol 1996; 85: 611–628.
19. Luck JC, Hoover RJ, Biederman RW, et al. Observations on carotid sinus hypersensitivity from direct intraneural recordings of sympathetic nerve traffic. Am J Cardiol 1996; 77: 1362–1365.
20. Madigan NP, Flaker GC, Curtis JJ, et al. Carotid sinus hypersensitivity: beneficial effects of dual-chamber pacing. Am J Cardiol 1984; 53: 1034–1040.
21. Menozzi C, Brignole M, Lolli G, et al. Follow-up of asystolic episodes in patients with cardioinhibitory, neurally mediated syncope and VVI pacemaker. Am J Cardiol 1993; 72: 1152–1155.
22. Morley CA, Perrins EJ, Grant P, et al. Carotid sinus syncope treated by pacing. Analysis of persistent symptoms and role of atrioventricular sequential pacing. Br Heart J 1982; 47: 411–418.
23. Munro NC, McIntosh S, Lawson J, et al. Incidence of complications after carotid sinus massage in older patients with syncope. J Am Geriatr Soc 1994; 42: 1248–1251.
24. O'Mahony D. Pathophysiology of carotid sinus hypersensitivity in elderly patients. Lancet 1995; 346: 950–952.
25. Otto W. Hyperaktiver Karotissinusreflex bei Arteriosklerose der Karotisgabel. Inauguraldissertation 1986;
26. Strasberg B, Sagie A, Erdman S, et al. Carotid sinus hypersensitivity and the carotid sinus syndrome. Prog Cardiovasc Dis 1989; 31: 379–391.
27. Tea SH, Mansourati J, L'Heveder G, et al. New insights into the pathophysiology of carotid sinus syndrome. Circulation 1996; 93: 1411–1416.
28. Thomas JE. Hyperactive carotid sinus reflex and carotid sinus syncope. Mayo Clin Proc 1969; 44: 127–139.

■ Vasovagales Syndrom

G. Fröhlig

Das Wichtigste in Kürze

Die Pathophysiologie vasovagaler Reaktionen ist nicht vollends geklärt. Wichtigstes Diagnostikum ist die Anamnese, die eine (jahre)lange Vorgeschichte, Prodromalerscheinungen, vegetative Begleitsymptome und zögerliche Erholung nach der Synkope zutagefördert. Die Diagnose wird durch eine positive Kipptischuntersuchung erhärtet. Die Überlebensprognose ist gut. Die Behandlungsindikation entscheidet sich an der erwarteten Symptomlast, welche mit der Häufigkeit bereits durchgemachter Anfälle korreliert. Meist reichen die Aufklärung des Patienten über das Krankheitsbild und mögliche Vermeidungsstrategien aus, um die Symptomatik zu bessern. Stehtraining hilft nur, solange es durchgeführt wird. Medikamentöse Ansätze sind durch Studien schlecht belegt. Ein Zweikammer-Schrittmacher kommt als Therapie nur dann in Betracht, wenn der Patient hochsymptomatisch ist oder (beruflich, durch Verletzung) gefährdet erscheint.

Pathophysiologie

Pathophysiologisch entsteht eine vasovagale Synkope dann, wenn

1. **sympathisch-nervale** Zuflüsse zur peripheren Zirkulation plötzlich abnehmen und muskuläre Arteriolen weit gestellt werden, sowie
2. wenn **vagale** Efferenzen (u.a.) zum Herzen zunehmen und die Herzschlagfolge verlangsamen.

Die Reaktion kann auf zwei Wegen gestartet werden: „zentrale" Auslöser sind Reaktionen kortikohypothalamischer Zentren auf emotionale Ereignisse und Schmerzen, der „periphere" Reaktionstyp beginnt mit einer normalen Orthostasereaktion und kippt aus letztlich ungeklärten Gründen in die paradoxe Vasodilatation und Bradykardie (34, 44). Während der erstgenannte Mechanismus Raum für Vermeidungsstrategien lässt (z.B. Blutabnahme nur in liegender Position), sind die Orthostase-Situationen, welche den peripheren Reaktionstyp triggern, oft schlecht erkenn- oder vermeidbar. Orthostase führt zu venösem Pooling von 500–1000 ml; mangelnder Rückfluss zum Herzen lässt Schlagvolumen und Blutdruck sinken; mit Abnahme inhibitorischer Afferenzen aus kardiopulmonalen, aortalen und im Karotissinus gelegenen Barorezeptoren erhöht sich die Sympathikusaktivität; es resultieren arterielle (auch renal-arterielle) und venöse Vasokonstriktion, Anstieg von Renin und Angiotensin II, Natrium- und Wasserretention, sowie eine Frequenz- und Inotropiesteigerung am Herzen.

Die klassische Hypothese, der Katecholaminexzess aktiviere durch überschießende Kontraktion eines „leer pumpenden" Ventrikels myokardiale Dehnungsrezeptoren und erzeuge so die Afferenz vagaler C-Fasern, die zum Kippen des Systems führt, lässt sich ohne Einschränkung nicht aufrechterhalten, nachdem typische vasovagale Reaktionen bei denerviertem Herzen beobachtet wurden (34, 36). Neben der mechanischen und chemischen Aktivierung weiterer peripherer Rezeptoren in Lunge, Vorhof und Ventrikel wird eine zentrale Inhibition der neuronalen Sympathikusaktivität durch Serotonin, endogene Opioide, Adenosin, Vasopressin und NO diskutiert.

Diagnostik

Basis-Diagnostik

Die Diagnose und die Differenzierung von einer arrhythmischen Synkope erschließt sich vor allem aus der Vorgeschichte. Typisch ist eine **lange Anamnese**, die Jahre bis Jahrzehnte, oft mit gehäuften Synkopen, zurückreicht. Falls zwischen erstem und letztem Ereignis mehr als 4 Jahre liegen, so beträgt die Sensitivität dieses Merkmals 40%, die Spezifität 87% und die anamnestische „Nach-Test-Wahrscheinlichkeit" 74% (1). Da vielfach Prodromal-Symptome bestehen und die Bewusstlosigkeit nur ausnahmsweise perakut eintritt, sind Verletzungen nicht die Regel. Blässe und Schweißausbrüche kommen oft vor, sind aber unspezifisch.

Abdominale Missempfindungen sind rar (8%), für die vasovagale Störung jedoch so kennzeichnend, dass sie die „Nach-Test-Wahrscheinlichkeit" auf 88% anheben (1). Der Verdacht kann auch erhärtet werden, wenn postsynkopal Symptome wie Brechreiz (Sensitivität 14%, Spezifität 96%) und Schwitzen (Sensitivität 30%, Spezifität 84%) fortbestehen.

Im typischen Fall ist eine solche Anamnese zur Diagnosestellung ausreichend; formalisiert mündet sie in einen **Score**, der mit jeweils über 90% Sensitivität und Spezifität ein arrhythmisches Ereignis ausschließen lässt (Tab. 1.4 [41]). Daneben muss Hinweisen auf eine begleitende organische Herzkrankheit nachgegangen werden, die sich aus Vorgeschichte, körperlicher Untersuchung und Ruhe-EKG ergeben (5). Letztlich gilt es, ein vasovagales Geschehen von der Orthostasestörung und vom POTS (postural orthostatic tachycardia syndrome)

Tabelle 1.4 Punkte-Score zur Differentialdiagnose zwischen Vasovagalem Syndrom und arrhythmischer Synkope (nach [41])

Anamnestischer Punkte-Score:	
Synkope nach Belastung	3 P
Präsynkope bei Stress	3 P
Synkope in warmer Umgebung	2 P
Synkope bei langem Sitzen/Stehen	2 P
Schwindel(gefühl) nach Synkope	2 P
Synkopenanamnese > 3 Jahre	2 P
Blässe bei Synkope	1 P
Nicht mehr als 2 Punkte: Arrhythmische Synkope	
Sensitivität	91%
Spezifität	90%
Zuverlässigkeit	91%

* 129 Patienten mit struktureller Herzkrankheit und Synkope
* Anamnese-Fragebogen mit 118 Items
* dokumentierte Arrhythmie während Synkope oder mit EPU und Tilt-Test
* VVS-HUT+: 21; Arrhythmie: 76 (VT: 72, SVT: 1, AVB: 3); unklar: 32

(EPU: elektrophysiologische Untersuchung; HUT: head-up tilt; VVS: vasovagales Syndrom; VT: ventrikuläre Tachykardie; SVT: supraventrikuläre Tachykardie; AVB: AV-Block) abzugrenzen. Im Steh-Versuch über 3 min ist die pathologische Orthostasereaktion an einem systolischen Blutdruckabfall um mehr als 20 oder unter 90 mmHg zu erkennen, das POTS zeigt einen Herzfrequenzanstieg um mehr als 30 oder über 120 Schläge/min (4).

Kipptisch-Test

Die Diagnose wird durch Provokation einer Synkope mittels Kipptisch erhärtet.

Gebräuchliche **Protokolle** unterscheiden sich in Sensitivität, Spezifität und Ressourcenbelastung. Dabei ist zu beachten, dass ein eigentlicher „Gold-Standard" zur Diagnose des vasovagalen Syndroms nicht existiert (21, 32).

➤ Für das originäre **„Westminster-Protokoll"**, das 60°-Tilt über 45 min ohne Provokationsmanöver vorsieht, wird bei 75% der Patienten mit unklarer Synkope eine positive Reaktion („Sensitivität") und bei 93% der Probanden ohne Synkopenanamnese ein negatives Ergebnis („Spezifität") gefunden (18).
➤ Bleibt eine Reaktion aus, so kann Isoproterenol doch noch eine Synkope am Kipptisch provozieren, wenn Dosen (üblicherweise ≤3μg/min) zum Einsatz kommen, welche die Herzfrequenz um 20–25% über das Ausgangsniveau anheben. Die „passive" Phase des Tests, die ohne Medikation abläuft, lässt sich dabei auf 20 min verkürzen.
➤ Ein vergleichbarer Anteil positiver Ergebnisse, aber weniger Nebenwirkungen werden für die Provokation mit Nitroglyzerin nach 20–45 min passiver Kippung („Italian protocol") mitgeteilt. Für beide Provokationsverfahren schwanken die Angaben zu „Sensitivität" (41–61%) und „Spezifität" (87–95%) erheblich (26, 30, 31, 35). Zudem lässt der Befund, dass die beiden Provokationsmanöver in je 75% der Fälle konkordante (35) oder auch diskordante Ergebnisse liefern (31), die Frage offen, ob bei Nutzung beider Tests die angeblich additive Sensitivität den Mangel an diagnostischer Verlässlichkeit aufwiegt.

Intraindividuell nimmt die **Reproduzierbarkeit** einer Kipptisch-Reaktion mit der Zahl der Testwiederholungen ab (27, 29). Für die erste Kontrolle beträgt die Rate neuerlicher Synkopen grob 60% (3, 7), unabhängig davon, ob nach positiver Diagnostik eine Therapie begonnen wird oder nicht (29, 43). Die mangelnde Reproduzierbarkeit gilt gleichermaßen für das Reaktionsmuster, das bei der Erstdiagnostik gefunden wird (7) und im Spontanverlauf variieren kann (28).

Die ursprüngliche **Differenzierung** in kardioinhibitorischen und vasodepressorischen Typ und die weitere Subklassifizierung des vasovagalen Syndroms (42) verliert damit an Bedeutung, auch wenn viele Therapiestudien diese Einteilung als Eingangskriterium nutzen und derzeit gültige Leitlinien darauf basieren.

! Therapeutisch relevant könnte dagegen die Unterscheidung zwischen „klassisch" vasovagaler und „dysautonomer" Reaktion (6) sein, weil sich daraus die Differentialindikation zu pressorisch (alpha-mimetisch) wirksamen Substanzen und anderen blutdrucksteigernden Maßnahmen ableiten ließe (4).

Die **prognostische Wertigkeit** des Kipptisch-Ergebnisses ist begrenzt:

➤ Im Follow-up über 3 Jahre ist die Freiheit von Synkopen nach positivem wie negativem Test aktuarisch gleich. Die Wahrscheinlichkeit einer positiven Reaktion korreliert nicht mit anamnestischen Kriterien (Alter, Anamnese-Dauer, Synkopenzahl und Anfallsfrequenz), therapeutischen Interventionen (Betablocker) und hämodynamischen Befunden während des Tests (Herzfrequenz und Blutdruck vor vasovagaler Reaktion) (40).
➤ Protrahierte Asystolien (>5 s) im Rahmen der vasovagalen Reaktion sind nicht Marker eines malignen klinischen Verlaufs. Sie sind häufiger im jugendlichen Alter und erhöhen die Spezifität der Diagnostik nicht (11).
➤ Der Befund, dass herzgesunde Patienten mit Synkope, unabhängig vom Kipptisch-Ergebnis, die gleiche Rezidivwahrscheinlichkeit und das gleiche elektrokardiographische Korrelat für die plötzliche Bewusstlosigkeit (progressive Bradykardie mit asystolischen Phasen) aufweisen, spricht dafür, dass der Tilt-Test nicht Populationen mit unterschiedlichem Gefährdungspotential differenziert (28).
➤ Tilt-Testing vermag nicht die Wirksamkeit einer Behandlungsstrategie vorauszusagen (43) und eignet sich somit nicht zur Therapiekontrolle.

Die geschilderten Zusammenhänge begründen die Indikationsstellung zur Kipptisch-Untersuchung, wie sie in den europäischen Leitlinien zur Synkopenabklärung zusammengefasst sind (Tab. 1.**5** [5]).

Prognose

Da für das vasovagale Syndrom die Prognose quoad vitam gut ist, erübrigt sich in vielen Fällen eine eigene Therapie; oft hilft dem Patienten bereits die Aufklärung über den Mechanismus seiner Synkopen und die Versicherung, dass er nicht lebensgefährlich erkrankt ist (Tab. 1.**6**).

Ein **individuell höheres Risiko**, während einer Episode zu Schaden zu kommen, tragen

➤ Patienten mit plötzlichem Bewusstseinsverlust, der sich nicht durch vegetative Symptome ankündigt und deshalb oft mit Verletzungen einhergeht, sowie
➤ Patienten mit riskanten Berufen oder gefährlichen Tätigkeiten (das Unfallrisiko während einer Synkope beim Auto fahren erscheint mit 0,26% pro Patientenjahr nicht exzessiv hoch [37]).

Tabelle 1.5 Indikationen zur Kipptisch-Untersuchung (nach [5])

Klasse I	▶ in Fällen ungeklärter Synkopen und hoher Risiko-Konstellation,
	   oder bei wiederholten Episoden ohne Vorliegen einer organischen Herzkrankheit,
	   oder bei Vorliegen einer organischen Herzkrankheit, nachdem kardiale Ursachen der Synkope ausgeschlossen sind,
	▶ wenn es von klinischem Wert ist, dem Patienten die Bereitschaft zur neurokardiogenen Synkope zu demonstrieren

Klasse II	▶ wenn das Verständnis des hämodynamischen Musters der Synkope den therapeutischen Ansatz beeinflusst, ▶ um eine Synkope mit Krampfsymptomatik von einer Epilepsie abzugrenzen, ▶ um Patienten mit rezidivierenden ungeklärten Stürzen abzuklären, ▶ um wiederholte Präsynkopen oder Schwindel zu evaluieren.
Klasse III	▶ Therapiekontrolle, ▶ Einzel-Synkope ohne Verletzung oder Hochrisiko-Konstellation, ▶ klare klinische Diagnose, bei welcher der Kipptisch die Therapie nicht ändern würde

Tabelle 1.6 Therapie des Vasovagalen Syndroms (VVS, nach [5])

Klasse I	▶ Erklärung des Risikos und Beruhigung über die Prognose bei VVS, ▶ Vermeidung der Trigger-Situationen (so gut wie möglich) und Reduktion der Ausprägung evtl. Trigger, wenn möglich (z.B. Aufregung), ▶ Modifikation oder Absetzen drucksenkender Medikation

Klasse II	▶ Volumenexpansion durch Salzdiät, Training, Schlafen mit 10°-Kippung bei lageabhängigen Synkopen,
	▶ Schrittmacher-Therapie bei Patienten mit kardioinhibitorischem VVS
	   und einer Anfallshäufigkeit von > 5 Anfällen pro Jahr
	   oder schweren Verletzungen
	   oder einem Unfall **und** Alter > 40 Jahre.

Klasse III	Es gibt keine Evidenz für die Wirksamkeit von Betablockern. Betablocker können die Bradykardie beim kardioinhibitorischen VVS aggravieren.

Häufige Synkopen in der Vergangenheit lassen nach Diagnosestellung ein frühes Rezidiv und eine hohe Symptomlast erwarten (20, 25, 39). In diesen Fällen ist ein Behandlungsversuch indiziert.

Therapie

Trotz reichhaltiger Literatur zu unterschiedlichsten Therapieansätzen ist Evidenz für deren Wirksamkeit nur selten aus prospektiv randomisierten Untersuchungen abzuleiten. Die meisten Studien sind zudem klein. Nach Diskussion der Therapiekontrolle durch Kipptisch-Untersuchung (s.o.) kann ein negativer Tilt-Test als Endpunkt therapeutischer Intervention nicht länger akzeptiert werden.

Der Zusammenhang zwischen Symptomhäufigkeit vor Diagnose und Timing des ersten Rezidivs (s.o.) mindert den Wert eines zu kurz (< 1 Jahr) angelegten Follow-up, sofern es sich nicht um hochsymptomatische Patienten mit monatlichen oder gar täglichen Episoden handelt. Umgekehrt verbietet die Selektion solch schwer geplagter Patienten, die Ergebnisse von Therapiestudien auf eine durchschnittliche Klientel zu übertragen. Dieser Vorbehalt gilt vor allem für Daten zur Schrittmachertherapie beim vasovagalen Syndrom (S. 41 ff.). Bei Bewertung der folgenden Therapiealternativen sollten die genannten Kriterien stets gegenwärtig sein.

Non-Device-Therapie

Allgemeine Maßnahmen

Bei alten Menschen genügt es oft schon, die Medikation zu modifizieren, um die Anfallshäufigkeit zu mindern oder die Symptomatik ganz zu beherrschen (Tab. 1.6). Typischerweise betrifft dies eine antihypertensive oder diuretische Therapie. Obwohl in der Kardiologie nicht üblich und nicht in jedem Fall zulässig, kann kochsalzreiche Diät hilfreich sein, wenn sie das Plasmavolumen merklich (≥ 100 ml) erhöht. Ohne dass der Blutdruck pathologisch ansteigt, kann damit die autonome Reaktion modifiziert und die orthostatische Toleranz verbessert werden (8, 17). Prospektiv randomisierte Studien dazu fehlen. Gleiches gilt für die Wirksamkeit von Stützstrümpfen.

Tilt-Training

Die originäre Verfahrensweise schreibt wiederholte Kipptisch-Expositionen bei 60° vor, die nach Verträglichkeit auf 45 (–90) min ausgedehnt werden, bis der Patient Tilt-negativ nach Hause entlassen wird. Dort führt er schräg an die Wand gestützt für täglich 2-mal 30–40 min ein Stehtraining durch. In einer ersten Beobachtungsstudie sind mit dieser Therapie alle 13 Patienten über 7 Monate synkopenfrei (15). In der Folgeuntersuchung bleiben 34 von 39 Patienten über 30,7 Monate asymptomatisch, während 5 Patienten, welche das Training unterbrechen, Synkopenrezidive erleiden (16). Eine kontrollierte Studie, welche den klinischen Verlauf besonders junger Patienten (16 ± 2 Jahre) in Abhängigkeit von der Zustimmung zum Training verfolgt, findet nach 18,2 Monaten 100 versus 43% frei von synkopalen Ereignissen (12). Wird das Training nach durchschnittlich 12,3 ± 4 Monaten Rezidivfreiheit nicht mehr fortgeführt, so treten bei drei Viertel der Patienten nach 1,25–7 Monaten neuerliche Episoden auf (14). Die erste, bisher einzig randomisierte Studie an 31 Patienten findet bei der Kipptischkontrolle nach 3 Trainingswochen keinen Unterschied zur 26-köpfigen Vergleichsgruppe. Bei 7 der 31 Patienten ist das Training unzureichend (< 12 Einheiten). Daten zum klinischen Follow-up werden nicht mitgeteilt. (19).

▮ Der potentielle Wirkmechanismus des Kipptischtrainings ist ungeklärt.

Mineralokortikoide

Als Leitsubstanz gilt Fludrocortison, das sich in einer sequentiellen Testung bei 10 von 21 Jugendlichen im Alter von 14 ± 6 Jahren über eine Zeit von 20 Monaten als effektiv erweist (22). Die Wirkung ist auf eine Expansion des Plasmavolumens zurückzuführen; ein Escape-Mechanismus ist nicht beschrieben.

Betablocker

Die nur auf den ersten Blick paradox anmutende Verwendung von Betarezeptorenblockern zielt auf den Katecholaminexzess, der mit seinem positiv inotropen Antrieb für die Aktivierung linksventrikulärer Dehnungsrezeptoren und damit letztlich für das „Kippen" des Orthostasereflexes verantwortlich gemacht wird. Zudem erhöhen Betablocker den peripheren Gefäßwiderstand. Zum lange als klassisch geltenden Behandlungsprinzip der vasovagalen Synkope ist die Datenlage jedoch widersprüchlich:

➤ Eine erste randomisierte Studie an 42 Patienten mit mehr als einer Synkope oder zwei Präsynkopen vor Diagnose (inklusive Isoproterenol-Provokation) vergleicht Kipptisch-Resultat und Symptomatik nach einem Monat. Mit Atenolol wird der Tilt-Test bei 62 versus 5% negativ (p = 0,0004), die Symptomatik ist bei 72 versus 29% gebessert (p = 0,02; [24]).

➤ Eine Untersuchung zum Spontanverlauf des vasovagalen Syndroms vergleicht eine unbehandelte Kontrollgruppe (n = 101) mit Patienten, die sich nicht mit völliger therapeutischer Enthaltsamkeit abfinden wollen und Betablocker erhalten (n = 52). Für das Merkmal „Synkopenfreiheit" sind die Kaplan-Meier-Kurven im 2-jährigen Follow-up nicht zu unterscheiden (38).

➤ Eine dritte, prospektiv-randomisierte, plazebokontrollierte, doppelblinde Studie an 50 Patienten mit mindestens 2 Synkopen im letzten Jahr findet innerhalb 12 Monaten nach Diagnosestellung keinen therapeutischen Effekt von Atenolol, wenn die Patienten zuvor Kipptisch-positiv sind (n = 20), und einen tendenziell ungünstigeren Verlauf (Log-Rank-Test: p = 0,074), wenn trotz typischer Anamnese die Tilt-Diagnostik negativ bleibt (23).

➤ Dagegen findet eine als Pilotstudie apostrophierte randomisierte und kontrollierte Untersuchung an 56 Patienten, dass lipophile Betablocker (Metoprolol, Propranolol) über eine 12-monatige Beobachtungszeit die Rate an Synkopenrezidiven hochsignifikant (p = 0,004) vermindern. Die Diagnose eines vasovagalen Syndroms fußt dabei auf Anamnese und sonst komplett negativer Diagnostik, setzt jedoch kein positives Kipptisch-Ergebnis voraus (Anteil positiver Tests 32% ohne und 23% mit Provokation). Unter dieser Therapie erfahren ursprünglich tilt-negative Patienten keine Verschlechterung ihrer Symptome (45).

▮ In kritischer Bewertung der Datenlage kommen die europäischen Leitlinien für das Synkopen-Management zu der Empfehlung, Betablocker beim vasovagalen Syndrom nicht einzusetzen (Klasse III, keine Indikation).

Disopyramid

Die Substanz bietet sich wegen ihrer anticholinergen Effekte, der negativ inotropen und peripher vasokonstringierenden Wirkung an. Im randomisiert doppelblinden Cross-over zeigen akut intravenöse (n = 15) und einwöchige orale Gaben (n = 11) von Disopyramid bei der Kipptisch-Kontrolle keine Überlegenheit gegenüber Plazebo; im randomisierten Vergleich über 28 ± 9 Monate (n = 21) beträgt die Rezidivquote 3/11 mit und 3/10 Patienten ohne Verum (27% versus 30%; p > 0,05; [27]).

Alpha-Sympathomimetika

Bestuntersuchte Substanz ist Midodrin, das als selektiver Alpha-1-Agonist dem peripheren Widerstandsverlust bei Entzug der sympathisch-nervalen Zuflüsse entgegenwirken soll. Eine erste randomisierte, doppelblinde, plazebo-kontrollierte Cross-over-Studie an 16 Patienten mit mehr als 2 Synkopen pro Monat und positivem Kipptisch (inklusive Nitrat-Provokation) ergibt 62 versus 13% negative Kontroll-Tests nach einem Monat (p < 0,01; [46]). Im randomisierten Vergleich zwischen Midodrin (3-mal 5–15 mg/Tag) und Flüssigkeits-/Salzregime (4 g NaCl/Tag) über 3 Monate zeigt sich bei 61 Patienten mit mehr als einer Synkope pro Monat und positivem Ausgangs-Tilt (einschließlich Isoproterenol) das Alpha-Sympathomimetikum klinisch eindeutig überlegen (p < 0,001) (33).

Serotonin-Reuptake-Hemmer

Eine Hemmung der Wiederaufnahme aus zentralen Synapsen könnte die extrazelluläre Serotonin-Konzentration erhöhen, postsynaptische Rezeptoren downregulieren und dem dämpfenden Effekt von Serotonin auf die zentral-sympathische Aktivität entgegenwirken. Dieser Ansatz scheint sich nach einer randomisierten, doppelblinden Studie an 68 Patienten mit 7 ± 2 Synkopen pro Jahr zu bestätigen, bei denen sich nach (Nitratprovoziertem) positivem Kipptisch Betablocker und Etilefrin als therapeutisch ineffektiv erweisen. Nach 4-wöchiger Behandlung mit Paroxetin oder Plazebo fällt die Tilt-Kontrolle bei 62 versus 38 % der Patienten negativ aus (p < 0,001), in mehr als 2-jährigem Follow-up bleiben 83 versus 47 % der Patienten rezidivfrei (p < 0,0001) (13).

> Der kurze Abriss therapeutischer Möglichkeiten berücksichtigt viele Alternativen nicht, zu denen Fallberichte oder kleine, meist unkontrollierte Studien existieren. Insgesamt jedoch ist die Datenlage unbefriedigend, so dass sich dezidierte Empfehlungen zur medikamentösen Therapie der neurokardiogenen Synkope verbieten (Tab. 1.**6**).

Schrittmachertherapie

Dass kardiale Stimulation vasovagale Synkopen verhindern soll, erscheint erst einmal unwahrscheinlich, weil – unabhängig vom Reaktionstyp – der pathologische Reflex weitgehend abgelaufen ist, bevor das Schrittmacheraggregat eine allfällige Bradykardie detektiert, und weil der Verlust des peripheren Widerstandes durch Aufrechterhalten einer physiologischen Herzfrequenz kaum zu kompensieren ist. Dennoch belegen drei prospektiv randomisierte Studien die Wirksamkeit des Prinzips (Abb. 1.**16**):

▶ VPS (Vasovagal Pacemaker Study; [9]) ist eine Pilotstudie, die nach Einschluss von 54 und Verlaufsauswertung bei 46 Patienten vorzeitig abgebrochen wird, weil ein hochsignifikanter (2p = 0,000022) Vorteil zu Gunsten der schrittmacherbehandelten Patienten zutage tritt. Das untersuchte Kollektiv umfasst ausschließlich hochsymptomatische Patienten nach Kriterien, die eigens für diese Studie entwickelt worden sind und sich vornehmlich auf die Anamnese (≥ 6 Synkopen vor dem diagnostischen Kipptisch) stützen (39). Für die Zahl anamnestisch erfasster Synkopen beträgt denn auch der Median [Interquartilabstand] in Schrittmacher- und Kontrollgruppe 14 [8–35] bzw. 35 [20–200], und im letzten Jahr vor Diagnose rangiert die Episodenzahl zwischen 3 und 40. Im Follow-up über 13 Monate erleiden ohne Stimulation 19 von 27 (70 %), mit Schrittmacher 6 von 27 Patienten (22 %) eine neuerliche Synkope, was einer Risikoreduktion von 85,4 % [95 %-Konfidenzintervall 59,7–94,7 %] entspricht.

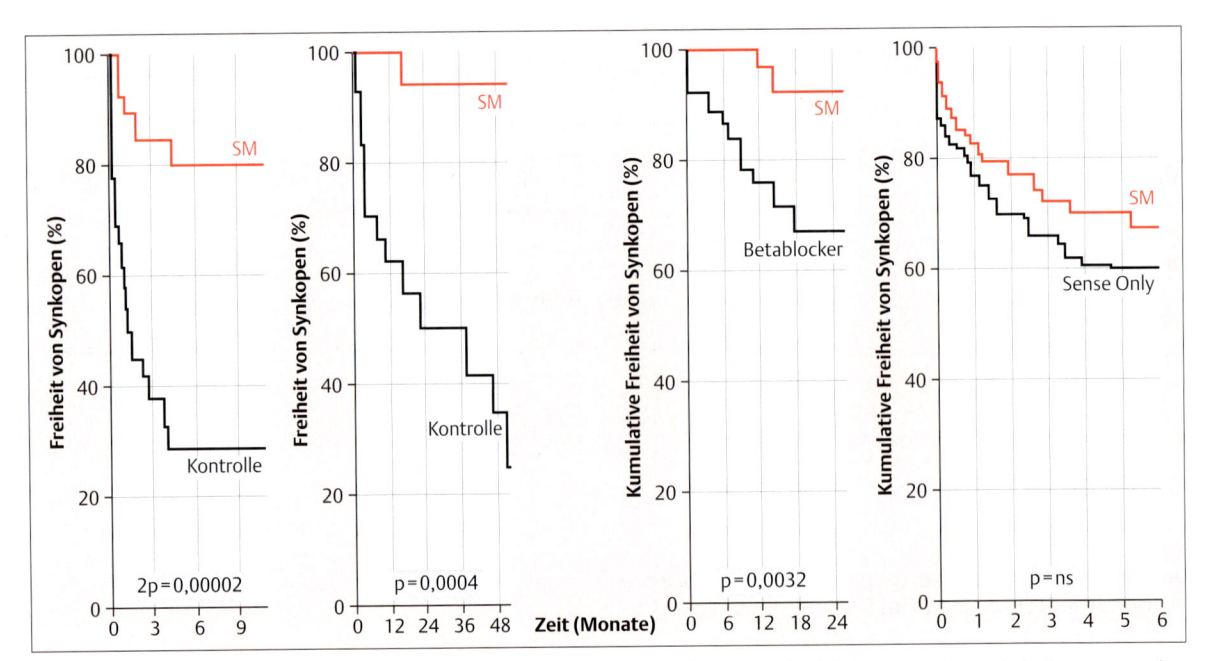

Abb. 1.16 Ergebnisse von vier prospektiv randomisierten Studien zur Wirksamkeit der Schrittmachertherapie beim vasovagalen Syndrom. Von links: VPS-1, VASIS, SYDIT, VPS-2 (siehe Text).

➤ VASIS ist eine breit angelegte europäische Untersuchungsreihe, die neben dem Schrittmacher auch medikamentöse Therapiealternativen prüft. Einschlusskriterien sind eine mehr als 6 Monate zurückreichende Symptomatik mit mindestens 3 Synkopen in den letzten 2 Jahren, bei Patienten unter 40 Jahren die frustrane Testung von Disopyramid, Betablockern, Alpha-Mimetika und Scopolamin (bei Patienten über 60 Jahren entfällt der Medikamententest) und eine kardioinhibitorische Reaktion beim Tilt-Test (Vasis-Klasse IIa oder IIb [42]). Tatsächlich reicht die Anamnese der 42 Patienten im Median 4–5 Jahre [Interquartilabstand 2–14 Jahre] zurück und zählt 5–6 [3–12] Episoden vor Diagnose. Im Follow-up von 3,7 Jahren wird der primäre Endpunkt (erstes Synkopenrezidiv) unter Schrittmachertherapie nur von einem Patienten (5%) erreicht, in der Kontrollgruppe beträgt die Rezidivquote 61% (p = 0,0006; [43]).

➤ Die Studie mit der höchsten Besetzungszahl ist SYDIT, die 93 Patienten im Alter von über 35 Jahren mit mindestens 3 Synkopen innerhalb der letzten 2 Jahre vor Diagnose (die letzte davon in den letzten 6 Monaten) und positiver Kipptisch-Reaktion (ohne/ mit Nitro-Provokation) untersucht. In prospektiv randomisiertem Design werden Schrittmacher- und Betablockertherapie über durchschnittlich 520 ± 266 Tage miteinander verglichen. Zwei Patienten im Schrittmacher- und 12 Patienten im pharmakologischen Arm der Studie erreichen als primären Endpunkt eine neuerliche Synkope (4,3 versus 25,5%; p = 0,004 [2]).

Gemeinsames Merkmal der genannten Studien ist, dass sie hochselektierte Kollektive untersuchen: Die VPS-Studie verdankt ihren frühzeitigen Abschluss dem bewusst genutzten Zusammenhang, dass hochgradige Symptomatik frühzeitig Synkopenrezidive bei Therapieversagen erwarten lässt. Von etwa 1200 ins Screening übernommenen Patienten werden bei VASIS letztlich nur 42 (= 3,5%) eingeschlossen; bei SYDIT macht das Verhältnis 93/1743 (= 5,3%) aus. Damit sind die Studien für den klinischen Alltag kaum repräsentativ und können die Schrittmachertherapie des vasovagalen Syndroms nicht generell begründen.

➤ Die jüngste VPS-II-Studie vermeidet dieses Problem, indem sie 100 von 137 Patienten (= 73%) aus dem Screening tatsächlich einschließt. Um den Plazeboeffekt zu mindern, der in der Verum-Gruppe vom chirurgischen Eingriff selbst zu erwarten ist, erhalten zudem alle Probanden einen Schrittmacher. Randomisiert wird zwischen DDD mit Frequenzabfallreaktion und ODO („Sensing only"). Die Schrittmacherbehandlung senkt das Risiko neuerlicher Synkopen um 30% [95%-Konfidenzintervall -33 bis 63%, p = 0,14, einseitiger Test] und verfehlt damit jede Signifikanz. Dies ist gegen eine Rate von etwa 10% bedeutsamer Komplikationen (Herztamponade, systemischer Infekt, Sondendislokation) aufzuwiegen, welche die Schrittmacherversorgung in dieser Studie belastet (10).

Folgerichtig sehen die Empfehlungen der europäischen Kardiologengesellschaft für die Schrittmacherbehandlung des vasovagalen Syndroms nur eine Klasse-II-Indikation und begrenzen diese auf Fälle, in denen die Häufigkeit neurokardiogener Synkopen mindestens 5 Episoden/Jahr beträgt oder eine maligne – etwa mit Verletzung einhergehende – Symptomatik den Therapieversuch erzwingt (Tab. 1.**6** [5]).

Vasovagale Synkope

Indikation (Klasse I)
➤ keine **[B]**

Indikation (Klasse IIa)
➤ Rezidivierende (≥ 5/Jahr) vasovagale Synkopen oder schwere synkopenbedingte Verletzungen bei Patienten über 40 Jahre mit kardioinhibitorischen Pausen > 3 s, z.B. im Rahmen einer Kipptischuntersuchung, mit unzureichendem Ansprechen auf andere Maßnahmen **[B]**

Indikation (Klasse IIb)
➤ Rezidivierende vasovagale Synkopen mit dokumentierter Bradykardie, z.B. im Rahmen einer Kipptischuntersuchung, mit unzureichendem Ansprechen auf andere Maßnahmen **[C]**

Kommentar

Bei der Mehrzahl der Patienten mit vasovagalen Synkopen stehen Allgemeinmaßnahmen wie Vermeiden auslösender Trigger und Verhaltensregeln, sowie ein Orthostasetraining im Vordergrund, bevor Medikamente zum Einsatz kommen.

Literatur

1. Alboni P, Brignole M, Menozzi C, et al. Diagnostic value of history in patients with syncope with or without heart disease. J Am Coll Cardiol 2001; 37: 1921–1928.
2. Ammirati F, Colivicchi F, Santini M. Permanent cardiac pacing versus medical treatment for the prevention of recurrent vasovagal syncope: a multicenter, randomized, controlled trial. Circulation 2001; 104: 52–57.
3. Blanc JJ, Mansourati J, Maheu B, et al. Reproducibility of a positive passive upright tilt test at a seven-day interval in patients with syncope. Am J Cardiol 1993; 72: 469–471.
4. Bloomfield DM, Sheldon R, Grubb BP, et al. Putting it together: a new treatment algorithm for vasovagal syncope and related disorders. Am J Cardiol 1999; 84: 33Q–39Q.
5. Brignole M, Alboni P, Benditt D, et al. Guidelines on management (diagnosis and treatment) of syncope. Eur Heart J 2001; 22: 1256–1306.
6. Brignole M, Menozzi C, Del Rosso A, et al. New classification of haemodynamics of vasovagal syncope: beyond the VASIS classification. Analysis of the pre-syncopal phase of the tilt test without and with nitroglycerin challenge. Vasovagal Syncope International Study. Europace 2000; 2: 66–76.
7. Brooks R, Ruskin JN, Powell AC, et al. Prospective evaluation of day-to-day reproducibility of upright tilt-table testing in unexplained syncope. Am J Cardiol 1993; 71: 1289–1292.
8. Burklow TR, Moak JP, Bailey JJ, et al. Neurally mediated cardiac syncope: autonomic modulation after normal saline infusion. J Am Coll Cardiol 1999; 33: 2059–2066.
9. Connolly SJ, Sheldon R, Roberts RS, et al. The North American Vasovagal Pacemaker Study (VPS). A randomized trial of permanent cardiac pacing for the prevention of vasovagal syncope. J Am Coll Cardiol 1999; 33: 16–20.
10. Connolly SJ, Sheldon R, Thorpe KE, et al. Pacemaker therapy for prevention of syncope in patients with recurrent severe vasovagal syncope: Second Vasovagal Pacemaker Study (VPS II): a randomized trial. JAMA 2003; 289: 2224–2229.
11. Dhala A, Natale A, Sra J, et al. Relevance of asystole during head-up tilt testing. Am J Cardiol 1995; 75: 251–254.
12. Di Girolamo E, Di Iorio C, Leonzio L, et al. Usefulness of a tilt training program for the prevention of refractory neurocardiogenic syncope in adolescents: A controlled study. Circulation 1999; 100: 1798–1801.
13. Di Girolamo E, Di Iorio C, Sabatini P, et al. Effects of paroxetine hydrochloride, a selective serotonin reuptake inhibitor, on refractory vasovagal syncope: a randomized, double-blind, placebo-controlled study. J Am Coll Cardiol 1999; 33: 1227–1230.
14. Di Girolamo E, Sabatini P, Leonzio L, et al. Tilt training in neurocardiogenic syncope: a time-dependent benefit? Europace 2001; 2, Suppl.B: B190.
15. Ector H, Reybrouck T, Heidbuchel H, et al. Tilt training: a new treatment for recurrent neurocardiogenic syncope and severe orthostatic intolerance. Pacing Clin Electrophysiol 1998; 21: 193–196.
16. Ector H, Reybrouck T, Heidbuchel H, et al. Long-term follow-up results of tilt training in patients with recurrent neurocardiogenic syncope. Pacing Clin Electrophysiol 2001; 24: 574.
17. El Sayed H, Hainsworth R. Salt supplement increases plasma volume and orthostatic tolerance in patients with unexplained syncope. Heart 1996; 75: 134–140.
18. Fitzpatrick AP, Theodorakis G, Vardas P, et al. Methodology of head-up tilt testing in patients with unexplained syncope. J Am Coll Cardiol 1991; 17: 125–130.
19. Foglia-Manzillo G, Giada F, Gaggioli G, et al. Efficacy of tilt-training in the treatment of recurrent neurocardiogenic syncope: A randomized study. Pacing Clin Electrophysiol 2002; 24: 574.
20. Grimm W, Degenhardt M, Hoffman J, et al. Syncope recurrence can better be predicted by history than by head-up tilt testing in untreated patients with suspected neurally mediated syncope. Eur Heart J 1997; 18: 1465–1469.
21. Grubb BP, Kosinski D. Tilt table testing: concepts and limitations. Pacing Clin Electrophysiol 1997; 20: 781–787.
22. Grubb BP, Temesy-Armos P, Moore J, et al. The use of head-upright tilt table testing in the evaluation and management of syncope in children and adolescents. Pacing Clin Electrophysiol 1992; 15: 742–748.
23. Madrid AH, Ortega J, Rebollo JG, et al. Lack of efficacy of atenolol for the prevention of neurally mediated syncope in a highly symptomatic population: a prospective, double-blind, randomized and placebo-controlled study. J Am Coll Cardiol 2001; 37: 554–559.
24. Mahanonda N, Bhuripanyo K, Kangkagate C, et al. Randomized double-blind, placebo-controlled trial of oral atenolol in patients with unexplained syncope and positive upright tilt table test results. Am Heart J 1995; 130: 1250–1253.
25. Malik P, Koshman ML, Sheldon R. Timing of first recurrence of syncope predicts syncopal frequency after a positive tilt table test result. J Am Coll Cardiol 1997; 29: 1284–1289.
26. Morillo CA, Klein GJ, Zandri S, et al. Diagnostic accuracy of a low-dose isoproterenol head-up tilt protocol. Am Heart J 1995; 129: 901–906.
27. Morillo CA, Leitch JW, Yee R, et al. A placebo-controlled trial of intravenous and oral disopyramide for prevention of neurally mediated syncope induced by head-up tilt. J Am Coll Cardiol 1993; 22: 1843–1848.
28. Moya A, Brignole M, Menozzi C, et al. Mechanism of syncope in patients with isolated syncope and in patients with tilt-positive syncope. Circulation 2001; 104: 1261–1267.
29. Moya A, Permanyer-Miralda G, Sagrista-Sauleda J, et al. Limitations of head-up tilt test for evaluating the efficacy of therapeutic interventions in patients with vasovagal syncope: results of a controlled study of etilefrine versus placebo. J Am Coll Cardiol 1995; 25: 65–69.
30. Natale A, Akhtar M, Jazayeri M, et al. Provocation of hypotension during head-up tilt testing in subjects with no history of syncope or presyncope. Circulation 1995; 92: 54–58.
31. Oraii S, Maleki M, Minooii M, et al. Comparing two different protocols for tilt table testing: sublingual glyceryl trinitrate versus isoprenaline infusion. Heart 1999; 81: 603–605.
32. Parry SW, Kenny RA. Tilt table testing in the diagnosis of unexplained syncope. QJM 1999; 92: 623–629.
33. Perez-Lugones A, Schweikert R, Pavia S, et al. Usefulness of midodrine in patients with severely symptomatic neurocardiogenic syncope: a randomized control study. J Cardiovasc Electrophysiol 2001; 12: 935–938.
34. Quan KJ, Carlson MD, Thames MD. Mechanisms of heart rate and arterial blood pressure control: implications for the pathophysiology of neurocardiogenic syncope. Pacing Clin Electrophysiol 1997; 20: 764–774.
35. Raviele A, Giada F, Brignole M, et al. Comparison of diagnostic accuracy of sublingual nitroglycerin test and low-dose isoproterenol test in patients with unexplained syncope. Am J Cardiol 2000; 85: 1194–1198.
36. Scherrer U, Vissing S, Morgan BJ, et al. Vasovagal syncope after infusion of a vasodilator in a heart-transplant recipient. N Engl J Med 1990; 322: 602–604.
37. Sheldon R, Koshman ML. Can patients with neuromediated syncope safely drive motor vehicles? Am J Cardiol 1995; 75: 955–956.
38. Sheldon R, Rose S, Flanagan P, et al. Effect of beta blockers on the time to first syncope recurrence in patients after a positive isoproterenol tilt table test. Am J Cardiol 1996; 78: 536–539.
39. Sheldon R, Rose S, Flanagan P, et al. Risk factors for syncope recurrence after a positive tilt-table test in patients with syncope. Circulation 1996; 93: 973–481.

40. Sheldon R, Rose S, Koshman ML. Comparison of patients with syncope of unknown cause having negative or positive tilt-table tests. Am J Cardiol 1997; 80: 581–585.
41. Sheldon RS, Rose SM, Fisher M, et al. Historical criteria for the causes of syncope in patients with structural heart disease. Pacing and Clinical Electrophysiology 2001; 24: 627.
42. Sutton R, Bloomfield DM. Indications, methodology, and classification of results of tilt-table testing. Am J Cardiol 1999; 84: 10Q–19Q.
43. Sutton R, Brignole M, Menozzi C, et al. Dual-chamber pacing in the treatment of neurally mediated tilt-positive cardioinhibitory syncope : pacemaker versus no therapy: a multicenter randomized study. The Vasovagal Syncope International Study (VASIS) Investigators. Circulation 2000; 102: 294–299.
44. van Lieshout JJ, Wieling W, Karemaker JM. Neural circulatory control in vasovagal syncope. Pacing Clin Electrophysiol 1997; 20: 753–763.
45. Ventura R, Maas R, Zeidler D, et al. A randomized and controlled pilot trial of beta-blockers for the treatment of recurrent syncope in patients with a positive or negative response to head-up tilt test. Pacing Clin Electrophysiol 2002; 25: 816–821.
46. Ward CR, Gray JC, Gilroy JJ, et al. Midodrine: a role in the management of neurocardiogenic syncope. Heart 1998; 79: 45–49.

■ Bradykarde Rhythmusstörungen nach Herzoperationen

A. Markewitz

Das Wichtigste in Kürze

Der höhergradige AV-Block stellt die überwiegende Indikation zur Schrittmacherimplantation nach Herzoperationen dar. Da temporäre bradykarde Rhythmusstörungen nach herzchirurgischen Eingriffen häufig sind, werden während des Eingriffs routinemäßig vorübergehend Schrittmacherelektroden implantiert. Der Einsatz eines permanenten Systems aufgrund postoperativer Bradykardien sollte möglichst erst nach einer Woche erfolgen, die Häufigkeit liegt bei 2,1 % der am Herzen operierten Patienten.
Nach orthotoper Herztransplantation erhalten rund 8 % der Patienten einen Schrittmacher. Da nach einem solchen Eingriff auftretende Rhythmusstörungen sich allerdings oft wieder geben, sollte bis zur Schrittmacherimplantation möglichst vier Wochen abgewartet werden.

Herzchirurgische Operationen

Vorübergehende bradykarde Rhythmusstörungen treten nach herzchirurgischen Operationen so häufig auf, dass routinemäßig temporäre epimyokardiale Schrittmacherelektroden während des Eingriffs implantiert werden. Die Inzidenz an postoperativen bradykarden Rhythmusstörungen, die zur Implantation eines permanenten Schrittmacher-Systems führen, wird in der Literatur mit 2,1 % angegeben (Tab. 1.7) (4, 8, 14). Dies bedeutet für Deutschland ein jährliches Aufkommen von ca. 2000 Schrittmacherimplantationen nach herzchirurgischen Operationen (12).

Es gibt deutliche Unterschiede in der postoperativen Schrittmacher-Bedürftigkeit je nach Art des herzchirurgischen Eingriffs: So beträgt die Inzidenz nach koronaren Bypass-Operationen übereinstimmend < 1 %, während nach Eingriffen an den Herzklappen nahezu 5 % aller Patienten einen permanenten Schrittmacher benötigen (Tab. 1.7). Es ist daher nicht verwunderlich, dass der – häufig chirurgisch bedingte – **AV-Block** mit nahezu 60 % die Liste der Indikationen anführt (Tab. 1.8). Insofern stellen Klappenoperationen, insbesondere Mehrfachklappeneingriffe sowie die Aorten-und/oder Trikuspidalklappenoperationen die wichtigsten prädisponierenden Faktoren für die Schrittmacher-Bedürftigkeit nach herzchirurgischen Operationen dar. Weiter wurden präoperative Rhythmusstörungen wie Vorhofflimmern, ein perioperativer Myokardinfarkt und das weibliche Geschlecht als Risikofaktor für eine postoperative Bradykardie beschrieben, die einen Schrittmacher erfordert (4, 8).

Prinzipiell folgen die **Indikationsstellung** zur permanenten Schrittmacherversorgung und die Auswahl des Schrittmacher-Systems nach herzchirurgischem Eingriff den Leitlinien der DGK. Hinzu kommen als Besonderheit nach Herzoperation:

➤ Sofern der chirurgisch bedingte AV-Block II. oder III. Grades sich frühzeitig etabliert und nicht bald zurückbildet (s. u.), stellt er je nach QRS-Breite eine prognostische Indikation der Klasse I oder IIa dar.
➤ Bei der Sinusknotenfunktionsstörung manifestiert sich die Symptomatik, welche zur Indikationsstellung gefordert wird, in einer hämodynamischen Instabilität, die eine Mobilisation und Rehabilitation des Patienten postoperativ unmöglich macht. Je nach klinischer Situation reicht die Klassifizierung der Indikation von Klasse I bis IIb.

Tabelle 1.7 Inzidenz an Schrittmacherimplantationen nach herzchirurgischen Eingriffen in der Literatur

Operation/Autor	Koronarbypass n (%)	Klappenersatz n (%)	Sonstige n (%)	Summe n (%)
Gordon	50/6859 (0,73 %)	131/2119 (6,2 %)	74/1443 (5,1 %)	**255/10421 (2,45 %)**
Lewis	37/4596 (0,8 %)	98/2800 (3,5 %)	132/6004 (2,2 %)	**267/13400 (1,91 %)**
Del Rizzo				**45/3493 (1,3 %)**
Summe	87/11455 (0,75 %)	229/4919 (4,66 %)	206/7447 (2,77 %)	**567/27314 (2,08 %)**

Tabelle 1.8 Indikationen zu Schrittmacherimplantationen nach herzchirurgischen Eingriffen in der Literatur

Autor	Sinusknotenerkrankung	AV-Block	Bradykardes Vorhofflimmern
Lewis	18,5 %	53,7 %	20,4 %
Del Rizzo	19 %	57 %	17 %

➤ Bradykarde Rhythmusstörungen im Zusammenhang mit einem Mehrorganversagen sollten nicht Anlass zur permanenten Schrittmacherversorgung sein (Klasse III).

Die entscheidende Frage ist, wann nach dem herzchirurgischen Eingriff die Schrittmacherimplantation erfolgen soll, weiß man doch aus eigener Erfahrung (und nicht aus großen randomisierten Studien), dass sich bradykarde Rhythmusstörungen nach herzchirurgischen Operationen wieder zurückbilden können. Nur für den AV-Block gibt es Hinweise, dass er wenig bis keine Rückbildungstendenz zeigt, wenn er innerhalb der ersten 24 postoperativen Stunden auftritt und mehr als 48 Stunden anhält (13). Für alle anderen bradykarden Rhythmusstörungen fehlen diese Hinweise.

Die folgenden **Empfehlungen** entsprechen der Praxis des Autors und stützen sich auf drei Literaturstellen (7, 8, 13). Die mangelnde Evidenz aus der Literatur lässt ebenso gut andere Empfehlungen begründen.

1. AV-Block ≥ II. Grades innerhalb der ersten 24 Stunden nach der Operation **und** Ersatzrhythmus < 40/min innerhalb der nächsten 48 Stunden – Empfehlung einer Implantation zum frühestmöglichen Zeitpunkt,
2. AV-Block ≥ II. Grades mit Kammerfrequenz > 40/min und persistierend **breitem** QRS-Komplex – Empfehlung einer Implantation am Ende der ersten postoperativen Woche,
3. AV-Block ≥ II. Grades mit Kammerfrequenz > 40/min und **schmalem** QRS-Komplex – Empfehlung einer Implantation in der zweiten postoperativen Woche,
4. Bei Sinusknotenerkrankung oder bradykardem Vorhofflimmern richtet sich der Zeitpunkt der Implantation nach der Herzfrequenz, wobei Raten < 40/min baldmöglichst, Frequenzen von mindestens 40/min frühestens ab der zweiten postoperativen Woche die Schrittmacherversorgung begründen. Die individuelle Entscheidung mag mit dem klinischen Zustand des Patienten, der Funktion (meist temporär eingebrachter) epikardialer Sonden und logistischen Zwängen variieren.

Da die Schrittmacherbehandlung – entsprechend ihrer Häufigkeit – in die Fallkostenkalkulation herzchirurgischer Eingriffe eingerechnet ist, sprechen ökonomische Aspekte für eher kurze Wartezeiten.

> In dieser Gruppe ergibt sich nicht selten die Notwendigkeit, intermittierende tachyarrhythmische Phasen, die ihrerseits zu einer hämodynamischen Instabilität führen, medikamentös zu behandeln. Resultiert daraus eine Bradykardie, stellt diese eine leitlinienkonforme Indikation zur Schrittmacher-Implantation dar.

Herztransplantation

Die Häufigkeit der SM-Implantation nach orthotoper Herztransplantation (Tab. 1.9) wird in der Literatur mit knapp 8 % (Bereich: 6–21 %) angegeben (3, 5, 9, 16, 18, 20, 21, 22, 25) und liegt damit um den Faktor 4 höher als bei den übrigen herzchirurgischen Operationen. Besonders in der frühen postoperativen Periode überwiegt dabei ganz eindeutig die Sinusknotendysfunktion mit 86 % aller Indikationen (Tab. 1.9). Das Auftreten eines AV-Blocks wird wesentlich seltener, und wenn überhaupt, dann eher in der späten postoperativen Phase beobachtet (3, 11, 22).

Die zumindest initial komplette autonome Denervierung bei nahezu allen Patienten führt operationsbedingt zu einer chronotropen Inkompetenz, die nicht immer mit einer Ruhebradykardie einhergeht und meist zu Beginn der Belastung imponiert, weil die Frequenzsteigerung bei Herztransplantierten nahezu ausschließlich über zirkulierende Katecholamine erfolgt und diese gegenüber der autonom-nervösen Reaktion verzögert wirksam werden.

Im weiteren Verlauf benötigt die Mehrheit der Patienten den Schrittmacher nicht mehr (Tab. 1.10) so dass zumindest in der Vergangenheit ca. zwei Drittel aller herztransplantierten Patienten ihren Schrittmacher vermutlich zu früh und/oder unnötigerweise erhielten. In den letzten Jahren zeichnet sich daher eine eher abwartende Haltung ab, bevor man sich zur Schrittmacherimplantation nach Herztransplantation entscheidet (20). Überdies spricht vieles dafür, dass die Verwendung der bikavalen anstelle der biatrialen Anastomosentechnik bei der Implantation des rechten Spendervorhofs die postoperative Schrittmacherbedürftigkeit reduzieren oder ganz vermeiden wird (2, 6, 10, 20, 24).

> Die Empfehlung einer Übersicht zum Thema (17) entspricht daher den Leitlinien der DGK, möglichst 4 Wochen zu warten, bevor man nach orthotoper Herztransplantation einen Schrittmacher implantiert. Die Zeit bis zur Implantation oder bis zur Rhythmusnormalisierung lässt sich erfahrungsgemäß medikamentös, z.B. mit Theophyllin 150–300 mg per os, überbrücken (1, 23).

Somit ergeben sich folgende besondere Empfehlungen für die Schrittmacherversorgung nach Herztransplantation:

Tabelle 1.9 Inzidenz an Schrittmacherimplantationen nach Herztransplantationen in der Literatur

Operation Autor	HTx n	SM n (%)	Indikation SSS (%)	AVB (%)	Implantation vor Entlassung n	%
Miyamato	401	23 (6%)	95	5	17	74
DiBiase	556	41 (7%)	90	10	30	73
Payne	46	7 (15%)	100	-	7	100
Heinz	90	19 (21%)	100	-	17	89
Markewitz	237	26 (11%)	96	4	25	96
Raghavan	286	19 (8%)	68	32	16	86
Cataldo	200	15 (8%)	87	13	13	87
Woodard	223	13 (6%)	85	15	11	85
Parry	436	32 (7%)	66	34	32	100
Summe	2475	195 (7,9%)	86	14	168	86,1

SSS: Sinusknoten-Syndrom; AVB: AV-Block, HTx: Herztransplantation

Tab. 1.10 Persistierende Bradykardie nach Herztransplantation in der Literatur

Autor	Bradykardie im Langzeitverlauf n	%
Miyamato	1	4
DiBiase	20	50
Payne	6	86
Heinz	8	41
Markewitz	6	24
Raghavan	6	32
Holt	10	30
Summe	58	34,5

➤ Symptomatische Sinusknotenfunktionsstörung (analog der Klasse-I-Indikation zum Sinusknotensyndrom) nach Ablauf des ersten postoperativen Monats;
➤ Symptomatische Sinusknotenfunktionsstörung zwischen 14. und 28. Tag nach Herztransplantation, sofern die Bradykardie eine hämodynamische Instabilität nach sich zieht, die eine Mobilisation und Rehabilitation des Patienten unmöglich macht und medikamentös (z.B. mit Theophyllin) nicht zu beherrschen ist;
➤ AV-Block ≥ II. Grades, nicht vor Ablauf von 2 Wochen nach Herztransplantation; danach finden die Implantationsregeln zur AV-Blockierung Anwendung;
➤ Wegen der grundsätzlichen Aussicht auf Reversibilität (die eine Klasse-III-Indikation darstellen würde) kann vor Ablauf der ersten 14 postoperativen Tage die Indikation bei keiner bradykarden Rhythmusstörung gestellt werden.

Bei der **Schrittmacher-Systemwahl** lässt die oben erwähnte chronotrope Inkompetenz und die fast immer nachweisbare intakte ventrikulo-atriale Leitung die Implantation eines vorhofbeteiligten, frequenzvariablen Schrittmachersystems angeraten erscheinen. Die biatriale Anastomosentechnik eröffnet die Möglichkeit, die Stimulation des Spenderherzens über den Empfängervorhof zu steuern:

➤ Bei Sinusknotenstörung wird der Empfängervorhof vom atrialen und der Spendervorhof vom ventrikulären Kanal eines DDD-Schrittmachers angesteuert; die technische AV-Zeit wird kurz (z.B. 10 ms) gewählt.
➤ Bei (zusätzlichem) AV-Block kann ein System verwandt werden, das die Sonden in beiden Vorhofabschnitten über einen Y-Konnektor mit dem atrialen und die Kammersonde mit dem ventrikulären Port eines Zweikammersystems verbindet. Sofern verfügbar, kann auch ein System mit zwei atrialen Konnektoren gewählt werden. Zusätzlich zur üblichen DDD-Funktion sollte das System jede atriale Wahrnehmung einen Vorhofstimulus triggern lassen (in der proprietären Bezeichnung einzelner Hersteller als DDD/AT oder ähnlich bezeichnet), so dass die AV-sequentielle Stimulation über den empfängereigenen Vorhof an das autonome Nervensystem „angekoppelt" wird (15, 19).

Die Implantationstechnik ist mitunter anspruchsvoll.

Bradykarde Rhythmusstörungen nach Herzoperationen

Der höhergradige AV-Block stellt die überwiegende Indikation zur Schrittmacherimplantation nach Herzoperationen dar. Insbesondere nach Klappenchirurgie, am häufigsten Aortenklappen-, Trikuspidalklappenoperationen, und VSD-Verschluss, besteht das Risiko einer mechanischen Schädigung des Erregungsleitungssystems. Die Indikationsstellung orientiert sich dabei an den allgemeinen Leitlinien. Da postoperative Bradykardien reversibel sein können, dies gilt insbesondere für Sinusknotendysfunktionen, sollte mit einer Schrittmacherimplantation in der Regel zunächst etwa eine Woche abgewartet werden.

Eine individuelle Verkürzung dieses Warteintervalles bis zur Schrittmacherimplantation kann unter Berücksichtigung der folgenden Faktoren vorgenommen werden: Bereits präoperativ bestehende Überleitungsstörungen, ausgedehnte mechanische Schädigung des Erregungsleitungssystemes zu erwarten (z.B. ausgedehntes Debridement bei Endokarditis), keine Hinweise für eine Erholung der Überleitung in den ersten postoperativen Tagen.

Für den AV-Block gibt es Hinweise, dass er wenig bis keine Rückbildungstendenz zeigt, wenn er innerhalb der ersten 24 postoperativen Stunden nach Aorten- oder Mitralklappenchirurgie auftritt und dann mehr als 48 Stunden anhält.

Bei Patienten, die im postoperativen Verlauf intermittierende höhergradige AV-Blockierungen entwickeln, kann unter individueller Nutzen-/Risiko-Abwägung eine Schrittmacherimplantation erfolgen.

Nach rhythmuschirurgischen Operationen (z.B. MAZE-Techniken) treten häufig postoperativ Sinusknotenfunktionsstörungen auf. Wegen der hohen, wenn auch teilweise verzögerten, Remissionsrate ist die Indikation zur Schrittmacherimplantation hier zurückhaltend zu stellen.

AV-Blockierungen nach Herztransplantation sind eine Rarität. Bei Auftreten einer Sinusknotenfunktionsstörung sollte die Entscheidung über eine Schrittmacherimplantation möglichst erst nach Ablauf eines Monats gestellt werden.

Literatur

1. Bertolet BD, Eagle DA, Conti JB, et al. Bradycardia after heart transplantation: Reversal with theophylline. J Am Coll Cardiol 1996; 28: 396–399.
2. Blanche C, Nessim S, Quartel A, et al. Heart transplantation with bicaval and pulmonary venous anastomoses. A hemodynamic analysis of the first 117 patients. J Cardiovasc Surg (Torino) 1997; 38: 561–566.
3. Cataldo R, Olsen S, Freedman RA. Atrioventricular block occurring late after heart transplantation: Presentation of three cases and literature review. PACE 1996; 19: 325–330.
4. Del Rizzo DF, Nishimura S, Lau C, et al. Cardiac pacing following surgery for acquired heart disease. J Card Surg 1996; 11: 332–340.
5. Di Biase A, Tse TM, Schnittger I, et al. Frequency and mechanism of bradycardia in cardiac transplant recipients and need for pacemakers. Am J Cardiol 1991; 67: 1385–1389.
6. El Gamel A, Yonan A, Deiraniya AZK, et al. Orthotopic cardiac transplantation: Comparison of standard and bicaval Wythenshaww techniques. J Thorac Cardiovasc Surg 1995; 109: 731–737.
7. Glikson M, Dearani JA, Hyberger LK, Schaff HV, Hammill SC, Hayes DL. Indications, effectiveness, and long-term dependency in permanent pacing after cardiac surgery. Am J Cardiol 1997; 80: 1309–1313.
8. Gordon RS, Ivanov J, Cohen G, Ralph-Edwards AL. Permanent cardiac pacing after a cardiac operation: Predicting the use of permanent pacemakers. Ann Thorac Surg 1998; 66: 1698–1704.
9. Heinz G, Hirschl M, Buxbaum, et al. Sinus node dysfunction after orthotopic cardiac transplantation: Postoperative incidence and long-term implications. PACE 1991; 15: 731–737.
10. Herre JM, Barnhart GR, Llano A. Cardiac pacemakers in the transplanted heart: Short-term with the biatrial anastomosis and unnecessary with the bicaval anastomosis. Curr Opin Cardiol 2000; 15: 115–120.
11. Holt ND, McComb JM. Late atrioventricular (AV) block and permanent pacemaker implantation after orthotopic heart transplantation. PACE 1996; 19: 1272.
12. Kalmar P, Irrgang E. Cardiac Surgery in Germany during 2000. Thorac Cardiov Surg 2001; 48: XXXIII-XXXVIII.
13. Kim MH, Deeb GM, Eagle KA, et al. Complete atrioventricular block after valvular heart surgery and the timing of pacemaker implantation. Am J Cardiol 2001; 87: 649–651.
14. Lewis JW, Webb CR, Pickard SD, et al. The increased need for a permanent pacemaker after reoperative cardiac surgery. J Thorac Cardiovasc Surg 1998; 116: 74–81.
15. Markewitz A, Osterholzer G, Weinhold C, Kemkes BM, Feruglio GA: Recipient P-wave synchronized pacing of the donor atrium in a heart-transplanted patient: A case study. PACE 1988; 11: 1402–1404.
16. Markewitz A, Schmoeckel M, Nollert G, et al. Long-term results of pacemaker therapy after orthotopic heart transplantation. J Card Surg 1993; 8: 411–416.
17. Melton IC, Gilligan DM, Wood, MA, Ellenbogen KA. Optimal pacing after heart transplantation. PACE 1999; 22: 1510–1527.
18. Miyamato Y, Curtiss EI, Kormos RL, et al. Bradyarrhythmia after heart transplantation. Incidence, time course, and outcome. Circulation 1990; 82: IV313-IV317.
19. Nagele H, Döring V, Kalmar P, et al. Long-term hemodynamic benefit of atrial synchronization with A2A2D or A2A2T pacing in sinus node syndrome after orthotopic heart transplantation. J Heart Lung Transplant 1998; 17: 906–912.
20. Parry G, Holt ND, Dark JH, McComb JM. Declining need for pacemaker implantation after cardiac transplantation. PACE 1998; 21: 2350–2352.
21. Payne ME, Murray KD, Watson KM, et al. Permanent pacing in heart transplant recipients: Underlying causes and long-term results. J Heart Lung Transplant 1991; 10: 738–742.
22. Raghavan C, Maloney JD, Nitta J, et al. Long-term follow-up of heart transplant recipients requiring permanent pacemakers. J Heart Lung Transplant 1995; 14: 1081–1089.
23. Redmond JM, Zehr KJ, Gillinov MA, et al. Use of theophylline for treatment of prolonged sinus node dysfunction in human orthotopic heart transplantation. J Heart Lung Transplant 1993; 12: 133–138.
24. Trento A, Takkenburg JM, Czer LSC, et al. Clinical experience with one hundred consecutive patients undergoing

orthotopic heart transplantation with bicaval and pulmonary anastomoses. J Thorac Cardiovasc Surg 1996; 112: 1496–1503.
25. Woodard DA, Conti JB, Millis RM, Williams RA, Curtis AB. Permanent atrial pacing in cardiac transplant patients. PACE 1997; 20: 2398–2404.

Nicht primär antibradykarde Schrittmacherindikationen

Das Wichtigste in Kürze

Zu den Krankheitsbildern, bei denen nicht die Bradykardie entscheidend für die Indikation eines Schrittmachers ist, gehören die medikamentenrefraktäre Herzinsuffizienz mit QRS-Verbreiterung als Indikation für eine Resynchronisationstherapie, die hypertrophe obstruktive Kardiomyopathie, das Long-QT-Syndrom sowie das Schlafapnoe-Syndrom.

Die hypertrophe obstruktive Kardiomyopathie stellt keine primäre Schrittmacherindikation dar. Ihr Einsatz kann als alternatives Behandlungsverfahren bei älteren Patienten mit therapierefraktären Symptomen, eingeschränkter Operabilität und medikamentös induzierter Bradyarrhythmie in Frage kommen.

Die Basistherapie des Long-QT-Syndroms besteht in adrenolytischen Maßnahmen durch Betarezeptorenblocker oder chirurgische Grenzstrangresektion. Die Schrittmachertherapie hat einen Stellenwert bei therapierefraktären Patienten, bei denen die Arrhythmie durch Bradykardie oder Pausen ausgelöst oder durch betalokalisierende Medikation symptomatische Bradykardien induziert werden.

Beim Schlafapnoe-Syndrom steht im Vordergrund die CPAP-Beatmung. Sofern trotz suffizienter Therapie längere Bradykardien/Asystolien persistieren, kann eine Schrittmachertherapie indiziert sein.

Einleitung

Die folgenden Abschnitte fassen Krankheitsbilder zusammen, bei denen eine Bradykardie nicht essentielles Element der Indikation zur Schrittmacherbehandlung darstellt. Obwohl darunter auch die Prävention von Vorhofflimmern zu fassen wäre, ist diese nach aktuellem Kenntnisstand nur in Verbindung mit antibradykarder Stimulationsindikation zu rechtfertigen und wird deshalb an anderer Stelle behandelt.

Resynchronisationstherapie

G. Fröhlig

Die nicht-pharmakologische Therapie der Herzinsuffizienz wird im Kapitel zur Schrittmacher-Hämodynamik pathophysiologisch begründet. Die Indikation zur resynchronisierenden (meist atrio-biventrikulären) Stimulation (CRT) fußt auf derzeit publizierten Studien und ist notwendigerweise an deren Einschlusskriterien gekoppelt. Die stürmische Entwicklung, welche das Verfahren gegenwärtig erfährt, lässt jedoch erwarten, dass der Indikationskatalog noch wesentliche Änderungen erfährt und angesichts unbefriedigender Responder-Raten (etwa 60–80 %) durch bessere Prädiktoren eines Therapieerfolgs ergänzt oder modifiziert werden muss.

Die Indikationskriterien zur (atrio-) biventrikulären Stimulation, wie sie in vorläufigen Positionspapieren (98) und Leitlinien (36) niedergelegt sind, finden sich in Tabelle 1.**11**. Einheitlich wird als Bedingung formuliert, dass der Patient eine **medikamentenrefraktäre Herzinsuffizienz im klinischen Stadium III** (NYHA) haben muss, um als Kandidat für eine CRT in Frage zu kommen. Für das Stadium II liegen diskrepante Befunde vor (3a, 50), im Stadium IV bleibt die Letalität hoch (52). Fast vollständige Übereinstimmung findet sich auch bezüglich Einschränkung der Ejektionsfraktion und Mindestgröße des linken Ventrikels, welche eine CRT begründen. Einigkeit herrscht darin, dass eine Verbreiterung des QRS-Komplexes verlangt wird.

Tabelle 1.**11** Indikationskriterien zur Resynchronisationstherapie

Hauptkriterien nach deutschem Positionspapier und neuen Leitlinien der DGK	Abweichungen amerikanischer Guidelines	Nebenkriterien
Herzinsuffizienz NYHA III/IV trotz leitliniengerechter medikamentöser Therapie		
Linksschenkelblock, QRS-Breite > 150 bis 155 ms	QRS ≥ 130 ms	
LVEF < 35 %	LVEF ≤ 35 % LVEDD ≥ 55 mm	LVEDD > 55 mm LV + dP/dt < 700 mmHg/s Funktionelle Mitralinsuffizienz $VO_{2\,max}$: < 14 ml/kg/min
Erhaltener Sinusrhythmus	keine Angaben	

Allerdings setzt nur das deutsche Positionspapier (98) einen Linksschenkelblock voraus. Die Spannweite der geforderten QRS-Breite reflektiert die Einschlusskriterien der Studien und reicht von ≥ 120 ms (1, 12a, 20a) bis 150 ms oder mehr (3, 19, 71).

Obwohl die Responder-Rate mit der intrinsischen QRS-Breite zunimmt, mehrt sich die Evidenz dafür, dass zwischen Parametern elektrischer und mechanischer Asynchronie allenfalls eine lockere Korrelation besteht (53) und auch ohne (Links-) Schenkelblock Phasenverschiebungen im linksventrikulären Kontraktionsmuster vorkommen, die einer Resynchronisationstherapie zugänglich sind (108). Es werden deshalb zunehmend mechanische Kriterien inter- und linksventrikulärer Asynergie empfohlen, die echokardiographisch ermittelt werden können, den Resynchronisationserfolg vorhersagen sollen, prospektiv jedoch noch nicht in größeren Studien getestet sind (Tab. 1.12). In der multivariaten Analyse stellt sich der „Asynchronie-Index" im Tissue-Doppler (107) als wohl mächtigster Prädiktor eines Therapieerfolgs durch CRT dar, seine Bestimmung ist jedoch aufwändig und die dafür nötige technische Ausrüstung nicht überall verfügbar (5, 106).

Tabelle 1.12 Echokardiographische Kriterien der mechanischen LV-Asynchronie

Methode	Referenz	Parameter	Cut-off
M-Mode	(76)	Zeitverzögerung zwischen dem Punkt maximaler Dorsalexkursion des Kammerseptums und Ventralbewegung der LV-Hinterwand	130 ms
Doppler	(18)	Präejektionsperiode (PEP, Aorta)	140 ms
	(18)	Interventrikuläres Delay ($PEP_{Aorta} - PEP_{Pulm}$)	40 ms
	(18)	LV-Füllungszeit (Mitraldoppler)/Zykluslänge	40 %
	(72)	Präsystolische Mitralinsuffizienz	n.a.
	(4, 12)	Approximation von dP/dt_{max} aus dem Mitralinsuffizienz-Signal im CW-Doppler	700 mmHg/s
M-Mode + Doppler	(18)	Systolische Einwärtsbewegung der LV-Lateralwand (M-Mode) nach Öffnung der Mitralklappe (Doppler)	n.a.
TDI	(6)	Systolische Zeitverzögerung zwischen je einem septalen und lateralen „Sample volume"	65 ms
	(107)	Asynchronieindex (Standardabweichung der Zeit bis zur maximalen systolischen Kontraktion aus 12 LV-Segmenten)	32,6 ms

TDI: Tissue Doppler Imaging

Resynchronisationstherapie

Patienten mit symptomatischer Herzinsuffizienz trotz optimaler medikamentöser Therapie mit einer Ejektionsfraktion ≤ 35 %, einer linksventrikulären Dilatation ≥ 55 mm enddiastolisch und einer intraventrikulären Leitungsverzögerung

Indikation (Klasse I)
➤ NYHA-Stadium III/IV, Linksschenkelblock mit einer QRS-Breite > 150 ms und Sinusrhythmus [A]

Indikation (Klasse IIa)
➤ NYHA-Stadium III/IV, Linksschenkelblock mit einer QRS-Breite von 120 bis 150 ms und Sinusrhythmus [A]
➤ NYHA-Stadium III/IV, Linksschenkelblock mit einer QRS-Breite > 150 ms und Vorhofflimmern [C]

Indikation (Klasse IIb)
➤ NYHA-Stadium III/IV und einer QRS-Breite > 120 ms ohne Linksschenkelblock [B]
➤ NYHA-Stadium III/IV und konventionelle Schrittmacherindikation mit erforderlicher rechtsventrikulärer Stimulation [C]
➤ NYHA-Stadium II, Linksschenkelblock mit einer QRS-Breite > 150 ms und Sinusrhythmus [B]

Kommentar

Es wird auf das Positionspapier zur kardialen Resynchronisationstherapie verwiesen. Neben der Breite des QRS-Komplexes spielt der echokardiographische Nachweis einer ventrikulären Dyssynchronie eine zunehmende Rolle bei der Indikationsstellung zur Resynchronisationstherapie. Bisher gibt es jedoch keinen Konsensus, welche echokardiographischen Parameter zur Quantifizierung der Asynchronie am besten geeignet sind.

Patienten mit Rechtsschenkelblock oder mit QRS-Verbreiterung ohne typisches Schenkelblockbild wurden nur in geringer Zahl in Studien zur Resynchronisationstherapie eingeschlossen. Daher ist der klinische Nutzen bei dieser Patientengruppe bislang weniger gut belegt. Bei diesen Patienten sollte der echokardiographische Nachweis einer ventrikulären Dyssynchronie erfolgen.

Die Implantation eines biventrikulären Schrittmachers sollte nicht bei Dekompensation, sondern nach

Stabilisierung erfolgen. Bei Patienten mit ischämischer Herzinsuffizienz sollte vor einer Resynchronisationstherapie die Möglichkeit zur Revaskularisation geprüft werden.

Zur Implantation links- oder biventrikulärer Systeme bei Patienten mit konventioneller Schrittmacherindikation, z.B. bei intermittierendem höhergradigem AV-Block, liegen derzeit keine Daten vor. Wenn jedoch bei einem herzinsuffizienten Patienten (NYHA III/IV) alle Kriterien (außer dem LSB) erfüllt sind (s.o.), kann die Implantation eines solchen Systems erwogen werden, um mögliche negative, hämodynamische Auswirkungen der ansonsten erforderlichen rechtsventrikulären Stimulation zu vermeiden. Bei allen Patienten zur Resynchronisationstherapie muss eine gleichzeitig bestehende Indikation zur prophylaktischen Defibrillatorimplantation geprüft werden.

Anmerkung:
Die aktuellen Leitlinien der Deutschen Gesellschaft für Kardiologie zur Therapie der chronischen Herzinsuffizienz aus 2005 (http://www.dgk.org/Leitlinien/LeitlinienHerzinsuffizienz.pdf) fassen die Indikation zur Resynchronisationstherpie wesentlich knapper und differenzieren nicht nach verschiedenen Indikationsklassen:

Die Resynchronisationstherapie durch biventrikuläre Stimulation ist bei Patienten mit reduzierter Ejektionsfraktion (EF < 35 %), Sinusrhythmus, Linksschenkelblock oder echokardiographischem Nachweis einer ventrikulären Dyssynchronie und breitem QRS-Komplex (= 120 ms), die auch unter optimaler Therapie schwer symptomatisch (NYHA III–IV) sind, zur Verminderung der Symptomatik und Sterblichkeit sinnvoll (Klasse I [A]).

Hypertrophisch obstruktive Kardiomyopathie

J. Neuzner

Einführung

Nach der ersten systematischen Beschreibung des Erkrankungskomplexes hypertropher Kardiomyopathien 1957 und 1958 (13, 99) wurden unterschiedlichste klinisch, funktionell oder pathologisch-anatomisch gestützte Begriffe für dieses Krankheitsbild gefunden, welche speziell die begleitende Ausflusstraktobstruktion als „idiopathisch hypertrophe Subaortenstenose (IHSS)" oder „idiopathische hypertrophe obstruktive Kardiomyopathie (HOCM)" benannten. Heute besteht weite Akzeptanz bezüglich der Nomenklatur der Erkrankung (65).

Das breite Spektrum klinischer Bilder wird beschrieben durch

- ➤ variables Erkrankungsalter,
- ➤ unterschiedliches Ausmaß und wechselnde topographische Verteilung der ventrikulären Hypertrophie,
- ➤ die unterschiedliche Einschränkung von systolischer und diastolischer Ventrikelfunktion,
- ➤ den Schweregrad der begleitenden Mitralinsuffizienz,
- ➤ durch benigne und maligne supraventrikuläre und ventrikuläre Arrhythmien und nicht zuletzt
- ➤ durch den Schweregrad der systolischen linksventrikulären Ausflusstraktobstruktion (24, 25, 29, 48, 56, 59, 61, 65, 96).

Wechselnden Einflüssen dieser Faktoren entspricht die variable Prognose (11, 17, 25, 31, 57, 68, 96).

Prävalenz, Ätiologie, Symptomatik, klinischer Verlauf

Die Häufigkeit der Erkrankung kann in der Gesamtbevölkerung mit ca. 0,2 % angegeben werden (58). Die Abhängigkeit der Schätzung von der Art der Erhebung (z.B. Patientendaten aus spezialisierten Kliniken) ist gut dokumentiert (58, 96). Die Minderzahl zeigt eine klinische Symptomatik (58). Der Befund einer aortalen Ausflusstraktobstruktion findet sich bei einem von 7 identifizierten Patienten mit hypertropher Kardiomyopathie. Auch wenn die ausgeprägte intraindividuelle Variabilität des Ausflusstraktgradienten berücksichtigt wird, der deshalb einer Entdeckung entgehen mag (46), ist die klassische hypertrophe obstruktive Kardiomyopathie ein eher seltenes Krankheitsbild.

In den vergangenen Jahren ist das Wissen über die **molekulargenetischen Grundlagen** der Erkrankung schnell gewachsen. Genotyp-Phänotyp-Untersuchungen zeigen eine unterschiedliche Penetranz und Ausprägung der Erkrankung und belegen, dass die Mehrzahl der Genträger phänotypisch ohne klinisch relevante Ausbildung der Erkrankung bleiben. Die Daten bieten die Möglichkeit, die Prognose der betroffenen Patienten besser zu klassifizieren und die Behandlungsoptionen in Zukunft zu verbessern (55, 59, 86, 103, 104).

Im Vordergrund der **Symptomatik** stehen Belastungs- bis hin zur Ruhedyspnoe mit den Zeichen globaler kardialer Dekompensation sowie belastungsabhängige Angina pectoris unterschiedlichen Schweregrades (11, 15, 16, 31). Schwindel, Präsynkopen und Synkopen können primär hämodynamisch erklärt oder Symptom von Brady- und Tachyarrhythmien sein (11, 15, 16, 20, 21, 35, 43, 44). Die klinische Symptomatik ist oft die Summe mehrerer Einzelfaktoren. Neben dem Ausflussbahngradienten kommen in Frage:

- systolische und diastolische Dysfunktion,
- reduzierte Koronarreserve,
- myokardiale Ischämie,
- die Erhöhung der Vorhofdrucke durch Relaxations- und Compliance-Störung des linken Ventrikels,
- eine begleitende Mitralinsuffizienz sowie
- tachy- und bradykarde Rhythmusstörungen.

Diese sollten der klinischen Symptomatik zugeordnet und bei differentialtherapeutischen Überlegungen bedacht werden (31, 65, 89, 96).

Maligne ventrikuläre Herzrhythmusstörungen scheinen die Prognose der Erkrankung wesentlich mitzubestimmen; in vielen Fällen ist der plötzliche arrhythmogene Herztod die Erstmanifestation der Erkrankung (21, 25, 49, 63, 68). Angesichts einer jährlichen Gesamtsterblichkeit von etwa 1%, wie sie für ein nicht selektioniertes Patientenkollektiv gilt, erwartet die große Mehrzahl der Patienten jedoch ein **benigner Verlauf** der Erkrankung. Fällen mit jahrelanger Konstanz von Beschwerden und Befund stehen Patienten gegenüber, die in kurzer Zeit eine schnelle Progredienz der Erkrankung zeigen. Im Verlauf auftretende Folgeerkrankungen wie atriale Tachyarrhythmien und sekundäre AV-Klappeninsuffizienzen können ursächlich im Vordergrund einer Progression stehen (40, 80, 96, 105).

> Immerhin 25% der Patienten haben eine normale Lebenserwartung (15, 27, 31, 41, 48, 57, 97). Innerhalb dieser Gruppe müssen diejenigen mit deutlich erhöhtem Risiko für das Auftreten eines plötzlichen Hertztodes durch ergänzende Risikostratifikation bestmöglich erfasst werden und einer Therapie mit implantierbaren Defibrillatoren zugeführt werden (21, 27, 35, 49, 62, 63, 68).

Medikamentöse, operative und ablative Therapien

Für die HOCM liegen Ergebnisse der **medikamentösen Therapie** mit Betarezeptorenblockern und Calciumantagonisten vom Verapamil-Typ für größere Patientenkollektive und längere Nachbeobachtungszeiträume vor (9, 30, 38, 41, 51, 59, 89). Die beiden Substanzklassen wirken mit differentem Profil über eine Reduktion der Herzfrequenz, die Verbesserung der aktiven und passiven diastolischen Ventrikelfunktion, die Reduktion der Ausflusstraktobstruktion und die Minderung myokardialer Ischämie (16, 89, 96).

> Trotz Nachweis der symptomatischen Wirksamkeit sind Effekte auf Erkrankungsprogression und Prognose nicht sicher belegt (96).

Wenn Medikamente als „first-line"-Therapie nicht ausreichen, kann die **operative Therapie** der hypertrophen obstruktiven Kardiomyopathie erwogen werden. Sie wird in Form der septalen Myektomie nach Morrow (69, 84), ggf. mit zusätzlichen Eingriffen im Bereich der Mitralklappe und deren Halteapparat durchgeführt.

Dieses Verfahren erreicht exzellente Ergebnisse mit einer perioperativen Mortalität von <2% und 10-Jahres-Überlebensraten >80%.

> Eine Verbesserung der Prognose operativ behandelter Patienten ist nicht belegt, unter Berücksichtigung zusätzlich bestehender und postoperativ verbleibender pathologischer Substrate kann auch diese Therapieform nicht als kurativ angesehen werden (14, 69, 75, 95, 100).

In den letzten Jahren findet die transkutane **transluminale Septumablation** durch Alkoholinjektion in die septalen Koronargefäßabgänge zunehmende Verbreitung (90). Bei signifikanter Reduktion der Ausflusstraktgradienten (>60–70%) konnten 99% der Patienten symptomatisch gebessert werden, die Mortalität wird mit <2% berichtet, die Rate prozedurbezogener höhergradiger AV-Blockierungen beträgt etwa 8% (87). Langzeitbeobachtungen im Vergleich zu den Ergebnissen anderer Therapieformen und besonders der operativen Therapie stehen noch aus.

Pathophysiologie der linksventrikulären Ausflusstraktobstruktion, Mechanismus der ventrikulären Stimulation

Obwohl nicht die einzig relevante pathophysiologische Veränderung, steht die Obstruktion des linksventrikulären Ausflusstrakts (LVOT) im Zentrum therapeutischer Bemühungen bei der HOCM. Die prognostische Bedeutung des LVOT-Gradienten verlangt in Zukunft sicher eine Anpassung des bisher rein symptomatisch orientierten Vorgehens in der Behandlung der Patienten (59, 61) Dieser Gradient ist keine fixe Größe (11, 56, 65, 59, 83), variiert mit unterschiedlichen Lastbedingungen dem autonomen Tonus und pharmakologischen Interventionen.

Unterschiede in seiner Ausprägung finden sich oft zwischen Ruhe und Provokation, wobei eine allgemein anerkannte Testmethode zur vergleichenden Beurteilung und klinischen Einschätzung nicht besteht (59). Die dopplerechokardiographische Messung des Gradienten unter fahrradergometrischer Belastung wird als der physiologischste Ansatz vorgeschlagen (59).

Anatomisch kann die Obstruktion unmittelbar subaortal, mittventrikulär oder apikal lokalisiert sein. Weitere morphologische Besonderheiten tragen zur differenten Ausbildung des Ausflusstraktgradienten bei, wie die Hypertrophie des basalen Septums, die geringe Weite des linksventrikulären Ausflusstrakts und die besondere Anlage des Mitralklappenapparats (40, 47, 59, 78). Die Ausflusstraktobstruktion wird durch die systolische anteriore Bewegung des vorderen Mitralsegels weiter verstärkt. Ursächlich wird ein Venturi-Effekt infolge der hohen Auswurfleistung des linken Ventrikels in der frühen Systole angenommen (17, 51, 64).

Das Verständnis der **Effekte ventrikulärer Stimulation** bei der Minderung des Ausflusstraktgradienten geht auf von Hassenstein (39) im Jahre 1975 zurück. Dabei dürften mehrere Faktoren eine Rolle spielen:

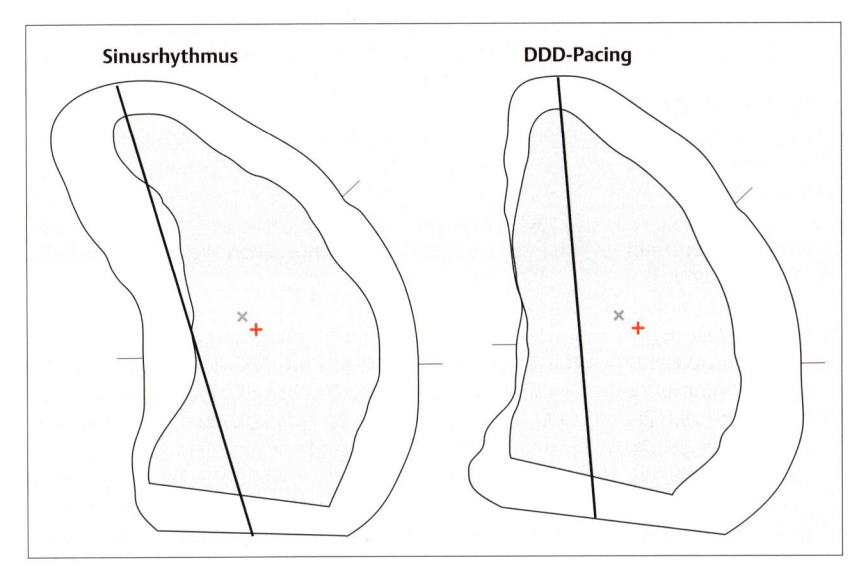

Abb. 1.**17** Dynamik des Kammerseptums bei HOCM ohne (links) und während rechtsventrikulärer Stimulation im DDD-Modus (rechts).

- Die apikale Stimulation im rechten Ventrikel (33) erzeugt eine asynchrone Erregung der linken Kammer und ändert den intraventrikulären Kontraktionsablauf in der Weise, dass das Kammerseptum vorzeitig eine kurze Einwärtsbewegung beschreibt, sich nachfolgend eher in Richtung des rechten Ventrikels bewegt (s. Schrittmacher-Hämodynamik, s. Kap. 2) und damit den Ausflusstrakt weniger einengt (Abb. 1.**17**).
- Die Reduktion des frühsystolischen Schlagvolumens mindert den Venturi-Effekt und schwächt so die systolische Vorwärtsbewegung des anterioren Mitralsegels ab.
- Die geringere Auswurfleistung lässt das enddiastolische Volumen zunehmen und erweitert damit auch den Ausflusstrakt.
- Veränderte koronare Perfusionsbedingungen können eine zusätzliche Rolle spielen (22, 45, 56, 73, 89, 96, 105).

Der geschilderte Ansatz setzt die vollständige Erregung des linken Ventrikels durch Stimulation („full ventricular capture") voraus. Bei Patienten mit normaler Spontanüberleitung im AV-Knoten muss deshalb oft ein AV-Delay des Schrittmachers gewählt werden, das die Vorhofkontraktion unterbricht und die ohnehin gestörte Ventrikeldiastole weiter beeinträchtigt. Es ist belegt, dass dieser Effekt auch mit einer klinischen Verschlechterung des Patienten einhergeht (8, 74). Ist dies der Fall, so kann versucht werden, durch medikamentöse (Verapamil, Betablocker) oder kathetergestützte Verfahren die intrinsische AV-Überleitung zu modifizieren und den Einstellbereich für das AV-Delay bis zum Eintreten von Fusionsphänomenen (s. Schrittmacher-Algorithmen, s. Kap. 5) zu verlängern (82).

Die passagere AV-sequentielle Stimulation unter simultaner Dopplerechokardiographie (83) ist nach Studienlage (60) kein sicherer Prädiktor eines langfristigen Therapieerfolgs, jedoch erlaubt diese Methode die sichere Erkennung von Non-Respondern. Ohne positive Akuteffekte der Elektrostimulation ist die dauerhafte Implantation eines DDD-Schrittmachers zur Behandlung der HOCM in der Regel nicht gerechtfertigt (60).

Klinische Ergebnisse der Schrittmacher-Behandlung bei HOCM

Nicht randomisierte Studien:
- Unter maximaler medikamentöser Therapie zeigten 13 Patienten einen persistierenden LVOT-Gradienten von > 30 mmHg und blieben klinisch symptomatisch. Bei invasiver Testung zeigten 8 dieser Patienten einen positiven hämodynamischen Effekt durch rechtsventrikuläre Stimulation (42) und erhielten nachfolgend ein DDD-Schrittmachersystem. Akut reduziert sich der LVOT-Gradient um 43% von 82 ± 42 auf 47 ± 34 mmHg (p < 0,002). Die Spanne der optimierten AV-Intervalle bei AV-sequentieller Stimulation betrug 50–100 ms. Eine Zunahme des Herz-Zeit-Volumens wurde unter DDD-Stimulation nicht beobachtet. Bei den 8 Patienten mit chronischer Schrittmacherbehandlung (AV-Delay zwischen 50 und 90 ms) konnte eine anhaltende klinische Verbesserung erreicht und die Herzinsuffizienz von NYHA-III auf Klasse I gemindert werden.
- In einer Untersuchung an 44 Patienten ließ sich mit AV-sequentieller Stimulation der LVOT-Gradient von 87 ± 43 auf 38 ± 38 mmHg signifikant senken (26). Im Unterschied zur erstgenannten Untersuchung waren AV-Intervalle > 150 ms programmiert. Klinisch wurden Verbesserungen des NYHA-Status (3,4 vs. 1,7) und eine Verlängerung der Belastungsdauer erreicht. In beiden Untersuchungen verblieb trotz der signifikanten Reduktion der Ausflusstraktobstruktion ein Ruhegradient von mehr als 30 mmHg, der nach neueren Daten prognostische Bedeutung im Sinne erhöhter Mortalität und Morbidität besitzt (61).
- Die langfristigen Effekte der DDD-Stimulation wurden in einem Kollektiv von 84 Patienten untersucht, die im Mittel 2,3 ± 0,8 Jahre nachverfolgt wurden

(28). Die klinische Verbesserung manifestierte sich im NYHA-Stadium (3,2 ± 0,5 vs. 1,6 ± 0,6), 90 % der Patienten gaben eine subjektive Verbesserung ihres Befindens an, der LVOT-Gradient konnte im Mittel von 96 ± 41 auf 27 ± 31 mmHg gesenkt werden. Zwei Patienten verstarben plötzlich, die 3-Jahres Überlebensrate betrug 97 %. Angesichts einer Rückbildung der LV-Hypertrophie wurde ein Langzeiteffekt der DDD-Stimulation im Sinne eines Re-Remodellings diskutiert.

➤ Eine Studie an 56 Patienten (94) fand akut eine Reduktion des Ausflussbahngradienten von 78 ± 31 auf 38 ± 24 mmHg, die chronisch mit 36 ± 25 mmHg erhalten blieb. Die programmierten AV-Intervalle zeigten eine breite Verteilung zwischen 31 und 210 ms, betrugen im Mittel aber nur 60 ms und waren damit überraschend kurz. Die Untersuchung unterstreicht die Bedeutung einer individuellen hämodynamischen Optimierung des AV-Intervalls als Voraussetzung des Therapieerfolgs. Subjektiv waren 44 von 53 Patienten gebessert, wobei sich keine Korrelation der Klinik mit dem Ausmaß der Gradientenverminderung im linksventrikulären Ausflusstrakt zeigen ließ. Einsparmöglichkeiten bei der medikamentösen Therapie ergaben sich nicht.

➤ In einem kleinen pädiatrischen Kollektiv von 10 Patienten (79) unterschieden sich die Effekte der DDD-Stimulation nicht von denen bei Erwachsenen.

Prospektiv randomisierte klinische Untersuchungen:

➤ In den randomisierten Vergleich von DDD- und AAI-Stimulation bei HOCM wurden 21 Patienten einbezogen, die einen Ausflusstraktgradienten von mehr als 30 mmHg in Ruhe oder 50 mmHg nach Provokation zeigten. Während aller Studienperioden wurde die bei Eintritt bestehende medikamentöse Therapie weitergeführt (74). Im Vergleich zum Ausgangswert ohne Stimulation reduzierte die DDD-Stimulation den LVOT-Gradienten von initial 76,7 ± 61 auf 54,9 ± 38 mmHg ($p < 0,05$), der AAI-Modus blieb ohne signifikante Veränderungen. Unter AV-sequentieller Schrittmacherbehandlung verbesserten sich Lebensqualität und Belastungsdauer, nicht jedoch die maximale Sauerstoffaufnahme ($VO_{2\,max}$) in der Spiroergometrie. Der stärkste Effekt der DDD-Stimulation wurde bei der höchstgradigen Obstruktion unter Basisbedingungen beobachtet, ein Befund, der zur individualisierten Indikationsstellung bei dem Verfahren mahnt. Nach dem subjektiven Empfinden der Patienten betrug die Rate klinischer Verbesserung unter DDD-Stimulation 63 %, während der AAI-Phase (ohne effektive Therapie) immerhin noch 42 %. Dieses Ergebnis legt einen bedeutsamen Plazeboeffekt der Schrittmacherimplantation nahe.

➤ Die PIC Studie (Pacing in Cardiomyopathy [45]) schloss 83 Patienten mit einem LVOT-Ruhegradienten > 30 mmHg ein. Nach den akuten hämodynamischen Ergebnissen passagerer Elektrostimulation erfolgte die Einteilung in 2 Gruppen: In Gruppe A zeigten die Patienten eine Reduktion des LVOT-Gradienten um mindestens 30 %, in Gruppe B eine geringere oder keine akute Beeinflussung der Obstruktion durch DDD-Stimulation. In Gruppe A (77 % der Patienten) sank der Gradient von 78,5 ± 32 auf 32,4 ± 22 mmHg, in Gruppe B (22 %) von 85,3 ± 39 auf 70,1 ± 35 mmHg. Während der DDD-Phase war bei allen Patienten eine vollständige ventrikuläre Präexzitation zu erreichen, wobei das mittlere AV-Delay 61 ± 23 ms betrug. In der chronischen DDD-Phase wurde eine 51 %ige Reduktion des LVOT-Gradienten gefunden (Gruppe A: 53 vs. 26 mmHg; Gruppe B: 69 vs. 45 mmHg).

Insgesamt führte die DDD-Stimulation bei 84 % der Patienten zu einer symptomatischen Verbesserung. Die Zunahme der Belastungsfähigkeit (27 % der Patienten) unterschied sich zwischen Patientengruppe A und B nicht und zeigte somit auch keine Korrelation zur Gradientenreduktion. Die positiven Ergebnisse der Untersuchung blieben über eine verlängerte Nachbeobachtungsdauer (32) bestehen. Der Befund symptomatischer Verbesserung trotz inaktiven Schrittmachersystems (20/70 Patienten in der Erstpublikation) unterstreicht nochmals den Plazeboanteil an den klinischen Effekten der Schrittmacherbehandlung (26, 66) und wird in einer eigenen Subanalyse der Studie eindrucksvoll herausgearbeitet (54).

➤ Die M-PATHY-Studie (Multicenter Study of Pacing Therapy for Hypertrophic Cardiomyopathy [60]) randomisierte 48 Patienten mit einem LVOT-Ruhegradienten > 50 mmHg in ein doppeltblindes Cross-Over-Design. Während der Untersuchung verblieben alle Patienten unter der zuvor eingestellten Medikation. Nach Implantation eines Zweikammer-Schrittmachers wurden zwei dreimonatige Phasen im DDD- und AAI-Modus (AAI 30/min) verglichen. Mit DDD-Stimulation konnte der mittlere LVOT-Gradient von 82 ± 33 auf 48 ± 32 mmHg gesenkt werden. Dabei zeigten nur 57 % der Patienten eine Reduktion des Gradienten um mehr als 30 mmHg. Alle weiteren Studienparameter wie NYHA-Status, Lebensqualität, Belastungsdauer, maximale Sauerstoffaufnahme und Kenngrößen der diastolischen Ventrikelfunktion zeigten keinen Unterschied zwischen DDD- und AAI-Phase.

Eine Subanalyse individueller Patienten konnte 6 von 48 Patienten mit einem optimalen Therapieergebnis unter DDD-Stimulation („Responder") identifizieren. Diese Patienten wiesen im Mittel ein höheres Lebensalter (69 ± 4 Jahre) auf und zeigten eine Reduktion des LVOT Gradienten um 35–40 mmHg. In allen anderen Parametern unterschied diese Gruppe sich nicht von den Patienten ohne symptomatische Verbesserung unter DDD-Stimulation.

Zusammenfassung

Die Ergebnisse der randomisierten Studien lassen nur den Schluss zu, dass die AV-sequentielle Schrittmachertherapie nicht die erste Wahl bei Patienten mit symptomatischer hypertroph-obstruktiver Kardiomyopathie sein kann.

Entsprechend den aktuellen ACC/AHA-Guidelines wird sie bei Patienten mit HOCM als Klasse-IIB-Indikation klassifiziert (37). Signifikante Limitation der Therapie sind die unzureichende Reduktion der Ausflusstraktobstruktion sowie der fehlende Effekt auf die Progression der Erkrankung und das Risiko des plötzlichen Herztodes (21, 48, 52). Trotzdem kann die DDD-Schrittmachertherapie **in besonderen Fällen** angezeigt sein. Die Möglichkeit individueller Indikationsstellung erklärt auch die Tatsache, dass nach den aktuellen Erhebungen des „Survey of Cardiac Pacing" im Jahre 1997 in den USA etwa 1 % aller Schrittmacherimplantationen mit der Indikation „hypertrophe obstruktive Kardiomyopathie" durchgeführt wurden (7). Die Subanalyse der oben zitierten Studien beschreibt besonders ältere Patienten mit hohen LVOT-Gradienten und eingeschränkter Operabilität sowie vielleicht zusätzlich bestehenden medikamentös induzierten Bradyarrhythmien als mögliche Kandidaten für eine klinisch erfolgreiche DDD-Stimulation.

Hypertrophe obstruktive Cardiomyopathie

Bei Patienten mit hypertropher obstruktiver Cardiomyopathie (HOCM) kann unter AV-synchroner rechtsventrikulärer Stimulation eine Reduktion des linksventrikulären Ausflusstraktgradienten erreicht werden. Die stimulationsinduzierte ventrikuläre Desynchronisation wird neben anderen Mechanismen als Ursache für die Reduktion des LVOT-Gradienten angesehen. Zur Effektivität der Therapie liegen keine überzeugenden Daten aus randomisierten Studien vor. Es besteht ein wiederholt gesicherter Plazeboeffekt der Schrittmachertherapie. Das eigentliche Therapieziel, die ausreichende Senkung des Ausflusstraktgradienten, wird in der Regel nicht erreicht und ein dauerhafter Therapieeffekt ist nicht vorhersehbar. Ein ausbleibender akuter hämodynamischer Effekt in einer invasiven Testung mittels temporärer AV-synchroner Stimulation identifiziert Patienten, die nicht profitieren. Ein positiver Effekt der Akuttestung ist aber kein Prädiktor für einen dauerhaften klinischen Erfolg der Schrittmachertherapie.

Die hypertrophe obstruktive Cardiomyopathie stellt daher keine primäre Schrittmacherindikation dar. Ihr Einsatz kann als alternatives Behandlungsverfahren insbesondere bei älteren medikamentös refraktären Patienten angesehen werden, bei denen eine Myektomie oder eine transkoronare Ablation der Septumhypertrophie nicht in Frage kommen. Nach Alkohol-Injektion in einen Septalast (TASH) ist in etwa 10 % der Patienten mittel- bis langfristig mit einer Schrittmacherpflichtigkeit zu rechnen.

Sofern eine Schrittmachertherapie bei HOCM durchgeführt wird, ist eine hämodynamische Kontrolle der Programmierung erforderlich. Diese muss neben der Quantifizierung der Reduktion des Ausflusstraktgradienten auch Parameter der diastolischen Ventrikelfunktion berücksichtigen.

Long-QT-Syndrom

G. Fröhlig

> Es ist unbestritten, dass eine (temporäre) Schrittmacherbehandlung ein **erworbenes Long-QT-Syndrom** (LQTS) günstig beeinflussen und Torsade-de-Pointes-Tachykardien unterdrücken kann. Dies begründet die Indikation zur notfallmäßigen Anlage eines transvenösen Stimulationskatheters, wenn es – z.B. unter medikamentöser Therapie mit Antiarrhythmika, Psychopharmaka, Lithium, Makroliden u.a. – zu den gefürchteten Arrhythmien kommt.

Weniger eindeutig ist die Indikation bei den angeborenen Formen (102), denn obwohl Erfolge mit der Kombination aus Betablockern und Stimulation erzielt worden sind (70), kommen plötzliche Todesfälle bei Hochrisiko-Patienten, deren Arrhythmie damit gut kontrolliert erscheint, immer wieder vor (23, 70). Letztlich erwächst daraus die Indikation, Patienten mit **angeborenem LQTS** mittels implantierbarem Defibrillator abzusichern (s. Kap. 11).

Während Patienten mit LQT1-Genetik vornehmlich unter (sympathikotonem) Stress Episoden von Torsade-de-Pointes entwickeln, sind beim Typ 2 und 3 sowie beim erworbenen LQTS Bradykardien und postextrasystolische Pausen das typische Szenario beim Start der Arrhythmie (Abb. 1.**18** [101]). Damit ist nicht von vornherein ausgeschlossen, dass präventives Pacing auch bei Patienten mit stressbedingten Torsades wirksam sein könnte, zumal der Start aus brady- wie tachykar-

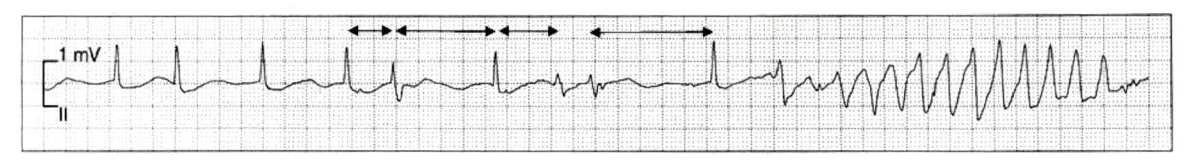

Abb. 1.**18** Start einer Torsade-de-Pointes-Tachykardie aus Long-Short-Cycle Konstellation (siehe Doppelpfeile); QT-Dauer etwa 530 ms; Vorhofflimmern.

dem Grundrhythmus nebeneinander beobachtet wird und auch bei schneller Herzaktion Extrasystolen mit (relativ) langem postextrasystolischen Intervall vorkommen. Im Übrigen hat keine Studie zur Wirksamkeit der Schrittmacherbehandlung beim LQTS ihre Patienten nach dem Genotyp selektiert.

Mit diesem Vorbehalt bietet sich dennoch die **Indikation zur Stimulationsbehandlung** besonders dann an, wenn bei manifester oder früher nachgewiesener QT-Verlängerung

- die Torsade-de-Pointes-Tachykardie aus einer Bradykardie oder aus typischer Long-Short-Cycle-Konstellation entsteht (Abb. 1.**17**),
- eine Medikation, welche die Bradykardieneigung verursacht, unverzichtbar ist,
- die grundsätzlich indizierte Betablockade hämodynamisch wirksame Bradykardien erzeugt.

Bei der Schrittmacherbehandlung kommt es vor allem darauf an, die Herzfrequenz anzuheben, während die Stimulation in der Kammer nicht obligat ist. Da die Dispersion der Repolarisation die Summe aus verzögerter Aktivierung (späteste minus früheste Depolarisation aller Ventrikelregionen) und der Differenz der Aktionspotentialdauer in den verschiedenen Myokardarealen ist, kann eine ventrikuläre Stimulation sie eher verlängern als verkürzen. Wenn man zusätzlich bedenkt, dass beim LQTS Sinusbradykardien in der Häufigkeit überwiegen, dann ist die atriale Stimulation mit einer Frequenz von 80 Schlägen oder mehr die Therapie der Wahl (5). Dabei gilt es alle Algorithmen abzuschalten, welche das Auftreten von Stimulationspausen begünstigen (Such-Hysterese, Sinuspräferenz, postextrasystolische Verlängerung von Escape- und Refraktärintervallen u.a.). Hilfreich können dagegen Automatismen sein, welche die Stimulationsfrequenz nach Extrasystolen erhöhen (Rate smoothing, PAC-Response, s. Schrittmacher-Algorithmen). Die Betablockade muss nach Implantation des Schrittmachers unbedingt fortgeführt werden.

Long-QT-Syndrom

Die Basistherapie des Long-QT-Syndroms besteht in adrenolytischen Massnahmen durch Betarezeptorenblocker oder chirurgischer Grenzstrangresektion. Die Schrittmachertherapie hat einen Stellenwert bei therapierefraktären Patienten, insbesondere wenn durch Bradykardien oder Pausen Torsades de pointes Tachykardien induziert werden, sowie bei hämodynamisch wirksamer Bradykardie unter Betablockertherapie. Die Betablockertherapie muss auch nach Schrittmacherimplantation konsequent fortgeführt werden.
Hierbei ist ein vorhofbeteiligendes frequenzadaptives System mit Frequenzglättung einzusetzen. Bei der Programmierung muss eine ausreichend hohe Grundfrequenz (≥ 80/min) gewählt werden. Es müssen abrupte Frequenzabfälle mit long-short-long-Sequenzen vermieden werden. Bei Patienten mit Long-QT-Syndrom kann auch eine gleichzeitige ICD-Indikation bestehen.

Schlafapnoe-Syndrom

G. Fröhlig

Dass schlafbezogene Atemstörungen mit brady- und tachykarden Arrhythmien einhergehen, ist lange bekannt, bisher jedoch selten Anlass zur Schrittmacherbehandlung. Aufmerksamkeit hat das Thema dadurch erlangt, dass an 15 Schrittmacher-Patienten mit obstruktivem und/oder zentralem Schlafapnoe-Syndrom die Möglichkeit aufgezeigt wurde, mittels Overdrive-Stimulation um 15 Schläge oberhalb der mittleren Herzfrequenz über Nacht den Apnoe-Hypopnoe-Index bei allen Patienten zu reduzieren (34).

Zumindest für die obstruktive Form schlafbezogener Atemstörungen ist dieser Befund nicht reproduziert worden (81). Dies ist Anlass zu fragen, ob die Schlüsselstudie nur deshalb erfolgreich war, weil sie mit Schrittmacherpatienten ein Spezialkollektiv untersuchte, das durch die Neigung zur Bradyarrhythmie besondere Therapieeffekte durch Elektrostimulation ermöglichte.

Interesse findet derzeit die Theorie, dass die Assoziation zwischen Herzinsuffizienz und zentraler Atemstörung (inklusive Cheyne-Stokes-Atemmuster [10, 91]) Ansatz zur gegenseitigen Beeinflussung beider Krankheitsbilder sein könnte. So ist gezeigt worden, dass die Therapie der Schlafapnoe mittels CPAP die Prognose von Patienten mit schwerer Herzinsuffizienz günstig beeinflusst (92) und dass umgekehrt die Verbesserung der kardialen Auswurfleistung durch Resynchronisation auch die zentrale Atemstörung mindert (93). Ob diese Vorstellungen in ein gesichertes Therapieprinzip münden, wird Ergebnis zukünftiger Studien sein.

Schlafapnoe-Syndrom

Bei Patienten mit Schlafapnoe-Syndrom kann es im Rahmen nächtlicher Hypoxien zu Sinusbradykardien und Vorhofstillstand kommen. Die prognostische Bedeutung dieser Bradykardien ist unklar. Daher unterliegt eine Schrittmacherindikation der Einzelfallentscheidung. Im Vordergrund steht die CPAP-Beatmung. Sofern trotz suffizienter Therapie längere Bradykardien/Asystolien persistieren, kann eine Schrittmachertherapie indiziert sein.

In einer Studie mit 15 Patienten mit Schlafapnoe Syndrom, bei denen aufgrund eines Sinusknotensyndroms ein Zweikammerschrittmacher implantiert war, konnte durch eine atriale Overdrivestimulation die Anzahl der Apnoeepisoden reduziert werden. In einzelnen polysomnographischen Aufzeichnungen zeigte sich, dass eine Bradykardie dem Abfall der Atemfrequenz voranging. Für derartige Patienten wird derzeit untersucht, ob eine Verhinderung des Herzfrequenzabfalls durch Schrittmacherstimulation eine gesteigerte Vagotonie und damit die Reduktion der Atemfrequenz vermeiden kann.

Eine eigenständige Indikation zur Schrittmachertherapie des Schlafapnoe-Syndroms ist derzeit nicht gegeben.

Literatur

1. Abraham WT, Fisher WG, Smith AL, et al. Cardiac resynchronization in chronic heart failure. N Engl J Med 2002; 346: 1845–1853.
2. Abraham WT, Young JB, Leon AR, et al. Effects of cardiac resynchronization on disease progression in patients with left ventricular systolic dysfunction, an indication for an implantable cardioverter-defibrillator, and mildly symptomatic chronic heart failure. Circulation 2004; 110: 2864–2868.
3. Auricchio A, Stellbrink C, Block M, et al. Effect of pacing chamber and atrioventricular delay on acute systolic function of paced patients with congestive heart failure. The Pacing Therapies for Congestive Heart Failure Study Group. The Guidant Congestive Heart Failure Research Group. Circulation 1999; 99: 2993–3001.
3a. Auricchio A, Stellbrink C, Butter C et al. Clinical efficacy of cardiac resynchronization therapy using left ventricular pacing in heart failure patients stratified by severity of ventricular conduction delay. J Am Coll Cardiol 2003; 421: 2109–21116.
4. Bargiggia GS, Bertucci C, Recusani F, et al. A new method for estimating left ventricular dP/dt by continuous wave Doppler-echocardiography. Validation studies at cardiac catheterization. Circulation 1989; 80: 1287–1292.
5. Bax JJ, Ansalone G, Breithardt OA, et al. Echocardiographic evaluation of cardiac resynchronization therapy: ready for routine clinical use? A critical appraisal. J Am Coll Cardiol 2004; 44: 1–9.
6. Bax JJ, Bleeker GB, Marwick TH, et al. Left ventricular dyssynchrony predicts response and prognosis after cardiac resynchronization therapy. J Am Coll Cardiol 2004; 44: 1834–1840
7. Bernstein AD, Parsonnet V. Survey of cardiac pacing and implanted defibrillators in the United States in 1997. Pacing Clin Electrophysiol 2001; 24: 842.
8. Betocchi S, Losi M-A, Piscione F, et.al. Effects of dual-chamber pacing in hypertrophic cardiomyopathy on left ventricular outflow tract obstruction and on diastolic function. Am J Cardiol 1996; 77: 498.
9. Bonow RO, Dilsizian V, Rosing DR, et.al. Verapamil-induced improvement in left ventricular diastolic filling and increased excerice tolerance in patients with hypertrophic cardiomyopathy: short and long-term effects. Circulation 1985; 72: 853.
10. Bradley TD, Floras JS. Sleep apnea and heart failure: Part II: central sleep apnea. Circulation 2003; 107: 1822–1826.
11. Braunwald E, Lambrew CT, Rockoff SD, et.al. Idiopathic hypertrophic subaortic stenosis. A description of the disease based upon an analysis of 64 patients. Circulation 1964; 29: 3.
12. Breithardt OA, Sinha AM, Franke A, Hanrath P, Stellbrink C. Einsatz der Echokardiographie in der kardialen Resynchronisationstherapie: Identifizierung geeigneter Patienten, Nachsorge und Therapieoptimierung. Herz 2003; 28: 615–627.
12a. Bristow MR, Saxon LA, Boehmer J et al. Cardiac-Resynchronization Therapy with or without an Implantable Defibrillator in Advanced Chronic Heart Failure. N Engl J Med 2004; 350: 2140–2150.
13. Brock RC. Functional obstruction of the left ventricle. Guys Hosp Rep 1957; 106: 221.
14. Brunner-La Schoenbeck MH, Rocca HP, Vogt PR, et al. Long-term follow-up in hypertrophic obstructive cardiomyopathy after septal myectomy. Ann Thorac Surg 1998; 65: 1207.
15. Cannon CR, Reeder GS, Bailey KR, et al. Natural history of hypertrophic cardiomyopathy: a population-based study, 1976 through 1990. Circulation 1995; 92: 2488.
16. Cannon RO, Rosing DR, Maron BJ, et al. Myocardial ischemia in patients with hypertrophic cardiomyopathy: contribution of inadequate vasodilator reserve and elevated left ventricular filling pressures. Circulation 1985; 71: 234.
17. Cape EG, Simons D, Jimoh A, et al. Chordal geometry determines the shape and extent of systolic anterior mitral motion. In vitro studies. J Am Coll Cardiol 1989; 13: 1438.
18. Cazeau S, Gras D, Lazarus A, Ritter P, Mugica J. Multisite stimulation for correction of cardiac asynchrony. Heart 2000; 84: 579–581.
19. Cazeau S, Leclercq C, Lavergne T, et al. Effects of multisite biventricular pacing in patients with heart failure and intraventricular conduction delay. N Engl J Med 2001; 344: 873–880.
20. Chmielewzki CA, Riley RS, Mahendran A, et al. Complete heart block as a cause of syncope in asymmetric septal hypertrophy. Am Heart J 1977; 93: 91.
20a. Cleland JGF, Daubert JC, Erdmann E et al. The effect of cardiac resynchronization on morbidity and mortality in hear failure. N Engl J Med 2005; 352: 1539–1549.
21. DeRose JJ, Banas JS, Winters SL. Current perspectives on sudden death in hypertrophic cardiomyopathy. Prog Cardiovasc Dis 1994; 36: 475.
22. Dimitrow PP, Grodecki J, Bacior B, Legutko J, et al. The importance of ventricular septal morphology in the effectiveness of dual chamber pacing in hypertrophic obstructive cardiomyopathy. Pacing Clin Electrophysiol 2000; 23: 1324.
23. Dorostkar PC, Eldar M, Belhassen B, Scheinman MM. Long-term follow-up of patients with long-QT syndrome treated with beta-blockers and continuous pacing. Circulation 1999; 100: 2431–2436.
24. Elliot PM, Gimeno Blanes JR, Mahon NG, et al. Relation between severity of left-ventricular hypertrophy and

prognosis in patients with hypertrophic cardiomyopathy. Lancet 2001; 357: 420.
25. Elliot PM, Sharma S, Varnava A et al. Survival after cardiac arrest or sustained ventricular tachycardia in patients with hypertrophic cardiomyopathy. J Am Coll Cardiol 1999; 33: 1596.
26. Fananapazir L, Cannon RO, Tripodi D, Panza JA. Impact of dual-chamber permanent pacing in patients with obstructive hypertrophic cardiomyopathy with symptoms refractory to verapamil and b-adrenergic blocker therapy. Circulation 1992; 85: 2149.
27. Fananapazir L, Chang AC, Epstein SE, McAreavey D. Prognostic determinations in hypertrophic cardiomyopathy. Prognostic evaluation of a therapeutic strategy based on clinical, Holter, hemodynamic, and electrophysiological findings. Circulation 1992; 86: 730.
28. Fananapazir L, Epstein ND, Curiel RV, et al. Long-term results of dual-chamber (DDD) pacing in obstructive hypertrophic cardiomyopathy. Evidence for progressive symptomatic and hemodynamic improvement and reduction of left ventricular hypertrophy. Circulation 1994; 90: 2731.
29. Ferrans VJ, Morrow AG, Roberts WC. Myocardial ultrastructure in idiopathic hypertrophic subaortic stenosis: a study of operatively excised left ventricular outflow tract muscle in 14 patients. Circulation 1972; 45: 769.
30. Flamm MD, Harrison DC, Hancock EW. Muscular subaortic stenosis: prevention of outflow obstruction with propranolol. Circulation 1968; 38: 846.
31. Frank S, Braunwald E. Idiopathic hypertrophic subaortic stenosis: clinical analysis of 126 patients with emphasis on the natural history. Circulation 1968; 37: 759.
32. Gadler F, Linde C, Daubert C et al. Significant improvement of quality of life following atrioventricular synchronous pacing in patients with hypertrophic obstructive cardiomyopathy. Data from 1 year follow-up. PIC study group. Pacing in Cardiomyopathy. European Heart J 1999; 20: 1044.
33. Gadler F, Linde C, Juhlin-Dannfeldt A et al. Influence of right ventricular pacing site on the left ventricular obstruction in patients with hypertrophic obstructive cardiomyopathy. J Am Coll Cardiol 1996; 27: 1219.
34. Garrigue S, Bordier P, Jais P, et al. Benefit of atrial pacing in sleep apnea syndrome. N Engl J Med 2002; 346: 404–412.
35. Goodwin JF, Krikler DM. Arrhythmia as a cause of sudden death in hypertrophic cardiomyopathy. Lancet 1976; 2: 937.
36. Gregoratos G, Abrams J, Epstein AE, et al. ACC/AHA/NASPE 2002 Guideline Update for Implantation of Cardiac Pacemakers and Antiarrhythmia Devices–summary article: a report of the American College of Cardiology/American Heart Association Task Force on Practice Guidelines (ACC/AHA/NASPE Committee to Update the 1998 Pacemaker Guidelines). J Am Coll Cardiol 2002; 40: 1703–1719.
37. Gregoratos G, Cheitlin MD, Conill A et al. ACC/AHA guidelines for implantation of cardiac pacemakers and antirrhythmic devices: a report of the American College of Cardiology/American Heart Association Task Force on Practice guidelines. J Am Coll Cardiol 1998; 31: 1175.
38. Hanrath P, Mathey DG, Kremer P, et al. Effect of verapamil on the left ventricular isovolumic relaxation time and regional left ventricular filling in hypertrophic cardiomyopathy. Am J Cardiol 1980; 45: 1258.
39. Hassenstein P, Walther H, Dittrich J. Hämodynamische Veränderungen durch einfache oder gekoppelte Stimulation bei Patienten mit obstruktiver Kardiomyopathie. Verh. Dtsch Ges Inn Med 1975; 81: 71.
40. Henry WL, Clark CE, Griffith JM, et al. Mechanism of left ventricular outflow obstruction in patients with obstructive asymmetric septal hypertrophy (idiopathic hypertrophic subaortic stenosis). Am J Cardiol 1975; 35: 337.
41. Hopf R, Kaltenbach M. 10 year results and survival of patients with hypertrophic cardiomyopathy treated with calcium-antagonists. Z Kardiol 1987; 76: 137.
42. Jeanrenaud X, Goy JJ, Kappenberger L. Effects of dual-chamber pacing in hypertrophic obstructive cardiomyopathy. Lancet 1992; 339: 1318.
43. Johnson AD, Daily PO. Hypertrophic subaortic stenosis complicated by high degree heart block: Successful treatment with an atrial synchronized ventricular pacemaker. Chest 1975; 67: 491.
44. Joseph S, Balcon R, McDonald L. Syncope in hypertrophic obstructive cardiomyopathy due to asystole. Br Heart J 1977; 93: 91.
45. Kappenberger L, Linde C, Daubert JC et al. Pacing in hypertrophic obstructive cardiomyopathy. A randomised, crossover study. European Heart J 1997; 18: 1249.
46. Kizilbash AM, Heinle SK, Grayburn PA. Spontaneous variability of left ventricular outflow tract gradient in hypertrophic obstructive cardiomyopathy. Circulation 1998; 97: 461.
47. Klues HG, Roberts WC, Maron BJ. Morphological determinants of echocardiographic pattern of mitral valve systolic anterior motion in obstructive hypertrophic cardiomyopathy. Circulation 1993; 87: 1570.
48. Kofflard MJ, Waldstein DJ, tenCate FJ. Prognosis in hypertrophic cardiomyopathy observed in a large clinic population. Am J Cardiol 1993; 72: 939.
49. Kuck KH, Kunze KP, Schlüter M, et al. Programmed electrical stimulation in hypertrophic cardiomyopathy: results in patients with and without cardiac arrest or syncope. European Heart J 1988; 9: 177.
50. Kühlkamp V. Initial experience with an implantable cardioverter-defibrillator incorporating cardiac resynchronization therapy. J Am Coll Cardiol 2002; 39: 790–797.
51. Kuhn H, Loogen M. Die Anwendung von Beta-Rezeptorblockern bei hypertropher obstruktiver Kardiomyopathie. Internist 1978; 19: 527.
52. Leclercq C, Cazeau S, Ritter P, et al. A pilot experience with permanent biventricular pacing to treat advanced heart failure. Am Heart J 2000; 140: 862–870.
53. Leclercq C, Faris O, Tunin R, et al. Systolic improvement and mechanical resynchronization does not require electrical synchrony in the dilated failing heart with left bundle-branch block. Circulation 2002; 106: 1760–1763.
54. Linde C, Gadler F, Kappenberger L, Ryden L. Placebo effect of pacemaker implantation in obstructive hypertrophic cardiomyopathy. PIC study group. Pacing in Cardiomyopathy. Am J Cardiol 1999; 83: 903.
55. Marian AL, Roberts R. Recent advances in the molecular genetics of hypertrophic cardiomyopathy. Circulation 1995; 92: 1336.
56. Maron BJ, Bonow RO, Cannon RO, et al. Hypertrophic cardiomyopathy: interrelations of clinical manifestations, pathophysiology and therapy. N Engl J Med 1987; 316: 844.
57. Maron BJ, Casey SA, Hauser RG, et al. Clinical course of hypertrophic cardiomyopathy in a regional United States cohort. JAMA 1999; 281: 650.
58. Maron BJ, Gardin JM, Flack JM, et al. Prevalence of hypertrophic cardiomyopathy in a general population of young adults: echocardiographic analysis of 4111 subjects in the CARDIA study. Circulation 1995; 92: 785.
59. Maron BJ, McKenna WJ, Danielson GK. American College of Cardiology/European Society of Cardiology Clinical Expert Consensus Document on Hypertophic Cardiomyopathy. European Heart Journal 2003; 24: 1965.
60. Maron BJ, Nishimura RA, McKenna WJ, et al. Assessment of permanent dual-chamber pacing as a treatment for drug-refractory symptomatic patients with obstructive hypertrophic cardiomyopathy. A randomised, double-blind, crossover study (M-PATHY). Circulation 1999; 99: 2927.

61. Maron BJ, Olivotto I, Betocchi, et al. Effect of left ventricular outflow tract obstruction on clinical outcome in hypertrophic cardiomyopathy. N Engl J Med 2003; 348: 295.
62. Maron BJ, Savage DD, Wolfson JK et al. Prognostic significance of 24 hour ambulatory electrocardiogram monitoring in patients with hypertrophic cardiomyopathy: a prospective study. Am J Cardiol 1981; 48: 252.
63. Maron BJ, Shen WK, Link MS, et al. Efficacy of implantable cardioverter-defibrillator for the prevention of sudden death in patients with hypertrophic cardiomyopathy. N Engl J Med 2000; 342: 365.
64. Maron BJ, Spirito P, Green KJ, et al. Noninvasive assessment of left ventricular diastolic function by pulsed Doppler echocardiography in patients with hypertrophic cardiomyopathy. J Am Coll Cardiol 1987; 10: 733.
65. Maron BJ. Hypertrophic Cardiomyopathy. A systematic review. JAMA 2002; 287; 1308.
66. McDonald K, McWilliams E, O'Keefe B, et al. Functional assessment of patients with permanent dual chamber pacing as primary treatment for hypertrophic cardiomyopathy. European Heart J 1988; 9: 893.
67. McKenna WJ, England D, Doi YL, et al. Arrhythmia in hypertrophic cardiomyopathy. Influence on prognosis. Br Heart J 1981; 46: 168.
68. McKenna WJ, Franklin RC, Nihoyannopoulos P, et al. Arrhythmia and prognosis in infants, children and aldolescents with hypertrophic cardiomyopathy. J Am Coll Cardiol 1988; 11: 147.
69. Morrow AG, Reitz BA, Epstein SE, et al. Operative treatment in hypertrophic subaortic stenosis: techniques and the results of pre and postoperative assessment in 83 patients. Circulation 1975; 52: 88.
70. Moss AJ, Liu JE, Gottlieb S, Locati EH, Schwartz PJ, Robinson JL. Efficacy of permanent pacing in the management of high-risk patients with long QT syndrome. Circulation 1991; 84: 1524–1529.
71. Nelson GS, Curry CW, Wyman BT, et al. Predictors of systolic augmentation from left ventricular preexcitation in patients with dilated cardiomyopathy and intraventricular conduction delay. Circulation 2000; 101: 2703–2709.
72. Nishimura RA, Hayes DL, Holmes DR, Jr., Tajik AJ. Mechanism of hemodynamic improvement by dual-chamber pacing for severe left ventricular dysfunction: an acute Doppler and catheterization hemodynamic study. J Am Coll Cardiol 1995; 25: 281–288.
73. Nishimura RA, Hayes DL, Ilstrup DM, et al. Effects of dualchamber pacing on systolic and diastolic function in patients with hypertrophic cardiomyopathy: acute Doppler echocardiographic and catheterisation hemodynamic study. J Am Coll Cardiol 1996; 27: 421.
74. Nishimura RA, Trusty JM, Hayes DL. Dual-chamber pacing for hypertrophic cardiomyopathy: a randomised, doubleblind, crossover trial. J Am Coll Cardiol 1997; 29: 435.
75. Ommen SR, Nishimura RA, Squires RW, et al. Comparison of dual-chamber pacing versus septal myectomy for the treatment of patients with hypertrophic obstructive cardiomyopathy: a comparison of objective hemodynamic and excerise end points. J Am Coll Cardiol 1999; 34: 191.
76. Pitzalis MV, Iacoviello M, Romito R, et al. Cardiac resynchronization therapy tailored by echocardiographic evaluation of ventricular asynchrony. J Am Coll Cardiol 2002; 40: 1615–1622.
77. Polick C, Rakowski H, Wigle LD. Muscular subaortic stenosis. The quantitative relationship between systolic anterior motion and the pressure gradient. Circulation 1984; 69: 43.
78. Qin JX, Shiota T, Lever HM, et al. Impact of left ventricular outflow tract area on systolic outflow velocity in hypertrophic cardiomyopathy. A real-time three dimensional echocardiographic study. J Am Coll Cardiol 2002; 39: 308.
79. Rishi F, Hulse JE, Auld DO, et al. Effects of dual-chamber pacing for pediatric patients with hypertrophic obstructive cardiomyopathy. J Am Coll Cardiol 1997; 29: 734.
80. Robinson K, Frenneaux MP, Stockins B, et al. Atrial fibrillation in hypertrophic cardiomyopathy. A longitudinal study. J Am Coll Cardiol 1990; 15: 1279.
81. Rühle KH. Herzschrittmacher als Allheilmittel bei schlafbezogenen Atemstörungen? Pneumologie 2002; 56: 227–228.
82. Sadoul N, Dodinot B, Beurrier D, et al. AV-node ablation for optimisation of pacemaker treatment in hypertrophic obstructive cardiomyopathy. J Interven Cardiol 1996; 9: 347.
83. Sasson Z, Yock P, Hatle L, et al. Doppler echocardiographic determination of the pressure gradient in hypertrophic cardiomyopathy. J Am Coll Cardiol 1988; 1: 752.
84. Schoendube FA, Klues HG, Reith S, et al. Long-term clinical and echocardiographic follow-up after surgical correction of hypertrophic obstructive cardiomyopathy with extended myectomy and reconstruction of the subvalvular mitral apparatus. Circulation 1995; 92 Suppl II 122.
85. Schulte HD, Birks WH, Loesse B, et al. Prognosis of patients with hypertrophic obstructive cardiomyopathy after transaortic myectomy: late results up to twenty-five years. J Thorac Cardiovasc Surg 1993; 106: 709.
86. Schwartz K, Carrier L, Guicheney P, Komajda M. Molecular basis of familial cardiomyopathies. Circulation 1995; 91: 532.
87. Seggewiss H, Faber L, Ziemssen P, Gleichmann U. Oneyear follow-up after echocardiographically-guided percutaneous septal ablation in obstructive cardiomyopathy. DMW 2001; 126: 424.
88. Seiler C, Hess OM, Schoenbeck M, et al. Long-term follow-up of medical versus surgical therapy for hypertrophic cardiomyopathy: a retrospective study. J Am Coll Cardiol 1991; 17: 634.
89. Sherrid MV, Gunsburg D, Sharma A. Medical treatment of hypertrophic cardiomyopathy. Curr Cardiol Rep 2000; 2: 148.
90. Sigwart U. Non-surgical myocardial reduction for hypertrophic obstructive cardiomyopathy. Lancet 1995; 346: 211.
91. Sin DD, Fitzgerald F, Parker JD, Newton G, Floras JS, Bradley TD. Risk factors for central and obstructive sleep apnea in 450 men and women with congestive heart failure. Am J Respir Crit Care Med 1999; 160: 1101–1106.
92. Sin DD, Logan AG, Fitzgerald FS, Liu PP, Bradley TD. Effects of continuous positive airway pressure on cardiovascular outcomes in heart failure patients with and without Cheyne-Stokes respiration. Circulation 2000; 102: 61–66.
93. Sinha AM, Skobel EC, Breithardt OA, et al. Cardiac resynchronization therapy improves central sleep apnea and Cheyne-Stokes respiration in patients with chronic heart failure. J Am Coll Cardiol 2004; 44: 68–71.
94. Slade AKB, Sadoul N, Shapiro L, et al. DDD pacing in hypertrophic cardiomyopathy: a multicenter clinical experience. Heart 1996; 75: 44.
95. Spirito P, Maron BJ, Chiarella F, et al. Diastolic abnormalities in patients with hypertrophic cardiomyopathy: relation to magnitude of left ventricular hypertrophy. Circulation 1985; 72: 310.
96. Spirito P, Seidman CE, McKenna WJ, Maron BJ. The management of the hypertrophic cardiomyopathy. N Engl J Med 1997; 336: 775.
97. Spritio P, Chiarella F, Carratino L, et al. Clinical course and prognosis of hypertrophic cardiomyopathy in an outpatient population. N Engl J Med 1989; 320: 749.
98. Stellbrink C, Auricchio A, Lemke B, et al. Positionspapier zur kardialen Resynchronisationstherpie. Z Kardiol 2003; 92: 96–103.
99. Teare D. Asymmetrical hypertrophy of the heart in young adults. Br Heart J 1958; 20: 1.

100. TenBerg JM, Suttorp MJ, Naepen PJ, et al. Hypertrophic obstructive cardiomyopathy. Initial results and long-term follow-up after Morrow septal myectomy. Circulation 1995; 91: 2499.
101. Viskin S. Cardiac pacing in the long QT syndrome: review of available data and practical recommendations. J Cardiovasc Electrophysiol 2000; 11: 593–600.
102. Viskin S. Long QT syndromes and torsade de pointes. Lancet 1999; 354: 1625–1633.
103. Watkins H, Mc Kenna WJ, Thierfelder L, et al. Mutations in the gene for cardiac troponin-T and alfa-tropomyosin in hypertrophic cardiomyopathy. N Engl J Med 1995; 332: 1058.
104. Watkins H, Rosenzweig A, Hwang DS, et al. Characteristics and prognostic implications of myosin missense mutations in familial hypertrophic cardiomyopathies. Circulation 1995; 91: 532.
105. Wigle ED, Sasson Z, Henderson MA, et al. Mitral regurgitation in hypertrophic subaortic stenosis. Am J Cardiol 1969; 24: 698.
106. Yu CM, Bax JJ, Monaghan M, Nihoyannopoulos P. Echocardiographic evaluation of cardiac dyssynchrony for predicting a favourable response to cardiac resynchronisation therapy. Heart 2004; 90 Suppl 6: VI17–VI22.
107. Yu CM, Fung WH, Lin H, Zhang Q, Sanderson JE, Lau CP. Predictors of left ventricular reverse remodeling after cardiac resynchronization therapy for heart failure secondary to idiopathic dilated or ischemic cardiomyopathy. Am J Cardiol 2003; 91: 684–688.
108. Yu CM, Lin H, Zhang Q, Sanderson JE. High prevalence of left ventricular systolic and diastolic asynchrony in patients with congestive heart failure and normal QRS duration. Heart 2003; 89: 54–60.
109. Zhu DW, Sun H, Hill R, Roberts R. The value of electrophysiology study and prophylactic implantation of cardioverter defibrillator in patients with hypertrophic cardiomyopathy. Pacing Clin Electrophysiol 1998; 21: 299.

■ Temporäre Elektrostimulation

Temporäre Elektrostimulation

Für eine temporäre Elektrostimulation des Herzens liegt eine therapeutische Indikation vor, wenn bei einer voraussichtlich reversiblen Bradykardie oder Asystolie eine zeitlich befristete Abhängigkeit von einem Herzschrittmacher aus hämodynamischen oder prognostischen Gründen besteht oder wenn eine Notfallsituation unklarer Ursache eine rasche Stabilisierung der Herzfrequenz erfordert.

Diese Indikation ist gegeben:

➤ beim akuten Myokardinfarkt mit AV-Block II. Grades Mobitz Typ II, 2 : 1 oder höhergradig oder AV-Block III. Grades, alternierendem Faszikelblock oder progredientem bifaszikulären Block (Tabelle 1.13).
➤ als Überbrückung bei symptomatischen bradykarden Rhythmusstörungen bis zur Implantation eines permanenten Schrittmachersystems
➤ zur Terminierung von paroxysmalen Tachykardien
➤ während der Behandlung einer Septikämie (z.B. bei Sepsis, nach Aggregat- und/oder Sondenexplantation bei Systeminfektionen eines stimulationsabhängigen Patienten)
➤ bei Endo- oder Myokarditis (z.B. Lyme-Borreliose)
➤ im Rahmen von Katheterablationen (z.B. bei Ablation von AV-Knotentachykardien, fokalen Tachykardien aus dem paranodalen oder parahisiären Septum)
➤ bei akuten Intoxikationen mit konsekutiven Bradyarrhythmien
➤ nach kardiochirurgischen Eingriffen (z.B. Aortenklappenersatz, Septum-primum-Defekt, Endokarditiden mit paravalvulären Abszessen, jedoch auch infolge temporärer traumatischer Schädigung der Sinusknotenfunktion infolge einer Kanülierung der oberen Hohlvene, in der Regel über epikardiale Herzdrähte
➤ sowie bei akuten Notfällen unklarer Ursache mit Asystolie oder Atropin-refraktärer symptomatischer Bradykardie. Eine Katecholaminbehandlung mit dem ausschließlichen Ziel der Frequenzstabilisierung ist obsolet.

Eine prophylaktische Indikation ist nur in begründeten und seltenen Ausnahmen gegeben

➤ zur Überbrückung zu erwartender präautomatischer Pausen, z.B. vor Elektrokardioversion bei unklarer Sinusknotenautomatiefunktion
➤ während Behandlung mit bradykardisierenden Medikamenten bei vorbestehender kritischer Bradykardie
➤ zur Suppression von Torsade-de-pointes-Tachykardien v.a. beim „Long-QT-Syndrom"
➤ während Einschwemmkatheterismus bei vorbestehendem Linksschenkelblock
➤ während des Aggregatwechsels bei schrittmacherabhängigen Patienten
➤ während chirurgischer Eingriffe mit vagaler Reizung bei vorbekannten latenten Automatie- und Leitungsstörungen
➤ zur Unterdrückung von idioventrikulären Rhythmen oder Reperfusionsarrhythmien.

Die prophylaktische Indikation kann eng gestellt werden und ist in den Händen des Erfahrenen häufig verzichtbar. So stellt der bifaszikuläre Block bei asymptomatischen Patienten im Rahmen von Operationen i.d.R. keine Indikation dar.

Eine diagnostische Indikation zur temporären Elektrostimulation liegt vor im Rahmen aller

➤ elektrophysiologischen Untersuchungen
➤ zur hämodynamischen Untersuchung vor Implantation eines Herzschrittmachers mit hämodynamischer Indikation (z.B. hypertrophe obstruktive Kardiomyopathie, biventrikuläre Stimulation).

Tabelle 1.13 Indikation zur temporären Stimulation während der Akutphase eines Myokardinfarkts

AV-Block		normal	alter/neuer Fasz-Block	alter Sch-Block	neuer Sch-Block	Fasz-Block +RSB	Alternierender Sch-Block
Nein	TK		IIB	IIb	I	I	IIb
	TV				IIb	IIb	**I**
AVB I	TK	IIb	I/IIa	I	I	I	IIb
	TV			IIb	**IIa**	**IIa**	**I**
Mobitz-1-AVB II	TK	I	I	I	I	I	IIb
	TV			IIb	**IIa**	**IIa**	**I**
Mobitz-2-AVB II	TK	I	I	I	IIb	IIb	IIb
	TV	**IIa**	**IIa/IIb**	**IIa**	**I**	**I**	**I**

Die Entscheidung zur Stimulation wird geleitet von AV-Überleitung (Zeilen) und intraventrikulärer Erregungsausbreitung (Spalten); vereinzelt wird nach Infarktlokalisation differenziert (anteriorer/nicht anteriorer Infarkt). Die Tabelle ist ein verkürzter Auszug aus den amerikanischen Leitlinien zur Therapie des akuten Myokardinfarkts mit der üblichen Indikationsklassifizierung (4). TK = transkutan; TV = transvenös. Fasz-Block = Faszikelblock, Sch-Block = Schenkelblock, RSB = Rechtsschenkelblock. Fett gedruckt und dunkel unterlegt sind Indikationen der Klasse I und IIa zur transvenösen Stimulation.

Eine temporäre Elektrostimulation kann

- extern (epikutan, extrathorakal, nichtinvasiv)
- transoesophageal (semiinvasiv)
- epikardial (intraoperativ am offenen Thorax, postoperativ über Herzdrähte) oder
- intracardial (meist transvenös über einen Zugang in der V. cubitalis, V. subclavia, V. jugularis oder V. femoralis, seltener transarteriell oder transseptal, ausschließlich im Rahmen von Katheterablationen) erfolgen.

Während beim akuten asystolischen Herzstillstand für eine rasche suffiziente Stimulation der externe Zugang (Zoll-Stimulation) zu bevorzugen ist, gelingt die stabilste und am wenigsten belastende therapeutische Stimulation durch die intrakardiale Elektrostimulation. Mit der transoesophagealen Stimulation können supraventrikuläre Tachykardien einfach untersucht und oftmals leicht terminiert werden, während die epikardiale Stimulation nach Anlage von Herzdrähten bei einer Herzoperation sehr zuverlässige Ergebnisse auch über längere Zeit hat.

Auch bei der temporären Stimulation kommen verschiedene Stimulationsformen mit VVI oder AAI zur Aufrechterhaltung der Frequenz, DDD oder VDD mit dem Ziel einer Stabilisierung der Hämodynamik, oder AOO oder VOO zur Tachykardieterminierung als „overdrive", „tune-down", „burst" oder „ramp" infrage.

Die häufigsten Komplikationen können in Form von Infektionen der Elektroden oder Perforationen von Herzhöhlen bei invasiver Elektrostimulation auftreten. Alle Formen der temporären Stimulation können sowohl zu intermittierendem exit-Block wie zur Induktion von Tachyarrhythmien führen. (Relative) Kontraindikationen gegen eine temporäre Stimulation werden bei Hypothermie und bei bestimmten Intoxikationen gesehen. Technische Probleme können bei Tricuspidalatresie oder -klappenersatz, Shuntvitien, bei Venenanomalien (z.B. linkspersistierende obere Hohlvene), im Kleinkindesalter oder bei anatomischen Anomalien (Skoliose) auftreten.

2 Schrittmacher-Hämodynamik

G. Fröhlig

■ Annäherung an die natürliche elektromechanische Funktionsabfolge des Herzens

Das Wichtigste in Kürze

Die Funktion des Reizbildungs- und Leitungssystems des Herzens mittels Schrittmachertherapie nachzubilden, ist eine Herausforderung, die zur Zeit nicht gänzlich zu bestehen ist. „Physiologische Stimulation" meint zuerst eine natürliche AV-Sequenz; sie mindert die atriale Druckbelastung und vermeidet so das „mechanoelektrische Feedback", das Vorhofflimmern begünstigt; sie bewirkt maximalen Auswurf bei geringster neuromuskulärer Aktivierung und verspricht damit höheren Leistungsspielraum und bessere Lebensqualität; sie sollte damit auch prognostisch überlegen sein, ohne dass große Vergleichsstudien zwischen ventrikulärer und vorhofbeteiligender Stimulation das bisher belegt hätten.

Wirklich „physiologisch" wird der Schrittmacher jedoch erst dann, wenn die Erregungsausbreitung in Vorhof und Kammer möglichst natürlichen Mustern folgt und nicht durch ektope Reizung eine neue Desynchronisation zwischen und innerhalb der Herzkammern erzeugt. Abhängig vom Problem, das es zu therapieren gilt, ist die Stimulationsform am besten, die am wenigsten in die spontane elektrische Aktivität des Herzens (störend) eingreift.

Erregungsausbreitung und Hämodynamik

Der Ersatz natürlicher Reizbildungs- und Leitungsfunktionen durch künstliche Elektrostimulation des Herzens verfolgt unterschiedliche Strategien und reicht von der puren Aufrechterhaltung einer Mindestschlagzahl („Anfallsverhinderer") bis hin zur komplexen Multisite-Anordnung („Resynchronisation"). Welches Konzept im Einzelfall zur Anwendung kommt, richtet sich nach dem individuellen Bedarf und entscheidet sich oft an hämodynamischen Erfordernissen. Der Begriff „Physiologische Stimulation" markiert dabei den Anspruch, das Schrittmachersystem dem natürlichen Vorbild möglichst anzunähern. Im aktuellen Wortverständnis jedoch ist er auf den Erhalt der „AV-Synchronie" verkürzt und vernachlässigt die Auswirkungen, welche die ektope ventrikuläre Stimulation abseits des His-Purkinje-Systems zur Folge hat.

> „Physiologische Stimulation" sollte deshalb nicht nur die zeitgerechte AV-Sequenz, sondern auch die natürliche Phasenabfolge ventrikulärer Depolarisation wiederherzustellen oder zu erhalten trachten.

Die Leistung des spezifischen Reizbildungs- und Leitungssystems für die Hämodynamik des Herzens lässt sich folgendermaßen charakterisieren:

- Bei Sinusrhythmus erfolgt neben der rechts- die linksatriale Depolarisation über mindestens drei Verbindungen zwischen rechtem und linkem Vorhof (Bachmann-Bündel, Fossa ovalis, Koronarsinusumgebung). Die Vorhöfe kontrahieren fast gleichzeitig (rechts-linksatriales Delay 10 ± 12 bis 25 ± 6 ms; [31, 64]). Sympathikuseinfluss unter Belastung verändert diese Verhältnisse nicht (25).
- Am atrioventrikulären Übergang wird die Fortleitung kurz verzögert, bevor die Erregungsausbreitung über das His-Purkinje-System weiterläuft. Im Ergebnis startet die isovolumetrische Kontraktion der Ventrikel exakt mit Abschluss der Vorhofsystole, die als „atrial kick" das Ventrikelmyokard bestmöglich vorgedehnt hat. Belastungsinduzierte Sympathikotonie verkürzt das AV-Intervall um ca. 4 ms bei Steigerung der Herzfrequenz um 10 Schläge/min (18); vagal wird eine Verlängerung induziert.
- Das His-Purkinje-System sorgt für eine schnelle (3–4 m/s), nahezu synchrone Erregungsleitung zu beiden Ventrikeln, wobei die elektrischen Impulse die isolierten Faszikel etwa im apikalen Viertel des rechten und im spitzennahen Drittel des linken Ventrikels verlassen und sich von dort sehr viel langsamer (0,3–1,0 m/s) in apiko-basaler Richtung ausbreiten (49). Die linksventrikuläre Anspannung erfolgt etwa 20 ms vor der rechten. Wegen der niedrigeren Druckschwelle der nachgeordneten Arterien beginnt die Ejektion rechts dennoch früher als links, wobei die zeitliche Differenz (interventrikuläres Delay) nicht frequenzabhängig ist und 40 ms nicht überschreitet (14).

Pathophysiologisch wird dies fein austarierte System gestört, sobald morphologische und funktionelle Veränderungen des Myokards die Leitungszeiten zwischen den Herzhöhlen modifizieren:

- Auf Vorhofebene erhöhen Dilatation und Fibrose die intra- und interatriale Leitungszeit.
- Zwischen den Ventrikeln ändert sich die Funktionsabfolge mit dem jeweils blockierten Schenkel oder Faszikel.
- Intraventrikulär behindern Ischämie, Narben und die Dilatation einer Herzkammer die Erregungsaus-

breitung zusätzlich, so dass v.a. links die basal-lateralen Segmente sehr spät depolarisiert werden.
➤ Die Abstimmung zwischen Vorhof- und Kammerkontraktion verliert sich mit zunehmender AV-Blockierung oder -Dissoziation.
➤ Die genannten Prozesse können sich addieren, in komplexer Abhängigkeit überlagern oder medikamentös (insbesondere durch Antiarrhythmika) beeinflusst werden.

Ein **aktiver Schrittmacher** ändert die Bedingungen zusätzlich. Zu beachten ist dabei:

➤ Im **Stimulationsfall** bestimmt die Sondenposition den Startpunkt der Depolarisation, den Grad der Abweichung vom natürlichen Erregungsmuster und (daraus folgend) das Timing des jeweils betroffenen Herzabschnitts.
➤ Während das Oberflächen-EKG die gesamte elektrische Aktivität des Herzens abbildet, detektiert der Schrittmacher die lokale Depolarisation an der Elektrode. Im **Wahrnehmungsfall** entscheidet deshalb die individuelle Sondenposition, wann die Erregungsfront die Sensing Elektrode erreicht und wann somit innerhalb von P- und R-Welle spontane Vorhof- und Kammererregungen erkannt werden.
➤ Obwohl demnach Stimulations- und Wahrnehmungsereignisse innerhalb des Herzzyklus zeitlich differieren, sind sie für den Schrittmacher zuerst einmal gleichwertige Trigger von Steuerintervallen; dies hat erhebliche Konsequenzen für das Zusammenspiel verschiedener Herzabschnitte (67) und wird deshalb von modernen Stimulationsververfahren durch eine Zeitkorrektur kompensiert. Wie bedeutsam diese Zusammenhänge auf Vorhofebene sind, mag der Befund belegen, dass beim Wechsel zwischen Vorhofwahrnehmung und -stimulation die rechts-links-atriale Latenz sich individuell um 0–170 ms ändern kann und durch geeignete Programmierung ausgeglichen werden muss (63). Intensiver wird dies unter dem Stichwort AV-Zeit-Programmierung diskutiert.

Atrioventrikuläre Funktionsabfolge

Abb. 2.1 zeigt den klassischen Tierversuch, welcher das physiologische Zusammenspiel zwischen Vorhof und Kammer demonstriert. Bei einer Zykluslänge von 400 ms werden die Intervalle zwischen atrialer und ventrikulärer Stimulation zwischen -100 ms (normale AV-Sequenz) bis +200 ms (ventrikulo-atriale Folge) variiert und jeweils Blutdruck und Herzzeitvolumen gemessen. Die Umkehr der physiologischen AV-Sequenz reduziert die kardiale Auswurfleistung um mehr als 30% des Ausgangswerts und mindert signifikant den arteriellen Druck (47). Abb. 2.2 erläutert den zugrunde liegenden Mechanismus: Während der Ventrikelsystole bewegt die Ventilebene des Herzens sich nach apikal, lässt den Druck im Vorhof sinken (x) und saugt damit Blut aus den herznahen Venen an: das Vorhofvolumen nimmt zu. Mit Öffnung der Mitralklappe entleert der Vorhof sich zuerst rasch in die Kammer (y) und wird nach einer Phase relativer Stase durch aktive Kontraktion (a) auf sein minimales Volumen verkleinert.

Erfolgt die Vorhofkontraktion jedoch zur Unzeit (Pfeil), so wird das vorhandene atriale Volumen in Richtung fehlender Klappen (große Herzvenen) zurückgepumpt und steht für die rasche Füllung nicht mehr zur Verfügung. Der Ausfall zeitgerechter Vorhoffunktion tut ein Übriges, damit die Ventrikelfüllung nicht komplettiert und weniger Volumen ausgeworfen wird. Welchen Anteil dieser Effekt bei Verlust des Vorhofbeitrags ausmacht, hängt von Alter und Pathologie des Herzens ab.

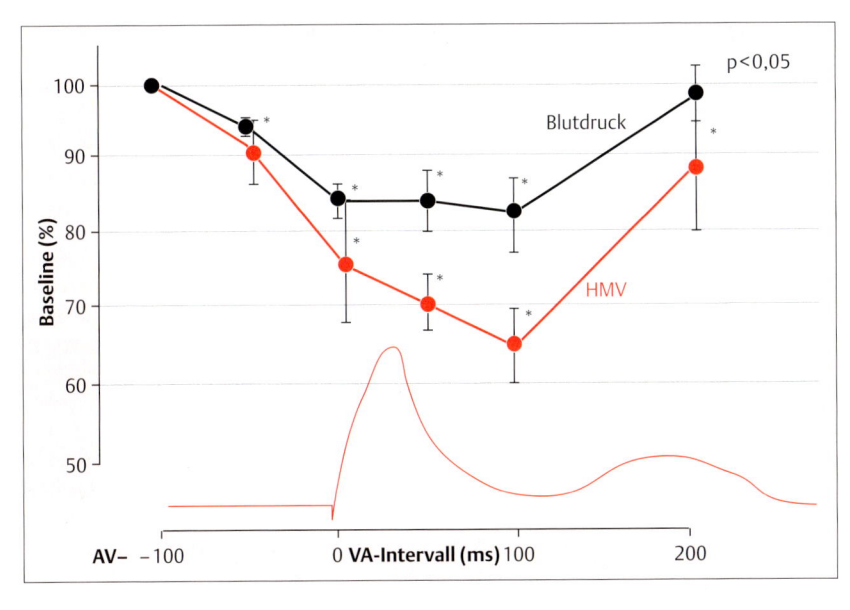

Abb. 2.1 Verhalten von Herzminutenvolumen (HMV) und Blutdruck bei Variation des AV-Intervalls zwischen –100 ms (normale Abfolge) bis +200 ms (inverse Sequenz); Zykluslänge 400 ms. Die Umkehr der physiologischen AV-Sequenz reduziert die kardiale Auswurfleistung um mehr als 30% des Ausgangswerts und mindert signifikant den arteriellen Druck (nach [47]).

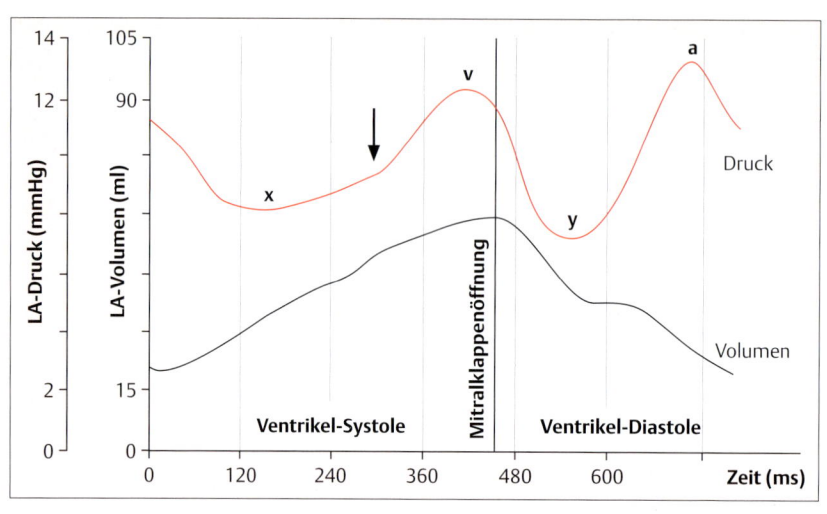

Abb. 2.2 Atriales Druck- und Volumenverhalten während eines Herzzyklus.
x: Druckabfall während der frühen Ventrikelsystole durch Verschiebung der Ventilebene nach apikal, Blut wird angesaugt.
v: atriales Druck- und Volumenmaximum am Ende der Ventrikelsystole.
y: abrupter Volumen- und Druckverlust im Vorhof mit Beginn der raschen (passiven) Ventrikelfüllung.
a: Vorhofkontraktion.
Pfeil: Vorhofkontraktion zur Unzeit, die hämodynamischen Folgen sind nicht dargestellt; grundsätzlich wird jedoch das vorhandene atriale Volumen in Richtung fehlender Klappen (große Herzvenen) zurückgepumpt und steht für die rasche Füllung nicht mehr zur Verfügung; die nächste (zeitgerechte) Vorhofkontraktion fällt aus.

Bei Senioren und Patienten mit Relaxationsstörung des Ventrikels kann er 40 % des Herzzeitvolumens betragen (22).

Klinische Wirkung einer gestörten AV-Sequenz kann das **„Schrittmacher-"** oder **„Pacemaker-Syndrom"** sein, das als typische Komplikation der rein ventrikulären (VVI-)Stimulation beim kranken Sinusknoten gilt. Solange der herzeigene Schrittmacher führt, besteht eine physiologische AV-Abfolge; sinkt die Sinusfrequenz, übernimmt die künstliche Ventrikelstimulation und erzeugt eine Dissoziation zwischen Vorhof und Kammer, die bei prädisponierten Patienten den Blutdruck einbrechen lässt (Abb. 2.3). Ohne hämodynamische Objektivierung mag die Diagnose zu oft gestellt werden (54). Die Symptomatik kann aber auch kaum merklich sein und sich erst nach Umrüsten auf ein vorhofbeteiligendes System erschließen („subclinical pacemaker syndrome"; [56]).

Unter Ruhebedingungen ist die hämodynamische Überlegenheit vorhofbeteiligender statt rein ventrikulärer Stimulation vielfach belegt (13, 26). Dabei wird deutlich, dass der Gewinn durch „AV-Synchronie" ganz wesentlich von der individuellen Optimierung des AV-Intervalls abhängt (48) und dass diese für den atrialen Wahrnehmungs- und Stimulationsfall gesondert erfolgen muss (27, 63). Während VVI-Stimulation wird der Verlust des Vorhofbeitrags und die Minderung der Kammerfüllung durch Steigerung der Ventrikelkontraktilität kompensiert und damit das Herzzeitvolumen aufrecht erhalten (6). Die Umkehr der AV-Sequenz lässt die Vorhöfe gegen die geschlossenen AV-Klappen pumpen („Vorhofpfropfung") und erhöht durch Dehnung des Vorhofmyokards das Flimmerrisiko („mechano-elektrisches Feedback" [19]).

> Allein die Programmierung von VVI-Schrittmachern auf niedrige Interventionsfrequenz wirkt deshalb schon flimmerpräventiv (55), und die großen prospektiv randomisierten Vergleichsuntersuchungen zwischen VVI- und AAI-/DDD-Stimulation weisen in ihrem „physiologischen" Arm geringere atriale Flimmerraten auf (2, 17, 33).

Widersprüchlich sind die Daten zur **Bedeutung des Vorhofbeitrags unter Belastung**. Es ist gezeigt worden, dass die Ventrikel sich mit zunehmender Herzfrequenz über einen beschleunigten passiven Blutfluss und weniger über den aktiven Vorhofbeitrag füllen (41). Patienten mit intakter Sinusknotenfunktion und höhergradigem AV-Block zeigen bei gleicher Belastungsfrequenz im vorhofsynchronen und frequenzadaptiven VVI-Modus keine Unterschiede in Herzauswurfleistung (66), Belastungsdauer und subjektiver Anstrengung (39), deutliche jedoch bezüglich der Lebensqualität im Alltag (40). Umgekehrt sind hämodynamische Akuteffekte der „AV-Synchronie" in Abhängigkeit von individueller AV-Zeit-Optimierung und/oder frequenzadaptiver AV-Verkürzung belegt (30, 35, 53), ohne dass die Patienten deshalb immer besser belastbar wären oder sich wohler fühlten (20).

Kontraktilitätssteigerung und Vorhofdehnung unter VVI(R)-Stimulation gehen mit neurohumoralen Reak-

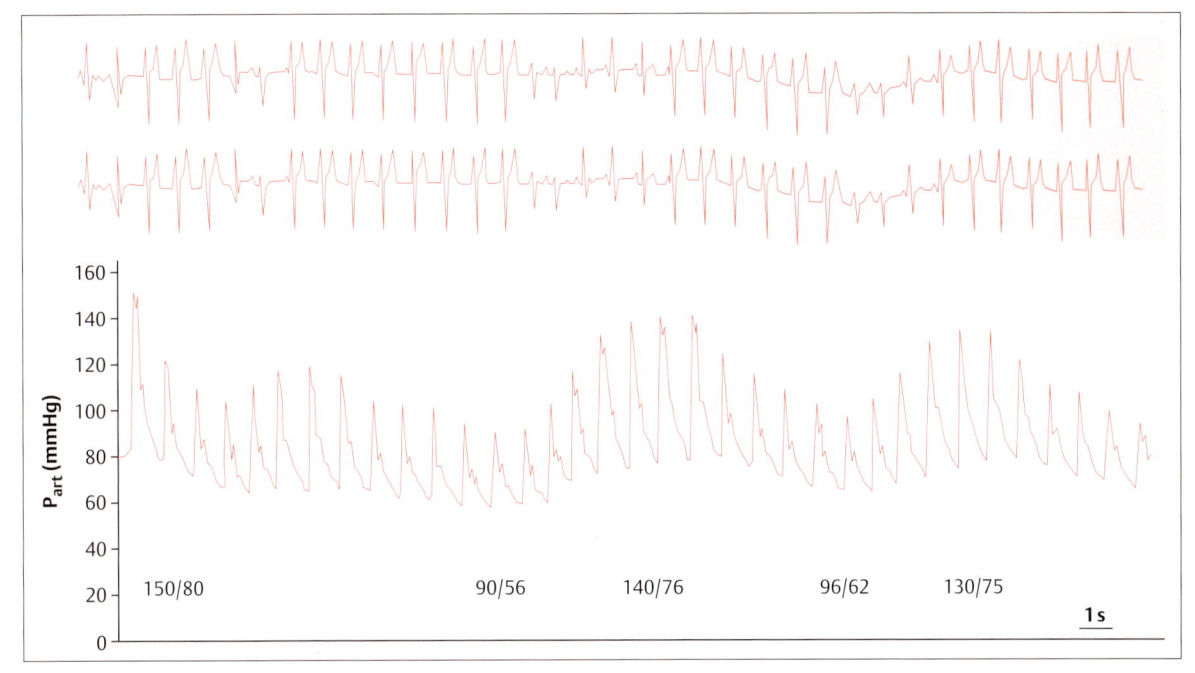

Abb. 2.3 Hämodynamik beim „Schrittmachersyndrom": mit Einsetzen des Ventrikelschrittmachers (höheramplitudige Komplexe in den beiden EKG-Ableitungen, oben) sinkt der arterielle Druck (P$_{art}$, untere Kurve) ab. Die Differenz zwischen maximalem und minimalem systolischen Druck beträgt 60 mmHg.

tionsmustern einher, die systematisch erhöhte Katecholamin- und ANP/BNP-Spiegel nachweisen lassen (24, 38, 52, 58) (Abb. 2.**4a**, **b**). Auch wenn diesem Befund prognostische Bedeutung zugemessen werden mag, haben prospektiv randomisierte Studien keinen Überlebensvorteil mit AV-sequentieller (DDD(R)-) statt rein ventrikulärer (VVI(R)-)Stimulation nachgewiesen (17, 33).

Inter- und intraventrikuläre Sequenz

Der übliche Stimulationsort im Ventrikel liegt rechtsapikal (Kapitel Implantation). Von dort breitet die Erregung sich vorzugsweise im Arbeitsmyokard über rechten Ventrikel und Kammerseptum nach linksventrikulär aus. Ob und in welchem Ausmaß spezialisierte Leitungsstrukturen an der Impulspropagation beteiligt sind, hängt vom aktuellen Stimulationsort und allfälligen Blockierungen im His-Purkinje-System ab (23, 43). Am verbreiterten QRS-Komplex im EKG lässt sich jedenfalls ablesen, dass diese Form der elektrischen Aktivierung langsamer als die physiologische Erregungsausbreitung erfolgt. Im Mittel beträgt die Rechts-Links-Verzögerung 70–80 ms (49).

Die enorme zeitliche Latenz zwischen erst- und letztaktivierten Myokardarealen bewirkt eine **mechanische Phasenverschiebung**, die inter- wie intraventrikulär bedeutsam ist (Abb. 2.**5**). Während der isovolumetrischen Phase der Systole verkürzen sich Myokardfasern in früh erregten Wandabschnitten ohne nennenswerte Opposition durch noch nicht aktivierte Segmente; diese werden derweil gedehnt (Kurvenabschnitt 1–2, Abb. 2.**5**). Die frühe isovolumetrische Kontraktion lässt für die Ejektion kaum noch Verkürzungsreserven übrig, während spät erregte Fasern dank kräftiger Vordehnung mehr Hub aufweisen und den größten Teil der Austreibungsarbeit verrichten (Kurvenabschnitt 2–3, Abb. 2.**5**).

Die Phasenverschiebung setzt sich in die Diastole fort, indem die früh kontrahierenden Wandabschnitte bereits wieder erschlaffen, während die letzterregten sich noch endgradig verkürzen (ab Markierung 3, Abb. 2.**5**). Die Asynchronie verlängert die Zeit bis zur vollständigen Relaxation des gesamten Ventrikelmyokards mit dem Ergebnis, dass die frühdiastolische Füllung verspätet und verzögert erfolgt.

Die Asynergie zwischen den Ventrikeln ist **im Echokardiogramm** an der atypischen Bewegung von Teilen des Kammerseptums zu erkennen, das – ähnlich wie beim Linksschenkelblock – eine kurze, vorzeitige Einwärtsbewegung zum linken Ventrikel hin beschreibt, um dann an der Kontraktion der rechten Kammer teilzunehmen und in der späten (linksventrikulären) Systole wechselnde Verhaltensmuster aufzuweisen (Abb. 2.**6**).

Linksseitig führt der asynchrone Kontraktionsablauf zur Minderung von Druckaufbaugeschwindigkeit (dP/dt$_{max}$) und Schlagvolumen, zur Verschlechterung diastolischer Funktionsindizes und zu (mit dem Ende künstlicher Stimulation reversiblen) regionalen Perfusionsunterschieden. Die ungleich höhere Arbeitsbelas-

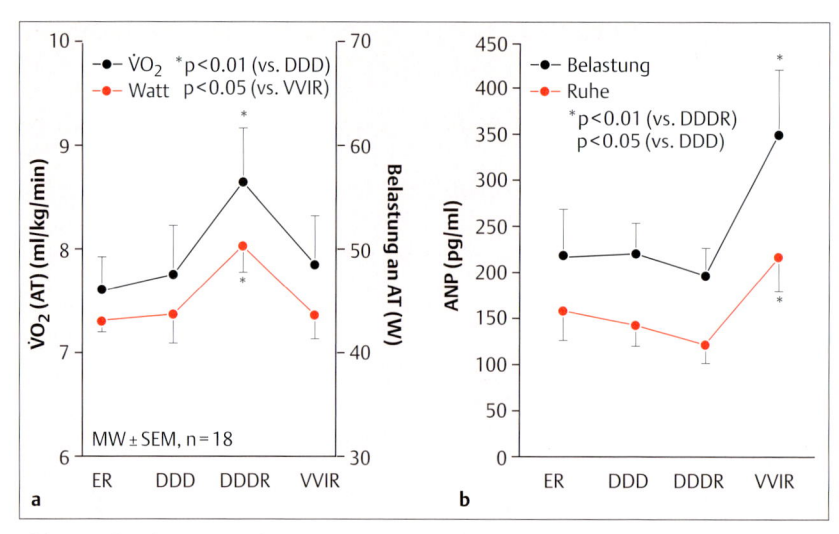

Abb. 2.4a, b Akutuntersuchung an 18 Patienten mit Sinusknotenerkrankung oder höhergradigem AV-Block und chronotroper Inkompetenz (Kriterium: Frequenz an der anaeroben Schwelle unter 100 Schläge/min).
a Sauerstoffaufnahme und Leistung an der anaeroben Schwelle (AT), **b** Serumspiegel für das atriale natriuretische Peptid (ANP).
ER: Eigenrhythmus ohne Schrittmacherunterstützung;
DDD/DDDR: AV-sequentielle Stimulation ohne/mit Sensorsteuerung;
VVIR: frequenzadaptive, rein ventrikuläre Stimulation.
Bei Belastung an der anaeroben Schwelle bewirkt die Kombination aus AV-Synchronie und Frequenzadaptation die höchste Sauerstoffaufnahme und Leistung und die niedrigste ANP-Inkretion (nach [38]).

tung lässt spät kontrahierende Myokardregionen hypertrophieren (61) und führt dabei zu pathologischer Textur, vermehrter Fibrose und ultrastrukturellen Veränderungen der betroffenen Muskulatur (29).

Die **klinische Bedeutung** dieser Zusammenhänge wird durch jüngste Beobachtungen belegt, welche v.a. Patienten mit bereits manifester Herzinsuffizienz (44, 51, 65), aber auch solche ohne organische Herzkrankheit (57) betreffen (Vertiefendes Wissen).

Zu den genannten Zitaten fehlen Angaben, ob bei Zweikammer-Stimulation die AV-Zeit individuell optimiert wurde. Da sich in der MOST-Substudie für höhere kumulative Stimulationsraten im Ventrikel auch ein wachsendes atriales Flimmerrisiko findet, erscheint diese Frage begründet. Dennoch legen die Befunde nahe, dass die historische Betonung der „AV-Synchronie" den desynchronisierenden Effekt der Kammerstimulation auf inter- und intraventrikuläre Funktionsabläufe unterschätzt. Wann immer möglich, sollten deshalb **Schrittmacherinterventionen in der Kammer vermieden werden**:

➤ Bei isolierter Erkrankung des Sinusknotens ist dies ein klares Plädoyer für den AAI-Schrittmacher.
➤ Für seltene, kurze AV-Blockierungen reicht ein (niederfrequent programmiertes) VVI-Backup aus.
➤ Bei stetem Wechsel der AV-Überleitungsbedingungen sollte intelligente Fallunterscheidung nur dann zur Kammerstimulation führen, wenn die natürliche AV-Sequenz hämodynamisch ungünstig erscheint oder die Herzfrequenz nicht ausreicht (Abschnitt AV-Hysterese, automatischer Moduswechsel zwischen AAI und DDD).
➤ Für den Fall, dass permanente AV-Leitungsprobleme die ventrikuläre Stimulation unvermeidlich machen, fehlt derzeit ein fundiertes Konzept, wie die Desynchronisation auf Ventrikelebene gemindert werden kann (Kapitel Implantation).

Vertiefendes Wissen: Mögliche Konsequenzen der Desynchronisation bei rechtsventrikulär-apikaler Stimulation

➤ Im retrograden Vergleich von Patienten einer kalifornischen Herzinsuffizienz- und Transplantationsklinik, die aus antibradykarder Indikation mit einem Schrittmacher (Ein- und Zweikammersysteme) versorgt wurden, und einer vergleichbaren („matched") Gruppe ohne Stimulation wird ein hochsignifikanter (p=0,003) Prognosenachteil (Tod oder Transplantation) für die Schrittmachergruppe gefunden. Da die Rate plötzlicher Herztodesfälle gleich ist, kommt für den Unterschied zwischen beiden Gruppen nur die Verschlechterung der vorbestehenden Herzinsuffizienz in Frage (51).
➤ In einer Untersuchung an 146 Patienten mit schwer geminderter Funktion der linken Kammer (EF≤30%) und Indikation zur Defibrillator-(ICD) Versorgung sind Ein- und Zweikammersysteme im Verhältnis 111:35 nicht randomisiert verteilt. Im mittleren Fol-

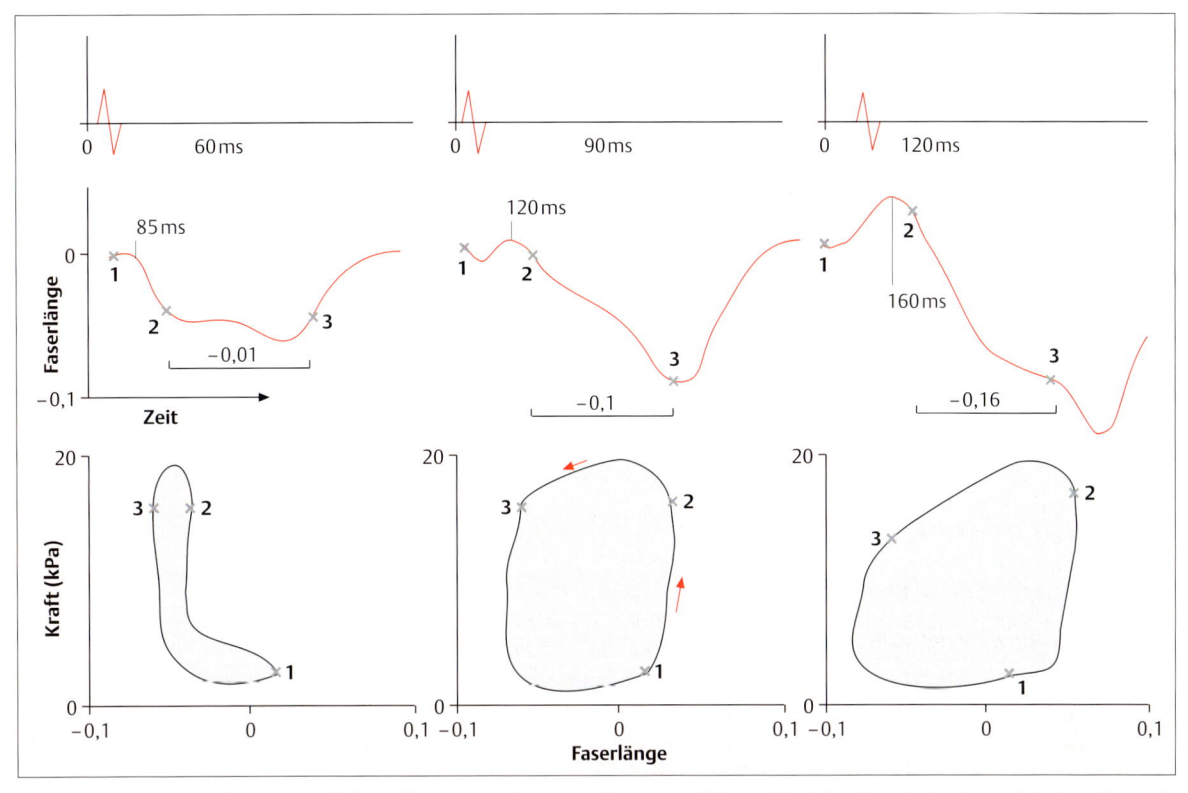

Abb. 2.5 Von oben nach unten: Zeitliche Differenz zwischen Stimulationsartefakt und örtlicher Depolarisation, lokale Faserlänge als Funktion der Zeit und Arbeitsdiagramm der Muskelfasern: von links nach rechts: drei Ventrikelregionen (nahe der Stimulationselektrode; mittlere Distanz; weit entfernt vom Stimulationsort).
1–2: isovolumetrische Anspannung; **2–3**: Austreibungsphase; **3–1**: Diastole.
Eichung der Faserlängenachse und Angaben des Faserhubs während der Austreibungsphase als Dezimalbruch der Ausgangslänge (–0,1 entspricht 10% Faserverkürzung); nach (62).

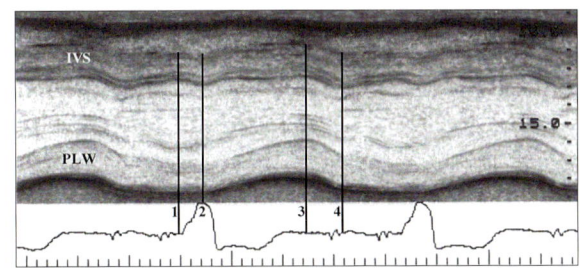

Abb. 2.6 Von subkostal aufgezeichnetes M-Mode-Echokardiogramm des linken Ventrikels bei einem Patienten mit binodaler Erkrankung und AV-sequentieller Stimulation. Die Zeitmarkierungen bezeichnen grob folgende Phasen der mechanischen Ventrikelfunktion:
1. Start der septalen (IVS)Einwärtsbewegung ohne gegenläufige Kontraktion der Posterolateralwand (PLW);
2. Maximum der frühsystolischen Dorsalbewegung des IVS, noch keine Ventralbewegung der PLW;
3. Maximum der Einwärtsbewegung der PLW;
3 → 4: nahezu parallele frühdiastolische Bewegung von IVS und PLW, welche durch die zeitliche Differenz zwischen rechts- und linksventrikulärem Füllungsbeginn (verzögerte Relaxation der linken Kammer) erklärt werden kann.

low-up von 32 Monaten beträgt die Sterblichkeit 22,5 versus 37,1%. Mit Zweikammeraggregat steigt das Mortalitätsrisiko um den Faktor 2,3 (95%-Konfidenzintervall: 1,13–4,68; p=0,021). Wichtiger Unterschied ist, dass die Einkammersysteme – auf eine niedrige „Backup"-Frequenz eingestellt – nur 1,8% der Zyklen wirklich stimulieren, während in der Zweikammer-Gruppe dieser Anteil 83% beträgt (44).

▶ Die prospektiv-randomisiert angelegte DAVID-Studie sollte ursprünglich die therapeutische Überlegenheit von Zweikammer- über Einkammer-ICDs belegen und wurde nach Einschluss von 506 Patienten mit Herzinsuffizienz (EF≤40%) und ICD-, nicht jedoch mit Schrittmacherindikation vorzeitig abgebrochen. Im Vergleich mit reinem VVI-„Backup" (40/min) birgt die AV-sequentielle (DDDR-)Stimulation mit mindestens 70 Schlägen/min ein 1,61-faches (95%-Konfidenzintervall: 1,06–2,44; p≤0,03) Risiko, zu sterben oder wegen neu aufgetretener oder verstärkter Herzinsuffizienz stationär aufgenommen zu werden (65).

▶ Für 702 Patienten mit normaler (<120 ms) Dauer der Kammererregung im Oberflächen-EKG, die in der MOST-Studie wegen eines Sinusknotensyndroms DDDR-stimuliert wurden, erweist sich die kumulative Stimulationsrate in der Kammer (%VP) als signifikanter Prädiktor einer Krankenhausaufnahme wegen Herzinsuffizienz. Für Patienten mit einem %VP > 40 erhöht sich das Risiko, erstmals wegen Herzinsuffizienz hospitalisiert zu werden, um den Faktor 2,6 (95%-Konfidenzintervall: 1,05–6,47; p=0.040) und das Risiko, deshalb mehrfach stationär aufgenommen zu werden, um das 2,99fache (Konfidenzintervall: 1,15–7,75; p=0,024). Die Beziehung gilt unabhängig von basalen Risikofaktoren für die Entwicklung einer Herzinsuffizienz (57).

Resynchronisation (CRT)

Die bisher diskutierten Zusammenhänge gelten grundsätzlich auch für Pathomechanismen, die im Gefolge **fortgeschrittener Myokarderkrankung** wirksam werden. Dilatation und fibrotischer Umbau der Kammermuskulatur verzögern die Erregungsausbreitung v.a. zu den lateralen und posterolateralen Regionen des linken Ventrikels (3). Sie induzieren damit eine Asynergie zwischen rechtem und linkem sowie innerhalb des linken Ventrikels, welche die externe Arbeit der Kammer substantiell mindert. Die Bedeutung solch unkoordinierter Kontraktion lässt sich am (re-)synchronisierenden Effekt links- (LVP) und biventrikulärer (BiV) Stimulation ablesen, welche die Druckanstiegsgeschwindigkeit in der Kammer ähnlich einer positiv inotropen Intervention steigern kann. Dass dies im Unterschied etwa zu Dobutamin ohne Zunahme der myokardialen Sauerstoffaufnahme gelingt, belegt den besseren Wirkungsgrad synchroner Kontraktion (Abb. 2.7; [45]).

Die Koinzidenz (links)schenkelblockartig verbreiterter Kammerkomplexe im EKG und linksventrikulärer Kontraktionsstörungen legt einen funktionellen Zusammenhang zwischen elektrischer und mechanischer Asynchronie nahe. Die Resynchronisationstherapie mit biventrikulärem Schrittmacher stellt folgerichtig den elektrophysiologischen Ansatz zur Verbesserung der kardialen Mechanik dar.

Tatsächlich jedoch können auch Patienten ohne QRS-Verbreiterung eine bedeutsame Asynchronie innerhalb des linken Ventrikels aufweisen (69), und elektrische Synchronie stellt keine Voraussetzung dafür dar, dass links- oder biventrikuläre Stimulation eine mechanische Funktionsverbesserung der linken Kammer bewirken (36). Die pathophysiologische Erklärung dieser Zusammenhänge steht aus.

Die Phasenverschiebung zwischen früh und spät aktiven Myokardarealen verlängert die isovolumetrischen Kontraktions- (ICT) und Relaxationsphasen (IRT) auf Kosten der Auswurf- (ET) und Füllzeiten (FT) des Ventrikels und lässt den relativen Anteil mechanischer „Totzeiten" an der Gesamt-Zykluslänge (CL) anwachsen. Dies kann messtechnisch durch Bestimmung des „myocardial performance index" ((ICT+IRT)/ET; [59]) oder durch den „z"-Quotienten ((ET+FT)/CL; [71]) erfasst werden, die beide als echokardiographische Kenngrößen für die mechanische (In)Effektivität der Kammer gelten können.

> Unmittelbar sichtbar wird die Asynchronie im Tissue-Doppler (TDI), wo nicht selten die systolische Kontraktion spät aktiver Myokardareale in die diastolische Phase früh kontrahierender Abschnitte hineinreicht (Abb. 2.8).

Im Zusammenspiel von Ventrikel- und Klappenmechanik sorgt die Resynchronisation der linken Kammer offenbar auch für

▶ eine zeitliche Abstimmung der Papillarmuskel,
▶ einen höheren transmitralen Gradienten zu Beginn der Systole,
▶ eine bessere Koaptation der Mitralsegel und
▶ eine Minderung der häufig bestehenden Mitralinsuffizienz (10, 28, 34, 70).

Ohne Schrittmacher hebt die zusätzlich zum Linksschenkelblock oft vorhandene AV-Überleitungsstörung (8, 9, 46, 68) die exakte Koordination zwischen Vorhof-

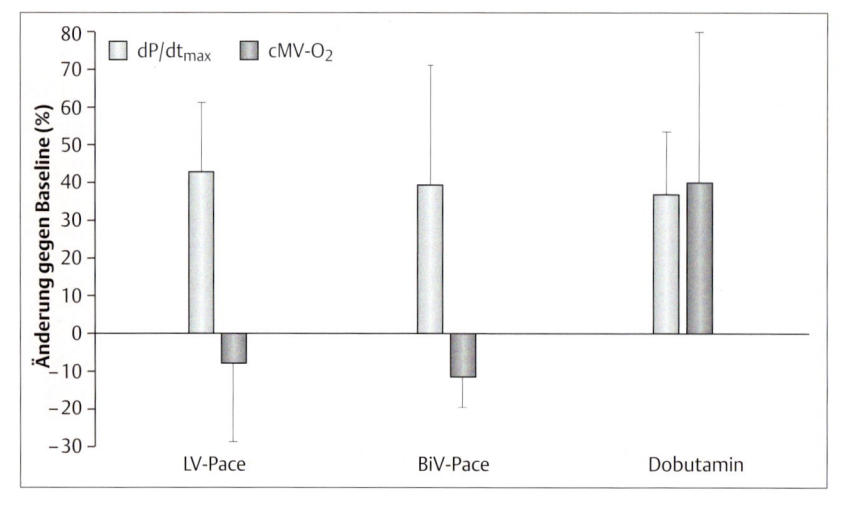

Abb. 2.7 Vergleich der Effekte von positiver Inotropie (Dobutamin) und Resynchronisation (LV- und BiV-Pace) auf die linksventrikuläre Druckanstiegsgeschwindigkeit (dP/dt_{max}) und den myokardialen Sauerstoffverbrauch ($cMV-O_2$). Bei nahezu gleicher Steigerung von dP/dt_{max} erhöht Dobutamin den myokardialen Sauerstoffbedarf, die Resynchronisierung senkt ihn signifikant; nach (45).

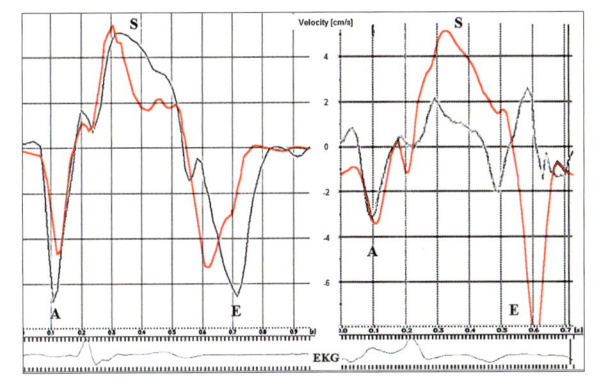

Abb. 2.8 Lokale Geschwindigkeitskurven im Tissue-Doppler (TDI) bei normaler Ventrikelkontraktion (links) und Asynchronie (rechts); schwarze und rote Kurven repräsentieren jeweils ein septales und laterales "sample volume" im apikalen Vierkammerblick; die Aufwärtsbewegung nach dem QRS-Komplex im EKG (S) entspricht der Systole, die negativen Peaks entsprechen der Vorhofkontraktion (A) und der frühdiastolischen Füllung (E). Auf der rechten Seite zeigt das Septum (schwarze Geschwindigkeitskurve) ein doppelgipfliges systolisches Bewegungsmuster, wobei der zweite Peak in die Diastole fällt (diastolische Kontraktion).

und Kammerfunktion auf und provoziert einen präsystolischen Rückfluss in den linken Vorhof (Kapitel: AV-Optimierung). Exaktes Timing eines AV-sequentiellen, biventrikulären Stimulationssystems korrigiert die diastolische Mitralinsuffizienz, positioniert den „atrial kick" zeitlich korrekt und sorgt damit gleichfalls für einen optimalen transmitralen Gradienten zum Schluss der Klappe (46). Da dieser Teil des Schrittmachereffekts mit Vorhofflimmern und dem Verlust der atrialen Kontraktion verloren geht, ist leicht nachvollziehbar, dass der hämodynamische und klinische Nutzen resynchronisierender Stimulationsbehandlung für Herzkranke mit Vorhofflimmern weniger gut belegt ist (11, 21, 37).

Für Patienten mit Sinusrhythmus, Linksschenkelblock, linksventrikulärer Ejektionsfraktion ≤ 35 % und Herzinsuffizienz im NYHA-Stadium III zeigen sämtliche prospektiv randomisierten Studien eine funktionelle Verbesserung unter Resynchronisationstherapie (Tab. 2.1).

Allerdings fallen die Effekte in Crossover-Studien (4, 5, 15) deutlich größer als im Parallel-Design (1, 32, 60) aus. Jenseits statistischer Signifikanz, die für einzelne Endpunkte auch verfehlt werden kann, ist der klinische Gewinn eher marginal: so wirkt in der NYHA-Klassifizierung die Verbesserung der Belastbarkeit (0,2–0,5 Klassen im Parallel-Design) gegenüber einer Trainingsbehandlung (0,3–1,1 Klassen) nicht sehr eindrucksvoll; für die 6-min-Gehstrecke gilt als klinisch bedeutsame Minimaldifferenz eine Verbesserung von 54 m, während im Parallelvergleich der Gruppen nur ein Benefit von 3–39 m erreicht wird.

Abgesehen von einer technischen Versagerquote zwischen 6 und 13 % bei der Implantation werden – abhängig von ihrer Definition – klinische Responderraten von <60 bis über 80 % angegeben. In der Sicht der Patienten selbst liegt die Rate merklicher Verbesserung ihrer Herzinsuffizienz bei 60 %, der Verbesserung insgesamt bei 79 %. Die Beobachtung, dass auch 57 % der Patienten, die im Parallelarm nicht mit CRT behandelt sind, irgendeine Form von klinischem Benefit konstatieren, legt allerdings den **Verdacht eines signifikanten Plazeboeffekts** durch den Implantationseingriff nahe (1, 42).

Für den **Endpunkt Mortalität** sind Metaanalysen verfügbar, welche eine signifikante Minderung des Risikos zeigen, an progredienter Herzinsuffizienz zu versterben (Odds Ratio [OR] = 0,49; 95 %-Konfidenzintervall [CI] 0,25–0,93; n = 1634). Für den Tod jeglicher Ursache lauten die Zahlen: OR = 0,77; CI: 0,51–1,18 (7) und sind damit statistisch nicht abgesichert. Gegenüber optimaler medikamentöser Herzinsuffizienzbehandlung findet die Companion-Studie nur einen Überlebensvor-

Tabelle 2.1 Funktionelle Änderungen unter Resynchronisationstherapie, getrennt für Crossover-Studien (Path-CHF, Mustic) und Untersuchungen mit Parallel-Design (Miracle, Contac-CD, InSync-ICD)

	Crossover-Studien		Parallel-Design			
	△	p	BiV	Kontr.	△	p
NYHA [Klassen ↓]	1,0	<0,001	0,7–0,9	0,4–0,6	0,2–0,5	<0,01–0,001
QoL [Punkte ↓]	14–29	<0,001	15–19	5–10	9–10	<0,001–0,017
6-MW [m ↑]	73–89	<0,001	39–57	10–53	3–39	<0,005–0,408
$\dot{V}O_{2max}$ [ml/kg/min ↑]	1,2–2,9	<0,019–0,03	1,1–1,7	−0,1–0,2	0,9–1,8	<0,003–0,500
LVDD [mm ↓]	n.a.	n.a.	0,3–4,9	0,0–0,2	0,2–4,7	<0,001–0,850
LVEF [%-Punkte ↑]	n.a.	n.a.	3,0–5,8	−0,2–2,1	1,4–4,8	<0,001–0,060
Hospitalisierung [% ↑]	67–74	<0,03–0,05	n.a.	n.a.	17–50	<0,020–0,110

NYHA = funktionelle Klasse nach New York Heart Association; QoL = Lebensqualität nach dem Minnesota Living with Heart Failure Questionnaire; 6-MW = Sechs-Minuten-Gehstrecke; $\dot{V}O_{2max}$ = maximale Sauerstoffaufnahme; LVDD = diastolischer Ventrikeldurchmesser; LVEF = linksventrikuläre Ejektionsfraktion; ↓ = Abnahme des Wertes; ↑ = Zunahme des Wertes; △ = Differenz zwischen biventrikulärer Stimulation (BiV) und Kontrollgruppe (Kontr.) ohne Schrittmacherbehandlung; p = Signifikanzniveau; n.a. = nicht anwendbar

teil für die Kombination aus Resynchronisation und Defibrillatortherapie (12). Erst das Pooling der Daten mit vier weiteren Studien (Contak-CD, InSync-ICD, Miracle, Mustic) lässt den Überlebensvorteil für die CRT allein signifikant werden (OR = 0,74; CI: 0,56–0,97; n = 2559; [50]).

Erst die Care-HF-Studie führt den direkten prognostischen Wirksamkeitsnachweis der CRT: im Vergleich zwischen optimaler medikamentöser Therapie ohne (n = 404) und mit Resynchronisation (n = 409) findet sich für den primären Endpunkt (Tod oder ungeplante Hospitalisation wegen eines kardialen Ereignisses) ein OR von 0,63 (CI: 0,51–0,77; p < 0,01) und für den sekundären Endpunkt (Tod jeglicher Ursache) ein OR von 0,64 (CI: 0,48–0,85; p = 0,02; Abb. 2.9).

> Die Autoren schließen aus ihren Daten, dass „die Implantation eines Resynchronisations-Geräts *routinemäßig* bei [...] Patienten erwogen werden sollte", deren Herzinsuffizienz mit einer kardialen Asynchronie einhergeht (16).

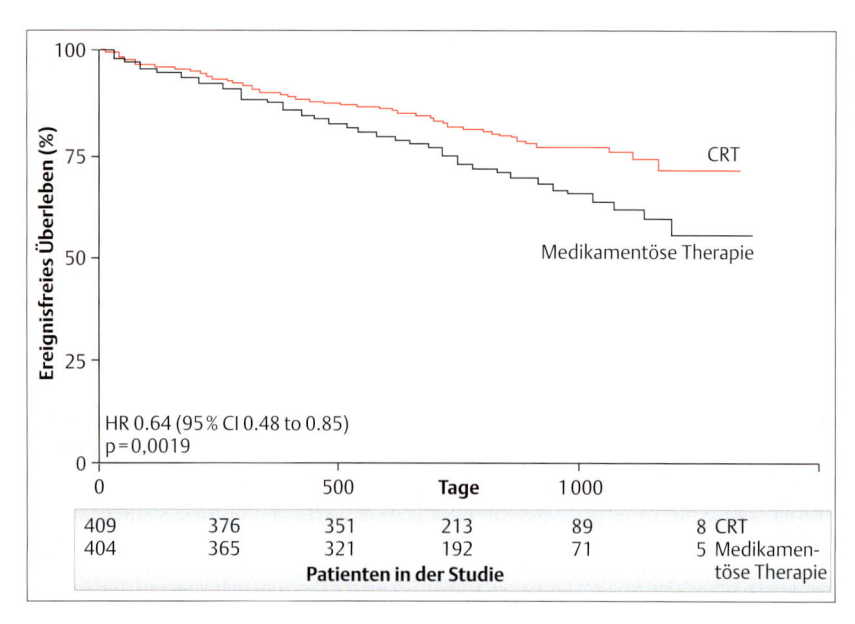

Abb. 2.9 Kaplan-Meyer-Kurve für Freiheit von Tod jedweder Ursache (sekundärer Endpunkt) in der Care-HF-Studie; modifiziert nach (16).

Literatur

1. Abraham WT, Fisher WG, Smith AL, et al. Cardiac resynchronization in chronic heart failure. N Engl J Med 2002; 346: 1845–1853.
2. Andersen HR, Nielsen JC, Thomsen PE, et al. Long-term follow-up of patients from a randomised trial of atrial versus ventricular pacing for sick-sinus syndrome. Lancet 1997; 350: 1210–1216.
3. Auricchio A, Fantoni C, Regoli F, et al. Characterization of left ventricular activation in patients with heart failure and left bundle-branch block. Circulation 2004; 109: 1133–1139.
4. Auricchio A, Stellbrink C, Block M, et al. Effect of pacing chamber and atrioventricular delay on acute systolic function of paced patients with congestive heart failure. The Pacing Therapies for Congestive Heart Failure Study Group. The Guidant Congestive Heart Failure Research Group. Circulation 1999; 99: 2993–3001.
5. Auricchio A, Stellbrink C, Sack S, et al. Long-term clinical effect of hemodynamically optimized cardiac resynchronization therapy in patients with heart failure and ventricular conduction delay. J Am Coll Cardiol 2002; 39: 2026–2033.
6. Ausubel K, Steingart RM, Shimshi M, Klementowicz P, Furman S. Maintenance of exercise stroke volume during ventricular versus atrial synchronous pacing: role of contractility. Circulation 1985; 72: 1037–1043.
7. Bradley DJ, Bradley EA, Baughman KL, et al. Cardiac resynchronization and death from progressive heart failure: a meta-analysis of randomized controlled trials. JAMA 2003; 289: 730–740.
8. Brecker SJ, Gibson DG. What is the role of pacing in dilated cardiomyopathy? Eur Heart J 1996; 17: 819–824.
9. Brecker SJ, Xiao HB, Sparrow J, Gibson DG. Effects of dual-chamber pacing with short atrioventricular delay in dilated cardiomyopathy. Lancet 1992; 340: 1308–1312.
10. Breithardt OA, Sinha AM, Schwammenthal E, et al. Acute effects of cardiac resynchronization therapy on functional mitral regurgitation in advanced systolic heart failure. J Am Coll Cardiol 2003; 41: 765–770.
11. Brignole M, Gammage M, Puggioni E, et al. Comparative assessment of right, left, and biventricular pacing in patients with permanent atrial fibrillation. Eur Heart J 2005; 26: 712–722.
12. Bristow MR, Saxon LA, Boehmer J, et al. Cardiac-resynchronization therapy with or without an implantable defibrillator in advanced chronic heart failure. N Engl J Med 2004; 350: 2140–2150.
13. Buckingham TA, Janosik DL, Pearson AC. Pacemaker hemodynamics: clinical implications. Prog Cardiovasc Dis 1992; 34: 347–366.
14. Cazeau S, Bordachar P, Jauvert G, et al. Echocardiographic modeling of cardiac dyssynchrony before and during multisite stimulation: a prospective study. Pacing Clin Electrophysiol 2003; 26: 137–143.
15. Cazeau S, Leclercq C, Lavergne T, et al. Effects of multisite biventricular pacing in patients with heart failure and intraventricular conduction delay. N Engl J Med 2001; 344: 873–880.

16. Cleland JG, Daubert JC, Erdmann E, et al. The Effect of Cardiac Resynchronization on Morbidity and Mortality in Heart Failure. N Engl J Med 2005; 352: 1539–1549.
17. Connolly SJ, Kerr CR, Gent M, et al. Effects of physiologic pacing versus ventricular pacing on the risk of stroke and death due to cardiovascular causes. Canadian Trial of Physiologic Pacing Investigators. N Engl J Med 2000; 342: 1385–1391.
18. Daubert C, Ritter P, Mabo P, Ollitrault J, Descaves C, Gouffault J. Physiological relationship between AV interval and heart rate in healthy subjects: applications to dual chamber pacing. Pacing Clin Electrophysiol 1986; 9: 1032–1039.
19. Franz MR, Bode F. Mechano-electrical feedback underlying arrhythmias: the atrial fibrillation case. Prog Biophys Mol Biol 2003; 82: 163–174.
20. Frielingsdorf J, Deseo T, Gerber AE, Bertel O. A comparison of quality-of-life in patients with dual chamber pacemakers and individually programmed atrioventricular delays. Pacing Clin Electrophysiol 1996; 19: 1147–1154.
21. Garrigue S, Bordachar P, Reuter S, et al. Comparison of permanent left ventricular and biventricular pacing in patients with heart failure and chronic atrial fibrillation: prospective haemodynamic study. Heart 2002; 87: 529–534.
22. Geokas MC, Lakatta EG, Makinodan T, Timiras PS. The aging process. Ann Intern Med 1990; 113: 455–466.
23. Giudici MC, Barold SS, Moeller AL, Meierbachtol CJ, Paul DL, Walton MC. Influence of native conduction status on clinical results with right ventricular outflow tract pacing. Am J Cardiol 2003; 91: 240–242.
24. Horie H, Tsutamoto T, Ishimoto N, et al. Plasma brain natriuretic peptide as a biochemical marker for atrioventricular sequence in patients with pacemakers. Pacing Clin Electrophysiol 1999; 22: 282–290.
25. Ismer B, Von Knorre GH, Voss W, et al. Exercise induced sympathetic influences do not change interatrial conduction times in VDD and DDD pacing. Pacing Clin Electrophysiol 1996; 19: 1786–1790.
26. Iwase M, Sotobata I, Yokota M, et al. Evaluation by pulsed Doppler echocardiography of the atrial contribution to left ventricular filling in patients with DDD pacemakers. Am J Cardiol 1986; 58: 104–109.
27. Janosik DL, Pearson AC, Buckingham TA, Labovitz AJ, Redd RM. The hemodynamic benefit of differential atrioventricular delay intervals for sensed and paced atrial events during physiologic pacing. J Am Coll Cardiol 1989; 14: 499–507.
28. Kanzaki H, Bazaz R, Schwartzman D, Dohi K, Sade LE, Gorcsan J, III. A mechanism for immediate reduction in mitral regurgitation after cardiac resynchronization therapy: insights from mechanical activation strain mapping. J Am Coll Cardiol 2004; 44: 1619–1625.
29. Karpawich PP, Rabah R, Haas JE. Altered cardiac histology following apical right ventricular pacing in patients with congenital atrioventricular block. Pacing Clin Electrophysiol 1999; 22: 1372–1377.
30. Khairy P, Talajic M, Dominguez M, et al. Atrioventricular interval optimization and exercise tolerance. Pacing Clin Electrophysiol 2001; 24: 1534–1540.
31. Kindermann M, Schwaab B, Berg M, Fröhlig G. The influence of right atrial septal pacing on the interatrial contraction sequence. Pacing Clin Electrophysiol 2000; 23: 1752–1757.
32. Kühlkamp V. Initial experience with an implantable cardioverter-defibrillator incorporating cardiac resynchronization therapy. J Am Coll Cardiol 2002; 39: 790–797.
33. Lamas GA, Lee KL, Sweeney MO, et al. Ventricular pacing or dual-chamber pacing for sinus-node dysfunction. N Engl J Med 2002; 346: 1854–1862.
34. Lancellotti P, Melon P, Sakalihasan N, et al. Effect of cardiac resynchronization therapy on functional mitral regurgitation in heart failure. Am J Cardiol 2004; 94: 1462–1465.
35. Lau CP, Wong CK, Leung WH, Liu WX. Superior cardiac hemodynamics of atrioventricular synchrony over rate responsive pacing at submaximal exercise: observations in activity sensing DDDR pacemakers. Pacing Clin Electrophysiol 1990; 13: 1832–1837.
36. Leclercq C, Faris O, Tunin R, et al. Systolic improvement and mechanical resynchronization does not require electrical synchrony in the dilated failing heart with left bundle-branch block. Circulation 2002; 106: 1760–1763.
37. Leclercq C, Walker S, Linde C, et al. Comparative effects of permanent biventricular and right-univentricular pacing in heart failure patients with chronic atrial fibrillation. Eur Heart J 2002; 23: 1780–1787.
38. Lemke B, von Dryander S, Jäger D, et al. Bedeutung der Vorhofkontraktion für die kardio-pulmonale Leistungsfähigkeit und neurohumorale Reaktion. Z Kardiol 1994; 83: Suppl. 1: 130.
39. Linde-Edelstam C, Nordlander R, Pehrsson SK, Ryden L. A double-blind study of submaximal exercise tolerance and variation in paced rate in atrial synchronous compared to activity sensor modulated ventricular pacing. Pacing Clin Electrophysiol 1992; 15: 905–915.
40. Linde-Edelstam C, Nordlander R, Unden AL, Orth-Gomer K, Ryden L. Quality-of-life in patients treated with atrioventricular synchronous pacing compared to rate modulated ventricular pacing: a long-term, double-blind, crossover study. Pacing Clin Electrophysiol 1992; 15: 1467–1476.
41. Linde-Edelstam CM, Juhlin-Dannfelt A, Nordlander R, Pehrsson SK. The hemodynamic importance of atrial systole: a function of the kinetic energy of blood flow? Pacing Clin Electrophysiol 1992; 15: 1740–1749.
42. Mehra MR, Greenberg BH. Cardiac resynchronization therapy: caveat medicus! J Am Coll Cardiol 2004; 43: 1145–1148.
43. Myerburg RJ, Nilsson K, Gelband H. Physiology of canine intraventricular conduction and endocardial excitation. Circ Res 1972; 30: 217–243.
44. Nambi V, Kalahasti V, Wilkoff B, et al. Paradoxic higher mortality associated with dual-chamber compared to single-chamber ICDs in patients with severe ischemic cardiomyopathy: possible role of pacing-induced QRS prolongation. Pacing Clin Electrophysiol 2002; 24: 642.
45. Nelson GS, Berger RD, Fetics BJ, et al. Left ventricular or biventricular pacing improves cardiac function at diminished energy cost in patients with dilated cardiomyopathy and left bundle-branch block. Circulation 2000; 102: 3053–3059.
46. Nishimura RA, Hayes DL, Holmes DR, Jr., Tajik AJ. Mechanism of hemodynamic improvement by dual-chamber pacing for severe left ventricular dysfunction: an acute Doppler and catheterization hemodynamic study. J Am Coll Cardiol 1995; 25: 281–288.
47. Ogawa S, Dreifus LS, Shenoy PN, Brockman SK, Berkovits BV. Hemodynamic consequences of atrioventricular and ventriculoatrial pacing. Pacing Clin Electrophysiol 1978; 1: 8–15.
48. Pearson AC, Janosik DL, Redd RM, Buckingham TA, Labovitz AJ. Hemodynamic benefit of atrioventricular synchrony: prediction from baseline Doppler-echocardiographic variables. J Am Coll Cardiol 1989; 13: 1613–1621.
49. Prinzen FP, Peschar M. Relation between the pacing-induced sequence of activation and left ventricular pump function in animals. Pacing Clin Electrophysiol 2002; 25: 484–498.
50. Salukhe TV, Dimopoulos K, Francis D. Cardiac resynchronisation may reduce all-cause mortality: meta-analysis of preliminary COMPANION data with CONTAK-CD, InSync ICD, MIRACLE and MUSTIC. Int J Cardiol 2004; 93: 101–103.
51. Saxon LA, Stevenson WG, Middlekauff HR, Stevenson LW. Increased risk of progressive hemodynamic deterioration in advanced heart failure patients requiring permanent pacemakers. Am Heart J 1993; 125: 1306–1310.
52. Seino Y, Shimai S, Nagae Y, et al. Cardiodynamic and neurohormonal importance of atrial contribution in rate-responsive pacing. Am J Cardiol 1993; 72: 36–40.

53. Sheppard RC, Ren JF, Ross J, McAllister M, Chandrasekaran K, Kutalek SP. Doppler echocardiographic assessment of the hemodynamic benefits of rate adaptive AV delay during exercise in paced patients with complete heart block. Pacing Clin Electrophysiol 1993; 16: 2157–2167.
54. Smulyan H, Mookherjee S, Taub HA, Warner RA. An analysis of symptoms in patients with permanent ventricular pacemakers. J Clin Epidemiol 1992; 45: 53–59.
55. Stangl K, Seitz K, Wirtzfeld A, Alt E, Blomer H. Differences between atrial single chamber pacing (AAI) and ventricular single chamber pacing (VVI) with respect to prognosis and antiarrhythmic effect in patients with sick sinus syndrome. Pacing Clin Electrophysiol 1990; 13: 2080–2085.
56. Sulke N, Dritsas A, Bostock J, Wells A, Morris R, Sowton E. „Subclinical" pacemaker syndrome: a randomised study of symptom free patients with ventricular demand (VVI) pacemakers upgraded to dual chamber devices. Br Heart J 1992; 67: 57–64.
57. Sweeney MO, Hellkamp AS, Ellenbogen KA, et al. Adverse effect of ventricular pacing on heart failure and atrial fibrillation among patients with normal baseline QRS duration in a clinical trial of pacemaker therapy for sinus node dysfunction. Circulation 2003; 107: 2932–2937.
58. Taylor JA, Morillo CA, Eckberg DL, Ellenbogen KA. Higher sympathetic nerve activity during ventricular (VVI) than during dual-chamber (DDD) pacing. J Am Coll Cardiol 1996; 28: 1753–1758.
59. Tei C, Ling LH, Hodge DO, et al. New index of combined systolic and diastolic myocardial performance: a simple and reproducible measure of cardiac function – a study in normals and dilated cardiomyopathy. J Cardiol 1995; 26: 357–366.
60. Thackray S, Coletta A, Jones P, Dunn A, Clark AL, Cleland JG. Clinical trials update: Highlights of the Scientific Sessions of Heart Failure 2001, a meeting of the Working Group on Heart Failure of the European Society of Cardiology. CONTAK-CD, CHRISTMAS, OPTIME-CHF. Eur J Heart Fail 2001; 3: 491–494.
61. van Oosterhout MF, Prinzen FW, Arts T, et al. Asynchronous electrical activation induces asymmetrical hypertrophy of the left ventricular wall. Circulation 1998; 98: 588–595.
62. van Oosterhout M. Local myocardial adaptations during chronic ventricular pacing. van Oosterhout, Houten, The Netherlands 1999; S. 12.
63. Von Knorre GH, Ismer B, Voss W, Petzsch M, Pulya K. What range of programmable AV delays is necessary in antibradycardia DDD stimulation? Pacing Clin Electrophysiol 1998; 21: 264–267.
64. Wang K, Xiao HB, Fujimoto S, Gibson DG. Atrial electromechanical sequence in normal subjects and patients with DDD pacemakers. Br Heart J 1995; 74: 403–407.
65. Wilkoff BL, Cook JR, Epstein AE, et al. Dual-chamber pacing or ventricular backup pacing in patients with an implantable defibrillator: the Dual Chamber and VVI Implantable Defibrillator (DAVID) Trial. JAMA 2002; 288: 3115–3123.
66. Wirtzfeld A, Stangl K, Schmidt G. Physiological pacing: AV-synchrony and rate control. In: Pérez Gomez F (Hrsg): Cardiac Pacing, Editorial Grouz, Madrid 1985; 875–892.
67. Wish M, Fletcher RD, Gottdiener JS, Cohen AI. Importance of left atrial timing in the programming of dual-chamber pacemakers. Am J Cardiol 1987; 60: 566–571.
68. Xiao HB, Roy C, Gibson DG. Nature of ventricular activation in patients with dilated cardiomyopathy: evidence for bilateral bundle branch block. Br Heart J 1994; 72: 167–174.
69. Yu CM, Lin H, Zhang Q, Sanderson JE. High prevalence of left ventricular systolic and diastolic asynchrony in patients with congestive heart failure and normal QRS duration. Heart 2003; 89: 54–60.
70. Zanon F, Aggio S, Baracca E, et al. Reduced mitral regurgitation in heart failure patients submitted to cardiac resynchronization therapy: a short-term prospective study. Ital Heart J 2004; 5: 826–830.
71. Zhou Q, Henein M, Coats A, Gibson D. Different effects of abnormal activation and myocardial disease on left ventricular ejection and filling times. Heart 2000; 84: 272–276.

Frequenzanpassung

Das Wichtigste in Kürze

Bei Gesunden bestimmt die Herzfrequenz über ein Viertel der Leistungsreserve. Dieser Anteil kann sich noch erhöhen, wenn weitere Anpassungsmechanismen (arteriovenöse Sauerstoff-Ausschöpfung, kardiale Kontraktilitätssteigerung) krankheitshalber ausfallen. Die wechselseitigen Kompensationsmöglichkeiten machen es verständlich, dass nur schwere Störungen der Chronotropie („Frequenzinkompetenz") klinisch bedeutsam und durch künstliche Frequenzadaptation leistungssteigernd zu behandeln sind. Kriterium sollte das Frequenzverhalten im Teil- (oder Dauerlast-)Bereich sein, weil dies den Lebensumständen der meist älteren Patienten am nächsten kommt.

Im Test eignet sich ein Belastungsprotokoll (z.B. CAEP), das im niedrigen Leistungsbereich eine feine Abstufung vorsieht. Frequenzinkompetenz liegt vor, wenn im Nomogramm, das die Beziehung zwischen Herzfrequenz und (rechnerisch zugrunde gelegter) Sauerstoffaufnahme wiedergibt, die individuelle Frequenzsteigerung 2 Schläge/min pro Steigerung der O_2-Aufnahme um 1 ml/kg/min nicht erreicht. Dies entspricht einem Frequenzlimit von etwa 90/min an der anaeroben Schwelle. Die Anpassungscharakteristik des Schrittmachers sollte überschießende Frequenzmodulation vermeiden, weil „Overpacing" die Lebensqualität beeinträchtigt und bei Patienten mit kardialem Ischämiepotential, schwerer linksventrikulärer Pumpschwäche und diastolischer (insbesondere Relaxations-) Störung die Herzinsuffizienz zu aggravieren vermag.

Leistungsspielraum als Funktion der Herzfrequenz

Ruhe- und Belastungsstoffwechsel eines gesunden Menschen variieren etwa um den Faktor 10, der Sauerstoffbedarf pro Minute zwischen 0,25 und 2,5 l. Ausreichende Lungenfunktion vorausgesetzt, nutzt der Organismus zwei Mechanismen, um unter Belastung der arbeitenden Zelle mehr Sauerstoff anzubieten:

▶ er lässt den O_2-Gehalt des Blutes stärker ausschöpfen und
▶ erhöht die Transportkapazität des Herzkreislaufsystems.

In der Bilanz wachsen arteriovenöse Sauerstoffdifferenz und Herzzeitvolumen grob auf das jeweils 3fache, wobei die kardiale Auswurfleistung durch Vergrößerung des Schlagvolumens (Faktor 1,5) und der Schlagzahl (Faktor 2,3) angepasst wird (1). Damit bestimmt allein die Herzfrequenz über ein Viertel der körperlichen Leistungsreserve. Unter pathologischen Bedingungen nimmt dieser Anteil noch zu, etwa wenn bei

Herzinsuffizienz das Schlagvolumen nicht mehr adäquat gesteigert oder schon der Ruhestoffwechsel nur mit vermehrter Sauerstoffausschöpfung aufrecht erhalten werden kann.

Der körperliche Leistungsspielraum ist mit der Fähigkeit, die Herzfrequenz zu steigern, linear verknüpft (28),

$$HF_{Belst} = \frac{[220 - Alter - HF_{Ruhe}] \times [Mets_{BelSt} - 1]}{Mets_{MxBel} - 1} + HF_{Ruhe}$$

wobei HF und Mets die Herzfrequenz bzw. die Zahl metabolischer Äquivalente (1 Met = 3,5 ml O_2/kg/min) bezeichnen und die Indices für Ruhe, jeweilige Belastungsstufe und Ausbelastung stehen. Die Steigung der Beziehung ist der Quotient aus Herzfrequenzreserve (altersbezogenes Limit minus Ruhefrequenz; Frequenzterm im Zähler von Gleichung 1) und metabolischer Reserve (Nenner der Gleichung).

Der Begriff **Reserve** bedeutet, dass die Frequenz-Leistungskurve jedes Menschen auf den individuellen Variationsbereich von Herzfrequenz und Sauerstoffaufnahme normiert und in ein einheitliches Koordinatensystem abgebildet wird. Ohne Normierung variiert die Steigung der Kurve beträchtlich: Nimmt die metabolische Reserve – etwa durch körperliches Training – zu, so verläuft sie flach; die Entwicklung einer Herzinsuffizienz dagegen müsste die metabolische Reserve mindern und eine steilere Frequenzanpassung nach sich ziehen.

> Als **physiologische Norm** gilt, dass bei einem Anstieg der Sauerstoffaufnahme um 1 ml/kg Körpergewicht/min die Herzfrequenz zwischen 2 und 4 Schlägen/min zunimmt (Tab. 2.2; [16]).

Unter- und oberhalb der anaeroben Schwelle differiert dieser Wert geringfügig, bei Frauen liegt er tendenziell höher als bei Männern (27). Tatsächlich lässt sich zeigen, dass der Frequenzanstieg pro Sauerstoffaufnahme mit dem Grad der Herzschwäche zunimmt, auch wenn die Streuung innerhalb der Insuffizienzklassen groß ist und damit ein breiter Überlappungsbereich besteht (Tab. 2.2; [16]).

Frequenzinkompetenz

Bei gegebenem kardialen Funktionszustand und individuell gültiger Frequenz/Sauerstoffaufnahme-Beziehung wird umgekehrt die metabolische Reserve von der Variationsbreite der Herzfrequenz bestimmt. Mangelnde Frequenzanpassung unter Belastung („Frequenzinkompetenz") reduziert den Leistungsspielraum, und eine submaximale Belastung wird als anstrengender erlebt, als dies bei „Frequenzadaptation" der Fall wäre (2). Allerdings ist Frequenzinkompetenz nicht allgemeingültig definiert: Für maximale körperliche Belastung sind feste Mindestfrequenzen zwischen 100 und 110 min^{-1} (7, 24, 26) und altersabhängige Zielwerte angegeben worden, die zwischen 60 und 84 % der „maximum predicted heart rate" (MPHR = 220-Lebensalter [min^{-1}]) betragen sollen (4, 6, 19).

Nachteil solcher Definitionen ist, dass sie auf maximale Belastung abheben und so die Lebensumstände der durchschnittlich älteren Schrittmacherklientel verfehlen.

Eine belastungsphysiologisch fundierte Alternative bietet das „Chronotropic Assessment Exercise Protocol" (CAEP), das die geforderte Minimalfrequenz von metabolischen Parametern herleitet (Abb. 2.10; [19]), statt maximaler eher niedrige Belastungsstufen austestet, so der typischen Leistungsanforderung älterer und oft herzkranker Menschen entspricht, für sportlich Ambitionierte aber auf jede Leistungsstufe erweitert werden kann.

Prävalenz chronotroper Inkompetenz

Die autonome Frequenzregulation setzt überwiegend atrial an und besteht in einer Modulation der spontanen Sinusknotenfrequenz. Bei Unterbrechung der atrioventrikulären Erregungsleitung (im Rahmen eines höhergradigen AV-Blocks) wird die Kammerfrequenz positiv chronotropen Einflüssen weitgehend entzogen und bleibt unter Belastung hinter metabolischen Erfordernissen zurück. Eine physiologisch ausgerichtete Schrittmachertherapie korrigiert diesen Sachverhalt durch Aggregate, welche die Sinusfrequenz im Vorhof detektieren und jedem atrialen Potential zeitgerecht

Tabelle 2.2 Beziehung zwischen der Steigerung von Herzfrequenz (HF) und Sauerstoffaufnahme (VO$_2$) bei normalen Probanden und bei Patienten mit Herzinsuffizienz.

Gruppe	V̇O$_{2max}$ (ml/min/kg)	Alter (Jahre)	n	ΔHF/ΔV̇O$_2$ (Schläge/ml/kg) m ± SD	Spanne	p (versus C)
Normal	Tab (A,G)	30 ± 7	27	2,91 ± 0,51	2.1–3.9	0.001
A	>20	40 ± 17	10	3,43 ± 0,81	2.2–5.3	0.01
B	16–20	42 ± 20	13	3,67 ± 1,13	1.8–5.6	0.05
C	10–16	56 ± 12	34	4,66 ± 1,35	2.4–7.6	–

A–C entspricht der Weber'schen Herzinsuffizienzklassifizierung anhand der maximalen Sauerstoffaufnahme (VO$_{2max}$);
Tab (A,G): Tabellarischer Sollwert als Funktion von Alter und Geschlecht (nach [16]).

einen Ventrikelstimulus mit Kammerantwort folgen lassen (DDD- oder VDD-Funktion). Bei intakter Sinusknotenfunktion wird damit die Frequenzkompetenz wiederhergestellt.

Der **Sinusknoten** verliert seine Funktion als Mittler zwischen metabolischem Bedarf und Herzfrequenz, wenn er selbst erkrankt und auf vegetativen Antrieb nur zögerlich reagiert oder wenn der Vorhof infolge Rhythmusstörungen (Flattern/Flimmern) der Sinusknotenpriorität entzogen wird und die ventrikuläre Frequenzantwort (infolge additiver AV-Leitungsstörung) unzureichend bleibt.

In beiden Fällen sind zusätzliche medikamentöse Einflüsse denkbar, die – etwa im Fall eines Bradykardie-Tachykardie-Syndroms – nicht ohne Weiteres vermieden werden können. Stellvertretend für die Vielzahl einschlägiger Publikationen zeigt Tab. 2.3 (links) die Prävalenz mangelnder Frequenzanpassung für eine ty-

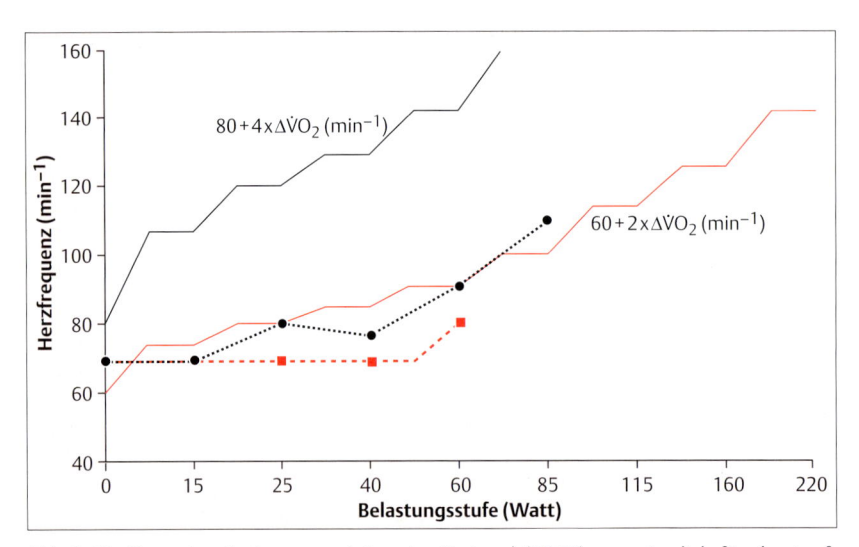

Abb. 2.10 Chronotropic Assessment Exercise Protocol (CAEP); ursprünglich für das Laufband angegebene Belastungsstufen von je 2 min Dauer sind an die Fahrradergometrie angepasst; der Bereich „physiologischer" Frequenzkompetenz beschreibt einen Frequenzzuwachs von 2–4/min bei einer (geschätzten) Steigerung der Sauerstoffaufnahme um 1 ml O_2/kg Körpergewicht und min. Die untere Grenze des physiologischen Bereichs errechnet sich mit 60 + 2 Schläge/min pro ml O_2/(kg × min); die obere ergibt sich aus 80 + 4 Schläge/min pro ml O_2/(kg × min); eingezeichnet ist der Frequenzverlauf eines Fallbeispiels (viereckige Symbole), wo die Frequenzinkompetenz über die gesamte Ergometrie evident ist; im zweiten Fall (Punkte) besteht sie v.a. auf niedriger Belastungsstufe, während der Sympathikusantrieb bei maximaler Belastung den Normbereich der Frequenzkompetenz noch erreichen lässt; das Beispiel zeigt die Gefahr der Missklassifikation anhand fixer Frequenzkriterien bei Ausbelastung.

Tabelle 2.3 Prävalenz chronotroper Inkompetenz in einer typischen Schrittmacher-Klientel; bei erhaltenem Sinusrhythmus ist dessen Frequenzadaptation, sonst die Anpassung der Kammerfrequenz unter Belastung geprüft; die verwendeten Protokolle sind STEEP (15) nach Auslass aller bradykardisierender Medikation für 5 Halbwertszeiten (außer 16 Patienten mit BTS) bzw. CAEP (eigene Daten und 13) mit voller chronischer Medikation

	STEEP		CAEP			
	n	< MPHR$_{75\%}$	n	< MPHR$_{75\%}$	f(max)	f(½max)
AVB	112	30 %	46	–	11 %	13 %
SSS	63	49 %	38	–	42 %	58 %
BND	–	–	11	–	50 %	64 %
AND	–	–	4	–	25	–
BTS	–	–	76	71 %	69 %	80 %
AFmVB	36	67 %	–	–	–	–

Kriterien der chronotropen Inkompetenz sind 75 % der MPHR (12) bzw. das Erreichen des Normalbereichs nach Abb. 2.10 bei maximaler (f(max)) und bei halbmaximaler (f(½max) Belastung [23]). Abkürzungen: AVB = AV-Block; SSS = Sick Sinus Syndrom; BND = Zweiknotenerkrankung; AND = andere; BTS = gesondert untersuchte Gruppe von Patienten mit Bradykardie-Tachykardie-Syndrom; AFmVB = Vorhofflimmern mit bradykarder Kammerantwort.

pische Schrittmacherklientel (n = 211), wobei als Kriterium der chronotropen Inkompetenz eine Ausbelastungsfrequenz von < 0,75 × MPHR zugrunde gelegt ist (15). Rechts aufgelistet sind eigene Daten aus CAEP-Ergometrien, die aus konsekutiver Kontrolle von Zweikammerschrittmachern (n = 100) und einer gesonderten Untersuchung bei Bradykardie-Tachykardie-Syndrom (n = 76; [23]) stammen.

Da die Kollektive kaum vergleichbar sind, ergeben sich augenfällige Unterschiede zumindest für AV-Block-Patienten, die nach Ersatz der gestörten AV-Leitung in der eigenen Erfahrung eher selten chronotrop inkompetent bleiben. Beim Bradykardie-Tachykardie-Syndrom dagegen ist der Verlust der Frequenzanpassung fast die Regel, was neben der Grundkrankheit der medikamentösen Flimmerprophylaxe zuzuschreiben ist.

Interessanterweise differieren für den CAEP-Test die Zahlen danach, ob der Normbereich bei maximaler oder halbmaximaler Belastung verfehlt wird (Abb. 2.**10**).

> Dieser Befund macht deutlich, dass therapeutische Konsequenzen für den klinischen Alltag sich besser nicht an Ausbelastungskriterien orientieren.

Leistungssteigerung durch frequenzvariable Stimulation

Dass Wiederherstellung der Chronotropie leistungssteigernd wirkt, sei exemplarisch an einer Studie gezeigt, in der 27 frequenzinkompetente Patienten im Durchschnittsalter von 60 Jahren mittels symptomlimitierter Spiroergometrie untersucht und mit einem 41-köpfigen, altersentsprechenden Normalkollektiv verglichen wurden (9). Die Befunde zeigt Tabelle 2.**4**: Parallel zur Anhebung der Herzfrequenz auf Werte der Vergleichsgruppe bewirkt die Atemminutenvolumen-Steuerung des Schrittmachers an der ventilatorisch anaeroben Schwelle eine signifikant höhere Sauerstoffaufnahme und Leistung gegenüber VVI, bleibt mit 75 bzw. 79 % der Kontrollwerte aber deutlich hinter den Herzgesunden zurück.

Das Beispiel ist gewählt, weil die Analyse sich nicht wie üblich auf die Sauerstoffaufnahme ($\dot{V}O_2$) bei Maximalbelastung oder anaerober Schwelle (AT) beschränkt, sondern zusätzlich O_2-Aufnahme und Leistung miteinander in Beziehung setzt. Bei kontinuierlicher Laststeigerung unterhalb AT (wie sie in der Studie vorgenommen wurde) oder bei Steady-State-Bedingungen kann der „$\dot{V}O_2$-Leistungsindex" ($d\dot{V}O_2/dWR$) als Maß dafür gelten, wie viel Sauerstoff das Transportsystem des Körpers an die arbeitende Zelle liefern kann, um eine vorgegebene Leistung zu erbringen; er ist damit ein geeigneter Parameter zur Beurteilung der Ausdauerleistungsfähigkeit. Im Beispiel zeigt dieser Index eine Steigerung um 29 % zwischen festfrequenter und frequenzadaptiver Stimulation und lässt damit keinen Unterschied zum Normalkollektiv mehr erkennen (Tab. 2.**4**).

Wer braucht Frequenzadaption?

> Ein Patient wird umso mehr von einem frequenzvariablen Schrittmacher profitieren, je weniger er selbst seine Herzfrequenz bedarfsabhängig steigern kann.

Der banal klingende Ansatz lässt sich differenziert belegen: Orientiert man den Schweregrad der chronotropen Inkompetenz an der bei Ausbelastung erreichten Herzfrequenz (I: ≤ 90; II: 91–110; III: > 110 Schläge/min), so beträgt der metabolische Zugewinn durch frequenzadaptive Stimulation bei maximaler Belastung 41 % (I; p < 0,01), 9 % (II; p < 0,05) und 1 % (III; ns; [3]) und bei Belastung an der anaeroben Schwelle 33 % (I; p < 0,01), 14 % (II; p < 0,05) und 3 % (III; ns). Der Befund findet seine Entsprechung in Abb. 2.**11a**, wo ein nennenswerter Zugewinn an Dauerbelastbarkeit (> 10 %) nur für die Patienten eingetragen ist, die ihre Spontanfrequenz kaum bis 90 Schläge/min steigern können.

Der größte Effekt wird bei Patienten mit AV-Block sichtbar, die ohne Vorhof- oder Sensorsteuerung die Stimulations- nicht über die Basisfrequenz des Schrittmachers (70 Schläge/min) anheben können.

Der Zusammenhang ist in Abb. 2.**11b** nochmals dargestellt, doch ist die Einflussvariable (Abszisse) jetzt die Steigung zwischen Herzfrequenz und Sauerstoffaufnahme, wie sie für die Definition der Frequenzinkompetenz (Abb. 2.**10**) eingeführt wurde. Leistungszugewinn durch frequenzvariable Stimulation ist danach nur bei einer Steigung < 2 Schläge/min/ml O_2/(kg × min) zu erwarten, was die Nutzung des CAEP-Schemas und

Tabelle 2.**4** Herzfrequenz (HF), Sauerstoffaufnahme ($\dot{V}O_2$) und Leistung (W) an der anaeroben Schwelle (AT), sowie $\dot{V}O_2$-Leistungsindex ($d\dot{V}O_2/dWR$) unter AT bei 27 chronotrop inkompetenten Patienten und 41 normalen Probanden

	VVI	VVIR	p	Normal	p
HF (1/min)	75 ± 9	113 ± 21	a	106 ± 16	a
$\dot{V}O_2$-AT (ml/kg/min)	9,3 ± 3,4	10,9 ± 4,3	x	14,7 ± 2,8	a,b
W-AT (Watt)	52 ± 20	65 ± 24	a	79 ± 22	a,c
$d\dot{V}O_2/dWR$ (ml/min/Watt)	79 ± 2,3	10,2 ± 2,4	a	10,3 ± 1,4	a

VVI: festfrequente Stimulation mit 70/min (die höhere Ist-Frequenz erklärt sich aus intermittierenden Spontanrhythmen); VVIR: frequenzadaptierter Modus; a: p < 0,001 zu VVI; b: p < 0,001 zu VVIR; c: p < 0,05 zu VVIR; x: in der Originaltabelle keine Signifikanz angegeben, nach Text wie a (nach [9])

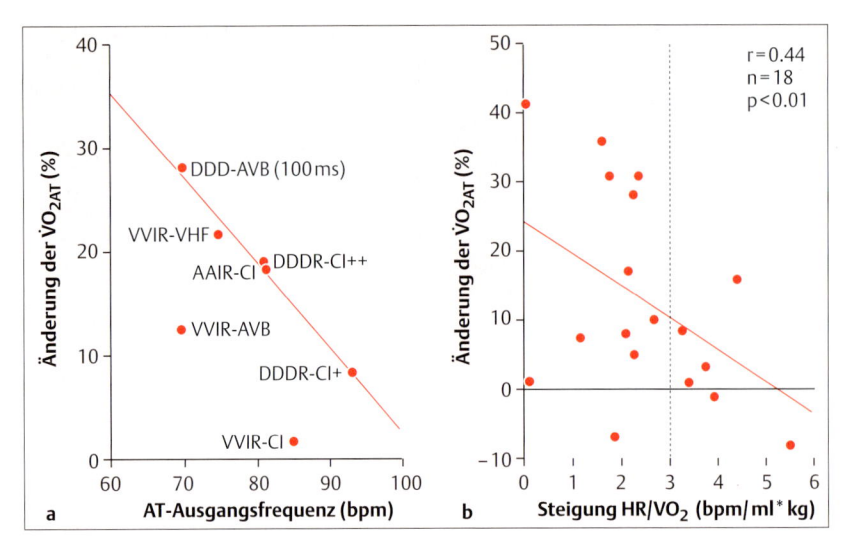

Abb. 2.11a, b Benefit durch frequenzvariable Stimulation in Abhängigkeit von der vor Chronotropie erreichten Frequenz (**a**) und vom individuellen Verhältnis zwischen Frequenz- und Metaboliesteigerung (**b**). $\dot{V}O_2$-AT: Sauerstoffaufnahme an der anaeroben Schwelle; Getestete Modi: **AAI/VVI** (atriales/ventrikuläres Einkammersystem), **DDD**: Zweikammersystem; **R** an der 4. Stelle des Codes: frequenzadaptiv. Patientengruppen: **VHF**: chronisch persistierendes Vorhofflimmern; **AVB**: AV-Block; **CI(+,++)**: chronotrope Insuffizienz unterschiedlicher Ausprägung; nach (12).

des vorgeschlagenen „Normalbereichs" empfehlen würde. Tatsächlich ist gezeigt worden, dass dieses Kriterium zur Selektion von Patienten dienlich ist, die von einem frequenzadaptiven Schrittmacher in Belastbarkeit und Lebensqualität profitieren oder – sofern es nicht erfüllt ist – sogar Schaden nehmen (8).

Regulation versus Steuerung

Der (menschliche) Organismus funktioniert im Zusammenwirken vieler Einzelsysteme, die auf unterschiedlichen Organisationsebenen miteinander verknüpft sind und ständig aufeinander abgestimmt werden müssen. Dies vollzieht sich in einem Kennfeld, in dem das dynamische Gleichgewicht aller Funktionen (Homöostase) durch Sollwerte beschrieben und ein davon abweichender Istwert durch geeignete Maßnahmen in den Normbereich zurückgeführt wird. Dazu wird der Istwert kontinuierlich gemessen, mit dem Sollwert verglichen, bei Abweichung eine Intervention gestartet und diese beendet, wenn das Mess- und Kontrollsystem einen Angleich von Soll- und Istwert feststellt. Dieser Vorgang wird als **Regelung** bezeichnet; Funktionsprinzip ist die negative Rückkopplung, welche den Effekt der Intervention feststellt, sie mit Annäherung an die Homöostase zurücknimmt und so einen geschlossenen Regelkreis etabliert.

Zu Beginn körperlicher Belastung wird die Homöostase in der arbeitenden Muskulatur lokal gestört, indem das Sauerstoffangebot zur Verbrennung Energie liefernder Substrate nicht ausreicht, saure Stoffwechselprodukte entstehen und eine Vasodilatation bewirken. Die arterioläre Widerstandsminderung in großen Muskelgruppen lässt den Blutdruck sinken, so dass sekundär Regelungsbedarf zur Aufrechterhaltung der Gesamthomöostase entsteht. Interventionen zur Blutdruckstützung sind die periphere Vasokonstriktion in nicht belasteten Körperregionen, sowie positiv inotrope und chronotrope Impulse zum Herzen, die autonom nerval und humoral vermittelt werden.

Die **Rückkehr zum Ruhegleichgewicht** vollzieht sich abhängig von Dauer und Intensität der Belastung, v.a. aber als Funktion der Sauerstoffschuld, die eingegangen wurde. Die Regulation sämtlicher Herz-Kreislaufparameter erfolgt bedarfsgerecht und wird durch Rückkopplung feinjustiert.

Mangelnder Frequenzanpassung versucht der Körper durch überschießende sympathische Aktivität abzuhelfen, die sich besonders im Koronarsinus als kardialer Noradrenalin-„Overflow" nachweisen lässt (Abb. 2.**12a**; [18]). Mit Ausgleich des Frequenzdefizits nähert sich auch die kardiale Noradrenalin-Ausschüttung Normalbefunden an, wie sich im direkten Vergleich zwischen vorhofgesteuerter Ventrikelstimulation und VVI-Pacing bei gleichem Frequenzniveau (VVI$_{matched}$) zeigen lässt (13). Dieser Befund scheint frühere Studien zu bestätigen, nach denen der Vorhofbeitrag unter Belastung hämodynamisch an Bedeutung verliert, auch wenn die Daten dazu widersprüchlich sind (12, 14, 29). Eine weiterführende Diskussion findet sich unter „Atrioventrikuläre Funktionsabfolge".

Gilt es, innerhalb dieser Anpassungsvorgänge eine **bedarfsgerechte Herzfrequenz durch Schrittmacher** vorzuhalten, so scheint es ideal, sich mit dem Impulsgeber an die körpereigene Regulation anzukoppeln. Im Fall isolierter AV-Blockierung gelingt dies durch Abgreifen der Vorhoffrequenz (VDD-Stimulation), welche durch autonome Regelung der Sinusknotenautomatie bestimmt wird.

Bleibt infolge Krankheit die adäquate Reaktion des Sinusknotens aus oder besteht Vorhofflimmern, so kommen theoretisch als Ersatzparameter solche in Betracht, die unter sympathischem (vielleicht auch parasympathischem?) Einfluss variieren. An sympathikusabhängigen Signalen, welche durch ein Implantat detektiert und ausgewertet werden können, werden derzeit die stimulierte QT-Zeit, sowie (über Veränderungen des Kontraktionsverhaltens) die lokale Impedanzänderung innerhalb eines umschriebenen Ventrikelsegments („CLS" = closed loop stimulation) oder die endokardiale Spitzenbeschleunigung eines Piezosensors („PEA" = peak endocardial acceleration) in kommerziellen Systemen genutzt. Einzelheiten finden sich im technischen Abschnitt zur Frequenzmodulation.

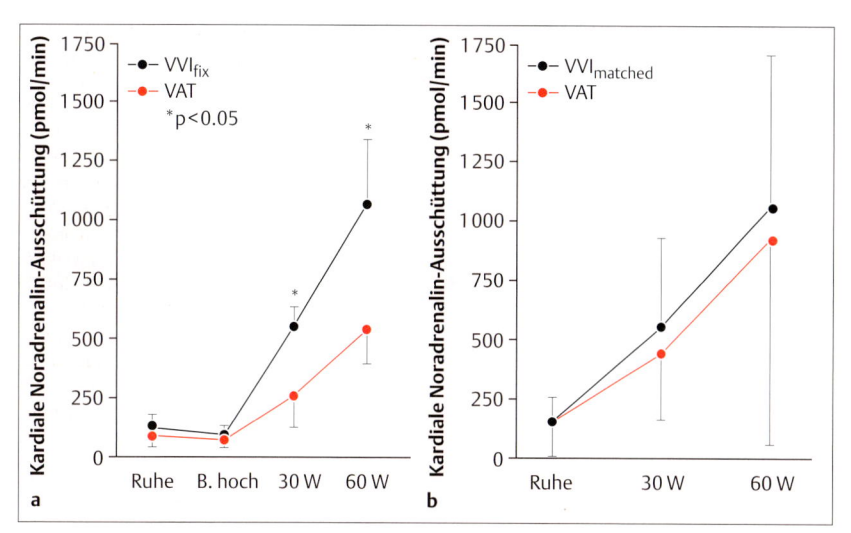

Abb. 2.**12a**, **b** Kardiale Noradrenalinausschüttung („Overflow") in den Koronarsinus in Ruhe und unter Belastung bei vorhofgesteuerter (VAT) und reiner Ventrikelstimulation (VVI). **a** festfrequente (VVI $_{fix}$), **b** an die bei VAT-Stimulation erreichte Frequenz angepasste Stimulationsrate (VVI $_{matched}$); nach (13, 18).

Das Beispiel der stimulierten QT-Zeit lässt aber auch erkennen, dass die unbestrittene Sympathikusabhängigkeit (21) nicht automatisch die Forderung nach negativer Rückkopplung erfüllt. Stattdessen verkürzt sich das QT-Intervall auch mit steigender Herzfrequenz, so dass die sensorgesteuerte Frequenzzunahme selbst wieder positiv chronotrop wirkt und diese „positive Rückkopplung" anhand bekannter Zusammenhänge herausgerechnet werden muss, um ein „Aufschaukeln" des Systems zu vermeiden.

Im Gegensatz dazu nimmt der „ventrikuläre Depolarisationsgradient" (5, 17), der nur kurz in einem (letztlich nicht marktfähigen) System realisiert wurde, unter Sympathikuseinfluss ab, unter Frequenzanstieg aber zu, so dass die adäquate Frequenzanpassung bei Belastung diesen Parameter zum Sollwert zurückführt und damit eine perfekt negative Rückkopplung demonstriert.

Für die anderen autonom abhängigen Signale gilt in erster Näherung, dass sie keine gerichtete Frequenzabhängigkeit aufweisen (20, 22).

Eine Reihe anderer Signale, die von „Sensoren" frequenzvariabler Stimulationssysteme ausgewertet werden, haben dagegen keinen Bezug zur körpereigenen Frequenzregulation. Ihre Eignung als Führgröße leitet sich vom Zusammenhang mit metabolischen oder Kreislaufparametern ab, wie etwa dem „Atemminutenvolumen (MV)", das aus thorakalen Impedanzänderungen angenähert wird, oder der „zentralvenösen Sauerstoffsättigung", die als indirektes Maß der peripheren O$_2$-Ausschöpfung anzeigt, inwieweit das Herzkreislaufsystem die Körperperipherie ausreichend mit Sauerstoff versorgt.

Dagegen registrieren unspezifische Vibrations- und richtungssensitive Beschleunigungsaufnehmer nur Körperbewegungen und unterscheiden allenfalls zwischen wenig und viel Bewegungsartefakten, ohne dass aus dem Signal valide Schlüsse auf den metabolischen Bedarf bei Belastung gezogen werden können.

Die Nutzung solcher „Führgrößen" erlaubt deshalb nur eine **Steuerung** der Herzfrequenz, die im einfachsten Fall bewegungsabhängig zwischen Ruhe- und Belastungsfrequenz umschaltet (Piezoquarz) und im anderen eine annähernd lastproportionale Chronotropie bewirkt (MV). Weil die dafür verwandten Sensoren nicht erfassen, welche metabolischen und hämodynamischen Effekte die bewirkte Frequenzsteigerung hat, fehlt ihnen jede Rückkopplung und damit die entscheidende Komponente eines Regelsystems.

Sensorinduzierte Maximalfrequenz

Steuerung statt Regelung bedeutet, dass das Schrittmachersystem weder erkennt, wann die optimale, belastungsadäquate Herzfrequenz erreicht ist, noch, wann sich eine weitere Frequenzsteigerung hämodynamisch nachteilig auswirkt. Die Physiologie lässt zwar erwarten, dass das Herzzeitvolumen über einen weiten Bereich mit der Stimulationsfrequenz zunimmt und allenfalls endgradig nicht mehr zu steigern ist (Abb. 2.**13a**). Es gibt jedoch Patienten, bei denen die Auswurfleistung des Herzens einen spitzen Gipfel in einem eng begrenzten Frequenzbereich hat und unter- wie oberhalb davon steil abfällt (Abb. 2.**13b**; [25]). Die Originalbeschreibung dieser Kurven ordnet das spitzgipflige Reaktionsmuster fortgeschrittenen Herzleiden zu; als pathophysiologische Mechanismen kommen die frequenzsensitive Koronarinsuffizienz, eine Relaxationsstörung bei Myokardhypertrophie oder die negative Kraft-Frequenz-Kopplung bei systolischem Pumpversagen (10) in Frage.

Wichtigste ärztliche Entscheidung bei der frequenzvariablen Stimulation ist deshalb, die obere Grenzfrequenz festzulegen und sie im Einzelfall auch drastisch zu beschränken. Wann dies notwendig ist, kann individuell zwar spiroergometrisch ermittelt werden (Abb. 2.**14a**, **b**; [11]), ist jedoch bei fast allen Patienten mit nennenswerter organischer Herzkrankheit im Sinne der Generalprävention angezeigt.

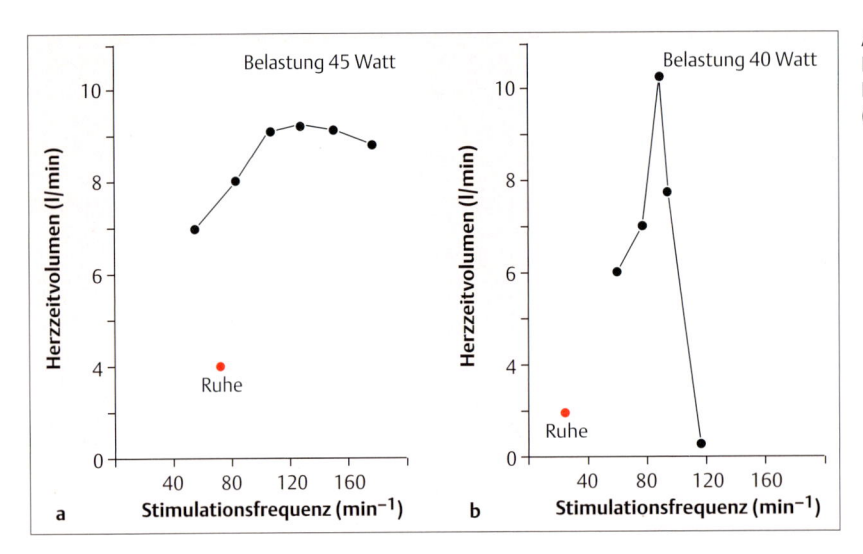

Abb. 2.13 „Flaches" und „spitzes" Profil des Herzzeitvolumens als Funktion der Stimulationsfrequenz (nach [25]).

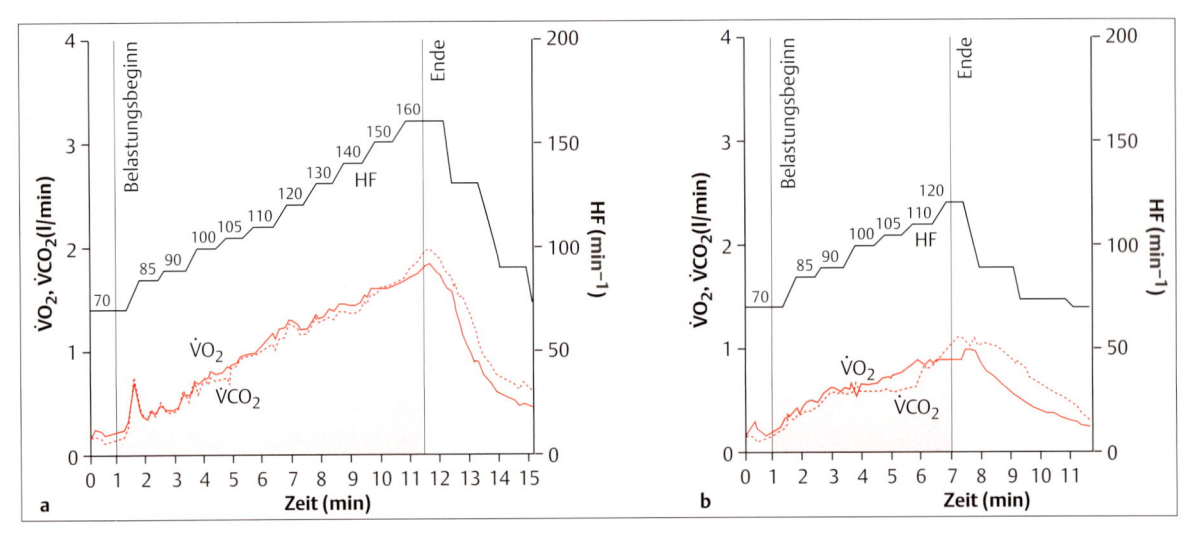

Abb. 2.14a, b Spiroergometrie mit Aufzeichnung der Herzfrequenz (HF), der Sauerstoffaufnahme ($\dot{V}O_2$) und Kohlendioxidabgabe ($\dot{V}CO_2$).
a Proband ohne organische Herzkrankheit, bei dem die Sauerstoffaufnahme bis zur Maximalbelastung mit der Frequenz korreliert.
b Patient mit DCM (Ejektionsfraktion 30%) und $\dot{V}O_2$-Plateau bei einer Herzfrequenz von 110 min^{-1} (modifiziert nach [11]).

Literatur

1. Alt E. Frequenzadaptierende Herzschrittmacher. In: Naumann d'Alnoncourt D (Hrsg): Herzrhythmusstörungen. Springer, Berlin 1986; S. 178–196.
2. Alt E, Volker R, Hogl B, MacCarter D. [Cardiopulmonary stress test in variable frequency stimulation: a comparison of Activitrax and Nova-MR pacemakers in VVI/AAI stimulation]. Z Kardiol 1988; 77: 456–463.
3. Alt EU, Schlegl MJ, Matula MM. Intrinsic heart rate response as a predictor of rate-adaptive pacing benefit. Chest 1995; 107: 925–930.
4. Brinker J, MacCarter D, Shewmaker S, and the Meta DDDR investigators. Improved functional capacity with DDDR pacing in patients with chronotropic incompetence (abst). Pacing Clin Electrophysiol 1991; 14: 684
5. Callaghan F, Vollmann W, Livingston A, Boveja B, Abels D. The ventricular depolarization gradient: effects of exercise, pacing rate, epinephrine, and intrinsic heart rate control on the right ventricular evoked response. Pacing Clin Electrophysiol 1989; 12: 1115–1130.
6. Daubert C, Mabo P, Pouillot C, Lelong B. Atrial chronotropic incompetence: implications for DDDR pacing. In: Barold SS, Mugica J (Hrsg): New perspectives in cardiac pacing 2 Futura, Mount Kisco, New York 1991; 251–272.
7. Dreifus LS, Fisch C, Griffin JC, Gillette PC, Mason JW, Parsonnet V. Guidelines for implantation of cardiac pacemakers and antiarrhythmia devices. A report of the American College of Cardiology/American Heart Association Task Force on Assessment of Diagnostic and Therapeutic Cardiovascular Procedures. (Committee on Pacemaker Implantation). Circulation 1991; 84: 455–467.
8. Epperlein S, Kreft A, Siegert V, Liebrich A, Himmrich E, Treese N. DDD- versus DDDR-Schrittmacherstimulation: Vergleich der kardiopulmonalen Leistungsfähigkeit, der Häufigkeit von Vorhofarrhythmien und der Lebensqualität. Z Kardiol 1996; 85: 226–236.

9. Epperlein S, Treese N, Stegmaier A, Coutinho M, Meyer J. Der VO2-Leistungsindex zur Beurteilung der kardiopulmonalen Leistungsfähigkeit unter atemminutenvolumengesteuerter VVI-R-Stimulation. Z Kardiol 1994; 83: 343–350.
10. Hasenfuss G. Neue Kardiotonika/Inodilatatoren: energetische Aspekte. Z Kardiol 1992; 81 Suppl 4: 57–63.
11. Kindermann M, Schwaab B, Finkler N, Schaller S, Böhm M, Fröhlig G. Defining the optimum upper heart rate limit during exercise: a study in pacemaker patients with heart failure. Eur Heart J 2002; 23: 1301–1308.
12. Lemke B. Einfluss von Vorhofsynchronisation und Frequenzsteigerung auf die kardiopulmonale Leistungsfähigkeit und neurohumorale Reaktion. Steinkopf, Darmstadt 1997.
13. Linde-Edelstam C, Hjemdahl P, Pehrsson SK, Astrom H, Nordlander R. Is DDD pacing superior to VVI,R? A study on cardiac sympathetic nerve activity and myocardial oxygen consumption at rest and during exercise. Pacing Clin Electrophysiol 1992; 15: 425–434.
14. Linde-Edelstam CM, Juhlin-Dannfelt A, Nordlander R, Pehrsson SK. The hemodynamic importance of atrial systole: a function of the kinetic energy of blood flow? Pacing Clin Electrophysiol 1992; 15: 1740–1749.
15. Lukl J, Doupal V, Sovova E, Lubena L. Incidence and significance of chronotropic incompetence in patients with indications for primary pacemaker implantation or pacemaker replacement. Pacing Clin Electrophysiol 1999; 22: 1284–1291.
16. McElroy PA, Janicki JS, Weber KT. Physiologic correlates of the heart rate response to upright isotonic exercise: relevance to rate-responsive pacemakers. J Am Coll Cardiol 1988; 11: 94–99.
17. Paul V, Garratt C, Ward DE, Camm AJ. Closed loop control of rate adaptive pacing: clinical assessment of a system analyzing the ventricular depolarization gradient. Pacing Clin Electrophysiol 1989; 12: 1896–1902.
18. Pehrsson SK, Hjemdahl P, Nordlander R, Astrom H. A comparison of sympathoadrenal activity and cardiac performance at rest and during exercise in patients with ventricular demand or atrial synchronous pacing. Br Heart J 1988; 60: 212–220.
19. Prior M, Masterson M, Blackburn G, Maloney J, Wilkoff B. Critical identification of patients with sinus node dysfunction for potential sensor-driven pacing (abst). Pacing Clin Electrophysiol 1988; 11: 512.
20. Rickards AF, Bombardini T, Corbucci G, Plicchi G. An implantable intracardiac accelerometer for monitoring myocardial contractility. The Multicenter PEA Study Group. Pacing Clin Electrophysiol 1996; 19: 2066–2071.
21. Rickards AF, Norman J. Relation between QT interval and heart rate. New design of physiologically adaptive cardiac pacemaker. Br Heart J 1981; 45: 56–61.
22. Schaldach M, Hutten H. Intracardiac impedance to determine sympathetic activity in rate responsive pacing. Pacing Clin Electrophysiol 1992; 15: 1778–1786.
23. Schwaab B, Fröhlig G, Schwerdt H, Lindenberger I, Schieffer H. Rate adaptive atrial pacing in the bradycardia tachycardia syndrome. Pacing Clin Electrophysiol 1998; 21: 2571–2579.
24. Simonsen E. Assessment of the need for rate responsive pacing in patients with sinus node dysfunction. A prospective study of heart rate response during daily activities and exercise testing (abst). Pacing Clin Electrophysiol 1987; 10: 1229
25. Sowton E. Haemodynamic studies in patients with artificial pacemakers. Br Heart J 1964; 26: 737–746.
26. Sutton R, Travill C, Fitzpatrick A. DDDR pacing in severe chronotropic incompetence (abst). RBM 1990; 12: 56.
27. Treese N, MacCarter D, Akbulut O, et al. Ventilation and heart rate response during exercise in normals: relevance for rate variable pacing. Pacing Clin Electrophysiol 1993; 16: 1693–1700.
28. Wilkoff B, Corey J, Blackburn G. A mathematical model of the cardiac chronotropic response to exercise. J Electrophysiol 1989; 3: 176–180.
29. Wirtzfeld A, Stangl K, Schmidt G. Physiological pacing: AV-synchrony and rate control. In: Pérez Gomez F (Hrsg): Cardiac Pacing, Editorial Grouz, Madrid 1985; 875–892.

3 Systemwahl

■ Schrittmacher

G. Fröhlig, B. Lemke, A. Markewitz

Das Wichtigste in Kürze

Die 1996 den Leitlinien der Deutschen Gesellschaft für Kardiologie (DGK) vorangestellte Präambel, welche eine möglichst „physiologische" Schrittmachertherapie anmahnt, um „Lebensqualität, Leistungsfähigkeit und Langzeitprognose" der Patienten zu fördern, muss im Lichte seither publizierter Studien sehr viel vorsichtiger formuliert werden. Der wenig individualisierte Betrieb von Zweikammer-Schrittmachern in diesen Studien hat während Beobachtungszeiten von 3–5 Jahren (fast) keinen Überlebensvorteil, aber niedrigere Raten an Vorhofflimmern und vereinzelt günstigere Scores zur Lebensqualität erbracht. Am „physiologischsten" scheinen Verfahren zu sein, welche die Stimulation im rechten Ventrikel möglichst meiden.

Dies ist die Basis für Empfehlungen, welche den physiologischen Anspruch aufrechterhalten, die Systemwahl jedoch nach Indikation und Evidenzgrad neu klassifizieren. In dieser Matrix finden auch innovative, z.T. noch experimentelle Ansätze zur atrialen Flimmerprävention und biventrikuläre Stimulationsverfahren ihre derzeit gültige Wertung.

Einleitung

Den Empfehlungen zur Systemwahl stellen die 2005 neugefassten Leitlinien der DGK eine Diskussion der Studienlage voran, weil viele der noch 10 Jahre zuvor sicher geglaubten Therapiegrundsätze durch große, prospektiv randomisierte Untersuchungen nicht bestätigt worden sind. Im Detail ist an der so erzeugten Evidenz durchaus zu zweifeln, weil

▶ die Gestaltung des „physiologischen" Therapiearms (Zweikammerstimulation ohne AV-Zeit-Optimierung, unnötige Stimulation im Ventrikel bei Sinusknotensyndrom, Aktivierung der Frequenzadaptation ohne erkennbare Prüfung der Frequenzinkompetenz) zwar gültige Praxis der Stimulationsbehandlung in nordamerikanischen Ländern sein mag, jedoch weit von physiologischen Idealvorstellungen abweicht,
▶ das kurze Follow-up einzelner Studien vor den erwarteten Effekten endet (5, 30) und
▶ bei einer Crossover-Rate von bis zu 26 % (30) das Festhalten am Intention-to-treat-Prinzip die wissenschaftliche Aussagekraft mindert.

Sorgfältige Analyse der Datenlage ergibt dennoch eine objektivere Basis für differentialtherapeutische Entscheidungen als retrospektive klinische Analysen, die nachweislich einem „Bias" unterlegen sind, oder kleine, hochselektive, nicht randomisierte Studien der Hämodynamik, welche den klinischen Langzeitverlauf nicht abbilden. Die Bewertung, welche die Leitlinien der DGK nach dem Evidenzgrad vornehmen (s. Schrittmacher-Indikation) ist deshalb im Folgenden mit aufgenommen.

Mortalität

Innerhalb der ersten 3–5 Jahre nach Implantation ist für keine der üblichen Schrittmacherindikationen eine Senkung der Mortalität durch Zweikammerstimulation belegt. Für Patienten mit Sinusknotenerkrankung kann eine Prognoseverbesserung (Gesamtmortalität und kardiovaskuläre Mortalität) nur für die AAI-Stimulation gezeigt werden [Evidenzgrad B] (3).

In **Subgruppenanalysen** der CTOPP- und MOST-Studien profitieren v.a. Patienten unter 74 bzw. 75 Jahren von einer vorhofbeteiligenden Stimulation [Evidenzgrad B] (18, 29). Die CTOPP-Studie zeigt eine **Abhängigkeit der Prognose von der Spontanfrequenz**: Beträgt diese weniger als 60/min, so liegen die gesamte und die kardiovaskuläre Mortalität unter vorhofbeteiligender Stimulation signifikant niedriger als unter VVI-Behandlung [Evidenzgrad B] (38). Der Befund erklärt sich aus der einfachen Überlegung, dass die kumulative Stimulationsrate mit abnehmender Spontanfrequenz des Patienten ansteigt und dass zwei Therapiekonzepte umso eher unterschiedliche Wirkung entfalten sollten, je regelmäßiger sie tatsächlich eingesetzt werden.

Jenseits einschlägiger Metaanalysen (10) ist mit Publikation der Care-HF-Studie erstmals belegt, dass **Patienten mit fortgeschrittener Herzinsuffizienz** durch Resynchronisationstherapie einen Überlebensvorteil haben (17).

Vorhofflimmern und Thromboembolien

Nach den Ergebnissen kleinerer prospektiv-randomisierter Studien (3, 30, 36) und dem Ausgang zweier großer Studien mit Vorhofflimmern als sekundärem Endpunkt (CTOPP, MOST) reduziert die vorhofbeteiligende im Vergleich zur reinen Ventrikelstimulation das Auftreten von Vorhofflimmern im Langzeitverlauf [Evidenzgrad A] (18, 26).

Mit AV-sequentiellem und rein ventrikulärem System ist die Häufigkeit von Vorhofflimmern abhängig vom Anteil der Zyklen mit Stimulation in der rechten Kammer (s. Schrittmacher-Hämodynamik) [Evidenzgrad B] (37).

Beim Sinusknotensyndrom zeigt sich in einer kleinen randomisierten Studie im Vergleich zum AAI-Modus ein erhöhtes Thromboembolierisiko unter VVI-Behandlung (5).

Dagegen kann der Zusammenhang zwischen Schlaganfallhäufigkeit und Schrittmachertherapie in zwei großen prospektiv-randomisierten Studien nicht nachgewiesen werden. Das Stimulationskonzept spielt demnach bei der Verhinderung thromboembolischer Ereignisse nur eine untergeordnete Rolle [Evidenzgrad A] (18, 29), während der adäquaten Antikoagulation ein vergleichsweise größerer Einfluss auf die Thromboembolierate zukommt.

Herzinsuffizienz, Belastbarkeit und Lebensqualität

Die in kleineren Studien nachgewiesene Verbesserung der Belastbarkeit und des subjektiven Befindens unter „physiologischer Stimulation" lässt sich nicht auf die Alltagssituation oft multimorbider Schrittmacherpatienten übertragen. Dennoch profitieren Patienten mit häufiger Schrittmacherstimulation (CTOPP) sowie Patienten mit Sinusknotensyndrom (PASE, MOST) in Belastbarkeit und Lebensqualität von einem vorhofbeteiligenden Stimulationskonzept [Evidenzgrad B] (29, 30). Bei intakter spontaner AV-Überleitung scheint die rechtsventrikuläre Impulsabgabe die Morbidität durch Herzinsuffizienz zu erhöhen (s. Schrittmacher-Hämodynamik) (37). Während mittlere und große Studien an herzinsuffizienten Patienten ohne Schrittmacher-Bedürftigkeit eine Verbesserung der Hämodynamik, Belastbarkeit und Lebensqualität durch Resynchronisation belegen [Evidenzgrad A] (1, 13, 15), gibt es für die Schrittmacherklientel mit ventrikulärem Stimulationsbedarf dazu nur erste Hinweise (6, 32, 39).

Komplikationen

Bei Verwendung einer Vorhofelektrode muss im Vergleich zur reinen Ventrikelstimulation mit einer höheren Sondenkomplikationsrate gerechnet werden [Evidenzgrad A] (2, 5, 18, 29). Mit der gegenwärtig verfügbaren Technologie ist eine noch größere Versagerquote von Linksherzsonden zu erwarten (24).

Differentialtherapie

Allgemeines

Bei der Auswahl des geeigneten Schrittmachers gilt es, die oben aufgeführten Gesichtspunkte zu berücksichtigen und gegen die Bedingungen des einzelnen Patienten abzuwägen. Dazu zählen:

- Alter,
- Allgemeinzustand und Prognose des Patienten,
- kardiale Grunderkrankung,
- Hämodynamik,
- Medikation sowie
- Art und Häufigkeit der behandlungsbedürftigen Rhythmusstörung.

Zur Charakterisierung der Systeme und der vorgesehenen Stimulationsmodi wird der revidierte NASPE/BPEG-Code für die antibradykarde, frequenzadaptive und multifokale Stimulation verwendet (Tab. 3.1; [9]). Die ersten 3 Buchstaben beschreiben Stimulations- und Wahrnehmungsort sowie das Reaktionsmuster, an vierter Stelle steht die Option der Frequenzadaptation, und der fünfte Buchstabe bezieht sich auf eine biventrikuläre oder biatriale Stimulation.

Statt die Systemwahl an der Rhythmusstörung zu orientieren, welche in erster Linie die Stimulationsindikation begründet (s. Originaltext der Leitlinien zur Schrittmacherbehandlung der DGK, 2005) wird in Abb. 3.1 ein Entscheidungsbaum skizziert, der wichtige

Tabelle 3.1 Revidierter NASPE/BPEG-Code (9)

I	II	III	IV	V
Ort der Stimulation	**Ort der Wahrnehmung**	**Betriebsart**	**Frequenzadaptation**	**Multifokale Stimulation**
0 = keine	0 = keine	0 = keine	0 = keine	0 = keine
A = Atrium V = Ventrikel D = Dual A + V	A = Atrium V = Ventrikel D = Dual A + V			A = Atrium V = Ventrikel D = Dual A + V
		T = getriggert I = Inhibiert D = Dual T + I	R = Frequenz- adaptation (Rate modulation)	
S = Single (A oder V)	S = Single (A oder V)	Herstellerseitig genutzte Bezeichnung		

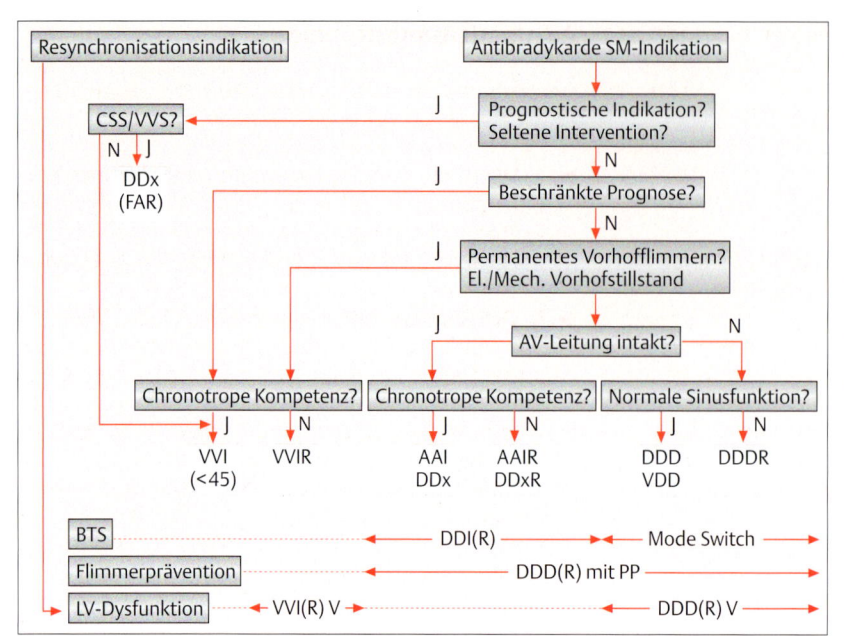

Abb. 3.1 Algorithmus zur Systemwahl; umrandet sind Bedingungen oder Entscheidungsknoten, die Systemempfehlung wird im NASPE/BPEG-Code (vereinzelt mit Zusatzempfehlung) angegeben. J = Ja; N = Nein; CSS = Karotissinussyndrom; VVS = vasovagales Syndrom; DDx = Zweikammersystem, Trackingfunktion nicht festgelegt; FAR = Frequenzabfallreaktion; PP = flimmerpräventive Stimulation; VVI (<45) = System zur Anfallsverhinderung mit einer Backup-Frequenz von 45 min^{-1} oder tiefer. Einzelheiten s. Text.

Kriterien zur Differentialtherapie sequentiell abarbeitet und damit das geeignete Stimulationskonzept zu finden versucht. An den Entscheidungsknoten bedarf es individueller Informationen und zusätzlicher therapeutischer Erwägungen, die im Folgenden dargestellt werden. Die Resynchronisation als eigenständige Therapieoption für Patienten ohne stimulationsbedürftige Bradykardie wird dabei nicht behandelt.

Prognostische Indikation, seltener Stimulationsbedarf

Die Abfrage zielt auf zwei Patientengruppen, die zur VVI-Simulation mit niedriger Interventionsfrequenz (<45 min^{-1}) verzweigt werden:

▶ Patienten mit (meist infrahisär) kompromittierter AV-Leitung, die aus prognostischen Erwägungen (s. Schrittmacherindikation: AV-Block, intraventrikuläre Leitungsstörung, permanentes bradykardes Vorhofflimmern) einen Schrittmacher erhalten,
▶ Patienten mit seltenen Bradykardieepisoden, die aber mit Synkopen symptomatisch werden (paroxysmaler AV-Block, Sinusarrest); als „selten" wird durch die Leitlinien ein Stimulationsbedarf von weniger als 5 % (der Zyklen?, der Zeit?) geschätzt.

Die Wahl des VVI-Schrittmachers begründet sich mehrfach:

▶ Therapeutisches Ziel ist es, potentielle (prognostische Indikation) oder wenige Male im Jahr auftretende Adams-Stokes-Anfälle (seltener Stimulationsbedarf) zu verhindern.
▶ Außerhalb dieser Phasen sollte der Patient möglichst nicht im rechten Ventrikel stimuliert werden, um hämodynamische Konsequenzen und deletäres Remodeling des linken Ventrikels zu vermeiden.
▶ Das System bedarf keiner komplikationsträchtigen Vorhofsonde.
▶ Es ist kostengünstig, weil es bei der Neuimplantation weniger Ressourcen beansprucht als ein komplexes System, einfacher nachzuverfolgen ist und im vorgesehenen Betrieb eine lange Laufzeit verspricht.

Obwohl nur selten aktiv, aber dennoch von dieser Wahl auszunehmen, ist die Stimulationsbehandlung **neurokardiogener Synkopen**. Der Einbezug vaskulärer Reaktionsmechanismen in die Hämodynamik dieser Störungen und die Gefahr von Vorhofpfropfungen infolge retrograder VA-Leitung verbietet den alleinigen Frequenz-Support (Indikationsklasse I, Evidenz B) (12). Bei der Indikation eignet sich auch die alleinige Vorhofstimulation nicht, weil zum neurokardiogenen Reaktionsmuster die Beeinträchtigung der AV-Leitung gehört (s. AV-Überleitungsprüfung). Der Einsatz spezialisierter Algorithmen, die auf einen plötzlichen Frequenzabfall mit vorübergehend erhöhter Stimulationsrate antworten (FAR, s. Algorithmen) ist optional; ihre Wirkung ist nicht belegt (19).

Beschränkte Prognose

Die Abfrage versucht mehreren Aspekten gerecht zu werden:

▶ Wie in der Studiendiskussion (Abschnitt 1) bereits festgehalten, ist der statistische Nachweis eines Prognosevorteils durch physiologische Stimulation bei Patienten jenseits 74–75 Lebensjahren kaum zu führen. Dies liegt daran, dass die Überlebensprognose im fraglichen Alter vor allem durch die Komor-

bidität bestimmt wird. Dass die per Datenanalyse herausgefundene Altersgrenze ziemlich genau das mittlere Alter einer durchschnittlichen Schrittmacherklientel trifft (22), macht ihre Handhabung in der klinischen Praxis kaum einfacher. Das Alter als Entscheidungskriterium gegen eine physiologische Schrittmacherbehandlung wird deshalb absichtlich vermieden.
- Unstrittig sollte aber auch sein, dass Patienten mit drastischer Begrenzung des Lebensradius oder reduzierter Überlebensprognose infolge konsumierender Erkrankung die kurz- und langfristigen Vorteile physiologischer Stimulation kaum wahrnehmen können. Damit verliert die Argumentation für ein vorhofgestütztes, meist AV-sequentielles System an Gewicht. Dies betrifft jede elektrokardiographische Schrittmacherindikation gleichermaßen. Ob bei Wahl eines VVI-Schrittmachers die Option der Frequenzmodulation von Bedeutung sein kann, ist individuell zu entscheiden.
- Dagegen sollte dem Patienten mit Malignom ein hämodynamisch optimales System nicht verweigert werden, sofern er absehbar eine gute Lebensqualität zu erwarten hat und vielleicht noch voll im (Berufs-) Leben steht; dies gilt selbst bei begrenzter Überlebensprognose.

Vor all diesen Überlegungen steht die ärztliche Entscheidung (die mit dem Patienten und seinen Angehörigen zu treffen ist), ob bei fortgeschrittenem Leiden oder präfinal die Lebensverlängerung durch Schrittmacher überhaupt eine gültige Therapieoption ist.

Permanentes Vorhofflimmern und elektrischer oder mechanischer Vorhofstillstand

Es versteht sich von selbst, dass Vorhöfe, die dauerhaft nicht stimulierbar sind oder die Depolarisation mechanisch nicht mehr beantworten, kein sinnvoller Bestandteil eines Stimulationskonzepts sein können. In solchen Fällen ist die alleinige Kammerstimulation die Therapie der Wahl. Von dieser Regel gibt es seltene, aber wichtige Ausnahmen:

- In einzelnen Fällen höhergradiger AV-Blockierung ist die Stimulationsantwort im (meist voroperierten) Vorhof unzureichend, obwohl sich ein befriedigendes Signal zur Steuerung eines AV-sequentiellen Systems ableiten lässt. Die Vorhofsonde wird dann belassen, um die Frequenzvariation des Herzens über die atriale Wahrnehmung an die autonome Regelung ankoppeln zu können (VDD-Modus).
- Es mehren sich Berichte über die spontane (oder per DC-Schock herbeigeführte) Wiederherstellung des Sinusrhythmus nach Resynchronisationsbehandlung, sofern das Vorhofflimmern zuvor nicht länger als 3 Jahre angedauert hat (34, 40).

AV-Überleitungsprüfung

Der Entscheidungsknoten gilt zwei möglichen Szenarien:

- a) Wenn die primäre Indikation zur Schrittmacherbehandlung ein AV-Block ist, so erübrigt sich die Prüfung all der Kriterien, die als prädiktiv für die Langzeitstabilität der atrioventrikulären Überleitung gelten.
- b) Die Abfrage klärt also vornehmlich die Differentialindikation beim kranken Sinusknoten. Dabei sollte die Vorhof- durch eine Kammersonde ergänzt werden, wenn
  - ein AV-Block I. Grades (PQ-Dauer > 200 ms) besteht,
  - Medikamente mit leitungsverzögernder Wirkung verordnet werden sollen,
  - unter Vorhofstimulation mit weniger als 120/min ein Wenckebach-Block eintritt,
  - der QRS-Komplex auf mehr als 120 ms verbreitert ist,
  - eine neurokardiogene Störung (z.B. ein Karotissinussyndrom) behandelt werden soll,
  - Synkopen die primäre Schrittmacherindikation begründen.

Diese Liste aus den Leitlinien der DGK entbehrt der Evidenz, weil allein für den Schenkelblock belegt ist, dass er eine Häufung von AV-Leitungsstörungen unter AAI-Stimulation voraussagt (4, 11). Unmittelbar plausibel erscheint dagegen, dass ein AV-Block I. Grades, durch unverzichtbare Medikation vielleicht noch akzentuiert, unter atrialer Einkammerstimulation hämodynamisch ungünstige AV-Sequenzen erzeugt (s. Schrittmacher-Hämodynamik und Optimierung des AV-Delay), die mittels eines DDD-Systems nach Bedarf korrigiert werden können. Die Notwendigkeit der Zweikammerstimulation bei neurokardiogener Indikation ist weiter oben schon erläutert. Die Kombination extrinsischer Reizbildungs- und Leitungsstörungen sollte immer dann für möglich gehalten werden, wenn Phasen eines prolongierten Sinusarrests als Synkopenursache dokumentiert sind. Obwohl es an Daten dazu mangelt, ist die Empfehlung einer zusätzlichen Kammersonde bei Patienten mit Synkopen deshalb eine sinnvolle Vorsichtsmaßnahme.

Findet sich beim Sinusknotensyndrom eine intakte AV-Leitung, so empfehlen die Leitlinien als optimales System einen AAI-Schrittmacher. Zweikammerstimulation wird nur mit IIa klassifiziert (Tab. 3.2). Ergeben sich Zweifel an der Überleitungssicherheit im AV-Knoten, so wechselt das DDD-System zur Indikations-Klasse I [Evidenzgrad B]. Mit wachsender Erkenntnis, dass unnötige Stimulation im rechten Ventrikel deletäre Folgen für den Patienten haben kann (s. Schrittmacher-Hämodynamik), ist ausdrückliche Empfehlung der Leitlinien, ein System zu verwenden, das zwischen intakter AV-Überleitung und ventrikulärem Stimulationsbedarf unterscheiden kann. In Frage kommen dafür Zweikammer-Schrittmacher mit AV-Hysterese oder automati-

Tabelle 3.2 Systemwahl nach Indikationsklassen und Evidenzgraden (entnommen den Leitlinien der Deutschen Gesellschaft für Kardiologie, 2005)

Indikation	Klasse I	EG	Klasse II	a/b	
AV-/faszikuläre Leitungsstörung					
Häufige Schrittmacherbedürftigkeit					
➤ Normale Sinusknotenfunktion	DDD, VDD	B	VVIR	b	(18, 26, 38)
➤ Binodale Erkrankung	DDDR	C	DDD	b	
Seltene AV-Überleitungsstörungen (< 5 %)	VVI < 45/min DDD-AV, VDD-AV	B			(18, 26, 38)
Resynchronisationstherapie					
➤ Sinusrhythmus	DDD(R)V	A			
➤ Vorhofflimmern	VVI(R)V	C	DDD(R)V*		(1, 13, 15)
Sinusknotensyndrom					
Häufige Schrittmacherbedürftigkeit					
➤ ohne AV- u. intraventrikuläre Leitungsstörung	AAI(R)	B	DDD(R)-AV	a	(3, 5, 29, 30)
➤ mit AV- u. intraventrikulärer Leitungsstörung	DDD(R)-AV	B			
➤ Seltene paroxysmale Pausen (< 5 %)	DDD-AV VVI < 45 min^{-1}	B B	AAI	b	(18, 38)
Bradyarrhythmie bei perm. AF	VVI(R)	C			
CSS, VVS	DDD (+Spezialalgorithmen)	B			(12)

AF = Vorhofflimmern; CSS = Karotissinussyndrom; VVS = vasovagales Syndrom; EG = Evidenzgrad; AV = AV-überleitungserhaltende Programmierung oder Algorithmen (AV-Hysterese, DDD-AAI-Moduswechsel u.a.).
* = sofern ein Erhalt des Sinusrhythmus möglich erscheint
(R) = optional programmierbar bei chronotroper Inkompetenz
Bei Patienten mit paroxysmalen Vorhoftachyarrhythmien muss ein Zweikammersystem über Schutzmechanismen verfügen, die eine schnelle ventrikuläre Stimulation, getriggert durch atriale Tachykardien, verhindern.
Bei der Implantation eines AAI-Systems müssen folgende Voraussetzungen beachtet werden: kein AV-Block I. Grades, schmaler QRS-Komplex, Wenckebachpunkt > 120/min, keine Medikamente mit leitungsverzögernder Wirkung, kein Karotissinussyndrom, keine Synkope als primäre Schrittmacherindikation.

scher Umschaltung zwischen AAI- und DDD-Funktion (s. Algorithmen zum Erhalt der intrinsischen AV-Überleitung).

Chronotrope Kompetenz/ normale Sinusknotenfunktion

Gleich zu welcher Systemempfehlung man mit dem Algorithmus gelangt, stellt sich schließlich die **Frage einer behandlungsbedürftigen Frequenzinkompetenz**. Die unterschiedliche Formulierung innerhalb des Schemas soll zum Ausdruck bringen, dass diese beim AV-Block einer zusätzlichen Sinusknotenerkrankung zuzuschreiben ist, während sie beim Sinusknotensyndrom zur primären Rhythmusstörung gehört und beim permanenten Vorhofflimmern vom Überleitungsverhältnis zwischen Vorhof und Kammer bestimmt wird.

Da heute die meisten Schrittmachersysteme mit Sensorsteuerung angeboten werden, wird man sich nur selten gegen die Option frequenzvariabler Stimulation entscheiden können. Die Frage zielt eher darauf, ob Frequenzadaptation wesentlicher Teil des Behandlungskonzepts sein wird und ob deshalb die Wahl des Schrittmachers von dessen Sensoreigenschaften bestimmt sein sollte (s. frequenzvariable Stimulation).

Zusätzliche Gesichtspunkte

Um die Zahl der Verzweigungsmöglichkeiten nicht unübersehbar zu gestalten, werden unterhalb des Entscheidungsbaums weitere Kriterien abgefragt, welche die Systemkonfiguration und mögliche Software-Optionen beeinflussen können.

Bradykardie-Tachykardie-Syndrom (BTS)

Bei der Sinusknotenerkrankung reicht ein AAI-Schrittmacher grundsätzlich auch für den Wechsel zwischen Sinusbradykardie und Vorhofflimmern (Bradykardie-Tachykardie-Syndrom; Abb. 3.**2**) aus. Da nach atrialen Flimmerphasen die Sinusknotenautomatie oft verzögert einsetzt, ist ein Backup durch Vorhofstimulation die zielgerichtete Therapie. Allerdings finden sich bei etwa 5% der Patienten (5) während Vorhofflimmerns Frequenzen unter 40 min^{-1} oder Pausen von mehr als 3 s, die beide in der dänischen Studie als formale Ausschlussgründe für ein AAI-System aufgeführt sind. Deshalb empfehlen die Leitlinien der DGK für das Bradykardie-Tachykardie-Syndrom einen **Zweikammerschrittmacher**.

Während Vorhofflimmerns bewirkt die erhaltene AV-Leitung eine eher zu schnelle als zu langsame Kammerantwort. Mehr als die Tachykardie lässt sich die unregelmäßige Ventrikelfolge durch Überstimulationsmechanismen (VRR, s. Algorithmen) beeinflussen; während dafür ein klinischer Wirksamkeitsnachweis fehlt, kann die Funktion bei biventrikulären Systemen zumindest vorübergehend helfen, den Resynchronisationseffekt zu wahren. Ein Mode Switch wird beim Sinusknotensyndrom nur dann gebraucht, wenn ein Zweikammersystem unnötigerweise im DDD („tracking")-Modus mit hohem Frequenzlimit betrieben wird (s. Mode Switch). Da die Ventrikelsonde jedoch eher als Backup für höhergradige AV-Blockierung gedacht ist, reicht der DDI(R)-Mode aus, um schrittmachergetriggerte Tachykardien zu vermeiden.

Dagegen ist wesentliches Therapieprinzip bei AV-Block II. oder III. Grades, dass die physiologische Frequenzregulation des Herzens durch vorhofgetriggerte Ventrikelstimulation („tracking") wiederhergestellt wird. Um diese Funktion im Falle atrialer Tachyarrhythmien nicht gefährlich hohe Kammerfrequenzen erzeugen zu lassen, benötigen Patienten mit AV-Blockierung einen Mode Switch, der von der „tracking" zur „nontracking" Betriebsart umschaltet. Da im ersten Jahr nach Schrittmacherimplantation 10% und innerhalb 10 Jahren 26% der AV-Block-Patienten ohne Flimmeranamnese atriale Tacharrhythmien entwickeln (8), ist es sinnvoll, die Mode-Switch-Option für sie stets vorzuhalten. Dies gilt umso mehr für Patienten, die in der Vergangenheit schon Vorhofflimmern erfahren und mit einem Rezidivrisiko von 37% in 2 Jahren zu rechnen haben (23).

Gegenwärtiger Kenntnisstand erlaubt nicht vorherzusagen, welche Patienten vom Versuch der Flimmerprävention durch spezielle Schrittmacheralgorithmen profitieren, obwohl es Hinweise gibt, dass „Trigger"- im Gegensatz zu „Substrat"-Flimmern einer solchen Behandlung zugänglich ist (33).

> Bei antibradykarder Schrittmacherindikation und gehäuften atrialen Flimmerepisoden in der Anamnese kann es deshalb sinnvoll sein, deren Startszenarien zu analysieren und flimmerpräventive Stimulationsoptionen vorzuhalten.

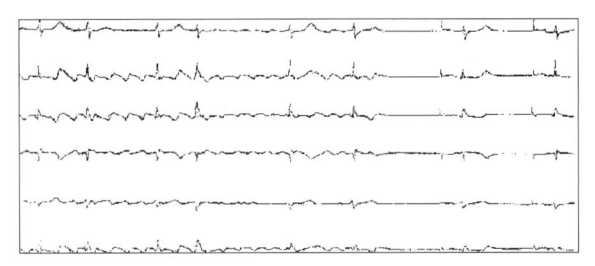

Abb. 3.**2** Spontane Terminierung von Vorhofflimmern/-flattern mit sofortiger AAI-Stimulation zur Verhinderung einer präautomatischen Pause.

Die widersprüchlichen Ergebnisse großer Studien sollten solche Algorithmen jedoch nicht zum entscheidenden Kriterium der Systemwahl werden lassen (14, 21, 25, 31).

Linksventrikuläre Sonde

Zur Behandlung der Herzinsuffizienz mittels Resynchronisation erübrigen sich differentialtherapeutische Erwägungen jenseits der Indikationsstellung selbst (s. Schrittmacherindikation) und der Frage einer zusätzlichen Defibrillations-Option (s. Indikation zur ICD-Primärprophylaxe). Bei **antibradykarder Indikation** kommt es jedoch darauf an, eine Verschlechterung der hämodynamischen Situation des Patienten durch die Stimulation abzuwenden:

➤ Ist die intrinsische Überleitung (weitgehend) erhalten, sollten aktive Strategien zur Vermeidung der rechtsventrikulären Stimulation entwickelt werden (s. AV-Überleitungsprüfung, b)).
➤ Bei häufigem (oder permanentem) ventrikulären Stimulationsbedarf liegen erste günstige Erfahrungen mit biventrikulärer Stimulation vor (s. Herzinsuffizienz, Belastbarkeit und Lebensqualität). Allerdings betrifft dies ausnahmslos Patienten mit Minderung der linksventrikulären Pumpleistung, bei denen Rechtsherz-basierte Systeme um eine linksventrikuläre Sonde erweitert, akut die Hämodynamik gemessen und allenfalls frühe Nachbeobachtungsdaten berichtet werden. Eine kleine prospektiv randomisierte Crossover-Studie an 30 Patienten mit vergrößertem linken Ventrikel (>60%), eingeschränkter Pumpfunktion (EF<45%) und überwiegendem Stimulationsbedarf in der Kammer zeigt über je 4 Monate rechts- und biventrikulärer Stimulation eine signifikante Überlegenheit des Resynchronisationsverfahrens in Ventrikelgeometrie, Hämodynamik, Leistungsvermögen und Lebensqualität (27). In den Leitlinien der DGK begründet dies zur Zeit die Indikationsklasse IIb.

Ergänzende Gesichtspunkte

Nach Klärung der Differentialindikation bleibt die Aufgabe, aus dem nahezu unübersehbaren Marktangebot das passende Schrittmachermodell auszusuchen, das in seiner Auslegung möglichst viele Wunscheigenschaften vereint. Neben den Systemanforderungen, die sich aus dem Algorithmus der Abb. 3.1 ergeben, sind **folgende Kriterien** zu berücksichtigen:

- Größe und Gewicht,
- Batteriekapazität und interner Stromverbrauch,
- Zuverlässigkeit und Patientensicherheit,
- Systemeigenschaften in der Kombination von Schrittmacher, Programmiergerät und Support sowie der
- Preis.

Da Größe und Gewicht eines Aggregats v.a. durch seine Batteriekapazität bestimmt sind, können die Stichworte zu den beiden ersten Punkten nicht unabhängig voneinander bewertet werden. Für die typische Schrittmacher-Klientel stellen Volumen und Masse heutiger Pulsgeneratoren kein Problem dar, selbst wenn eine Kachexie im Einzelfall kaum Weichteilmantel über der Schrittmachertasche übrig lässt. Bei den meisten Patienten erlaubt die körperliche Konstitution dagegen, ein Aggregat mit erweiterter Batteriekapazität zu implantieren, das von einigen Herstellern ohne Aufpreis zum Standardsystem angeboten wird und meist nur geringfügig größer ist. Der Laufzeitgewinn, der damit erreicht wird, kann durchaus 2 Jahre betragen und stellt eine Umkehr des üblichen Trends dar, die Verbrauchseinsparung über höherintegrierte Schaltungen in eine Miniaturisierung und nicht in Lebensdauer der Schrittmacher umzusetzen (16, 20, 35).

Am anderen Ende des Spektrums findet sich das (seltene) Problem, beim Neugeborenen mit kongenitalem AV-Block ein epikardiales System implantieren zu müssen, das in die noch sehr kleine Rektusscheide des Kindes passt und dennoch keine jährlichen Aggregatwechsel erfordert. Das Beispiel miniaturisierter Einkammerschrittmacher mit einem Inhibitionsstrom von weniger als 3µA (28) und „Autocapture" als zusätzlicher Option zur Verbrauchsminderung zeigt, dass auch für diese Anwendung Laufzeiten von beinahe 8 Jahren realisierbar sind (7).

Die Anzahl der „Dear-Doctor-Letters" eines Herstellers und das Studium der alle 2 Monate erscheinenden Berichte von Stimarec geben einen Anhalt dafür, ob man mit der Wahl von Marke und Modell richtig gelegen hat (drittes Kriterium) oder Konsequenzen für das zukünftige Vorgehen ziehen sollte. Die Schnelllebigkeit heutiger Produktentwicklung lässt es im Einzelfall geraten erscheinen, nicht auf das soeben marktfähig gewordene Gerät, sondern auf das erprobte Vorgängermodell zurückzugreifen. Nicht zu unterschätzen ist der Sicherheitsgewinn von schrittmacherabhängigen Patienten, wenn sie mit einem System versorgt werden, das eine automatische Verifikation der Reizantwort im Ventrikel bietet (s. Algorithmen).

Unter dem vorletzten Kriterium sind eher „weiche" Kriterien zusammengefasst, die von spezifischen örtlichen Gegebenheiten und persönlichen Vorlieben abhängen mögen. Dennoch ist auch der beste Schrittmacher klinisch kaum vertretbar, wenn das Programmiergerät vor Notfallinterventionen eine Startzeit von 5 min braucht oder mit unnötigen Abweichungen von branchenüblichen Konventionen und verschachtelten Parametermenüs Fehlprogrammierungen geradezu herausfordert. Sorgfältige Anwenderschulung, stetige Aktualisierung der Produktinformation und zuverlässig erreichbare und kompetente Hilfe beim „Trouble Shooting" sind Kennzeichen guter Kundenbetreuung, welche die Arbeit des „Schrittmacher-Doktors" erleichtern und die Patientensicherheit erhöhen.

Schließlich wird im heutigen gesundheitspolitischen Umfeld der **Preis** immer wichtiger. Dabei ist vor zwei Entwicklungen zu warnen:

- Ein ständiger Preisverfall wird in aller Regel mit nur kurzer zeitlicher Verzögerung von einer Absenkung der Vergütung gefolgt, limitiert damit die Ressourcen der Hersteller für Forschung und Entwicklung und hemmt den nötigen technologischen Fortschritt. Die schrumpfende Zahl an Schrittmacher-Anbietern ist deutlicher Hinweis auf den ruinösen Wertbewerb.
- Die kostengünstige Lösung, sich auf einen oder zwei Hersteller zu konzentrieren und mit der Abnahme garantierter Stückzahlen Preisnachlässe auszuhandeln, birgt die Gefahr, durch den Fehler eines Modells oder Qualitätsprobleme eines Anbieters mit einer Welle von Sicherheitschecks und schlimmstenfalls auch Revisionseingriffen belastet zu werden. Ab einem bestimmten Versorgungsvolumen erscheint deshalb eine Risikostreuung geradezu geboten, wie sie etwa durch Verwendung unterschiedlicher Batteriemodelle von den Schrittmacherherstellern selbst betrieben wird.

Indikationsbezogene Systemwahl

Atrioventrikuläre/faszikuläre Leitungsstörungen

Die vorhofbeteiligende Stimulation (DDD/VDD) stellt im Vergleich zur VVI- und VVIR-Stimulation die hämodynamisch günstigere Stimulationsform dar [B]. Voraussetzung für die VDD-Stimulation ist eine normale Sinusknotenfunktion. Insbesondere Patienten mit überwiegender Schrittmacherbedürftigkeit profitieren von der Zweikammerstimulation [I-B]. Eine VVIR-Stimulation ist wegen des erhöhten Auftretens von Vorhofflimmern und höherer Mortalität nicht als gleichwertige Alternative zur Zweikammerstimulation zu empfehlen [IIb-B]. Ein VVI-System ohne Frequenzadaptation ist ungeeignet.

Bei Patienten mit atrioventrikulären/faszikulären Leitungsstörungen und paroxysmalen Vorhoftachyarrhythmien sollte bevorzugt ein DDD(R)-System implantiert werden. Dieses muss über Schutzmechanismen verfügen, die eine schnelle ventrikuläre Stimulation getriggert durch atriale Tachykardien verhindern (Mode Switch, automatischer Moduswechsel von DDD in einen asynchronen DDI- oder VVI-Modus) [I-C]. Hierbei können Schrittmacher eingesetzt werden, die die Möglichkeit der präventiven Vorhofstimulation, z.B. durch spezielle Algorithmen, bieten. Die binodale Erkrankung sollte bevorzugt mit einem DDDR-System versorgt werden [I-C].

Liegt eine intermittierende Eigenüberleitung vor, sollte diese möglichst erhalten werden, da die rechtsventrikuläre Stimulation über eine Desynchronisation der Ventrikel zu einer hämodynamischen Verschlechterung führen kann [I-C]. Hierzu kann z.B. eine AV-Hysterese programmiert werden. Bei seltenen AV-Überleitungsstörungen (<5%) kann auch eine VVI-Stimulation mit niedriger Interventionsfrequenz (z.B. <45 min^{-1}) erfolgen [I-B].

Bei herzinsuffizienten Patienten im NYHA-Stadium III/IV mit atrioventrikulärer Leitungsstörung, die – außer dem Linksschenkelblock – alle Kriterien für eine Resynchronisationtherapie erfüllen (Ejektionsfaktion ≤ 35%, linksventrikuläre Dilatation ≥ 55 mm enddiastolisch), kann die Implantation eines biventrikulären Systems erwogen werden, um mögliche negative, hämodynamische Auswirkungen der erforderlichen rechtsventrikulären Stimulation zu vermeiden [IIb-C].

Bradyarrhythmie bei permanentem Vorhofflimmern

Bei schrittmacherbedürftigem permanenten Vorhofflimmern ist ein VVI-Schrittmacher indiziert. Patienten mit einem unzureichenden Frequenzanstieg unter Belastung sollten ein frequenzadaptives System (VVIR) erhalten [I-C].

Sinusknotensyndrom

Eine hämodynamische Verbesserung kann bei dem Sinusknotensyndrom nur durch eine Vorhofstimulation erreicht werden [B]. Bei erhaltener AV-Überleitung ist die AAI-/AAIR-Stimulation die optimale Stimulationsform [I-B]. Die jährliche Inzidenz therapiebedürftiger AV-Blockierungen ist bei sorgfältiger Patientenselektion gering [B]. Hierbei müssen die folgenden Voraussetzungen beachtet werden:

- kein AV-Block I. Grades,
- schmaler QRS-Komplex,
- Wenckebachpunkt > 120/min,
- keine Medikamente mit leitungsverzögernder Wirkung,
- kein Karotissinussyndrom
- keine Synkope als primäre Schrittmacherindikation.

Ist die AV-Überleitung gestört, sollte ein Zweikammerschrittmacher implantiert werden. Dies gilt auch für Patienten mit fortgeschrittener kardialer Grunderkrankung. Bei intermittierenden AV-Überleitungsstörungen sind Systeme optimal, die eine überwiegende Ventrikelstimulation vermeiden (AV-Hysterese, automatischer Moduswechsel). Bei seltenen paroxysmalen Pausen (<5%) kann eine VVI-Stimulation mit niedriger Interventionsfrequenz (<45 min^{-1}) akzeptabel sein [I-B]. Bei chronotroper Inkompetenz ist ein frequenzadaptives System erforderlich.

Patienten mit Sinusknotensyndrom und paroxysmalen Vorhoftachyarrhythmien sollten wegen der Gefahr einer gestörten AV-Überleitung unter antiarrhythmischer Therapie bevorzugt einen Zweikammerschrittmacher erhalten. Dieser muss über Schutzmechanismen verfügen, die eine ventrikuläre Triggerung atrialer Tachykardien verhindern (DDI-Modus, DDD mit niedriger Trackingfrequenz, Mode Switch) [I-C]. Im Einzelfall kann die Programmierung spezieller Algorithmen zur präventiven Vorhofstimulation hilfreich sein.

Karotissinussyndrom und vasovagale Synkope

Sofern eine Schrittmacherimplantation notwendig wird, sollte ein Zweikammerschrittmacher eingesetzt werden, da für die Aufrechterhaltung der Hämodynamik die AV-sequentielle Stimulation mit Verhinderung einer retrograden Leitung erforderlich ist [I-B].

Ein AAI-System ist ungeeignet, da neben der Inhibition des Sinusknotens auch ein intermittierender AV-Block auftreten kann.

HOCM

Die Schrittmachertherapie der HOCM erfordert einen DDD-/VDD-Schrittmacher. Damit ist durch eine kurze AV-Zeit eine vollständige AV-synchrone ventrikuläre Präexzitation möglich.

Literatur

1. Abraham WT, Fisher WG, Smith AL, et al. Cardiac resynchronization in chronic heart failure. N Engl J Med 2002; 346: 1845–1853.
2. Aggarwal RK, Connelly DT, Ray SG, Ball J, Charles RG. Early complications of permanent pacemaker implantation: no difference between dual and single chamber systems. Br Heart J 1995; 73: 571–575.
3. Andersen HR, Nielsen JC, Thomsen PE, et al. Long-term follow-up of patients from a randomised trial of atrial versus ventricular pacing for sick-sinus syndrome. Lancet 1997; 350: 1210–1216.
4. Andersen HR, Nielsen JC, Thomsen PE, et al. Atrioventricular conduction during long-term follow-up of patients with sick sinus syndrome. Circulation 1998; 98: 1315–1321.
5. Andersen HR, Thuesen L, Bagger JP, Vesterlund T, Thomsen PE. Prospective randomised trial of atrial versus ventricular pacing in sick-sinus syndrome. Lancet 1994; 344: 1523–1528.
6. Baker CM, Christopher TJ, Smith PF, Langberg JJ, Delurgio DB, Leon AR. Addition of a left ventricular lead to conventional pacing systems in patients with congestive heart failure: feasibility, safety, and early results in 60 consecutive patients. Pacing Clin Electrophysiol 2002; 25: 1166–1171.
7. Bauersfeld U, Nowak B, Molinari L, et al. Low-energy epicardial pacing in children: the benefit of autocapture. Ann Thorac Surg 1999; 68: 1380–1383.
8. Benditt DG, Mianulli M, Gorski JA, Carr L, Neels K. Emergence of atrial fibrillation as a new comorbidity in pacemaker patients: A natural history study. Pacing Clin Electrophysiol 1999; 22: 902 (abst.).
9. Bernstein AD, Daubert JC, Fletcher RD, et al. The revised NASPE/BPEG generic code for antibradycardia, adaptiverate, and multisite pacing. North American Society of Pacing and Electrophysiology/British Pacing and Electrophysiology Group. Pacing Clin Electrophysiol 2002; 25: 260–264.
10. Bradley DJ, Bradley EA, Baughman KL, et al. Cardiac resynchronization and death from progressive heart failure: a meta-analysis of randomized controlled trials. JAMA 2003; 289: 730–740.
11. Brandt J, Anderson H, Fahraeus T, Schuller H. Natural history of sinus node disease treated with atrial pacing in 213 patients: implications for selection of stimulation mode. J Am Coll Cardiol 1992; 20: 633–639.
12. Brignole M, Alboni P, Benditt D, et al. Guidelines on management (diagnosis and treatment) of syncope. Eur Heart J 2001; 22: 1256–1306.
13. Bristow MR, Saxon LA, Boehmer J, et al. Cardiac-resynchronization therapy with or without an implantable defibrillator in advanced chronic heart failure. N Engl J Med 2004; 350: 2140–2150.
14. Carlson MD, Ip J, Messenger J, et al. A new pacemaker algorithm for the treatment of atrial fibrillation: results of the Atrial Dynamic Overdrive Pacing Trial (ADOPT). J Am Coll Cardiol 2003; 42: 627–633.
15. Cazeau S, Leclercq C, Lavergne T, et al. Effects of multisite biventricular pacing in patients with heart failure and intraventricular conduction delay. N Engl J Med 2001; 344: 873–880.
16. Cazeau S, Ritter P, Lazarus A, et al. Pacemaker miniaturization: a good trend? French Group of Cardiac Pacing. Pacing Clin Electrophysiol 1996; 19: 1–3.
17. Cleland JG, Daubert JC, Erdmann E, et al. The Effect of Cardiac Resynchronization on Morbidity and Mortality in Heart Failure. N Engl J Med 2005; 352: 1539–1549.
18. Connolly SJ, Kerr CR, Gent M, et al. Effects of physiologic pacing versus ventricular pacing on the risk of stroke and death due to cardiovascular causes. Canadian Trial of Physiologic Pacing Investigators. N Engl J Med 2000; 342: 1385–1391.
19. Connolly SJ, Sheldon R, Roberts RS, Gent M. The North American Vasovagal Pacemaker Study (VPS). A randomized trial of permanent cardiac pacing for the prevention of vasovagal syncope. J Am Coll Cardiol 1999; 33: 16–20.
20. Daubert JC. Should the race for pulse generator miniaturization be stopped? Pacing Clin Electrophysiol 1996; 19: 4–6.
21. De Vusser P, Stockman D, van den Bos A, et al. AF suppression reduces AF burden on patients with paroxysmal AF and class 1 and 2 pacemaker indication – The OASES study. Europace 2004; 4 (Suppl. B): B65 (abst.).
22. Fachgruppe Herzschrittmacher beim Bundeskuratorium Qualitätssicherung. Jahresbericht 2002 des Deutschen Herzschrittmacher-Registers. www pacemaker-register de 2003;
23. Gillis AM, Morck M. Atrial fibrillation after DDDR pacemaker implantation. J Cardiovasc Electrophysiol 2002; 13: 542–547.
24. Greenberg JM, Mera FV, Delurgio DB, Leon AR. Safety of implantation of cardiac resynchronization devices: A review of major biventricular pacing trials. Pacing and Clinical Electrophysiology 2003; 26: 952 (abst.).
25. Israel CW, Hugl B, Unterberg C, et al. Pace-termination and pacing for prevention of atrial tachyarrhythmias: results from a multicenter study with an implantable device for atrial therapy. J Cardiovasc Electrophysiol 2001; 12: 1121–1128.
26. Kerr CR, Connolly SJ, Abdollah H, et al. Canadian Trial of Physiological Pacing: Effects of physiological pacing during long-term follow-up. Circulation 2004; 109: 357–362.
27. Kindermann M, Jung J, Hennen B, Geisel J, Fröhlig G. Biventricular pacing in patients with pacemaker indication and left ventricular dysfunction. HeartRhythm 2004; 1: 121 (abst.).
28. Kindermann M, Kusch O, Fröhlig G, Markwirth T, Schwaab B, Schwerdt H. Safety and efficiency of pulse charge multiplication for chronic ventricular output programming. Pacing Clin Electrophysiol 2001; 24: 430–440.
29. Lamas GA, Lee KL, Sweeney MO, et al. Ventricular pacing or dual-chamber pacing for sinus-node dysfunction. N Engl J Med 2002; 346: 1854–1862.
30. Lamas GA, Orav EJ, Stambler BS, et al. Quality of life and clinical outcomes in elderly patients treated with ventricular pacing as compared with dual-chamber pacing. Pacemaker Selection in the Elderly Investigators. N Engl J Med 1998; 338: 1097–1104.
31. Lee MA, Weachter R, Pollak S, et al. The effect of atrial pacing therapies on atrial tachyarrhythmia burden and frequency: results of a randomized trial in patients with bradycardia and atrial tachyarrhythmias. J Am Coll Cardiol 2003; 41: 1926–1932.
32. Leon AR, Greenberg JM, Kanuru N, et al. Cardiac resynchronization in patients with congestive heart failure and chronic atrial fibrillation: effect of upgrading to biventricular pacing after chronic right ventricular pacing. J Am Coll Cardiol 2002; 39: 1258–1263.
33. Lewalter T, Yang A, Saborowski F, et al. Pacing for the prevention of recurrent atrial fibrillation: results from the VIP registry. Circulation 2003; 108: IV-709 (abst.).
34. Lüdorff G, Grove R, Kranig W, Thale J. Rhythmisierung bei Patienten mit chronischem Vorhofflimmern (AF) nach Implantation eines CRT-Systems. Z Kardiol 2004; 93 (Suppl. 3): III/168 (abst.).
35. Markewitz A, Kronski D, Kammeyer A, et al. Determinants of dual chamber pulse generators longevity. Pacing Clin Electrophysiol 1995; 18: 2116–2120.
36. Mattioli AV, Vivoli D, Mattioli G. Influence of pacing modalities on the incidence of atrial fibrillation in patients without prior atrial fibrillation. A prospective study. Eur Heart J 1998; 19: 282–286.
37. Sweeney MO, Hellkamp AS, Ellenbogen KA, et al. Adverse effect of ventricular pacing on heart failure and atrial fi-

brillation among patients with normal baseline QRS duration in a clinical trial of pacemaker therapy for sinus node dysfunction. Circulation 2003; 107: 2932–2937.
38. Tang AS, Roberts RS, Kerr C, et al. Relationship between pacemaker dependency and the effect of pacing mode on cardiovascular outcomes. Circulation 2001; 103: 3081–3085.
39. Valls-Bertault V, Fatemi M, Gilard M, Pennec PY, Etienne Y, Blanc JJ. Assessment of upgrading to biventricular pacing in patients with right ventricular pacing and congestive heart failure after atrioventricular junctional ablation for chronic atrial fibrillation. Europace 2004; 6: 438–443.
40. Winbeck G, Schlegl M, Girke F, Wellnhofer E, Butter C. Ist eine aggressive Kardioversionsstrategie bei permanentem Vorhofflimmern vor cardialer Resynchronisationstherapie gerechtfertigt? Z Kardiol 2004; 93 (Suppl.3): III/167 (abst.).

Sonden

G. Fröhlig

Das Wichtigste in Kürze

Eine allgemeingültige „erste Wahl" von Schrittmachersonden gibt es nicht. Sonden unterscheiden sich im Handling so sehr, dass als Hauptargument für ein bestimmtes Modell die eigenen Ergebnisse gelten können. Diese sollten sich jedoch an Kriterien wie Langzeitstabilität, elektrischer Funktion und physiologischen Optionen messen lassen, welche letztlich die Diskussion um Elektrodenkonfiguration (uni- versus bipolar), Isolationsmaterialien, Fixationsmechanismen und spezielle Eigenschaften (Polarisationsverhalten, Steroidelution, Hochimpedanztechnik) entscheiden.

Einleitung

Als technisches Aggregat braucht der Schrittmacher eine **„Schnittstelle"**, die Signale des Herzens aufnimmt und Stimulationsimpulse an das Herz weitergibt. Wesentliche Bauteile dieser Schnittstelle sind der Leiter zwischen dem Herzen und einer chirurgisch möglichst leicht zugänglichen Implantationsstelle (z.B. infraklavikulär) sowie die Elektrode, welche den elektrischen Kontakt zwischen Zuleitung und Herz bewirkt. In diese „Sonde" können weitere Funktionselemente integriert sein, die meist als Sensoren physiologischer Messgrößen für die Herz-Kreislauf-Diagnostik und/oder die Steuerung des Aggregats genutzt werden.

Als proprietärer Bestandteil spezieller Therapiesysteme benötigen sie eigene Zuleitungen und zusätzliche Steckkontakte, die nicht allgemein kompatibel und deshalb nur mit Aggregaten eines einzigen Herstellers zu betreiben sind. Einzelheiten dazu finden sich in der Beschreibung dieser Systeme.

Sondenaufbau

Unipolare Sonden benötigen nur einen Leiter, der meist in Form einer Spirale aus 3 bis 4 Drähten gewendelt ist und einen zentralen Kanal für den Führungsdraht bildet. Die Isolation gegenüber Körperflüssigkeit besorgt ein Elastomerschlauch aus Silikon oder Polyurethan. Der klassische Aufbau einer bipolaren Schrittmachersonde ist koaxial (Abb. 3.3). Um den ähnlich einer unipolaren Sonde gestalteten Innenleiter ist der Außenleiter spiralig oder als Metallgeflecht gelegt; beide Leiter sind durch eine dünne Elastomerschicht getrennt; die Außenisolation besorgt wieder ein Elastomerschlauch.

Davon abweichend gibt es Sonden, die aus zwei in einer Spirale („koradial") gewendelten Leitern bestehen; isoliert ist jeder Leiter durch eine eigene dünne Lackschicht („coated wire"); der äußere Elastomerschlauch dient nur der Abdichtung gegen Blutflüssigkeit (Abb. 3.3). Nach einem dritten Bauprinzip werden meist Sonden mit mehr als zwei Leitern verwirklicht: Ein Elastomerkörper enthält Kanäle, in denen die Leiter parallel zueinander liegen. Davon ist nur einer als spiralige Wendel ausgeführt, um während der Implantation den Führungsdraht aufzunehmen; die übrigen sind in Form eines „Seils" aufgebaut, das hohe Flexibilität mit Zugfestigkeit verbindet (Abb. 3.3). Unter Verzicht auf den Kanal für den Führungsdraht kann das Seil aber

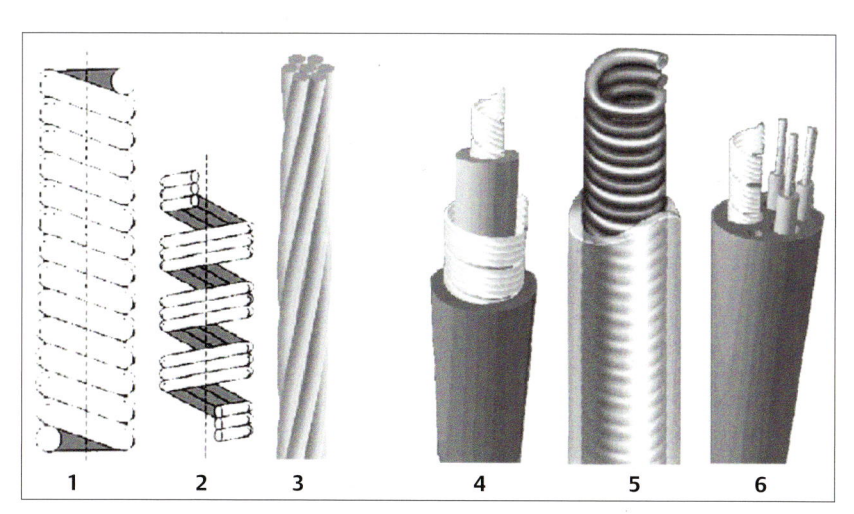

Abb. 3.3 Leiterelemente (1: einwendliger Leiter, 2: dreiwendlige Spirale, 3: Kabel) und Sondenaufbau-Typen (4: koaxial, 5: koradial, 6: parallele Anordnung mehrerer Kabel mit einem spiraligen Leiter).

auch die innere Wendel ersetzen, eine Konstruktion, welche den Außendurchmesser der Sonden deutlich reduziert, die Langzeitstabilität erhöht und die Extraktionseigenschaften der Sonde verbessert; die Implantation geschieht mit Hilfe von Steuerkathetern, die eine gezielte Positionierung der Sonden versprechen.

Als **Leitermaterialien** werden meist Legierungen wie MP35N eingesetzt, das eine Mischung aus 35 % Co, 35 % Ni, 20 % Cr und 10 % Mo darstellt. Einen 3- bis 6fach niedrigeren Leitungswiderstand weisen silberhaltige Compound-Werkstoffe auf, z.B. DFT (drawn filled tube, MP35N-Röhre mit Silberkern) oder DBS (drawn-brazed-stranded MP35N mit Silber). Weil letztere allenfalls marginalen Einfluss auf die Batterielebensdauer haben, jedoch mit der Degradation bestimmter Polyurethan-Werkstoffe in Zusammenhang gebracht werden (s. Zuverlässigkeit von Schrittmachersonden), haben einzelne Hersteller die Silberanteile aus ihren Leiterwerkstoffen gänzlich entfernt.

Beim In-vitro-Vergleich der **Isolations-Elastomere** zeigen **Polyurethane** sich in nahezu allen Disziplinen den Polysiloxanen („Silikonkautschuk") überlegen: höhere Reißfestigkeit, weniger Abrieb und bessere Gleitfähigkeit machen sie eigentlich zum idealen Werkstoff, der bei voller Funktionalität geringere Schichtdicken braucht und Schrittmachersonden damit dünner werden lässt.

Aus den ersten Jahren klinischer Nutzung bleibt dagegen eine Negativliste:

➤ Polyurethane sind empfindlicher gegen Verletzungen durch chirurgische Instrumente und Ligaturen;
➤ während der Verarbeitung „eingebaute" Materialspannung und der Verlust an Weichmachern (20) führen frühzeitig zu Isolationsbrüchen (ESC: environmental stress cracking);
➤ im Zusammenwirken mit Schwermetallionen aus den Leitermetallen zerstört Oxidation v.a. die Isolation zwischen Innen- und Außenleiter bipolarer Sonden (MIO: metal ion oxidation [24, 25, 26]).

Das Verständnis der genannten Zusammenhänge hat bewirkt, dass heute andere Polyurethane als früher (z.B. 55D statt 80A) zum Einsatz kommen und die Verfahrenstechnik bei Behandlung der Materialien wesentlich verbessert ist.

> Die Erfahrung, in der Vergangenheit keins der genannten Probleme durch Zeitraffertests in vitro früh genug erkannt zu haben (28), erklärt die fortbestehende Reserve gegenüber Polyurethan als Isolationswerkstoff.

Am Ort der endgültigen Platzierung kann eine Sonde **passiv oder aktiv fixiert** werden. Für erstgenannte Möglichkeit sprechen das kleinere Perforationsrisiko und das geringere Gewebstrauma, welches die entzündliche Antwort auf die Implantation weniger heftig und die Stimulationsreizschwellen im chronischen Verlauf zumindest tendenziell niedriger ausfallen lässt als bei aktiver Fixation. Weil andererseits aktive Fixierung nicht an das Vorhandensein myokardialer Trabekel gebunden ist, eröffnet sich für Schraubsonden die freie Wahl des Implantationsorts, der besonders gute Wahrnehmungs- und Stimulationsbedingungen bietet oder zur Arrhythmieprophylaxe am Vorhofseptum gesucht werden mag. Schraubsonden sind isodiametrisch (oder können es zumindest sein), so dass sie leichter als Ankermodelle zu extrahieren sind. Ob sich dieser Vorteil im chronischen Verlauf verliert, ist mit Zahlen nicht belegt.

Die **Steckverbindung** zwischen Sonde und Schrittmacheraggregat gehorcht dem IS-1-Standard, der gleiche Maße und Toleranzen für uni- und bipolare Systeme vorsieht. Ein neuer Normstecker ist in Arbeit, welcher mehr als zwei Leiter (etwa eines ICD) anzuschließen erlaubt und die Möglichkeiten der Sensorik innerhalb der Sonde erweitert. Nur selten trifft man heute beim Aggregatwechsel noch auf Stecker vergangener Standards: das Vorhalten von Aggregaten mit passendem „Header" lohnt sich nur für bipolare Systeme, weil sich die Umrüstung der alten 3,2 mm „Inline"-Konnektoren technisch verbietet; die unipolaren 5- bzw. 6-mm-Stecker können dagegen leicht abgeschnitten und auf die gültige Norm adaptiert werden. Von Schrittmacherherstellern angebotene Adapter, welche in einer Pin-Buchse-Verbindung den alten Stecker erhalten, sind meist zu voluminös und stellen nicht selten einen mechanischen Schwachpunkt in der Elektrodenzuleitung dar.

Nachdem sich erste Versuche mit konventionellen Sonden (z.T. mit abgetrennten Ankerfortsätzen) mühsam und wenig erfolgreich gestalteten, setzte die Entwicklung eigener Sondenmodelle für die **linksventrikuläre Stimulation** ein, die derzeit stürmisch vorangeht. Die Herausforderungen, die dabei bewältigt werden müssen, und die derzeit gebräuchlichen Lösungsansätze sind in Tab. 3.3 zusammengefasst. Mit aufgenommen sind die Einführhilfen, die zusammen mit den Sonden als Implantationsset angeboten werden und inzwischen eine kaum übersehbare Diversifikation erfahren haben.

„Linksherz"-Sonden sind so ausgelegt, dass

➤ sie einfach in jede verfügbare Koronarvene navigiert werden,
➤ nach dortiger Platzierung den bestmöglichen hämodynamischen Effekt zeitigen,
➤ mechanische Stabilität aufweisen,
➤ möglichst niedrige Reizschwellen bieten und
➤ exklusiv das Herz (also nicht zum Beispiel den N. phrenicus) stimulieren sollen.

Die genannten Ziele sind nur schwer vereinbar: Um die zum Teil engen, vielfach gewundenen Koronarsinusäste nutzen zu können, sind die Sonden möglichst dünn und flexibel. Weil sie damit jede eigene Haltefunktion verlieren, gewinnen sie umso mehr Stabilität, je weiter nach distal sie in die Vene eingeführt und im enger werdenden Gefäß („Wedge-Position") eingeklemmt werden. Dort geraten sie aber meist in die Nähe des N. phrenicus und provozieren durch Mitstimulation

Tabelle 3.3 Forderungen an linksventrikuläre Implantationssysteme und Lösungsoptionen

Forderung/Bedingung	Lösungsmöglichkeit
Sondierung des Koronarsinus	CS-Führungskatheter mit unterschiedlicher Krümmung und Formung der Spitze; steuerbarer Führkatheter
Navigation zu den Venenästen	Teleskopierbare Führungskatheter; vorgeformte oder deflektierbare Katheter innerhalb des CS-Katheters zur Steuerung von Führungsdrähten; Führungsdrähte (für OTW-Sonden); vorgebogene oder steuerbare Stylets
Sondierung weiter und/oder in > 90°-Winkel vom CS abgehender Venenäste	Stylet- oder kombiniert Stylet-OTW-basierte Sonde mit steifem Schaft und spitzennaher Krümmung/Angulierung
Sondierung kleiner und/oder geschlängelter und/oder in spitzem Winkel vom CS abgehender Venen	OTW-Technik
Stabilisierung der Sonde auf halber Stecke zwischen Basis und Apex oder weiter apikal	„Wedging" am Gefäßende; Nutzung von Ankern oder Polymerschraube
Stabilisierung der Sonde nahe Abgang der Vene aus CS (aus hämodynamischen Gründen, wegen Phrenikusreizung)	Sonde mit steifem Schaft und Spitzenkrümmung; Sonde mit spiraliger Vorformung; Sondierung eines kleinen Seitenasts mit OTW-Sonde
Verhinderung Phrenikusreizung	Stabilisierung der Sonde basal (s.o.); bipolare Sonde (nur in einem Teil der Fälle wirksam); Wahl alternativer Stimulationskonfigurationen (Schrittmacheraggregat-abhängig)
Optimierung der Reizschwelle	Positionsänderung unter Abwägung konkurrierender Forderungen
Phlebographisch keine brauchbare Vene oder Venen nicht sondierbar	Epikardiale Implantation

CS = Koronarsinus; OTW = over the wire

heftiges Zwerchfellzucken. Für die Positionierung weiter basal sprechen die Entfernung vom N. phrenicus und v.a. hämodynamische Aspekte, obwohl dazu uneinheitliche Befunde vorliegen (3, 4, 7, 11, 16).

Stabilität erzeugen dort ein steifer Sondenschaft und Formelemente, die nach Rückzug von Mandrin oder Führungsdraht eine stabile Krümmung, spiralähnliche Konfiguration oder Elastomer-Schrauben aufweisen. Die elektrischen Übertragungseigenschaften variieren mit dem Abstand der Stimulationselektrode von der epikardialen Myokardschicht, wobei als Einflussfaktoren v.a. die Dicke der zwischengelagerten Fettschicht, die Orientierung der Sondenspitze zum Myokard und die noch verbleibende Mobilität in einer (zu) weiten Vene zu nennen, individuell aber nicht vorhersagbar sind.

Auf dem Weg in den Koronarsinus (CS) ist als Schienung ein Führungskatheter zwar nicht obligat, er verhindert jedoch die Schleifenbildung im rechten Vorhof und überträgt den Vorschub auf die Sondenspitze. Ein ganzes Arsenal unterschiedlicher Formen und Ausführungen hilft bei der Sondierung anatomisch schwerst zugänglicher CS-Ostien. Um den Zugang zu den Venenästen zu erleichtern, kann diese Einführhilfe durch interne Teleskopiersysteme mit vorgebogener Spitze oder durch steuerbare Katheter ergänzt werden, mit denen Führungsdrähte leichter zu navigieren sind.

Besitzt die Sonde einen IS-1-Normstecker, so muss nach endgültiger Platzierung der Führungskatheter mit speziellen Schneidwerkzeugen geschlitzt werden oder in „Peel-away"-Technik ausgeführt sein. Alternativ trägt die Sonde einen kathetergängigen Anschlusspin, der noch seiner industriellen Normierung harrt, mittels Adapter jedoch auf IS-1-Standard gebracht werden kann.

> Der Variabilität der Koronarsinus- und -Venen-Anatomie ist nur durch Verfügbarkeit vielfacher technischer und instrumenteller Alternativen gerecht zu werden. Weil nicht jeder Führkatheter und nicht jedes Sondenmodell bei jedem Patienten eine erfolgreiche Implantation in einer Herzvene ermöglicht, muss intraoperativ der Wechsel auf anderes Material möglich sein. Die derzeit verfügbare Hardware reicht nicht in allen Fällen aus und unterliegt deshalb intensiver Weiterentwicklung.

Auswahlkriterien

Die Wahl einer bestimmten Schrittmachersonde bedeutet immer einen Kompromiss. Die Entscheidung folgt individuell unterschiedlich gewichteten Anforderungsprofilen. Welche Kriterien (Tab. 3.4) berücksichtigt und welche Konflikte dabei in Kauf genommen werden müssen, wird im Folgenden diskutiert.

Tabelle 3.4 Hauptgesichtspunkte bei der Sondenwahl

Handhabung bei Implantation	➤ Sondendurchmesser ➤ Gleitwiderstand ➤ Steuerungsfähigkeit ➤ Perforationssicherheit ➤ Fixation
Zuverlässigkeit	➤ Langzeitstabilität
Funktion	➤ Wahrnehmungseigenschaften ➤ Stimulationscharakteristik ➤ zusätzliche Gesichtspunkte
Verhalten bei Explantation	➤ Zugübertragung zur Spitze ➤ Fixation

Handling bei Implantation

Grundsätzlich sollte der Implanteur Sonden bevorzugen, mit denen er selbst Erfahrung besitzt und gute Ergebnisse (s.u.) erzielt. Der Wechsel zu anderen Modellen startet mit einer neuen Lernkurve und fördert Komplikationen. Ob dies riskiert werden sollte, entscheidet sich im Vergleich von technischem Fortschritt, Zuverlässigkeitsdaten und eigenen Langzeit-Resultaten. Gute Handling-Eigenschaften und Zeitersparnis bei der Implantation allein rechtfertigen keine Abstriche an der chronischen Sondenfunktion.

Je dünner die Sonde, umso höher ist die Chance, zwei (oder auch mehr) Sonden durch eine normalkalibrige V. cephalica ins Gefäßsystem einbringen oder Kinder mit einem Körpergewicht unter 10 kg transvenös versorgen zu können. Ob der Sondendurchmesser das Thromboserisiko für die V. subclavia beeinflusst, ist nicht untersucht. Für unipolare Sonden gelten 4–5 French (1 F = 0,3 mm) als Standarddurchmesser, bipolare Sonden messen 6–8 French. Bereits erprobt sind bipolare 4F-Varianten, eine weitere Miniaturisierung ist angedacht.

Die bessere Gleitfähigkeit von Polyurethan, die v.a. die Friktion zwischen zwei eng aneinander liegenden Sonden (z.B. in der V. cephalica) mindert, lässt viele Implanteure zu Modellen mit entsprechender Außenisolation greifen. Polyurethan ist bei Temperaturen unter 37° C zudem steifer und verbessert damit die Steuerfähigkeit der Sonde. Akut mehrt hohe Steifigkeit das Perforationsrisiko; chronisch bedeutet sie eine permanente Gewebsirritation am Ort der Sondenfixation; für diesen Fall wurden erhöhte Reizschwellen beschrieben (8).

> Die Vorstellung, eine ventrikuläre Sonde lasse sich etwa durch Steifigkeit und Anstemmen an der Lateralwand des Vorhofs vor Dislokation bewahren, sollte verlassen werden – im Interesse geringsten chronischen Gewebstraumas ist es ratsam, den Sondenschaft stattdessen so flexibel wie möglich zu halten und die Fixation allein mit Schraube oder griffigen Ankern („Tines") zu bewerkstelligen.

Zuverlässigkeit

Industrieunabhängige Statistiken weisen eine deutlich längere Funktionsdauer für uni- als für bipolare Schrittmachersonden aus: dem dänischen Schrittmacherregister wurden zwischen 1965 und 1999 insgesamt 382 Ausfälle von 20 678 Sonden unipolarer, dagegen 491 von 13 906 bipolarer Bauart gemeldet. In der Überlebensstatistik waren nach 10 Jahren 97,1 % der uni-, aber nur 81,3 % der bipolaren Sonden noch funktionsfähig (Abb. 3.4; [29]).

Das schlechtere Abschneiden bipolarer Varianten geht nahezu ausschließlich auf die hohen Ausfallraten dreier Sondenmodelle aus der Produktion zweier Hersteller zurück (17). Als Fehlermechanismus überwogen Isolationsdefekte (80 von 382 versus 327 von 491 ausgetauschten Sonden), im Wesentlichen durch Metallionen-Oxidation (MIO) der Polyurethanschicht zwischen

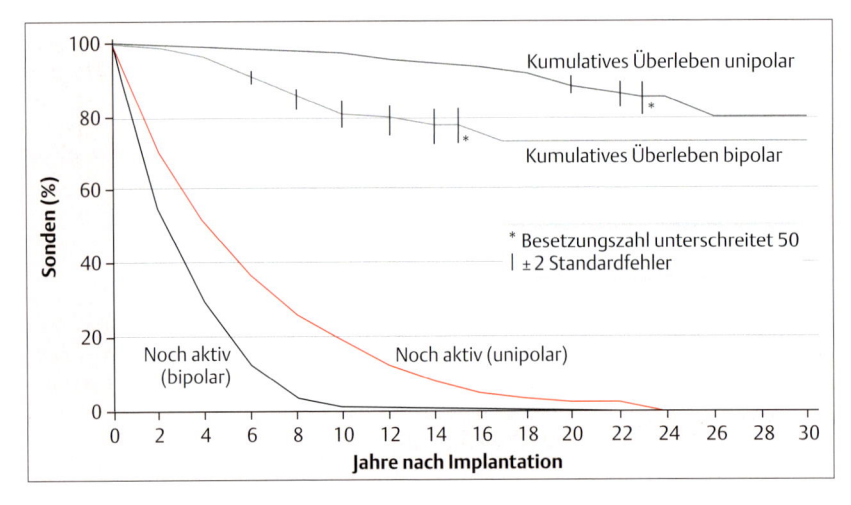

Abb. 3.4 Überlebensstatistik uni- und bipolarer Sonden in Dänemark (1965–1999;[29]).
Bipolar: Zahl der Sonden: 13 906; mitgeteilte Ausfälle: 491; noch aktiv: 9036.
Unipolar: Zahl der Sonden: 20 678; mitgeteilte Ausfälle: 382; noch aktiv: 9551.

Innen- und Außenleiter (s.o.). Nach dem Fehlergipfel in den frühen 90er Jahren, einem Auslieferungsstopp für die inkriminierten Sonden und umfangreichen Bauartänderungen zeigen Überwachungsprogramme eines der betroffenen Hersteller jetzt Überlebensstatistiken, in denen sich bi- und unipolare Modelle kaum noch unterscheiden. Diese Beobachtung findet ihre Parallele im dänischen Register (2).

> Es ist aber festzuhalten, dass Produkte anderer Hersteller – im dänischen Register unterrepräsentiert – anderweitig nicht in gleicher Weise auffällig geworden sind, so dass eine bipolare Sonde an sich kein Zuverlässigkeitsdefizit haben muss.

Funktion

Wahrnehmung

Bei der Steuerung eines Schrittmachers gilt es zu unterscheiden zwischen

- Detektion herzeigener Potentiale (atriale oder ventrikuläre Depolarisation) und
- Diskrimination zwischen Nutz- und Fremdsignalen (elektromagnetische Interferenzen, Skelettmuskelaktivität, Potentiale benachbarter Herzkammern).

Obwohl die **Detektion** nur wenig durch Bauart und Anordnung der Elektroden auf der Schrittmachersonde beeinflusst wird, gibt es Optimierungspotential: Großflächige Elektroden stören das elektrische Feld, das sie messen sollen; zudem überdecken sie einen größeren Teil der diffusen Zone zwischen Anfang (noch nicht depolarisiert) und Ende (voll depolarisiert) der Erregungsfront (Abb. 3.5; [6]), so dass sie zu keinem Zeitpunkt das instantane Spitzenpotential, sondern stets einen Mittelwert aus unterschiedlich hohen oder sogar entgegengesetzt gerichteten Einzelpotentialen darstellen. Je mehr die Elektrode sich der (theoretischen) Punktausdehnung nähert, umso höher sollten demnach Amplitude und Steilheit des abgeleiteten Signals werden.

Andererseits wächst mit abnehmender Kontaktfläche der Widerstand zwischen ionischer (Blut, Gewebe) und metallischer Phase (Detektorelektrode), so dass die Potentialamplitude wieder kleiner wird. Dies scheinen frühe Untersuchungen zu bestätigen, die nach Reduktion der Elektrodenfläche von 25–95 auf 8 mm^2 nur noch ein Drittel des zuvor gemessenen Ventrikelpotentials (5 statt 16 mV) fanden. Allerdings erfolgten diese Messungen mit einer Last von nur 1 kΩ, so dass jede Erhöhung der „Wahrnehmungs-" oder „Quellimpedanz" zum Zusammenbruch des Signals führen musste (s. Gleichung [30]).

$$(1) \quad U_S = \frac{Z_A}{Z_A + Z_S} \cdot U_E$$

U_S = vom Verstärker wahrgenommene Signalamplitude
U_E = im Gewebe generierte Signalspannung
Z_A = Eingangsimpedanz des Wahrnehmungsverstärkers
Z_S = Quell- oder Wahrnehmungsimpedanz

Heute realisierte Wahrnehmungsverstärker haben Eingangsimpedanzen nahe 100 kΩ. Für die kleinsten derzeit verfügbaren Tip-Elektroden (1,3–1,5 mm^2) wurde im Tierversuch eine Quellimpedanz zwischen 1,2 und 1,5 kΩ bestimmt (wobei die Frequenzabhängigkeit dieses Werts hier vernachlässigt wird; [23]). Aus der Gleichung lässt sich leicht ablesen, dass selbst mit solchen „Hochimpedanz-Elektroden" die Signalreduktion gerade mal 2 % beträgt.

Je nach Signalquelle trägt die Sondentechnik unterschiedlich zur **Diskrimination** zwischen Nutz- und Störpotentialen bei: Verlagert man etwa die indifferente Elektrode vom Schrittmachergehäuse auf die Sonde selbst – entsprechend dem Übergang vom uni- zum bipolaren Design –, so verlieren Skelettmuskelartefakte weitgehend ihren Störeinfluss (Abb. 3.6); dagegen bleibt auch mit bipolaren Systemen die Kreuzwahrnehmung zwischen Vorhof und Kammer (v.a. die atriale Wahrnehmung ventrikulärer Fernsignale) prinzipiell ungelöst (Abb. 3.7). Auch wenn damit Fernsignale nicht vollständig eliminiert werden, verbessert sich das Verhältnis von Nutz- zu Störsignal mit kürzerem Tip-Ring-Abstand (Abb. 3.8).

> Die Signaldetektion im Herzen wird von der Sonden-Bauart kaum beeinflusst; für die Signal-Diskrimination ist eine bipolare Anordnung vorteilhaft, wobei selbst kurzes Tip-Ring-Spacing jedoch das Problem der ventrikulären Fernfeldwahrnehmung im Vorhof derzeit nicht vollständig löst.

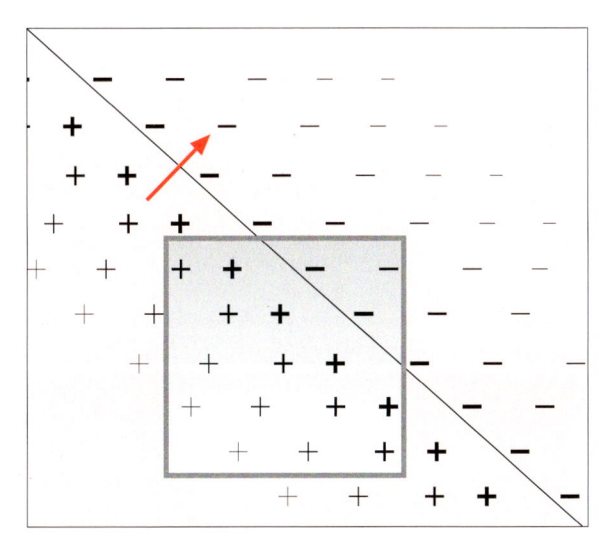

Abb. 3.5 Mittelungseffekt großflächiger Wahrnehmungselektroden im Bereich der Propagationsfront kardialer Erregungen (nach [6]).

98 3 Systemwahl

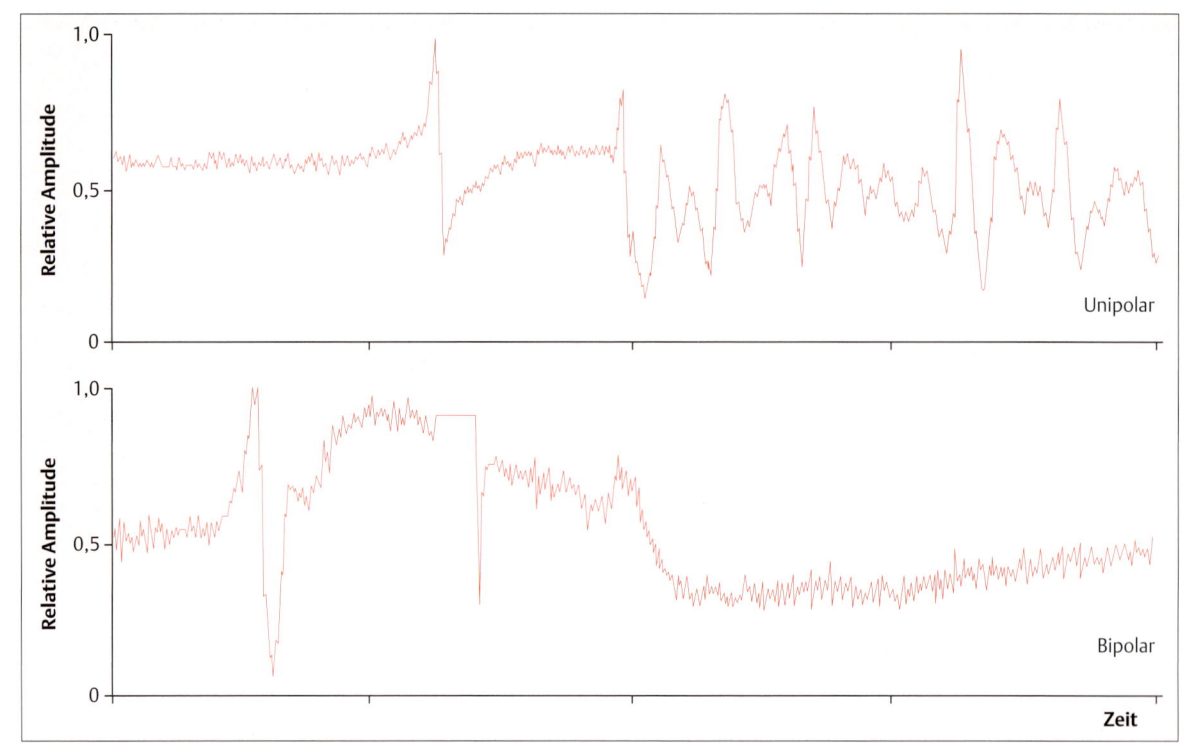

Abb. 3.6 Muskelartefakte bei uni- und bipolarer Wahrnehmung im Vorhof.

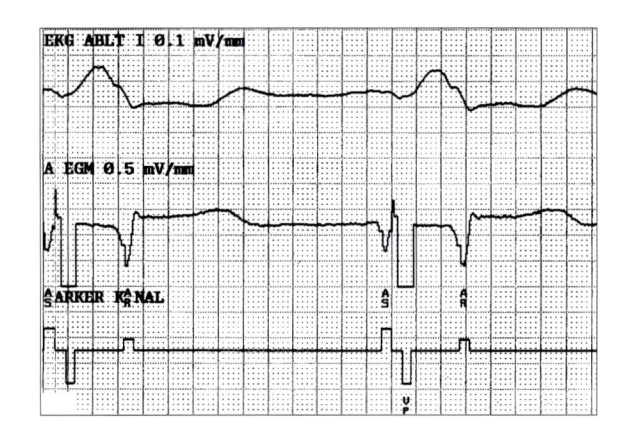

Abb. 3.7 Oberflächen-EKG (Ableitung I), atriales Elektrogramm (A EGM) und Marker-Annotation bei einem Patienten mit DDD-Schrittmacher und bipolarer atrialer Sonde nahe Koronarsinusostium.
AS: Vorhofwahrnehmung; VP: Ventrikuläres Pacing; AR: Atriale Refraktärwahrnehmung eines ventrikulären Fernsignals. Vorhofempfindlichkeit: 1 mV.

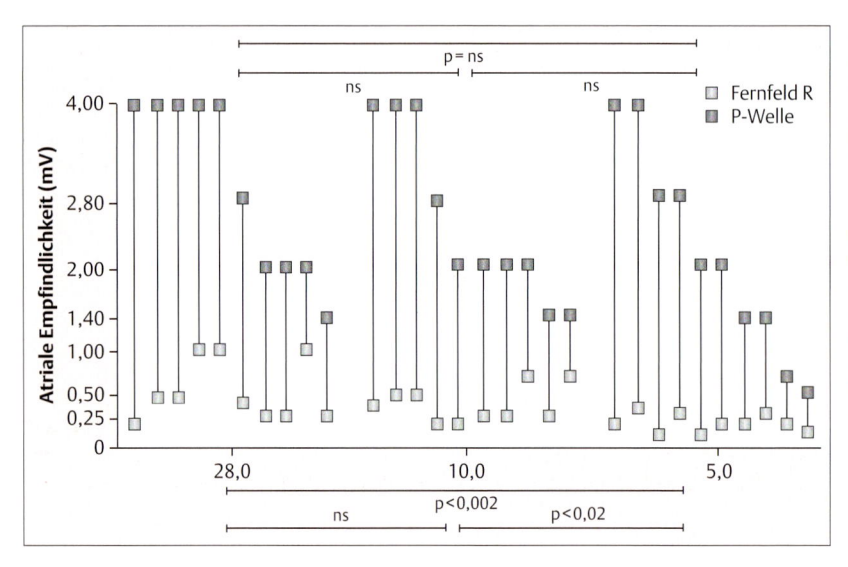

Abb. 3.8 Abhängigkeit der Wahrnehmung atrialer Nah- und ventrikulärer Fernsignale von der Dipollänge der Vorhofsonde (28.0: Medtronic 5034; 10.0: Medtronic 5072; 5.0: Biotronik Synox 60/5 BP; alle Sonden im rechten Herzohr); die Wahrnehmungsschwelle für P-Wellen entspricht der Empfindlichkeit, bei der **alle** P-Wellen detektiert werden; die Wahrnehmungsschwelle für Fernfeld-R-Wellen ist die Empfindlichkeit, bei der mindestens ein ventrikuläres Potential im Vorhof detektiert wird; Aggregat: Medtronic 7960i.

Eine spezielle Wahrnehmungskonfiguration stellt der Elektroden-Dipol eines **VDD-Einzelsondensystems** dar. Der oftmals reklamierte Vorteil eigens dafür ausgelegter „Differenzverstärker" ist kein Spezifikum von VDD-Schrittmachern. Wesentlicher Unterschied zu wandständigen Elektroden ist die Symmetrie des Wahrnehmungssystems, die an den beiden gleich großen und gleich konfigurierten Elektroden augenfällig wird.

Wenn vorhofferne Signalquellen (fast) gleichzeitig atrial detektiert werden, so bedeutet Symmetrie einen nahezu identischen Input in beide Wahrnehmungskanäle, der durch Differenzbildung wirksam unterdrückt werden kann. Im Nahfeld ergeben sich aus der zeitlich verschobenen Einzelwahrnehmung an beiden Elektroden dagegen additive Effekte, die durch die Parallelität von Elektroden-Dipol und (üblicherweise) kraniokaudaler Ausbreitungsrichtung atrialer Depolarisationen begünstigt wird (Abb. 3.**9**; [21]). Dies setzt aber voraus, dass die Dipollänge (die Distanz zwischen beiden Elektroden) dem Abstand zwischen Sonde und Vorhofwand angepasst ist.

Frei im Vorhofkavum flottierende Sonden benötigen einen eher langen, (fast) wandständige „Single-pass-leads" einen kurzen Dipol (Abb. 3.**9**). Da das atriale Elektrodenpaar unterschiedlich hoch im Vorhof und damit auch unterschiedlich weit von seiner Wand implantiert wird, außerdem atem- und lageabhängig seine Position erheblich variieren kann, stellen kommerziell verfügbare Elektrodensysteme sämtlich einen Kompromiss zwischen beiden Optionen dar. Den besten Signal-Stör-Abstand zu ventrikulären Fernpotentialen erreicht man mit Platzierung eines kurzen Dipols im oberen rechten Vorhof (Abb. 3.**10**; [1]).

Stimulation

Der **Energieverbrauch eines Stimulationssystems** setzt sich aus dem Bedarf der Elektronik („Inhibitionsstrom") und dem Aufwand für die Stimulation selbst („Stimulationsstrom") zusammen. Betrachtet man die Energiebilanz über 40 Jahre Stimulationsgeschichte, so zeigen die kalkulierten Daten der Abb. 3.**11**, dass bei Nominalprogrammierung stets 30–60 % des Energiebedarfs auf die Stimulation entfallen (19).

In den 1980er Jahren schafft die Einführung mikroporöser Elektroden die Voraussetzung für chronische Reizschwellen von wenig mehr als 1,0 Volt bei 0,5 ms, so dass die „nominalen" Stimulationsparameter (zu dieser Zeit meist 5 Volt bei 0,5 ms) verlassen, dauerhaft eine Ausgangsspannung von 2,5 Volt programmiert und so der Stimulationsanteil an der Gesamtenergiebilanz auf rund 15 % gesenkt werden kann. Dies ist umso bedeutsamer, als gleichzeitig der Inhibitionsstrom bei einfachen Einkammer-Schrittmachern von 11 µA (1980) auf 4 µA (1995) und bei frequenzadaptiven und Zweikammersystemen von 19–24 auf 8–10 µA sinkt.

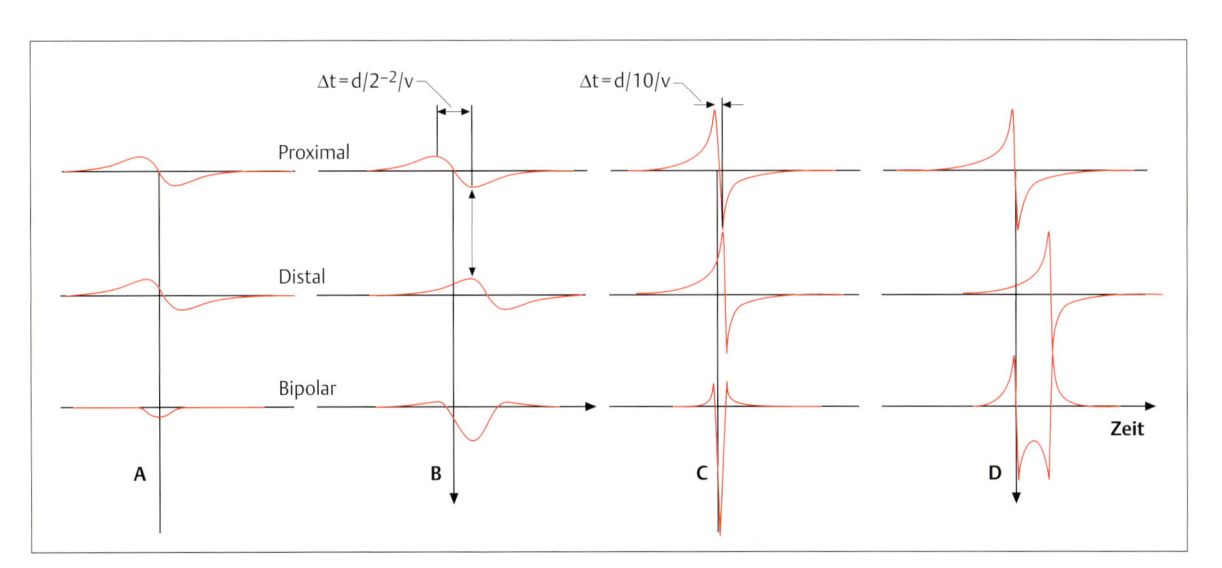

Abb. 3.9 Abhängigkeit von Amplitude und Morphologie des abgeleiteten Elektrogramms von Position und Länge des atrialen Dipols einer Single-Pass-VDD-Sonde im rechten Vorhof.
d: Querdurchmesser des rechten Vorhofs; v: Ausbreitungsgeschwindigkeit der Vorhofdepolarisation.
A: Sonde in Vorhofmitte, kleiner Dipol (d/10); B: Sonde in Vorhofmitte, großer Dipol ($d/2^{-2}$); C: Sonde nahe Vorhofwand, kleiner Dipol; D: Sonde nahe Vorhofwand, großer Dipol.
Die Differenzbildung zwischen proximalem und distalem unipolaren Signal ergibt die höchste bipolare Amplitude, wenn das proximale Signalminimum und das distale Maximum zeitlich zusammenfallen. Wegen der unterschiedlichen Entfernung zur Signalquelle ist in Vorhofmitte die Zeitdifferenz zwischen Maximum und Minimum des Elektrogramms größer als in Wandnähe. Entsprechend wird o.g. Bedingung bei Sondenposition in Vorhofmitte nur mit langem (B), nahe der Wand mit kurzem Elektrodenabstand erfüllt (C). Wandfern führt kurze Dipollänge zu nahezu zeitgleichen Deflektionen proximal und distal, die nach Differenzbildung nur noch eine geringe Amplitude übriglassen (A). Da sich bei langem Dipol in Wandnähe die unipolaren Einzelsignale nicht mehr überlagern, sondern zeitlich aufeinander folgen, ergibt Differenzbildung zwei getrennte Deflektionen (D) (nach [21]).

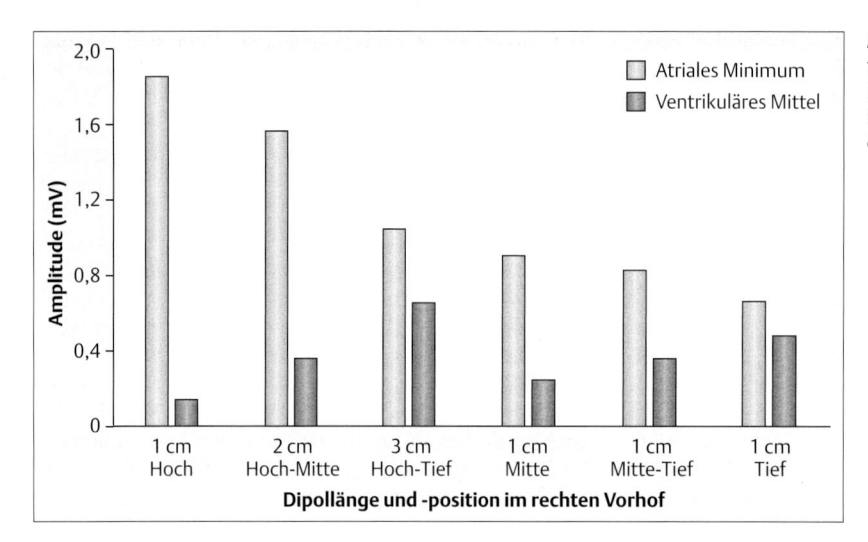

Abb. 3.10 Abhängigkeit der Amplitude atrialer Nah- und ventrikulärer Fernsignale von Dipollänge und Position der flottierenden Elektroden im rechten Vorhof (nach [1]).

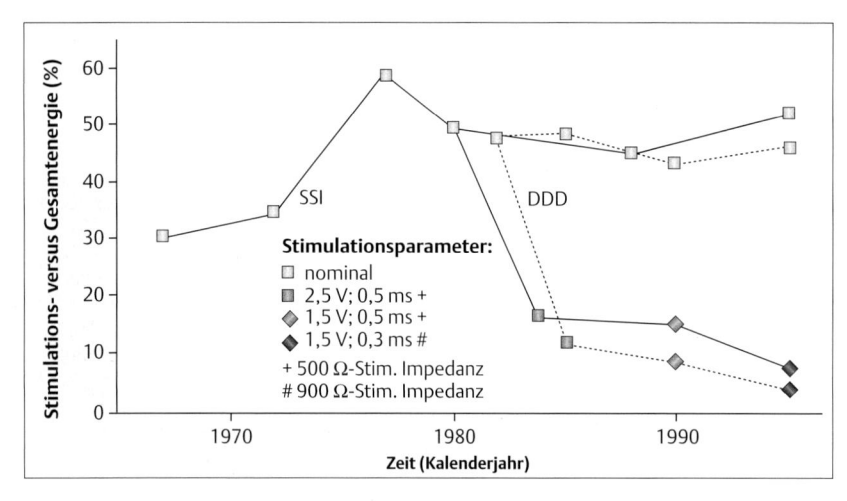

Abb. 3.11 Stimulationsanteil am Gesamtenergieverbrauch eines Schrittmachersystems, getrennt nach SSI- und DDD-Systemen; rechnerisch ermittelte Daten unter Verwendung nominaler Herstellerangaben, verschiedener Ausgangsparameter und Sondenimpedanzen (nach [19]).

Die Folgeperiode markiert zwei wesentliche Entwicklungssprünge in der Elektrodentechnologie, die bei gleicher Sicherheitsmarge den Bedarf an Stimulationsenergie nochmals zu reduzieren erlauben.

Als erstes ist die Einführung der **Steroidelution** zu nennen. Abb. 3.**12a** zeigt den Reizschwellenverlauf über ein Jahr für zwei Ankerelektroden, die prospektiv randomisiert im Ventrikel implantiert sind und sich bei gleicher Stimulationsfläche neben der Kopfgestaltung v.a. dadurch unterscheiden, dass nur eine von beiden kleine Mengen eines Steroids (Dexamethason ≤ 1,0 mg) freisetzt (12). Zwischen steroideluierender und steroidfreier Sonde finden sich drei charakteristische Unterschiede:

1. Dexamethason unterdrückt den steilen Reizschwellenanstieg („Peaking") in der Frühphase nach Implantation; dieser Befund ist vielfach reproduziert worden.
2. Der Reizschwellenvorteil bleibt im chronischen Verlauf zumindest teilweise erhalten: Dazu ist die Literatur uneinheitlich. Insbesondere gilt es zu unterscheiden, ob die Kinetik der Steroidfreisetzung nur für die frühe Postimplantationsphase (Wochen) oder für den chronischen Schrittmacherbetrieb (Jahre) konzipiert ist.

Im ersten Fall geht es darum, die akute Entzündungsreaktion auf das Trauma der (aktiven) Elektrodenfixation zu unterdrücken, wofür schon das Eintauchen der Sonde in eine Kortikoidzubereitung oder die Inkorporation des Steroids in den Membranüberzug einer Elektrode ausreicht. Das zweitgenannte Konzept zielt auf eine chronisch zellvermittelte Entzündungsreaktion, die (vermutlich) noch Jahre nach Implantation geeignet ist, die Antwort der Myozyten auf einen elektrischen Reiz zu modifizieren. Die konstruktive Lösung besteht aus einem steroidhaltigen Reservoir aus Silikonkautschuk (MCRD: monolithic controlled release device), das im Sondenkopf integriert ist und über eine Bohrung mit dem Spalt zwischen Elektrode und Gewebe in Verbindung steht. Aus der Bestimmung des Restvor-

rats an Dexamethason in explantierten Sonden weiß man, dass aus solchen MCRDs tatsächlich Jahre nach Implantation noch Steroid freigesetzt werden kann (18).
3. Ausweislich der Standardabweichung variiert mit Steroid die Reizschwelle zu jedem Messzeitpunkt deutlich weniger als in der Kontrollgruppe. Steroid minimiert also das Risiko ungünstiger chronischer Reizschwellenentwicklung.

Ähnliche Befunde liegen für aktiv fixierende Sonden vor, wie Abb. 3.**12b** im Vergleich dreier atrialer Schraubsonden über eine Laufzeit von 3 Jahren belegt (22). Die Dexamethason eluierende Sonde unterscheidet sich signifikant von den beiden steroidfreien Modellen, was sich nicht aus der etwas unterschiedlichen Stimulationsfläche (5,8 versus 7,0 bzw. 8,0 mm²) allein erklärt. Bedeutsam ist auch, dass alle drei Tip-Elektroden ein mikroporöses Finish (Carbon, Iridiumoxid und gesintertes Platin) aufweisen, so dass einzig wesentliches Unterscheidungsmerkmal die Steroidelution bleibt.

> Steroidelution mindert das Peaking der Reizschwelle früh postoperativ, reduziert das Risiko individuell ungünstiger Reizschwellenentwicklung und vermag auch langfristig vielleicht Entzündungsvorgänge an der Sondeninsertionsstelle zu hemmen.

Der zweite Entwicklungssprung vollzog sich mit der Erkenntnis, dass man Stimulationsenergie einsparen kann, wenn man die geometrische Oberfläche der Stimulationselektrode reduziert und so den Widerstand an der Kontaktfläche zwischen Elektrode und erregbarem Gewebe („electrode-tissue-interface") erhöht. Für das Konzept der **„Hochimpedanz"-Elektroden** sind folgende Zusammenhänge wichtig:

Widerstandserhöhung könnte zunächst einmal die Spannungsreizschwelle steigen lassen und den Vorteil geringeren Stromflusses dadurch zunichte machen, dass der Ausgangsschaltkreis des Schrittmachers weniger effektiv arbeitet, wenn er höhere Spannungen bereitstellen muss. Dieser Zusammenhang ist aber nicht zwingend: Nimmt man an, dass die exogene Kraft, die eine Depolarisation von erregbarem Myokard bewirkt, nicht die Spannung, sondern die elektrische Feldstärke an der Zellmembran ist, so stellt sich der Zusammenhang zwischen Größe einer (Kugel-)Elektrode und Spannung folgendermaßen dar (13):

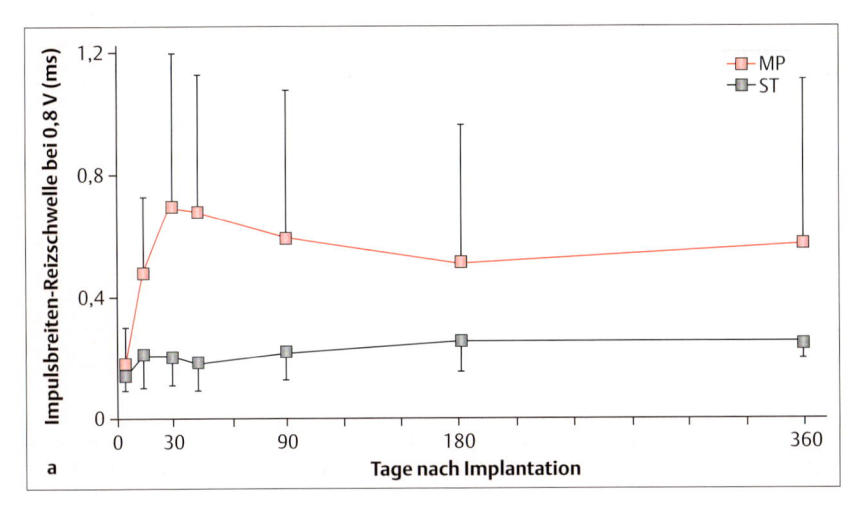

Abb. 3.**12a, b** Reizschwellen steroid- und nicht steroideluierender Sonden im Langzeitverlauf: A: Bipolare, passiv verankerte Ventrikelsonden (Medtronic 4004, n = 17 versus 4012, n = 18; nach [12]). B: Bipolare, aktiv fixierte Schraubsonden im Vorhof (Medtronic 5078, n = 19 versus Ela S84F, n = 9 und Intermedics 82–009–6501, n = 6; nach [22]).

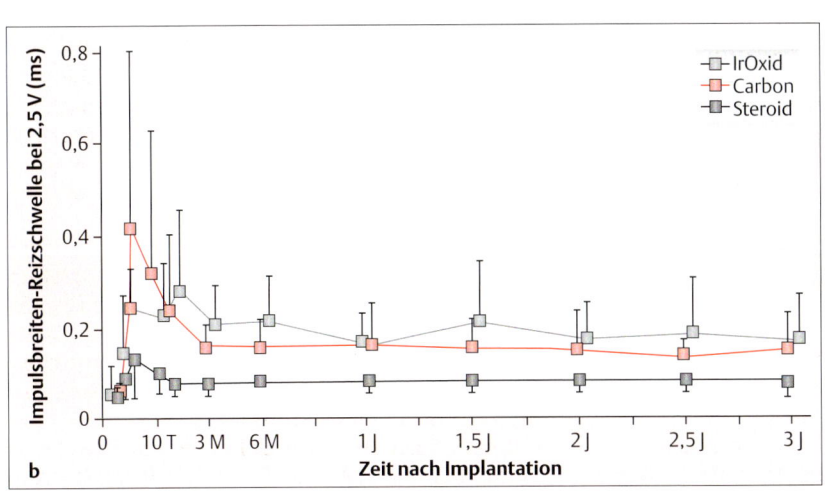

(2) $$E(r) = \frac{U_c}{r_0} \cdot \left(\frac{r_0}{r}\right)^2$$

E(r) = Feldstärke im Abstand r vom Elektrodenmittelpunkt
Uc = Spannung an der Elektrode
r_0 = Elektrodenradius
r = Abstand vom Elektrodenmittelpunkt (r = r_0+d)
d = Schichtdicke leitfähigen, aber unerregbaren Gewebes

Der erste Term auf der rechten Seite beschreibt die umgekehrte Proportionalität zwischen Feldstärke E und Elektrodenradius r_0. Um der Tatsache Rechnung zu tragen, dass die reizbaren Fasern nicht unmittelbar der Elektrodenfläche anliegen, sondern von dieser durch eine Bindegewebsschicht der Dicke d getrennt sind, beschreibt die Gleichung die Feldstärke als Funktion von r (statt von r_0), wobei r den Radius einer „virtuellen" Elektrode bezeichnet, welche die eigentliche Elektrode und die bindegewebige Kapsel als Funktionseinheit zusammenfasst. Für polierte Elektroden ist gezeigt worden, dass unter Schwellenbedingungen (E = Emin) die Spannung dann am kleinsten ist, wenn der Elektrodenradius der Kapseldicke (r_0 = d) entspricht und dass bei Unterschreiten dieses Limits die Schwellenspannung (nicht jedoch der Strom!) wieder zunimmt (Abb. 3.13).

Inwieweit sich dieser Zusammenhang in der Praxis hat bestätigen lassen, ist Gegenstand einer andauernden Debatte (14, 27). Dies mag einmal daran liegen, dass die Funktion zwischen Elektrodengröße und Spannung um das theoretische Minimum herum einen eher flachen Verlauf aufweist (Abb. 3.13); andererseits weichen Elektroden oft von der Kugelform ab, haben unterschiedliche Oberflächenstruktur, und die – ursprünglich als Konstante angesehene – Schichtdicke der Bindegewebskapsel variiert erheblich in Abhängigkeit von Steroideinwirkung und Zuverlässigkeit der Sondenfixation.

Zum anderen wird die Abhängigkeit zwischen Spannungsreizschwelle und geometrischer Elektrodenoberfläche wesentlich von der Porosität des Elektrodenmaterials beeinflusst: Die Schicht zwischen (metallischer) Elektrode und (ionisch aktivem) Gewebe verhält sich wie ein Kondensator. Wird diesem bei Stimulation ein Strom aufgeprägt, so entsteht ein Potential, das umso höher ansteigt, je kleiner die Grenzflächenkapazität ist. Dieser Vorgang wird als **„Polarisation"** bezeichnet. Die Polarisationsspannung addiert sich zur Schwellenspannung („Overvoltage") und muss vom Schrittmacher bereitgestellt werden, was letztlich die Effektivität des Stimulationsschaltkreises mindert.

Miniaturisierung des Elektrodenkopfs bedeutet Verlust an geometrischer Fläche, somit Verstärkung der Polarisation. Dem kann entgegengewirkt werden, indem man durch Mikrostrukturierung die elektrisch aktive Fläche der Elektrode vergrößert. Für die in Sputter-Technik hergestellten „Fraktal"-Elektroden beispielsweise beträgt der Vergrößerungsfaktor 2^n, wobei n mit 10–12 angegeben wird. Übersetzt man dies in einen Wert, der die Kondensatorfunktion der Grenzfläche charakterisiert, so ist bei gleicher geometrischer Oberfläche die „spezifische Phasengrenzkapazität" (Kapazität pro Flächeneinheit) entscheidend, die für polierte Platinelektroden zwischen 0,1 und 0,4 µF/mm², für „fraktal" beschichtete Flächen zwischen 1 und 10 mF/mm² beträgt. Wie Abb. 3.13 zeigt, wird bereits bei 4 µF/mm² der (polarisationsbedingte) Anstieg der Schwellenspannung auch bei sehr kleinen Elektroden unterdrückt.

Der Effekt eines miniaturisierten (A) gegenüber einem konventionellen (B) Elektrodenkopf ist in Abb. 3.14 exemplarisch dargestellt. Mit einer Oberfläche von 1,3 versus 10 mm² unterscheiden sich beide in der Stimulationsimpedanz, die ein Jahr nach Implantation bei 2,5 Volt und 0,5 ms mit 1748 versus 462 Ohm gemessen wird.

Aus der dreidimensionalen Beziehung zwischen Amplitude, Breite und Ladung eines Schrittmacherimpulses sind die Abhängigkeit der Schwellenamplitude und -ladung von der Pulsbreite als zweidimensionale Projektion dieser Beziehung ausgegliedert. In der klassischen Reizzeit-Spannungskurve (rechts unten) unterscheiden sich beide Elektroden kaum. Dagegen wird über die Mikro-Tip-Elektrode nur ein Viertel der Ladung aus der Batterie entnommen, um das Herzgewebe effektiv stimulieren zu können (rechts oben).

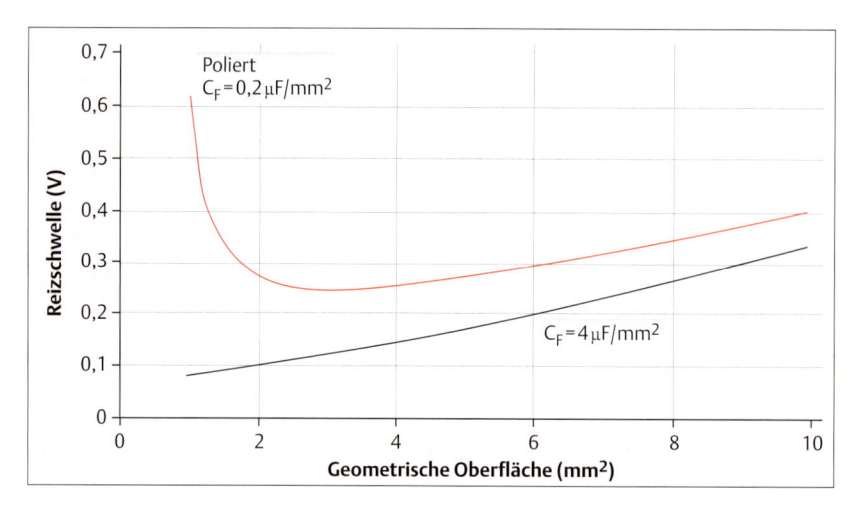

Abb. 3.13 Abhängigkeit der Spannungsreizschwelle von der geometrischen Elektrodenoberfläche für polierte und mikroporös beschichtete Stimulationselektroden; C_F: spezifische Kapazität des Oberflächenmaterials als Determinante der Polarisierbarkeit; nach (5).

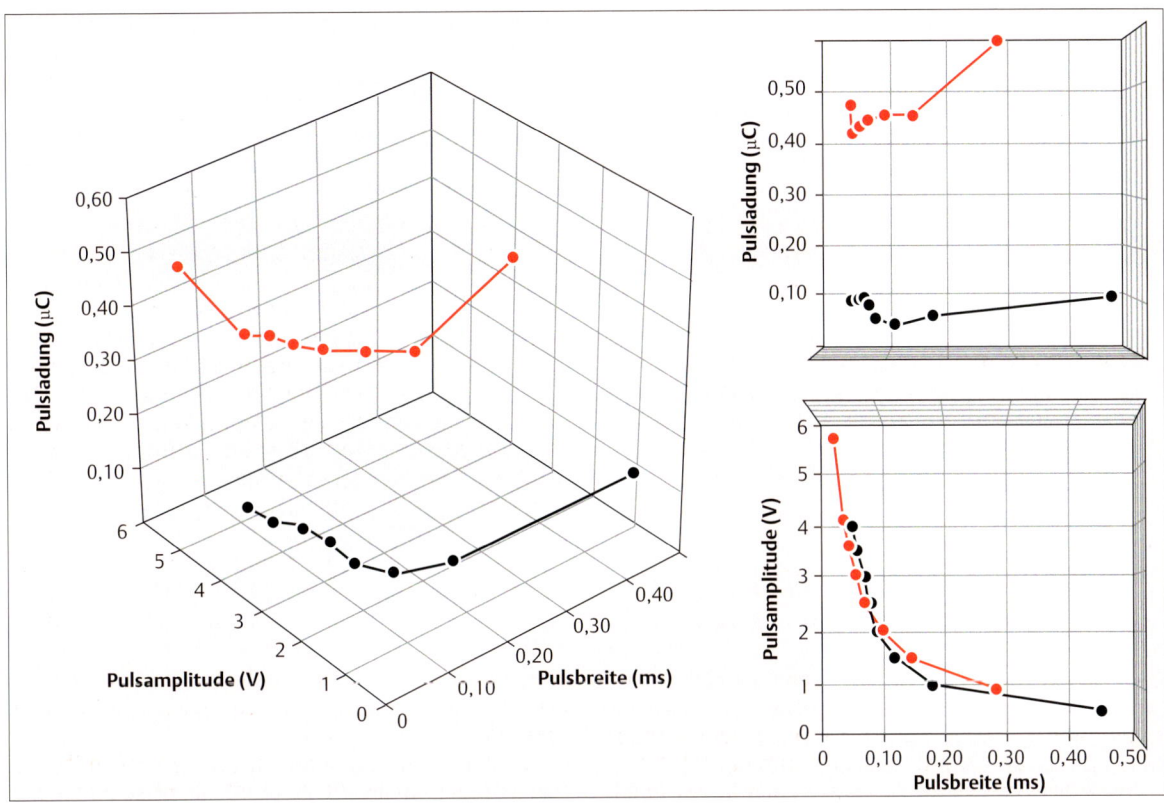

Abb. 3.**14** Dreidimensionale Beziehung zwischen Spannung, Pulsbreite und Ladung an der Reizschwelle für fraktal beschichtete Elektroden kleiner (1,3 mm²; schwarz) und konventioneller (10 mm²; rot) geometrischer Oberfläche; die Aufsicht von oben zeigt die Projektion auf die Spannungs-Pulsbreiten-Ebene (rechts unten) mit nahezu gleicher Reizzeit-Spannungskurve für beide Elektroden; die Betrachtung von vorn zeigt die Ladungs-Pulsbreiten-Beziehung (rechts oben), nach der die kleinflächige Elektrode sehr viel weniger Ladung pro Puls aus der Batterie entnimmt als die Elektrode konventioneller Oberflächengröße.

Abb. 3.**15** zeigt den Zusammenhang für zwei kleine Vergleichskollektive, die über zwei Jahre nachverfolgt wurden (10).

Die offensichtliche Überlegenheit des Hochohmkonzepts setzt sich allerdings nicht unmittelbar in bedeutsame Laufzeitvorteile um. Grund dafür ist, dass selbst eine Drittelung oder Viertelung der Ladungsentnahme für die Stimulation bei einem Ausgangsniveau von 15 % der Gesamtenergiebilanz nur wenig ins Gewicht fällt (Abb. 3.**11**). So lässt sich z.B. für Ausgangsparameter von 1,6 Volt und 0,4 ms ein Laufzeitgewinn von gerade einmal 6–7 % errechnen, und nur für den ungewöhnlichen Fall, dass als Stimulationsspannung 5 Volt gefordert wären, erhöhte sich die Lebensdauer des Schrittmachers um 35–40 % (9).

Obwohl immer wieder gemutmaßt wird, dass die kleinen Hochimpedanz-Elektrodenköpfe die Gefahr von Herzwandperforationen heraufbeschwören, gibt es dazu keine Zahlen. Gegen eine solche Annahme spricht, dass die Andruckfläche dieser Sonden sich aus Minielektrode und ringförmiger Polymer-Schulter zusammensetzt, so dass sie einer konventionellen (5,8 mm²) Elektrodenfläche nahe kommt.

Dagegen sind Literaturhinweise, nach denen Hochimpedanz-Elektroden vereinzelt Reizschwellenerhöhungen bis hin zum Exit-Block erfahren können, ernst zu nehmen (15). Wahrscheinlichste Ursache dafür ist, dass die Elektrodenspitze sich aus ihrer festen Verankerung lockert (vielfach als „Mikrodislokation" bezeichnet) und in dem Spalt zwischen Elektrode und Gewebe eine ungewöhnlich dicke fibröse Kapsel entsteht. Aus Gleichung (2) kann abgelesen werden, dass der Quotient r_0/r damit kleiner wird, die Feldstärke quadratisch abnimmt und die Spannung (U_c) kompensatorisch ansteigen muss, um die Schwellenbedingung zu wahren. Für kleine r_0 ist dieser Zusammenhang ungleich bedeutsamer als für Sonden mit klassischen Elektrodenradien (Abb. 3.**16**). Allerdings scheint es sich dabei eher um ein Ausreißer- als ein quantitativ bedeutsames Problem zu handeln.

> Verglichen mit konventionellen „Low-Threshold"-Elektroden führt das Hochimpedanz-Konzept nicht zur Reizschwellenerhöhung, jedoch zu eindeutigen Verbrauchsvorteilen bei der Stimulation. Wegen des vergleichsweise hohen Inhibitionsstroms der Schrittmacher ist dieser Effekt jedoch in der Gesamtenergiebilanz des Schrittmachers vernachlässigbar und setzt sich meist nicht in signifikante Laufzeitvorteile um. Hochimpedanz-Elektroden bedürfen sorgfältiger Platzierung mit perfektem Wandkontakt, um Seitschlüsse oder „Mikrodislokationen" mit nachfolgender Reizschwellenerhöhung zu vermeiden.

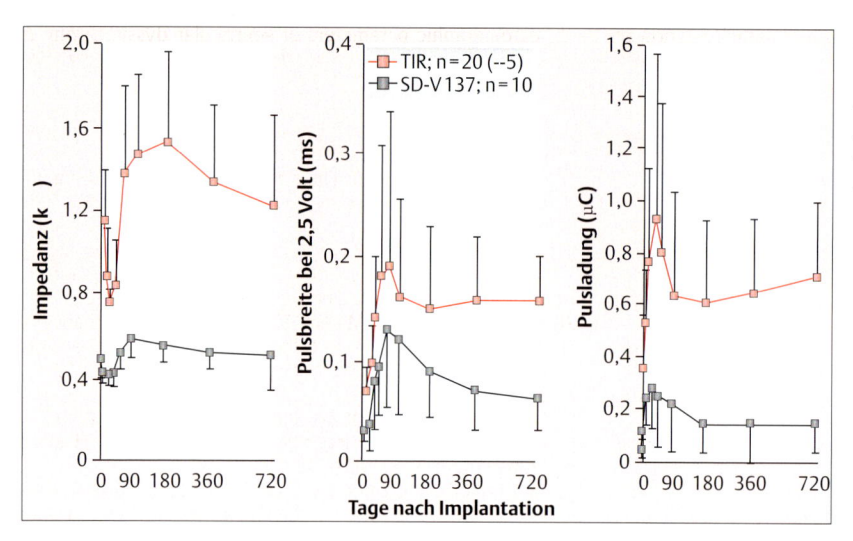

Abb. 3.15 2-Jahres-Follow-up von Impedanz, Reizschwelle und pro Impuls abgegebener Ladung im Vergleich zweier fraktal beschichteter Elektroden mit kleiner (SD-V137 : 1,3 mm^2) und mit konventioneller Oberfläche (TIR : 10 mm^2); nach (10) erweitert.

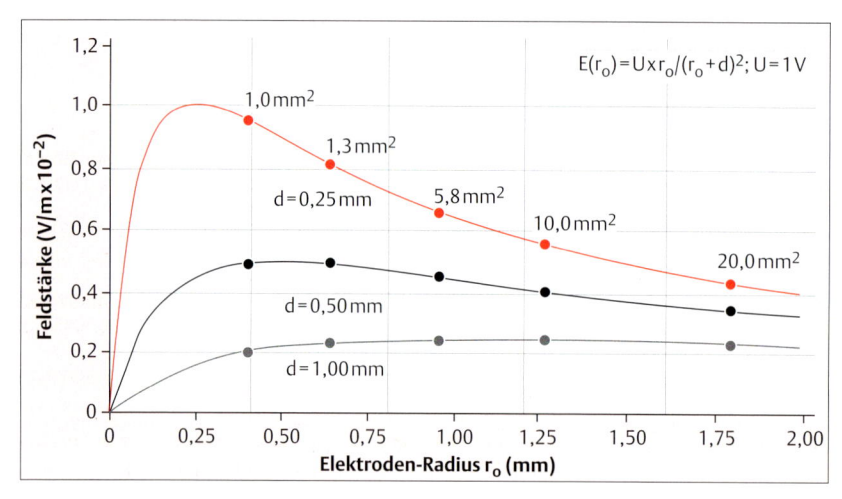

Abb. 3.16 Feldstärke in Abhängigkeit von Elektrodenradius r_o und narbiger Schichtdicke d zwischen Elektrode und erregbarem Myokard; Schwellenspannung: 1 Volt. Zum Elektrodenradius sind typische Oberflächen angegeben. Es wird deutlich, dass mit Dickerwerden der Bindegewebskapsel (z.B. von 0,25 auf 0,5 mm) die Feldstärke bei kleinen Elektroden stärker abnimmt als bei großen.

$$E(r_o) = U \times r_o/(r_o+d)^2; U = 1V$$

Weitere Funktionsmerkmale

Um besondere Eigenschaften eines Schrittmachers nutzen zu können, müssen zuweilen spezielle Anforderungen an die Sonde(n) erfüllt werden. Nicht eingegangen wird hier auf proprietäre Systeme, die einen Sensor (z.B. Sauerstoffsättigung, Temperatur, Druck, Peak Endocardial Acceleration) an der Sondenspitze oder im Schaft tragen und für die Zuleitung einen speziellen Konnektor brauchen.

Die am häufigsten vorausgesetzte Eigenschaft ist eine **bipolare** Sondenkonfiguration. Benötigt wird sie von den meisten Systemen, welche die Frequenzsteuerung an das Atemminutenvolumen koppeln und dieses aus Schwankungen der thorakalen Impedanz annähern. Zur automatischen Effektivitätskontrolle der Stimulation („Autocapture", „Capture Management", „Capture Verification" etc.) benötigt das erstentwickelte System (noch) die bipolare Wahrnehmung der „Ventricular Evoked Response" (VER).

Letztgenannte Funktion hängt kritisch von der Unterscheidung zwischen wirklicher Stimulationsantwort (VER) und Polarisationsartefakten an der Elektrode ab, die bei ineffektivem Impuls dennoch eine Reizantwort vortäuschen können. Einzelne Hersteller schreiben deshalb zwingend **niederpolarisierende** Stimulationselektroden vor und garantieren eine sichere Funktion ihres Erkennungsalgorithmus nur mit Sonden eigener Produktion.

Literatur

1. Antonioli G, Audoglio R, Brownlee R. Science, theory, and clinical considerations related to sensing atrial depolarization in single-lead pacing. In: Antonioli GE, Aubert AE, Ector H (Hrsg): Pacemaker Leads 1991, Elsevier, Amsterdam, 1991; 115–133.
2. Arnsbo P, Moller M. Updated appraisal of pacing lead performance from the Danish Pacemaker Register: the reliability of bipolar pacing leads has improved. Pacing Clin Electrophysiol 2000; 23: 1401–1406.

3. Auricchio A, Fantoni C, Regoli F, et al. Characterization of left ventricular activation in patients with heart failure and left bundle-branch block. Circulation 2004; 109: 1133-1139.
4. Auricchio A, Klein H, Tockman B, et al. Transvenous biventricular pacing for heart failure: can the obstacles be overcome? Am J Cardiol 1999; 83: 136D-142D.
5. Bolz A. Die Bedeutung der Phasengrenze zwischen alloplastischen Festkörpern und biologischen Geweben für die Elektrostimulation. Schiele & Schön, Berlin, 1995.
6. Brownlee RR. Toward optimizing the detection of atrial depolarization with floating bipolar electrodes. Pacing Clin Electrophysiol 1989; 12: 431-442.
7. Butter C, Auricchio A, Stellbrink C, et al. Effect of resynchronization therapy stimulation site on the systolic function of heart failure patients. Circulation 2001; 104: 3026-3029.
8. Cameron J, Mond H, Ciddor G, Harper K, McKie J. Stiffness of the distal tip of bipolar pacing leads. Pacing Clin Electrophysiol 1990; 13: 1915-1920.
9. Danilovic D, Ohm OJ, Breivik K. Clinical use of low output settings in 1.2-mm^2 steroid eluting electrodes: three years of experience. Pacing Clin Electrophysiol 1998; 21: 2606-2615.
10. Fröhlig G, Bolz A, Strobel J, et al. A fractally coated, 1.3 mm^2 high impedance pacing electrode. Pacing Clin Electrophysiol 1998; 21: 1239-1246.
11. Gasparini M, Mantica M, Galimberti P, et al. Is the left ventricular lateral wall the best lead implantation site for cardiac resynchronization therapy? Pacing Clin Electrophysiol 2003; 26: 162-168.
12. Gillis AM, Rothschild JM, Hillier K, Fudge W, Kieser TM, Maitland A. A randomized comparison of a bipolar steroid-eluting electrode and a bipolar microporous platinum electrode: implications for long-term programming. Pacing Clin Electrophysiol 1993; 16: 964-970.
13. Irnich W. Physikalische Überlegungen zur Elektrostimulation. Biomed Technik 1974; 18: 97-104.
14. Irnich W. Paradigm shift in lead design. Pacing Clin Electrophysiol 1999; 22: 1321-1332.
15. Joglar JA, Welch PJ, Wilkinson WE, Hamdan MH, Page RL. Initial experience with a high-impedance tined endocardial pacemaker lead: evidence for increased lead failure. Am Heart J 1997; 134: 161-164.
16. Macias A, Gavira JJ, Alegria E, Azcarate PM, Barba J, Garcia-Bolao I. [Effect of the left ventricular pacing site on echocardiographic parameters of ventricular dyssynchrony in patients receiving cardiac resynchronization therapy]. Rev Esp Cardiol 2004; 57: 138-145.
17. Moller M, Arnsbo P. Appraisal of pacing lead performance from the Danish Pacemaker Register. Pacing Clin Electrophysiol 1996; 19: 1327-1336.
18. Mond HG, Stokes KB. The steroid-eluting electrode: a 10-year experience. Pacing Clin Electrophysiol 1996; 19: 1016-1020.
19. Ohm OJ, Danilovic D. Improvements in pacemaker energy consumption and functional capability: four decades of progress. Pacing Clin Electrophysiol 1997; 20: 2-9.
20. Phillips R, Frey M, Martin RO. Long-term performance of polyurethane pacing leads: mechanisms of design-related failures. Pacing Clin Electrophysiol 1986; 9: 1166-1172.
21. Scalise T, Morra A. Discussion of a proposed biophysical model for atrial floating sensing leads. In: Antonioli GE, Aubert AE, Ector H (Hrsg): Pacemaker Leads 1991 Elsevier, Amsterdam, 1991; 105-113.
22. Schwaab B, Fröhlig G, Schwerdt H, et al. Longterm follow-up of three microporous active fixation leads in atrial position. In: Antonioli GE (Hrsg): Pacemaker Leads 1997 Monduzzi, Bologna,1997; 365-368.
23. Stokes K, Bird T. A new efficient NanoTip lead. Pacing Clin Electrophysiol 1990; 13: 1901-1905.
24. Stokes K, Coury A, Urbanski P. Autooxidative degradation of implanted polyether polyurethane devices. J Biomater Appl 1987; 1: 411-448.
25. Stokes K, McVenes R, Anderson JM. Polyurethane elastomer biostability. J Biomater Appl 1995; 9: 321-354.
26. Stokes K, Urbanski P, Upton J. The in vivo auto-oxidation of polyether polyurethane by metal ions. J Biomater Sci Polym Ed 1990; 1: 207-230.
27. Stokes KB, Bird T, Gunderson B. The mythology of threshold variations as a function of electrode surface area. Pacing Clin Electrophysiol 1991; 14: 1748-1751.
28. Stokes KB, Church T. Ten-year experience with implanted polyurethane lead insulation. Pacing Clin Electrophysiol 1986; 9: 1160-1165.
29. The Danish Pacemaker and ICD Register. 2000 Statistics. www pacemaker dk 2001.
30. Wood M, Swerdlow C, Olson W. Sensing and arrhythmia detection. In: Ellenbogen KA, Kay GN, Wilkoff BL (Hrsg): Clinical cardiac pacing and defibrillation Saunders, Philadelphia, 2000; 68-126.

4 Schrittmacherimplantation

■ Chirurgische Aspekte

A. Markewitz

Das Wichtigste in Kürze

Die Implantation von Herzschrittmachern wird in Deutschland pro Jahr bei ca. 38 000 Patienten durchgeführt (18) und zählt damit zu den häufigsten operativen Eingriffen. Die Operationstechnik gilt als standardisiert, wenngleich Operationslehren mit genauer Beschreibung der Vorgehensweise selten sind (28). Mit einer prozeduralen Komplikationsrate von 5,9–9 % in der Literatur der letzten 10 Jahre (8, 12, 13, 20, 21, 31, 32, 41) ist diese eigentlich als einfach geltende Operation allerdings mit einer hohen Inzidenz von Problemen vergesellschaftet, die darauf hindeuten, dass bei den operativen Standards durchaus noch Potential für Verbesserungen besteht.

Einleitung

Dieses Kapitel kann eine Operationslehre nicht ersetzen, sondern soll dem implantierenden Leser stichpunktartig das operative Vorgehen bei der Schrittmacherimplantation, die möglichen Probleme, Fehler und Fallstricke sowie die Reaktionen darauf beschreiben. Grundlage ist die praktische Erfahrung des Autors, die er in den vergangenen knapp 20 Jahren bei selbst durchgeführten Schrittmacheroperationen, beim Trouble-shooting, wenn jüngere Kollegen während der Implantation vor schwer lösbaren operativen Problemen standen, und bei Revisionen für die eigenen und andere Kliniken gesammelt hat.

Kriterien für die Wahl von Schrittmachersystem und Sonde(n) sind in den vorangegangenen Kapiteln behandelt. Auch wenn darin hämodynamischen und technisch-funktionellen Gesichtspunkten Priorität eingeräumt wird, sind wichtige Aspekte der Implantationstechnik doch berücksichtigt.

Voraussetzungen für die Schrittmacherimplantation

Infrastrukturelle Voraussetzungen

Bei der Schrittmacherversorgung handelt es sich um eine Fremdkörperimplantation. Daraus ergeben sich infrastrukturelle, v.a. hygienische Anforderungen an den Eingriffsraum oder Operationssaal (3, 4).

Apparative Voraussetzungen

Weiter benötigt man

➤ einen möglichst extern verstellbaren Operationstisch,
➤ einen EKG-Monitor mit akustischer Anzeige
➤ einen externen Defibrillator,
➤ eine Narkosemöglichkeit,
➤ einen Notfallwagen,
➤ einen Bildwandler (1 Ebene reicht aus),
➤ chirurgisches Instrumentarium sowie
➤ schrittmachertechnisches Zubehör.

Ein verstellbarer OP-Tisch ist bei vasovagalen Reaktionen des Patienten hilfreich, die akustische Anzeige der Herztätigkeit trägt zur Beruhigung des OP-Teams und zur schnellen Reaktion bei rhythmologischen Problemen bei, für deren Lösung dann je nach Situation der externe Defibrillator, die Narkosemöglichkeit und/oder die im Notfallwagen enthaltenen Gegenstände und Medikamente zum Einsatz kommen.

Der **Bildwandler** sollte vom Operateur selbst bedient werden, weil dies Durchleuchtungszeit spart. Die Möglichkeit der radiologischen Dokumentation ist wünschenswert, aber nicht notwendig.

An das **chirurgische Instrumentarium** sind keine besonderen Anforderungen zu stellen. Benötigt werden Skalpelle, Scheren, anatomische und chirurgische Pinzetten, kleine und große, gerade und gebogene Klemmen, Wundspreizer, Wundhaken, ausreichend Kompressen und Stieltupfer sowie 2 feine gefäßchirurgische Pinzetten und eine feine gefäßchirurgische Schere. Weiter werden Gefäße für die Lokalanästhesie, steriles Kochsalz und Desinfektionslösungen bereitgestellt.

An **Nahtmaterial** kommen resorbierbare Fäden der Stärke 2–0 oder 3–0 (z.B. Vicryl) für die Ligatur von Gefäßen und den subkutanen Wundverschluss und nicht resorbierbare Fäden der Stärke 2–0 oder 3–0 (z.B. Ethibond) für die Fixationsligatur der Sonden zum Einsatz. Für den Hautverschluss bevorzugen wir einen nicht resorbierbaren monofilen Faden der Stärke 4–0 (z.B. Prolene), wobei auch eine Intrakutannaht oder ein Hautklammerverschluss möglich sind. Zusätzliches Instrumentarium kann bei Bedarf nachgereicht werden. Weiter sollte ein Elektrokauter zur Blutstillung zur Verfügung stehen, ein Sauger sollte verfügbar sein, ohne dass er routinemäßig angeschlossen wird.

An Zubehör benötigt man neben Schrittmacheraggregaten und Sonden Subklaviapunktionsbestecke, mehrere steril verpackte Messkabel, die im Laufe der Zeit nicht selten Defekte aufweisen und während des Eingriffs mitunter ausgetauscht werden müssen, Ersatzmandrins, Sondenkupplungen, Adapter, Silikonöl und -kleber, Schraubenzieher und einen Magneten.

Schließlich muss ein Gerät für die intraoperativen Messungen („Pacing System Analyzer", PSA) zur Verfügung stehen.

Personelle Voraussetzungen

Wenngleich keine Standards zu dieser Frage existieren, und der zunehmende ökonomische Druck Einsparungen beim Personaleinsatz wünschenswert erscheinen lässt, halten wir neben dem Operateur zumindest die Anwesenheit einer steril arbeitenden Instrumentierpflegkraft und einer „unsterilen" Hilfsperson für sinnvoll. Der Operateur sollte über die Erfahrung von mindestens 40 unter fachkundiger Anleitung durchgeführten Schrittmacheroperationen, davon mindestens 30 Neuimplantationen verfügen, bevor er selbstständig arbeitet (27). Ein erfahrener Schrittmacher-Operateur sollte im Hintergrund vorhanden sein, um bei unvorhergesehenen Problemen eingreifen und die OP-Zeiten limitieren zu können.

Vorbereitung der Operation

Präoperative Diagnostik

Neben der rhythmologischen Diagnostik, welche die Indikation zur Schrittmacherimplantation ergibt, benötigt der Operateur ein aktuelles Labor (Blutbild, Elektrolyte, Gerinnung mit Thrombozyten), ein EKG sowie eine Röntgen-Thoraxaufnahme in 2 Ebenen, die nicht älter als 4 Wochen sein sollte. Aktuelle, neu aufgetretene Beschwerden bedürfen einer weiterführenden Diagnostik.

Der Wunsch des Operateurs, eine Medikation mit Acetylsalicylsäure 10–14 Tage vor der Operation abzusetzen, findet nicht immer Berücksichtigung. Der erfahrene Operateur wird damit fertig, während er mitunter wegen eines Taschenhämatoms wenige Tage später revidieren muss, wenn der Quickwert zum Zeitpunkt der Operation < 40 % (INR > 1,5) beträgt oder die Antikoagulation mit Heparinen oder Dicumarolen zu früh, d.h. vor Ablauf von 3–5 Tagen wieder aufgenommen wird.

Ambulant oder stationär?

Grundsätzlich können Schrittmacherimplantation, Aggregatwechsel und viele Revisionsoperationen **ambulant** durchgeführt werden (27). Dies entspricht auch den Intentionen des Gesetzgebers, der mehr Patienten ambulant als stationär behandelt wissen möchte und die Gesetzgebung entsprechend gestaltet hat (38). Die Schrittmacher-Operationen (GOÄ-Nr. 2815–2817) wurden daher in den Katalog der stationsersetzenden Leistungen im Krankenhaus nach § 115 b SGB V aufgenommen (40). Vermutlich fallen sie allerdings in eine Kategorie von Eingriffen, die sowohl ambulant als auch stationär durchgeführt werden können. Die Kliniken sind daher gut beraten, wenn sie in Zukunft die **Kriterien, die eine stationäre Implantation rechtfertigen**, dokumentieren:

➤ eine Morbidität, die zu einer Zuordnung der ASA-Kategorie ≥ 3 führt,
➤ mangelnde häusliche Versorgung und/oder mangelnde Kooperation und Einsichtsfähigkeit des Patienten und
➤ Kriterien, die nach dem so genannten G-AEP Katalog eine stationäre Aufnahme rechtfertigen.

Die Erfahrungen mit der ambulanten Schrittmacherimplantation zeigen, dass 30–60 % aller Eingriffe ohne Risiko für die Patienten oder überhöhte Komplikationsraten ambulant durchgeführt werden können (37, 47). Die Schwankungsbreite der Prozentzahlen deutet allerdings daraufhin, dass die Evidenz dieser retrospektiven Studien eher limitiert ist.

Antibiotikaprophylaxe

Prinzipiell handelt es sich bei der Schrittmacherimplantation um einen „sauberen" Eingriff, bei dem eine Antibiotikaprophylaxe überflüssig ist; andererseits rechtfertigt Implantatchirurgie eine Antibiotikaprophylaxe (5, 9). Eine Meta-Analyse von 7 prospektiv randomisierten, kontrollierten Studien zeigt Vorteile für die Durchführung einer Antibiotikaprophylaxe (10). Im Hinblick auf die zunehmende Resistenzproblematik (17) und angesichts von nur 2 Infektionen bei annähernd 1200 eigenen Schrittmachereingriffen, davon knapp 900 Neuimplantationen in den letzten 7 Jahren, verzichten wir auf die Antibiotikaprophylaxe und vertrauen auf die nicht-medikamentösen Maßnahmen zur Infektionsverhütung (s.u.; 15). Wer sich aufgrund der Meta-Analyse zur Antibiotikaprophylaxe entschließt, sollte das korrekte Timing beachten (7).

Aufklärung

Es ist unbestritten, dass ein Patient nur dann eine wirksame Einwilligung zu medizinischen Eingriffen geben kann, wenn er zuvor über Vorgehen, Risiken und allfällige Behandlungsalternativen informiert wurde. Umstritten sind Ausmaß und Zeitpunkt der Aufklärung, welche beide durch Gerichtsurteile immer wieder neu definiert werden. Es kann daher nur empfohlen werden, die gerade aktuelle Rechtsprechung zu beachten. Auf der sicheren Seite befindet man sich, wenn man so früh und ausführlich wie möglich aufklärt, auch wenn aus der Sicht der Praxis damit sicher ein Zeitproblem vergesellschaftet ist. Deshalb ist es wichtig, zu jedem Patienten ein persönliches Vertrauensverhältnis aufzubauen und qualitativ hochwertige Arbeit abzuliefern, um nicht selbst im Mittelpunkt eines aktuellen Urteils zu stehen.

Prämedikation

Evidenz für oder gegen eine Prämedikation ist nicht vorhanden. Wir verabreichen unmittelbar vor dem Eingriff ein Analgetikum mit milder sedierender Komponente sublingual und haben damit gute Erfahrungen gemacht. Intraoperativ ist die Ergänzung dieser Medikation durch die i.v.-Gabe eines Analgetikums oder Sedativums nur selten notwendig.

Venöser Zugang

Präoperativ wird entweder auf Station oder spätestens nach Einschleusung des Patienten in den Operationsraum ein peripher-venöser Zugang gelegt, um im Notfall Medikamente i.v. applizieren zu können. Die Verweilkanüle sollte auf der Implantationsseite liegen, um bei Problemen mit dem zentralvenösen Zugang eine klärende Phlebographie durchführen zu können. Sie wird während des Eingriffs durch eine kristalline Infusionslösung offen gehalten.

Operativer Eingriff

Auswahl der Implantationsseite

Die Entscheidung, ob rechts oder links implantiert wird, ist vom Patientenwunsch, den Gewohnheiten des Operateurs sowie in Einzelfällen von früheren Therapiemaßnahmen abhängig.

Rechtshändige Sportschützen und Jäger werden sich eine Implantation auf der linken Seite, begeisterte Autofahrer eher auf der rechten Seite wünschen. Für den Operateur ist die Implantation von der rechten Seite wegen des Venenverlaufs und des Lumens der V. anonyma einfacher, die links dem Vorschub eines J-förmig vorgebogenen Mandrins bisweilen Widerstand entgegensetzt.

Aus Sterilitätsgründen nehmen temporär angelegte Schrittmachersonden oder zentrale Venenkatheter dem Operateur die Entscheidung über die Implantationsseite ab; er muss die jeweils kontralaterale Seite wählen. Bei der Implantation von unipolaren Systemen ist zudem zu beachten, dass das Antennenfeld zur Aufnahme von Störsignalen bei linksseitiger Implantation größer ist als wenn das Aggregat rechts platziert wird (Abb. 4.**1a**, **b**).

Desinfektion und Abdeckung

Die Desinfektion des Operationsfeldes ist neben der peniblen Einhaltung der intraoperativen Sterilität die wichtigste nicht-medikamentöse Maßnahme zur Infektionsverhütung. Voraus geht eine komplette Enthaarung des Operationsfelds (Rasur oder Enthaarungscreme), die den gesamten Hemithorax mit proximalem Oberarm und Hals einschließt und so kurz wie möglich vor dem Eingriff stattfinden sollte. Desinfiziert wird mit Alkohol und einer Desinfektionslösung (z.B. Kodan-Tinktur gefärbt). Dabei ist auf eine ausreichende Menge (ca. 200 ml) und Einwirkzeit (ca. 5 min) des Desinfektionsmittels zu achten.

Die Diskussion, ob mit Textilien oder einer Einmalpapierabdeckung gearbeitet wird, dürfte aufgrund gesetzlicher Vorgaben und ökonomischer Erwägungen (34) zu Gunsten der Einmalabdeckung entschieden sein. Das nach Abdeckung verbleibende Hautareal, also das eigentliche OP-Feld, sollte so klein wie möglich gewählt werden, so dass lediglich der Sulcus deltoideo-

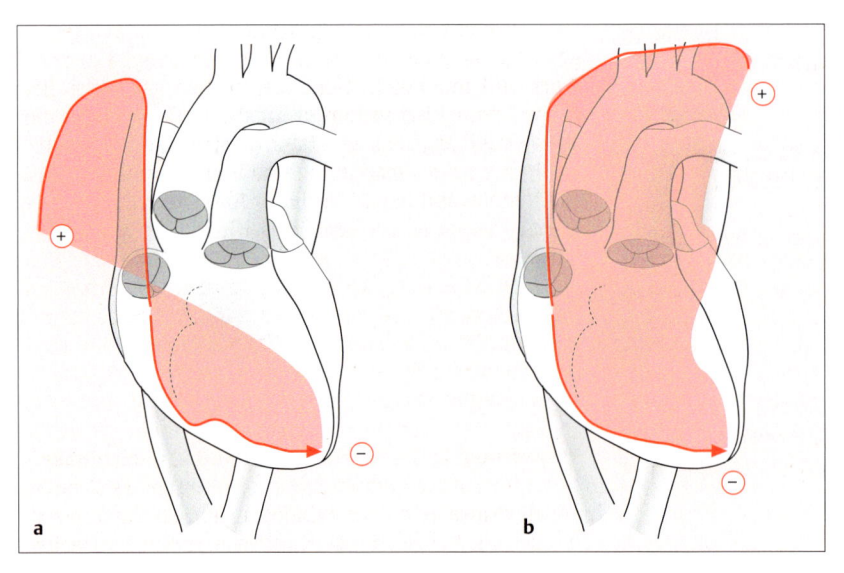

Abb. 4.**1a**, **b** Schematische Darstellung der Antennenfelder bei von rechts oder links implantierten unipolaren Schrittmachersystemen, in denen Störsignale wahrgenommen werden.

pectoralis und die laterale Clavicula frei zugänglich sind. Die Notwendigkeit, das OP-Feld mit einer zusätzlichen Inzisionsfolie abzudecken, ist ebenso umstritten wie das vorherige Einzeichnen der Zugangswege (Inzision, Verlauf des Sulcus deltoideopectoralis, V. jugularis externa). Wir pflegen beides zu tun.

Nach dem Abdecken wechseln Operateur und Instrumentierpflegekraft die Handschuhe.

Lokalanästhesie

Welches der zahlreichen Lokalanästhetika verwendet wird, bleibt dem Einzelnen überlassen. Zu beachten sind die Höchstmengen, die je nach Konzentration zwischen 20 und 80 ml liegen, wobei auf den Zusatz von Vasokonstriktoren zum Lokalanästhetikum verzichtet werden sollte. Wir bevorzugen Prilocain 1% ohne Adrenalin (Xylonest), das bis zu einer Höchstmenge von 40 ml verabreicht werden kann. Anästhesiert wird nur die Haut, da in der Subkutanschicht keine Schmerzfasern verlaufen, so dass 10–15 ml ausreichen.

Hautschnitt

Hier konkurrieren die Inzision parallel zum Sulcus deltoideopectoralis mit der Inzision senkrecht dazu, ohne dass es erwiesene Vorteile des einen oder anderen Hautschnittverlaufs geben würde. Wir bevorzugen die Inzision senkrecht zum Sulcus, weil wir dadurch die Tasche weiter medial anlegen und ein späteres Abrutschen des Aggregats nach lateral besser vermeiden können. Zudem kann die Schrittmachertasche bei korrekter Anlage durch die erste Fasziennaht verschlossen werden, so dass die Expositionszeit verkürzt wird.

Der Hautschnitt beginnt im Sulcus deltoideopectoralis und wird für 3–4 cm nach medial fortgeführt. Prinzipiell gilt, dass der Hautschnitt gerade eben so groß sein muss, dass er die Eingabe des gewählten Schrittmacheraggregats erlaubt.

Venöser Zugang und Sondenvorschub: V. cephalica oder V. subclavia?

Es kann kein Zweifel daran bestehen, dass die **V. cephalica der venöse Zugang der ersten Wahl ist**, da keine methodenimmanenten Komplikationen zu befürchten sind (2, 32). Nach eigenen Erfahrungen lassen sich über die Hälfte aller Sonden über diesen Zugang implantieren, wobei wir Parsonnet zustimmen, dass die Rate an erfolgreichen Sondenimplantationen über die V. cephalica mit der Erfahrung des Operateurs zunimmt (31). Die alternativ in Frage kommende primäre Subklaviapunktion ist demgegenüber mit einer nicht unerheblichen Komplikationsrate von 0,7–2,8% belastet (12, 13, 20, 21, 32, 41). Der erfahrene Schrittmacher-Implanteur muss beide Methoden beherrschen.

Präparation der V. cephalica

Zur Präparation der Vene wird das Subkutangewebe mit einigen Scherenschlägen bis auf die Faszie des M. pectoralis durchtrennt und mit einer Kompresse oder einem Stieltupfer nach kranial und kaudal von der Faszie abgeschoben. Kleinere Blutungen können mit dem Elektrokauter gestillt werden, stehen aber nach Einsetzen des Wundspreizers meist von allein. Danach wird der ca. 1 cm breite Sulcus deltoideopectoralis als Fettgewebsstreifen zwischen dem M. deltoideus lateral und dem M. pectoralis major medial sichtbar. Mit vorsichtigen Scherenschlägen wird er scharf eröffnet, bis die V. cephalica blau schimmernd sichtbar wird. Aus nahe liegenden Gründen wird dabei eine anatomische Pinzette verwendet. Zu vermeiden sind Scherenspreizbewegungen, da sie durch Zug an der Faszie der Muskeln Schmerzen verursachen.

Die V. cephalica wird nun mit einem Präpariertupfer auf einer Länge von 1–2 cm vom begleitenden Gewebe befreit. **Zu achten** ist auf eine häufig vorhandene Begleitarterie, die von der Vene abpräpariert werden sollte, da ihre Ligatur Schmerzen verursacht. Hat man die Vene freigelegt, wird sie nach distal (armwärts) mit einem resorbierbaren Faden (z.B. Vicryl der Stärke 2-0 oder 3-0) ligiert und nach proximal mit einem nicht resorbierbaren Faden (z.B. Ethibond der Stärke 2-0 oder 3-0) angeschlungen, der zum späteren Einbinden der Sonde(n) dient. Am besten gelingt dies, indem man einen Overhold oder Deschamps verwendet. Beide Fäden werden sodann mit einer Tuchklemme an der Abdeckung fixiert, um eine bessere Exposition der Vene zu erreichen.

> **Problem 1: Man findet die Vene nicht:**
> Findet man die Vene nicht auf Anhieb, so sollte man an der lateralen Kante des M. pectoralis major weiter in die Tiefe bis zum Erreichen der Thoraxwand präparieren, wohingegen eine Suche im Bereich des M. deltoideus fast immer sinnlos ist.

Ist die V. cephalica gefunden und angeschlungen, wird sie mit einer feinen Gefäßpinzette in ventralen Anteilen gefasst, mit einer feinen Gefäßschere tangential inzidiert und mit einem Gefäßklemmchen gespreizt. Bei gespreiztem Klemmchen greift die Gefäßpinzette die Venenwand am ventralen Rand der Inzision, so dass eine Branche der Pinzette innerhalb und eine außerhalb der Venenwand liegt. Mit dieser Pinzette wird der Gegenzug ausgeübt, der beim Vorschieben der Sonde notwendig ist.

Um die Gleitfähigkeit der Sonde zu verbessern, wird sie angefeuchtet und der Mandrin bis zur Spitze vorgeschoben. Sie wird dann in die Vene eingeführt und zum zentralvenösen System vorgeschoben; die Implantation einer zweiten Sonde erfolgt auf die gleiche Weise.

> **Problem 2: Die Sonde lässt sich nicht vorschieben.**
> Dies kann zwei Ursachen haben: Entweder die Vene ist zu kleinkalibrig oder mündet zu spitzwinklig in die V. axillaris. In beiden Fällen empfiehlt es sich, von weite-

ren Sondeneinführungsversuchen Abstand zu nehmen, man verbiegt höchstens den Mandrin oder beschädigt die Sonde. Statt dessen wird versucht, einen Seldinger-Draht über die V. cephalica vorzuschieben, was in vielen Fällen gelingt. Durch kurze Durchleuchtung überzeugt man sich von der korrekten Position des Drahts in der V. cava superior. Liegt der Seldinger-Draht an anderer Stelle, z.B. der V. jugularis interna, der V. subclavia der Gegenseite oder in einer Thoraxwandvene der gleichen Seite, so wird unter Durchleuchtung der Draht zurückgezogen und in die gewünschte Position vorgeschoben.

In den ersten beiden der genannten Beispiele gelingt dies in aller Regel gut, beim letztgenannten Beispiel funktioniert es seltener. Vielfach hilft es dann, durch die Schwester den Arm nach kaudal ziehen zu lassen, den Draht vor- und zurückzuziehen oder auch statt des abgerundeten das gerade Ende vorauszuschieben, um den Eingang zur V. subclavia zu finden. Nach korrekter Positionierung des Seldinger-Drahts erfolgt die Sondenimplantation über ein Einführungsbesteck. Um eine Zerstörung der V. cephalica durch das Besteck und unangenehme Blutungen zu vermeiden, sollte versucht werden, nicht nur den Dilatator, sondern auch die Einführungshülse in die Vene einzuführen. Nach dem Sondenvorschub wird die Hülse wieder vollständig aus der Vene entfernt, bevor man sie über der Sonde auseinanderzieht. Dadurch lässt sich auch eine zwischenzeitlich abgerissene und in der Tiefe verschwundene V. cephalica wieder zum Vorschein bringen und nicht selten erhalten.

Ist die Vene abgerissen, wird die proximale Ligatur funktionslos. Um ein zweites Besteck leichter einführen zu können, fixieren wir in diesen Fällen die Vene vorübergehend mit einer anatomischen Pinzette oder einem Moskito-Klemmchen.

Das beschriebene Vorgehen empfiehlt sich auch für den Fall, dass sich nur die erste, nicht aber die zweite Sonde über die V. cephalica vorschieben lässt.

Problem 3: Es lässt sich zwar der Draht, nicht aber das Einführungsbesteck vorschieben.
In diesem Fall ist der Weg über die V. cephalica nicht möglich. Dennoch sollte man den Draht nicht sofort entfernen, da man ihn als Leitstruktur für eine Punktion der V. subclavia unter Durchleuchtung verwenden kann.

Problem 4: Die Sonde ist beim Einführen in das venöse System in die V. jugularis interna oder die V. subclavia der Gegenseite abgewichen.
In diesen Fällen ziehen wir den Mandrin auf einer Strecke von 5–10 cm zurück und schieben sodann die gesamte Sonde mit Mandrin vor. Dadurch nimmt zumeist der mandrinbewehrte Abschnitt der Sonde den richtigen Weg, der Sondenkopf folgt nach und gelangt so ebenfalls in die richtige Position, spätestens wenn man mit der Sondenschleife im rechten Vorhof angekommen ist.

Schlagen auch diese Bemühungen fehl, wird die Vene ligiert, indem der vorgelegte, nicht resorbierbare Faden oder, falls die Vene abgerissen und nicht mehr darstellbar ist, eine Umstechungsligatur verwendet wird.

Punktion der V. subclavia

Bevor nun die V. subclavia punktiert wird, sollte zunächst das Gewebe, durch das im weiteren Verlauf das Einführungsbesteck vorgeschoben wird, sowie das schmerzempfindliche kaudale Claviculaperiost lokalanästhesiert werden; 10 ml Xylonest sind in aller Regel ausreichend.

Im Anschluss daran erfolgt die Punktion aus der Wunde heraus, wobei darauf zu achten ist, dass die Punktionsnadel unterhalb der Faszie des M. pectoralis major eingestochen wird, da die Faszie für eine sichere Sondenfixation im Gewebe später benötigt wird. Der Punktionsweg verläuft nahezu parallel zur Clavicula mit Richtung auf das Jugulum. Dabei sollte versucht werden, die Vene so weit lateral wie möglich zu treffen, um im Langzeitverlauf ein „Subclavian Crush Syndrom" (Isolationsdefekt und/oder Fraktur der Sonde durch bewegungsabhängige Quetschung zwischen Clavicula und erster Rippe; [19, 23]) zu vermeiden. Nach erfolgreicher Punktion wird der Draht vorgeschoben, unter Durchleuchtung auf seine korrekte Lage geprüft und die Sonde implantiert. Dabei genügt eine Punktion und ein Draht für eine beliebige Anzahl von Sonden.

Weiter ist empfehlenswert, den Seldinger-Draht erst nach Abschluss der Sondenimplantation zu entfernen, um unnötige weitere Punktionen zu vermeiden, falls man eine Sonde tauschen oder reinigen muss. Dem Vorbehalt, es könnten sich Thromben am Draht bilden, widerspricht, dass in den letzten 17 Jahren das beschriebene Vorgehen in unseren Händen bei ca. 3000 Sondenimplantationen in Seldinger-Technik keine klinisch relevanten Probleme verursacht hat.

Problem 1: Die V. subclavia lässt sich nicht punktieren.
Dies liegt zumeist daran, dass die Stichrichtung der Nadel zu weit nach kranial gerichtet ist, da insbesondere der Ungeübte berechtigte Befürchtungen hat, einen Pneumothorax zu provozieren. Vermutlich passiert dies jedoch durch einen zu weit nach kranial gezielten Punktionsversuch häufiger als durch eine zu kaudale Stichrichtung. In diesen Fällen hilft es, unter Durchleuchtung zu punktieren, wobei ein über die V. cephalica vorgeschobener Seldinger-Draht bzw. eine auf dem gleichen Wege implantierte Sonde als Leitstruktur die Orientierung deutlich erleichtert. Gelingt es auch dadurch nicht, die V. subclavia zu treffen, ist es an der Zeit, einen Kollegen an den OP-Tisch zu bitten, der oft auf Anhieb die Vene trifft.

Verlaufen auch diese Punktionsversuche erfolglos, so muss der Verdacht auf eine Subklaviathrombose geäußert werden. Die Situation lässt sich klären, indem man Kontrastmittel in die V. cephalica oder eine periphere ipsilaterale Armvene injiziert.

Chirurgische Aspekte **111**

➤ Ist die V. subclavia verschlossen, muss die Implantation abgebrochen werden. Ein sofortiger Wechsel der Implantationsseite ohne zwischenzeitliche Röntgen-Thorax-Aufnahme wird als Kunstfehler bewertet, weil evtl. auch kontralateral die V. subclavia punktiert werden muss und im schlimmsten Fall ein beidseitiger Pneumothorax resultieren kann.
➤ Erweist die Vene sich als offen, so sind durch die Darstellung Position und Verlauf der V. subclavia bekannt und gezielte Punktionsversuche möglich.

Der Erfahrene hat den **Verdacht einer thrombosierten V. subclavia** spätestens bereits bei der Betrachtung des Thorax. Patienten mit einseitiger Subklaviathrombose haben infolge Kollateralenbildung eine ausgeprägte Hautvenenzeichnung, die sich von der Gegenseite deutlich unterscheidet.

> **Problem 2: Weder die Punktion der V. subclavia noch die Kontrastmitteldarstellung gelingen.**
> Gelingt weder die Punktion der V. subclavia noch die Kontrastmitteldarstellung, kann versucht werden, die Sonde(n) über alternative supraclaviculäre Zugangswege, die V. jugularis externa oder interna, oder durch Direktfreilegung der V. subclavia zu implantieren.

Während Präparation und Sondenvorschub über die V. jugularis externa dem Vorgehen bei der V. cephalica entsprechen, sollten die anderen beiden Verfahren dem Erfahrenen überlassen bleiben, da der Ungeübte hier einerseits einen nicht unerheblichen Flurschaden anrichten und andererseits in Situationen geraten kann, die er nicht mehr beherrscht. Da sich 99,9 % aller Sonden auf einem der beiden oben beschriebenen Wege implantieren lassen (der Autor dieser Zeilen hat die V. jugularis interna bei über 1500 Implantationen lediglich einmal verwenden müssen), sei das Vorgehen hier nur kurz skizziert: Da beide Venen in der Tiefe verlaufen, muss zunächst die darüber liegende Muskulatur durchtrennt werden. Nach vollständiger Freilegung wird die Vene proximal und distal mit einem „Spaghetti" angeschlungen, aber auf keinen Fall ligiert. Zwei Tabaksbeutelnähte, welche der Hämostase während der Sondenplatzierung und der Sondenfixierung dienen, werden mit 5–0 Prolene vorgelegt, die Vene mit einem Stichskalpell inzidiert und die Sonden eingeführt.

Indikationen für eine epimyokardiale Sonde

Die Notwendigkeit der epimyokardialen Implantation über eine substernale und/oder rechts- bzw. linkslaterale Minithorakotomie besteht selten; sie ergibt sich bei Patienten nach Trikuspidalklappenersatz (daher sollte bei Trikuspidalklappenersatz-OP bereits prophylaktisch eine solche Sonde implantiert werden) und bei Verlegung aller Venen der oberen Körperhälfte. Während man im erstgenannten Fall sein Glück im Koronarsinus versuchen kann, gibt es für den zweiten Fall keine Alternativen. Zu warnen ist vor einer Sondenimplantation durch eine Klappen-Bioprothese: Entweder die Sonde oder die Bioprothese oder beide werden auf Dauer beschädigt.

Sondenplatzierung

Ventrikelsonde

Zunächst sollte die Ventrikelsonde implantiert werden, um bei einer Bradykardie oder Asystolie während Implantation die Möglichkeit der externen Stimulation zu haben. Der ideale Stimulationsort für die Ventrikelsonde ist unsicher (s.u.), so dass sie traditionell in der Spitze des rechten Ventrikels platziert wird.

Zum besseren Verständnis des Vorgehens bei der Sondenimplantation seien zunächst die wesentlichen anatomischen Strukturen skizziert (Abb. 4.**2**):

Es wird klar, dass für die Platzierung der Ventrikelsonde im Wesentlichen **2 Fallstricke** bestehen:

➤ zum einen kann die Sonde versehentlich in den Koronarsinus gelangen,
➤ zum anderen stellt die Überwindung der Trikuspidalklappe mitunter ein Problem dar.

Abgesehen von den wenigen Fällen, bei denen die Sonde schon vor der ersten Durchleuchtung von sich aus den Weg in den rechten Ventrikel gefunden hat, bevorzugen wir das in den Abb. 4.**3b** und 4.**4** dargestellte Vorgehen: Die Sonde wird zunächst nach Rückzug des Mandrins für ca. 10 cm passiv an der lateralen Vorhofwand angestemmt (Abb. 4.**3a**, Schritt 1) und sodann mit Mandrin vorgeschoben. Dadurch gelangt eine Sondenschleife über die Trikuspidalklappe (Abb. 4.**3a**, Schritt 2).

Die Sonde wird weiter vorgeschoben, bis die Sondenschleife das Ventrikelseptum berührt (Abb. 4.**3b**,

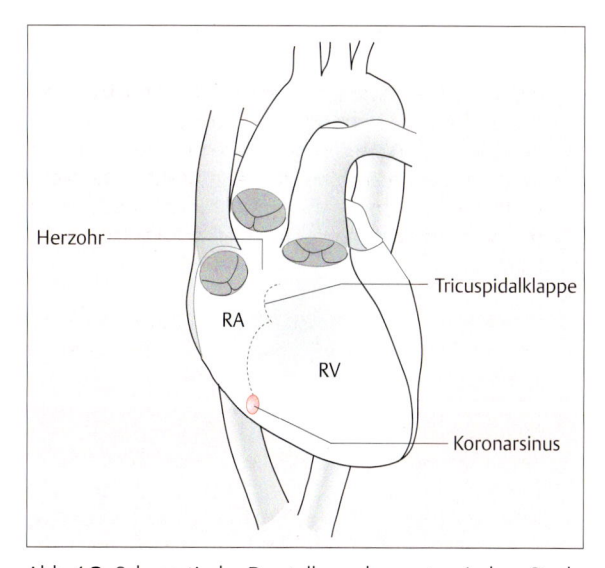

Abb. 4.**2** Schematische Darstellung der anatomischen Strukturen, die für eine Sondenplatzierung von Bedeutung sein können.

112 4 Schrittmacherimplantation

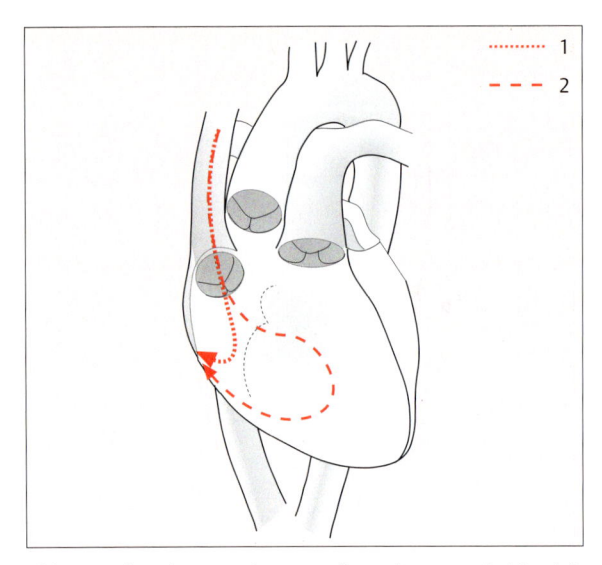

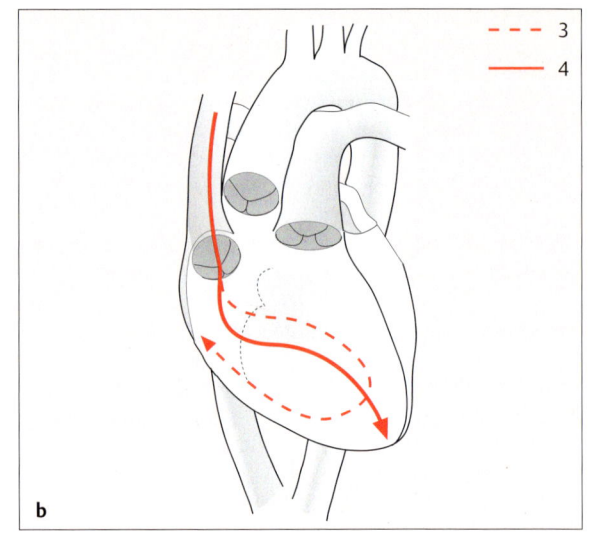

Abb. 4.3a, b Schematische Darstellung der ersten beiden (**a**) und der folgenden beiden Schritte zur Positionierung einer Ventrikelsonde (**b**).

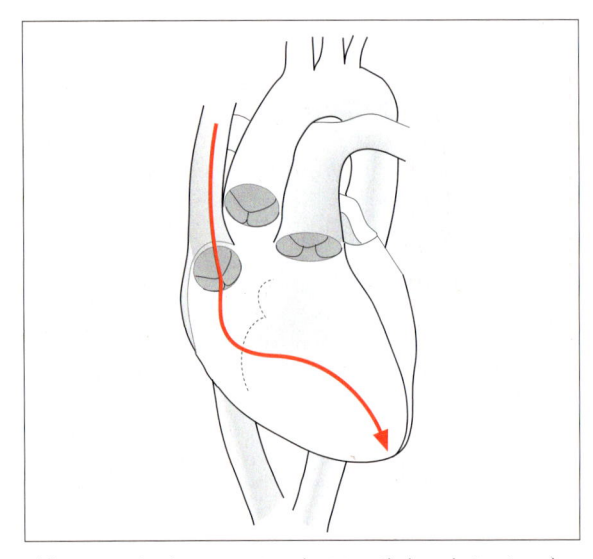

Abb. 4.4 Endgültige Position der Ventrikelsonde im Apexbereich des rechten Ventrikels.

Schritt 3), wodurch auch der Mandrin in den rechten Ventrikel gelangt und ventrikuläre Extrasystolen auslösen kann, die bisweilen zu einem geringen Sondenrückzug zwingen. Im letzten Schritt (Abb. 4.3b, Schritt 4) wird sodann der Mandrin vorgeschoben und die Sonde gleichzeitig zurückgezogen, wodurch die Sonde in die gewünschte Position gelangt (Abb. 4.4). Das Sistieren der VES zeigt an, dass man eine stabile Position erreicht hat.

Gelingt es nicht, den Sondenkopf passiv im Bereich des rechten Vorhofs anzustemmen, kann man dafür einen J-förmig vorgebogenen Mandrin verwenden, wobei die o.a. Schritte 1–3 in diesem Fall mit bis in die Spitze vorgeschobenem Mandrin erfolgen. Für Schritt 4 muss der J-förmig vorgebogene Mandrin gegen einen geraden Mandrin getauscht werden.

Im Anschluss daran wird der Mandrin erneut bis auf Trikuspidalklappenebene zurückgezogen und eine Sondenschleife in den rechtsventrikulären Ausflusstrakt vorgeschoben (Abb. 4.5). Durch dieses Manöver wird die sichere Fixation der Sonde überprüft und sichergestellt, dass man sich tatsächlich im rechten Ventrikel und nicht im Koronarsinus befindet.

Hat man an der ersten Position unzureichende Werte für Reizschwelle und/oder Amplitude des intrakardialen Signals oder will man aus anderen Gründen primär andere Orte für die Sondenplatzierung ansteuern, so finden dafür entsprechend vorgebogene Mandrins Verwendung. Die Erfahrung zeigt, dass insbesondere das Ventrikelseptum einen geeigneten Ort für die alternative Platzierung der Ventrikelsonde (auch für Ankerelektroden) abgibt (35) (Abb. 4.6), während eine Position am Boden des rechten Ventrikels wegen ihrer Nähe zur Trikuspidalklappe und der Dislokationskräfte beim Klappenschluss weniger geeignet ist.

> **Problem: Die Sonde lässt sich nicht sicher fixieren.**
> In diesen Fällen – zumeist handelt es sich um Patienten mit einem dilatierten rechten Ventrikel – sollte man keine Kompromisse eingehen und eine Schraubsonde verwenden. Die Implantation einer Schraubsonde erfolgt nach dem gleichen Vorgehen wie oben beschrieben, wobei die Schraube bisweilen dazu neigt, an der Trikuspidalklappe hängen zu bleiben. Beim Lösen der Sonde ist in Anbetracht der fragilen Gewebsverhältnisse Vorsicht geboten. Einige verwenden deswegen auch Schraubsonden mit einem Überzug, der sich bei Blutkontakt nach ca. 3–5 min auflöst, was ausreichen sollte, um die Sonde in den Ventrikel vorgeschoben zu haben, oder Sonden mit initial versenkter, herausdrehbarer Schraube.

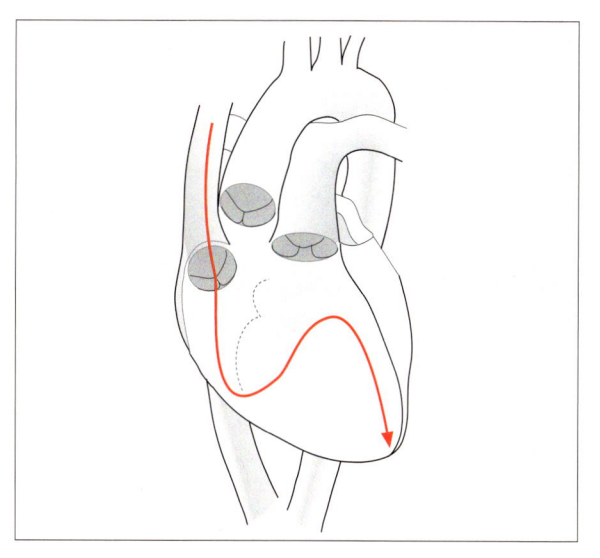

Abb. 4.5 Dislokationstest für die Ventrikelsonde durch Vorschub einer mandrinfreien Sondenschleife in den Ausflusstrakt des rechten Ventrikels.

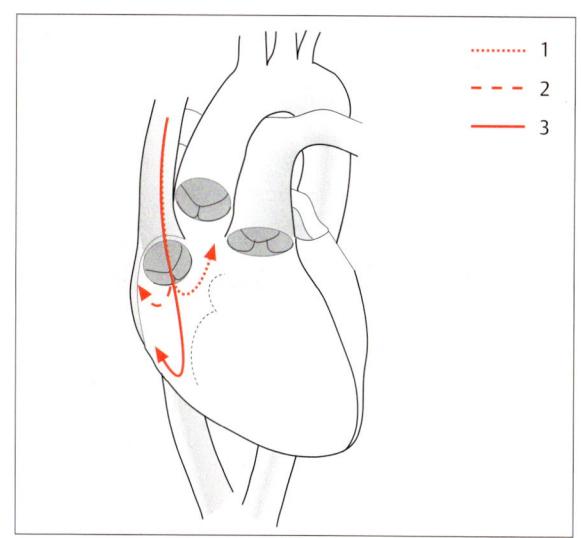

Abb. 4.7 Mögliche Positionen für die Vorhofsonde.

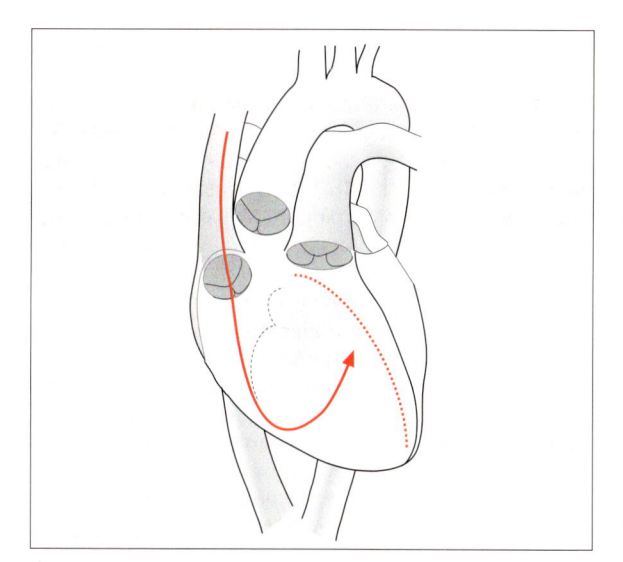

Abb. 4.6 Alternative Sondenposition im Bereich des Ventrikelseptums.

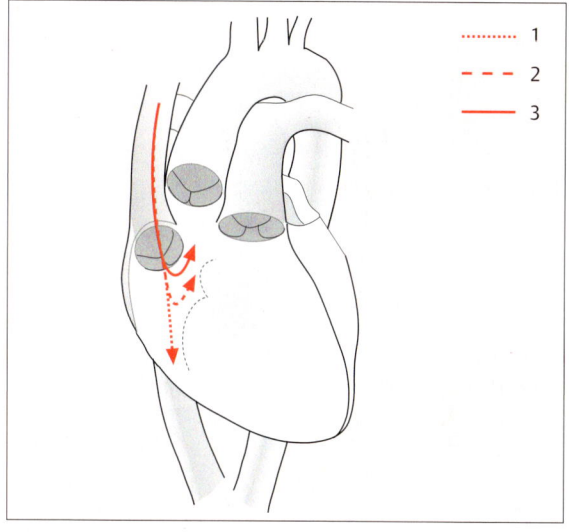

Abb. 4.8 Schematische Darstellung der Schritte zur Positionierung einer Vorhofsonde im Bereich des rechten Herzohrs.

Vorhofsonde

Im Vorhof fällt es leichter, bestimmte Positionen anzusteuern, dafür ist die sichere Fixierung schwieriger, da die Sonden im Vorhof frei aufgehängt werden müssen, während sie im Ventrikel zumeist der Herzwand aufliegen. Die Wand des Vorhofs ist zudem dünner und weniger trabekuliert als im Ventrikel, so dass sich nicht alle Stellen für die Implantation einer Sonde eignen. Im Prinzip gibt es **3 Areale, die Aussicht auf Erfolg bieten** (Abb. 4.7), wobei die Aufzählung gleichzeitig einer Wertung entspricht, d.h. wir steuern zunächst Positionen im Areal 1, dem rechten Herzohr, danach Positionen im Areal 2, der anterolateralen Vorhofwand, und erst bei weiterhin unbefriedigenden Ergebnissen Positionen im Areal 3, der kaudalen, anterioren Vorhofwand, an:

Ad 1: Das Herzohr erreicht man, wenn man wie in Abb. 4.8 skizziert vorgeht. Der gerade Mandrin wird entfernt, die Sonde liegt in Position 1. Man führt den J-förmig vorgebogenen Mandrin ein, die Sonde nimmt bei einer Implantation von links fast immer von allein Position 2 ein. Zeigt der Sondenkopf nach rechts, wie fast immer bei einer Implantation von rechts, wird der Mandrin entgegen des Uhrzeigersinns gedreht, bis die gewünschte Position 2 erreicht ist. Danach zieht man die gesamte Sonde mit Mandrin nach kranial und landet automatisch im Herzohr (Position 3), wo die Sonde fixiert wird.

Dass die Sonde tatsächlich im Herzohr positioniert ist, erkennt man an den scheibenwischerartigen Bewegungen des Sondenkopfs, der zwischen medialer und lateraler Orientierung pendelt.

Problem 1: Die Vorhofsonde gelangt in den rechten Ventrikel.
Bei Durchführung des Schrittes 2 passiert die Sonde mitunter versehentlich die Trikuspidalklappe und wird im Ausflusstrakt des rechten Ventrikels platziert. Man bemerkt dies spätestens bei den intraoperativen Messungen, wenn die Stimulation zu einer Erregung des rechten Ventrikels mit allerdings schmalem QRS-Komplex führt. Vermeiden lässt sich dies Missgeschick durch Verwendung eines J-Mandrins mit engem J.

Ad 2: Das Vorgehen bei Positionierung im Bereich der anterolateralen Vorhofwand ist in Abb. 4.9 dargestellt. Die einzelnen Schritte entsprechen denen der Positionierung im Herzohr, wobei der Mandrin natürlich im Uhrzeigersinn (nach rechts) gedreht werden muss, wenn der Sondenkopf vor Erreichen der Position 2 nach links zeigt. Es ist darauf zu achten, dass man die Sonde nicht zu dorsal platziert, d.h. nicht zu sehr nach rechts dreht, da man ansonsten in die Nähe des N. phrenicus gelangt und bei Vorhofstimulation eine Miterregung des Zwerchfells mit einem unangenehmen Dauer-Schluckauf riskiert.

Ad 3: Um die Position 3 der Abb. 4.7 zu erreichen, empfiehlt sich die Verwendung eines selbst vorgebogenen Mandrins mit einem weniger engen J. Insgesamt gilt die Faustregel, dass man kraniale Positionen im Vorhof besser mit einem eng und kaudale mit einem weniger stark vorgebogenen Mandrin erreicht.

Frage 1: Wie fest muss ich einschrauben, wenn ich eine Schraubsonde verwende?

Es dislozieren sicher mehr Sonden aus Angst vor einer Perforation der Vorhofwand als sich Perforationen tatsächlich ereignen. Zudem weiß der Herzchirurg, dass eine Perforation der Vorhofwand mit der Schraube klinisch unbedeutend ist, da sich die Perforationsstelle bei einigermaßen aktiver Gerinnung von selbst schließt. Insofern ist darauf zu achten, dass genügend fest eingeschraubt wird. Etwa 15–20 Umdrehungen sind in aller Regel genug. Ob man erfolgreich eingeschraubt hat, verrät das intrakardiale EKG (s. intraoperative Messungen).

Aus der frühen Anwendung von Schraubsonden hat sich eine Technik erhalten, bei der die Sonde zunächst nur ganz locker fixiert wird, um sie bei zufrieden stellenden Messwerten endgültig zu fixieren. Dieses Vorgehen birgt zwei Gefahren in sich: zum einen kann man ein initial hochamplitudiges Vorhofsignal „zerschrauben" und zum anderen kann die Sonde beim Versuch der endgültigen Fixierung dislozieren. Letzteres merkt man sofort, ersteres nicht immer vor Abschluss der OP.

Frage 2: Woran erkenne ich, ob eine bestimmte Position im Vorhof voraussichtlich gute elektrische Eigenschaften haben wird?

Dazu gibt es die Faustregel, dass eine Position umso eher gute Werte haben wird, je mehr sich der Sondenkopf dort bewegt. Anders ausgedrückt: Bewegt sich der Sondenkopf so gut wie überhaupt nicht, so ist es nahezu sinnlos, die Sonde dort zu platzieren.

Problem 2: Die Sonde lässt sich nach wiederholtem Umplatzieren nicht mehr sicher einschrauben.
In diesem Fall ist die Schraube voller Gewebsreste und muss gereinigt werden. Gelingt dies nicht, oder ist die Schraube nach der Reinigung mit einer feinen Gefäßpinzette oder einem Moskito-Klemmchen verbogen, sollte eine neue Sonde verwendet werden.

Problem 3: Die Sonde zeigt auch nach wiederholtem Umplatzieren inakzeptable Messwerte.
Zunächst sei vorausgeschickt, dass die Implantation einer Vorhofsonde mitunter Geduld erfordert. So benötigten wir für die Implantation von 878 Ventrikelsonden in den Jahren 1996–2001 durchschnittlich $1{,}6 \pm 1{,}3$ Platzierungsversuche (Bereich: 1–15), aber $3{,}0 \pm 3{,}0$ Versuche (Bereich: 1–21), um 637 Vorhofsonden an einer guten Stelle zu positionieren. Dabei gibt es immer wieder Patienten, v.a. solche mit einer Sinusknotenerkrankung, bei denen auch nach dem 10.–15. Positionierungsversuch nur schlechte Werte für Reizschwelle und/oder intrakardiales Signal gemessen werden.

Vorausgesetzt, das Messkabel ist nicht defekt (dies überprüft man, indem man das Kabel austauscht, oder den Vorhof mit dem Ventrikelkabel durchmisst), sollte man in dieser Situation abwägen, was für den Patienten wichtiger ist: Stimulation oder Detektion? Bei Patienten mit einer Sinusknotenerkrankung wird man in der Folge eine Position ansteuern, die zwar unbefriedigende Steuersignale, aber ausreichende Reizschwellen zeigt, während man bei Patienten mit AV-Block eine Stelle mit ausreichendem Signal aber unbefriedigender Reizschwelle akzeptieren kann. Wo diese Stellen sind,

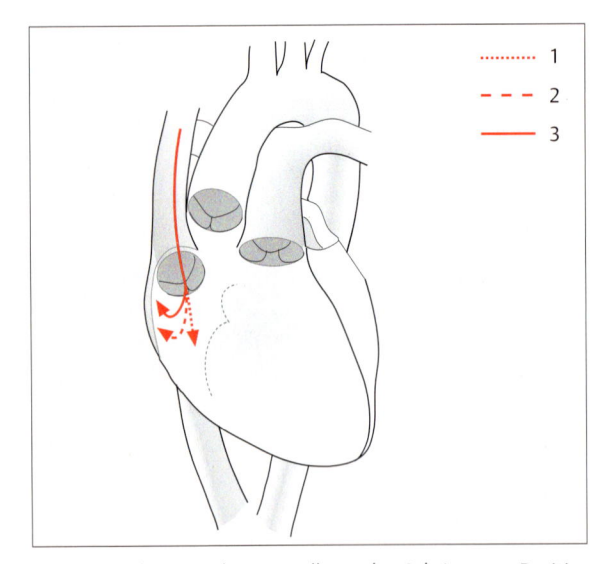

Abb. 4.9 Schematische Darstellung der Schritte zur Positionierung einer Vorhofsonde im Bereich des anterolateralen Vorhofwand.

weiß man durch die vorherigen Platzierungsversuche, sofern man an jeder Stelle sowohl die Amplitude des intrakardialen Signals als auch die Reizschwelle bestimmt hat. Warum dies sinnvoll ist, wird hier offenbar. Die ansonsten von uns wenig geschätzte Verwendung bipolarer Sonden schafft in diesen Fällen zusätzliche Flexibilität.

Besondere Probleme bei der Sondenplatzierung

Anatomische Varianten wie eine persistierende linke obere Hohlvene bei obliterierter rechter V. cava superior oder ein kleiner Vorhof- oder Ventrikelseptumdefekt können besondere Probleme und damit eine Herausforderung für den Erfahrenen darstellen.

Eine Positionierung im linken Herzen sollte aufgrund der Emboliegefahr vermieden werden. Für den Ventrikel erkennt man sie an dem rechtsschenkelblockartig veränderten QRS-Komplex bei Stimulation und dem atypischen Sondenverlauf unter Durchleuchtung. Auf Vorhofebene wird man aufmerksam, wenn es unmöglich ist, eine große Sondenschleife zu bilden.

Eine persistierende linke obere Hohlvene, die für gewöhnlich über den Koronarsinus in den rechten Vorhof mündet, ist für die Implantation einer Vorhofsonde gut geeignet; bei der Implantation der Ventrikelsonde arbeitet man mit alpha-förmig vorgebogenen Mandrins. Dabei darf man sich mit einer Position direkt hinter der Trikuspidalklappe nicht zufrieden geben, sondern muss darauf achten, eine Position in der **Ventrikelspitze** zu erreichen, um postoperativen Problemen (Reizschwellenerhöhung, Dislokation) vorzubeugen; die Revision wird sicher nicht einfacher als die initiale Implantation. Weitere Probleme kann eine vorausgegangene Operation mit der Herzlungenmaschine erzeugen. Dabei wird der Vorhof für die Kanülierung verwendet, so dass nicht mehr alle Areale für die Sondenpositionierung zur Verfügung stehen, die Sonde sich mitunter in den Fäden verfängt, und der Vorhof sich zudem häufig weniger bewegt als bei anderen Patienten. Umso wichtiger ist die Kenntnis der normalerweise geeigneten Positionen im rechten Vorhof (Abb. 4.7).

Intraoperative Messungen

Durchführung und Messanordnung

Man benötigt ein externes Messgerät, wie es von nahezu allen Herstellern zur Verfügung gestellt wird, sowie ein Messkabel mit differentem (zumeist blau oder schwarz gekennzeichnetem) und indifferentem (meist rot markierten) Pol.

Vor Durchführung der Messungen sollte zunächst der Mandrin entfernt werden, da er mitunter die Messergebnisse verfälschen kann. Bei bipolaren Sonden wird die schwarze (blaue) Klemme an den Pin und die rote Klemme an den Ring des Sondenkonnektors angeschlossen.

Bei unipolaren Sonden wird der differente Pol mit dem Pin des Sondenkonnektors verbunden. Da die Sonde selbst nicht über einen indifferenten Pol verfügt, muss die zweite (rote) Klemme in Kontakt zum Körpergewebe gebracht werden. Dazu eignet sich ein Wundhaken, der im subkutanen Gewebe verankert ist oder ein Seldinger-Draht, der sich noch im zentralvenösen System befindet.

Gemessene Parameter

In Tabelle 4.1 sind die Parameter, die intraoperativ ermittelt werden sollten, und die wünschenswerten bzw. akzeptablen Ergebnisse der Messungen zusammengefasst.

Auf Folgendes sei ergänzend hingewiesen:

- Die unter akzeptabel aufgeführten Ergebnisse werden erst dann hingenommen, wenn sich nach mehr als 5 Positionierungsversuchen keine besseren Resultate erzielen lassen. Mögliche Fehlerquellen (defektes Kabel, Gewebsreste in der Verankerungsschraube) sollten zuvor ausgeschlossen sein.
- **P/R-Amplitude**: Konstante Amplituden der intrakardialen Signale sind ein Marker für die Stabilität der Sondenposition. Sie sollten daher eine Toleranz

Tabelle 4.1 Intraoperative Messungen und Messergebnisse

Parameter	wünschenswert	akzeptabel
Reizschwelle V	≤ 0,5 V	≤ 1,0 V
Impedanz A + V	300–1800 Ω	–
R-Wellenamplitude	≥ 8 mV	≥ 4 mV
Reizschwelle A	≤ 1,0 V	≤ 1,5 V
P-Wellenamplitude	≥ 4 mV	≥ 2 mV
Anstiegssteilheit	≥ 0,7 V/sec	≥ 0,5 V/sec
Zwerchfellmiterregung bei 10 V	nicht vorhanden	–
antegrade (AV) Überleitung	bis 140 ppm erhalten	–

von ±1 mV nicht überschreiten, was die Ermittlung und Dokumentation von 3–5 konsekutiven Werten (außerhalb von Arrhythmien) voraussetzt.

Während es bei passiver Verankerung notfalls ausreicht, sich die Werte in mV anzeigen oder ausdrucken zu lassen, sollte man die Elektrogramme von Schraubsonden optisch kontrollieren. Durch den Einschraubvorgang erzeugt man ein **Verletzungspotential**, das mitunter ein Ausmaß erreicht, das die Amplitudenhöhe des intrakardialen Signals übersteigt und von den Messgeräten als P-Wellenamplitude missdeutet werden kann. Die Ableitung und der Ausdruck eines intrakardialen Elektrogramms kann in solchen Fällen vor unliebsamen postoperativen Überraschungen schützen.

Abb. 4.**10** zeigt ein **Beispiel**: Man erkennt eine Minute nach der Implantation den ersten Anstieg der P-Wellenamplitude, der nach einem initialen Abfall gefolgt ist von einem weiteren breiten Gipfel, dem Verletzungspotential. 5 min später ist das Verletzungspotential bereits deutlich abgeklungen, 10 min nach der Implantation durchschreitet die P-Welle die 0-Linie. Als Faustregel mag gelten, dass der endgültige Wert für Anstiegssteilheit und Elektrogramm-Amplitude meist das Doppelte dessen beträgt, was man unmittelbar nach Implantation einer atrialen Schraubelektrode misst.

In einigen Fällen ist die Signalentwicklung aber genau umgekehrt (Abb. 4.**11**): Das Verletzungspotential täuscht zunächst ein ausreichendes Signal vor, dessen tatsächlich viel zu kleine Amplitude erst nach 10 min endgültig erkennbar ist. Dies verdeutlicht, warum eine optische Kontrolle notwendig ist und warum mit Dysfunktionen des Schrittmachers zu rechnen ist, wenn man darauf verzichtet.

▶ **Reizschwellen**: Diese werden bei einer Impulsbreite von 0,5 ms ermittelt. Die Grenzwerte im Vorhof sind für Schraubsonden angegeben, für Ankersonden gelten die gleichen Werte wie im Ventrikel. Die initiale Traumatisierung des Gewebes durch die Schraube ist Ursache für die höheren Werte. Selbst Reizschwellen von deutlich über 1,0 Volt unterschreiten die Grenzwerte später meistens, wenn das Elektrogramm ein Verletzungspotential aufweist und zwei Messungen im Abstand von 5 min eine abnehmende Tendenz zeigen. Von Ausreißern abgesehen, die es in Vorhof und Ventrikel gibt, unterscheiden sich die chronischen Reizschwellen in beiden Kammern nicht (28).

▶ **Impedanzen**: Hier variieren die Ergebnisse mit der verwendeten Sonde, bei unipolarer Bestimmung auch mit der Messanordnung: Als Faustregel kann gelten, dass die Impedanzen umso höher sind, je kleiner die Sondenkopfoberfläche ist. Verwendet man bei unipolaren Sonden einen Wundhaken als indifferenten Pol, so sind die Impedanzen höher, als wenn man den Seldinger-Draht für diesen Zweck verwendet.

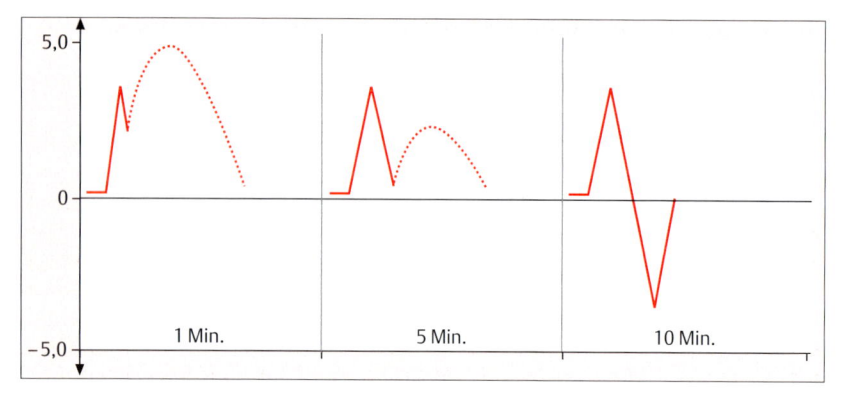

Abb. 4.**10** Entwicklung des intraatrialen Signals nach Implantation einer Schraubsonde: Das zunächst ausgeprägte Verletzungspotential (gepunktete Linie) 1 min nach Implantation hat bereits nach 5 min abgenommen und ist nach 10 min nicht mehr nachweisbar.

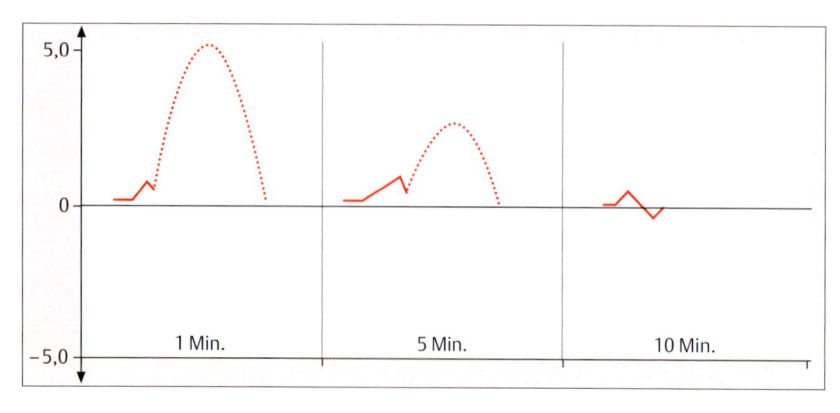

Abb. 4.**11** Unzureichendes intraatriales Signal nach Implantation einer Schraubsonde: Das ausgeprägte Verletzungspotential (gepunktete Linie) kann 1 min und 5 min nach Implantation eine ausreichende P-Wellenamplitude vortäuschen, erst nach 10 min ist klar ersichtlich, dass dies Signal nicht ausreicht.

Wie die intrakardialen Signale bieten die Impedanzen Anhalt für stabile Sondenposition. Sie sollten deshalb mindestens dreimal hintereinander ermittelt und dokumentiert werden. Anzustreben sind Werte, die nicht mehr als ±25 Ω voneinander abweichen (bei Hochimpedanzelektroden sind stärkere Schwankungen möglich).

► Eine **Zwerchfellmiterregung** bei 10 V zwingt zur Repositionierung der Sonde. Dabei sind erfahrungsgemäß Sondenpositionen am Boden des rechten Ventrikels und im Bereich der lateralen Vorhofwand anfällig für dieses Problem, während Zwerchfellzucken bei einer Sondenplatzierung im Herzohr oder am Ventrikelseptum nicht auftreten können.

► Die **Überprüfung der antegraden Leitungsverhältnisse** empfiehlt sich, wenn man ein AAI-System implantiert. Nach eigenen Erfahrungen macht eine erhaltene AV-Überleitung bei einer atrialen Stimulationsfrequenz von 140 ppm mit AV-Überleitungszeiten <300 msec das Auftreten eines postoperativen AV-Blocks unwahrscheinlich (26).

Die in Tabelle 4.1 aufgeführten theoretischen Vorgaben für die Messergebnisse sollten einer Überprüfung durch die eigene Praxis standhalten. In Tabelle 4.2 sind daher diesen Forderungen die Resultate des Bundeswehrzentralkrankenhauses Koblenz aus den Jahren 1996–2001 gegenübergestellt.

Es wird deutlich, dass die in Tabelle 4.1 als wünschenswert bezeichneten Ergebnisse bei den Reizschwellen im Ventrikel und im Vorhof sowie bei der R-Wellenamplitude erreicht wurden, während die P-Wellenamplituden im akzeptablen Bereich liegen. Dabei sind ausdrücklich auch Messwerte eingeschlossen, die bei der Implantation der atrialen Sonde während Vorhofflimmerns erhoben wurden. Dies erklärt auch den Unterschied zwischen den Besetzungszahlen für P-Amplituden und Vorhofreizschwellen.

Ähnliches gilt für die Tabellierung von R-Amplitude und Reizschwelle bei Patienten ohne ventrikulären Ersatzrhythmus. Bei Betrachtung der Minimal- und Maximalwerte wird aber auch deutlich, dass wir in begründeten Ausnahmen die akzeptablen Bereiche für die Amplitudenhöhe der intrakardialen Signale unterschreiten bzw. im Falle der Reizschwellen überschreiten, was bislang zu keiner erhöhten Inzidenz an Reoperationen geführt hat. Dies wird im Abschnitt über die Qualitätssicherung noch näher ausgeführt werden.

Probleme bei der Messung der elektrischen Sondeneigenschaften

Kein Stimulationseffekt und kein intrakardiales Signal:

Ursachen: Messgerät und/oder Messkabel defekt, Verwechslung von differentem und indifferentem Pol, Sondenfehllage außerhalb des Herzens. Lässt sich mit bipolarer Sonde ein intrakardiales Signal ableiten, aber kein Stimulationseffekt erzielen, so hat die Sondenspitze keinen Kontakt zum Myokard.

Hohe Reizschwelle und schlechtes Signal:

Ursachen: indifferenter Pol zu klein, Wackelkontakt im Messkabel oder an den Messklemmen, Mandrin in der Sonde belassen. Sind die Werte für die Reizschwelle gut, das Signal aber schlecht oder umgekehrt, ist die Sondenposition nicht die richtige.

Impedanzen variieren um mehr als ±25 Ω, die Amplituden der intrakardialen Signale um mehr als ±1 mV:

In dieser Situation muss eine „Mikrodislokation" befürchtet werden, d.h. der Sondenkopf liegt nicht völlig stabil, so dass durch die Mikrobewegungen der Sondenspitze für den Impulsstrom und die Fortleitung des intrakardialen Signals immer wieder unterschiedliche Gegebenheiten vorliegen, was seinen Ausdruck in den deutlich voneinander abweichenden Werten für die Impedanzen und die Amplitudenhöhe des intrakardialen Signals findet. Die Sonde sollte erneut fixiert oder repositioniert werden.

Ermittlung der atrialen Reizschwelle bei AV-Block III:

Da die stimulierte P-Welle im Monitor-EKG mitunter schlecht oder gar nicht zu erkennen ist, behilft man sich bei Patienten mit Sinusknotenerkrankung oder regelmäßiger AV-Blockierung damit, dass man als Kriterium der atrialen Reizantwort die 1:1- oder x:1-Assoziation zwischen Vorhofstimulus und QRS-Komplex nutzt.

Dies ist bei Patienten mit komplettem AV-Block nicht möglich. Daher empfiehlt sich folgendes Vorgehen:

Tabelle 4.2 Resultate der intraoperativen Messungen am BwZK Koblenz (1996–2001)

Parameter	Anzahl	Durchschnitt ± SD	Minimum	Maximum
R-Wellenamplitude	829	14,8 ± 5,1 mV	4,2 mV	25 mV
Stimulationsreizschwelle (V)	849	0,34 ± 0,16 V	0,1 V	2,0 V
P-Wellenamplitude	603	3,0 ± 1,3 mV	0,4 mV	12,6 mV
Stimulationsreizschwelle (A)	598	0,85 ± 0,32 V	0,1 V	2,0 V

- Identifikation der Konfiguration der herzeigenen P-Welle und der Sinusknotenfrequenz,
- Vorhofstimulation mit einer Rate über der Eigenfrequenz,
- schrittweise Reduktion der Impulsstärke;
- Wiederauftreten der herzeigenen P-Welle zeigt das Unterschreiten der Reizschwelle an.

Abschluss des Eingriffs

Endgültiger Sondenverlauf

Nach erfolgreicher Sondenimplantation mit zufrieden stellenden Werten wird unter Durchleuchtung der endgültige Sondenverlauf festgelegt. Dabei sollten die Sonden auch bei maximaler Inspiration des Patienten einen geschwungenen Verlauf nehmen (Abb. 4.4 und 4.7). Zu straff liegende Sonden laufen Gefahr zu dislozieren, eine zu großzügig angelegte Schleife kann atriale oder ventrikuläre Rhythmusstörungen verursachen und dann, wenn Teile der Vorhofsonde in den rechten Ventrikel oder überschüssige Länge der Ventrikelsonde in den Ausflusstrakt der rechten Kammer geraten, eine Dislokation zur Folge haben.

Sondenfixierung

Zur Fixation der Sonde(n) wird ein nicht resorbierbarer Faden (z.B. Ethibond der Stärke 2–0 oder 3–0) verwendet. Bei Implantation über die V. cephalica wird dazu der proximal zum Anschlingen der Vene verwendete Faden benutzt. Wurde die V. subclavia punktiert, findet eine Umstechungsligatur Verwendung. Diese muss durch die Faszie des M. pectoralis major gestochen werden; das Subkutangewebe hält nicht, da es unter der Ligatur schnell nekrotisch wird. Geknotet wird so fest wie nötig, um bei manuellem Zug an der oder den Sonden ein Herausgleiten der Sonde aus der Ligatur zu verhindern.

Knotet man zu locker, kann ein Twiddler's-Syndrom resultieren oder die Sonde gleitet mit der Zeit nach intravasal. Das Endresultat beider Situationen ist die Sondendislokation. Knotet man zu fest, entsteht im ersten Schritt eine Einschnürung der Sonde im Röntgenbild, was man auch als Pseudofraktur bezeichnet und nahezu regelhaft aufgeregte Anrufe des befundenden Radiologen zur Folge hat. Sind die Sondenwerte (Reizschwelle, Impedanz, Detektionsschwelle) unverändert, so kann man Kollegen und Patienten beruhigen. Sind die Werte deutlich verändert (Reizschwellen-Anstieg, Impedanz-Abfall [Isolationsdefekt] oder -Anstieg [Sondenbruch], Verschlechterung der Detektionsschwelle), so ist ein revisionsbedürftiges Problem vorhanden. Es sei aber hinzugefügt, dass man schon gehörige Körperkräfte aufwenden muss, um eine Sonde durch die Einbindung zu zerstören.

Schrittmachertasche

Wir präparieren die subkutane, besser: die subfasziale, Tasche erst zu diesem Zeitpunkt, um die Expositionszeit des Gewebes gegenüber der nie vollständig keimfreien Umwelt so kurz wie möglich zu halten. Dazu wird der mediale Wundrand mit einer Pinzette oder einem Wundhaken angehoben. Die nun zur Darstellung kommende Faszie des M. pectoralis major wird mit einigen Scherenschlägen vom Muskel abgehoben und die Tasche sodann durch stumpfes Abschieben der Faszie nach medial, kranial und kaudal z.B. mit einem Stieltupfer oder einem Finger gebildet.

Wichtig ist es, die Tasche so groß auszubilden, dass das Schrittmacheraggregat nach Eingabe in die Tasche vollständig aus der Wunde verschwindet und kein Zug oder Druck auf die Wunde ausgeübt wird. In seltenen Fällen kommt es sonst zur Taschennekrose mit Perforation. Normalerweise resultieren aus diesem Vorgehen allenfalls einige wenige punktuelle Blutungen, die mit dem Elektrokauter gestillt werden. Kommt es bei diesem Schritt zu größeren Blutungen, ist man in der falschen Gewebsschicht.

Ob das Gewebe vor der Präparation anästhesiert werden muss, ist abhängig von der Schnelligkeit, mit der der Implanteur die Tasche bildet und der Gewebebeschaffenheit. Üblicherweise ist die Präparation ohne Anästhesie nicht schmerzhafter als die Gabe der Lokalanästhesie selbst. Wir anästhesieren daher lediglich bei sehr straffen Gewebsverhältnissen.

Nur bei sehr dünnem Weichteilmantel bevorzugen wir die Anlage einer submuskulären Tasche.

Anschluss der Sonden an das Schrittmacheraggregat

Der Pin des Sondensteckers wird dazu so weit wie möglich in den Konnektorblock des Aggregats eingeführt, bis die Spitze jenseits der Anschlussschraube wieder sichtbar wird. Bei Zweikammersystemen ist Sorge zu tragen, dass Vorhof- und Ventrikelsonde nicht vertauscht werden. Ist man sich nicht mehr sicher, welche Elektrode im Vorhof und welche im Ventrikel implantiert ist, hilft eine temporäre externe Stimulation über das Messgerät bei der Identifikation. Weiter sollte man auf eine absolut sichere Fixation der Sonde im Konnektorblock des Schrittmacheraggregats achten, was durch kurzen manuellen Zug an der Sonde nach dem Einschrauben überprüft wird.

Eingabe des Systems in die Tasche

Nach nochmaliger Kontrolle auf Bluttrockenheit (Cave: Schrittmacher-Taschenhämatom bzw. Schrittmacher-Tascheninfektion) wird das Aggregat nebst Sonden in der zuvor gebildeten Schrittmachertasche verstaut. Dabei sollten die Sonden unterhalb des Schrittmacheraggregats zu liegen kommen, da sie sonst bei einer Revision oder einem Aggregatwechsel verletzt werden und Patienten ohne ventrikulären Ersatzrhythmus unangenehme Folgekomplikationen erleben könnten.

Bei der Verwendung unipolarer Systeme mit Teil-Coating muss zudem die Schrift auf dem Schrittmacheraggregat nach oben (ventral) zeigen, so dass der Operateur sie vor der Eingabe in die Tasche lesen kann. Legt man das Aggregat anders herum, also mit der Schrift nach unten (dorsal) in die Tasche ein, so zeigt das verbleibende metallische Fenster, das als indifferenter Pol des Systems dient, zum M. pectoralis major und kann pulssynchrones Muskelzucken provozieren. Bei submuskulärer Tasche ist umgekehrt zu verfahren, so dass die Schrift nach unten (dorsal), also wiederum vom Muskel weg zeigt.

Wundverschluss

Inwieweit man vor diesem Schritt die Wunde mit einer desinfizierenden Lösung oder einem topischen Antibiotikum spült, bleibt dem Sicherheitsbedürfnis des Einzelnen überlassen. Wir halten dies Vorgehen für sinnvoll, insbesondere, wenn der Eingriff länger als 1 Stunde gedauert hat. Weiter erscheint es uns wichtig, bereits mit der ersten Faszieneckknaht im medialen Wundpol einen vollständigen Verschluss der Schrittmachertasche zu erreichen. Die Wunde wird von uns mit einer fortlaufenden resorbierbaren Naht (z.B. Vicryl der Stärke 2–0 oder 3–0) verschlossen, die zunächst von medial nach lateral als Fasziennaht und sodann von lateral nach medial als Subkutannaht gestochen wird. Dabei sollten mit der ersten, faszialen Naht die Sonden unter die Faszie verlagert werden.

Die Hautnaht erfolgt mit einem nicht resorbierbaren, monofilen Faden (z.B. Prolene der Stärke 4–0); alternativ kann auch eine Intrakutannaht oder ein Hautklammerverschluss verwendet werden.

Die verschlossene Wunde wird nochmals desinfiziert und mit einem Pflasterverband versehen. Wir legen zusätzlich einen Kompressionsverband für 24 Stunden an, um einem Schrittmacher-Taschenhämatom vorzubeugen.

Postoperative Therapie

Allgemeines

Die am Morgen des Operationstages ausgesetzte Medikation des Patienten wird wieder aufgenommen, die Einhaltung der Bettruhe wird zumindest für die ersten Stunden nach der Implantation empfohlen, ist aber nicht zwingend einzuhalten; Gleiches gilt für die Überwachung am EKG-Monitor. Demgegenüber hat sich die **Hochlagerung des Arms** auf der Implantationsseite bewährt, welche den venösen Rückstrom durch die tiefen Armvenen zur V. subclavia erleichtern und Thrombenbildung vorbeugen soll.

Programmierung des Schrittmacheraggregats und Schrittmacherausweis

Kein Patient sollte die Klinik verlassen, bevor sein Schrittmacheraggregat individuell, auf seine Bedürfnisse zugeschnitten, programmiert ist. Zudem stellt die Programmierung die erste Funktionskontrolle des Schrittmachersystems dar, so dass die gemessenen Werte, in aller Regel die Impedanz, ggf. die Stimulationsreizschwelle und die Detektionsschwelle, dokumentiert werden sollten. Weiter überprüfen wir während der Programmierung eines Zweikammer-Schrittmachers, ob bei dem Patienten eine retrograde, ventrikuloatriale Leitung vorhanden ist, da dies Konsequenzen für die Programmierung der atrialen Refraktärzeit hat.

Schließlich stellen wir die Empfindlichkeit im Vorhof auf 0,5 mV, da die Amplitude des intraatrialen Signals während der Einheilungsphase der Schraubsonde zunächst kleiner wird, und aktivieren – falls vorhanden und notwendig – die diagnostischen Funktionen des Aggregats. Alle anderen Parameter werden entsprechend den rhythmologischen Vorgaben eingestellt (Tab. 4.**3**).

Es versteht sich von selbst, dass die Daten des Patienten, des Aggregats, der Sonden und der Programmierung im Schrittmacherausweis dokumentiert werden und dieser Ausweis dem Patienten vor Entlassung ausgehändigt wird.

Postoperative Röntgenkontrolle

Ein postoperatives Röntgenbild halten wir nur in den Fällen für erforderlich, in denen die Sondenimplantation nach Punktion der V. subclavia erfolgte. Ist Zugang die V. cephalica, so ist die postoperative Funktionskontrolle Beweis genug für die regelrechte Funktion des Systems und bedarf nicht noch der – in vielen Fällen ohnehin nicht überzeugenden – Bestätigung durch ein Röntgenbild.

Perioperative Komplikationen

Hier muss zunächst zwischen akuten, teilweise sofort interventionsbedürftigen Komplikationen während des Eingriffs und früh postoperativ, d.h. innerhalb der ersten 3 Monate interventions- oder revisionsbedürftigen Komplikationen unterschieden werden. In der Literatur werden nur letztere und zwar mit einer Inzidenz von 5,9–9 % angegeben (8, 12, 13, 20, 21, 31, 32, 41), die eigene Rate liegt bei 2,6 % und ist zusammen mit den Ergebnissen des dänischen und des deutschen Schrittmacher-Registers sowie der CTOPP Studie (8) detailliert in Tabelle 4.**4** aufgeführt.

Tabelle 4.3 Postoperative Programmierung

Parameter	SSS	AV-Block	Bradykardes AF
Stimulationsart	DDI, DDD + AV-Hysterese, DDD	DDD, VDD	VVI
Sensor	aus	aus	aus
Spannung	5 V		
Impulsbreite	0,4 ms		
Empfindlichkeit A	0,5 mV		
Empfindlichkeit V	4 mV		
AV-Intervall	150 ms (überwiegend Stimulation), 120 ms (überwiegend Wahrnehmung), möglichst AV-Korrektur (150/120 ms) einstellen)		
Maximale Stimulationsfrequenz (URL; MTR)	wenn überhaupt, 100/min	120–150/min	
Blanking-Zeit	kurz, z.B. 12 ms		

Tabelle 4.4 Postoperative Frühkomplikationen bei 878 Schrittmacherimplantationen 1995- 2001 am BwZK Koblenz im Vergleich zu den Daten des Dänischen Schrittmacher-Registers von 2001, des Deutschen Schrittmacher-Registers von 2002 und der CTOPP-Studie

Art der Komplikation	BwZK Koblenz Anzahl (%)	Dänisches SM-Register* %	Deutsches SM-Register** %	CTOPP-Studie %
Pneumothorax	3/878 (0,3 %)	0,8	0,8	1,4–1,8
SM-Taschenhämatom	2/878 (0,2 %)	0,4	1,4	0,2–0,4
Sondenprobleme Vorhof Ventrikel	13/1516 (0,9 %) 9/638 (1,4 %) 4/878 (0,5 %)	2,8 1,7	2,1 1,7 1,1	1,4–4,2
Infektion	2/878 (0,2 %)	0,5	0,2	0,3–0,8
Sonstige	3/878 (0,3 %)	<0,1	1,8	0,6–2,4
Summe	23/878 (2,6 %)	5,0 %	6,3 %	4,2–10,9

* Den Daten des dänischen SM-Registers liegt eine Grundgesamtheit von 2429 Datensätzen, bei den Vorhofsonden von 1897 Datensätzen, zugrunde, der durchschnittliche Nachbeobachtungszeitraum betrug 4 Monate.
** Den Daten des deutschen SM-Registers liegt eine Grundgesamtheit von 28 763 Datensätzen, bei den Vorhofsonden von 16 533 Datensätzen, zugrunde, der durchschnittliche Nachbeobachtungszeitraum betrug 7,1 Tage.

Akute Komplikationen während der Implantation (Asystolie, Kammerflimmern, Vorhofflimmern, Blutungen, Luftembolie, Sondenperforation)

Die **Asystolie** tritt selten und – wenn überhaupt – meist in 3 Situationen auf:

▶ Im Rahmen einer **vasovagalen Reaktion**, oft bei Patienten mit Sinusknotenerkrankung oder Karotissinus-Syndrom kündigt sich die Asystolie durch eine immer langsamer werdende Herzschlagfolge an. Der Patient wird in dieser Situation frühzeitig aufgefordert, zu husten. Die mechanische Reizung des Herzens durch die Hustenstöße hält fast immer eine Minimalfrequenz aufrecht, bis über die beschleunigt implantierte Sonde eine externe Stimulation möglich ist. Im Nebeneffekt kann man von einer ziemlich sicheren Sondenfixation im Herzen ausgehen, wenn es gelungen ist, unter diesen Bedingungen die Sonde im Herzen zu platzieren.

▶ Bei **vorbestehendem Linksschenkelblock** ist einziger Leitungsweg zwischen Vorhof und Kammer der rechte Faszikel. Während Platzierung der Ventrikelsonde kann dieser mechanisch gereizt und temporär in seiner Leitfähigkeit beeinträchtigt werden. Das Resultat ist ein **akuter AV-Block III. Grades** mit Asystolie.

▶ Patienten mit **totalem AV-Block** neigen bereits nach kurzfristiger externer Stimulation, z.B. im Rahmen der Reizschwellenmessung dazu, ihren Spontanrhythmus zu verlieren. Auf diese Situation sollte der Operateur vorbereitet sein.

Bei **Kammerflimmern** kann ein präkordialer Faustschlag versucht werden, zumeist muss man aber extern defibrillieren und damit die Sterilität gefährden. Der Eingriff sollte danach so schnell wie möglich abgeschlossen werden.

Demgegenüber sollte intraoperativ auftretendes **Vorhofflimmern** kein Hinderungsgrund sein, eine Vorhofsonde zu implantieren (44), wenn Aussicht auf eine erfolgreiche postoperative Konversion in den Sinusrhythmus besteht. In diesen Fällen wird eine Stelle akzeptiert, die Flimmerwellen-Amplituden >1 mV zeigt. Die externe Überstimulation ist in den seltensten Fällen erfolgreich, die Konversion in den Sinusrhythmus erfolgt postoperativ.

Größere Blutungen gilt es zu vermeiden. Treten sie dennoch auf, z.B. nach versehentlicher Punktion der A. subclavia, erfordern sie geeignete chirurgische Gegenmaßnahmen, in aller Regel die manuelle Kompression für einige Minuten und/oder eine oder mehrere Umstechungsligaturen.

Die **Luftembolie** tritt ebenfalls – wenn überhaupt – als Komplikation der Subklaviapunktion auf. Sie lässt sich vermeiden, indem man nach Entfernen des Dilatators die Öffnung der Einführungshülse sofort mit dem Daumen verschließt, den Patienten während der Subklaviapunktion und Sondenmanipulation mit liegender Schleuse in Kopftieflage bringt oder bei offenem Zugang in tiefer Expiration verharren lässt.

Eine **Sondenperforation** durch die Ventrikel- oder Vorhofwand wird nahezu ausschließlich bei Verwendung von Ankerelektroden und Patienten mit dilatiertem Ventrikel und auch außerhalb des Herzens sehr fragilem Gewebe beobachtet. Daher sollte man bei diesen Patienten von vornherein eine Sondenposition im Ventrikelseptum ansteuern, da dort die Ventrikelwand am stärksten ausgeprägt ist. Für den Vorhof empfiehlt sich die Verwendung einer Schraubsonde und eine Platzierung im Herzohr.

Kommt es trotzdem zu dieser Komplikation, erkennt sie der Erfahrene daran, dass man den Sondenkopf unter Durchleuchtung in Gegenden vorschieben kann, von denen auch der anatomisch weniger Versierte weiß, dass man sich nicht mehr innerhalb kardialer Strukturen aufhalten kann. In dieser Situation sollte man die Sonde in das Herz zurückziehen, an einer anderen Stelle platzieren und den Eingriff so rasch wie möglich abschließen. In aller Regel verschließt sich die Perforationsstelle von selbst, die akute Perikardtamponade ist selten, postoperativ sind dennoch engmaschige Kontrollen per Echokardiographie angezeigt.

Postoperative Frühkomplikationen (Pneumothorax, Schrittmacher-Taschenhämatom, Sondenkomplikationen, Infektion, Thrombose)

Der **Pneumothorax** wird nach Literatur mit einer Inzidenz von 0,7–2,8 % beobachtet (8, 12, 13, 20, 21, 31, 32, 41) und ist nahezu ausnahmslos Folge der Subklaviapunktion. Wir führen unsere vergleichsweise niedrige Rate von 0,3 % auf die Tatsache zurück, dass wir die V. cephalica immer als venösen Zugang der ersten Wahl verwenden. Zu beachten ist, dass sich der Pneumothorax häufig langsam ausbildet und bisweilen erst am 1. oder 2. postoperativen Tag radiologisch eindeutig nachweisbar ist. Daher sollte die Röntgenkontrolle nach Schrittmacherimplantation spät, d.h. kurz vor der Entlassung, erfolgen und beim Auftreten entsprechender Symptome gegebenenfalls wiederholt werden.

Schrittmacher-Taschenhämatome lassen sich zunächst durch peinlich genaue Blutstillung vermeiden. Treten sie dennoch, wie in der Literatur angegeben, in 0,2–1,7 % der Fälle auf (8, 12, 13, 20, 21, 31, 32, 41), so sind sie fast immer Folge einer gestörten Blutgerinnung.

Sondenkomplikationen, wie Dislokation, Stimulations- oder Detektionsverlust werden in einer Häufigkeit von 2,1–7,7 % beobachtet (8, 12, 13, 20, 21, 31, 32, 41) und sind damit die häufigsten perioperativen Komplikationen. Bei unseren Patienten liegt die Rate patientenbezogen bei 1,5 % und sondenbezogen bei 0,9 %. Vollständig vermeiden lassen sich diese Komplikationen nie, sehr wohl aber durch intraoperative Sorgfalt in der Häufigkeit limitieren.

Bei den früh auftretenden **Infektionen** handelt es sich fast ausschließlich um Taschenabszesse, die in der Literatur in ca. 1 % der Fälle beobachtet werden (21, 32). Treten sie mit einer Inzidenz von >2 % auf oder liegt die Rate aller Infektionen bei >5 %/Jahr, sollten die intraoperativen Hygienestandards dringlich kontrolliert werden.

Venöse **Thrombosen** im Anschluss an eine Schrittmacherimplantation treten sicherlich häufiger auf als allgemein angenommen, zumeist aber als asymptomatische Ereignisse im Sinne einer langsam fortschreitenden Appositionsthrombose an den Sonden im Bereich der V. subclavia. Akute, symptomatische und damit therapiebedürftige Thrombosen sind auf Einzelfälle beschränkt. Ihre Therapie folgt den bekannten Richtlinien.

Qualitätssicherung

Hierbei handelt es sich um ein Kapitel, das bereits vor seiner verpflichtenden Einführung am 1.1.2002 kontrovers diskutiert wurde und immer noch wird. Formale Grundlagen (45); Ergebnisse (www.bqs-outcome.de) und Stellungnahmen aus fachlicher Sicht (46) sind im Internet verfügbar, so dass an dieser Stelle eine zusammenfassende Stellungnahme ausreichend erscheint:

Die Qualitätssicherung Herzschrittmachertherapie strebt die **Verknüpfung von drei Funktionen** an:

1. Externe vergleichende Qualitätssicherung der Herzschrittmachertherapie mit den Zielen:
   - Verbesserung der Versorgungsqualität für die Patienten
   - Unterstützung der internen Qualitätssicherung und des internen Qualitätsmanagements.

Die wesentlichen ersten Schritte, die Festlegung von Qualitätszielen, Qualitätsmerkmalen bzw. -indikatoren sind inzwischen erfolgt (45). Unsere eigenen Ergebnisse für die meisten der Parameter, die derzeit als Qualitätsmerkmale Verwendung finden, sind aus den Tabellen 4.2, 4.4, und 4.5 ersichtlich, bei Tabelle 4.4 wurden zusätzlich die Daten des dänischen und deutschen Schrittmacher-Registers sowie der CTOPP-Studie, bei Tabelle 4.5 die Daten des dänischen und deutschen Schrittmacher-Registers zum Vergleich eingefügt.

2. Fortführung des Deutschen Zentralregister Herzschrittmacher bei der BQS, um
   - die Kontinuität der Erfassung und Publikation epidemiologischer Daten, wie sie seit 1980 von Prof. Irnich erhoben wurden, zu erhalten und
   - die Dialogfähigkeit der deutschen Schrittmachertherapie mit den anderen europäischen Ländern im Rahmen des Europäischen Schrittmacher-Registers fortzuschreiben.

3. Bereitstellung von Informationen zur Produktüberwachung nach dem Medizinproduktegesetz, um
   - zeitnah Probleme mit Schrittmacheraggregaten und -sonden erkennen zu können und
   - die dafür zuständigen Stellen zu unterstützen.

Entsprechend umfangreich sind die Datensätze in den Modulen 09/1 (Neuimplantation), 09/2 (Wechsel) und 09/3 (Revision mit/ohne Wechsel des Aggregats) ausgefallen, was nicht ohne Kritik durch die Anwender blieb. Es ist zu hoffen, dass durch adäquate Hard- und Softwarelösungen in den einzelnen Kliniken die ursprünglichen Bedenken hinsichtlich des zeitlichen Aufwands bei der Datenerfassung bald der Vergangenheit angehören.

Ebenso ist aber auch zu hoffen, dass die Funktionen 2 und 3 von der BQS tatsächlich umgesetzt werden; ohne greif-, les- und nutzbaren Resultate der Datenauswertung ist der Dokumentationsaufwand nicht zu begründen.

Die erhobenen Daten werden allerdings eine zusätzliche Bedeutung im Rahmen des neugefassten § 137, Abs. 1, SGB V erhalten. Dieser sieht kurzgefasst u.a. Folgendes vor:

➤ Die Vereinbarung eines Mindestmengenkatalogs: Krankenhäuser, welche die im Mindestmengenkata-

Tabelle 4.5 Operationsdaten am BwZK Koblenz 1996–2001 im Vergleich zu den Ergebnissen des Dänischen Schrittmacher-Registers von 2001 und des deutschen Schrittmacher-Registers von 2002

Parameter	BwZK Koblenz		Dänisches SM-Register		Deutsches SM-Register	
	Anzahl	Durchschnitt (Bereich)	Anzahl	Durchschnitt (Bereich)	Anzahl	Durchschnitt (Bereich)
OP-Zeit	878	48,9 min (15–235 min)	2429	51,2 min (5–258 min)	28 753	56,8 min (50 min)
VVI	240	32 min (15–100 min)	525	43,4 min (5–162 min)	10 977	44,5 min (40 min)
AAI	–	–	205	48,2 min (13–185 min)	302	47,8 min (45 min)
DDD	638	55 min (20–235 min)	1390	63,6 min (8–258 min)	16 034	64,3 min (60 min)
VDD	–	–	57	57,8 min (20–120 min)	1 032	52,0 min (50 min)
DL-Zeit	878	7,1 min (0,5–74 min)	2429	7,3 min (0,1–90 min)	28 302	6,9 min (4,0 min)
VVI	240	3,5 min (0,5–16 min)	525	5,8 min (0,1–41 min)	10 753	5,2 min (3 min)
AAI	–	–	205	5,3 min (0,4–56 min)	291	4,4 min (3 min)
DDD	638	8,5 min (1,5–74 min)	1390	9,5 min (0,6–90 min)	15 874	7,9 min (5 min)
VDD	–	–	57	8,4 min (0,7–77 min)	1 020	5,2 min (3 min)

(OP = Operation, DL = Durchleuchtung)

log festgelegte Anzahl an Prozeduren voraussichtlich nicht erreichen, dürfen diese Leistungen ab 2004 nicht mehr oder nur noch mit Ausnahmegenehmigung erbringen.
➤ Die Vereinbarung eines erstmals im Jahre 2005 und sodann in 2-jährigem Abstand zu erstellenden Qualitätsberichts:
Der Qualitätsbericht soll durch die Krankenkassen (!) im Internet veröffentlicht werden, um für jedermann zugänglich zu sein.

Das Ziel dieser Maßnahmen liegt auf der Hand und läuft, obwohl in den entsprechenden Verlautbarungen von offizieller Seite mit teilweise beeindruckenden Wortschöpfungen völlig anders umschrieben, auf eine Reduktion der Zahl an Leistungsanbietern hinaus. Zur einstweiligen Beruhigung sei angemerkt, dass die Schrittmacheroperationen nicht zu den ersten Prozeduren zählen, für die Mindestmengen definiert werden. Dennoch werden auch diese eines Tages betroffen sein, und der Qualitätsbericht ist bereits in naher Zukunft Realität.

Damit wird klar, dass die Datenerfassung, ihre Auswertung und die daraus gezogenen Konsequenzen in Zukunft noch mehr an Bedeutung gewinnen werden. Es wird aber auch deutlich, dass die Qualitätssicherung kein Selbstzweck ist, sondern eine existenzsichernde Maßnahme darstellt, die überdies bei korrekter Durchführung und Interpretation der Ergebnisse Vorteile für alle Beteiligten mit sich bringen kann.

Die von einigen postulierte Gefahr des Missbrauchs der Daten für sachfremde und vordergründig ökonomische Zwecke ist durch die gesetzlichen Vorgaben eher gering. Das Konfliktpotential, das sich aus der Mindestmengenregelung und dem Qualitätsbericht ergibt, ist weitaus höher einzuschätzen.

Welche Konsequenzen sich letztlich aus dem immer spannender werdenden §137 SGB V ergeben, liegt nicht zuletzt an uns Anwendern und dem Ausmaß unseres Engagements: "We are either part of the solution or part of the problem."

Literatur

1. Arnsbo P, Moller M on behalf of the Danish Pacemaker Register. Updated appraisal of pacing lead performance from the Danish Pacemaker Register: The performance of bipolar leads has improved. PACE 2000; 23: 1401–1406.
2. Bernheim C, Markewitz A, Hemmer W. Implantationstechnik – Der venöse Zugang. Herzschrittmacher 1989; 9: 198–201.
3. Bundesgesundhbl 1994; 37: 226–229.
4. Bundesgesundhbl 1997; 40: 361–369.
5. Burnakis TG: Surgical antimicrobial prophylaxis: Principles and guidelines. Pharmacotherapy 1984; 4: 248–271.
6. Byrd CL, Wilkoff BL, Love CJ, et al. Intravascular extraction of problematic or infected permanent pacemaker leads. PACE 1999; 22: 1348–1357.
7. Classen DC, Evans RS, Pestotnik SL, Horn SD, Menlove RL, Burke JP. The timing of prophylactic administration of antibiotics and the risk of surgical wound infection. N Engl J Med 1992; 326: 281–286.
8. Connolly SJ, Kerr CR, Gent M, et al. Effects of physiologic pacing versus ventricular pacing on the risk of stroke and death due to cardiovascular causes. N Engl J Med 2000; 342: 1385–1391.
9. Culver DH, Horan TC, Gaynes RP, et al. Surgical wound infection rates by wound class, operative procedure, and patient risk. Am J Med 1991; 91(Suppl 3B): 152S-157S.
10. Da Costa A, Kirkorian G, Cucherat M. Antibiotic prophylaxis for permanent pacemaker implantation: A meta-analysis. Circulation 1998; 97: 1796–1801.
11. Danilovic D, Breivik K, Hoff PI, Ohm OJ. Clinical performance of steroid-eluting pacing leads with 1,2 mm^2 electrodes. PACE 1997; 20: 2799–2809.
12. Danish Pacemaker and ICD Register. www.pacemaker.dk
13. Deutsches Herzschrittmacher-Register. www.pacemaker-register.de
14. Fröhlig G, Bolz A, Ströbel J, et al. A fractally coated, 1,3 mm^2 high impedance pacing electrode. PACE 1998; 21: 1239–1246.
15. Goldmann DA, Weinstein RA, Wenzel RP, et al. Strategies to prevent and control the emergence and spread of antimicrobial-resistant microorganisms in hospitals. A challenge to hospital leadership. JAMA 1996; 275: 234–240.
16. Gumbrielle TP, Bourke JP, Sinkovic M, Tynan M, Kittpawong P, Gold RG. Long-term thresholds of nonsteroidal permanent pacing leads: A 5-year study. PACE 1996; 19: 829–835.
17. Henderson DK: Healthcare institutions as „hot zones": Emerging and re-emerging pathogens. Curr Opin Infect Dis 1997; 10: 310–318.
18. Irnich W, Stertmann AW, Batz L. Jahresbericht 1999 des Deutschen Zentralregisters Herzschrittmacher. Herzschrittmacher 2000; 20: 390–401.
19. Jacobs DM, Fink AS; Miller RP, et al. Anatomical and morphological evaluation of pacemaker lead compression. PACE 1993; 16: 434–439.
20. Karnatz P, Elsner C, Müller G, Wolter C, Nellessen U. Permanent pacemaker therapy before and after the reunification of Germany: 16 years of experience at an East German regional pacing center. PACE 2000; 23: 991–997.
21. Kiviniemi MS, Pirnes MA, Eränen HJK, Kettunen RVJ, Hartikainen JEK. Complications related to permanent pacemaker therapy. PACE 1999; 22: 711–720.
22. Linde C, Markewitz A, Strandberg H, Larsson B, Binner L, Schüller H. Combipolar sensing in the atrium: Is there still a need for bipolar leads in the atrium? PACE 2001; 24: 1664–1671.
23. Magney JE, Flynn DM, Parsons JA, et al. Anatomical mechanisms explaining damage to pacemaker leads, defibrillator leads, and failure of central venous catheters adjacent to the sternoclavicular joint. PACE 1993; 16: 445–452.
24. Markewitz A, Hemmer W. Handbuch der Schrittmachertherapie. medplan Verlag, München, 1988, ISBN: 3-425541-05-5.
25. Markewitz A., Wenke K, Weinhold C. Reliability of atrial screw-in leads. PACE 1988; 11: 1777–1783.
26. Markewitz A, Wenke K, Weinhold C. Predictive value of rapid atrial stimulation during implantation for occurence of AV block. PACE 1990; 13: 501 (abstract).
27. Markewitz, A, Zegelman M, Hemmer W, Schmitt CG. Empfehlungen zur Schrittmacherimplantation. Herzschr. Elektrophys. 1994; 5: 125–129.
28. Markewitz A. Erfahrungen mit konventionellen Schrittmachersonden aus chirurgischer Sicht. Herzschr. Elektrophys. 2001; 12: 123–130.
29. Moller M, Arnsbo P for the Danish Pacemaker Register. Appraisal of pacing lead performance from the Danish Pacemaker Register. PACE 1996; 19: 1327–1336.
30. Moller M, Arnsbo P for the Danish Pacemaker Register. Patients with unipolar ventricular leads live longer than patients with bipolar leads. PACE 1998; 21: 798.
31. Parsonnet V, Bernstein AD, Lindsay B. Pacemaker-implantation complication rates: An analysis of some contributing factors. J Am Coll Cardiol 1989; 13: 917–921.

32. Parsonnet V, Roelke M. The cephalic vein cutdown versus subclavian puncture for pacemaker/ICD lead implantation. PACE 1999; 22: 695–697.
33. Parsonnet V. Pacemaker indication revisionism. PACE 2000; 23: 1197–1199.
34. Reinke GF. Wirtschaftlichkeitsreserven locken überall. Die optimale OP-Abdeckung senkt die Kosten um bis zu 54 Prozent. f&w 2000; 17: 280–284.
35. Schwaab B, Kindermann M, Fröhlig G, Berg M, Kusch O, Schiefer H. Septal lead implantation for the reduction of paced QRS duration using passive-fixation leads. PACE 2001; 24: 28–33.
36. Shandling AH, Castellanet MJ, Thomas LA, Messenger JC. The influence of endocardial electrode fixation status on acute and chronic atrial stimulation threshold and atrial endocardial electrogram amplitude. PACE 1990; 13: 1116–1122.
37. Steinke TM, Josefiak K, Frackenpohl H: Ambulante Schrittmacherimplantation – Eigene Ergebnisse, medizinische, wirtschaftliche und juristische Aspekte im Lichte der „Strukturänderung". Herzschr Elektrophys 1994; 5: 67–72.
38. Tuschen KH. Verpflichtendes Qualitätsmanagement, integrierte Versorgung und DRG-orientierte Vergütung. f&w 2000; 17: 6–12.
39. Seshadri N, Acharya N, Abdul-Karim A, et al. Higher mortality in patients with polyurethane pacemaker lead insulation. PACE 2002; 24: 642.
40. Shandling AH, Castellanet MJ, Thomas LA, Messenger JC. The influence of endocardial electrode fixation status on acute and chronic atrial stimulation threshold and atrial endocardial electrogram amplitude. PACE 1990; 13: 1116–1122.
41. Yamamura KH, Kloosterman EM, Alba J, et al. Analysis of charges and complications of permanent pacemaker implantation in the cardiac catheterization laboratory versus the operating room. PACE 1999; 22: 1820–1824.
42. Vertrag nach § 115 b Absatz 1 SGB V – Ambulantes Operieren und stationsersetzende Eingriffe im Krankenhaus – vom 1. Juli 2003 sowie Vereinbarung von Qualitätssicherungsmaßnahmen bei ambulanten Operationen und bei sonstigen stationsersetzenden Leistungen gemäß § 15 des Vertrags nach § 115 b Absatz 1 SGB V vom 1. Juli 2003 (siehe http://www.dkgev.de/1 pub.htm)
43. Wiegand UK, Zhdanov A, Stammwitz E, et al. Electrophysiological performance of a bipolar membrane-coated titanium nitride electrode: A randomized comparison of steroid and nonsteroid lead designs. PACE 1999; 22: 935–941.
44. Wiegand UK, Bode F, Bonnemeier H, Tolg R, Peters W, Katus H. Atrial lead placement during atrial fibrillation. Is restitution of sinus rhythm required for proper lead function? Feasibility and 12-month functional analysis. PACE 2000; 23: 1144–1149.
45. www.bqs-online.de
46. www.dgkardio.de
47. Zegelman M, Kreuzer J. Die ambulante Schrittmacherimplantation – Bewährtes neu betrachtet. Herzschr. Elektrophys 1994; 5: 52–58.

Internistische Aspekte/ Alternative Stimulationsorte

G. Fröhlig

Das Wichtigste in Kürze

Standardmäßig werden im rechten Vorhof das Herzohr und im Ventrikel die Spitzenregion angesteuert, um dort Schrittmachersonden zu fixieren. Hämodynamische und elektrophysiologische Erwägungen lassen nach alternativen Stimulationsorten suchen, um im Vorhof antifibrillatorisch wirken zu können, eine Desynchronisierung der Ventrikel zu vermeiden oder schwer funktionsgeminderte Ventrikel elektrisch resynchronisieren zu können. Die Ergebnisse kleiner und sehr inhomogener Studien zeigen keinen klaren Vorteil septaler gegenüber apikaler Ventrikelstimulation; die Technik der His-Bündel-Stimulation steht erst am Anfang und kommt bei infrahisärer AV-Blockierung ohnehin nicht in Betracht. Etabliert ist dagegen die Anwendung koronarvenöser Sonden zur Stimulation des linken Ventrikels im Rahmen der Resynchronisationstherapie.

Im Vorhof legen tierexperimentelle und Humanversuche nahe, dass das Vorhofseptum dem Herzohr als Reizort überlegen ist, wenn vorrangiges Therapieziel die Prophylaxe von Vorhofflimmern ist. Kleine prospektiv randomisierte Studien an Patienten mit Schrittmacherindikation bestätigen das Konzept, eine große Folgestudie bestätigt diese Befunde nicht. Zumindest sind für solch atypisch fixierte Sonden Nachteile in Stabilität oder elektrischer Funktion nicht zu befürchten.

Einleitung

So wie zum Lebenserhalt die Lebensqualität als Kriterium kunstgerechter Schrittmachertherapie hinzugetreten ist, so haben neben der komplikationsarmen mechanischen und elektrischen Funktionssicherheit elektrophysiologische und hämodynamische Gesichtspunkte bei der Implantation eines Schrittmachersystems an Interesse gewonnen. Einfluss hat der Implanteur durch gezielte Wahl der Sondenposition.

Ventrikel

Dass die Kammersonde traditionell in der Spitze des rechten Ventrikels positioniert wird, hat v.a. mit der fehlenden Verankerungsmöglichkeit früher Sondenkonstruktionen zu tun. Schienung des Sondenverlaufs im rechtsventrikulären Einflusstrakt und Fesselung der Sondenspitze im sich verjüngenden Apex der rechten Kammer sind die einzigen Stabilisierungsmöglichkeiten der Anfangszeit.

Danach finden Kragen, „Finnen" und Anker als neue Fixationselemente Halt im rechtsventrikulären Trabekelwerk, das apikal am stärksten ausgebildet ist. Auch mit Aufkommen aktiver Fixationselemente wird die mechanisch entbehrlich gewordene Position letztlich beibehalten, obwohl es bereits seit den 1920er Jahren Befunde gibt, nach denen die Stimulation der rechtsventrikulären Spitze die Hämodynamik der linken Kammer ungünstig beeinflusst (15, 33, 38, 54). Eine tiefer gehende Diskussion der Zusammenhänge findet sich im Kapitel „Hämodynamik".

Pathophysiologie

Die Erregungsausbreitungsverzögerung zwischen und in den Ventrikeln führt im Ergebnis zur Verlängerung der isovolumetrischen Kontraktions- und Relaxationszeit, von „Totzeiten" also, während derer kein Volumenfluss stattfindet. Die mechanisch nutzbaren Zeiten innerhalb des Herzzyklus (Auswurf oder Füllung) sind weniger effektiv (57). Als **Folgen** beschrieben sind

- die Minderung von dP/dt_{max} und Auswurffraktion,
- die Verzögerung der frühdiastolischen Relaxation,
- eine inhomogene Myokardperfusion,
- ein Ungleichgewicht zwischen Perfusion und sympathischer Innervation und
- die Zunahme der Katecholaminkonzentration im Myokard (35).

Ultrastrukturell geht die Parallelanordnung der Myofibrillen verloren; es finden sich dystrophe Kalzifizierungen von Myozyten, vergrößerte Mitochondrien mit inhomogener Struktur sowie Veränderungen im spezifischen Reizleitungsgewebe des Herzens (1, 31, 32).

So konsistent diese Daten sind, so sehr divergieren die Befunde zur (linksventrikulären) Hämodynamik bei Wahl alternativer Stimulationsorte in der rechten Kammer. Erfahrungen aus frühen Versuchen mit rechtsventrikulär septalem Pacing sind ernüchternd (6, 9), jüngere Arbeiten widersprüchlich (10, 12, 13, 14, 17, 20, 25, 27, 40, 52). Die Bewertung wird dadurch erschwert, dass die genannten Studien jede Homogenität der Patientenpopulation, des Stimulationsmodus, der Elektrodenplatzierung an Septum und rechtsventrikulärem Ausflusstrakt und letztlich der Messmethoden vermissen lassen.

Der Versuch, die publizierten Daten durch Standardisierung des hämodynamischen Effekts zu „poolen", deutet auf die Überlegenheit der nicht apikalen Stimulation hin (Abb. 4.12; [19]), doch schließt diese Synopsis Patienten mit fortgeschrittener Herzinsuffizienz ausdrücklich aus. Für letztgenannte Gruppe zeigt eine prospektiv randomisierte Crossover-Studie (n = 103; LVEF < 40 %; permanentes Vorhofflimmern) keinen konsistenten Vorteil in Lebensqualität und Hämodynamik, wenn apikale und Ausflusstrakt-Stimulation miteinander verglichen werden (50). Zumindest für Patienten mit markanter Funktionsminderung der linken Kammer scheint damit die Suche nach einem überlegenen rechtsventrikulären Stimulationsort frustran.

Eigene Daten legen einen Zusammenhang zwischen stimulierter QRS-Breite und linksventrikulärer Auswurfleistung nahe, wobei oft, wenn auch nicht immer, mit septaler statt apikaler Stimulation schmalere QRS-Komplexe zu erzielen sind (48, 49). Allerdings nähren neuere Daten, welche großenteils bei Entwicklung der Resynchronisationstherapie (s. dort) erarbeitet wurden, Zweifel an diesem Konzept (34, 45, 55).

Kammerseptum und rechtsventrikulärer Ausflusstrakt

Wer sich trotz dieser Datenlage entscheidet, septalen vor apikalen Sondenpositionen den Vorzug zu geben, gewinnt damit nicht nur Alternativen bei mangelhafter Sondenstabilität oder elektrischer Malfunktion (Kapitel „Ventrikuläre Implantation"), er reduziert auch die

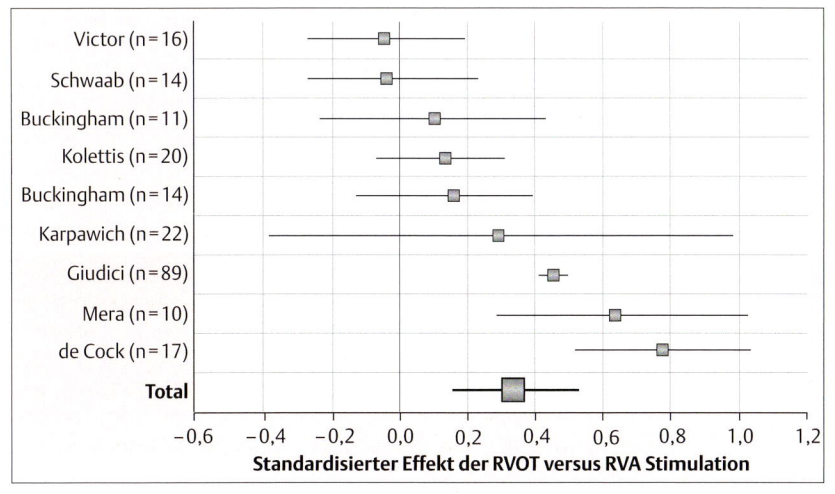

Abb. 4.12 Hämodynamischer Effekt der Ausflusstrakt-(RVOT-) versus konventionell apikaler Stimulation (RVOT); Studien mit der erklärten Absicht hämodynamischer Intervention wegen Herzinsuffizienz sind in der Zusammenstellung nicht enthalten. Punkte und Vertrauensbereiche rechts der Nulllinie zeigen einen Vorteil der RVOT-Stimulation an (nach [24]).

Gefahr der Ventrikelwandperforation (etwa mittels Schraubsonde). Die Implantation unterscheidet sich nicht wesentlich vom traditionellen Vorgehen:

➤ entweder folgt man dem vorbeschriebenen Verfahren, um die Sonde im rechtsventrikulären Einflusstrakt locker zu deponieren und sie erst nach Wechsel auf einen vorgebogenen Führungsdraht endgültig zum Kammerseptum zu navigieren;
➤ oder man benutzt gleich ein winklig oder J-förmig geformtes Stylet, um mit der Sondenspitze voraus den Trikuspidalring kranial zu passieren und direkt zum rechtsventrikulären Ausflusstrakt zu gelangen.

Das erste Verfahren eignet sich v.a. für aktiv fixierende Sondenmodelle mit fest stehender Schraube, letzteres ist mit jeder Sondenkonfiguration anwendbar (Abb. 4.**13**).

Problem der erstgenannten Methode ist, dass Moderatorband oder Trikuspidal-Chordae die Sondenspitze fangen und einen Aufwärtsschwenk in Richtung Ausflusstrakt verhindern; häufig muss sie dann sehr weit in die Trikuspidalklappe zurückgezogen werden und disloziert schließlich in den rechten Vorhof. Hauptschwierigkeit der Alternativtechnik ist, dass sich das stark angewinkelte distale Sondenende außerhalb des Trikuspidalrings aufstaucht und nicht in die Klappenöffnung fällt. Abhilfe schafft meist das Spielen mit dem Führungsdraht, wobei die Sondenspitze nach Rückzug des Stylets um 1–2 cm leicht nach unten hängt, unter Linksdrehung durch die Klappe in die rechte Kammer „geschlenzt" und mit rasch vorgeschobenem Führungsdraht wieder aufgerichtet werden kann.

Wie und wo die endgültige Position erreicht wird, hängt oft davon ab, wie steil der Ausflusstrakt der rechten Kammer verläuft. Hat man individuell eine zu spitzwinklige Vorbiegung des Führungsdrahts gewählt, so drängt die Sondenspitze zur Pulmonalklappe oder auch darüber hinaus; die septale Position erreicht man dann recht gut, indem man durch dosierten Rückzug des Stylets das Sondenende auf das Septum zuschwimmen lässt und nach provisorischem Festhaken auf einen weniger gekrümmten Führungsdraht wechselt, bevor die endgültige Fixation erfolgt.

> Dass die Sonde tatsächlich septal und nicht an der freien Vorderwand des Ausflusstrakts liegt, lässt sich in LAO- besser als in PA-Sicht entscheiden; hilfreich ist außerdem, dass septale Stimulation eine überwiegend negative QRS-Deflektion in der Extremitätenableitung I erzeugt (37).

Je näher an der Pulmonalklappe man die Sonde platziert, umso weniger Trabekel sind an der Ventrikelwand zu erwarten. Mit aktiver Fixationsmöglichkeit kann grundsätzlich jede Stelle an Septum und Ausflusstrakt als Stimulationsort gewählt werden; fest stehende Schrauben haben dabei den Vorteil, bereits bei Wandkontakt den Sondenkopf vorläufig zu verankern und nicht bei endgültiger Fixation wieder abzurutschen. Mehr apikale und mittlere septale Regionen weisen dagegen soviel Trabekelwerk auf, dass auch passive Sonden sicher befestigt werden können (Abb. 4.**14**). Systematische Studien an 20 aktiven (5) und 120 passiven (49) septalen Sonden lassen in Dislokationsrate, Stimulations- und Wahrnehmungsfunktion keine Nachteile dieser Positionierung erkennen.

His-Bündel-Pacing

Falls eine schnelle und geordnete Aktivierung beider Ventrikel vom spezifischen Leitungssystem am besten zu gewährleisten ist, liegt es nahe, einen direkten Zugang zum His-Purkinje-System zu suchen. Dies macht v.a. Sinn, solange die Leitungsstrukturen nicht selbst (in Form infrahisärer Blockierungen) krankhaft verändert sind. Der Zugang kann jenseits der Trikuspidalklappe in

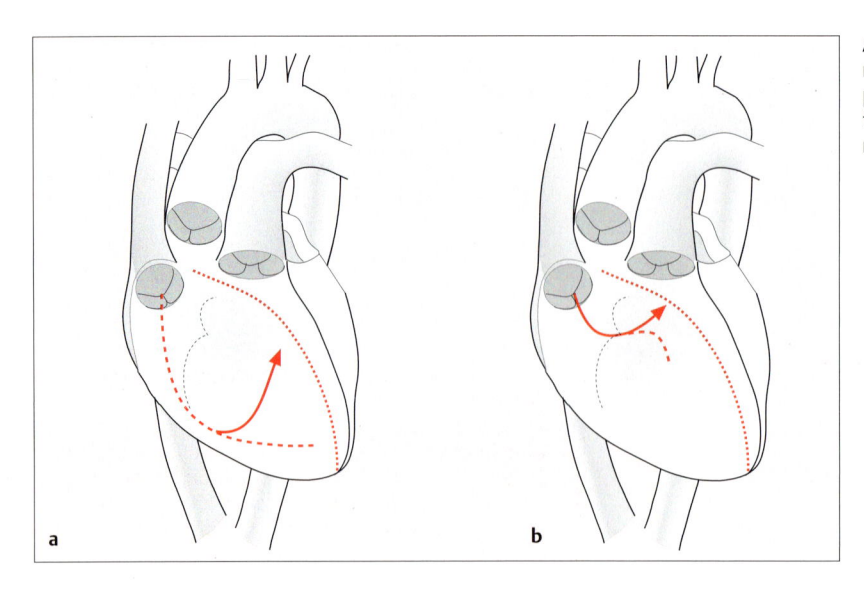

Abb. 4.**13** Ansteuerung des Kammerseptums aus primärer Sondenposition im rechtsventrikulären Einflusstrakt (links) und direkt vom rechten Vorhof aus (rechts).

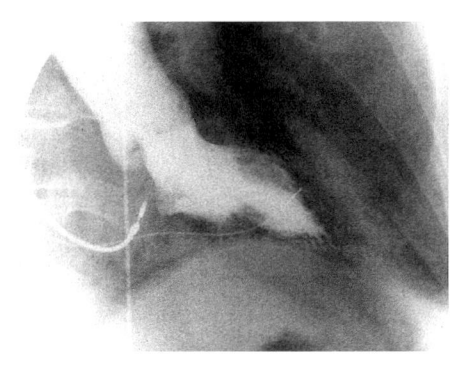

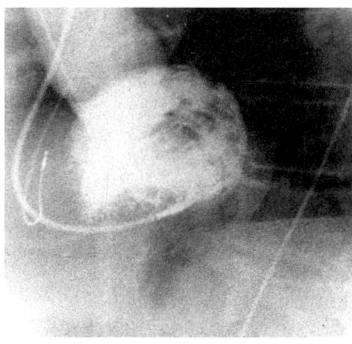

Abb. 4.14 Linksventrikuläre Kontrastdarstellung in 30° RAO (links) und 60° LAO (rechts). Erkennbar sind die (dickere, bipolare) Sonde im dilatierten rechten Vorhof, die am Eingang des Koronarsinus fixiert ist, und die (dünne, unipolare) Ventrikelsonde mit Position im apikalen Drittel des anterioren Kammerseptums. Der Bezug zum interventrikulären Septum wird besonders in LAO-Projektion deutlich.

einem scharf aufwärts und medial gerichteten Bogen von ventrikulär erfolgen (2), oder man wählt den Weg des Elektrophysiologen, der das His-Bündel von atrial in der schmalen Zone erreicht, wo das kraniale Kammerseptum an den rechten Vorhof angrenzt (22, 30). Mittels Schraubelektrode (vorzugsweise länger als 1,5–2,0 mm) wird der Kontakt zum spezifischen Leitungsgewebe hergestellt.

Das Verfahren ist bisher nur vereinzelt angewandt worden, Steuerprobleme bei der präzisen Elektrodenplatzierung sind bisher ungelöst, für Sonden mit konventioneller Schraubenlänge erscheint mittelfristig die Stimulationfunktion nicht gesichert. Als klinisches Standardverfahren kann die His-Bündel-Stimulation deshalb zur Zeit nicht gelten.

Biventrikuläre Stimulation

Elektrische und mechanische Asynchronien kommen nicht nur – wie oben beschrieben – bei Stimulation der Ventrikel von rechts-apikal vor, sie sind auch für stark dilatierte Ventrikel typisch, bei denen die Erregungsausbreitung zwar intrinsisch, jedoch oft verzögert erfolgt und durch Linksschenkelblockbilder mit besonders breiten (> 150 ms) QRS-Komplexen auffällt. Wandbewegungsanalysen, wie sie besonders differenziert mittels Gewebedoppler gelingen, zeigen häufig zwischen Kammerseptum und posteriorer Lateralwand die größte Phasenabweichung, wobei einzelne Segmente erst in der frühen Diastole („postsystolisch") ihr Kontraktionsmaximum erreichen.

Solche Formen der „electrical disease" und ihre deletären Folgen für Kontraktionsablauf und Auswurfleistung insuffizienter (linker) Ventrikel lassen sich elektrisch (teil-)korrigieren. Das Prinzip der „biventrikulären" Stimulation besteht denn auch darin, Ventrikelabschnitte größter Phasendifferenz über zwei (in Zukunft mehrere?) Sonden zu „resynchronisieren" (Schrittmacher-Hämodynamik).

Elektrische und mechanische Resynchronisationskriterien

Elektrisch scheint dies besonders dann zu gelingen, wenn die rechtsventrikuläre (RV-)Sonde möglichst früh und die linke (LV) am Ende des verbreiterten QRS-Komplexes die lokale Depolarisation detektiert (Abb. 4.15). Obwohl nicht validiert, ist dieses Kriterium unmittelbar einsichtig und intraoperativ leicht zu verifizieren.

Allerdings kann ein Ort lokal verspäteter Deflektion auch in einem Narbenareal des linken Ventrikels liegen, aus dem sich nach Stimulation die Erregungsfront verzögert ausbreiten und neue Phasendifferenzen erzeugen kann. Von manchen Zentren wird deshalb durch hämodynamische Testung vor oder Monitoring während Implantation entschieden, ob die Stimulation an der linksventrikulären Sondenposition einen merklichen Resyn-

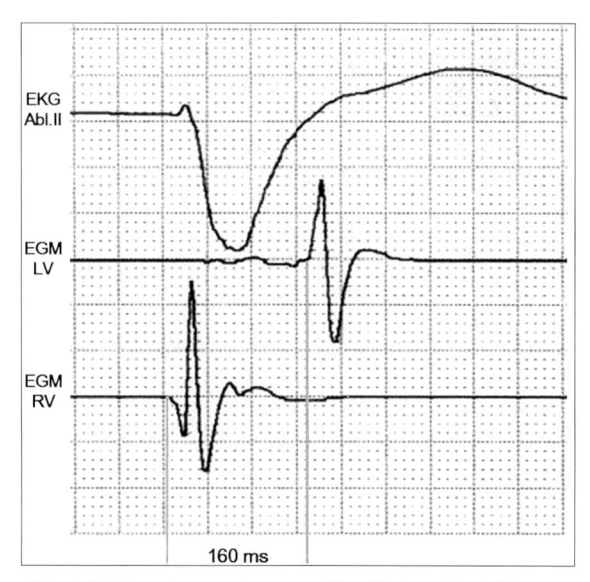

Abb. 4.15 Von oben nach unten: Oberflächen-EKG (Ableitung II), lokales links- (LV) und rechtsventrikuläres (RV) Elektrogramm (EGM); Vorschub bei der Registrierung 100 mm*s^{-1}; die Latenz von 160 ms zwischen beiden Elektrodenpositionen („elektrische Asynchronie") kann durch simultane an eben diesen Orten aufgehoben werden und verspricht einen guten Resynchronisationseffekt; zur Verlässlichkeit des Kriteriums siehe Text.

chronisationseffekt bietet oder eine Repositionierung anzuraten ist. Gebräuchliche Schwelle ist dabei ein Plus der Blutdruckamplitude („pulse pressure") um 10 % (53), deren prädiktiver Wert noch der Bestätigung bedarf. Alternativ denkbare Gewebedoppler-Analysen erscheinen nur in Ausnahmefällen praktikabel.

Technik linksventrikulärer Sondenimplantation

Die transvenöse Platzierung von Sonden, welche den linken Ventrikel von epikardial zu stimulieren vermögen, verlangt Sondenmaterial, Implantationshilfen und operative Techniken, die über die klassische Schrittmacherchirurgie weit hinausgehen. Dies betrifft v.a. die Steuerung der Sonde, die nur ausnahmsweise mit den üblichen Führungsdrähten gelingt und deshalb auf Vorgehensweisen zurückgreift, wie sie in der interventionellen Kardiologie üblich sind. Obwohl sie den gleichen Gesetzen von „steerability, pushability and support", also von Steuer- und Vorschubfähigkeit in die gewünschte Richtung gehorchen, unterscheiden sie sich dennoch von den Bedingungen im koronararteriellen System, weil die Venen oft weiter, die Kurven oft enger und Kontrastdarstellung wie Vorschubbewegung gegen den Blutstrom deutlich schwieriger sind.

Die Entwicklung geeigneten Materials ist noch nicht abgeschlossen, gebräuchliche Techniken verlieren rasch an Aktualität und bedürfen ständig überarbeiteter Darstellung (23). Die folgenden Abschnitte können deshalb nur eine kurze Momentaufnahme sein.

Sondierung des Koronarsinusostiums

Auch wenn grundsätzlich eine Sonde ohne Hilfsmittel über rechten Vorhof und Koronarsinus (CS) in eine Herzvene navigiert werden kann, mindern hintereinander geschaltete Kurven im venösen System die Vorschubkraft an der Sondenspitze so sehr, dass ohne „Support" durch einen Führungskatheter jeglicher Vortrieb im System verloren geht. Regelhaft wird deshalb der Koronarsinus mit einem Führkatheter sondiert, der unterschiedlich weit in die große Herzvene vorgeschoben wird und dort als „Workstation" für weitere Sondenmanipulation liegen bleibt. Der Katheter hat eine Weite von etwa 8 French, wird meist über eine separate Punktion der V. subclavia mittels einer Schleuse ins venöse System eingebracht und über einen Führungsdraht nach rechtsatrial vorgeschoben.

> Typische Schrittmacher-Implanteure, die gewohnt sind, die Sonde mit Hilfe vorgeformter Führungsdrähte zu manipulieren, benutzen statt des Führungsdrahts die Sonde selbst, die – in den Katheter eingebracht und über sein distales Ende hinausgeschoben – als Leitschiene im Gefäßsystem dienen kann.

Katheter sind mit unterschiedlicher Krümmung, inzwischen auch steuerbar erhältlich. Mit welcher Form gestartet wird, entspricht

➤ subjektiven Vorlieben,
➤ der Herz- (insbesondere Vorhof-)Größe,
➤ der Lage des Koronarsinusostiums sowie
➤ der Richtung und Steilheit des vorhofnahen Koronarsinusabschnitts.

Um diese Variablen im Voraus zu kennen, empfiehlt es sich, bei der ohnehin oft indizierten Koronarangiographie mehr Kontrastmittel als üblich zu injizieren, lange zu filmen und die koronarvenöse Phase mit aufzuzeichnen, die vielfach ausreichende Orientierung über den Verlauf des Gefäßes und seiner großen Seitenäste vermittelt.

Für die eigentliche Sondierung gibt es **mehrere Techniken**:

➤ Abhängig davon, ob der Führkatheter von rechts- oder linkssubklavikulär in den rechten Vorhof eingebracht wurde, zeigt die Spitze mehr nach lateral oder medial. Beim Vorschub aus der Mitte des Vorhofs wird der Katheter im Gegenuhrzeigersinn gedreht, bis er sich nach medial unten bewegt und die Region der Koronarsinusmündung erreicht. Ob er dabei mehr nach vorn abweicht und in die Trikuspidalklappe fällt oder zu weit nach dorsal dreht, lässt sich am besten in 30°-RAO-Projektion verfolgen, die nahezu orthograd auf das Koronarsinusostium blickt.
Hat man den Katheter zu stark nach dorsomedial rotiert, sollte man ihn nicht nach ventral zurückdrehen, weil die Eustachische Klappe die Sondierung des Ostiums aus dieser Richtung verhindert (Abb. 4.**16**). Stattdessen zieht man den Katheter etwas zurück, orientiert die Spitze wieder nach ventral und versucht das „Hineindrehen" nach mediodorsal erneut. Oft gleitet der Katheter dann mehrere Zentimeter in den Koronarsinus hinein oder er verharrt so dicht vor dem Ostium, dass es möglich wird, einen Führungsdraht oder die Sonde selbst hineinzuschieben. Die Prozedur kann individuell vielfach modifiziert werden, indem
  – mit dem Katheter die Richtung vorgegeben wird, die eigentliche Suche des Koronarsinusostiums aber mittels Führungsdrahts (z.B. Terumo) erfolgt,
  – ein aktiv deflektierbarer Katheter Anwendung findet,
  – in der Führungsschleuse ein steuerbarer Elektrophysiologiekatheter zum Einsatz kommt, der Feinadjustierung der Krümmung und Drehbewegungen erleichtert.
➤ Eine alternative Technik trägt der Anatomie um die Mündung des Kronarsinus Rechnung, indem sie die Valvula Eustachii nicht als Barriere zu überwinden, sondern als Leitschiene zu nutzen versucht. Dazu setzt man einen Katheter ein, der proximal (ca. 12 cm hinter der Spitze) abgewinkelt, distal nochmals gekröpft ist und zuerst über den mediokranialen Rand der Trikuspidalklappe in die rechte Kammer vorgeschoben wird. Unter leichter Drehung der Spitze gegen den Uhrzeigersinn wird der Katheter über den Trikuspidalring zurückgezogen und stellt sich dann nach dorsomedial in Richtung Koronarsinusostium

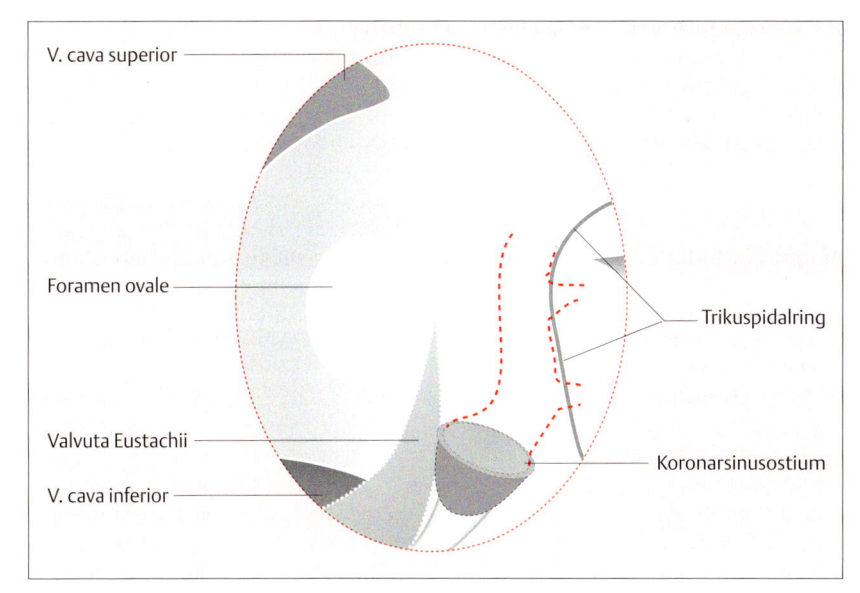

Internistische Aspekte/Alternative Stimulationsorte **129**

Abb. 4.**16** Blick von anterolateral auf die medialen Strukturen des rechten Vorhofs mit interatrialem Septum (einschließlich Foramen ovale), Eingang zum Koronarsinus, dessen dorsaler Begrenzung durch die Eustachische Klappe und dessen ventrokaudaler Nachbarschaft zum Trikuspidalostium.

ein. Auch dieses Manöver lässt sich am einfachsten im RAO-Strahlengang kontrollieren.

Nachteil der Methode ist, dass der Katheter zu weit in den rechten Ventrikel vorschnellen und am Septum den rechten Faszikel mechanisch alterieren kann. Zusammen mit dem vorbestehenden Linksschenkelblock kann dies vollends zur atrioventrikulären Leitungsunterbrechung mit Asystolie führen. Dies ist auch der Grund, warum von manchen Autoren empfohlen wird, zuerst die rechtsseitigen Sonden zu implantieren, um den Koronarsinus dann in Stimulationsbereitschaft kanülieren zu können.

Röntgen-Kontrast-Darstellung

Unsicherheiten über die Lage der Katheterspitze lassen sich beseitigen, indem man die typische Röntgenmorphologie von rechter Kammer und Koronarsinusmündung nutzt. 2 ml Kontrastmittel reichen aus, um die Trabekulierung des rechtsventrikulären Kavums, die scharfe Begrenzung des Trikuspidalrings bei Injektion hinter ein Segel oder die Kontur der Eustachischen Klappe sichtbar zu machen. Allerdings wäscht die Blutströmung den Kontrast so schnell aus, dass unter suboptimalen Röntgenbedingungen nur wenig Orientierung übrig bleibt. Die Injektion neben der eingelegten Sonde erreicht nicht die nötige Kontrastdichte.

Nützlich ist das Verfahren dann, wenn die Spitze des Katheters in der Mündung des Koronarsinus liegt, sich aber nicht vorschieben lässt. **Übliche Hindernisse** sind

➤ ein Kinking des Sinus nach kaudal oder kranial,
➤ die Einmündung der mittleren Herzvene (Abb. 4.**17**) kurz vor oder im Koronarsinusostium, wobei der Katheter auf der Bifurkation anstemmt und/oder
➤ eine Striktur, Stenose oder Klappe des Sinus.

Manipulation der Sondenspitze durch Drehen, leichtes Zurückziehen der Einführhilfe und Vorschieben von Führungsdraht oder Sonde (mit nicht vollends eingeführtem Stylet) lassen den Katheter meist in den Koronarsinus gleiten.

Die Suche nach geeigneten Koronarvenen und die Wahl von Sonde oder Navigierhilfen wird erleichtert, wenn der Sinus und seine Zuflüsse mittels Phlebographie sichtbar gemacht und als „Template" auf dem Röntgen-Bildschirm eingefroren werden. Die Blutströmung zum Ostium ist aber meist so stark, dass die Injektion von 10–20 ml Kontrastmittel durch die großkalibrige Schleuse nicht ausreichen, um das Venensystem auch nur annähernd zu füllen.

Standardtechnik ist deshalb, über den Steuer- einen Ballonkatheter vorzuschieben, den Ballon jenseits

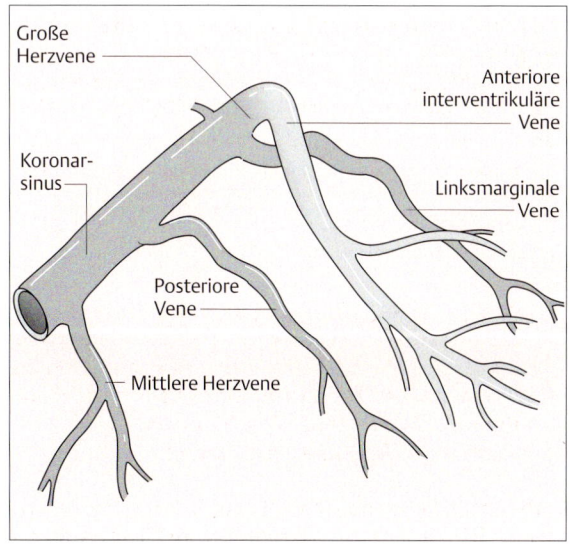

Abb. 4.**17** Anatomie von Koronarsinus und -venen.

der Katheterspitze aufzublasen und den Venenabfluss temporär zu blockieren. Bei vorsichtiger Füllung des Ballons ist die Gefahr nicht groß, dass der Koronarsinus überdehnt wird oder reißt. Häufig vielmehr reicht die Größe des Ballons nicht aus, den Sinus wirksam abzuschließen und das Venensystem retrograd zu kontrastieren (39).

> Da in deflatiertem Zustand die rigide Spitze des Ballonkatheters Dissektionen des Koronarsinus provozieren kann (eigene Beobachtung), empfiehlt sich erst die Koronarsinusdarstellung über die Schleuse allein, bevor zum Ballonkatheter gegriffen wird.

Auswahl der geeigneten Koronarvene

Die Beurteilung des Venenangebots, das sich im Koronarsinus-Phlebogramm (Abb. 4.18) darstellt, folgt einander widersprechenden Auswahlkriterien:

➤ Höchste Priorität genießt das hämodynamische Interesse an einer möglichst **effektiven Resynchronisation.** Vor individueller Testung sind posterolaterale oder linksmarginale Venen (Abb. 4.17) bevorzugtes Implantationsziel, während die anteriore Platzierung eine geringere Responderrate verspricht oder gar deletäre Effekte zeitigt (16). Ob basale Positionierung tatsächlich den Ort spätester lokaler Erregung trifft (3), in apikobasaler Ausdehnung überhaupt keine Vorzugslokalisation existiert (26) oder rechts- und linksventrikuläre Sonde räumlich nur möglichst weit auseinander liegen müssen, um maximale Resynchronisation zu erzeugen (23), ist durch randomisierten intraindividuellen Vergleich nicht abschließend geklärt.
➤ In der genannten Zielregion ist die Vene am besten geeignet, die in nicht zu scharfem Winkel in den Koronarsinus mündet, möglichst wenig Kalibersprünge oder tortuose Windungen aufweist und nach ihrer Weite die gewünschte Sonde in ausreichender Länge aufzunehmen verspricht, um sie mechanisch stabilisieren zu können.

Technisch adäquate Phlebogramme (86 von 129 Patienten, 67 %; [39]) lassen eine Quote idealer Sondenpositionierung von nur 55 % erwarten, wenn exklusives Zielgefäß eine posteriore Vene sein soll; für den linksmarginalen Zugang liegt der Anteil bei 82 %; für beide Zielregionen zusammen ist bei fast jedem Patienten (99 %) mit einer akzeptablen Vene zu rechnen (Abb. 4.19).

Sonden-Navigation zur Koronarvene

Liegt der Führkatheter erst einmal im Koronarsinus, ist es ohne Hindernisse wie Strikturen oder Venenklappen praktisch immer möglich, die Stimulationssonde in die anteriore interventrikuläre Vene vorzuschieben. Falls

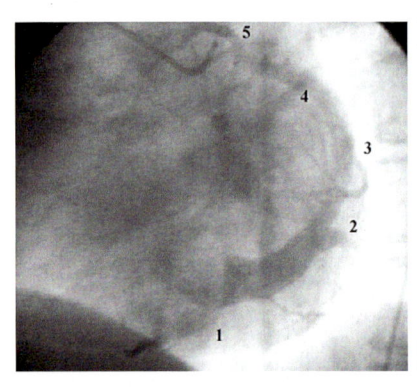

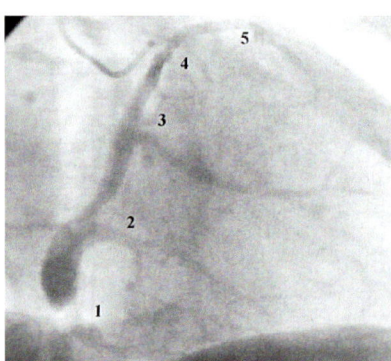

Abb. 4.18 Venöse Phase einer Koronarangiographie mit Injektion in die linke Kranzarterie (der Judkins-Katheter ist als Orientierung im linken Hauptstamm belassen); links: LAO-Projektion; rechts: RAO-Darstellung. 1 = mittlere Herzvene (in LAO durch Bewegung unscharf); 2,3 = posteriore Venen; 4 = linksmarginale Vene (infolge Bewegung unscharf); 5 = anteriore interventrikuläre Vene.

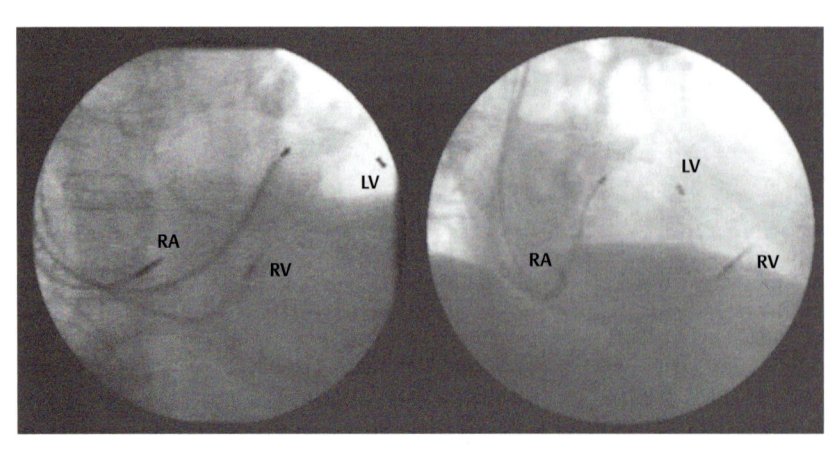

Abb. 4.19 Sondenanordnung eines CRT-Systems in LAO- (links) und RAO-Projektion (rechts); die Aufnahmen stammen vom gleichen Patienten wie in Abb. 4.17; Abweichungen in der Orientierung erklären sich durch ungleiche Angulierung; RA = Spitze der rechtsatrialen, septal platzierten Sonde; RV = septale Position der rechtsventrikulären Sonde; LV = Spitze der ausschließlich stylet-geführten linksventrikulären Sonde, die basal in der linksmarginalen Vene liegt.

diese einen weit nach lateral führenden „diagonalen" Ast aufweist, mag sie in einer akzeptablen Zielregion enden. Sonst sollte man dieses Gefäß jedoch meiden, auch wenn in Ausnahmefällen dort positive Resynchronisationseffekte erzielt werden können (16).

Im Gegensatz zu dieser Route, die einfach dem Koronarsinusverlauf folgt, lassen sich die anderen Regionen nur erreichen, wenn man der Sonde eine Richtungsänderung aufzwingt. Dies ist deshalb nötig, weil die Form des Führkatheters seine Mündung fast immer nach atrial zeigen lässt und der Sonde eine Vorzugsrichtung weg von den ventrikulären Gefäßen vorgibt. Das Umsteuern gelingt auf unterschiedliche Weise:

➤ **Stylet-basiertes Vorgehen**: Unabhängig von der Kröpfung, welche stylet-fähige Sonden meist aufweisen, kann man den Führungsdraht so vorbiegen, dass die Sondenspitze einen Winkel beschreibt und durch Drehbewegung in verschiedene Richtungen gelenkt werden kann. Wegen der Vorzugsrichtung des Führkatheters neigt die Sonde dennoch dazu, sich nach atrial einzustellen oder, wenn man ihr eine andere Richtung vorgegeben hat, in die Ursprungsposition zurückzuschnellen. Dies geschieht, sobald man die Sonde loslässt oder wenn man sie mit zu viel „Torque" überdreht.
Die Winkelung der Sondenspitze reicht meist nicht, um bereits kurz hinter dem Katheterende die Mündung einer posterioren Ventrikelvene zu sondieren. Vielmehr gelingt es mit dieser Technik am besten, den Eingang zu einer linksmarginalen Vene zu finden, indem man die Sonde im Uhrzeigersinn rotiert und mit der Spitze nach apikal (RAO-Projektion) und lateral (LAO-Sicht) einstellt. Die Route ist dann viel versprechend, wenn die Sonde nicht mehr im typischen Halbkreis der V. cordis magna nach ventral und kranial läuft, sondern im stumpfen Winkel davon abweicht. Staucht sie sich am Eingang des Venenastes auf, so kann man das Stylet ein wenig zurückziehen, so dass das Sondenköpfchen abgewinkelt wird und in die Vene gleitet. Zuviel Schub bewegt den Sondenschaft über die Abzweigung hinaus und disloziert das distale Sondenende aus der Vene. Dies kann vermieden werden, indem man die Sonde an der Venenmündung liegen lässt, sie durch Schließen des Katheterventils so festklemmt, dass sie sich nicht wieder aus der Venenmündung herausdreht, das Stylet durch einen Koronarführungsdraht ersetzt und mittels „Over-the-wire"-Technik fortfährt.
Weist die Vene keinen allzu großen Abgangswinkel und ein ausreichendes Kaliber auf, so bewegt die Sonde sich mit leichtem Schub auch ohne weitere Hilfsmittel hinein und kann in einer stabilen Position zwischen Sulcus coronarius und Herzspitze platziert werden. Das stylet-basierte Vorgehen eignet sich auch, wenn im posterioren, posterolateralen und marginalen Bereich kein Venenangebot besteht und man versucht, den Katheter bis an die Koronarsinusmündung zurückzuziehen und die mittlere Koronarvene als Zielgefäß zu sondieren. Falls diese nicht in gerader Linie nach apikal abgeht, empfiehlt sich ein Katheter mit „Amplatz"-Charakteristik, dessen distales Ende sich nach kaudalapikal in die Venenmündung hineindrehen lässt.

➤ **„Over-the-wire"- (OTW-)Technik**: Die schon angesprochene Vorzugsrichtung des Führkatheters erschwert auch die Nutzung von Führungsdrähten, wie sie von koronararteriellen Interventionen bekannt sind. Hinzu kommt, dass der Koronarsinus sehr viel weiter als jedes arterielle Koronargefäß ist, so dass die Sondierung von Seitenästen nicht immer einfach gelingt.
Ein drittes Problem, das die venöse von der arteriellen Koronarzirkulation unterscheidet, sind die oft spitzwinklig in den Koronarsinus einmündenden Gefäße, die – retrograd sondiert – praktisch keinen Vortrieb an der Drahtspitze mehr übrig lassen. Typische Schwierigkeit ist dabei, dass das flexible Ende des Koronardrahts wieder aus der Venenmündung herausgezogen wird, wenn der steifere Teil der Hauptrichtung des Sinus folgt.
– Die OTW-Technik ist unverzichtbar, wenn die linksventrikuläre Sonde am Ende eine Spiralform aufweist, welche sie nach Platzierung im Gefäß fixieren soll. Aufgabe des Drahts ist es dann, die Sonde zu begradigen und in diesem Zustand gefäßgängig zu machen.
– Mit dem flexiblen Draht ist es oft allein möglich, Gefäßabschnitte mit Kinking oder Schlängelung zu überwinden, denen die Stimulationssonde allein nicht folgen könnte. Der Draht sollte dann bis weit apikal (nicht selten auch über Venenverbindungen wieder in Richtung Sulcus coronarius) vorgeschoben werden, damit er mit seinen steiferen Abschnitten die Venenbiegungen begradigt und genügend „Support" für das Vorschieben der Sonde bietet. Zu diesem Zweck kann auch der Wechsel von einem flexibleren zu einem härteren Draht nötig werden, wobei Techniken aus der interventionellen Kardiologie (z.B. der Tausch der Drähte über einen dünnen Ballonkatheter) Anwendung finden.
– Koronarführungsdrähte werden auch benötigt, um im Zielgefäß nach Seitästen zu suchen, in denen dünne Sonden fixiert werden („Wedging"), oder eine Position abseits des N. phrenicus zu finden (s.u.).

➤ **Teleskopierbare Katheter**: Die Kombination aus Führungs- und Innenkatheter erlaubt, die Vorzugsebene und -richtung der Koronarschleuse zu verlassen und davon abweichende Zielvenen anzusteuern. Dafür gibt es eine Vielzahl von Spitzen-Designs und steuerbaren Modellen des Innenkatheters.
Vorteil dieser Konstruktion ist, dass auch spitzwinklige Mündungen intubiert und ein Führungsdraht mit genügend „Support" in den Venenast vorgeschoben werden kann. Ihr **Nachteil** besteht darin, dass die Sonde für den Innenkatheter zu dick ist, so dass ein Zwischenschritt mit Wechsel des Katheters auf die Stimulationssonde nötig ist. Die Technik verlangt längere Führungsdrähte (oder „Extension"-Wires)

und die Zusammenarbeit von zwei Operateuren; sie hat zudem die Schwierigkeit, dass auch mit harten Drähten der Support für die Überwindung enger Kurven unzureichend sein kann und die Zielregion letztlich nicht zu erreichen ist.

> Aus der bisherigen Darstellung ergibt sich zwanglos, dass oft nur die Kombination mehrerer Techniken zum Erfolg führt, die Sondenkonstruktion dies aber auch zulassen muss.

Typische Platzierungsprobleme

Der Erfolg der Sondennavigation in die gewünschte Koronarvene kann durch eine Reihe von Faktoren in Frage gestellt werden:

- Elektrisch zeigt die erreichte Position eine lokale Elektrogrammdeflektion, die früh im QRS-Komplex des Oberflächen-EKGs lokalisiert ist und vermuten lässt, dass nicht der Ort maximaler Erregungsverzögerung (mit dem Potential größtmöglicher Resynchronisationswirkung, s.o.) gefunden wurde. Abhängig vom Venenangebot sollte die Repositionierung erwogen werden.
- Das lokal ableitbare Signal reicht für die Steuerung des Schrittmachers nicht aus: Dieser Aspekt mag im Einzelfall unwichtig sein, weil viele Aggregate die ventrikuläre Steuerung nur über die Sonde in der rechten Kammer vornehmen und die Nutzung des linksventrikulären Signals ohnehin nicht vorgesehen ist.
- Die epikardiale Reizschwelle ist sehr hoch: Auch wenn man bereit ist, im Konflikt zwischen Hämodynamik und Reizübertragung der optimalen Resynchronisation Priorität einzuräumen, sind Reizschwellen jenseits 2,5 Volt bei 0,5 ms geeignet, die Laufzeit des Aggregats empfindlich zu reduzieren. Reizschwellen über 3,5 Volt erfordern oft schon „high output" (5 Volt oder mehr) und verkürzen damit die Lebensdauer des Schrittmachers auf weniger als zwei Jahre. In Einzelfällen wird man sie dennoch akzeptieren.
- Ein Test mit 10 Volt Stimulationsamplitude zeigt bei subkostaler Palpation oder während Durchleuchtung impulssynchrones Zwerchfellzucken: Entscheidend ist dann, ob ein nennenswerter Schwellenabstand (z.B. mehr als 2 Volt) zwischen myokardialer und Phrenikusreizung besteht. Sofern dies nicht der Fall ist, kann versucht werden, durch alternative Stimulationskonfiguration (z.B. LV-Tip versus RV-Ring) den Reizschwellenabstand zwischen N. phrenicus und Myokard zu erhöhen. Andernfalls bleibt nur die Repositionierung.
- Die Position der Sonde in der Koronarvene erscheint instabil: Dazu sind zwei grundsätzliche Szenarien denkbar:
  - Eine dünne OTW-Sonde liegt in einem weitlumigen Koronarsinusast, kann bis zur linksventrikulären Spitze vorgeschoben und mittels „Wedging" der feinen spitzennahen Anker oder einer Silikon-"Schraube" doch nicht fixiert werden; mittels Führungsdraht wird dann eine Verzweigung der Vene sondiert und die Verankerung im schmaleren Seitenast versucht. Alternativ wird die Sonde durch eine dickere Konstruktion ersetzt, die nicht durch Venenverschluss verankert werden muss.
  - Eine Sonde ohne spitzennahen Fixationsmechanismus reicht nur wenige Zentimeter in die Koronarvene hinein und kann nicht weiterbefördert werden, weil die Vene zu schmalkalibrig ist, eine Engstelle nicht überwunden oder ein Kinking nicht passiert werden kann. Trotz der kurzstreckigen Intubation der Vene ist eine Dislokation der Sonde dann nicht zu befürchten, wenn sie sich an mindestens drei Punkten im Venensystem abstützt; bei mehrfach gekröpften Modellen geschieht dies am Elektrodenkopf, am (kontralateral anliegenden) distalen Winkel und mit dem Sondenschaft proximal des zweiten Winkels (der sich oft im Koronarsinus selbst anstemmt). Dagegen haben einzelne Konstruktionen mit distaler Spirale den Nachteil, dass nach Rückzug des stabilisierenden Führungsdrahts ein relativ steifer Sondenschaft die flexible Spirale wieder aus dem Koronarsinusast herauszieht und die gesamte Sonde disloziert.

Entfernen der Einführhilfe

Die Prozedur sollte warten, bis alle Implantate im Herzen positioniert und – außer der linksventrikulären Sonde – mittels Ligaturschutz befestigt sind. Man umgeht so die Gefahr, durch Sondenmanipulation im rechten Herzen die ungeschützte LV-Sonde aus der Koronarvene herauszubefördern. Allerdings birgt auch der Rückzug des Einführkatheters ein Dislokationsrisiko, das alle Mühen linksventrikulärer Implantation zunichte machen kann. Zur Lösung der Aufgabe gibt es **zwei sondenspezifische Vorgehensweisen**:

- Ist die Steckverbindung zum Schrittmacher als isodiametrische LV-1-Variante ausgeführt, so kann man den Führkatheter über die liegende Sonde zurückziehen und diese anschließend fixieren. Gleiches gilt, wenn der Stecker nach IS-1-Standard noch nicht am Sondenende montiert, sondern erst nach Entfernung der Einführhilfe ein produktspezifischer Stecker-Kit auf den endständigen Pin der Sonde aufgeschoben und mittels Isoliertülle befestigt wird.

In beiden Fällen muss die Sonde während des Rückzugmanövers in ihrer Position festgehalten werden. Dazu dient ein stabiler „finishing wire", der wie ein Stylet in den Sondenkanal eingebracht, bis zu einem Haltepunkt nahe des Sondenendes vorgeschoben und durch einen Klemmmechanismus fixiert wird. Die Länge des „finishing wire" reicht aus, um den Katheter gänzlich aus der Vene herausziehen zu können, ohne die Kontrolle über die Sonde zu verlieren. Das Manöver vollzieht sich unter Durchleuchtung, wobei der Katheter langsam zurückgezogen und die Sonde mit dem „finishing wire" in Position gehalten wird. Es empfiehlt sich die Arbeit zu zweit.

Tabelle 4.6 Erfolgsraten und Komplikationen bei Implantation linksventrikulärer Sonden aus vier CRT-Studien (nach [28], modifiziert)

	Miracle n = 591	InSync III n = 334	Contak-CD n = 517	InSyncICD n = 636	Gesamt n = 2078
Implant. Erfolg					
➤ n	545	318	448	567	1878
➤ %	92	95	87	88	90
OP-Mortalität					
➤ n	2/591	1/334	2/517	2/567	7/2009
➤ %	0,3	0,3	0,4	0,4	0,3
30d-Mortalität					
➤ n	9/493	5/284	12/517	4/424	30/1718
➤ %	1,8	1,8	2,3	0,9	1,8
Sondenkomplikationen					
➤ n	52/591	11/301	40/448	76/636	179/1976
➤ %	8,8	3,7	8,9	12,0	9,1
CS-Trauma/Kompl.					
➤ n	6/591	5/334	10/517	24/636	45/2078
➤ %	1,0	1,5	1,9	3,8	2,2
Infektion (%)	1,0	0,6	1,6	2,0	1,3

➤ Trägt die Sonde einen üblichen IS-1-Stecker, so lässt sich der Katheter nur entfernen, wenn er auf der ganzen Länge geschlitzt wird und dem Stecker kein Hindernis mehr entgegensetzt. Die Hersteller der Sonden bieten dafür unterschiedliche Werkzeuge an, die alle über eine Führungsnase zum Einsetzen in den Katheter, eine Rille zur Aufnahme und Achsenstabilisierung, sowie eine Klemmvorrichtung zur Fixierung der Sonde verfügen. Hinter der Führungsnase ist eine Klinge eingebaut, die zum Schlitzen („slitting") des Katheters dient.

Anders als im vorbeschriebenen Verfahren muss für die Prozedur das Katheterventil geöffnet, abgeschraubt und über die Sonde entfernt werden. Die Führrille des „slitter" wird dann möglichst nahe am Eingang des Katheter auf die Sonde aufgesetzt und mittels Klemmhalterung fixiert. Anschließend wird die Nase des Schneidwerkzeugs in die Katheteröffnung eingesetzt und das feste Katheterende, das meist einen Griff und das Schraubgewinde für das Ventil trägt, vorsichtig mit der Klinge durchtrennt. Der Vorgang bringt mit sich, dass der „slitter" mitsamt Sonde etwa 2–3 cm in den Katheter vorgeschoben wird, diese sich an der Spitze aufstauchen und auch dislozieren kann. Unter Röntgen-Durchleuchtung muss dies kontrolliert und durch Rückzug von Katheter und Sonde kompensiert werden.

Sind Führnase und Klinge im Katheter selbst angekommen, so fixiert man die Hand mit „slitter" und Sonde auf Schulter oder Brust des Patienten und zieht den Katheter über das Schneidwerkzeug aus dem Venenzugang heraus. Das Verfahren gelingt umso besser, je zügiger die Führhilfe zurückgezogen wird, weil Zwischenstopps die Gefahr bergen, dass die Katheterkrümmung sich nach Verlassen der Koronarsinusmündung aufrichtet oder nach lateral dreht, die Sonde mit sich nimmt und sie schließlich disloziert. Das Rückzugsmanöver bedarf keiner Durchleuchtung, weil die Sonde im Schneidwerkzeug und dieses in der Hand des Operateurs auf dem Oberkörper des Patienten fixiert ist.

Als letzte Maßnahme stellt man unter Durchleuchtung in zwei Ebenen die Sondenlänge innerhalb des Herzens so ein, dass ihr Bogen sich an der rechten Vorhofwand abstützt, ein Überschuss jedoch vermieden wird, um keine Stauchung mit Dislokationsrisiko zuzulassen.

Komplikationen bei linksventrikulärer Sondenimplantation

Angesichts der Komplexität des Eingriffs und des immer noch verbesserungsbedürftigen Materials ist ein Implantationserfolg von 87–95 % erstaunlich (Tab. 4.6; [28]). Parallele Informationen darüber, welche Sondenposition dabei als „Implantationserfolg" gilt und wie dieser mit dem hämodynamischen Erfolg korreliert, fehlen. Operative und 30-Tage-Mortalität liegen bei 0,3 bzw. 1,7 %. Die Rate sondenbezogener Komplikationen (elektrische Dysfunktion, Dislokation) wird mit 9 % angegeben.

Verletzungen des Koronarsinus, welche den Abbruch der Prozedur oder eine operative Intervention nötig machen, sind mit 1–4 % nicht ganz selten; die tatsächliche Zahl an Dissektionen oder Perforationen liegt vermutlich noch höher, bedarf jedoch keiner allzu strengen Bewertung, weil viele dieser Vorkommnisse folgenlos bleiben. Als Erklärung dafür wird angeführt, dass eine Dissektion meist stromaufwärts erfolgt und dass nach Beseitigung der Ursache der Intima-Flap durch die Venenströmung rasch der Wand angelegt wird. Die geringe Druckdifferenz zwischen koronarvenösem System und Perikardialraum wird dafür verantwortlich gemacht, dass auch freie Perforationen einer Vene selten zu Hämoperikard oder gar Tamponade führen (Abb. 4.20).

Obwohl die Infektionshäufigkeit in den analysierten Studien nur 1,3 % beträgt, ist weitgehend ungeklärt, wie chronisch implantierte Sonden bei systemischer Infektion aus der koronarvenösen Zirkulation zu entfernen sind. Kleine Serien sprechen dafür, dass kurz- und langzeitig (bis zu 27 Jahre) implantierte Sonden mit Zug, „locking stylets" und Laser-Sheaths rückstandslos entfernt werden können (51).

Vorhof

Wie auf ventrikulärer Ebene wird die traditionelle Vorzugsposition atrialer Sonden, das rechte Herzohr, deshalb zuerst angesteuert, weil seine ausgeprägte Trabekulierung (v.a. passiven Sonden) beste Fixationsmöglichkeiten bietet. Die mehr kranialen oder kaudalen Aspekte der freien anterolateralen Wand werden vielfach erst dann aufgesucht, wenn im Vorhofohr unzureichende P-Wellen-Amplituden oder Stimulationsreizschwellen gemessen werden; für die Sondenfixation dort werden aktive Elemente (z.B. Schrauben) benötigt (Implantation, chirurgische Aspekte).

Pathophysiologie

Alternative Stimulationsorte im rechten Vorhof finden v.a. rhythmologisches Interesse. Wesentliches Moment ist dabei, durch gezielte Platzierung einer oder mehrerer Sonde(n) präventiv gegen Vorhofflimmern wirken zu wollen. Die Idee rührt von der Beobachtung her,

➤ dass atypischem Vorhofflattern häufig Reentry-Kreise zwischen rechtem und linkem Vorhof zugrunde liegen und
➤ dass die Entstehung solcher Makro-Reentries durch intra- und interatriale Leitungsverzögerung begünstigt und durch elektrische Synchronisation beider Vorhöfe verhindert werden kann (18).

Der initiale Erfolg der „biatrialen" Stimulation ist Startpunkt für Versuche, die ursprüngliche Sondenanordnung im oberen rechten und unteren linken Vorhof (Koronarsinus) zu variieren und das Konzept auf Patienten mit Vorhofflimmern zu übertragen (21, 36, 46, 47). Experimentelle Befunde am Hund legen nahe, dass eine Synchronisation beider Vorhöfe nicht nur mit Mehrsondenkonzepten, sondern auch durch singuläre Stimulation am Vorhofseptum gelingt, wobei die globale biatriale Aktivierung schon nach 40 ms abgeschlossen ist (zum Vergleich: „dual site right atrial pacing", DSP: 70 ms; „biatrial pacing", BAP: 60 ms; [7]).

Die Beobachtung, dass mittels septaler Basisstimulation die Provokation von Vorhofflimmern partiell unterdrückt werden kann (8), belegt aber noch nicht das Konzept atrialer „Resynchronisation". Es sollte vielmehr beachtet werden, dass Vorhofflimmern eher aus (Mikro-)Reentrykreisen startet, die an Orten **lokaler** Leitungsverzögerung und Refraktäritätsunterschiede („pathologisches Substrat") entstehen, und dass globale atriale Aktivierungszeiten deshalb nicht das entscheidende Kriterium antiarrhythmischer Wirksamkeit sein müssen (11, 44). Die Diskussion ektoper (z.B. pulmonalvenöser) Trigger bleibt dabei gänzlich unberücksichtigt (29).

In **humanen Akutversuchen** lässt sich denn auch zeigen, dass schnellstmögliche Vorhoferregung, wie sie – ablesbar an der P-Wellen-Dauer – mit DSP oder BAP zu erreichen ist, nicht notwendigerweise Vorhofflimmern vorbeugt, das durch kritische Ankopplung eines Extrastimulus im rechten Vorhof provoziert wird (56).

Bei Basisstimulation am posterioren Vorhofseptum oder nahe des Bachmann-Bündels (übrigens auch im distalen Koronarsinus) lösen Extrastimuli dagegen kein Vorhofflimmern aus. Wirkmechanismus könnte eine messbare Leitungsbeschleunigung der Extrasysolen bei diesem Pacing-Konzept (56) oder die Präexzitation arrhythmogener Substrate nahe des Koronarsinus (43) sein.

Für die **klinische Praxis** gibt es erste Mitteilungen, nach denen bei primärer Schrittmacherindikation und atrialer Flimmeranamnese die Stimulation am Vorhofseptum tatsächlich rhythmusstabilisierend wirkt. Jeweils randomisiert gegen das Vorhofohr gilt dies für die Inzidenz chronischen Vorhofflimmerns bei Wahl einer Position nahe des Bachmann-Bündels (p < 0.046; n = 101; [4]) und für die Zahl von Flimmerepisoden, wenn nahe des Koronarsinusostiums septal stimuliert wird (p < 0.05; n = 39; [42]). Eine multizentrische Folgestudie an 277 Patienten mit einer Stimulationsindikation der Klasse I und II und mindestens zwei symptomatischen Tachyarrhythmie-Episoden während der letzten 90 Tage vor Implantation findet dagegen keine Überlegenheit der septalen Sondenposition (41).

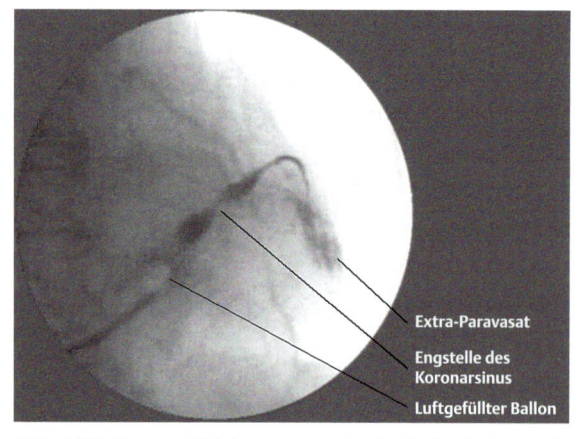

Abb. 4.20 Koronar-Phlebogramm mittels Ballonkatheter in LAO-Projektion; dargestellt sind der Koronarsinus mit einer Engstelle im mittleren Abschnitt und eine linksmarginale Vene, die nach apikal in einem Paravasat verdämmert; vorausgegangen ist die Sondierung der Vene mittels stylet-geführter Sonde, die für eine stabile Fixation nicht weit genug vorgeschoben werden konnte; dabei kam es offenbar zur Perforation der Vene; ereignisfreier Verlauf.

Posteriores Vorhofseptum nahe des Koronarsinusostiums

Die Navigation zum Vorhofseptum gelingt leichter mit linksseitigem Venenzugang, weil die Sonden- (und Stylet-)Krümmung den bogenförmigen Verlauf von der V. subclavia bis zum rechten Vorhof organisch fortsetzt. Allerdings kann ein scharfer Winkel zwischen V. anonyma und oberer Hohlvene die Manipulation der Sondenspitze sehr erschweren, so dass keine Seite eindeutigen Vorrang verdient. Nachdem das Kavum des rechten Vorhofs mit der Sondenspitze erreicht ist, wird der Führungsdraht so vorgeformt, dass er grob einen rechten Winkel beschreibt. Die Länge des distalen Schenkels richtet sich nach der (vermuteten) Vorhofgröße.

Steuerbare Mandrins haben den Nachteil, dass die Reichweite des Endstücks bei gegebener Krümmung nicht verändert und das Septum bei atrialer Dilatation nicht erreicht werden kann. Um den Koronarsinus zu sondieren, schiebt man die Sonde bis zum unteren Vorhofdrittel, wobei der gekrümmte Mandrin zuweilen leicht zurückgezogen werden muss, um die Sonde nicht bereits im kranialen Vorhof anstemmen zu lassen. Mit endständigem Führungsdraht wird die Sondenspitze gleichzeitig linksrotiert und vorgeschoben, um sie am Vorhofboden entlang zum Koronarsinusostium zu navigieren. Neuerlicher Rückzug des Stylets um 1–2 cm macht das Sondenende flexibel, so dass es sich nicht an den Klappenstrukturen um das Ostium aufstaucht, sondern leicht in den Sinus gleiten kann.

> Es empfiehlt sich, die Sonde in dieser Konfiguration so weit vorzuschieben, dass der Mandrin ohne Dislokationsgefahr wieder in endständige Position gebracht werden kann.

Dieses Manöver gelingt am besten mit Durchleuchtung im RAO-Strahlengang (Implantation linksventrikulärer Sonden). In RAO lässt sich auch leichter kontrollieren, wie als nächstes die Sonde zurückgezogen und (aus annähernd orthograder Orientierung) um wenige Winkelgrade nach dorso-kranial rotiert wird, sobald die Spitze den Koronarsinus verlässt. An diesem Punkt birgt unzureichende Krümmung die Gefahr, dass die Sonde nach kaudal (in die Trikuspidalklappe) abrutscht; zu starke Vorbiegung des Führungsdrahts lässt die Sondenspitze bei Befreiung aus dem Ostium nach ventralkranial wegfedern, wobei nur im p.a.- oder LAO-Strahlengang zu entscheiden ist, ob sie sich wieder nach anterior oder gar lateral eingestellt hat und der ganze Vorgang wiederholt werden muss.

Unzureichende Messwerte (v.a. der P-Amplitude) erfordern vorsichtige Korrekturmanöver, die ähnlich dem Rückzug aus dem Koronarsinus ablaufen. Trägt die Sonde eine fixe Schraube, so lässt sie sich sogar so am Septum anstemmen, dass der Mandrin herausgezogen, anders vorgebogen und ohne Dislokation wieder eingeführt werden kann (Abb. 4.21). Letzte Bestätigung der kaudal-septalen Position findet man bei Stimulation in einer P-Negativierung in den inferioren Ableitungen II, III und aVF.

Nach Rückzug der Sonde aus dem Koronarsinus kann man durch Rechtsdrehung auch Positionen im Koch-Dreieck zwischen Koronarsinusostium und Trikuspidalklappe erreichen.

> Für den Schrittmacherbetrieb birgt eine Platzierung zu nahe am Trikuspidalring die Gefahr, dass bei atrialem Pacing die Ventrikel mitstimuliert werden und dass hochamplitudige Fernpotentiale aus dem rechten Ventrikel falsche Tachykardiereaktionen des Aggregats provozieren (Abb. 4.22). Diese Region sollte deshalb nicht erste Wahl atrialer Sondenpositionierung sein.

Bachmann-Bündel

Anatomische Landmarke für die Platzierung nahe des Bachmann-Bündels ist das rechte Herzohr. Um die Region medial davon zu erreichen, empfiehlt es sich, die Sonde erst im Vorhofohr zu platzieren, das distale Ende des Führungsdrahts dann winklig aus der J-Ebene so herauszubiegen, dass es in endständiger Position mehr nach medial zeigt, die Sonde durch leichten Zug aus dem Trabekelwerk des Herzohrs zu befreien und unter Linksrotation wieder vorzuschieben.

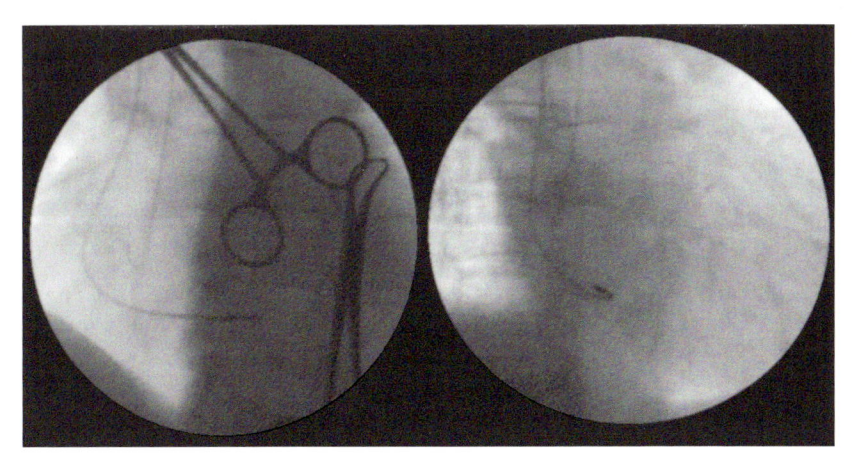

Abb. 4.21 Sondenposition am Vorhofseptum nahe des Koronarsinusostiums in 30°-LAO- (links) und 30°-RAO-Projektion (rechts).

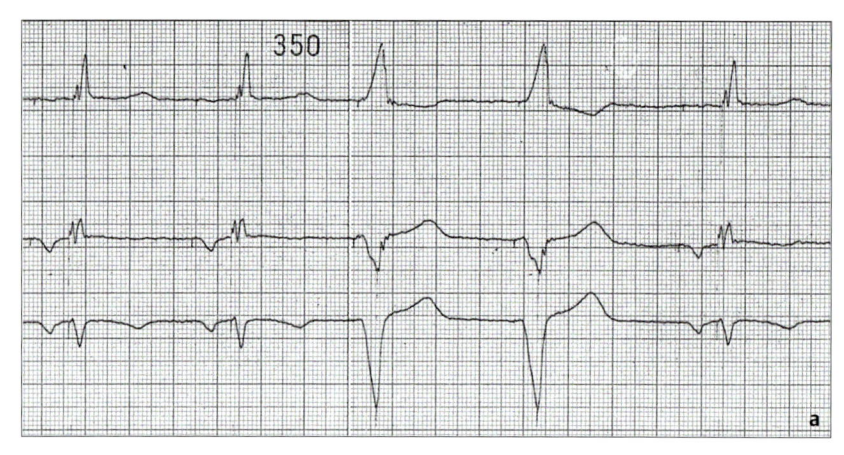

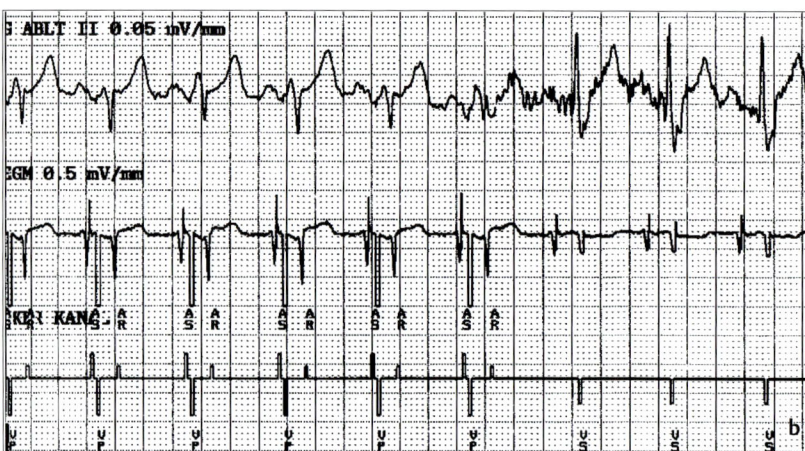

Abb. 4.22 Sondenposition im Koch-Dreieck; oben: Extremitäten-EKG (Ableitungen I–III) mit P-Negativierung in II und III und zeitweiliger Mitstimulation des Ventrikels bei atrialem Pacing (2,0 Volt; 0,4 ms); unten: hochamplitudige ventrikuläre Fernpotentiale im atrialen Elektrogramm (EGM) bei Kammerstimulation (links) und Inhibition des ventrikulären Outputs (rechts); bei Inspiration (rechts) unterschreiten Vorhofnah- und Fernsignale die Wahrnehmungsschwelle von 4 mV. In der Markerannotation (unterster Registrierungskanal) bedeuten: AS: Vorhofsensing, AR: Vorhofwahrnehmung in der Refraktärzeit, VP: ventrikuläres Pacing, VS: ventrikuläres Sensing).

Dabei verfängt die Spitze sich häufig wieder im Herzohr, was bei Durchleuchtung in LAO-Projektion (30°) daran zu erkennen ist, dass sie nach rechtslateral aus dem Vorhofschatten herauszeigt; häufig rutscht sie auch nach medial unten in die Trikuspidalklappe, so dass wiederholt ventrikuläre Rhythmusstörungen ausgelöst und bei Probestimulation typisch deformierte Kammerkomplexe erzeugt werden. Kriterien der letztlich angestrebten Position sind die mediale Orientierung der Sondenspitze in LAO- und die Ausrichtung nach dorsal statt anterior in RAO-Projektion (Abb. 4.23).

Mechanische und elektrische Eigenschaften

Erfahrungen mit unterschiedlichen Zielorten im rechten Vorhof seien einer retrospektiven Durchsicht von 392 Protokollen der eigenen Klinik entnommen, in denen zwischen 1997 und 2000 vom Implanteur eines Zweikammerschrittmachers die Position der bipolaren atrialen Sonde verbal dokumentiert ist: in 172 Fällen (44%) ist die freie Wand (Herzohr: 62; anterior: 72; lateral: 38), bei 220 Patienten das Vorhofseptum als endgültiger Stimulationsort festgehalten (Koronarsinusostium einschließlich des Koch-Dreiecks: 36; Region des Bachmann-Bündels: 35; andere oder nicht genauer bezeichnet: 149).

Die Zahlen sind nicht das Ergebnis einer prospektiv randomisierten Studie, sondern einer Lernkurve, die mit dem Vorhofseptum als Spezialindikation bei atrialer Flimmeranamnese startet und es schließlich zum bevorzugten Stimulationsort in der Routine werden lässt. In 23 Fällen wird der Versuch septaler Platzierung aufgegeben, weil

▶ die Sonde während Implantation der Kammerelektrode oder spontan disloziert (n=2),
▶ weil das Septum nicht erreicht (n=4) oder die Schraube nicht dort fixiert werden kann (n=6),
▶ weil die P-Wellen-Amplitude nicht ausreicht (<1,5 mV, n=8) oder relativ zum ventrikulären Fernpotential zu klein erscheint (n=3).

Bezogen auf die Zahl endgültig septaler Platzierungen ergibt dies eine Misserfolgsrate von rund 10,5%. Dem stehen 8 Fälle (4,7%) gegenüber, bei denen Positionen im Herzohr oder an der anterolateralen Vorhofwand wegen Dislokation (n=1), kleiner P-Welle (n=3), hoher Reizschwelle (n=1), extrem breiter P-Welle im EKG (200 ms; n=1) oder langer Latenz zwischen Stimulationsimpuls und Vorhofantwort (n=1) verlassen werden.

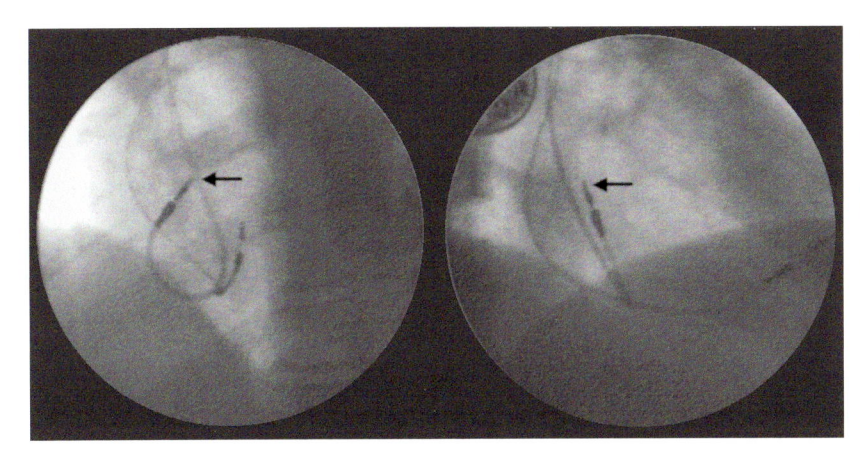

Internistische Aspekte/Alternative Stimulationsorte **137**

Abb. 4.23 Sondenposition am Vorhofseptum nahe des Bachmann-Bündels in 30°-LAO- (links) und 30°-RAO-Projektion (rechts). Radiologische Kriterien zur Unterscheidung von einer Position im Herzohr sind: die Sondenspitze (Pfeil) zeigt in LAO nach medial statt lateral und in RAO eher nach dorsal als ventral (Richtung der Ventrikelsonde ist ventro-kaudal).

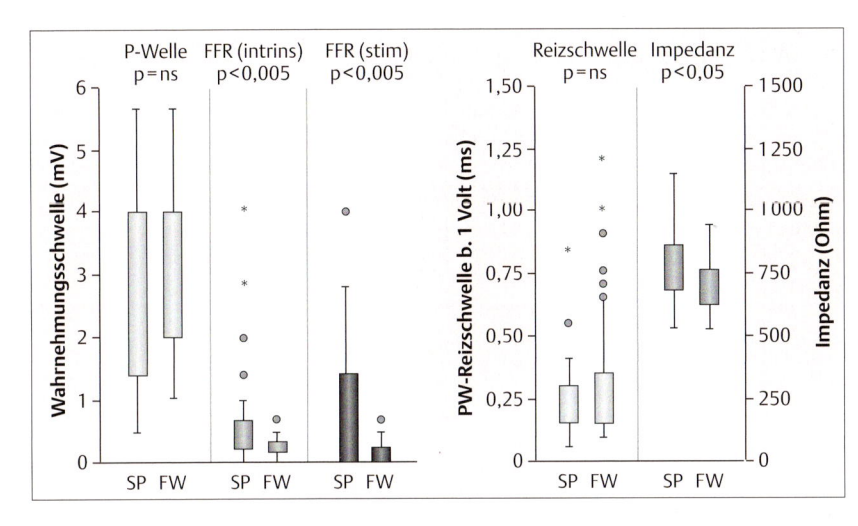

Abb. 4.24 Vergleich der Sondenfunktion bei Positionierung am Vorhofseptum (SP; n = 39) und an der freien Wand des rechten Vorhofs inklusive Herzohr (FW; n = 40); Messungen mit einem Schrittmachersystem (Medtronic 7960 i) und zwei Sondenmodellen (Medtronic 5068 und 5072); für jeden Messwert sind Median, 25- und 75-Perzentile (Box), Maximum und Minimum (Whisker), Ausreißer (Kreise) und Extremwerte (Sterne) aufgetragen.
FFR = Fernfeld-R-Welle im Vorhof, intrins/stim = ohne/mit ventrikulärer Stimulation.

! Mit Berücksichtigung der Lernkurve erweist sich das Septum damit anderen Positionen im Vorhof als ebenbürtig.

Dies gilt auch im Follow-up, das in einer Statistik von 79 Patienten mit gleicher Systemkonfiguration (Aggregat und Sondentyp) keinen Unterschied in atrialer Wahrnehmungsfunktion oder Stimulationsreizschwelle erkennen lässt; klinisch relevant sind allerdings die signifikant höheramplitudigen Fernfeldsignale, die sich bei septaler Position der Vorhofelektrode unabhängig davon nachweisen lassen, ob die Ventrikel spontan oder durch Stimulation depolarisiert werden (Abb. 4.24).

Literatur

1. Adomian GE, Beazell J. Myofibrillar disarray produced in normal hearts by chronic electrical pacing. Am Heart J 1986; 112: 79–83.
2. Amitani S, Miyahara K, Sohara H, et al. Experimental His-bundle pacing: histopathological and electrophysiological examination. Pacing Clin Electrophysiol 1999; 22: 562–566.
3. Auricchio A, Fantoni C, Regoli F, et al. Characterization of left ventricular activation in patients with heart failure and left bundle-branch block. Circulation 2004; 109: 1133–1139.
4. Bailin SJ, Adler S, Giudici M. Prevention of chronic atrial fibrillation by pacing in the region of Bachmann's bundle: results of a multicenter randomized trial. J Cardiovasc Electrophysiol 2001; 12: 912–917.
5. Barin ES, Jones SM, Ward DE, Camm AJ, Nathan AW. The right ventricular outflow tract as an alternative permanent pacing site: long-term follow-up. Pacing Clin Electrophysiol 1991; 14: 3–6.
6. Barold SS, Linhart JW, Hildner FJ, Samet P. Hemodynamic comparison of endocardial pacing of outflow and inflow tracts of the right ventricle. Am J Cardiol 1969; 23: 697–701.
7. Becker R, Klinkott R, Bauer A, et al. Multisite pacing for prevention of atrial tachyarrhythmias: potential mechanisms. J Am Coll Cardiol 2000; 35: 1939–1946.
8. Becker R, Senges JC, Bauer A, et al. Suppression of atrial fibrillation by multisite and septal pacing in a novel experimental model. Cardiovasc Res 2002; 54: 476–481.
9. Benchimol A, Liggett MS. Cardiac hemodynamics during stimulation of the right atrium, right ventricle, and left ventricle in normal and abnormal hearts. Circulation 1966; 33: 933–444.
10. Blanc JJ, Etienne Y, Gilard M, et al. Evaluation of different ventricular pacing sites in patients with severe heart failure: results of an acute hemodynamic study. Circulation 1997; 96: 3273–3277.

11. Boineau JP, Schuessler RB, Mooney CR, et al. Natural and evoked atrial flutter due to circus movement in dogs. Role of abnormal atrial pathways, slow conduction, nonuniform refractory period distribution and premature beats. Am J Cardiol 1980; 45: 1167–1181.
12. Buckingham TA, Candinas R, Attenhofer C, et al. Systolic and diastolic function with alternate and combined site pacing in the right ventricle. Pacing Clin Electrophysiol 1998; 21: 1077–1084.
13. Buckingham TA, Candinas R, Duru F, et al. Acute hemodynamic effects of alternate and combined site pacing in patients after cardiac surgery. Pacing Clin Electrophysiol 1999; 22: 887–893.
14. Buckingham TA, Candinas R, Schlapfer J, et al. Acute hemodynamic effects of atrioventricular pacing at differing sites in the right ventricle individually and simultaneously. Pacing Clin Electrophysiol 1997; 20: 909–915.
15. Burkhoff D, Oikawa RY, Sagawa K. Influence of pacing site on canine left ventricular contraction. Am J Physiol 1986; 251: H428-H435.
16. Butter C, Auricchio A, Stellbrink C, et al. Effect of resynchronization therapy stimulation site on the systolic function of heart failure patients. Circulation 2001; 104: 3026–3029.
17. Cowell R, Morris-Thurgood J, Ilsley C, Paul V. Septal short atrioventricular delay pacing: additional hemodynamic improvements in heart failure. Pacing Clin Electrophysiol 1994; 17: 1980–1983.
18. Daubert J, Leclercq C, Pavin D, Mabo P. Biatrial synchronous pacing: A new approach to prevent arrhythmias in patients with atrial conduction block. In: Daubert JC, Prystowsky EN, Ripart A (Hrsg): Prevention of tachyarrhythmias with cardiac pacing Futura, Armonk 1997; 99–119.
19. de Cock CC, Giudici MC, Twisk JW. Comparison of the haemodynamic effects of right ventricular outflow-tract pacing with right ventricular apex pacing: a quantitative review. Europace 2003; 5: 275–278.
20. de Cock CC, Meyer A, Kamp O, Visser CA. Hemodynamic benefits of right ventricular outflow tract pacing: comparison with right ventricular apex pacing. Pacing Clin Electrophysiol 1998; 21: 536–541.
21. Delfaut P, Saksena S, Prakash A, Krol RB. Long-term outcome of patients with drug-refractory atrial flutter and fibrillation after single- and dual-site right atrial pacing for arrhythmia prevention. J Am Coll Cardiol 1998; 32: 1900–1908.
22. Deshmukh P, Casavant DA, Romanyshyn M, Anderson K. Permanent, direct His-bundle pacing: a novel approach to cardiac pacing in patients with normal His-Purkinje activation. Circulation 2000; 101: 869–877.
23. Ellenbogen KE, Kay GN, Wilkoff BL. Device therapy for congestive heart failure. Saunders-Elsevier 2004; S. 118–231.
24. Fröhlig G, Schwaab B, Kindermann M. Selective site pacing: the right ventricular approach. Pacing Clin Electrophysiol 2004; 27: 855–861.
25. Giudici MC, Thornburg GA, Buck DL, et al. Comparison of right ventricular outflow tract and apical lead permanent pacing on cardiac output. Am J Cardiol 1997; 79: 209–212.
26. Gold MR, Auricchio A, Hummel JD, et al. Comparison of stimulation sites within left ventricular veins on the acute hemodynamic effects of cardiac resynchronization therapy. Heart Rhythm 2005; 2: 376–381.
27. Gold MR, Brockman R, Peters RW, Olsovsky MR, Shorofsky SR. Acute hemodynamic effects of right ventricular pacing site and pacing mode in patients with congestive heart failure secondary to either ischemic or idiopathic dilated cardiomyopathy. Am J Cardiol 2000; 85: 1106–1109.
28. Greenberg JM, Mera FV, Delurgio DB, Leon AR. Safety of implantation of cardiac resynchronization devices: A review of major biventricular pacing trials. Pacing and Clinical Electrophysiology 2003; 26: 952 (abst.).
29. Haissaguerre M, Jais P, Shah DC, et al. Spontaneous initiation of atrial fibrillation by ectopic beats originating in the pulmonary veins. N Engl J Med 1998; 339: 659–666.
30. Karpawich PP, Gates J, Stokes KB. Septal His-Purkinje ventricular pacing in canines: a new endocardial electrode approach. Pacing Clin Electrophysiol 1992; 15: 2011–2015.
31. Karpawich PP, Justice CD, Cavitt DL, Chang CH. Developmental sequelae of fixed-rate ventricular pacing in the immature canine heart: an electrophysiologic, hemodynamic, and histopathologic evaluation. Am Heart J 1990; 119: 1077–1083.
32. Karpawich PP, Rabah R, Haas JE. Altered cardiac histology following apical right ventricular pacing in patients with congenital atrioventricular block. Pacing Clin Electrophysiol 1999; 22: 1372–1377.
33. Koch E. Der Kontraktionsablauf an der Kammer des Froschherzens und die Form der entsprechenden Suspensionskurve, mit besonderen Ausführungen über das Alles-oder-Nichts-Gesetz, die Extrasystole und den Herzalternans. Pflügers Arch Physiol 1920; 181: 106–129.
34. Leclercq C, Faris O, Tunin R, et al. Systolic improvement and mechanical resynchronization does not require electrical synchrony in the dilated failing heart with left bundle-branch block. Circulation 2002; 106: 1760–1763.
35. Lee MA, Dae MW, Langberg JJ, et al. Effects of long-term right ventricular apical pacing on left ventricular perfusion, innervation, function and histology. J Am Coll Cardiol 1994; 24: 225–232.
36. Levy T, Walker S, Rochelle J, Paul V. Evaluation of biatrial pacing, right atrial pacing, and no pacing in patients with drug refractory atrial fibrillation. Am J Cardiol 1999; 84: 426–429.
37. Lieberman R, Grenz D, Mond HG, Gammage MD. Selective site pacing: defining and reaching the selected site. Pacing Clin Electrophysiol 2004; 27: 883–886.
38. Lister J, Klotz D, Jomain S, Stuckey J, Hoffman B. Effect of pacemaker site on cardiac output and ventricular activation in dogs with complete heart block. Am J Cardiol 1964; 14: 494–503.
39. Meisel E, Pfeiffer D, Engelmann L, et al. Investigation of coronary venous anatomy by retrograde venography in patients with malignant ventricular tachycardia. Circulation 2001; 104: 442–447.
40. Mera F, DeLurgio DB, Patterson RE, Merlino JD, Wade ME, Leon AR. A comparison of ventricular function during high right ventricular septal and apical pacing after His-bundle ablation for refractory atrial fibrillation. Pacing Clin Electrophysiol 1999; 22: 1234–1239.
41. Padeletti L, Purerfellner H, Adler S, et al. Atrial septal lead placement and atrial pacing algorithms for prevention of paroxysmal atrial fibrillation: ASPECT study results. Pacing Clin Electrophysiol 2002; 24: 687–687.
42. Padeletti L, Pieragnoli P, Ciapetti C, et al. Randomized crossover comparison of right atrial appendage pacing versus interatrial septum pacing for prevention of paroxysmal atrial fibrillation in patients with sinus bradycardia. Am Heart J 2001; 142: 1047–1055.
43. Papageorgiou P, Anselme F, Kirchhof CJ, et al. Coronary sinus pacing prevents induction of atrial fibrillation. Circulation 1997; 96: 1893–1898.
44. Papageorgiou P, Monahan K, Boyle NG, et al. Site-dependent intra-atrial conduction delay. Relationship to initiation of atrial fibrillation. Circulation 1996; 94: 384–389.
45. Peschar M, de Swart H, Michels KJ, Reneman RS, Prinzen FW. Left ventricular septal and apex pacing for optimal pump function in canine hearts. J Am Coll Cardiol 2003; 41: 1218–1226.
46. Saksena S. The Role of Multisite Atrial Pacing in Rhythm Control in AF: Insights from Sub-analyses of the Dual Site Atrial Pacing for Prevention of Atrial Fibrillation Study. Pacing Clin Electrophysiol 2003; 26: 1565
47. Saksena S, Prakash A, Hill M, et al. Prevention of recurrent atrial fibrillation with chronic dual-site right atrial pacing. J Am Coll Cardiol 1996; 28: 687–694.
48. Schwaab B, Fröhlig G, Alexander C, et al. Influence of right

ventricular stimulation site on left ventricular function in atrial synchronous ventricular pacing. J Am Coll Cardiol 1999; 33: 317–323.
49. Schwaab B, Kindermann M, Fröhlig G, Berg M, Kusch O, Schieffer H. Septal lead implantation for the reduction of paced QRS duration using passive-fixation leads. Pacing Clin Electrophysiol 2001; 24: 28–33.
50. Stambler BS, Ellenbogen K, Zhang X, et al. Right ventricular outflow versus apical pacing in pacemaker patients with congestive heart failure and atrial fibrillation. J Cardiovasc Electrophysiol 2003; 14: 1180–1186.
51. Tyers GF, Clark J, Wang Y, Mills P, Bashir J. Coronary sinus lead extraction. Pacing Clin Electrophysiol 2003; 26: 524–526.
52. Victor F, Leclercq C, Mabo P, et al. Optimal right ventricular pacing site in chronically implanted patients: a prospective randomized crossover comparison of apical and outflow tract pacing. J Am Coll Cardiol 1999; 33: 311–316.
53. Vogt J, Lamp B, Hansky B, et al. The Bad Oeynhausen experience. European Heart Journal Supplements 2004; 6(Supplement D): D122-D127.
54. Wiggers C. The muscular reactions of the mammalian ventricles to artificial surface stimuli. Am J Physiol 1925; 73: 346–378.
55. Yu CM, Lin H, Zhang Q, Sanderson JE. High prevalence of left ventricular systolic and diastolic asynchrony in patients with congestive heart failure and normal QRS duration. Heart 2003; 89: 54–60.
56. Yu WC, Tsai CF, Hsieh MH, et al. Prevention of the initiation of atrial fibrillation: mechanism and efficacy of different atrial pacing modes. Pacing Clin Electrophysiol 2000; 23: 373–379.
57. Zhou Q, Henein M, Coats A, Gibson D. Different effects of abnormal activation and myocardial disease on left ventricular ejection and filling times. Heart 2000; 84: 272–276.

Komplikationen der Schrittmachertherapie – chirurgische Komplikationen

A. Markewitz

Das Wichtigste in Kürze

Unter chirurgischen Komplikationen versteht man im Allgemeinen solche, die einen erneuten operativen Eingriff notwendig machen. Im Langzeitverlauf handelt es sich dabei am häufigsten um Sondenprobleme oder Infektionen. Revisionseingriffe setzen ein großes Maß an operativer Erfahrung voraus, und gehören daher in die Hände des erfahrensten Operateurs. Sondenprobleme lassen sich in aller Regel durch Re-oder Umpositionierung der implantierten Elektrode oder die zusätzliche Implantation einer neuen Sonde lösen.

Ob eine funktionslose Sonde entfernt oder belassen werden soll, ist Gegenstand aktueller Diskussionen. Nach dem derzeitigen Kenntnisstand spricht nichts dagegen, eine einzelne funktionslose Sonde in situ zu belassen. Dies gilt nicht bei Schrittmacherinfektionen. Hier ist häufig die Sondenentfernung indiziert, um einer Sondenendokarditis vorzubeugen. Sondenextraktionen zählen zu den anspruchsvollsten Eingriffen der Schrittmacherchirurgie und sind nach den Angaben der Literatur mit einer nicht unerheblichen Letalität und Morbidität vergesellschaftet. Vorhandene nationale und internationale Empfehlungen und Leitlinien sollten daher unbedingt beachtet werden. Im Zweifelsfall ist zu erwägen, den Patienten an ein Zentrum mit entsprechender Erfahrung zu überweisen.

Einleitung

Die perioperativen Komplikationen wurden bereits im Abschnitt Schrittmacherimplantation besprochen. Eine klare Definition, die eine Unterscheidung der postoperativen von den perioperativen Komplikationen erlaubt, existiert nicht. Insofern werden die verschiedensten Zeiträume genannt, wenn in der Literatur von Früh- und Spätkomplikationen die Rede ist.

Bei der eigenen Definition stellt jedes interventionsbedürftige Problem eine Frühkomplikation dar, das innerhalb der ersten 3 postoperativen Monate festgestellt wird. Dies ist nicht immer gleichbedeutend mit dem Zeitpunkt, zu dem sich die Komplikation ereignet hat. Die Begründung dafür, dieses Intervall zu wählen, ist unsere in zahlreichen Revisionseingriffen gewonnene Erfahrung, dass diese frühen Komplikationen zumindest teilweise auf Verbesserungspotential bei der angewandten OP-Technik hindeuten, während nach diesem Zeitpunkt auftretende Probleme zumeist multifaktorieller Genese sind.

Ein weiteres Definitionsproblem betrifft die chirurgischen Komplikationen; wir verstehen darunter solche, die einen Revisionseingriff erfordern.

Aus nahe liegenden Gründen werden Komplikationen ungern außerhalb von Fallberichten publiziert. Insofern haben wir in der Literatur außerhalb der bereits in Tabelle 4.**4** des Kapitel 4 dargestellten Ergebnisse des Deutschen und Dänischen Schrittmacher-Registers und der CTOPP-Studie nur 2 weitere Publikationen gefunden, die verwertbare Angaben machen (6, 9). Diese Resultate haben wir in Tabelle 4.**7** und die Daten der beiden Register in Tabelle 4.**8** zusammengefasst.

Es zeigt sich, dass **Sondenprobleme und Infektionen** die zahlenmäßig überwiegenden chirurgischen Komplikationen darstellen. Das operative Vorgehen in diesen Fällen wurde bereits vor einiger Zeit detailliert dargestellt (11), so dass im Folgenden nur die wesentlichen Schritte und Überlegungen beschrieben werden.

Auf eines sei unbedingt hingewiesen: Revisionen gehören in die Hände des Erfahrenen, da zum Einen das chirurgische Vorgehen nicht selten eine unkonventionelle Vorgehensweise und immer Erfahrung erfordert, und zum Anderen Revisionen mit einer nicht unerheblichen Komplikationsrate belastet sind, die sich umgekehrt proportional zur operativen Erfahrung verhält (2).

Tabelle 4.7 Postoperative chirurgische Komplikationen in der Literatur

Art der Komplikation	Kiviniemi	MOST-Studie
	n (%)	n (%)
Sondenprobleme Vorhof Ventrikel	22/547 (4,0 %)	41/4020 (1 %) 25/2010 (1,2 %) 16/2010 (0,8 %)
Infektion	7/446 (1,6 %)	10/2010 (0,5 %)
Sonstige	3/446 (0,7 %)	6/2010 (0,3 %)
Summe	**32/446 (7,2 %)**	**57/2010 (2,8 %)**

Tabelle 4.8 Postoperative chirurgische Komplikationen in 2 großen Registern

	Deutsches SM-Register 2002		Dänisches SM-Register 2001	
Datensätze	28 763		2 429	
Nachbeobachtungszeitraum	7,1 Tage		4 Monate	
Art der Komplikation	**n**	**%** [*]	**n**	**%**
Pneumothorax	228	0,8		0,8
Taschenhämatom	403	1,4		0,4
Sondendislokation	614	2,1		
– Vorhof	278 [**]	1,7		2,8
– Ventrikel	312	1,1		1,7
– beide	24	0,1		
Wundinfektion	61	0,2		0,5
sonstige	258	0,9		
Summe	**1817**	**6,3**		

[*] = bezogen auf alle Neuimplantationen (n = 28 763)
[**] = bezogen auf alle Vorhofsonden-Neuimplantationen (n = 16 533)

Präoperative Vorbereitungen

Präoperative Diagnostik

Die **präoperative Diagnostik** entspricht zunächst der, die vor jedem chirurgischen Eingriff durchgeführt wird.

Bei **Sondenproblemen**, die vielleicht die Implantation einer weiteren Sonde notwendig machen, ist für die OP-Planung die sonographische oder phlebographische Darstellung der Vv. subclaviae beidseits erforderlich, um eine alte Thrombose auszuschließen oder nachzuweisen.

Bei **Infektionen** des Schrittmachersystems ist neben dem Nachweis der Infektion, z.B. durch positive Abstriche oder Blutkulturen, der Ausschluss oder Nachweis von Vegetationen im Sondenverlauf mittels transösophagealer Echokardiographie für die Wahl des operativen Verfahrens von entscheidender Bedeutung.

Ist eine **Sondenentfernung** geplant, sollten 4 Blutkonserven gekreuzt im OP vorhanden sein und 4 weitere in Bereitschaft gehalten werden.

Apparative und personelle Voraussetzungen

Die notwendige apparative Ausstattung entspricht zunächst der bei Erstimplantation.

Für die Sondenentfernung sind die Anforderungen deutlich höher und in Leitlinien zusammengefasst (8, 10). Auf die Bedeutung der Erfahrung des Operateurs wurde bereits hingewiesen.

Vorbereitung der Operation

Die Vorbereitung des Patienten erfolgt wie im Abschnitt Schrittmacherimplantation beschrieben.

Die Aufklärung vor einer Sondenentfernung muss allerdings umfangreicher gestaltet werden, da das Risiko dieses Eingriffs deutlich höher ist als das einer Erstimplantation.

Bei Revisionen wegen einer Infektion müssen die möglichen Vorgehensweisen ebenfalls ausführlich mit dem Patienten besprochen werden, um ihn in die Entscheidung über die Radikalität des Eingriffs einbeziehen zu können.

Operativer Eingriff

Anästhesieform

Abgesehen von den Eingriffen bei Schrittmacherinfektionen lassen sich fast alle Revisionen in Lokalanästhesie durchführen.

Hautschnitt und Freilegen von Schrittmacher und Sonden

Je nach Lage des Systems bietet sich ein Hautschnitt im Verlauf des alten Schnitts, bei unbefriedigendem kosmetischen Ergebnis des vorangegangenen Eingriffs in Form einer Exzision der alten Narbe, oder ein neuer Hautschnitt direkt über dem Schrittmacheraggregat an. Letzterer hat den Vorteil, dass man zum großen Teil außerhalb des Narbengewebes präparieren kann.

Bei der weiteren Präparation in die Tiefe sollten die Sonden nicht verletzt werden, um ein unkontrolliertes Durchtrennen mit ungewissem Schicksal der einzelnen Fragmente, z.B. einem Abrutschen nach intravasal, zu vermeiden.

Hat man die Subkutis und im seltenen Falle einer submuskulären Tasche die Muskelfaszie mit darunter liegender Muskulatur teils scharf, teils stumpf unter Schonung der Sonden durchtrennt, lässt sich die Schrittmachertasche meist mühelos identifizieren. Man ertastet nun ein sicher sondenfreies Areal und eröffnet die Tasche mit einem neuen Skalpell auf einer Strecke von 3–4 cm. Die weitere Eröffnung der Tasche erfolgt mit der Schere, nachdem man sich zuvor davon überzeugt hat, dass der Schnittverlauf keine Sondenteile erfasst. Ist die Tasche vollständig eröffnet, wird das Aggregat aus der Tasche luxiert, wobei die Verwendung einer Kornzange hilfreich sein kann.

Aseptische Taschenprobleme/Taschenverlagerung

Es handelt sich meist um eine nach lateral dislozierte Tasche, die Schmerzen verursacht oder eine Perforation befürchten lässt. Es empfiehlt sich in diesem Fall, **einen Abstrich vom Schrittmacheraggregat** zu entnehmen, da nicht selten eine okkulte Infektion die Taschenprobleme verursacht. Die chirurgische Lösung des Problems besteht darin, medial der alten Tasche eine neue unter der Faszie des M. pectoralis major zu bilden und das Schrittmachersystem in diese neue Tasche einzugeben. Bisweilen müssen die Sonden auf einer kurzen Distanz freigelegt werden, wenn sie einen zu lateralen Verlauf nehmen. Mit der ersten Faszien/Muskelnaht fasst man Teile der alten Tasche mit und erreicht so zusätzliche Stabilität des lateralen Rands der neuen Tasche. Der weitere Wundverschluss erfolgt wie bereits beschrieben.

Sondenkorrekturen und -wechsel

Sofern es die Natur des Sondenproblems zulässt, wird man zunächst versuchen, die alte Sonde zu erhalten. Dazu ist ihre vollständige Freilegung bis zur Einbindungsstelle sowie die Entfernung der Ligatur notwendig. Dass dies mit Vorsicht zu geschehen hat, versteht sich von selbst, wird aber nicht immer beachtet. Im Anschluss daran wird die Sonde aus dem Herzen gelöst und/oder repositioniert, wobei das weitere Vorgehen dem bei der Erstimplantation entspricht.

Gelingt es nicht, die Sonde aus dem Herzen zu lösen, oder lässt sie sich nicht repositionieren und im Herzen fixieren, muss eine neue Sonde verwendet werden. Dies gilt auch für den Fall, dass man trotz aller Vorsicht die (unipolare) Sonde bei der Präparation so verletzt hat; dass eine Reparatur nicht möglich erscheint.

Die Neuimplantation der Sonde erfolgt zumeist über eine Subklaviapunktion, wobei die noch liegende Sonde unter Durchleuchtung als Leitstruktur dienen kann. Bisweilen mag auch eine bei der Erstimplantation verwendete V. cephalica als venöser Zugang dienen. Dies gelingt immer dann, wenn die alte Sonde entfernt und über die V. cephalica vor oder nach der Sondenentfernung ein Seldinger-Draht vorgeschoben werden kann. Das weitere Vorgehen ist im Abschnitt Schrittmacherimplantation beschrieben.

Frage: Was tun mit einer funktionslosen Sonde?

Die Diskussion zu diesem Thema ist noch nicht abgeschlossen. Es gibt allerdings weder nach den NASPE-Empfehlungen (10) noch den Leitlinien der AG Herzschrittmacher der DGK (8) eine Indikation zur Entfernung einer einzelnen, funktionslosen ventrikulären Sonde. Dies gilt umso mehr, als die Sondenentfernung mit einer nicht unerheblichen Komplikationsrate vergesellschaftet ist (2) und nach den vorhandenen Leitlinien und Empfehlungen (8, 10) personelle (Herzchirurg nebst Team) und apparative Voraussetzungen erfordert, die über solche bei Neuimplantation hinausgehen.

> Die Entscheidung für oder gegen die Sondenentfernung sollte daher bei aseptischen Problemen für jeden Patienten individuell getroffen und mit ihm abgesprochen werden (1). Dabei kann das Wissen, dass selbst mehrere funktionslose Ventrikelsonden klinisch in aller Regel kaum oder gar keine Relevanz haben (4), für die Entscheidungsfindung hilfreich sein.

Sondenentfernung

Nicht zuletzt aufgrund der zunehmenden Verwendung bipolarer Sonden mit oft erst Jahre nach der klinischen Einführung bekannt werdenden Konstruktionsproblemen hat zu einem deutlichen Anstieg der Sondenentfernungen geführt. Nicht immer geschieht dies mit den gewünschten Resultaten (1), so dass sowohl NASPE/HRS als auch die AG Herzschrittmacher der DGK Leitlinien vorgelegt haben, die Definitionen, Indikationen, formale Vorgaben und Vorgehensweise ausführlich beschreiben (8, 10). Die folgende Erörterung beschränkt sich deshalb auf eine Zusammenfassung wesentlicher Grundsätze. Der klinische Algorithmus dazu ist in Abb. 4.25 dargestellt.

Eine Sondenentfernung gelingt nach eigener Erfahrung in absteigender Häufigkeit bei Sonden mit feststehender Schraube, mit versenkbarer Schraube und bei Ankersonden. Andere haben keine solchen Unterschiede für den Fixationsmechanismus gefunden (2). Die Chancen sinken zudem proportional mit der Zeitspanne, die eine Sonde implantiert ist: Während sich innerhalb des ersten Jahres nach Implantation noch nahezu alle Sonden entfernen lassen (98%), sinkt die Erfolgsrate auch bei Verwendung der weiter unten besprochenen Hilfsmittel auf 96% bei 1–4 Jahre implantierten Sonden, auf 92% 4–7 Jahre nach Implantation und auf 81% bei noch länger implantierten Elektroden (2).

Hat man sich zu einer Sondenentfernung entschlossen, so wird man nach vollständiger extravaskulärer Freipräparation der Sonde versuchen, diese durch manuellen Zug zu entfernen.

> Gelingt die Entfernung der Sonde durch einfachen manuellen Zug nicht auf Anhieb, sollte von weiteren Extraktionsversuchen Abstand genommen werden, da ansonsten der Mandrinkanal so deformiert werden kann, dass man sich den Weg für die Verwendung von Extraktionshilfen als nächstem Schritt verbaut. Dies gilt v.a. bei länger als 1 Jahr implantierten Sonden (Abb. 4.25).

Bei den Extraktionsbestecken sind intra- und extraluminale Extraktionshilfen zu unterscheiden. Die intraluminalen bestehen aus einem Spezialmandrin, der sich in der Sondenspitze verhaken lässt und so einen direkten Zug an der Sondenspitze erlaubt. Hierbei ist zu beachten, dass man je nach Sondenposition (Vorhof oder Ventrikel) den Zug unterschiedlich dosieren muss.

Es gilt die **Faustregel**, dass der Zug um so vorsichtiger ausgeübt werden sollte, je dünner das kardiale Gewebe an der Sondenspitze ist. In der eigenen Klientel musste nach erfolgreicher Entfernung einer bipolaren Vorhofankerelektrode unter der Diagnose einer Perikardtamponade einmal notfallmäßig thorakotomiert werden, da mit der Sonde auch ein kleiner, größenmäßig dem Sondenkopf entsprechender Anteil der Vorhofwand entfernt worden war.

Die extraluminalen Extraktionshilfen sind für die Fälle gedacht, bei denen Anteile der Sonde mit dem Endokard, z.B. auf dem Boden des rechten Ventrikels oder dem Endothel im Bereich der Vv. cava superior, anonyma oder subclavia verwachsen sind. Mit Hilfe der extraluminalen Extraktionsbestecke, die in den verschiedensten Ausführungen bis hin zum Laser-Sheath zur Verfügung stehen, kann versucht werden, die Verwachsungen zu lösen. Dazu werden vorsichtig und mit ausreichend Geduld unterschiedlich harte und lange Entfernungshülsen über die Sonde vorgeschoben, bis ein Widerstand die Verwachsung anzeigt. Durch weiteres Vorschieben in schraubenden Bewegungen gelingt es nicht selten, die Sonde vollständig von den Verwachsungen zu befreien und schließlich zu entfernen.

> Misslingen diese Versuche, sollte im Hinblick auf die möglichen Konsequenzen (2) von zu engagierten weiteren Entfernungsversuchen abgesehen werden, da bei aseptischen Problemen die Sonde im Gegensatz zu septischen Komplikationen nicht entfernt werden muss.

Fasst man die in der Literatur angegebenen **Erfolgsraten** für die diversen Extraktionshilfen metaanalytisch zusammen (8), so haben alle Verfahren eine Erfolgsrate von ca. 90%, eine Misserfolgsrate von 1–8% und eine Sterblichkeit von 0,5–1%, ohne dass klare Vorteile für das eine oder andere Verfahren deutlich würden.

Wir haben in den letzten 7 Jahren bei 60 Patienten 88 Sonden zu entfernen versucht und waren mit 81 Sonden (92%) erfolgreich. Bei einer Liegedauer der Sonde unter 1 Jahr gelang die Entfernung immer, jenseits davon nur in 89%. In 10 Fällen verwendeten wir ein handelsübliches Extraktionsbesteck, das zweimal nicht weiterhalf. In diesen Fällen gelang die Totalentfernung durch beherzten manuellen Zug. Bei weiteren 5 Fällen wurde primär die Thorakotomie gewählt, wobei wir in allen Fällen unter extrakorporaler Zirkulation mit kardioplegisch induziertem Herzstillstand arbeiteten. Dies erwies sich insofern als günstig, als wir in 3 von 5 Fällen zusätzlich zur Sondenentfernung eine Rekonstruktion der Trikuspidalklappe durchführen mussten, da die Klappe entweder destruiert oder in den infektiösen Prozess miteinbezogen war.

Bei misslungener Sondenentfernung wird die funktionslose Sonde im Bereich des Sondenkonnektors mit einer Schutzhülse versehen und unter dem Aggregat in der Tasche mit einer nicht resorbierbaren Naht fixiert. Alternativ kann man die Sonde kürzen, mit einer Schutzhülle abisolieren und außerhalb der Tasche mit einer nicht resorbierbaren Naht tief intramuskulär versenken.

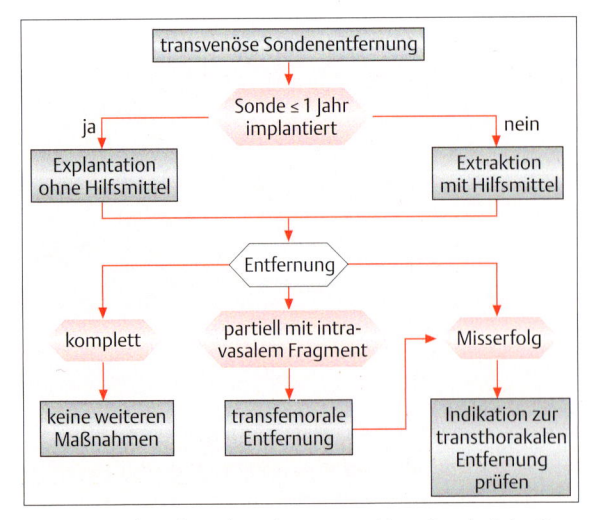

Abb. 4.25 Klinischer Algorithmus zum Vorgehen bei der Sondenentfernung.

Infektionen

Einleitung, Definitionen und grundsätzliches Vorgehen

Die Infektion stellt die schwerste chirurgische Komplikation der Schrittmachertherapie dar, weil der Patient durch die direkte Verbindung zwischen Infektionsherd und Herz mit der möglichen, aber glücklicherweise seltenen Folge einer Endokarditis und/oder Sepsis vital gefährdet ist und weil operative und konservative Begleittherapie kostenintensiv sind. Entsprechend hoch sind die Anforderungen an die apparative Ausstattung sowie an das Geschick und die Erfahrung des Operateurs, so dass Patienten mit einer Schrittmacherinfektion an ein Zentrum mit entsprechender Ausrüstung und Erfahrung überwiesen werden sollten.

Vom Lokalbefund und der therapeutischen Konsequenz lassen sich **3 Arten der Schrittmacherinfektion** unterscheiden:

1. der klassische Taschenabszess mit lokalen und/oder systemischen Entzündungszeichen,
2. die drohende oder bereits eingetretene Perforation des Aggregats und/oder der Sonden sowie
3. die systemische Infektion mit klinischen und laborchemischen Befunden einschließlich positiver Blutkulturen, aber ohne eindeutige lokale Infektionszeichen.

Das grundsätzliche Vorgehen je nach Befund ist in Abb. 4.**26** schematisch zusammengefasst und im Folgenden erläutert:

Ad 1.: Der Taschenabszess bedarf der kompletten Entfernung des Schrittmachersystems. Es stellt sich lediglich die Frage, ob man transvenös oder transthorakal vorgehen muss. Als Entscheidungshilfe dient der Algorithmus der Abb. 4.**27**.

Ad 2.: Bei der Perforation, bisweilen auch als Erosion bezeichnet, ist man sich über das Vorgehen in Expertenkreisen weit weniger einig: Die Empfehlungen reichen von der lokalen Revision bis hin zur Totalentfernung (13). Folgende **operative Optionen** bestehen:

➤ Exzision des perforierten Hautareals mit lokalem Debridement und Verlagerung der Schrittmachertasche sowie evtl. Verwendung lokaler antiseptischer oder antibiotischer Maßnahmen, wie Sulmycin-Schwämmchen oder Antibiotika-Gel; das implantierte Aggregat wird weiter verwendet.
➤ wie 1., aber unter Verwendung eines neuen Schrittmacheraggregats.
➤ Neuimplantation eines Schrittmacher-Systems kontralateral, Exzision des perforierten Hautareals mit lokalem Debridement und fakultativer Verwendung lokaler antiseptischer oder antibiotischer Maßnahmen, Entfernung des alten Aggregats und Versenken der Sonde(n) tief intramuskulär.
➤ Neuimplantation eines Schrittmachersystems kontralateral und komplette Entfernung des Systems auf der Seite mit perforiertem Hautareal.

Alle Verfahren können sinnvoll sein und stellen im Prinzip ein **Stufenschema der Behandlung** dar:

➤ Das erstgenannte kommt bei Situationen in Betracht, in denen kardiale und/oder extrakardiale Erkrankungen des Patienten den kleinstmöglichen

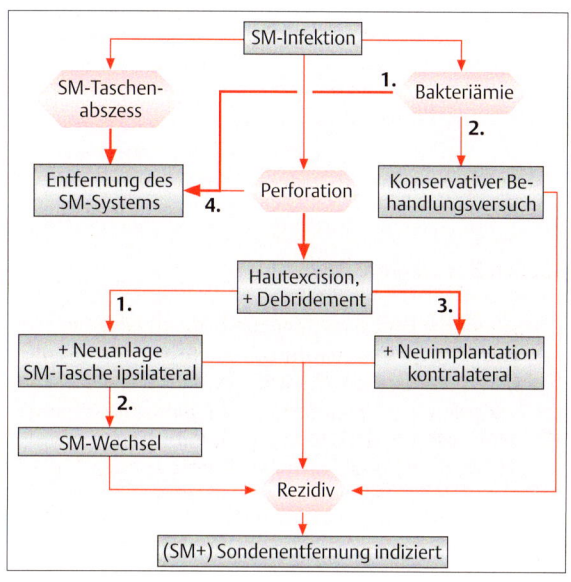

Abb. 4.**26** Grundsätzliches Vorgehen bei den verschiedenen Formen der Schrittmacherinfektion; die fettgedruckten Pfeile kennzeichnen das vom Autor bevorzugte Vorgehen. 1 und 2 bei Bakteriämie sowie 1 bis 4 bei Perforation kennzeichnen die möglichen Vorgehensweisen (Einzelheiten s. Text).

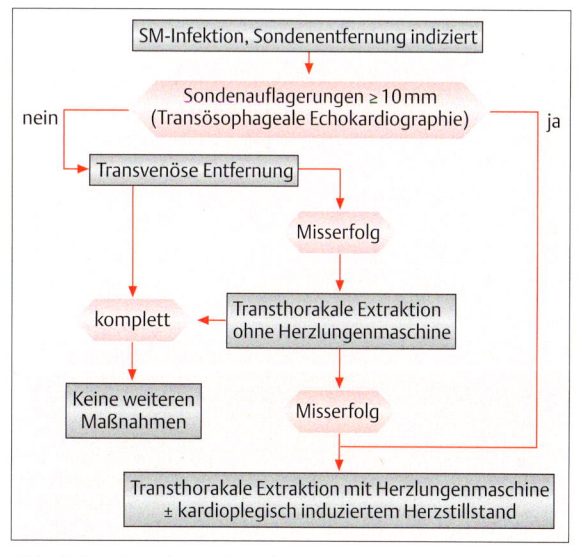

Abb. 4.**27** Klinischer Algorithmus zum Vorgehen bei einer Schrittmacherinfektion.

Eingriff angeraten erscheinen lassen, die Perforationsstelle zudem völlig reizlos ist, oder die Perforation noch nicht eingetreten ist.

➤ Das 2. Verfahren bietet sich an, wenn man die Sonde an einer Stelle im Gesunden aufsuchen kann, die mindestens 10 cm von der Perforationsstelle entfernt ist. Sie wird dort durchtrennt, mit einer Sondenverlängerung versehen, diese mit einem neuen Schrittmacheraggregat konnektiert und das System sodann in eine neu formierte Tasche eingegeben. Die Entfernung des alten, perforierten Schrittmacheraggregats und des Sondenrests schließen den Eingriff ab.

➤ Das 3. Verfahren ist immer dann sinnvoll, wenn die Sonde nicht wie im 2. Fall mit dem nötigen Sicherheitsabstand aufgesucht werden kann oder das unter 1. beschriebene Verfahren zu einem Rezidiv geführt hat. Im Prinzip handelt es sich um zwei in einer Sitzung durchgeführte Operationen, wobei die kontralaterale Neuimplantation als aseptischer Eingriff dem septischen Teil vorausgehen muss.

➤ Die Totalentfernung bleibt als therapeutische Alternative den Fällen vorbehalten, in denen Verfahren 2 oder 3 zu einem Rezidiv führt.

Ad 3.: Wie bei der Perforation ist auch hier die Frage der Radikalität des Eingriffs in die Diskussion geraten, insbesondere wenn sich lokal keine Entzündungszeichen zeigen, die transösophageale Echokardiographie ohne Nachweis von Vegetationen bleibt, im Rahmen der Ausschlussdiagnostik aber das Schrittmachersystem als einzige Quelle der Bakteriämie übrig bleibt.

Will man auf der sicheren Seite bleiben, wird man sich für eine Totalentfernung entscheiden. Andererseits zeigen die Ergebnisse einer unlängst vorgetragenen Studie aus der Mayo-Klinik, dass positive Blutkulturen bei Schrittmacher- und ICD-Patienten in über 60% der Fälle auch unter konservativer, d.h. in erster Linie antibiotischer Therapie eine Heilung erfahren können (7). Ohne detaillierte Kenntnis dieser Studie sei nur betont, dass ein solches Vorgehen bei Nachweis koagulase-negativer Staphylokokken sinnlos ist, weil diese eine Schleimschicht bilden, in der sie für eine antibiotische Therapie unerreichbar sind. Insofern wird man auch hier die Entscheidung individuell, d.h. abhängig von der Komorbidität des Patienten und der Virulenz bzw. Pathogenität des nachgewiesenen Erregers, treffen.

Symptome und Befunde

Das erste klinische, immer auf eine Infektion verdächtige Zeichen sind **neu aufgetretene Schmerzen** im Bereich der Aggregattasche bzw. des Sondenverlaufs. Daneben finden sich häufig weitere lokale Symptome einer Infektion wie Rötung, Schwellung und Überwärmung, der Lokalbefund kann aber auch diskret sein.

Mikrobiologisch handelt es sich bei einer Frühinfektion (maximal 1 Jahr postoperativ) in aller Regel um einen Taschenabszess mit Nachweis von Staphylococcus aureus. Bei den später auftretenden Infektionen und Perforationen werden meist koagulase-negative Staphylokokken, insbesondere S. epidermidis angetroffen; nicht selten lässt sich auch gar kein Keim nachweisen (12).

Operatives Vorgehen

Dies ergibt sich aus den vorliegenden Befunden und wurde bereits bei den einzelnen Formen der Infektion besprochen. Wesentlich ist, dass der lokale infektiöse Prozess komplett chirurgisch saniert wird und kein potentiell infiziertes Fremdmaterial zurückbleibt, da dies in einem hohen Prozentsatz zum Lokalrezidiv führt (12). Hinzuweisen ist auf die Notwendigkeit, dass vor der Aggregat- und/oder Sondenentfernung ein **Abstrich aus der Tasche** entnommen werden muss, weil dies die Antibiose wesentlich beeinflusst.

Hat man sich zur kontralateralen Neuimplantation entschlossen, so hat sich in unseren Händen die Implantation eines neuen Schrittmachersystems unter Verwendung neuer Sonden und eines neuen Schrittmachers in einer Sitzung, d.h. unmittelbar vor der Entfernung des Schrittmachersystems bewährt (12).

Nach erfolgter Aggregat- und Sondenentfernung wird die infizierte Tasche mit einem scharfen Löffel gereinigt und ausgiebig mit antiseptischen oder desinfizierenden Lösungen gespült. Spritzende Blutungen werden umstochen und sodann eine Redondrainage der Größe 16 oder 18 in die Tasche eingelegt. Auf Faszien- oder Subkutannähte sollte man weitestgehend verzichten, um die Menge an Fremdmaterial in der Wunde möglichst gering zu halten; der Wundverschluss erfolgt mit tiefgreifenden Hauteinzelknopfnähten, der Verband wird als Kompressionsverband angelegt.

Prävention

In Anbetracht der möglichen Konsequenzen sei nochmals an die Möglichkeiten erinnert, mit denen die Zahl der Schrittmacherinfektionen zumindest begrenzt werden kann. Dazu zählen die

➤ präoperative Infektsanierung,
➤ die Ganzkörperdusche am Abend vor der Operation,
➤ frisches Bettzeug und Schlafanzug,
➤ die Enthaarung des OP-Feldes unmittelbar vor dem Eingriff,
➤ eine strenge Asepsis im Operationssaal,
➤ eine zügige und gewebeschonende Operationstechnik sowie
➤ eine strenge Zahlenbegrenzung der im Saal anwesenden Personen.

Literatur

1. Brinker JA. De duobos malis minus est semper eligendum. PACE 2000; 23: 384–385.
2. Byrd CL, Wilkoff BL, Love CJ, et al. Intravascular extraction of problematic or infected permanent pacemaker leads. PACE 1999; 22: 1348–1357.
3. Danish Pacemaker and ICD Register. www.pacemaker.dk
4. De Cock C, Vinkers M, van Campe LCMC, Verhorst PMJ, Visser CA. Long-term outcome of patients with multiple (≥ 3) noninfected transvenous leads: A clinical and echocardiographic study. PACE 2000; 23: 423–426.
5. Deutsches Herzschrittmacher-Register. www.pacemaker-register.de
6. Ellenbogen K, Hellkamp A, Lamas GA, et al. Complication rate of 2010 dual chamber implants in a multicenter randomized controlled trial – The MOST experience. PACE 2002; 24: 553.
7. Hayes DL, Hybereger LK, Hodge DO. Management of positive blood cultures in patients with pacemaker or ICD. PACE 2002; 24: 621.
8. Hemmer W, Fröhlig G, Markewitz A. Kommentar zu den NASPE-Empfehlungen zur Entfernung von permanent implantierten, transvenösen Herzschrittmacher- und Defibrillatorelektroden. (Publikation in Vorbereitung).
9. Kiviniemi MS, Pirnes MA, Eränen HJK, Kettunen RVJ, Hartikainen JEK. Complications related to permanent pacemaker therapy. PACE 1999; 22: 711–720.
10. Love CJ, Wilkoff BL, Byrd CL, et al. NASPE Policy Statement: Recommendations for extraction of chronically implanted transvenous pacing and defibrillator leads: indications, facilities, training. PACE 2000; 23: 544–551.
11. Markewitz A, Hemmer W. Handbuch der Schrittmachertherapie. medplan Verlag, München, 1988, ISBN: 3-425541-05-5.
12. Markewitz A, Erdmann E, Weinhold C. Schrittmacherinfektionen und ihre Behandlung. Herzschrittmacher 1990; 10: 27–36.
13. Zegelman M., Winter UJ, Markewitz A, Hemmer W, Schmitt CG. Differentialtherapie bei Schrittmacher-Infektionen: Radikale oder subradikale Therapie? In: Winter, U.J., M. Zegelman (Hrsg.): Herzschrittmacher- und Defibrillator-Infektionen. Thieme, Stuttgart – New York: S. 33–42, 1994.

5 Schrittmacherfunktion

G. Fröhlig, W. Koglek

■ Programmierbare Standardparameter

Das Wichtigste in Kürze

Dieser Abschnitt dient der Definition und Beschreibung von Begriffen, die in Form kryptischer Abkürzungen den klinischen Alltag eines „Schrittmacher"-Arztes prägen. Sie sind Voraussetzung zur Verständigung über Stimulationsarten und Zeitsteuerung von Schrittmachern und werden in den nächsten Kapiteln immer wieder gebraucht. Allerdings decken sie nicht die vielen Besonderheiten ab, die im Zuge der Entwicklung vom simplen Impulsgeber zum differenzierten „heart rhythm management" in das therapeutische Arsenal eines Schrittmachers gefunden haben. Diesen ist ein eigenes Kapitel (Algorithmen) gewidmet.

Während die Funktionsdaten früherer Schrittmacher nach Implantation nicht mehr veränderbar waren, boten seit Beginn der 1970er Jahre Einkammer-Modelle die ersten Programmiermöglichkeiten, die sich anfangs auf die Frequenz beschränkten, später die Impulsspannung, Eingangsempfindlichkeit und Refraktärzeit umfassten und schließlich als „multiprogrammierbare" Systeme auch die Variation des Erwartungsintervalls und der Impulsdauer erlaubten. Der Begriff Standardparameter umfasst heute einen ganzen Katalog von Kenngrößen, die in Tabelle 5.1 zusammengefasst sind.

Stimulationsintervall, Stimulationsfrequenz

Als Stimulationsintervall (SI) wird die maximale Zeitspanne (Millisekunden, ms) zwischen zwei konsekutiven Impulsen am selben Stimulationsort definiert. Die Stimulationsfrequenz wird über das Stimulationsintervall bestimmt und gibt die Anzahl der abgegebenen Stimulationsimpulse pro Minute an.

Besteht **kein Eigenrhythmus**, stimuliert der Schrittmacher mit der Grundfrequenz, d.h. nach dem programmierten Stimulationsintervall (SI) (Abb. 5.1). Bei DDD-Schrittmachern erfolgt die Stimulation mit der Grundfrequenz immer im Vorhof (atriale Priorität), die Kammer wird nur dann stimuliert, wenn keine eigene

Tabelle 5.1 Standardparameter

Parameter
Stimulationsmodus
Stimulationsintervall (Stimulationsfrequenz)
Erwartungsintervall (Frequenzhysterese)
AV-Intervall (nach Vorhofstimulation AVI) AV-Intervall (nach Vorhofwahrnehmung PVI) AV-Korrektur (Differenz von AVI und PVI)
Sicherheitsfenster (safety window, non-physiological AV delay)
Maximalfrequenz (obere Grenzfrequenz, maximum tracking rate, upper rate limit)

	Vorhof	Kammer
Refraktärzeit	PVARP = Postventrikuläre A-Refraktärzeit TARP = totale atriale Refraktärzeit	Ventrikuläre Refraktärzeit
Ausblendzeit	PVAB = Postventrikuläres A-Blanking	PAVB = Postatriales V-Blanking
Stimulationspolarität	unipolar/bipolar	unipolar/bipolar
Impulsamplitude	A-Amp	V-Amp
Impulsdauer	A-PW	V-PW
Wahrnehmungspolarität	unipolar/bipolar	unipolar/bipolar
Empfindlichkeit	A-Sen	V-Sen

Überleitung stattfindet oder die Überleitung länger als das AV-Intervall ist. Im VDD-Modus erfolgt die Stimulation mit der Grundfrequenz in der Kammer (ventrikuläre Priorität).

Das Erwartungs- oder Escapeintervall

Mit diesem Intervall wird die Dauer zwischen einem detektierten herzeigenen Signal und dem nächsten Stimulationsimpuls festgelegt. Das Erwartungsintervall (EI) kann dem Stimulationsintervall entsprechen oder individuell eingestellt werden, wenn der Schrittmacher eine **Hysteresefunktion** besitzt (Abb. 5.2). Wird die **Hysterese** (griechisch „nachhinken") programmiert, verlängert sich das Erwartungsintervall um einen Betrag, der absolut (in [ms] oder [/min]) oder relativ (in % des Stimulationsintervalls oder -frequenz) programmiert werden kann.

Wird vor Ablauf des SI eine Eigenaktion wahrgenommen, erfolgt die Rückstellung des SI und ein Erwartungsintervall wird gestartet. Tritt vor Beendigung des Erwartungsintervalls eine weitere Eigenaktion auf, wird dieses zurückgestellt und ein neues gestartet. Läuft das Erwartungsintervall ab, wird immer ein Stimulus abgegeben und das Stimulationsintervall gestartet.

Die Hysteresefunktion wird nur durch eine Eigenaktion, die vor Ablauf des SI auftritt, aktiviert. Speziell in vagotonen Phasen wirkt sich dies nachteilig aus, da die Eigenfrequenz die Stimulationsfrequenz meist nicht überschreitet. Dieser Nachteil wird durch die so genannte **Suchhysterese** ausgeglichen. Dabei wird entweder nach einer bestimmten Zeitspanne oder nach einer definierten Anzahl stimulierter Zyklen ein Erwartungsintervall aktiviert. Wird darin Eigenrhythmus festgestellt, verbleibt der Schrittmacher im Erwartungsintervall. Ist der Eigenrhythmus langsamer, so erfolgt am Ende des Erartungsintervalls eine Stimulation. Der Schrittmacher kehrt zum SI zurück und wiederholt die Suche nach Ablauf der vorgegebenen Zeit oder Stimulationszyklen.

Maximalfrequenz, obere Grenzfrequenz

Nur im DDD- und VDD-Modus gibt es die Maximal- oder obere Grenzfrequenz (upper rate limit, maximum tracking rate) als Parameter. Bei vorhofgesteuerter Ventrikelstimulation wird die maximale Stimulationsrate in der Kammer über das Mindest-Intervall zwischen 2 konsekutiven ventrikulären Ereignissen festgelegt. Wird die Maximalfrequenz auf 110 min^{-1} eingestellt, beträgt das minimale Stimulationsintervall (MSI) 550 ms. Dieses Intervall kann nicht unterschritten werden, auch wenn die Vorhoffrequenz bei 1:1-AV-Assoziation kürzere Intervalle fordern würde.

Das EKG-Beispiel der Abb. 5.3 zeigt eine VDD-Stimulation mit vorzeitig auftretender P-Welle. Die Maximalfrequenz ist auf 110 min^{-1} eingestellt und entspricht einem minimalen Stimulationsintervall (MSI) von 550 ms. Das PV-Intervall ist auf 100 ms programmiert, es kommt jedoch bei PV* (Abb. 5.3) zu einer Verlängerung des Intervalls auf 200 ms.

Die Analyse der P-P-Intervalle macht die Verlängerung des PV*-Intervalls verständlich. Die erste P-Welle startet das PV-Intervall, nach 100 ms erfolgt die ventrikuläre Stimulation, und das MSI wird dabei gestartet. Die nächste P-Welle tritt 580 ms nach der ventrikulären Stimulation auf und löst wieder das PV-Intervall aus, die Kammerstimulation erfolgt 100 ms später und startet das MSI. Die nächste P-Welle wird 350 ms nach dem

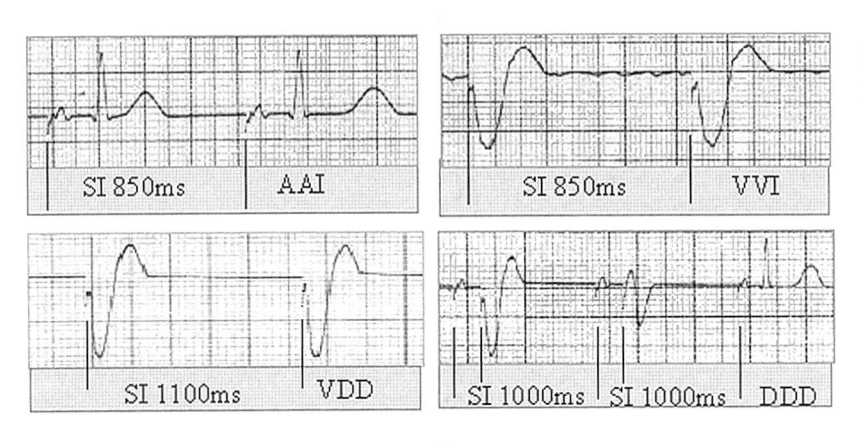

Abb. 5.1 Stimulation mit dem Grundintervall (Grundfrequenz), bei AAI, VVI, VDD, DDD.

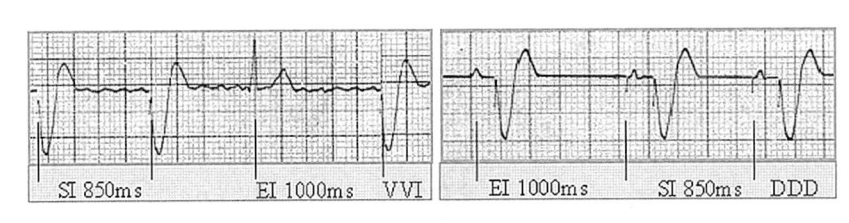

Abb. 5.2 Stimulationsintervall (SI) und Erwartungsintervall (EI), bei VVI und DDD mit Hysterese. Bei beiden Betriebsarten ist das Erwartungsintervall um 150 ms länger als das Stimulationsintervall bzw. die Grundfrequenz beträgt 70 min^{-1} und die Hysteresefrequenz 60 min^{-1}.

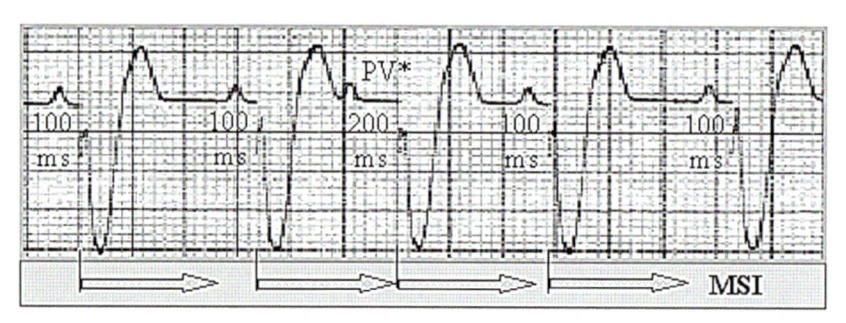

Abb. 5.3 DDD-Schrittmacher, vorhofgesteuerte Ventrikelstimulation mit 88 min^{-1}, PV-Intervall 100 ms, Maximalfrequenz 110 min^{-1} (entsprechend einem minimalen Stimulationsintervall [MSI] von 550 ms). Die vorzeitig auftretende P-Welle löst ein PV-Intervall aus, die ventrikuläre Stimulation darf erst nach Ablauf des minimalen Stimulationsintervalls (MSI) erfolgen, deshalb verlängert sich das PV-Intervall auf 200

ventrikulären Stimulus detektiert und startet ebenfalls ein PV-Intervall von 100 ms; da die ventrikuläre Stimulation aber erst nach Ablauf des MSI von 550 ms erfolgen darf, verlängert sich das PV-Intervall auf 200 ms.

Atriale/ventrikuläre Impulsamplitude und Impulsdauer

Mit Amplitude (V) und Dauer (ms) wird die zur Stimulation von Vorhof und Kammer erforderliche Stärke des Schrittmacherimpulses festgelegt. Da gegen Ende der Laufzeit eines Schrittmachers mit der Batteriespannung auch die Impulsamplitude abnehmen würde, sorgen Hersteller moderner Schrittmachermodelle mit unterschiedlichen Schaltungen dafür, dass die Stimulationsamplitude bis zum elektiven Austauschzeitpunkt konstant gehalten und die notwendige Sicherheitsmarge für die Stimulation gewährleistet wird.

Atriale und ventrikuläre Stimulationspolarität

Bei Verwendung bipolarer Sonden kann bei den meisten Schrittmachermodellen zwischen der **uni- und bipolaren Stimulationskonfiguration** gewählt werden. Für die unipolare Variante wird der Stromkreis zwischen der distalen Elektrode (Kathode, negativer Pol) und dem Schrittmachergehäuse (Anode, positiver Pol) geschlossen. Bei der bipolaren Stimulation ist die Anode 1–2 cm proximal der Kathode angeordnet. Die geometrische Oberfläche der Anode beträgt meist ein Vielfaches der Kathode, damit anodale Mitreizung vermieden wird.

Der Vorteil der bipolaren Stimulation liegt darin, dass keine Muskelreizung nahe des Schrittmachergehäuses provoziert wird. Nachteilig ist, dass der bipolare Stimulus im Oberflächen-EKG schlecht erkennbar und die Interpretation damit erschwert ist.

Atriale und ventrikuläre Empfindlichkeit

Mit dem Parameter Empfindlichkeit wird die Wahrnehmungsschwelle des Eingangsverstärkers für die intrakardialen Signale festgelegt. Ein hoher Wert bedeutet hohe Schwelle, also geringe Empfindlichkeit, ein niedriger Wert gibt umgekehrt eine hohe Empfindlichkeit an.

Je empfindlicher der Wahrnehmungsverstärker eingestellt wird, umso größer ist die Gefahr, dass der Schrittmacher durch Störsignale beeinflusst wird. Deshalb sollte bei hoher Empfindlichkeit die Detektion bipolar erfolgen.

Atriale und ventrikuläre Wahrnehmungspolarität

Werden bipolare Sonden implantiert, kann die **Signalwahrnehmung (Sensing) bipolar oder unipolar** erfolgen. Bei der unipolaren Detektion wird die Potentialdifferenz zwischen der distalen Elektrode (Kathode) und dem Schrittmachergehäuse (Anode) gemessen. Die bipolare Detektion misst die Potentialdifferenz zwischen distaler und proximaler Elektrode innerhalb der Kammer, in der die Sonde implantiert ist. Die räumliche Anordnung von Kathode und Anode bestimmt die Antennenlänge. Für die unipolare Wahrnehmung ergibt sich ein relativ großes Antennenfeld, das die Einkopplung niederfrequenter Störsignale begünstigt.

Mit einem Elektrodenabstand von wenigen Zentimetern ist die Antennenwirkung der bipolaren Anordnung wesentlich geringer, die Empfindlichkeit gegenüber Störsignalen nimmt um den Faktor 10 (oder mehr) ab und eröffnet damit die Möglichkeit, den Wahrnehmungsverstärker empfindlich einzustellen.

Refraktärperioden

Wird eine Spontandepolarisation des Herzens vor Ablauf des Stimulations- oder Erwartungsintervalls wahrgenommen, so wird ein neues Intervall gestartet und die Stimulation unterdrückt. Eine solche Wahrnehmungsreaktion ist jedoch nicht über die gesamte Dauer des Intervalls vorgesehen, weil Refraktärperioden die Antwort auf unerwünschte Signale oder Signalanteile verhindern. So soll der QRS-Komplex einer ventrikulären Eigenaktion detektiert werden, die nachfolgende T-Welle aber nicht, weil der neuerliche Start eines SI oder EI die Stimulationsfrequenz vermindern würde. Aus demselben Grund gilt es im Vorhof, nach atrialem Ereignis die Wahrnehmung des nachfolgenden QRS-Komplexes zu verhindern.

Grundsätzlich wird also ein Ereignis, das in die Refraktärzeit des Vorhof- oder Kammerkanals fällt, für das Timing des Schrittmachers nicht genutzt („unused event").

Anders als in der Blanking-Zeit (s.u.) wird ein solches Refraktärereignis aber sehr wohl vom Wahrnehmungskreis des Schrittmachers erkannt und zu Aufgaben jenseits der reinen Zeitschaltung (Tachykardie- oder Störerkennung) verwandt.

Atriale Refraktärperiode

Die **totale atriale Refraktärperiode** (TARP) setzt sich aus der AV-Zeit und der programmierbaren **postventrikulären atrialen Refraktärperiode** (PVARP) zusammen (Abb. 5.**4**). Die **TARP** wird von einem atrialen Stimulus oder durch eine atriale Wahrnehmung ausgelöst, das nachfolgende Stimulations- oder Wahrnehmungsereignis in der Kammer startet die **PVARP**. Tritt eine ventrikuläre Aktion ohne vorausgehendes atriales Ereignis, z.B. ein AV-Knoten-Rhythmus oder eine ventrikuläre Extrasystole, auf, wird nur die PVARP gestartet (und je nach Programm noch durch eine „PVARP-Extension" ergänzt).

Vorhofeigenaktionen, die innerhalb der PVARP auftreten, lösen keine ventrikuläre Stimulation aus. Somit induzieren frühzeitig auftretende atriale Ereignisse keine Schrittmachertachykardie. Bei Schrittmachersystemen, welche die Möglichkeit der automatischen Modusumschaltung während atrialer Tachyarrhythmien bieten, werden aber die atrialen Eigenaktionen innerhalb der PVARP für die Tachykardieerkennung gezählt.

Ventrikuläre Refraktärperiode

Die ventrikuläre Refraktärperiode (VRP) wird bei der Impulsabgabe und Wahrnehmung in der Kammer gestartet. Meist besteht sie aus einem „absolut" und einem „relativ" refraktären Anteil (s. Blanking). Ventrikuläre Ereignisse, die in die Refraktärperiode fallen, starten kein neues Stimulations- oder Erwartungsintervall, werden aber zur „Noise"-Erkennung genutzt, sofern die Refraktärität „relativ" ist. Dies trifft für den Ein- und Zweikammer-Modus zu.

Die EKG-Darstellung in Abb. 5.**5** zeigt nach ventrikulärer Stimulation ein Couplet. Die erste der beiden Extrasystolen tritt außerhalb der ventrikulären Refraktärperiode auf, die mit der Stimulation gestartet wurde, und löst eine neue VRP aus. Die nachfolgende Erregung fällt in die VRP, beeinflusst die Zeitschaltung des Schrittmachers nicht und wird deshalb frühzeitig von einem neuen Stimulus gefolgt.

Ausblendzeiten (Blanking)

Ausblendzeiten werden auch als „absolute" Refraktärzeiten des atrialen oder ventrikulären Wahrnehmungskreises bezeichnet, weil alle Signale, die während dieser Perioden auftreten, vom Schrittmacher ignoriert und weder für die Zeitschaltung noch für die Tachykardie- oder Störerkennung genutzt werden.

Die Funktion dient v.a. dem „Ausblenden" von Signalen aus der jeweils anderen Kammer. So soll verhindert werden, dass spontane oder stimulierte Kammerkomplexe durch den atrialen Eingangsverstärker detektiert werden (Fernfeldwahrnehmung im Vorhof) oder dass atriale Stimulationsimpulse, die vom ventrikulären Wahrnehmungskreis als Spontanaktivität der Kammer fehlgedeutet werden, die Ventrikelstimulation inhibieren (Übersprechen oder AV-Crosstalk).

Atriale Ausblendzeit

Die Erkennung atrialer Arrhythmien, besonders des Vorhofflimmerns, bedarf einer hohen atrialen Empfindlichkeit. Bei modernen Aggregaten, die auf atriale Tachyarrhythmien mit Mode-Switching reagieren, ist deshalb eine Empfindlichkeitseinstellung bis zu 0,1 mV möglich. Die verbesserte Detektion von Vorhofflimmern wird mit dem Risiko erkauft, dass Signale aus dem Ventrikel vom Vorhofverstärker erkannt und als atriale (Tachykardie-) Signale fehlinterpretiert werden. Um die „Fernfeldwahrnehmung" im atrialen Eingangsverstärker zu unterdrücken, wird mit jedem ventrikulären Ereignis (Wahrnehmung oder Stimulation) eine atriale Ausblendzeit gestartet. Solange die „postventrikuläre atriale Ausblendzeit" (PVAB) andauert, verhindert sie allerdings die Detektion aller Signale auf Vorhofebene (Abb. 5.**6**).

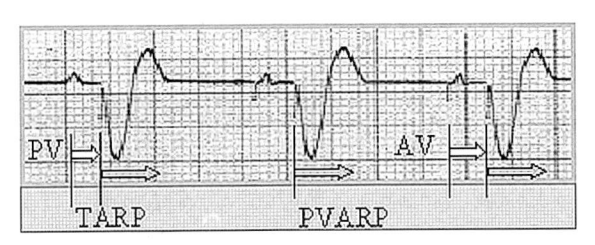

Abb. 5.4 Die totale atriale Refraktärperiode (TARP) setzt sich aus PV- oder AV-Zeit und programmierbarer postventrikulärer atrialer Refraktärperiode (PVARP) zusammen.

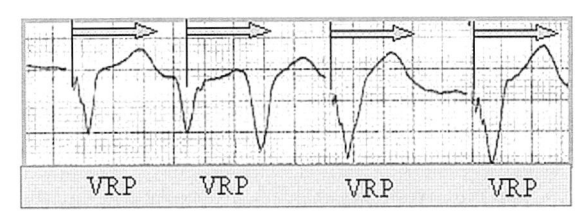

Abb. 5.5 VVIR-Stimulation mit einer Frequenz von 105 min^{-1}, VRP 300 ms; eine erste vorzeitige Kammeraktion wird wahrgenommen und startet eine VRP, die folgende Aktion tritt innerhalb dieser VRP auf und führt nicht zu einem „Reset" des EI.

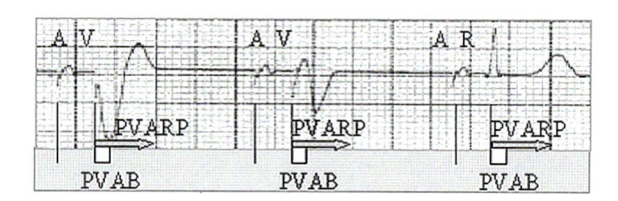

Abb. 5.6 Postventrikuläres atriales Blanking (PVAB ☐): mit dem ventrikulären Stimulationsimpuls oder einer Eigenaktion in der Kammer wird die PVAB gestartet, der atriale Eingangsverstärker wird für diese Periode ausgeblendet.

Abb. 5.7 Post-atriales ventrikuläres Blanking (PAVB ☐): mit dem atrialen Stimulationsimpuls wird die PAVB gestartet, der ventrikuläre Eingangsverstärker wird für diese kurze Periode ausgeblendet.

Ventrikuläre Ausblendzeit

Mit der Abgabe des atrialen Stimulationsimpulses wird der ventrikuläre Eingangsverstärker für die Ausblendzeit absolut refraktär geschaltet (Abb. 5.7). In dieser Periode ist keine Wahrnehmung am ventrikulären Eingang möglich. Nach Beendigung der ventrikulären Ausblendzeit (PAVB, Postatriales Ventrikuläres Blanking) ist die ventrikuläre Wahrnehmung wieder erlaubt. Die folgende ventrikuläre Eigenaktion oder Stimulation startet wieder eine reguläre Abfolge von Blanking und ventrikulärer Refraktärzeit. Nach Vorhofwahrnehmung wird in der Kammer keine PVAB gestartet, da die P-Wellen-Amplitude (mV) wesentlich kleiner ist als der atriale Stimulationsimpuls (V) und nicht der Gefahr der Fernfeldwahrnehmung unterliegt.

Ventrikuläre Sicherheitsstimulation (Safety Pacing)

Wird das PAVB besonders kurz gehalten, um im Ventrikelkanal alle – auch vorzeitig in der AV-Zeit einfallende – Eigenaktionen der Kammer wahrnehmen und darauf reagieren zu können, so besteht die Gefahr, dass ein atrialer Stimulationsimpuls vom Ventrikelverstärker erkannt, als Spontanerregung fehlinterpretiert und die Stimulation in der Kammer inhibiert wird. Technisch wird deshalb ein „ultrakurzes" postatriales Ventrikel-Blanking mit einem Mechanismus kombiniert, der „Cross talk" verhindert und den Stimulations-Support für schrittmacherabhängige Patienten sichert. Die Einrichtung ist nicht nach atrialer Wahrnehmung erforderlich und deshalb nur nach Vorhofstimulation aktiv.

Ein „Sicherheits"-Fenster von 60–120 ms („safety window", „non-physiological AV delay", „committed period") unterscheidet zwischen früher und später Wahrnehmung innerhalb der AV-Zeit. Erstere stammt potentiell vom Vorhofimpuls, letztere entspricht ziemlich sicher einem echten Kammersignal.

Entsprechend unterschiedlich reagiert das System darauf:

▶ im ersten Fall bewirkt es eine Zwangs- („committed") Stimulation in der Kammer,
▶ im zweiten wird der Ventrikelimpuls inhibiert.

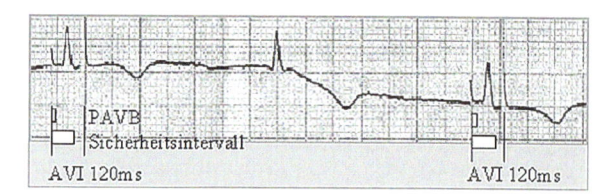

Abb. 5.8 DDD-Schrittmacher, 60 min^{-1}, AV-Intervall 300 ms; Wahrnehmung der ventrikulären Eigenaktion bei AV-Knotenersatzrhythmus führt zur Sicherheitsstimulation.

Falls AV-Zeiten programmiert sind, die über das Sicherheitsfenster hinausreichen und die Gefahr von R-auf-T-Stimulation heraufbeschwören, erfolgt die Zwangsstimulation (meist) am Ende der „committed"-Periode, so dass im Oberflächen-EKG ein verkürztes AV-Intervall imponiert.

Das EKG-Beispiel in Abb. 5.8 zeigt einen spontanen AV-Knotenersatzrhythmus, der mit niederfrequenter Schrittmacheraktivität interferiert. Der Vorhofstimulus startet neben der ventrikulären Ausblendzeit (PAVB) das Sicherheitsfenster, innerhalb dessen der Kammerverstärker die spontane R-Welle erkennt. Die ventrikuläre Zwangsstimulation erfolgt nach 120 und nicht – wie programmiert – nach 300 ms, damit der Kammerimpuls nicht in die T-Welle fällt und eine potentiell maligne Arrhythmie auslöst.

AV-Intervalle

Mit Wahl eines geeigneten AV-Intervalls wird die physiologische Überleitung vom Vorhof zur Kammer nachgebildet. Dabei ist zwischen atrialer Stimulation und Wahrnehmung zu unterscheiden. Bei Vorhofstimulation erfolgt – je nach Sondenlage – die Depolarisation nicht auf physiologischen Bahnen, sondern oft quer zur Vorzugsrichtung der Muskelfasern, deren Anisotropie die Leitungsgeschwindigkeit oft verlangsamt und lange Latenzen intra- und interatrial erzeugt. Dagegen hat eine spontane P-Welle oft schon große Teile der Vorhöfe depolarisiert, bevor sie die atriale(n) Elektrode(n) erreicht und vom Schrittmacher detektiert werden kann. Dies unterschiedliche Timing der Vorhoferregung muss bei Programmierung des technischen AV-Delay des Schrittmachers berücksichtigt werden. Einzelheiten finden sich im Kapitel zur AV-Zeit-Optimierung.

AV-Intervall nach Vorhofstimulation

Das AV-Intervall nach Vorhofstimulation (AVI) definiert die Zeitspanne zwischen atrialem und ventrikulärem Stimulus. Wird vor Ablauf des AVI ein ventrikuläres Ereignis wahrgenommen, stellt dies den AV-Timer zurück, und der ventrikuläre Impuls wird inhibiert.

AV-Intervall nach Vorhofwahrnehmung

Das AV-Intervall nach Vorhofwahrnehmung (PVI) definiert die Zeitspanne von der Detektion eines atrialen Signals bis zur Abgabe des ventrikulären Stimulationsimpulses. Das atriale Wahrnehmungsereignis startet das PVI, an dessen Ende zeitgerecht ein ventrikuläres wird, sofern nicht zwischenzeitlich ein ventrikuläres Spontansignal erkannt wurde. Die vorhofgesteuerte Ventrikelstimulation wird bis zur oberen Grenzfrequenz im Verhältnis 1:1 aufrechterhalten. Steigt die detektierte Vorhoffrequenz über das obere „tracking limit" an, so erzwingt das minimale Stimulationsintervall die Verlängerung des PV-Intervalls (s. Maximalfrequenz).

AV-Korrektur

Einige Schrittmachermodelle erlauben die getrennte Programmierung des AV- und PV-Intervalls, um eine individuelle Optimierung der Hämodynamik zu ermöglichen. Andere sehen dafür die AV-Korrektur (Wertdifferenz zwischen AVI und PVI) vor. Um diesen Wert wird das AV-Intervall nach Vorhofstimulation (AVI) verkürzt, um das AV-Intervall nach Vorhofwahrnehmung (PVI) einzustellen (Abb. 5.9).

Bei älteren Schrittmachertypen ist dies ein einzelner, nicht veränderbarer Wert zwischen 25 und 70 ms, bei der heutigen Schrittmachergeneration ist dieser Parameter in weiten Bereichen programmierbar und trägt den individuellen Anforderungen differenziert Rechnung.

Stimulationsarten

Nach Komplexität und Steuerlogik sind grob 2 Stimulationsarten zu unterscheiden, nämlich **Einkammer- und Zweikammer-Betrieb**. Diese Einteilung gilt auch dann, wenn aus rhythmologischen oder hämodynamischen Gründen zusätzliche Sonden auf einer Stimulationsebene betrieben werden, wie dies im Ventrikel bei der Resynchronisationstherapie geschieht.

Einkammer-Betriebsart

Der Einkammermodus wird über die Elektrodenlage definiert. Liegt die Elektrode im Vorhof, ergibt sich ein atrialer Stimulationsmodus (A00, AAI, AAT). Bei Elektrodenlage in der Kammer resultiert ein ventrikulärer Stimulationsmodus (V00, VVI, VVT).

A00-Modus. Die atriale Stimulation im A00-Modus (Abb. 5.10) erfolgt ohne Beziehung zum Eigenrhythmus. Im EKG der Abb. 5.10 ist auf der linken Seite eine regelrechte Reizantwort im Vorhof zu sehen. Der zweite Stimulus fällt bereits mit einer spontanen P-Welle zusammen und hat keine depolarisierende Wirkung (atriale Pseudofusion). Durch die Beschleunigung des Eigenrhythmus wandert der atriale Stimulus (fixes SI) in Richtung QRS-Komplex.

AAI-Modus. Bei der AAI-Stimulation werden Vorhofeigenaktionen vor Ablauf des Stimulations- oder Erwartungsintervalls wahrgenommen, der Zeitzähler wird dadurch zurückgestellt und ein Erwartungsintervall (EI) gestartet. Tritt vor Ablauf des EI eine neue Vorhofaktion auf, wird das EI zurückgestellt und ein neues EI ausgelöst. In Abb. 5.11 läuft das EI ohne neuerliche P-Wellen-Wahrnehmung ab, so dass ein atrialer Stimulus abgegeben wird.

AAT-Modus. Bei der AAT-Stimulation führt die Wahrnehmung einer atrialen Spontanaktion dazu, dass nach minimaler Verzögerung der Vorhof stimuliert wird (Triggerung). Handelt es sich um eine echte P-Welle, dann fällt der Impuls in die Refraktärzeit des Vorhofmyokards und bleibt unwirksam, löst auch keine Arrhythmien aus. Ist das Wahrnehmungsereignis je-

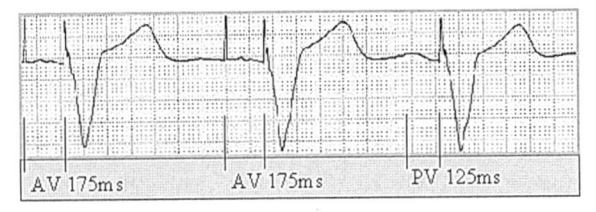

Abb. 5.9 DDD-Schrittmacher, 70 min^{-1}, AV-Intervall (AVI) 175 ms, AV-Korrektur 50 ms. Vor Ablauf des Stimulationsintervalls wird eine P-Welle wahrgenommen (letzter Zyklus); diese startet ein AV-Intervall (PVI), das gegenüber dem programmierten AVI um 50 ms verkürzt ist.

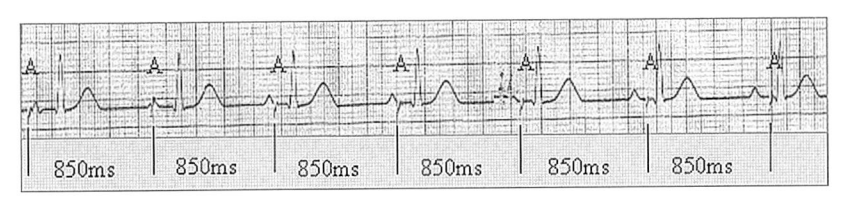

Abb. 5.10 A00-Modus, asynchrone Vorhofstimulation mit fixer Stimulationsfrequenz von 70 min^{-1}, Stimulationsintervall (SI) 850 ms.

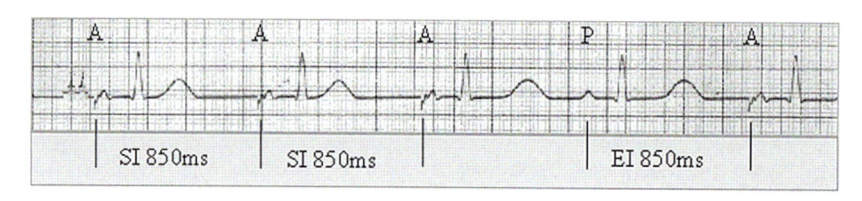

Abb. 5.11 AAI-Modus, atriale Stimulation und Vorhofwahrnehmung mit intrinsischer AV-Überleitung, Stimulationsintervall (SI) 850 ms, Erwartungsintervall (EI) 850 ms.

doch ein Störsignal, wird durch die Schaltung verhindert, dass der Schrittmacher fälschlich inhibiert wird. Überschnelle Stimulationsantwort auf Störsignal-Triggerung wird durch eingebaute Frequenzbegrenzung verhindert. Allerdings kann Fehltriggerung kompetitive Stimulation mit dem spontanen Vorhofrhythmus provozieren und im ungünstigsten Fall atriale Arrhythmien auslösen.

> Der getriggerte Modus wird meist temporär für diagnostische Zwecke verwendet, eine permanente Programmierung kommt nur in Ausnahmefällen, z.B. bei starker externer Störeinwirkung in Betracht.

In der Abb. 5.12 ist die Funktionsweise dargestellt: Das zweite SI wird nach 830 ms zurückgestellt, ein atrialer Impuls abgegeben und das EI gestartet. Die Rückstellung des EI und neuerliche Triggerung eines atrialen Stimulus erfolgt mit der P-Welle nach 800 ms. Der Vorgang wiederholt sich, bis das EI abläuft und eine atriale Stimulation mit dem Basisintervall erfolgt (nicht dargestellt).

V00-Modus. Analog zum A00-Modus im Vorhof erfolgt die Kammerstimulation im V00-Betrieb ohne Beziehung zum Eigenrhythmus mit fixer Stimulationsfrequenz. Beim Auftreten von Spontanaktionen kommt es zur „Parasystolie", welche die Gefahr einer Stimulation in die vulnerable Phase in sich birgt. Abhängig von Schrittmachermodell und Programmierung kann Magnetauflage asynchrone Stimulation erzeugen. Um das Risiko der Parasystolie zu mindern, geschieht dies meist mit angehobener Stimulationsfrequenz (typischerweise 85 oder 100 min^{-1}). Der permanente Betrieb im V00-Modus ist obsolet.

VVI-Modus. Die ventrikuläre „Demand"-Stimulation ist sicher die häufigste Anwendung bei Einkammer-Schrittmachern (Abb. 5.13). Wahrgenommene Eigenaktionen in der Kammer stellen das Stimulationsintervall zurück und starten ein Erwartungsintervall. Folgt keine weitere Kammeraktion innerhalb des Erwartungsintervalls, wird am Ende ein ventrikulärer Impuls abgegeben und ein Stimulationsintervall gestartet.

VVT-Modus. Für die VVT-Stimulation gelten die gleichen Intentionen und Gesetzmäßigkeiten wie beim AAT-Modus. Die EKG-Darstellung in Abb. 5.14 zeigt Vorhofflimmern mit spontaner Überleitung (R) und ventrikulärer Stimulation (V). Bei der dritten Aktion von links läuft das SI ab und löst einen Stimulationsimpuls (V) aus. Fast gleichzeitig findet sich eine Spontandepolarisation, deren Konfiguration (einschließlich des ST-T-Abschnitts) nicht von den folgenden Kammererregungen abweicht, so dass es sich um einen „Pseudofusions"-Schlag (PFS) handelt.

Die nächste Eigenaktion in der Kammer tritt nach 810 ms auf und stellt das SI zurück. Nach kurzer Verzögerung (30 ms) wird der ventrikuläre Stimulationsimpuls in die absolute Refraktärzeit der Kammer abgegeben und das EI gestartet. Dieser Vorgang wiederholt sich nach 580 ms. Bei der letzten Aktion endet das EI in einer ventrikulären Stimulation mit dem Basisintervall; die morphologischen Unterschiede zu QRS und ST-T-Verlauf der beiden ersten Stimulationszyklen lassen einen „Fusions"-Schlag diagnostizieren.

> Die maximale Frequenz im getriggerten Modus ergibt sich aus der eingestellten Refraktärzeit des Schrittmachers oder der technisch festgelegten maximalen Triggerfrequenz. Übersteigt die Eigenfrequenz dieses vorgegebene Limit, folgt die Triggerung dem Spontanrhythmus nur noch in 2:1- oder 3:1-Assoziation.

Zweikammer-Betriebsarten

D00-Modus. Dieser Modus stimuliert Vorhof und Kammer ohne Rücksicht auf den Eigenrhythmus. Ein permanenter Schrittmacherbetrieb in D00 ist deshalb nicht angezeigt. Temporär ist der Modus unter Magnetauflage aktiv. Bei Verdacht auf Sondenprobleme kann es sinnvoll sein, vorübergehend im D00-Betrieb zu arbeiten, um etwa Impedanzmessungen kontinuierlich vornehmen zu können.

Abb. 5.15 verdeutlicht den asynchronen Stimulationsmodus. Spontane Vorhof- und (z.T.) übergeleitete Kammeraktionen bleiben unberücksichtigt, die Stimulation erfolgt mit dem Basisintervall von 850 ms und einem AV-Delay von 200 ms.

DVI-Modus. Das Verständnis der Betriebsart fällt etwas schwer, weil die Steuerung des Aggregats nur über den Ventrikelkanal erfolgt. Mögliche Funktionsbilder im Oberflächen-EKG sind deshalb A-V, A-R (Abb. 5.16) oder aber die vollständige Inhibition des Schrittmachers über die ventrikuläre Wahrnehmung, wenn die Sinusfrequenz oberhalb der programmierten Grundfrequenz liegt und die intrinsische AV-Überleitung erhalten ist (im Markerkanal wird dann nur R angezeigt, in Abb. 5.16 nicht dargestellt). In der **klinischen Praxis** wird die Betriebsart **nicht gebraucht**.

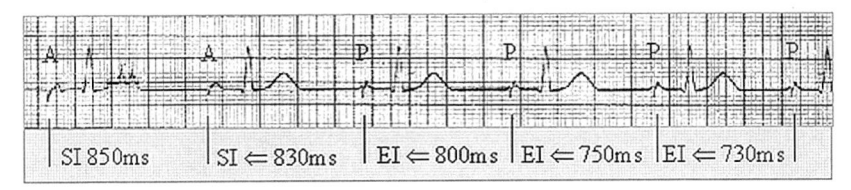

Abb. 5.12 AAT-Modus, Vorhofstimulation, SI 850 ms, die Vorhofwahrnehmung führt zur getriggerten atrialen Stimulation (dabei löst die atriale Detektion nach kurzer Verzögerung einen atrialen Impuls aus).
SI ⇐ = Rückstellung des Stimulationsintervalls;
EI ⇐ = Rückstellung des Erwartungsintervalls.

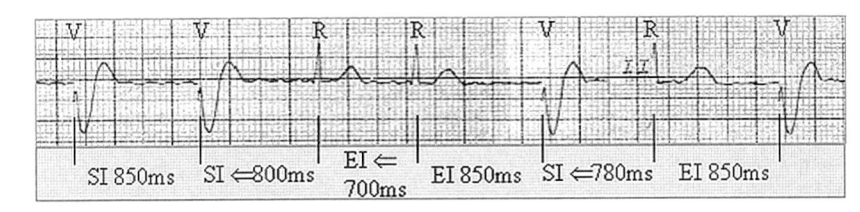

Abb. 5.13 VVI-Modus, ventrikuläre Stimulation und Eigenaktionen bei Vorhofflimmern.
SI 850 ms, EI 850 ms, SI ⇐ = Rückstellung des Stimulationsintervalls, EI ⇐ = Rückstellung des Erwartungsintervalls.

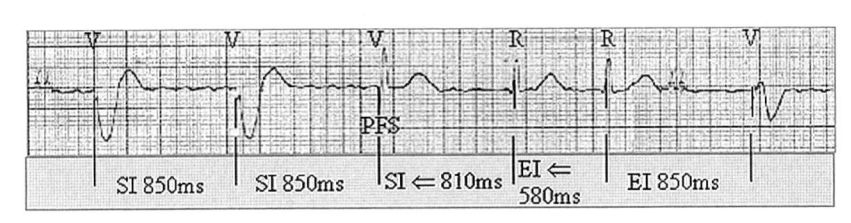

Abb. 5.14 VVT-Modus, SI 850 ms. Die Kammerwahrnehmung führt zur getriggerten ventrikulären Stimulation.
SI ⇐ = Rückstellung des Stimulationsintervalls, EI ⇐ = Rückstellung des Erwartungsintervalls.

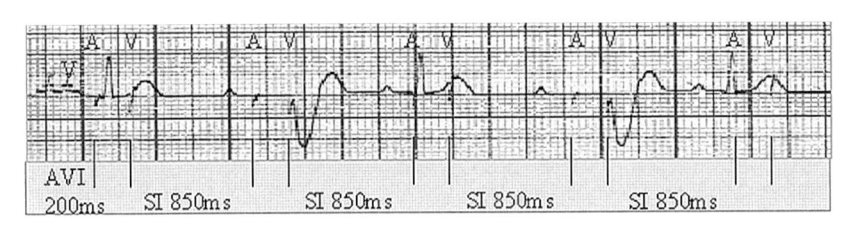

Abb. 5.15 D00-Modus, asynchrone Vorhof- und Kammerstimulation mit fixem Stimulationsintervall von 850 ms, AV-Intervall (AVI) 200 ms.

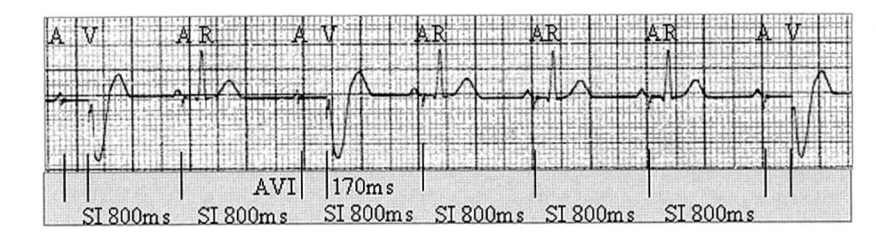

Abb. 5.16 DVI-Modus, Sinusrhythmus mit intermittierender AV-Überleitung; asynchrone atriale Stimulation, die Kammer wird teils stimuliert, teils wird der Ventrikelkanal inhibiert. Stimulationsintervall 800 ms, AV-Intervall 170 ms.

DDD-Modus. Der DDD-Modus wird auch **Universalmodus** genannt, da er alle Zweikammer-Betriebsarten bedarfsabhängig vorhält. Die einzelnen Abläufe sind im EKG der Abb. 5.17 nachvollziehbar: Bei fortlaufender EKG-Registrierung sind oben links zwei AV-sequenzielle Stimulationszyklen mit einem SI von 1000 ms und einem AVI von 190 ms dargestellt. Es folgt spontaner Sinusrhythmus, bei dem die P-Wellen vor Ablauf des SI (nach 800 bzw. 900 ms) auftreten, ein AV-Intervall (PVI) triggern und an dessen Ende Kammerstimuli auslösen (P–V).

Das neu gestartete EI läuft nach 1000 ms ab und wird durch AV Stimulation beendet. Auch das nachfolgende SI endet mit Stimulation in Vorhof und Kammer; allerdings ändert sich die Morphologie des QRS-Komplexes, weil der Ventrikelstimulus mit einer spontan übergeleiteten R-Welle zusammentrifft und das Bild eines „Fusionsschlags" erzeugt.

Im letzten Zyklus der oberen Reihe wird am Ende des SI der Vorhof stimuliert, ein AVI gestartet und nach 170 ms vorzeitig durch ventrikuläre Wahrnehmung unterbrochen (A-R). Dieses Muster wiederholt sich in den ersten beiden Aktionen unten links, bis im dritten Zyklus die P-Welle nach 920 ms das SI zurückstellt und das PVI startet. Noch bevor das PVI abgelaufen ist, wird es durch eine intrinsisch übergeleitete R-Welle nach 140 ms zurückgestellt (P-R). Die folgenden Zyklen sind Wiederholungen der zuvor beobachteten Grundformen.

Im DDD-Modus treten unterschiedliche Stimulationsfrequenzen auf:

▶ die Basis- oder Grundfrequenz, die durch den Ablauf des SI definiert ist und mit atrialer Impulsabgabe einhergeht,
▶ die Frequenz bei vorhofgesteuerter ventrikulärer Stimulation, die zwischen Grund- und oberer Grenzfrequenz vom Sinusrhythmus vorgegeben wird, wobei die P-Welle das jeweilige SI oder EI vorzeitig zurückstellt, ein PVI startet und am Ende die Ventrikelstimulation triggert. Die Kammer- folgt der Vorhoffrequenz im Verhältnis 1 : 1 bis zur eingestellten Maximalfrequenz (obere Grenzfrequenz, upper rate limit, max tracking rate).

DDI-Modus. In der DDI-Betriebsart entspricht das ventrikuläre EI oder SI der Summe aus atrialem Erwartungsintervall (AEI) und AVI. Als atriales Erwartungsintervall wird die Zeit zwischen ventrikulärem Ereignis (wahrgenommen oder stimuliert) und nachfolgendem Vorhofstimulus bezeichnet. Der DDI- unterscheidet sich vom DDD-Modus dadurch, dass er keine vorhofgesteuerte Ventrikelstimulation („Tracking") vorsieht. Wahrgenommene Vorhofereignisse inhibieren den atrialen Stimulus, lösen aber kein PVI aus und stellen das EI oder SI nicht zurück. Ein Neustart des Grundintervall-Zählers erfolgt nur auf ventrikulärer Ebene.

> Aus der Funktionsbeschreibung ergibt sich, dass bei schneller Vorhofarrhythmie und/oder AV-Überleitungsstörung das Bild einer VVI-Stimulation erzeugt wird (Abb. 5.18). Es wird auch klar, dass die Betriebsart im Falle höhergradiger AV-Blockierung ungeeignet ist.

Die **DDI-Funktion bei Sinusknotensyndrom mit intakter AV-Leitung** zeigt das EKG in Abb. 5.19: Der erste Kammerkomplex links startet das AEI und das EI für die Kammer, die danach auftretende Vorhofaktion unterbricht nicht das AEI und triggert kein AV-Intervall, inhibiert aber die Vorhofstimulation am Ende des AEI. Oh-

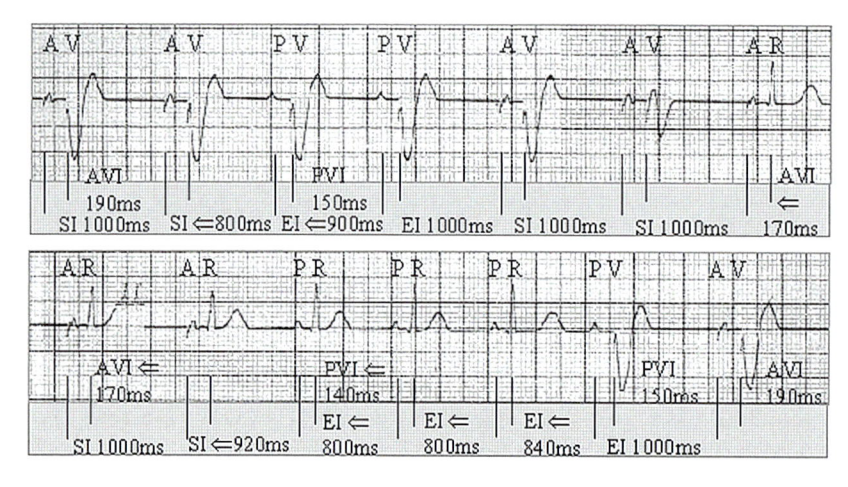

Abb. 5.17 DDD-Modus, fortlaufende EKG-Registrierung der Ableitung II. Alle Betriebsarten, die der DDD-Modus beinhaltet, sind dargestellt: AV sequenzielle Stimulation (AV), vorhofgesteuerte Ventrikelstimulation (PV), atriale Stimulation mit spontaner AV-Leitung (AR) und der inhibierte Modus (PR). AVI = AV-Intervall nach Vorhofstimulation, PVI = AV-Intervall nach Vorhofwahrnehmung, AVI ⇐ und PVI ⇐ = Rückstellung des laufenden Intervalls.

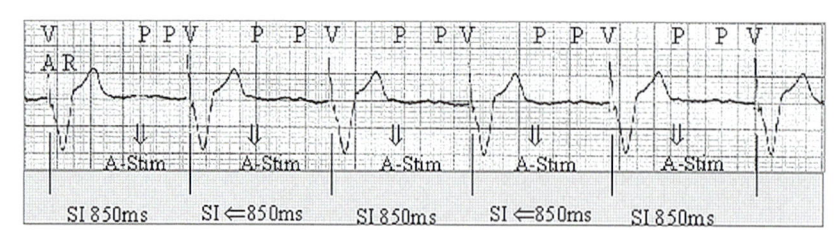

Abb. 5.18 DDI-Modus bei Vorhofflimmern und langsamer Kammerantwort; die detektierten Vorhofaktionen inhibieren nur den atrialen Stimulus (↓ A-Stim), lösen aber kein PVI aus und stellen auch das Stimulationsintervall (SI) nicht zurück. Ein vorzeitiger Neustart des SI könnte nur durch ventrikuläre Eigenaktionen geschehen, die im dargestellten Fall nicht vorkommen, so dass sich das Bild einer VVI-Stimulation mit dem Basisintervall von 850 ms ergibt.

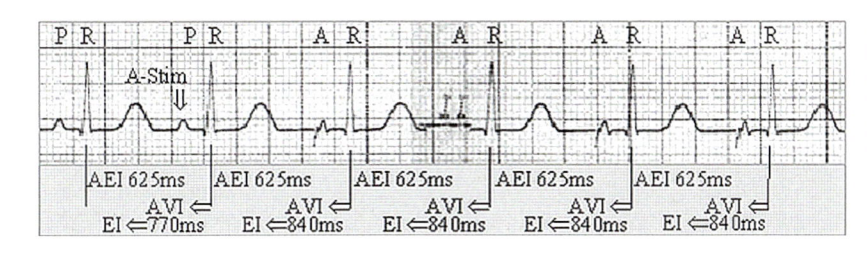

Abb. 5.**19** DDI-Modus, atriale Eigenaktionen und Vorhofstimulation mit intrinsischer AV-Überleitung. Atriales Erwartungsintervall (AEI) 625 ms, AVI 225 ms, SI 850 ms.

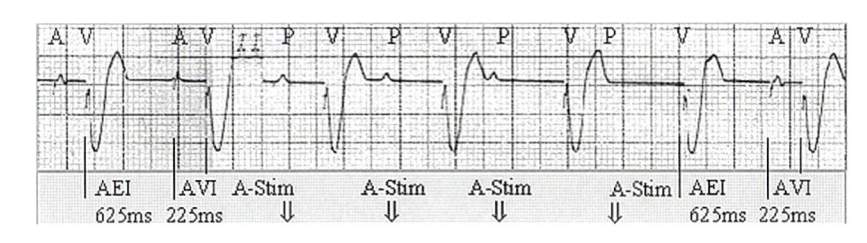

Abb. 5.**20** DDI-Modus bei totalem AV-Block; mit Wahrnehmung der P-Welle wird der atriale Stimulus inhibiert (↓ A-Stim), kein PVI ausgelöst, und AEI wie AVI werden nicht zurückgestellt; am Intervallende erfolgt die Kammerstimulation.

ne dass es im Oberflächen-EKG sichtbar wird, startet nun das AVI, das nach 145 ms durch die spontane R-Welle unterbrochen und von neuem AEI und EI abgelöst wird.

Im nächsten AEI wird keine P-Welle wahrgenommen, an seinem Ende wird deshalb der Vorhof stimuliert und das AVI gestartet. Vor dessen Ablauf wird die übergeleitete Kammeraktion detektiert und stellt das AVI zurück. Bei allen weiteren Aktionen wiederholt sich der letztbeschriebene Vorgang.

Das EKG-Beispiel der Abb. 5.**20** zeigt die Funktion des **DDI-Modus bei totalem AV-Block**. Die erste Aktion links zeigt eine reguläre atriale und ventrikuläre Stimulation. Bei der zweiten atrialen Stimulation kommt es zu einer Pseudofusion im Vorhof, da eine native P-Welle gleichzeitig mit dem Vorhofstimulus auftritt. Die nächste Eigenaktion des Vorhofs kommt vor Ablauf des AEI, dadurch wird der atriale Stimulus inhibiert. Der AV-Block verhindert die Überleitung zur Kammer, deshalb läuft das Intervall für die Kammerstimulation (AEI + AVI) weiter und wird mit einem ventrikulären Stimulus abgeschlossen.

■ Diagnostische Funktionen und Daten

Bidirektionale Telemetrie und Speicherfunktionen

Um mit modernen Schrittmachern kommunizieren, sie programmieren und diagnostische Informationen von ihnen empfangen zu können, bedarf es einer Informationsvermittlung, die telemetrisch – meist mittels Radiofrequenz – realisiert wird. Erfolgt die Datenübermittlung allein vom Programmiergerät zum Schrittmacher, so spricht man von unidirektionaler Telemetrie. Werden zusätzlich kodierte Informationen vom Schrittmacher zum Programmiergerät übertragen, so handelt es sich um bidirektionale Telemetrie.

Die Einführung der **unidirektionalen Telemetrie** ermöglichte die Veränderung einzelner Parameterwerte. Wurde die Stimulationsfrequenz geändert, war dies im Oberflächen-EKG einfach zu verifizieren. Bei Programmierung anderer Parameter, etwa der Wahrnehmungsempfindlichkeit oder Refraktärzeit, war eine direkte Bestätigung der Programmänderung nicht möglich. Nur wenn ein ganzes Parameterpaket, das u.a. eine Frequenzänderung enthielt, telemetrisch übertragen wurde, ließ die neue Stimulationsfrequenz im EKG darauf schließen, dass sämtliche Änderungen wirksam geworden waren („Batch-Programmierung").

Erst die **bidirektionale Telemetrie** ermöglicht eine Kommunikation in beide Richtungen, so dass nicht nur ein Programm zum Schrittmacher gesandt, sondern dieses vom Aggregat auch quittiert und eine Vielzahl von Informationen aus dem Schrittmacher abgefragt werden können. Diese umfassen aktuelle Programm-, Mess- und Diagnosedaten (intrakardiale Elektrogramm-Ableitungen, Ereignismarker, Speicher- und Statistikfunktionen), ohne die eine Schrittmachernachsorge oder Analyse von Fehlfunktionen heute kaum möglich wäre.

Während in der Defibrillatortechnik umfangreiche Speicherfunktionen Stand der Technik sind, gewinnt die diagnostische Datensicherung bei Schrittmachern nur allmählich die nötige Funktionalität. Grund sind die Begrenzung des RAM (random access memory) und der Energieaufwand, der bei der heutigen Größe von Herzschrittmachern mit der Laufzeit der Aggregate konkurriert. Nicht von ungefähr korreliert die historische Reihenfolge, mit der diagnostische Funktionen eingeführt wurden, mit der Speichergröße und mit Fortschritten im Energie-Management, das einen größeren Anteil an Batteriekapazität für diagnostische Zwecke verfügbar machte.

Der Ressourcenverbrauch steigt in der Reihenfolge: diagnostische Zähler, Histogramme, Holterfunktionen,

Speicherung von Markerketten und Elektrogrammen. Seine Begrenzung bringt es mit sich, dass einzelne diagnostische Optionen einander ausschließen, dass Techniken zur Informationsreduktion eingesetzt werden und dass trotzdem die Zahl gespeicherter Episoden limitiert ist.

Patientendaten

Ergänzend zu den persönlichen Daten, die im Schrittmacher gespeichert werden, sollten Informationen über die Grunderkrankung und die Stimulationsindikation vermerkt werden. Dies kann die Nachsorge erleichtern, wenn z.B. kein Schrittmacherausweis zur Verfügung steht oder die Nachkontrolle in einem anderen Krankenhaus stattfindet.

Programmierbare Parameter

Moderne DDDR-Schrittmacher verfügen über 20–30 verschiedene Parameter, die unabhängig voneinander programmierbar sind. Für die Schrittmachernachsorge und besonders bei Schrittmacher-Fehlfunktionen ist die Information über die Einstellung der einzelnen Parameter absolut notwendig. Von besonderer Bedeutung sind die Informationen bezüglich der verschiedenen Algorithmen, welche aktiv oder inaktiv sind. Allein diese Information kann so manche Schrittmacherfunktion oder vermeintliche Fehlfunktion erklären.

Gemessene Daten

Die Schrittmacher-Abfrage wird komplettiert durch die gemessenen Daten (Abb. 5.**21**). Diese beinhalten Informationen über:

- Batteriezustand,
- Stromverbrauch,
- Austauschzeitpunkt und
- Elektrodenstatus.

Batterie	OK		
Trendeinstellungen			
Aufzeichnungsdauer	24 h		
Aufzeichnungsart	Rollend		
Auflösung	Normal		
	VORHER	Neu	
Mode		DDD-CLS	
Grundfrequenz		70	ppm
Max CLOSED LOOP Freq.		120	ppm
Obere Grenzfrequenz		140	ppm
2:1 bei		*153	ppm
Mode Switching		170	bpm
X-aus-8-Kriterium		5	
Dyn. AV-Zeit		180/120	ms
Sense-Kompensation		-30	ms
AV-Sicherheitsintervall		*100	ms
Atrium			
Impulsamplitude		2.4	V
Impulsdauer		0.40	ms
Empfindlichkeit		1.0	mV
PVARP		300	ms
PVARP Verl.		100	ms
Polar. Pace		UNIP	
Polar. Sense		BIPL	
Ventrikel			
Impulsamplitude		2.4	V
Impulsdauer		0.40	ms
Empfindlichkeit		4.0	mV
Ven. Refraktärzeit		275	ms
Ven. Blanking-Zeit		24	ms
Polar. Pace		UNIP	
Polar. Sense		BIPL	
Patientendaten			
Patientenindex	00000		
Patientenname	Factory values		
Geburtsdatum	xx.xx.xxxx		
Symptom	XX		
Ätiologie	XX		
EKG-Indikation	XX SSS/BTS		
Implantationsdatum	18.11.1998		
Elektr.konfig.:	Atrium	Ventrikel	
Typ			
Hersteller	XXX	XXX	
Letzte Nachsorge	09.10.2001		

Abb. 5.**21** Beispiel für den Ausdruck der programmierten Parameter, der Patientendaten und der gemessenen Werte. Biotronik INOS² CLS/DR.

Batteriestatus und Austauschkriterien

Herstellerabhängig werden unterschiedliche Informationen über den Batteriezustand angezeigt. Von der einfachen Information: Batterie „OK oder GUT", „SCHWACH oder ERSCHÖPFT" bis zu detaillierten Informationen über Batteriespannung, Batterieimpedanz (aktuell und zum Austauschzeitpunkt), Kapazität (bereits verbraucht und verbleibend), Batteriestrom und Restlaufzeit reicht die Palette.

Batteriespannung, -strom und -impedanz sind voneinander abhängig: Der Batteriestrom stellt einen Durchschnittswert dar, der bei der aktuell programmierten Amplitude, Impulsdauer und Stimulationsfrequenz und 100%iger Stimulation aus der Batterie entnommen wird. Ein Anstieg der Stimulationsfrequenz unter Sensoreinfluss erhöht, die Inhibition des Schrittmachers infolge Eigenrhythmus des Patienten verringert den Stromverbrauch.

Änderungen der Stimulationsimpedanz wirken sich ebenfalls auf den Stromverbrauch der Batterie aus. Der angegebene Batteriestrom ist deshalb nur ein Näherungswert des tatsächlichen Stromverbrauchs. Die Kontrolle einer möglichst effizienten Programmierung von Stimulationsamplitude und Impulsdauer ist über den aktuell abgefragten Stromverbrauch möglich und erlaubt Vorhersagen zur Funktionsdauer des Schrittmachers.

Alle Schrittmacher sind mit einer **Lithium-Jod-Batterie** ausgestattet, deren Spannung bei Implantation

(BOL, Begin Of Life) etwa 2,8 V beträgt. Falls für die Stimulation eine höhere Ausgangsspannung benötigt wird, so wird sie über Spannungsdoppler, Ladungspumpe oder andere elektronische Schaltungen bereitgestellt.

Bei der chemischen Reaktion zwischen Lithium und Jod entsteht Lithiumjodid, das mit zunehmender Anhäufung während der Laufzeit (Entladung) den Widerstand zwischen Anode und Kathode wachsen lässt. Der Anstieg des Innenwiderstandes erfolgt anfänglich graduell und nimmt kurz vor der endgültigen Entladung an Steilheit zu (Abb. 5.22). Die Bestimmung des Batterie-Innenwiderstandes erfolgt unter Anwendung des Ohm'schen Gesetzes, indem der Spannungsabfall eines Impulses über einen bekannten Widerstand im Schrittmacher gemessen wird. Da sich der Innenwiderstand aus einem Ohm'schen und einem nicht Ohm'schen Widerstand zusammensetzt, sprechen wir von der Batterieimpedanz.

Jeder Schrittmacher verwendet Messdaten zur Batteriespannung und/oder -impedanz, um einen notwendigen Schrittmacheraustausch anzuzeigen. Ein einfacher Indikator ist der Abfall der basalen Stimulations- und/oder Magnetfrequenz. Nach Abfrage des Schrittmachers gibt das Programmiergerät zusätzliche Meldungen aus, die den Zeitpunkt des empfohlenen Generatorwechsels näher eingrenzt. Die genannten **Austauschindikatoren** zeigen das Erreichen einer Batteriespannung oder -impedanz an, die nur noch eine kurze Restlaufzeit garantieren. Sie variieren nicht nur von Hersteller zu Hersteller, sondern auch unter den Modellen derselben Marke.

Dabei werden meist **zwei Warnstufen** angezeigt: Die erste ist der empfohlene Austauschzeitpunkt und wird mit ERI (elective replacement indicator), ERT (elective replacement time) oder RRT (recommended replacement time) abgekürzt. Aggregatabhängig wird er bei 2,65–2,40 Volt ausgelöst. Ein weiterer Spannungsabfall der Batterie auf 2,35–2,20 Volt triggert den zweiten Indikator, der mit EOS (end of service) oder EOL (end of life) bezeichnet wird. An diesem Punkt droht akuter Verlust der Reizantwort. Bei älteren Aggregaten liegt das daran, dass die Stimulationsamplitude mit der Batteriespannung abnimmt und den ursprünglichen Programmwert deutlich unterschreiten kann. Bei neuerer Technik werden elektronische Schaltungen deaktiviert, welche bis zum Auftreten von EOS die Stimulationsamplitude unabhängig von der Batteriespannung stabilisiert („reguliert") haben.

Batteriespannung als Austauschindikator

Unter geringem Stromverbrauch variiert die Batteriespannung während der Entladungszeit nur wenig. Mit steigendem Strom sinkt die Spannung umso stärker ab, je höher der Innenwiderstand der Batterie ist. Wird dabei eine vordefinierte Mindestspannung unterschritten, löst die Schaltung ERI aus. Wegen der Abhängigkeit vom Innenwiderstand kann gegen Ende der Aggregatlaufzeit auch ein nur kurz erhöhter Strombedarf (hohe Stimulationsfrequenz, Burst zur Überstimulation von Arrhythmien, Zuschalten bestimmter Diagnosefunktionen) ERI provozieren. Deshalb ist die Batteriespannung als (alleiniger) Parameter für die Austauschindikation nicht ideal (6, 16).

Batterieimpedanz als Austauschindikator

Dieser Parameter ist weniger empfindlich gegen aktuelle Änderungen des Stromverbrauchs. Deshalb lässt die Kenntnis der Impedanz, insbesondere der Übergang in den exponentiellen Kurvenverlauf das Laufzeitende zuverlässiger voraussagen als die Spannung. Wird im steilen Abschnitt der Impedanzkurve ein hoher Batteriestrom (> 25 µA) gemessen, so sollte deshalb ein frühzeitiger Aggregataustausch geplant werden, auch wenn die (spannungsabhängigen) Austauschindikatoren noch keine Batterieerschöpfung anzeigen.

Magnetfrequenz als Austauschindikator

Aus den Zeiten vor jeglicher Kommunikationsmöglichkeit mit dem Aggregat stammt das Verfahren, den Batteriezustand durch die Basis- und/oder Magnetfrequenz des Schrittmachers anzeigen zu lassen. Auch die neuesten Produkte haben die Funktion beibehalten, um rasch und ohne Programmiergerät über den Batteriestatus informieren zu können. Leider haben die Hersteller dabei keine einheitlichen Kriterien eingehalten:

> **Frequenzminderung proportional dem Spannungsabfall der Batterie:**

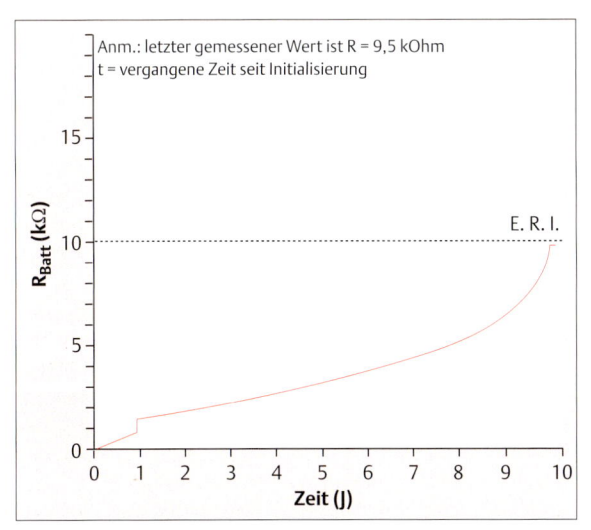

Abb. 5.22 Zeitabhängiger Verlauf der Batterie-Impedanz (R_{Batt}) mit Zunahme der Steilheit gegen Ende der Schrittmacherlaufzeit; ERI = Elektiver Austauschindikator.

Die Funktion erlaubt, den Zustand der Batterie auch vor ERI oder EOL grob abzuschätzen, weil die Frequenz des Schrittmachers ohne oder mit Magnet sich parallel der Batteriespannung verändert. Der Verlauf beider Parameter über die Zeit ist jedoch nicht linear, so dass Frequenzänderungen erst im letzten Viertel der Schrittmacherlaufzeit manifest werden und dann relativ rasch ein definierter ERI- oder EOL-Punkt erreicht wird.

▶ **Frequenzminderung um einen definierten Frequenz-„Sprung":**
Die Funktion zeigt an, dass vordefinierte Spannungsgrenzen (ERI, EOL) erreicht sind und das entsprechende Frequenzkriterium ausgelöst wurde. Maßgeblich ist meist die Magnetfrequenz, einzelne Schrittmacher sehen die Funktion auch (zusätzlich) für die Basisfrequenz vor. Zu unterscheiden ist die sprunghafte Änderung um einen Absolutwert für Frequenz (z.B. 10 min^{-1}) oder Zykluslänge (z.B. 100 ms) von solchen Indikatoren, die prozentual zur Nennfrequenz (Basis- oder Magnetfrequenz) geschaltet werden. Letztere entgehen leicht der Aufmerksamkeit, wenn nur die untere Grenzfrequenz geprüft wird und diese auf einen niedrigen Wert programmiert wurde. So beträgt ein 10%iges Frequenzdefizit für einen Basiswert von 40 min^{-1} gerade einmal 4 min^{-1}; für eine Basisfrequenz von 50 min^{-1} (Zykluslänge 1200 ms) und eine Zunahme des Stimulationsintervalls bei ERI um 100 ms beträgt die „Austausch-Zykluslänge" 1300 ms und die „Austausch-Frequenz" 46 min^{-1}.
Da solch geringe Abweichungen von der Nennfrequenz bei nur leichten Toleranzen der Papiergeschwindigkeit im EKG einfach übersehen werden können, empfiehlt es sich, die meist höhere Magnetfrequenz auf Abweichungen zu testen oder die Nennfrequenz vorübergehend auf 80–100 min^{-1} einzustellen und das ERI-Kriterium damit zu prüfen.

▶ **Definierte ERI- und EOL-Frequenz:**
Diese Auslegung der Batterieindikatoren vermeidet jede Abhängigkeit von den Programmwerten und gewinnt damit an Eindeutigkeit. Besonders trifft dies zu, wenn der ERI-Indikator (z.B. 75 min^{-1}) oder die EOL-Frequenz (z.B. 65 min^{-1}) als Basis-Stimulationsfrequenz nicht programmiert werden können. Charakteristisch ist, dass nach Erreichen des EOL-Zustandes auch die Basisfrequenz einen definierten Wert annimmt (z.B. 65 min^{-1}) und durch Programmierung nicht mehr veränderbar ist.

▶ **Moduswechsel und Minderung des Funktionsumfangs bei EOL:**
Um „Notlauf"-Eigenschaften aufrechtzuerhalten, schaltet der Schrittmacher automatisch alle Funktionen ab, die nicht der Lebenserhaltung dienen; er wechselt vom DDD- in den VVI-Modus, deaktiviert die Frequenzadaptation und friert die diagnostischen Speicher ein.

Eine individuelle Bestimmung des Laufzeitintervalls, das zwischen ERI und EOL übrig bleibt, ist kaum möglich, weil die Spannungsstufe zwischen beiden Indikatoren modellabhängig variiert, weil keine feste Beziehung zwischen dem Auftreten der Indikatoren und der verbleibenden Batteriekapazität besteht und weil der Bedarf an Stimulationsstrom von der aktuellen Elektrodenfunktion abhängt. Gleiches gilt für die Restlaufzeit nach EOL, die von wenigen Wochen bis zu Monaten reichen kann.

Stimulationsimpedanz (Elektrodenimpedanz)

> Der Begriff Elektrodenimpedanz (Lead Impedance) wird häufig für die Stimulationsimpedanz verwendet. Korrekterweise ist zwischen Wahrnehmungsimpedanz und Stimulationsimpedanz zu unterscheiden.

Die Bezeichnung Impedanz resultiert aus den verschiedenen Wirk- und Scheinwiderständen, die sich addieren und während der Impulsabgabe einer fortlaufenden Änderung unterliegen. Dies sind Widerstände, die sich dem Elektronenstrom in der Sonde und dem Ionenstrom im Gewebe entgegenstellen. Als Beispiel sei hier die Variation der Polarisationsspannung und damit auch der Impedanz während der Impulsabgabe angeführt. Die Bestimmung der Stimulationsimpedanz erfolgt für einen bestimmten Zeitpunkt oder über die gesamte Dauer des Stimulationsimpulses, wobei die Beziehung zwischen Strom und Spannung oder die Entladecharakteristik des Koppelkondensators im Stimulationsschaltkreis zur Messung benutzt werden.

Die Stimulationsimpedanz kann bei der Schrittmacherabfrage als Akut- und als Trendwert angezeigt werden. Der Messbereich für die Stimulationsimpedanz variiert abhängig vom Schrittmachermodell zwischen 0 und etwa 3000 Ω.

Die Stimulationsimpedanz wird von vielen Faktoren wie Elektrodengröße, -oberflächenbeschaffenheit und -geometrie beeinflusst, welche insbesondere den Grad der Polarisation bestimmen. Hinzu kommen Zuleitungs- und Körperwiderstand, um nur einige zu nennen. Für jedes Konstruktionsprinzip (z.B. niederpolarisierende oder Hochimpedanzelektroden, s. Sondenauswahl) existiert ein normaler Bereich, in dem die Sondenimpedanz individuell variieren kann. Bei der Messung sind Toleranzen bis zu 15% zu berücksichtigen.

> Für die Schrittmacher-Nachsorge ist weniger der Absolutwert als eine untypische, oft sprunghafte Änderung der Stimulationsimpedanz bedeutsam (s. Nachsorge und Programmierung).

Marker-Telemetrie

Verschiedene Markerfunktionen helfen heute bei der EKG-Interpretation von Schrittmachern, die mit zunehmender Komplexität der Systeme immer schwieriger wird (7). Informationen, die aus dem EKG nicht ersichtlich sind, wie die Refraktärzeiten für Vorhof (PVARP) und Kammer (VRP) können die Beurteilung der Schrittmacherfunktion und das Aufspüren von Fehlfunktionen erleichtern. Die Markersignale lassen sich in 2 Gruppen einordnen:

➤ Die Ereignismarker und
➤ die Zeitintervallmarker.

Die **Ereignismarker** kodieren einfach die Stimulations- und Wahrnehmungsereignisse, wie sie über die Zeit vom Schrittmacher selbst „gesehen" werden. Herzeigene Rhythmen, die wegen unzureichender Wahrnehmung vom System nicht detektiert werden, bleiben unberücksichtigt; gleichermaßen bedeutet ein Stimulationsmarker noch nicht, dass der Stimulationsimpuls vom Herzen auch beantwortet wird. Die Kombination von Oberflächen-EKG und Ereignismarker kann über den Programmermonitor dargestellt und zur Dokumentation ausgedruckt werden.

Bei einigen Herstellern lassen sich die Marker auf einen externen EKG-Schreiber übertragen und werden mit dem registrierten EKG angezeigt. Ob dies synchron oder mit zeitlicher Phasenverschiebung geschieht, hängt davon ab, wo innerhalb des Oberflächen-EKGs die intrakardiale Signalwahrnehmung stattfindet und welche Verzögerung die Signalverarbeitung und -übertragung zum Programmer verursacht. Letztere kann bei einzelnen Systemen bis zu 40 ms betragen (4). Zu den Ereignismarkern gesellt sich eine herstellerspezifische alphanumerische Annotation. Diese ist nachstehend zusammengefasst.

Annotationsmarker

Zwei Gruppen von Annotationsmarkern werden unterschieden: Die **erste** verwendet für ein stimuliertes Ereignis den Buchstaben **P** (für **Pacing**) und für ein Wahrnehmungsereignis **S** (für **Sensing**). Stimulations- und Wahrnehmungsort werden mit **A** für **Atrium** und **V** für **Ventrikel** bezeichnet. Daraus ergeben sich folgende Ereignisse und Kombinationen für den Ein- und Zweikammermodus:

Ereignisse:
AS   *Atriale Wahrnehmung*
AP   *Atriale Stimulation*
VS   *Ventrikuläre Wahrnehmung*
VP   *Ventrikuläre Stimulation*

Ereigniskombinationen:

	Funktion	*Modus im EKG*
AS + VS	Vorhofwahrnehmung und ventrikuläre Wahrnehmung	(inhibiert)
AS + VP	Vorhofwahrnehmung und ventrikuläre Stimulation	(VDD Modus)
AP + VS	Vorhofstimulation und ventrikuläre Wahrnehmung	(AAI Modus)
AP + VP	Vorhofstimulation und ventrikuläre Stimulation	(DVI Modus)

Die **zweite** Gruppe kodiert ein stimuliertes Ereignis im Vorhof mit **A**, im Ventrikel mit **V**. Analog den nativen P- und R-Wellen im Oberflächen-EKG wird die Wahrnehmung im Vorhof mit **P** und in der Kammer mit **R** bezeichnet. Dies ergibt die folgenden Ereignisse und Kombinationen für den Ein- und Zweikammermodus:

Ereignisse:
P   *Atriale Wahrnehmung*
A   *Atriale Stimulation*
R   *Ventrikuläre Wahrnehmung*
V   *Ventrikuläre Stimulation*

Ereigniskombinationen:

	Funktion	*Modus im EKG*
PR	Vorhofwahrnehmung und ventrikuläre Wahrnehmung	(inhibiert)
PV	Vorhofwahrnehmung und ventrikuläre Stimulation	(VDD Modus)
AR	Vorhofstimulation und ventrikuläre Wahrnehmung	(AAI Modus)
AV	Vorhofstimulation und ventrikuläre Stimulation	(DVI Modus)

Dass die Annotation verschiedene Ereignisse mit dem Buchstaben P belegt, kann zu Verwirrungen führen. Deshalb sollte der Anwender sich mit dem jeweiligen Markersystem vertraut machen. Neben den alphanumerischen Markern zeigen positive (Vorhofebene) oder negative (Ventrikelebene) Markierungsbalken die aktuelle Stimulation oder Wahrnehmung an. Die Stimulation wird meist durch lange, die Wahrnehmung durch kürzere und eine Refraktärwahrnehmung („unused event") durch ganz kurze Marker gekennzeichnet (Abb. 5.**23**).

Ventrikuläre Extrasystolen VES

Eine ventrikuläre Extrasystole (VES) wird dann von einem Zweikammer-Schrittmacher erkannt, wenn eine ventrikuläre Wahrnehmung ohne vorausgehendes atriales (Stimulations- oder Wahrnehmungs-) Ereignis stattfindet. Für die Ereigniskombination würde **VS oder VP gefolgt von VS** für das eine Markersystem und **R oder V gefolgt von R** für das andere Markersystem gelten.

Refraktärzeitmarker

Bei einigen alphanumerischen Markern wird die Wahrnehmung in der **Refraktärzeit** mit **AR** für den Vorhof und **VR** für den **Ventrikel** angezeigt. Analog Bedeutung haben **AS** oder **VS** in einer **Klammer** oder dunkel hinterlegte Marker für die Wahrnehmung (**P**).

Ein anschauliches Beispiel für einen ganzen Katalog von Ereignisannotationen, die von einzelnen Herstellern verwandt werden, gibt Abb. 5.**24**.

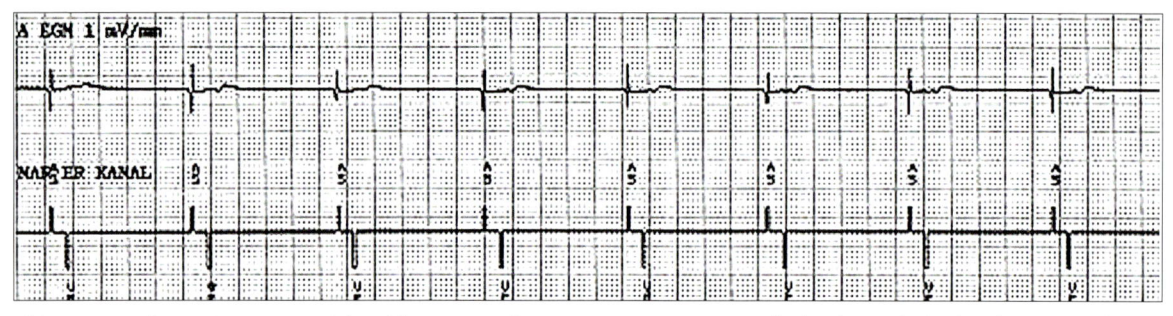

Abb. 5.**23** Marker-EKG mit intraatrialer Ableitung, Medtronic Kappa KD 700. AS steht für die Vorhofwahrnehmung, VP für die ventrikuläre Stimulation. Die kurzen, nach oben gerichteten Balken zeigen ebenfalls die atriale Wahrnehmung an, die längeren, nach unten gerichteten Marker zeigen die Stimulation in der Kammer an.

Erklärung der Bezeichnungen von Markern

AS	Atrial detektiert	FB	Während A-Tachy-Reaktion
AP	Atrial stimuliert	MT	Atriales Tracking an der MTR
VS	Ventrikulär detektiert	PVP+	PVARP nach VES/SVES
VP	Ventrikulär stimuliert	PMT-B	Detektion SM ind. Tachyk. (PMT) und PVARP
S	Detektiert (eine Kammer)	Output !	Neue Reizschwellenparameter aktiv
P	Stimuliert (eine Kammer)	ATR ⊤	ATR-atriale Detekt. Abfall
		ATR ⊥	ATR-atriale Detekt. Anstieg
Hy	Hysteresefrequenz	ATR-FB	ATR-Rückfallzeit Anfang
PVC	VES nach Refraktärzeit	ATR-Dur	Anfang Onset
[ ]	Während der Refraktärzeit	ATR-End	ATR-Rückfallzeit Ende
Sr	Sensor	TM	Telemetriestörung
Fl	Atriale Flatter-Reaktion	REFR	Intervall der Refraktärzeit
⊤⊥	Frequenzglättung-Freq. Anstieg Frequenzglättung-Freq. Abfall	PP	Atriale Stimul.-präferenz
+	Eingefügt nach AFR	VR	Vent. Frequenzregulierung
Tr	Auslösemodus	SBR	Spontane Brady. Reaktion
Ns	Störung Seming-Verstärker	Lineal	Lineal Markierungslinie

Abb. 5.**24** Erklärung der Akronyme für die Ereignis-Marker; Annotation von Guidant.

Die Kodierung der Refraktärereignisse durch ganz kurze Marker wurde oben schon angesprochen. Horizontale Linien, die unter und über den Annotationsmarkern dargestellt werden, zeigen die Dauer der funktionalen Refraktärzeit an (Abb. 5.**25**).

Intervallmarker

Intervallmarker stellen den zeitlichen Abstand der verschiedenen wahrgenommenen oder stimulierten Ereignisse dar. Die Ereignisse werden automatisch vermessen und die Intervalle in ms mit den Annotations- und Refraktärzeitmarkern gemeinsam dargestellt (Abb. 5.**25**).

Telemetrie-Elektrogramm

Intrakardiale Elektrogramme können je nach Elektrodenlage und Ableitung aus dem Vorhof oder der Kammer übertragen werden (Abb. 5.**26**). Bei einigen Schrittmachersystemen sind beide Kanäle simultan darstellbar. Die Qualität der intrakardialen Elektrogramme ist von der Auflösung des Signals (der Abtastrate bei der Wandlung vom analogen zum digitalen Signal und der Übertragungsrate der Telemetriekette) abhängig.

Das lokale Signal, welches bei der Depolarisation des Herzens über die Elektrode übertragen wird, setzt sich aus mehreren Komponenten zusammen. Der rasche (hochfrequente) Anteil, der bei der Passage der Depola-

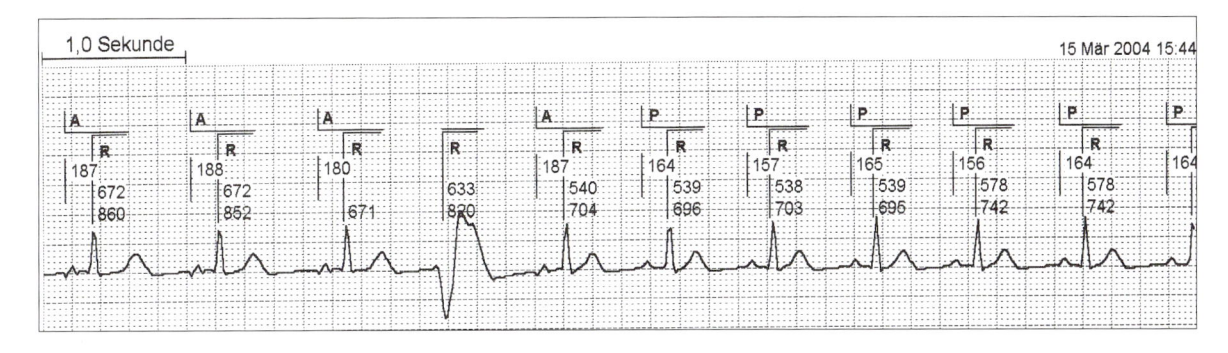

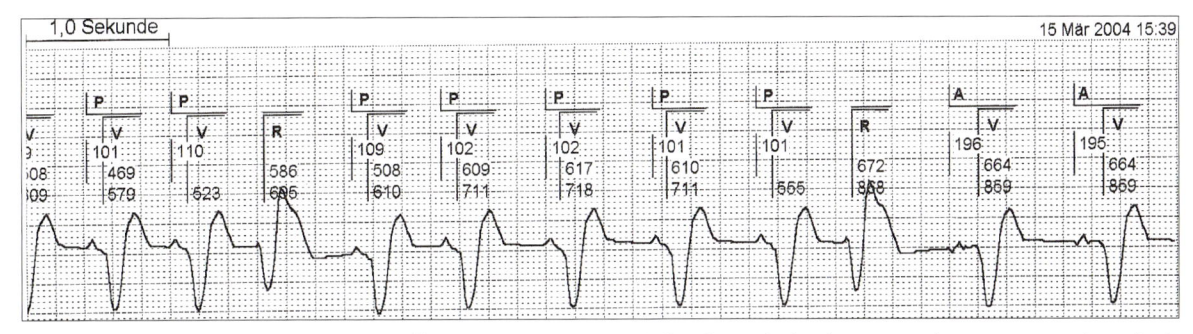

Abb. 5.25 EKG mit Annotations- und Intervallmarkern sowie Refraktärbalken für Vorhof und Kammer. Identity DR, St. Jude Medical.

risationswelle unter der Schrittmacherelektrode entsteht, wird **intrinsische Deflektion** genannt und ist durch Spannungsamplitude und Steilheit (Spannungsänderung in der Zeit, slew rate [mV/ms]) gekennzeichnet. Der andere Teil des Signals wird als **extrinsische Depolarisation** bezeichnet, weist oft recht hohe Amplituden, jedoch nur geringe Steilheit auf. Die Signalsteilheit ist über die Dauer der Deflektion mit dem Frequenzinhalt verknüpft (s. Kapitel: Wahrnehmung).

Mit einem Bandpassfilter des Eingangsverstärkers, der v.a. niederfrequente Signalanteile beschneidet, kann der Schrittmacher zwischen Nah- und Fernfeldsignalen unterscheiden. Weil die Filterung jedoch auch zur Reduktion der intrinsischen Signale führt, ist die Beurteilung der Wahrnehmungsschwelle aus dem intrakardialen Elektrogramm nur dann möglich, wenn die Ableitung des Telemetrie-Elektrogramms (EGM) nach dem Bandpassfilter erfolgt. Wird das EGM vor dem Bandpassfilter oder über einen speziellen EGM-Verstärker abgeleitet, sind Rückschlüsse auf die Wahrnehmungsfähigkeit des Signals irreführend. Analog gilt, dass die Wahrnehmungskonfiguration für EGM und Schrittmacherverstärker übereinstimmen muss, um die Detektionsfähigkeit eines Signals einschätzen zu können (2, 10).

Hilfreich ist das EGM immer dann, wenn es gilt, Signale, die im Oberflächen-EKG nicht sichtbar sind, zu identifizieren. Ein Beispiel dafür zeigt Abb. 5.27. Im Oberflächen-EKG ist der atriale Exitblock und die retrograde Vorhoferregung nicht sicher zu erkennen. Im atrialen EGM findet sich nach der Kammererregung die retrograde P-Welle, die nur deshalb auftreten kann, weil der Vorhof durch die vorangegangene Stimulation nicht depolarisiert wurde. Die Marker zeigen, dass die retrograde P-Welle (AS-REF) in die PVARP fällt und deshalb keine Schrittmachertachykardie auslöst.

Entsprechend wird die Messung der atrialen Reizschwelle bei Patienten mit totaler AV-Blockierung durch das atriale EGM erleichtert (Schrittmacher-Nachsorge). Gleiches gilt für die Dokumentation einer retrograden Leitung. Der Myopotentialtest funktioniert am besten unter Zuhilfenahme des EGM, weil es im Gegensatz zum Oberflächen-EKG frei von Nulllinienschwankungen und Bewegungsartefakten ist. Dies kann auch bei Belastung am Ergometer genutzt werden, wo das EGM sich relativ ungestört ableiten lässt und wertvolle Hinweise zur Wahrnehmungs- und Stimulationsfunktion liefert. **Diagnostisch** ist das EGM oft bei

- atrialen Arrhythmien,
- AV-Knoten-Tachykardien,
- Vorhofflattern,
- Vorhofflimmern oder
- ventrikulären Rhythmusstörungen.

Ein **Beispiel für die Wertigkeit der intrakardialen EGM-Ableitungen** zeigt der folgende Fall: Eine Patientin, die wegen eines Sinusknotensyndroms mit einem DDD-Schrittmacher versorgt wurde, kam zur Nachsorge. Dabei wurde das Oberflächen-EKG in Abb. 5.28 registriert. Im EKG sind regelmäßige R-Wellen mit schmalem Kammerkomplex und einer Frequenz von ca. 150 min^{-1} zu erkennen. P-Wellen fehlen. Die Differenzierung zwischen atrialer und Knotentachykardie kann mit Hilfe der intrakardialen Ableitung erfolgen.

162 5 Schrittmacherfunktion

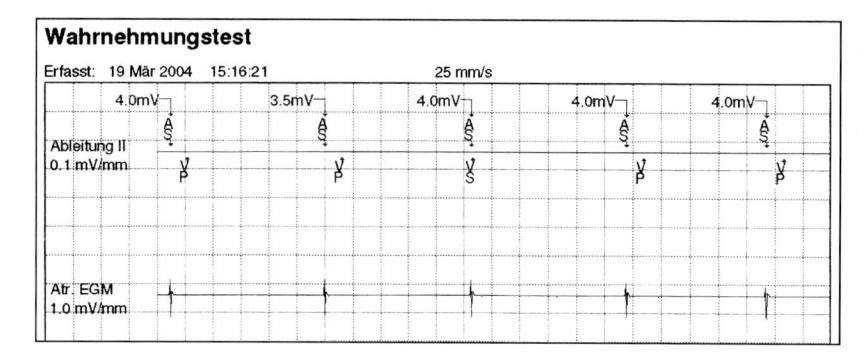

Abb. 5.**26** Atrialer Wahrnehmungstest mit Marker-Ableitung und digitalem atrialen EGM bei einem C60 DR (Vitatron). Das intraatrial abgeleitete und gefilterte Signal (Atr. EGM) entspricht grob der gemessenen P-Welle von 3,5–4,0 mV.

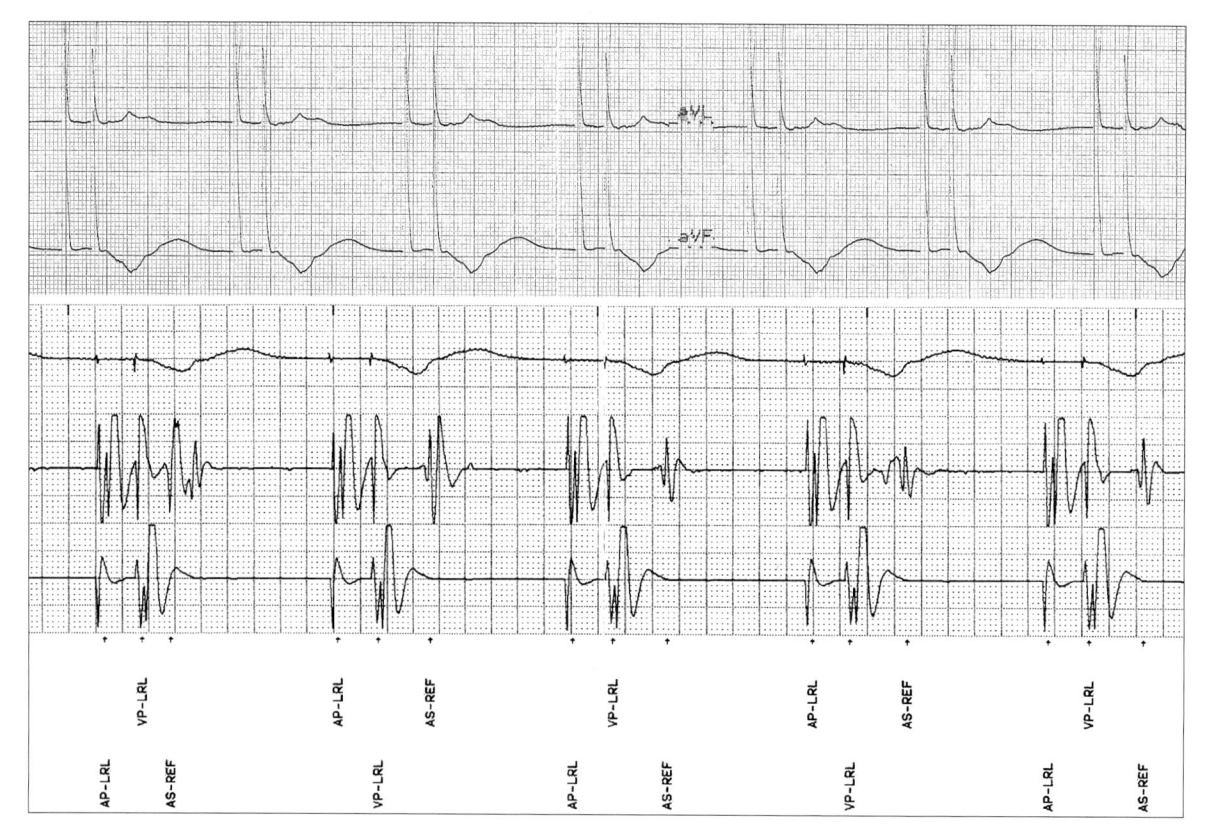

Abb. 5.**27** Oberflächen-EKG und intrakardiale Ableitung mit Marker-Annotation (Vigor DDD, Guidant). Das Oberflächen-EKG lässt einen atrialen Exitblock mit einer retrograden Vorhoferregung vermuten, die intrakardiale Ableitung mit Marker bestätigt dies (AP-LRL = atriale Stimulation; VP-LRL = ventrikuläre Stimulation an der Grundfrequenz; AS-REF = atriale Wahrnehmung in der Refraktärzeit).

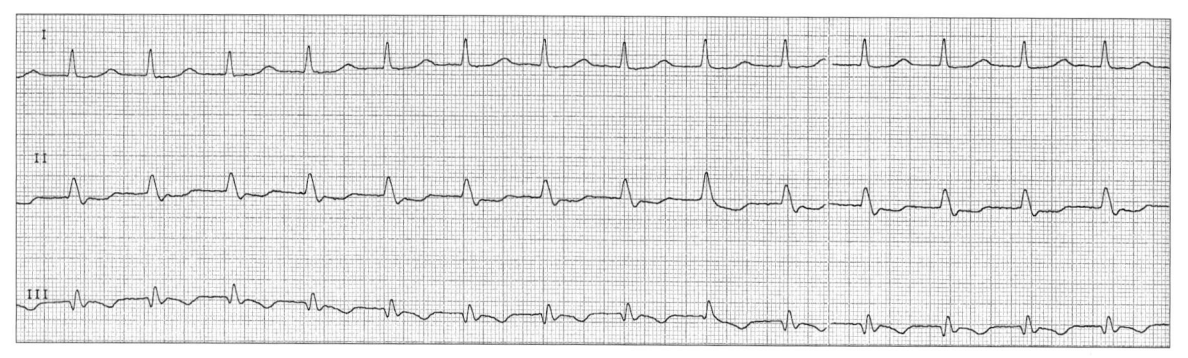

Abb. 5.**28** Oberflächen-EKG, paroxysmale supraventrikuläre Tachykardie mit einer Frequenz von 150 min^{-1}.

Die Ableitung des intrakardialen EGM zeigt die P-Wellen, welche etwa 30 ms nach der R-Welle auftreten, deutlich (Abb. 5.**29**). Durch eine kurz andauernde atriale Stimulation (AAI) mit einer Frequenz von 170 min^{-1} konnte die intranodale Tachykardie unterbrochen werden, und der Sinusrhythmus war wieder hergestellt.

Vergleicht man das atriale EGM (Abb. 5.**29**) während der Knotentachykardie mit dem unter Sinusrhythmus (Abb. 5.**30**), so wird der Wechsel der Morphologie infolge unterschiedlicher Erregungsausbreitung deutlich.

Feststellung oder Ausschluss einer ventrikulo-atrialen (V-A-)Leitung gelingen am besten mit einem **retrograden Leitungstest**, der sich das atriale EGM zunutze macht. Der Test lässt sich manuell oder automatisch durchführen. Der Schrittmacher wird temporär auf VVI 100 min^{-1} oder mindestens 10 Schläge über dem Eigenrhythmus eingestellt. Dann wird der Vorhof auf retrograde Erregungen mit fixem VA-Kopplungsintervall kontrolliert. Treten die P-Wellen ohne fixe Kopplung zur ventrikulären Stimulation auf, besteht zu diesem Zeitpunkt keine retrograde Leitung (Abb. 5.**31**).

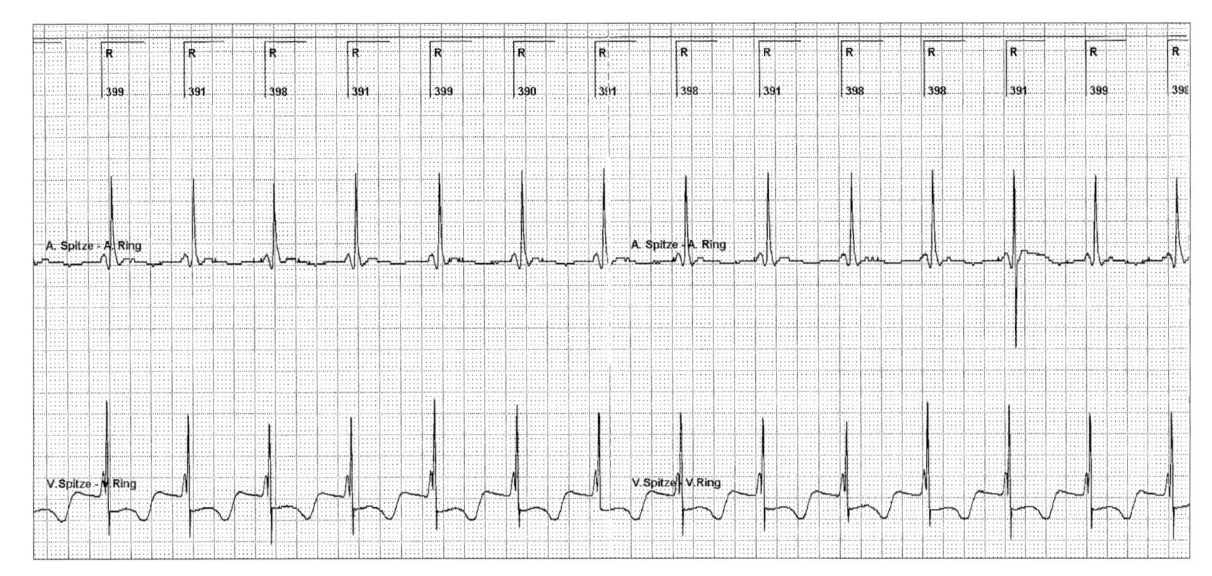

Abb. 5.**29** EGM bei paroxysmaler supraventrikulärer Tachykardie mit einer Frequenz von 150 min^{-1}. Gleiche Patientin wie Abb. 5.**28**. Markerregistrierung: oben, atriales EGM: Mitte, ventrikuläres EGM: unten. Die Marker zeigen nur die Wahrnehmung der ventrikulären Eigenaktionen (R) an, die P-Wellen treten ca. 30 ms nach der R-Welle auf und fallen in die Ausblendzeit.

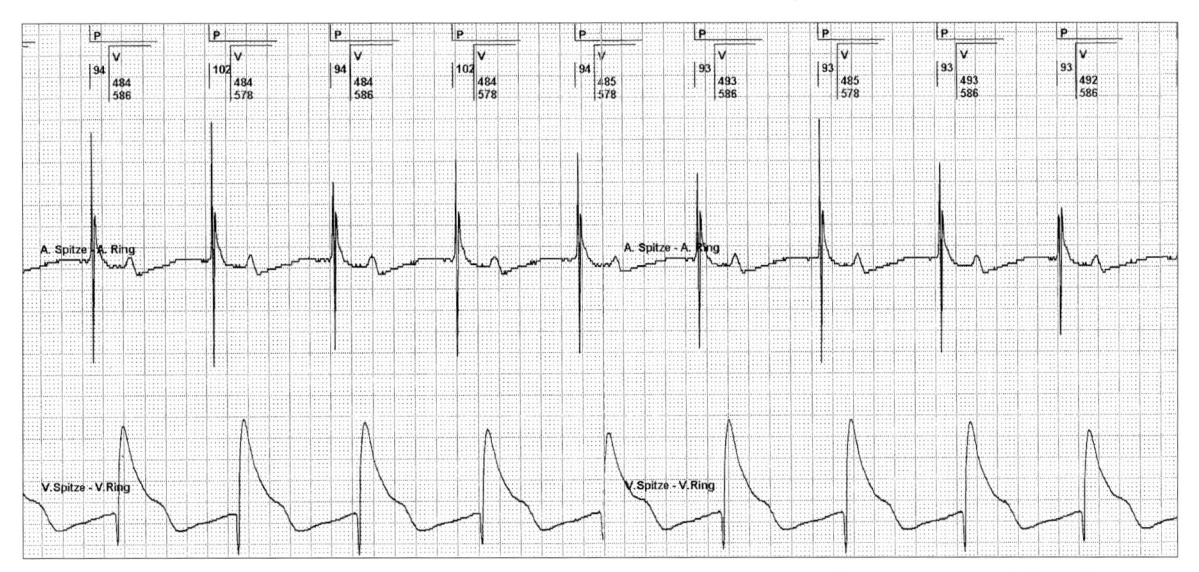

Abb. 5.**30** Schrittmacher-EGM nach rascher Vorhofstimulation, Sinusrhythmus mit vorhofgesteuerter Ventrikelstimulation. Markerregistrierung: oben, atriales EGM: Mitte, ventrikuläres EGM: unten.

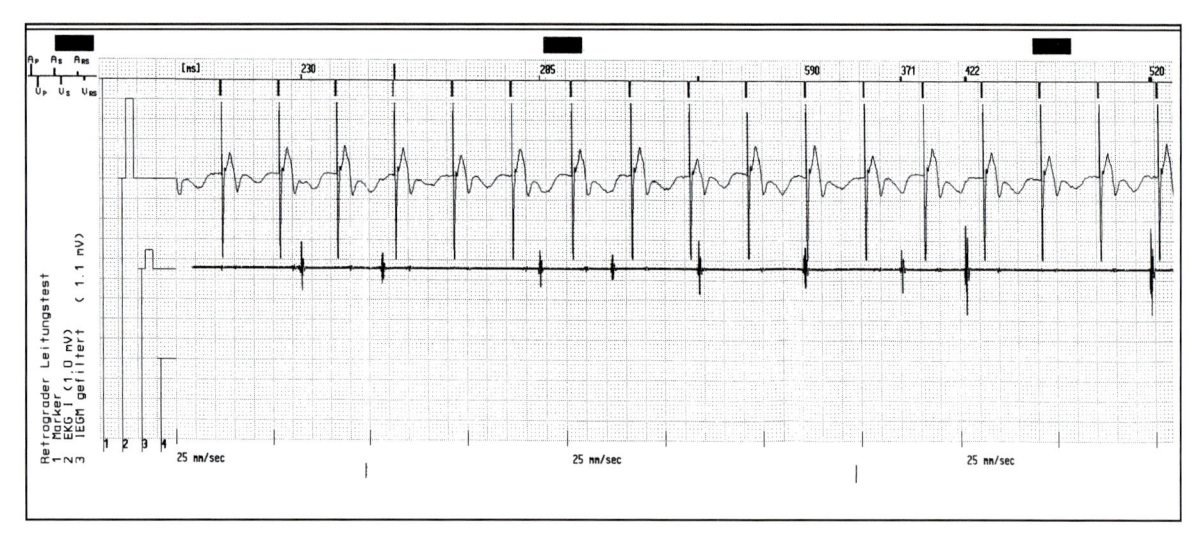

Abb. 5.31 Retrograder Leitungstest unter VVI-Stimulation mit 100 min^{-1} (Biotronik-SM). Kanäle: 1 Marker, 2 Oberflächen-EKG, 3 atriales EGM. Das EGM zeigt P-Wellen, die unabhängig von der ventrikulären Stimulation auftreten.

Schrittmacherspeicher und Zähler (Statistische Funktionen)

Mit der Einführung und Integration von neuen Speichersystemen (RAM, ROM), die eine hohe Datendichte bei niederem Stromverbrauch erlauben, sind die Schrittmacher in der Lage, ihre Funktion (Stimulation, Wahrnehmung, Anwendung von Algorithmen etc.) zu speichern.

Die kontinuierliche Sammlung von bestimmten Messdaten und die Aufsummierung der verschiedenen Ereignisse in Zählern soll die Kontrolle der Schrittmacher-Systemfunktion und die Patientendiagnostik erleichtern. Die Interpretation der gespeicherten Daten bedarf einer genauen Kenntnis der unterschiedlichen Systeme und deren Limitationen (5, 11).

Sensorfrequenzhistogramme

Hier werden die Stimulationsfrequenzen, die durch den Sensor zur Frequenzsteuerung vorgegeben wurden, aufsummiert und prozentual verschiedenen Frequenzgruppen zugeordnet. Bei der Beurteilung des Sensorfrequenzhistogramms ist zu fragen, welcher Sensor (physiologisch, nicht-physiologisch) zur Anwendung kommt, wie die maximale Sensorfrequenz eingestellt ist und ob sie erreicht wird. Das Histogramm kann auch mit passivem Sensor aufgezeichnet werden und erlaubt dann, zu aggressive Einstellungen zu erkennen, ohne dass der Patient darunter leidet oder gar Schaden nimmt.

Andererseits birgt diese Einstellung den Nachteil, dass anamnestische oder klinische Einschätzungen der Sensorfunktion fehlen, weil der Patient z.B. die Erfahrung nicht machen konnte, mit adäquater Stimulationsfrequenz besser belastbar zu sein.

Schrittmacher-Zählfunktionen

Analog zur Markerannotation sind Basis für die statistischen Zählfunktionen alle Ereignisse, wie sie vom Schrittmacher gesehen oder ausgeführt werden. Die Information wird in Speichern abgelegt und ist bei Bedarf abrufbar. Die Daten geben das Verhalten des Schrittmachers unter individuellen Bedingungen wieder und lassen Rückschlüsse auf die zugrunde liegende Rhythmusstörung des Patienten (Sinuknotensyndrom, AV-Block, Bradykardie-Tachykardie-Syndrom, chronotrope Inkompetenz) und die Anpassung der Schrittmachertherapie zu.

Klinische Bedeutung der statistischen Funktionen

Ereigniszähler: Stimulation und Wahrnehmung

Die Interpretation der statistischen Werte, wie sie in Abb. 5.32 dargestellt sind, sollte nur in Verbindung mit den programmierten Daten des Schrittmachers und der Testung von Wahrnehmungs- und Stimulationsreizschwellen erfolgen. Die erste Information auf dem Ausdruck ist der Zeitpunkt des Beginns der Zählung (13. 7. 2001). Die darunter stehende Information zeigt, dass eine Schrittmachertachykardie (PMT) erkannt wurde. Die Einstellung des Aggregats war so gewählt, dass bei Auftreten einer PMT automatisch die atriale Refraktärzeit verlängert wird. Atriale Arrhythmien wurden in dem Speicherzeitraum von 48 Tagen nicht wahrgenommen, deshalb erfolgte kein Mode Switch.

Das Histogramm zeigt, dass der Vorhof in 14% stimuliert wurde, in 86% wurde der Vorhof wahrgenommen. In der Kammer wurde eine 100%ige Stimulation registriert. Es wurden keine übergeleiteten ventri-

Diagnostische Funktionen und Daten

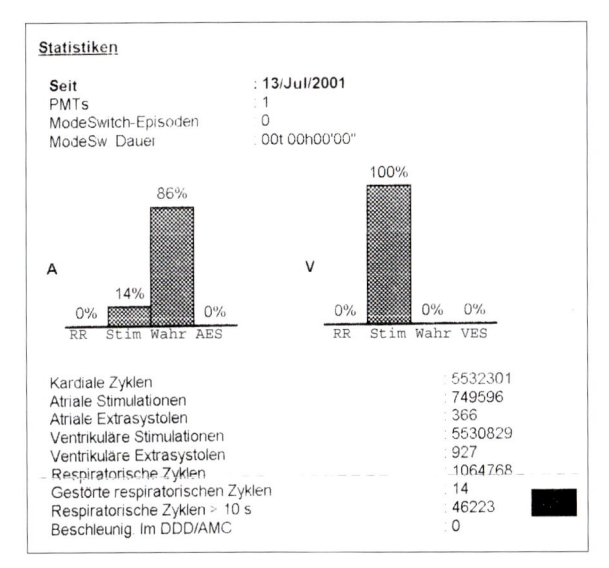

Abb. 5.32 Statistik und Histogramm eines Ela Talent DR über 48 Tage.

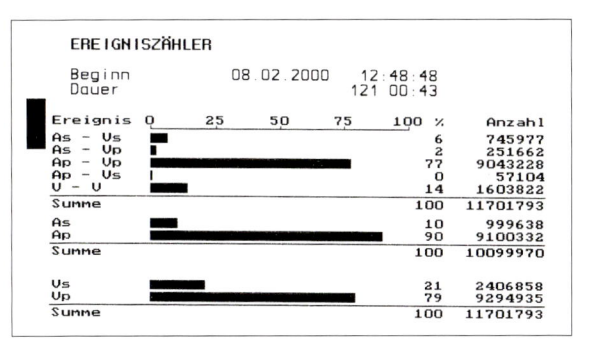

Abb. 5.33 Ereigniszähler-Histogramm eines Kairos DR, Biotronik.

kulären Eigenaktionen vom Schrittmacher wahrgenommen. Atriale wie ventrikuläre Extrasystolen wurden nur in geringem, prozentual kaum darstellbarem Ausmaß detektiert; dies ist der darunter stehenden tabellarischen Aufzeichnung zu entnehmen. Wie die Säulen für RR erkennen lassen, waren frequenzadaptive Stimulationsphasen prozentual vernachlässigbar.

Zieht man die programmierte Grundfrequenz, die Einstellung des AV-Intervalls und die Nullfunktion im DDD/AMC-Modus (Verlängerung des AV-Intervalls bei eigener Überleitung) in Betracht, erlaubt dies die **folgende Interpretation** der statistischen Daten:

Der Patient hat zumindest einen erstgradigen AV-Block, Vorhof- und Kammerstimulation erfolgen an der Basisfrequenz von 60 min^{-1}, darüber führt der eigene Vorhof. Die atriale Wahrnehmung scheint gut zu sein, Vorhof- und Kammerextrasystolen bzw. länger anhaltende atriale Arrhythmien sind nicht das Problem des Patienten.

In der folgenden Abb. 5.33 wird eine andere Verteilung von Stimulation und Wahrnehmung sichtbar. Auch hier müssen zur Interpretation die Programm- und Testdaten bekannt sein.

Der Ereigniszähler in Abb. 5.33 wurde am 8.2.2000 gestartet und nach 121 Tagen abgefragt. Im oberen Abschnitt sind die prozentualen Vorkommnisse, der Markerannotation entsprechend, aufgezeichnet. Danach besteht in 6 % der registrierten Zyklen oder 745 977-mal eine spontane Vorhofaktion mit intrinsischer Überleitung (As-Vs). Ventrikuläre Stimulation nach atrialer Wahrnehmung (VDD) erfolgt nur in 2 %, bzw. 251 662-mal. Dominierend ist die AV-sequentielle Stimulation (Ap-Vp) mit 77 % der Zyklen. Atriale Stimulation mit eigener Überleitung (Ap-Vs) findet 57 104-mal statt, dies liegt unter 1 % der Gesamtereignisse.

Auffallend ist die hohe Anzahl der VES (V-V) mit insgesamt 14 %. Es folgt die Zusammenfassung der atrialen und ventrikulären Wahrnehmungs- und Stimulations-Ereignisse. Die zur Interpretation relevante Schrittmacher-Programmierung ist: DDDR, AV-Intervall nach atrialer Stimulation 180 ms, A-Empfindlichkeit 0,5 mV bipolar, V-Empfindlichkeit 2,5 mV unipolar.

Unter Berücksichtigung der programmierten Daten und der gemessenen Werte kann das Histogramm folgendermaßen **interpretiert** werden: Vorhofeigenaktionen (As) werden nur in 6 % wahrgenommen, dagegen findet eine atriale Stimulation in mehr als 75 % statt. Dies deutet auf eine chronotrope Inkompetenz des Sinusknotens und/oder aktive Sensorfunktion hin. In 6 % findet eine patienteneigene Überleitung statt, was für eine intermittierende Verlängerung der AV-Überleitung, eine Blockierung oder auch nur ein zu kurzes AV-Intervall des Schrittmachers sprechen kann. Der 14 %ige Anteil ventrikulärer Extrasystolen (VES) kann vielfach interpretiert werden:

▶ Der Patient hat tatsächlich vermehrt VES.
▶ Es handelt sich um atriales Undersensing, möglicherweise unter Belastung, mit intrinsischer Überleitung (wenn der Schrittmacher P-Wellen nicht wahrnimmt, jedoch die übergeleiteten Kammererregungen detektiert, werden diese als VES klassifiziert).
▶ Da eine unipolare Ventrikelsonde liegt und die ventrikuläre Empfindlichkeit auf 2,5 mV eingestellt ist, kann auch ventrikuläres Oversensing (etwa von Myopotentialen) vorliegen.
▶ Es besteht die Möglichkeit einer ventrikulären Tachykardie mit nur kurzen Salven und ohne Symptomatik.

Da bei den Nachkontrollen und den übrigen Tests keine VES aufgefallen sind, wurde zur Abklärung des Befundes ein Langzeit-EKG durchgeführt, das häufige Episoden ventrikulären Oversensings dokumentierte. Umprogrammierung der ventrikulären Wahrnehmungsempfindlichkeit auf 5,0 mV löste das Problem.

Ereigniszähler: Stimulation und Wahrnehmung mit Frequenzzuordnung

Im vorangehenden Beispiel konnte nicht unterschieden werden, ob der Schrittmacher bei chronotroper Insuffizienz des Sinusknotens ständig an der Grundfrequenz arbeitete oder die Stimulationsrate sensorgesteuert variierte. Diese Information erschließt sich aus Histogrammen, die alle Schrittmacherereignisse bestimmten Frequenzbereichen zuordnen. Bei Wahrnehmung im Vorhof mit nachfolgender Ventrikelstimulation z.B. erhöht jede Einzelaktion den entsprechenden Zähler, und der Funktionsmodusspeicher für AS-VP (VDD-Modus) wird ebenfalls inkrementiert. Die Klassifizierung nach der Frequenz ergibt sich aus den Stimulations- und Wahrnehmungsintervallen, in diesem Fall aus dem Abstand der P-Welle zur vorangegangenen Vorhofaktion. Ventrikuläre Extrasystolen (VES) werden entsprechend ihrem V-V-Kopplungsintervall frequenzmäßig eingeordnet.

Im Ausdruck der Abb. 5.**34** finden sich im oberen Bereich die Parameterdaten, die für die Interpretation hilfreich sind. Die Information über die zeitliche Zuordnung der Aufzeichnungen und eine Zusammenfassung der prozentualen Stimulationsereignisse sind im unteren Teil dargestellt. Weiterhin wird die Gesamtlaufzeit an der oberen Grenzfrequenz, die Mode-Switch-Vorkommnisse und die Anzahl der PMT-Ereignisse angezeigt. Die Speicherinformation wurde über 89 Tage gesammelt, in dieser Zeit wurde der Vorhof in 65% und die Kammer in 93% stimuliert. In dieser Zeit kam es zu keinem Moduswechsel und der Schrittmacher registrierte keine PMT.

Das **Zustandshistogramm** zeigt folgende Verteilung: 25% PV-Stimulation (VDD Modus), 1% Vorhofeigenaktionen mit eigener Überleitung (PR), 69% Vorhof- und Kammerstimulation (AV), unter 1% atriale Stimulation mit eigener Überleitung (AR), und 4% der gesamten Aktionen wurden als VES bewertet. Das **Frequenzhistogramm** zeigt überwiegende Stimulation an der Grundfrequenz mit geringer Sensoraktivität an. In der **Zustandstabelle** erfolgt die Zuordnung der Ereignisse zu den einzelnen Frequenzbereichen.

Auf der Basis der Programm- und Messdaten lassen sich die Zähler folgendermaßen **interpretieren**:

Die mit Abstand häufigsten Aktionen sind AV-Stimulationen an der Grundfrequenz, dies deutet auf eine Sinusbradykardie hin. Die Sensorfunktion ist moderat eingestellt, die maximale Sensorfrequenz wird nicht erreicht. Die chronotrope Inkompetenz ist nicht ausgeprägt, da ein Frequenzanstieg bei Eigenrhythmus vorkommt (PV). Eigene Überleitung besteht nur intermittierend, jedoch sind aus dem Histogramm ventrikuläre Fusions- oder Pseudofusionsschläge nicht auszuschließen. Mit 4% fallen VES auf, die überwiegend im Frequenzbereich von 70 bis 89 min^{-1} auftreten.

Zusammenfassung: Das Zählerhistogramm zeigt einen Patienten mit Sinusbradykardie und intermittie-

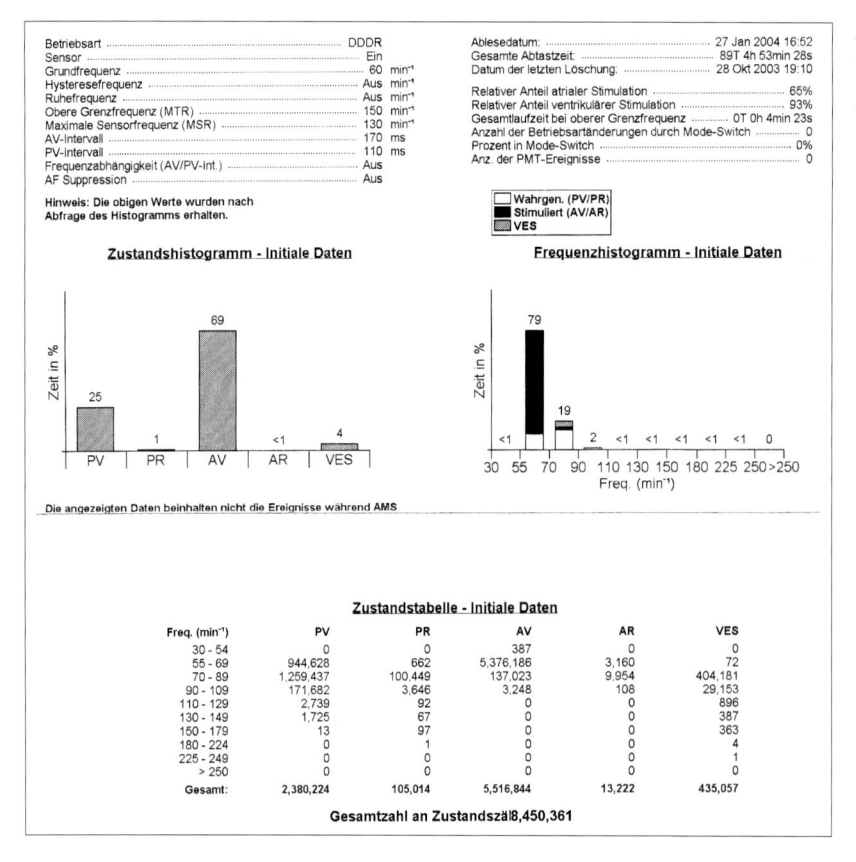

Abb. 5.**34** Ereigniszählerausdruck (Zustandshistogramm, Frequenzhistogramm und Zustandstabelle) eines Identity DR (St. Jude Medical).

Zustandstabelle - Initiale Daten

Freq. (min^{-1})	PV	PR	AV	AR	VES
30 - 54	0	0	387	0	0
55 - 69	944,628	662	5,376,186	3,160	72
70 - 89	1,259,437	100,449	137,023	9,954	404,181
90 - 109	171,682	3,646	3,248	108	29,153
110 - 129	2,739	92	0	0	896
130 - 149	1,725	67	0	0	387
150 - 179	13	97	0	0	363
180 - 224	0	1	0	0	4
225 - 249	0	0	0	0	1
> 250	0	0	0	0	0
Gesamt:	2,380,224	105,014	5,516,844	13,222	435,057

Gesamtzahl an Zuständen 8,450,361

render AV-Überleitung. Es scheinen keine anhaltenden atrialen Arrhythmien vorzuliegen, vereinzelt kommt es zu SVES (PR im oberen Frequenzbereich). Die VES überwiegen im unteren Frequenzbereich (70–90 min^{-1}) und legen den Verdacht auf atriales Undersensing unter Belastung nahe, da in diesem Frequenzbereich auch häufig Eigenaktionen (PR) auftreten. In Anbetracht der programmierten atrialen Empfindlichkeit von 0,2 mV scheint ein atriales Undersensing allerdings eher unwahrscheinlich.

Bei der Nachkontrolle fanden sich im EKG immer wieder VES mit einem Kopplungsintervall von ca. 750 ms (Abb. 5.**35**). Dieses Intervall entspricht der Frequenz um 80 min^{-1} und legt den Schluss nahe, dass es sich bei der VES-Zählung tatsächlich um Extrasystolen handelt.

Das Histogramm der Abb. 5.**36** zeigt oben die ventrikulären Aktionen nach Vorhofwahrnehmung. Prozentual gesehen erfolgt ausschließlich Kammerstimulation (VDD), eine eigene Überleitung nach Vorhofwahrnehmung ist nicht vorhanden. Aus der Frequenzzuordnung ist ersichtlich, dass der Hauptanteil der wahrgenommenen P-Wellen im Bereich von 60–70 min^{-1} liegt. Die Aktivität des Patienten ist eher gering, der Frequenzanstieg erreicht sein Maximum bei 90 min^{-1}.

Im unteren Bereich des Ausdrucks sind die ventrikulären Aktionen des Schrittmachers bei Vorhofstimulation dargestellt. Ein Großteil der Vorhofstimulation erfolgt an der programmierten Grundfrequenz von 60 min^{-1}, ein geringer Anteil um 70 min^{-1} lässt auf einen DDDR-Modus schließen. Eigene Überleitung nach atrialer Stimulation (AAI) findet nur in geringem Maße statt und dies ausschließlich im unteren Frequenzbereich. Überwiegend folgt der Vorhofstimulation eine Kammerstimulation.

Als Fortsetzung zeigt das Histogramm der Abb. 5.**37** die Verteilung der Stimulation und Wahrnehmung getrennt für Vorhof und Kammer. Im Histogramm ist die Zuordnung der wahrgenommenen oder stimulierten Aktionen zu den einzelnen Frequenzbereichen ersichtlich.

Die tabellarische Zusammenfassung der diagnostischen Zähler (Abb. 5.**38**) gibt detaillierte Auskunft über das Schrittmacherverhalten im abgelaufenen Speicherzeitraum. Die Frequenzverteilung der verschiedenen Aktionen ist aus den Histogrammen (Abb. 5.**36** und 5.**37**) zu entnehmen.

Zur **Beurteilung der Speicherdaten** sind die Histogramme und die tabellarische Zusammenfassung heranzuziehen; sie lassen folgenden Schluss zu: Es wurde überwiegend atriale Wahrnehmung mit ventrikulärer Stimulation (91%) in den 22 Beobachtungstagen gezählt. Vorhofstimulation mit eigener Überleitung hat nur in 2% stattgefunden. Es wurden vom Schrittmacher 48 Betriebsartumschaltungen wegen atrialer Arrhythmien (Tachy-Reaktionsfrequenz 170 min^{-1}) vorgenommen, die durchschnittliche Dauer der Episoden lag bei 0,4 min. Es wurden supraventrikuläre und ventrikuläre Extrasystolen in geringer Zahl detektiert. Die ventrikuläre Intervallvariabilität lag im unteren Bereich. Die Frequenzhysterese und die Frequenzglättung waren nicht aktiviert. Die Sensorfunktion (DDDR-Modus) kam nur minimal im unteren Frequenzbereich zum Tragen.

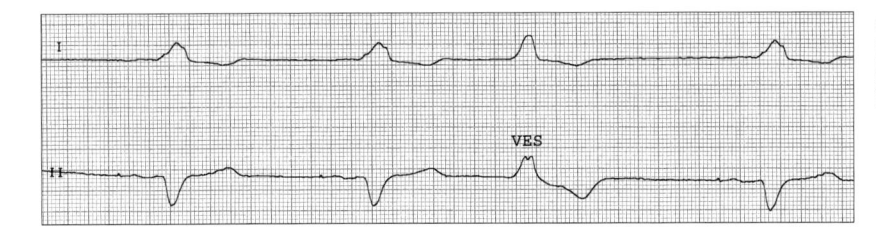

Abb. 5.**35** Oberflächen-EKG mit bipolarer Vorhof und Kammerstimulation sowie einer VES, Kopplungsintervall der VES 750 ms.

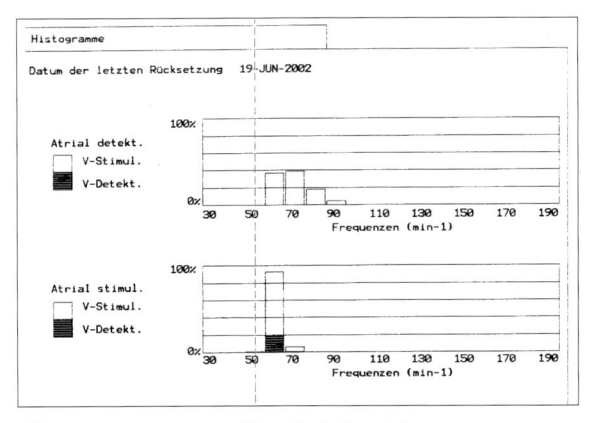

Abb. 5.**36** Histogramm über Vorhof und Kammersequenzen eines Discovery II (Guidant) mit Frequenzzuordnung.

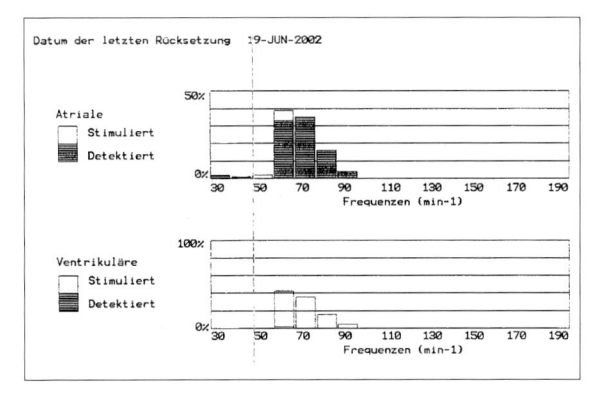

Abb. 5.**37** Wahrnehmungs- und Stimulationshistogramm eines Discovery II (Guidant), mit Frequenzzuordnung über 22 Tage.

168   5 Schrittmacherfunktion

```
Datum der letzten Rücksetzung   19-JUN-2002
                                             Seit letzt
                                                  Reset
Stimuliert und detektiert
  A-detekt. / V-detekt.               0 %      746
  A-detekt. / V-stim.                91 %      2,0M
  A-stim.   / V-detekt.               2 %     40,4K
  A-stim.   / V-stim.                 7 %    156,6K
Atriale
  Stimuliert                          9 %    186,6K
  Detektiert                         91 %      2,0M
Ventrikuläre
  Stimuliert                         98 %      2,1M
  Detektiert                          2 %     41,2K
Atriale Tachy-Reaktion
  Betriebsartumschaltungen                      48
  Gesamtdauer                         0 %    17,5 min
  Maximale Dauer                              1,4 min
  Durchschnittl. Dauer                        0,4 min
Ektope Schläge
  SES                                         44,9K
  Einzel-VES oder Couplets                    60,5K
  Drei oder mehr VES                          10,0K
  Atriale Tachy-Detektionen                      0
  Ventrikuläre Tachy-Detektionen                 0
Ventrikuläre Intervallvariabilität
  Variabilität   0 <= 10 %                     1,9M
  Variabilität  10 <= 20 %                   237,4K
  Variabilität  20 <= 30 %                    78,2K
  Variabilität      >  30 %                   39,3K
Frequenzhysterese
  Suchen                                         0
  Erfolgreiche Suchen                            0
Frequenzglättung
 Atriale
  Anstieg                                        0
  Abfall                                         0
 Ventrikuläre
  Anstieg                                        0
  Abfall                                         0
Schrittmacher-Wenckebach-Zähler                  0
```

Abb. 5.**38** Tabellarische Zusammenfassung der diagnostischen Zähler eines Discovery II (Guidant).

Die anamnestischen Erhebungen ergaben eine zufriedenstellende Schrittmacherfunktion. Die Schrittmachereinstellung blieb deshalb unverändert.

Das atriale und ventrikuläre Langzeithistogramm, das von einem DDD-Schrittmacher über 12 Monate aufgezeichnet wurde, ist mit tabellarischer Zusammenfassung in den Abb. 5.**39** und 5.**40** dargestellt. In 99,9 % wurde die Kammer stimuliert, davon waren 90,3 % im VDD Modus (AS-VP). In etwa 1 % wurden ventrikuläre Extrasystolen, in ähnlicher Anzahl ventrikuläre Salven wahrgenommen. Zwei ventrikuläre Hochfrequenzepisoden von kurzer Dauer (1 s) wurden am 26.5. detektiert. Atriale Arrhythmien bzw. Mode-Switch-Episoden wurden nicht registriert.

Es handelt sich um den **typischen Befund bei höhergradiger AV-Blockierung**, mit adäquatem Frequenzanstieg unter Belastung und VES, die meist mit einem Kopplungsintervall von 600–500 ms auftreten. Die beiden ventrikulären Hochfrequenzepisoden waren nur von kurzer Dauer; dabei dürfte es sich um Dreier-Salven handeln, da die Erkennung auf 3 Schläge mit einer Frequenz von 180 min^{-1} eingestellt ist. Werden die diagnostischen Daten zusammen mit der Anamnese betrachtet, ergibt sich nicht die Notwendigkeit der Umprogrammierung.

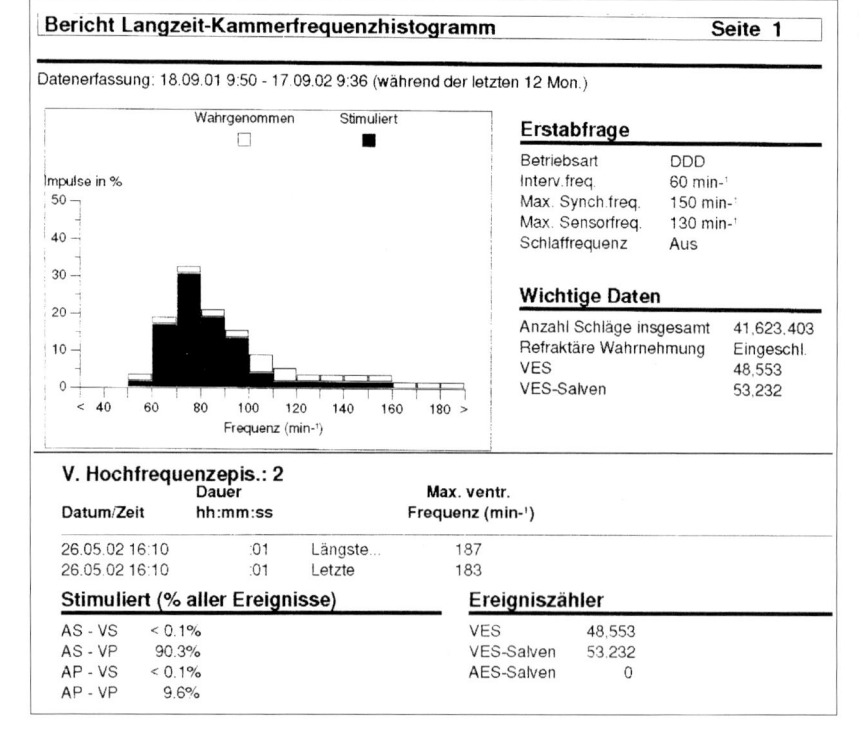

Abb. 5.**39** Kammer-Langzeithistogramm über 12 Monate mit tabellarischem Ausdruck eines Medtronic Kappa KD 701.

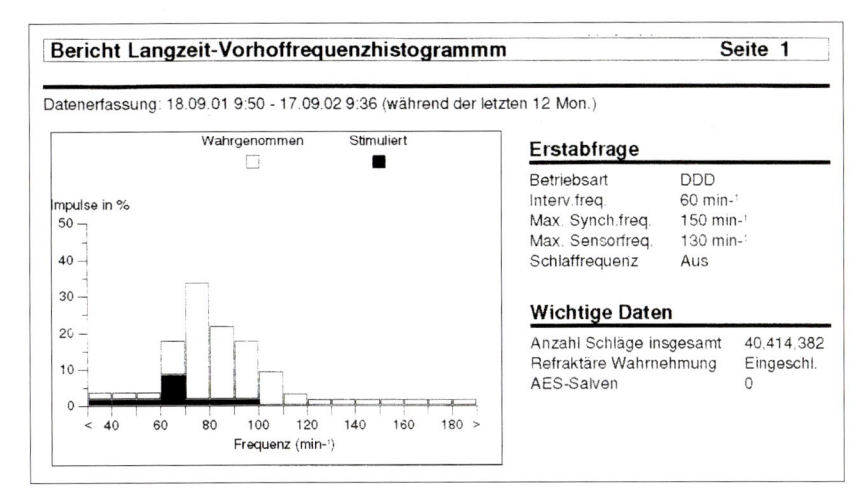

Abb. 5.**40** Atriales Langzeithistogramm über 12 Monate mit tabellarischen Ausdruck eines Medtronic Kappa KD 701.

Limitation der Speicher- und Zählerfunktionen

> Es wurde bereits darauf hingewiesen, dass die Information der Schrittmacherspeicher auf der Eigendiagnose des Aggregats beruht, die nur so gut sein kann, wie es das Schaltungskonzept, das aktuelle Programm sowie die Konfiguration und Funktionsfähigkeit des Systems erlauben.

Wahrnehmungsfehler bemerkt der Schrittmacher erst einmal nicht; Oversensing erkennt er nur dann, wenn die Folge der Wahrnehmungsereignisse jenseits des normalen Herzfrequenzspektrums liegt. Über die Wirksamkeit der Stimulationsimpulse kann er nur mit „Beat-to-beat"-Verifikation der Reizantwort entscheiden, und diese funktioniert im Vorhof (noch) nicht und auf ventrikulärer Ebene nicht mit allen Systemen.

Klassifiziert der Schrittmacher ein Signal als ventrikuläre Extrasystole (VES, VPB), so eröffnet dies eine umfangreiche Differentialdiagnose: außer einer echten VES kommen junktionale Rhythmen, atriales Undersensing mit intrinsischer AV-Leitung und Oversensing (etwa von Myopotentialen) in Betracht. Umgekehrt können ventrikuläre Extrasystolen, die spät nach einer Vorhofaktion auftreten, eine intrinsische AV-Überleitung vortäuschen, weil die schrittmachereigene Definition der VES (ventrikuläre Wahrnehmung ohne vorangehendes atriales Ereignis) nicht erfüllt ist (Abb. 5.**41**).

Ein **Beispiel für die falsch-positive Diagnose einer VES** zeigt Abb. 5.**42**. Das intrakardiale Vorhofelektrogramm ist in der oberen Ableitung und das Ventrikelelektrogramm in der unteren Ableitung dargestellt. Wie die Annotationsmarker zeigen, werden die ersten beiden Vorhofaktionen nicht wahrgenommen. Die beiden folgenden P-Wellen liegen in der Refraktärzeit (schwarz hinterlegtes P) und lösen deshalb keine ventrikuläre Stimulation aus. Die drei übergeleiteten Ventrikelaktionen werden vom Schrittmacher als VES klassifiziert und im entsprechenden Frequenzbereich gespeichert. Das typische Bild der ventrikulären Inhibition durch Myopotentiale ist in Abb. 5.**43** zu sehen; ist die Fehlwahrnehmung auf den ventrikulären Kanal begrenzt, werden die Potentiale als VES klassifiziert.

Ereigniszähler mit zeitlicher Zuordnung (SM-Holter-Funktion)

Werden Informationen mit Bezug zum zeitlichen Ablauf aufgezeichnet, so erhält jedes Schrittmacherereignis seine zeitliche Referenz. Dies erfordert einen wesentlich größeren Speicheraufwand als die bisher dargestellten Ereigniszähler. Aus diesem Grund umfassen die verfügbaren Informationen selten mehr als 24 h. Ist der Speicher voll, werden die gesammelten Daten eingefroren und stehen bei der nächsten Nachkontrolle zur Verfügung. Alternativ werden die Daten kontinuierlich gesammelt und – sobald der Speicher voll ist – mit neuen überschrieben.

Diese Art der kontinuierlichen Datenspeicherung wird mit dem Begriff FIFO (first in first out) bezeichnet und stellt bei der Nachkontrolle stets die jüngsten Daten zur Verfügung. Damit erhöht sich die Chance, dass eine Symptomatik, die den Patienten zum Arzt führt, mit Daten aus dem Schrittmacher korreliert werden kann (8, 10). Dies gilt etwa für Palpitationen, denen atriale Arrhythmien mit schneller Kammerantwort zugeordnet werden können, oder für eine Leistungsminderung, die sich anhand des Frequenzverlauf als chronotrope Inkompetenz erklärt. In diesem Zusammenhang sind auch die Vorhersagemodelle (prediction model) zur optimalen Sensoreinstellung zu nennen (15).

In Abb. 5.**44** und 5.**45** sind die Ausdrucke einer Schrittmacher-Holter-Registrierung über 24 h dargestellt. Das Frequenzprofil des Vorhofs zeigt eine atriale Arrhythmie, die von mindestens 09:00 bis 23:00 Uhr dauert; während dieser Periode sind nur wenige ventrikuläre Stimuli an der Grundfrequenz (80 min^{-1}) erkennbar. Gegen 23:00 Uhr endet die Arrhythmie spontan; die Grundfrequenz wird auf das Nachtniveau (60 min^{-1})

170 5 Schrittmacherfunktion

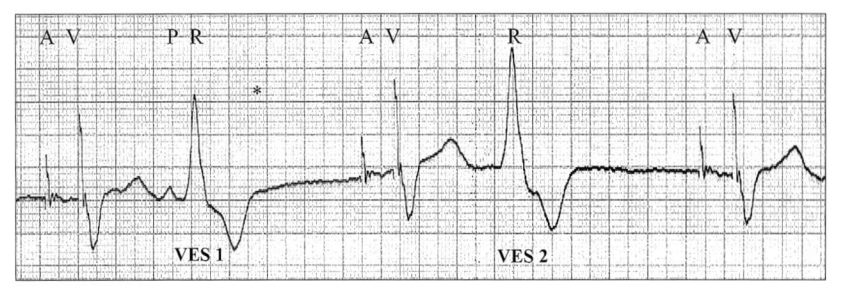

Abb. 5.**41** Zweikammer-Schrittmacher bei einem Patienten mit AV-Block III und VES. Die erste Extrasystole (VES 1) wird vom Schrittmacher als spontane Vorhofaktion mit intrinsischer AV-Überleitung abgespeichert (PR). Die zweite VES wird als solche erkannt (VR) und im Speicher abgelegt.

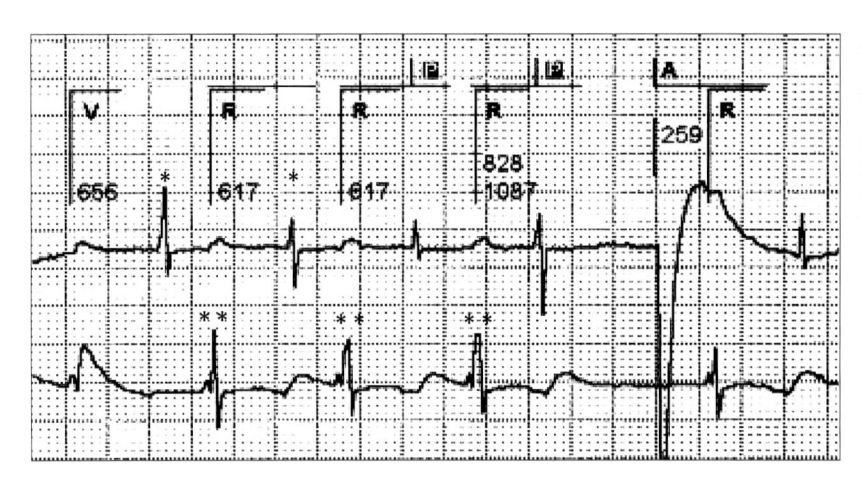

Abb. 5.**42** Atriales und ventrikuläres Elektrogramm mit Undersensing (*) zweier atrialer Aktionen. Die drei übergeleiteten ventrikulären Aktionen werden vom Schrittmacher als VES (**) wahrgenommen und im Frequenzbereich um 100 min^{-1} gespeichert.

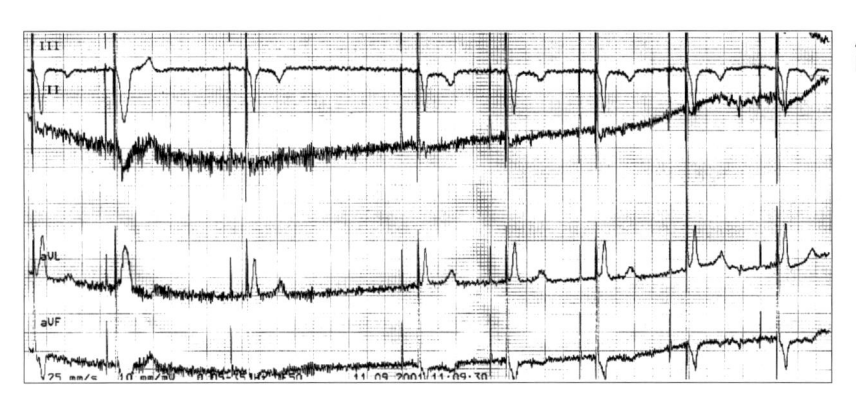

Abb. 5.**43** EKG mit V-Moypotentialen und VES-Zählung.

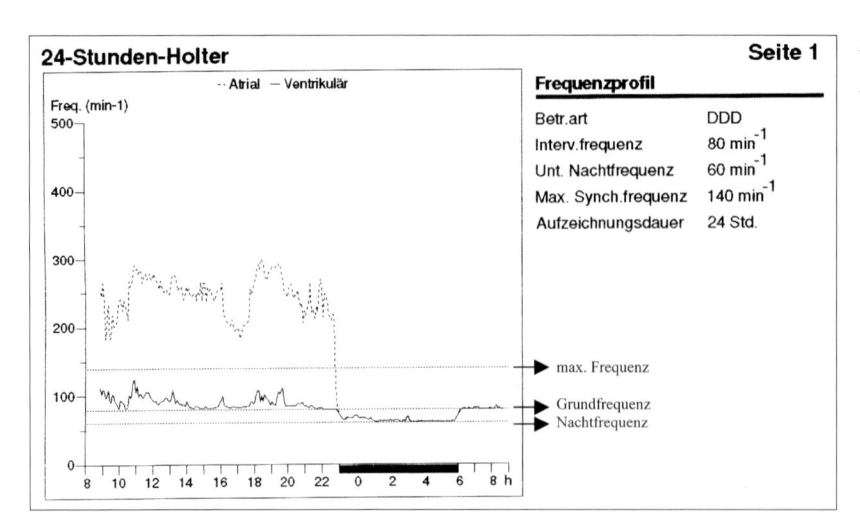

Abb. 5.**44** Atriales und ventrikuläres Frequenzprofil über 24 h, Vitatron C60 DR.

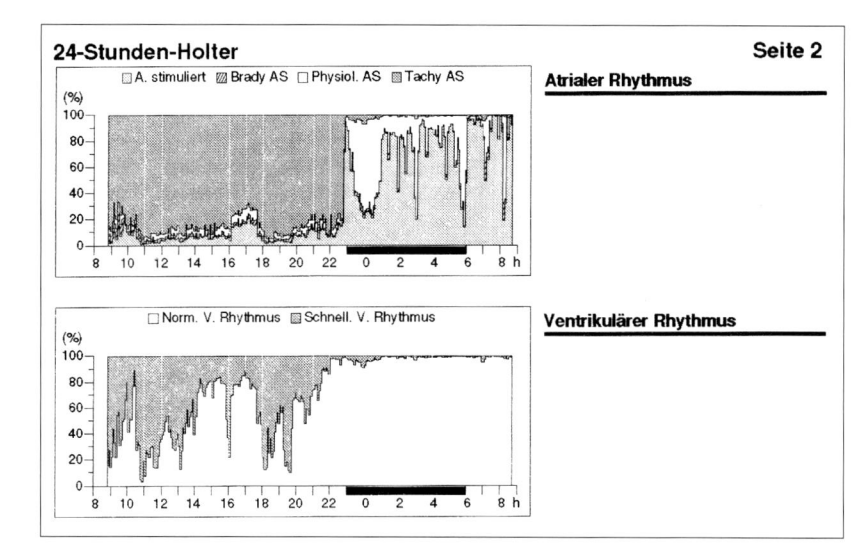

Abb. 5.45 Atriale und ventrikuläre Rhythmusverteilung über 24 h, Vitatron C60 DR.

abgesenkt. Um 06:00 Uhr früh stellt der Schrittmacher wieder auf die Interventionsfrequenz von 80 min^{-1} um. Das Beispiel zeigt, wie die 24-Stunden-Speicherfunktion den ventrikulären Frequenzverlauf bei Vorhofarrhythmie und intrinsischer AV-Überleitung dokumentiert und die Wirksamkeit einer antiarrhythmischen Therapie und medikamentösen Frequenzkontrolle überprüfen lässt.

Ein **weiteres Beispiel** für die Visualisierung der Speicherinformation bietet Abb. 5.46, welche die zeitliche Verteilung atrialer (SVES) und ventrikulärer (VES) Extrasystolen zeigt. Die größte Häufung an SVES findet sich nach spontaner Terminierung der Vorhofarrhythmie zwischen 23:00 und 01:00 (oberer Teil der Abbildung); die meisten VES treten während atrialer Arrhythmie auf. Vorsichtige Interpretation der Befunde legt die Neigung zu SVES als Auslöser der Vorhofarrhythmie nahe; die Ektopie scheint nicht durch Bradykardie (vagal) getriggert zu sein; die Häufung der „VES" während der atrialen Arrhythmie deutet auf ein Undersensing der niederamplitudigen atrialen Flimmerwellen und die Fehlklassifizierung der spontan übergeleiteten Kammeraktionen hin.

Dass die programmierte Vorhofempfindlichkeit von 0,7 mV für die Wahrnehmung des Vorhofflimmerns nicht ausreicht, ist dem Histogramm der P-Wellen-Amplituden in Abb. 5.47 zu entnehmen. Danach beträgt die Höhe der P-Welle bei Sinusrhythmus um 2,5 mV, während sie in der Arrhythmie erheblich streut und bis 0,7 mV abfällt. Ob noch kleinere Flimmeramplituden vorkommen, ließe sich erst nach Senkung der atrialen Wahrnehmungsschwelle (Erhöhung der Vorhofempfindlichkeit) feststellen.

Mit dem Wechsel vom vorhofgesteuerten (DDD-) zum ungetriggerten Funktionsmodus (DDI, VVI, VDI) verhindert Mode-Switching im Falle atrialer Arrhyth-

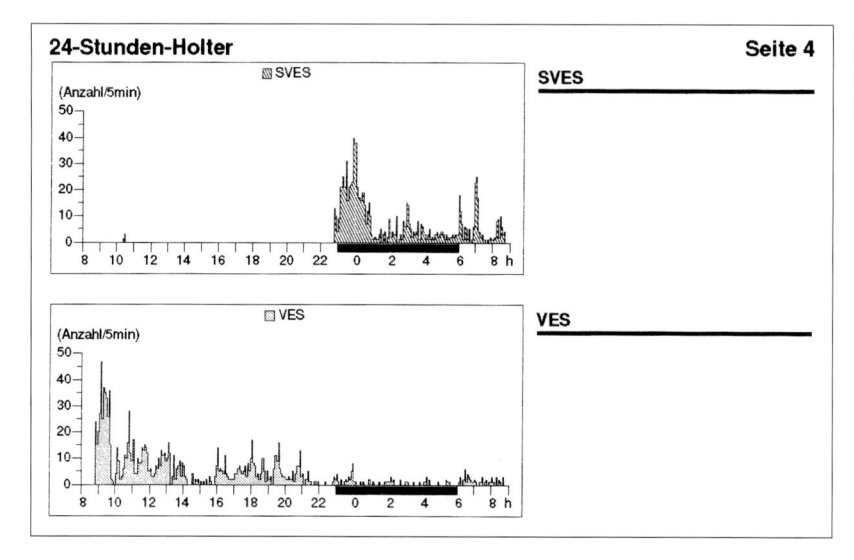

Abb. 5.46 Im 24h-Speicher (Vitatron C60 DR SM) wird die zeitliche Verteilung der atrialen und ventrikulären Extrasystolen dargestellt.

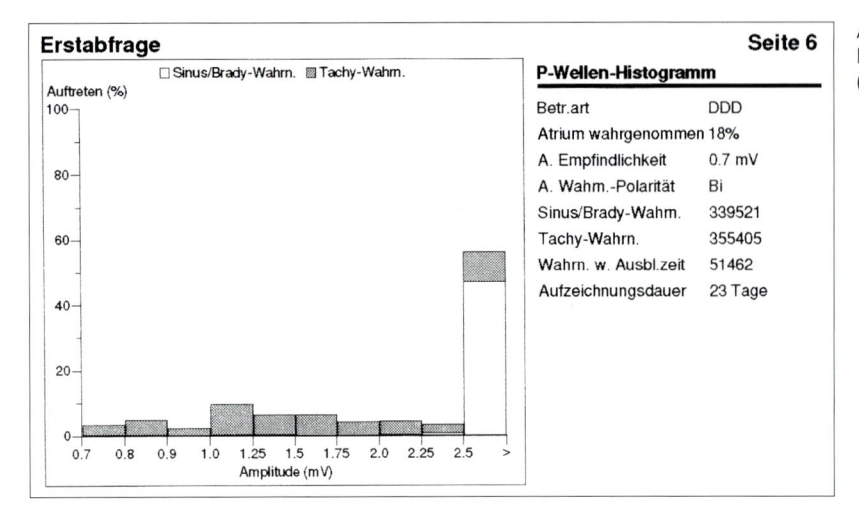

Abb. 5.47 Histogramm der P-Wellenamplituden über 23 Tage (Vitatron C60 DR).

mien die schnelle Stimulation in der Kammer (Schrittmacher-Algorithmen). Voraussetzung für den adäquaten Moduswechsel ist die Arrhythmieerkennung im Vorhof. Diese wird erleichtert, indem man Blankingzeiten verkürzt, das Wahrnehmungsintervall ausdehnt und die Empfindlichkeit des atrialen Wahrnehmungsverstärkers erhöht. Mit den genannten Maßnahmen erhöht sich aber auch das Risiko atrialer Fern- und Fehlwahrnehmung. Bei der Analyse der Vorhofarrhythmie-Statistik ist dies in Betracht zu ziehen.

Die statistische Auswertung **schrittmachereigener Arrhythmiedaten** lässt sich in unterschiedlichen Formaten darstellen:

- Mode-Switch-Zähler und Histogramme,
- Arrhythmie-Logistik, Arrhythmie-Tagebücher, Arrhythmie-Episodentrend, Arrhythmie-Dauerhistogramm,
- Frequenztrend und Anzahl der atrialen Extrasystolen vor Arrhythmiebeginn (Onset-Kriterien), Frequenzprofile, Marker-EKG-Registrierungen und andere.

Die nachfolgenden Abbildungen zeigen eine Auswahl der verschiedenen Darstellungsmöglichkeiten, die aus Platzmangel nicht vollständig sein kann.

Das erste **Beispiel eines Mode-Switch-(MS-)Histogramms** ist in Abb. 5.48 dargestellt. Im oberen Bereich befinden sich die Informationen über die Einstellung der Parameter, die für den Moduswechsel maßgebend sind und die Beurteilung des Histogramms erleichtern. Rechts oben wird über das Ablesedatum, die Anzahl der Modusumschaltungen und das Datum der letzten Speicherlöschung informiert. Das linke Histogramm zeigt die Verteilung der einzelnen Modusumschaltungen bezogen auf die vom Schrittmacher detektierte Frequenz. Angegeben wird dabei die Spitzenfrequenz, wie sie vom Mode-Switch-Algorithmus als „gefilterte" Frequenz bestimmt wurde. In diesem Fall lag bei allen 15 Modusumschaltungen die Frequenz über 300 min^{-1}. Dies spricht für ein Vorhofflimmern, weniger für eine atriale Tachykardie. Es zeugt auch von einer guten atrialen Wahrnehmungsfunktion, weil es bei intermittierenden Sensingproblemen zu einer anderen Frequenzverteilung kommen würde.

Das zweite Histogramm auf der rechten Seite zeigt die Verteilung der MS-Vorkommnisse, bezogen auf die Dauer der einzelnen MS-Episoden. Daraus ist abzuleiten, dass insgesamt 9 Episoden von kurzer Dauer aufgetreten sind, eine Episode zwischen 8 und 24 h gedauert hat und 5 Episoden länger als 48 h waren. Die 16 jüngsten Episoden sind in der MS-Logistik (MS-Speicher) detailliert dargestellt. Zum Beispiel hat die letzte MS-Episode am 17.10.2003 um 23:25 Uhr begonnen, hat 17 Tage und ca. 15 h gedauert und die maximale Frequenz wurde mit 960 min^{-1} detektiert. Für die MS-Episoden am 19., 20. und 21. September steht auch ein Speicher-EGM zur Verfügung; dies wird durch die schwarzen Kästchen mit dem EKG-Symbol angezeigt.

Die **zusammenfassende Beurteilung** zeigt einen Patienten mit lange anhaltenden Episoden von überwiegend Vorhofflimmern, die ca. 58% der gesamten Speicherzeit von 48 Tagen betragen. Die atriale Empfindlichkeit ist auf 0,3 mV eingestellt, dies gewährleistet eine gute atriale Wahrnehmung. Eine wirksame medikamentöse Therapie und/oder die erfolgreiche Anwendung des atrialen Überstimulationsalgorithmus kann über das MS-Histogramm kontrolliert werden. Dabei kann die Anzahl der MS-Episoden steigen, wenn die Episodendauer sich verringert.

Das MS-Histogramm macht keine Aussagen über den Auslösemechanismus der Arrhythmie. So können dem Vorhofflimmern z.B. eine größere Anzahl von SVES, bradykarde oder tachykarde Phasen vorausgehen. Oft wird auch ein plötzlicher Beginn oder eine Reinitiierung der Rhythmusstörung beobachtet. Diese zusätzlichen Informationen über eventuelle Auslösemechanismen der Rhythmusstörungen können durch die atriale Rhythmusanalyse vor Beginn der Arrhythmie gewonnen werden.

Mit Wissen und Verständnis des so genannten Onset-Mechanismus lässt sich die **Wahl einer bestimm-**

Mode-Switch Histogramm

Betriebsart	DDDR	Ablesedatum:	28 Okt 2003 17:35
Sensor	Ein	Anzahl der Mode-Switch	15
Grundfrequenz	60 min⁻¹	Datum der letzten Löschung:	10 Sep 2003 15:24
Obere Grenzfrequenz (MTR)	140 min⁻¹		
Maximale Sensorfrequenz (MSR)	130 min⁻¹		
A. Empfindlichkeit	0.3 mV		
Mode-Switch	DDIR		
Atriale Tachykardie-Erkennungsfrequenz	170 min⁻¹		
AMS Grundfrequenz	60 min⁻¹		
Postventr. atriales Ausblendintervall (PVAB)	130 ms		

Hinweis: Die obigen Werte wurden nach Abfrage des Histogramms erhalten.

Anzahl je Klasse (Gemittelte Spitzenfrequenz)

>300: 15; 276–300: 0; 251–275: 0; 226–250: 0; 201–225: 0; 176–200: 0; 151–175: 0; 126–150: 0; 100–125: 0

Zustandszähler

>300: 15; 276–300: 0; 251–275: 0; 226–250: 0; 201–225: 0; 176–200: 0; 151–175: 0; 126–150: 0; 100–125: 0

Mode-Switch Dauer

>48h 0min: 5; 48h 0min: 0; 24h 0min: 1; 8h 0min: 0; 3h 0min: 0; 1h 0min: 0; 20min 0s: 0; 6min 0s: 0; 3min 0s: 3; 1min 0s: 6; 0min 0s: —

Zustandszähler

>48h 0min: 5; 24h 0min – 48h 0min: 0; 8h 0min – 24h 0min: 1; 3h 0min – 8h 0min: 0; 1h 0min – 3h 0min: 0; 20min 0s – 1h 0min: 0; 6min 0s – 20min 0s: 0; 3min 0s – 6min 0s: 0; 1min 0s – 3min 0s: 3; 0min 0s – 1min 0s: 6

Mode-Switch Speicher   28 Okt 2003 17:41

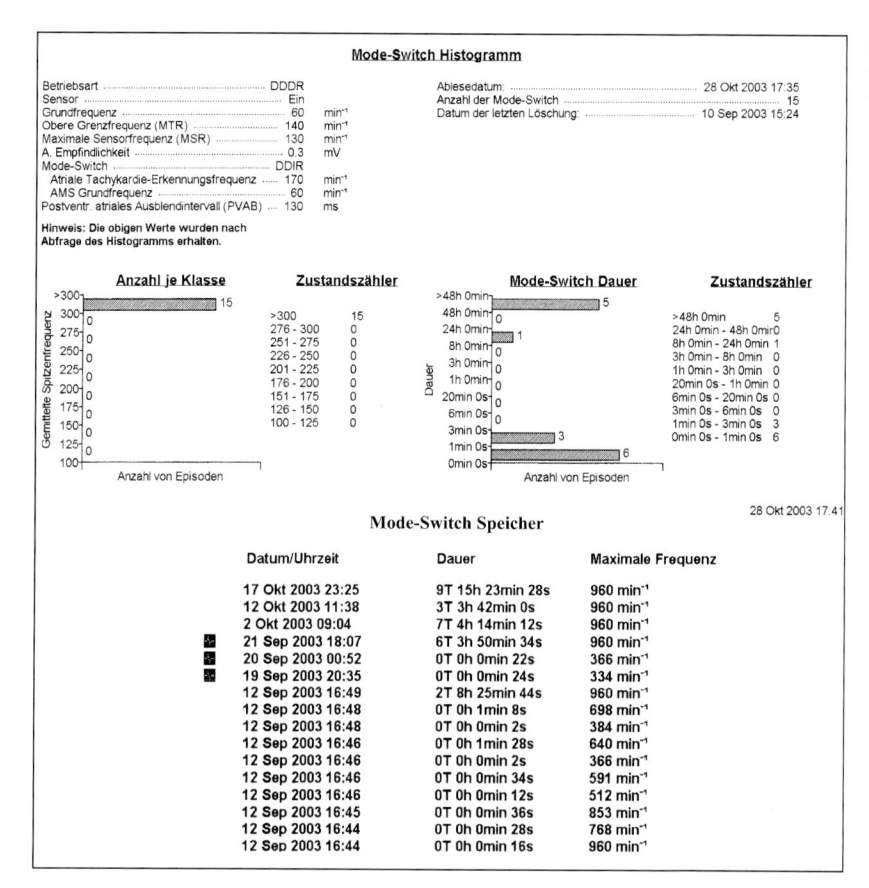

Datum/Uhrzeit	Dauer	Maximale Frequenz
17 Okt 2003 23:25	9T 15h 23min 28s	960 min⁻¹
12 Okt 2003 11:38	3T 3h 42min 0s	960 min⁻¹
2 Okt 2003 09:04	7T 4h 14min 12s	960 min⁻¹
21 Sep 2003 18:07	6T 3h 50min 34s	960 min⁻¹
20 Sep 2003 00:52	0T 0h 0min 22s	366 min⁻¹
19 Sep 2003 20:35	0T 0h 0min 24s	334 min⁻¹
12 Sep 2003 16:49	2T 8h 25min 44s	960 min⁻¹
12 Sep 2003 16:48	0T 0h 1min 8s	698 min⁻¹
12 Sep 2003 16:48	0T 0h 0min 2s	384 min⁻¹
12 Sep 2003 16:46	0T 0h 1min 28s	640 min⁻¹
12 Sep 2003 16:46	0T 0h 0min 2s	366 min⁻¹
12 Sep 2003 16:46	0T 0h 0min 34s	591 min⁻¹
12 Sep 2003 16:46	0T 0h 0min 12s	512 min⁻¹
12 Sep 2003 16:45	0T 0h 0min 36s	853 min⁻¹
12 Sep 2003 16:44	0T 0h 0min 28s	768 min⁻¹
12 Sep 2003 16:44	0T 0h 0min 16s	960 min⁻¹

Abb. 5.48 Mode-Switch-Histogramm und Mode-Switch-Logistik-Speicher, St. Jude Medical Identity DR.

ten antiarrhythmischen Therapie treffen. Auch die Aktivierung spezieller Schrittmacher-Algorithmen, wie der atrialen Überstimulation, kann daraus folgen. Mit ihrer Hilfe soll Vorhofflimmern vermieden oder zumindest reduziert werden. Als Maß für die Besserung der Rhythmusstörung dient die Reduktion des AF-Burden, der die gesamte Zeit, für die der Schrittmacher im nicht getriggerten Modus (MS) ist, darstellt. Hierbei ist zu berücksichtigen, dass ein inadäquater Moduswechsel, z.B. durch Fernfeld-Wahrnehmung, ein falsch negatives Ergebnis liefert. Verhindert ein Undersensing des Vorhofflimmerns den Moduswechsel, führt dies zu einem falsch positiven Resultat.

Die beiden Abb. 5.49 und 5.50 geben Detailinformationen über den Rhythmus kurz vor und zu Beginn von Vorhofflimmern wieder. Das Episoden-Tagebuch (Abb. 5.49) zeigt das Datum, den genauen Beginn und die Dauer der Rhythmusstörung an. Darunter wird die Programmierung der verschiedenen Algorithmen und des Mode-Switch angezeigt. Rechts sind die Erfassungskriterien für die Arrhythmieerkennung, darunter der Frequenztrend, die Anzahl der SVES und die Dauer bis zum Onset der Arrhythmie dargestellt.

In den letzten 5 min vor Start der Tachyarrhythmie nimmt die Häufigkeit atrialer Extrasystolen zu, zuletzt steigt auch die Herzfrequenz. Links beginnend, zeigt das Frequenz-Profildiagramm (Abb. 5.50) eine AV-sequenzielle Stimulation für 4 Zyklen mit einer Stimulationsfrequenz um 80 min⁻¹. Da die Grundfrequenz des Schrittmachers auf 60 min⁻¹ eingestellt ist, zeugt die tatsächliche Stimulationsfrequenz von der Aktivität des Algorithmus zur atrialen Überstimulation (Pace Conditioning). Nach dem fünften Zyklus treten SVES (*) auf und der Algorithmus zur Verhinderung von Pausen nach SVES (+, Post PAC Response) wird aktiv, d.h. für einen Zyklus nach der SVES wird das Stimulationsintervall verkürzt. Eine weitere SVES (**) initiiert das Vorhofflimmern. Es folgt der automatische Moduswechsel. Während des Vorhofflimmerns besteht z.T. eine spontane AV-Überleitung, teils erfolgt ventrikuläre Stimulation. Dies ist ein typisches Beispiel für die häufige Auslösung von Vorhofflimmern durch SVES (13).

Die Darstellungen in den Abb. 5.51 und 5.52 sind alle von einem Patienten mit Sinusknotensyndrom und intermittierendem Vorhofflimmern. Die Information aus der Abb. 5.51 zeigt, dass der Schrittmacher in ca. 16% (12,5 Tage) der abgelaufenen Speicherzeit von 77 Tagen eine atriale Arrhythmie vorfand. Insgesamt wurden 680 einzelne Episoden wahrgenommen oder durchschnittlich 8,8 Episoden pro Tag. In 27,7%, bzw. in 19,1% traten die Arrhythmien zwischen 21:00 und 03:00 Uhr auf, die wenigsten Arrhythmien wurden in den Mittagsstunden wahrgenommen.

Die Abb. 5.52 zeigt:

Die Arrhythmie war meist von kurzer Dauer (in der Mehrzahl 1–7 min). In ca. 10% dauerte sie bis zu 6 h.

Episoden-Tagebuch			Erfassungskriterien		
Modus		DDD	Vorhoffrequenz über		200 min-1
Episoden-Onset		02-04-14 19:25	Onset-Erkennung		6
Episoden-Ende		02-04-14 19:27	Ende-Erkennung		30
Episoden-Dauer		000-00:01:37			
Einstellungen bei Beginn Kontrolle			Frequenz- und SVES-Trend vor Onset		
Pace Conditioning		EIN	Zeit bis Onset (mm:ss)	Frequenz (min-1)	SVES/min
PAC Suppression		EIN	04:25 - 03:25	94	6
Post PAC Response		EIN	03:25 - 02:25	90	7
Post Exercise Response		EIN	02:25 - 01:25	84	10
Flywheel		AUS	01:25 - 00:25	90	13
Tachykardie Fallback-Frequenz		AUS	00:25 - Onset	101	19
Mode Switching		AUTO			
Max AF-Therapiefreq.		120 min-1			

Abb. 5.**49** Ausdruck des Episoden-Tagebuch-Speichers eines Vitatron PreventAF.

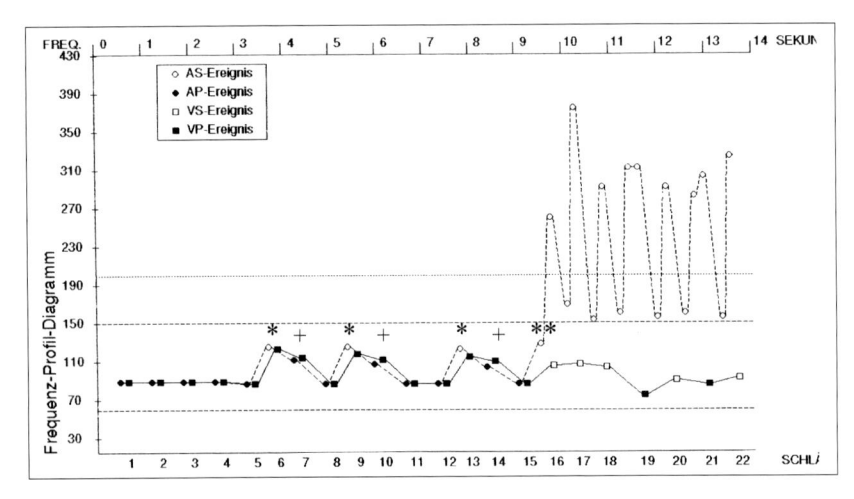

Abb. 5.**50** Frequenz-Profil-Diagramm kurz vor und bei Beginn des Vorhofflimmerns; Vitatron PreventAF.

```
Speicherperiode                    77 Tage
Histogramm Onset vs. Tageszeit

Modus                        DDD
Onset-Erkennung                6
Ende-Erkennung                30

Zeit seit letzter Kontrolle  76 Tage
Speicherperiode              77 Tage

Arrhythm.-Erkenn.-Frequ.     200 min-1
Anzahl der Episoden          680
                             8.8/Tag
Gesamtdauer                  012-11:59:53
                             16.2%

Zusätzl. Erkenn.-Frequ.      AUS

SVES                         76317
                             41.3/Stunde

  EINSTELLUNGEN BEI BEGINN KONTROLLE
Untere Grenzfrq              60 min-1
Maximale Tracking Frequenz   150 min-1
Maximale Sensor Frequenz     120 min-1
Pace Conditioning            EIN
PAC Suppression              EIN
Post PAC Response            EIN
Post Exercise Response       EIN
Max AF-Therapiefreq.         120 min-1
Flywheel                     AUS
Mode Switching               AUTO
Tachykardie Fallback-Frequenz AUS
Atriales Blanking            150 ms
```

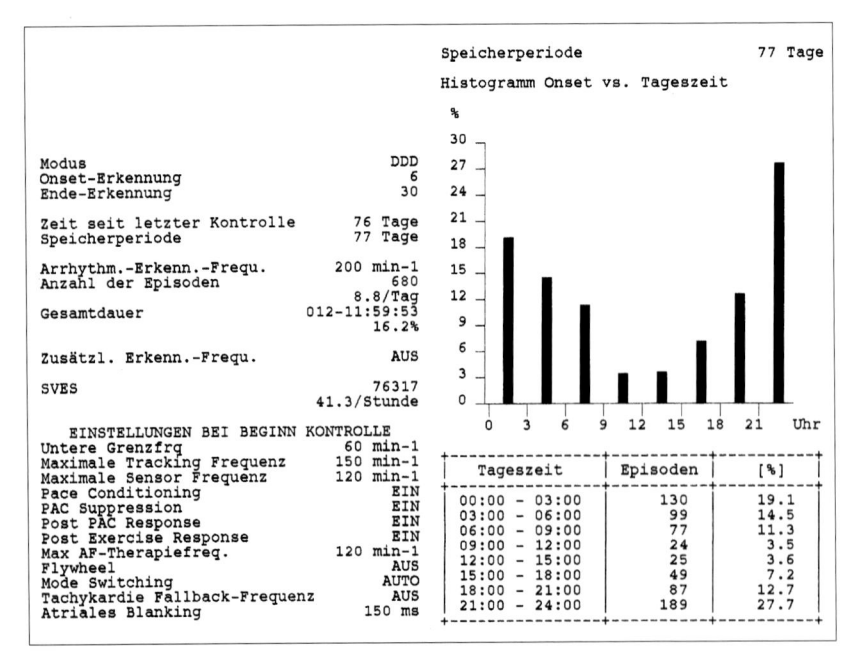

Tageszeit	Episoden	[%]
00:00 - 03:00	130	19.1
03:00 - 06:00	99	14.5
06:00 - 09:00	77	11.3
09:00 - 12:00	24	3.5
12:00 - 15:00	25	3.6
15:00 - 18:00	49	7.2
18:00 - 21:00	87	12.7
21:00 - 24:00	189	27.7

Abb. 5.**51** Schrittmacher-Einstellungen mit Arrhythmiespeicher-Informationen und Histogramm der prozentualen Häufigkeit des Arrhythmiebeginns bezogen auf die Tageszeit; Vitatron PreventAF.

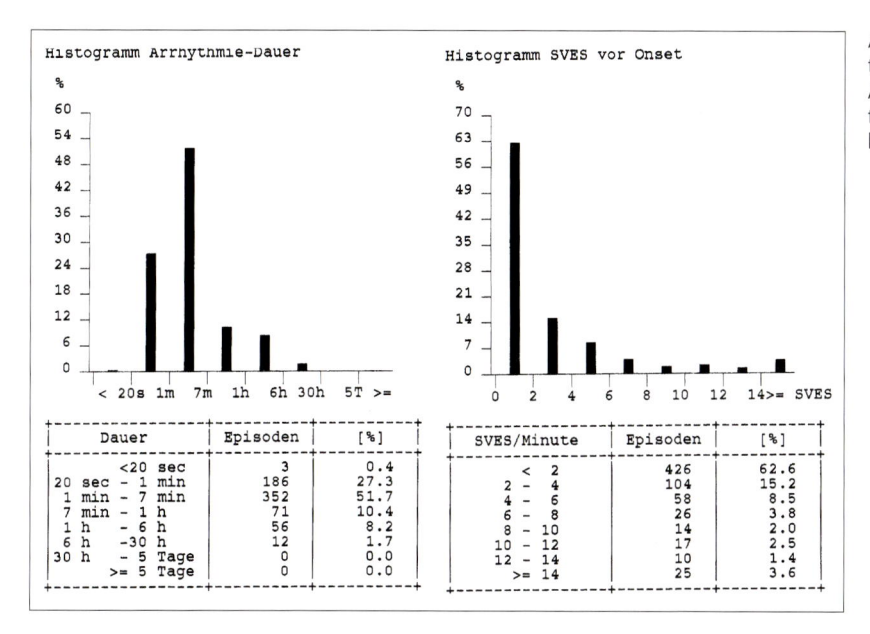

Abb. 5.**52** Histogramm und tabellarische Darstellung der Arrhythmiedauer und dem Auftreten von SVES vor Arrhythmiebeginn; Vitatron PreventAF.

Dem Arrhythmiebeginn gingen in der Mehrzahl ein bis vier SVES voraus, ein Hinweis auf den potentiellen Auslösemechanismus. Die Wirksamkeit der einzelnen Algorithmen zur Reduktion oder Vermeidung von Vorhofflimmern lässt sich durch Aktivierung bzw. Deaktivierung im weiteren Verlauf prüfen. Auch hier ist die bereits erwähnte Einschränkung durch falsch positive wie negative Moduswechsel zu beachten.

> Die Beispiele statistischer Darstellung von Mode-Switch- und Arrhythmiespeicher stehen exemplarisch für eine Vielzahl von Möglichkeiten, welche die einzelnen Herstellerfirmen bieten. Je nach Marke werden unterschiedliche Darstellungsweisen angeboten, wobei sich die Datenerfassung nicht wesentlich unterscheidet. Die Interpretation der Daten ist von der Routine und dem Kenntnisstand des befundenden Personals abhängig und sollte immer unter Berücksichtigung der genannten Einschränkungen erfolgen. Automatische Analysen diagnostischer Schrittmacherspeicher, deren Entwicklung im Gange ist, könnten die Nachsorgezeit verkürzen und vereinfachen (13).

Ventrikuläre Reizschwellendiagnostik

Die ventrikuläre Reizschwelle kann durch den Schrittmacher automatisch bestimmt werden. Dazu gibt es verschiedene Algorithmen, die im entsprechenden Kapitel (Algorithmen zur Output-Regelung, S. 230) dargestellt sind. Für die diagnostischen Daten ist das Verhalten der Reizschwelle über die Zeit von Bedeutung. Damit lassen sich Veränderungen der Reizschwelle, z.B. durch Antiarrhythmika oder durch instabile Sondenposition überprüfen. Zeigt das Reizschwellenhistogramm einen normalen Verlauf, kann in den meisten Fällen auf eine ventrikuläre Reizschwellenmessung während der Nachsorge verzichtet werden, da aktueller Wert und Verlauf bekannt sind. Dazu einige **Beispiele aus der Praxis**.

Ein 68-jähriger Patient erhielt am 15.2.2003 wegen intermittierender AV-Blockierung einen Zweikammer-Schrittmacher. Intraoperativ betrug die ventrikuläre Reizschwelle 0,3 V, direkt nach der Implantation wurde die Autocapture-Funktion aktiviert. Die Wahrnehmungsempfindlichkeit zur Detektion der Herzantwort nach Stimulation (Evoked Response, ER-Empfindlichkeit) betrug 4,7 mV. Den postoperativen Reizschwellenverlauf zeigt der Autocapture-Langzeitspeicher in der Abb. 5.**53**.

Zuletzt gelöscht wurde der Speicher am 17.2.2003, die aktuelle Stimulationsamplitude bei der Abfrage lag bei 1,0 Volt. Erneut ausgelesen wurde der Speicher am 3. März 2003, die gesamte Abtastzeit betrug 14 Tage. Das Intervall zwischen den einzelnen Reizschwellenbestimmungen betrug 8 h, 42-mal erfolgte eine Reizschwellenmessung. Die Reizschwellenkurve zeigt in den ersten 6 Tagen einen stak schwankenden Verlauf, danach eine Stabilisierung bei 0,75 Volt.

> Ein solcher Reizschwellenverlauf ist typisch für eine zu Beginn instabile Sondenlage, die sich im weiteren Verlauf durch bindegewebige Fixierung stabilisiert.

Im nächsten Fallbeispiel kam es postoperativ durch instabile Sondenlage und (Mikro-)Dislokation zu einem kontinuierlichen Reizschwellenanstieg, der zur Intervention nötigte. Der 71-jährige Patient erhielt am 4.8.2003 wegen einer Zweiknotenerkrankung mit paroxysmalem Vorhofflimmern einen DDDR-Schrittmacher. Intraoperativ betrug die ventrikuläre Reizschwelle 0,25 Volt bei einer Impulsdauer von 0,4 ms. Die Autocapture-Funktion wurde direkt postoperativ aktiviert und die ER-Empfindlichkeit auf 2,3 mV eingestellt. Bei

176 5 Schrittmacherfunktion

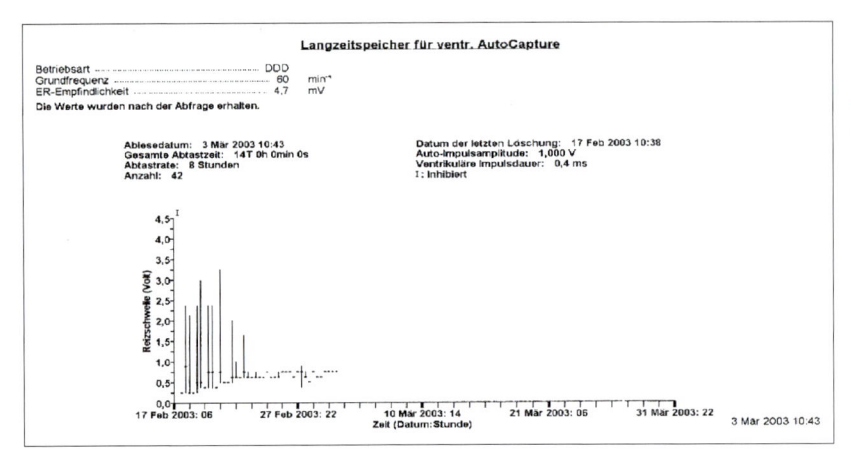

Abb. 5.**53** Autocapture-Langzeitspeicher, ventrikulärer Reizschwellenverlauf über 14 Tage nach Schrittmacherimplantation; Identity DR, St. Jude Medical.

der nächsten Schrittmacherkontrolle am 10.9.2003 zeigte der Autocapture-Langzeitspeicher einen stetigen Reizschwellenanstieg (Abb. 5.**54**). Zu diesem Zeitpunkt stimulierte der Schrittmacher mit einer Impulsamplitude von 3,375 Volt.

In Abb. 5.**54** findet sich nicht nur ein steter Anstieg, sondern auch eine starke Fluktuation der Reizschwelle. Die radiologische Kontrolle bestätigte eine **Sondendislokation**, die zur Repositionierung der Ventrikelsonde am 12.9.2003 führte. Bei der komplikationslosen Revision wurde die intraoperative Reizschwelle mit 0,5 V bei einer Impulsdauer von 0,4 ms gemessen und postoperativ die Autocapture-Funktion aktiviert. Der dabei durchgeführte ER-Test ergab denselben Wert, wie er bei der initialen Implantation gefunden worden war, so dass die ER-Empfindlichkeit wieder auf 2,3 mV eingestellt wurde.

Die nächste Schrittmacherkontrolle fand am 28.10.2003 statt, der Reizschwellenverlauf nach dem Revisionseingriff ist in der Abb. 5.**55** dargestellt. Die ventrikuläre Reizschwelle verläuft kurz nach dem Revisionseingriff leicht steigend und stabilisiert sich nach ca. 4 Wochen auf einem Niveau von 0,875 Volt. Die Fluktuation der Reizschwelle war nach dem Revisionseingriff nicht mehr so ausgeprägt wie zuvor und schwankte zwischen 0,25 und 1,25 Volt. Im Verlauf der 43 Tage wurde 128-mal eine Reizschwellensuche und die entsprechende Anpassung der Stimulationsamplitude durchgeführt.

Das letzte Beispiel für den Langzeitverlauf der ventrikulären Reizschwelle zeigt den **Einfluss einer antiarrhythmischen Therapie auf die chronische Reizschwelle**. Der 80-jährigen Patientin, einer nicht mehr praktizierenden Internistin, wurde wegen eines Sinusknotensyndroms mit paroxysmalem Vorhofflimmern und intermittierendem AVB ein DDDR-Schrittmacher implantiert. Bei der Nachkontrolle des Schrittmachers am 23.9.2002 war ein Anstieg der chronischen Reizschwelle von 1,125 Volt auf über 3,5 Volt auffällig. Nach Auskunft der Patientin hatte sie in der letzten Zeit vermehrt symptomatisches Vorhofflimmern. Aus diesem Grund begann sie selbst am 13.9.02 eine antiarrhythmische Therapie mit einem Klasse-1c-Antiarrhythmikum (Flecainid).

Die medikamentöse Therapie wurde am 23.9.02 abgebrochen und ein weiterer Schrittmacher-Kontrolltermin für den 27.9.02 vereinbart. Die Reizschwellenverlaufskurve wurde nicht gelöscht, um die Relation zwischen der antiarrhythmischen Therapie und der Reizschwellenerhöhung zu bestätigen.

Bei der Nachsorge am 27.9.02 wurde der Reizschwellenverlauf in Abb. 5.**56** ausgedruckt. Der Schwellenanstieg von 1,125 Volt auf über 3,5 Volt zu Beginn der antiarrhythmischen Therapie ist deutlich zu erkennen. Ebenso deutlich ist das Absinken der Reizschwelle auf den Wert vor der medikamentösen Therapie nach Absetzen des Klasse-1c-Antiarrhythmikums. Auch der vermehrte ventrikuläre Eigenrhythmus der Patientin unter der antiarrhythmischen Therapie ist auffällig, der oberhalb der Reizschwellenkurve durch das Zeichen I (für Inhibition) dargestellt ist. Ob es unter Anwendung des Antiarrhythmikums zu ventrikulären Tachykardien kam, bleibt Spekulation. Ein Speicher-EGM könnte hier Klarheit schaffen.

Schrittmacherspeicher-Elektrogramme

Um Elektrogramme abzuspeichern, bedarf es eines Mikroprozessors und eines passend großen Speichermediums (RAM, random access memory). Dies ist bei AICDs Standard und wird bei Schrittmachern in zunehmendem Maße verfügbar. Die Speichermöglichkeiten sind z.T. noch begrenzt und erlauben nur kurze Aufzeichnungen, die durch vordefinierte Trigger oder durch den Patienten selbst aktiviert werden. Mit den gespeicherten intrakardialen Elektrogrammen lassen sich nicht nur die Ereignisdaten validieren, sondern auch Erkenntnisse über die korrekte Einstellung und Funktion des Schrittmachers gewinnen.

Zusätzliche Informationen, z.B. über die AV-Überleitung des Patienten, die Wirksamkeit der antiarrhythmischen Therapie und elektrophysiologische Mechanismen atrialer und ventrikulärer Arrhythmien sind zu gewinnen. Bei der Beurteilung von Fehlfunktionen des Schrittmachers kann das gespeicherte EGM die Diagnose erleichtern und schwierig zu analysierende Langzeit-EKG's entbehrlich machen (12).

Diagnostische Funktionen und Daten **177**

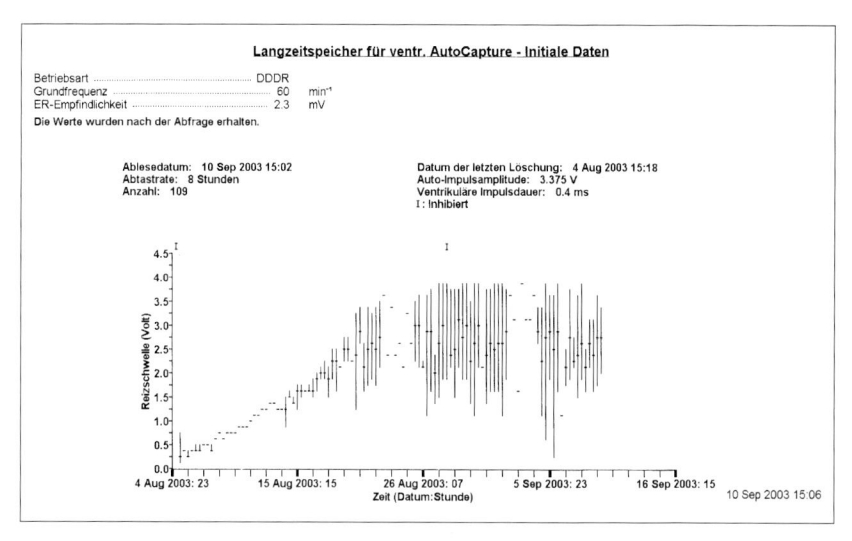

Abb. 5.54 Autocapture-Langzeitspeicher; ventrikulärer Reizschwellenanstieg nach Schrittmacherimplantation durch instabile Sondenlage, Identity DR, St. Jude Medical.

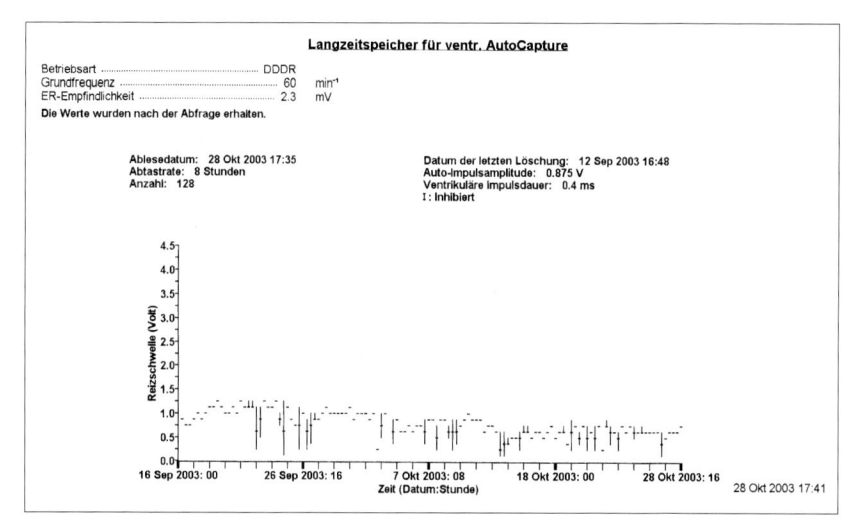

Abb. 5.55 Autocapture-Langzeitspeicher; Verlauf der ventrikulären Reizschwelle nach Sondenrevision am 12. 9. 2003. Nach ca. 4 Wochen stabilisiert sich die Reizschwelle auf niederem Niveau, Identity DR, St. Jude Medical.

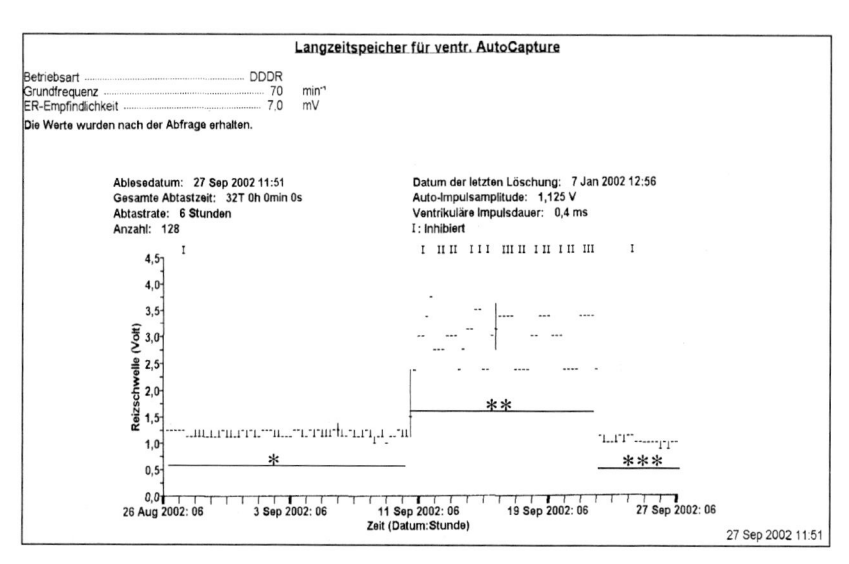

Abb. 5.56 Autocapture-Langzeitspeicher; Verlauf der ventrikulären Reizschwelle vor (*), während (**) und nach (***) der antiarrhythmische Therapie mit einem Klasse-1c-Antiarrhythmikum (Flecainid), Integrity µDR SM, St. Jude Medical (Abbildung und Fallbericht von Dr. K.-J. Altmaier, Augusta Krankenanstalten, Bochum).

Aufzeichnung der Elektrogramme

Die fortlaufend über die Schrittmacherelektroden abgeleiteten EGMs durchlaufen ein Speichermedium nach dem FIFO Prinzip (first in, first out) und werden erst dann permanent gespeichert, wenn ein vom Hersteller vorgegebenes oder programmierbares Triggerkriterium erfüllt ist. Zum Teil ist der Trigger auch vom Patienten, z.B. über einen Magneten, aktivierbar. Dabei kann ein Zeitabschnitt vor und nach dem Triggerzeitpunkt abgespeichert werden und steht bei der nächsten Schrittmacherabfrage zur Verfügung.

Verschiedene EGM-Konfigurationen sind einstellbar: Es kann zwischen einer Einkanal-Ableitung (Vorhof, Kammer oder Vorhof und Kammer), dualem EGM oder speziellen Ableitungen gewählt werden. Für die Auswahl der jeweiligen EGM-Konfiguration ist die zu erwartende Information entscheidend. Geht es um Abklärung eines atrialen oder ventrikulären Rhythmusproblems, reicht eine Einkanalableitung aus. Ihr Nachteil liegt darin, dass man beim zweiten, nicht dargestellten Kanal nur auf die Information der Annotationsmarker zurückgreifen kann und damit keine echte Kontrolle möglich ist.

Bei komplexeren oder nicht bekannten Rhythmusstörungen empfiehlt sich die Zweikanalableitung aus Vorhof und Kammer. Allerdings sinkt damit die Zahl zu speichernder Elektrogramme, weil bei gegebener Speicherkapazität und vorgewählter Episodenlänge die Zahl der Speicherkanäle und Aufzeichnungsepisoden sich umgekehrt proportional verhalten.

Die Qualität der gespeicherten Echtzeit-EGMs ist von der Digitalisierungsfrequenz abhängig. Je höher die Abtastfrequenz ist, umso besser wird die Auflösung. Eine morphologische Beurteilung des EGM ist immer dann möglich, wenn für die Ableitung ein eigener EGM-Verstärker mit großer Bandbreite verwendet wird. Wird das Ableitungssignal dagegen nach dem Eingangsverstärker des Schrittmachers abgeleitet, so ist eine morphologische Beurteilung sicher erschwert (1, 14).

Es werden zu den Elektrogrammen die Intervallmarker, die Refraktärzeiten und die Annotationsmarker aufgezeichnet. Annotationsmarker innerhalb von Refraktärzeiten werden gesondert gekennzeichnet. Auch hier ist es erforderlich, sich mit den herstellerspezifischen Funktionalitäten auseinander zu setzen, um alle diagnostischen Möglichkeiten zu nutzen. Die folgenden **Fallbeispiele** zeigen einige Anwendungen der Speicher-Elektrogramme.

Ein 17-jähriger Patient erhielt wegen rezidivierender Synkopen bei AV-Blockierung am 15.5.2003 einen Zweikammer-Schrittmacher. Bei der Schrittmacher-Nachsorge am 4.9.2003 zeigten die diagnostischen Daten überwiegend (73%) Eigenrhythmus mit erhaltener AV-Leitung. In 25% kam es zur vorhofgesteuerten Ventrikelstimulation, nur in 2% wurde der Vorhof stimuliert und die Kammer intrinsisch aktiviert. Der hohe Anteil patienteneigener Überleitung wurde durch die AV-Hysterese mit Suche ermöglicht.

Die Betriebsartenumschaltung (Mode-Switch) erfolgte 7-mal, wobei dies nur kurze Episoden, mit einer maximalen Dauer von 1,3 min waren. Es wurden 7 ventrikuläre Tachykardien detektiert. Diese tachykarden Episoden wurden auch im Arrhythmielogbuch aufgezeichnet und zum Teil in den EGM Speicher abgelegt.

Die Arrhythmietabelle in der Abb. 5.**57** zeigt den Zeitpunkt des Auftretens, die Art und Frequenz der Arrhythmie an. Demnach hat am 9.8.2003 um ca. 1.00 Uhr morgens eine atriale Arrhythmie zum Moduswechsel geführt. Das gespeicherte EGM (Abb. 5.**58**) der Episode Nr. 5 bestätigt diese atriale Tachykardie mit eigener Überleitung. Der Schrittmacher war korrekterweise inhibiert, dies zeigen auch die Annotationsmarker über AS und VS an. Die zweite atriale Aktion von links beginnend wurde in der Refraktärzeit wahrgenommen; der Annotationsmarker wird dabei in die Klammer gestellt.

Eine weitere Registrierung des kardialen EGMs vom selben Patienten, wird in der Abb. 5.**59** gezeigt. Bei der Darstellung handelt es sich um die V-Tachy-Episode, die in der ArrhythmieTabelle mit Nr. 8 bezeichnet ist.

Zur **Diskriminierung zwischen einer VT und SVT** verwendet der Schrittmacher einen Algorithmus, der einen Intervall-Stabilitätsvergleich zwischen atrialem

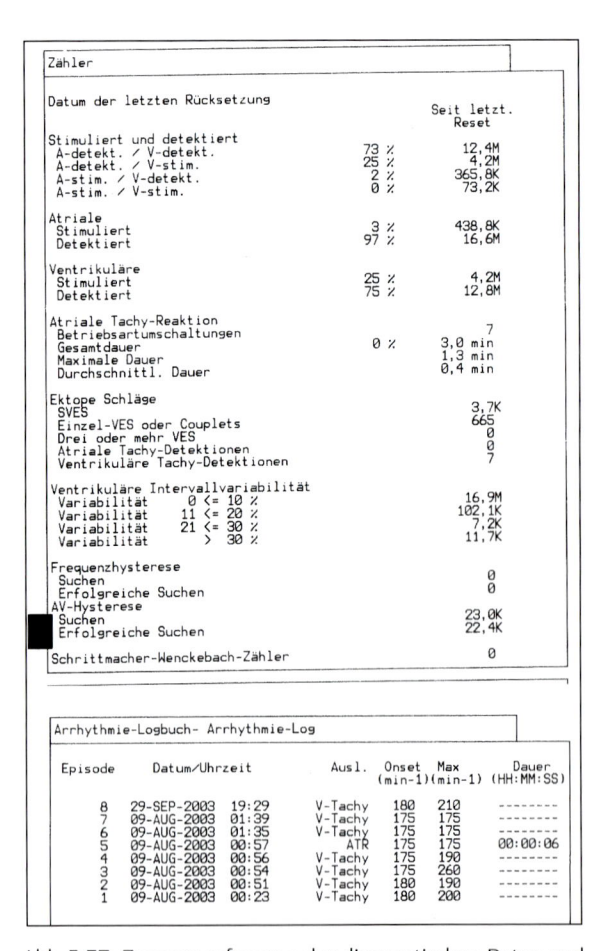

Abb. 5.**57** Zusammenfassung der diagnostischen Daten und der Arrhythmietabelle eines Zweikammer-Schrittmachers INSIGNIA I Plus, Guidant, die in der Zeit vom 4.8. bis 30.9.2003 aufgezeichnet wurden.

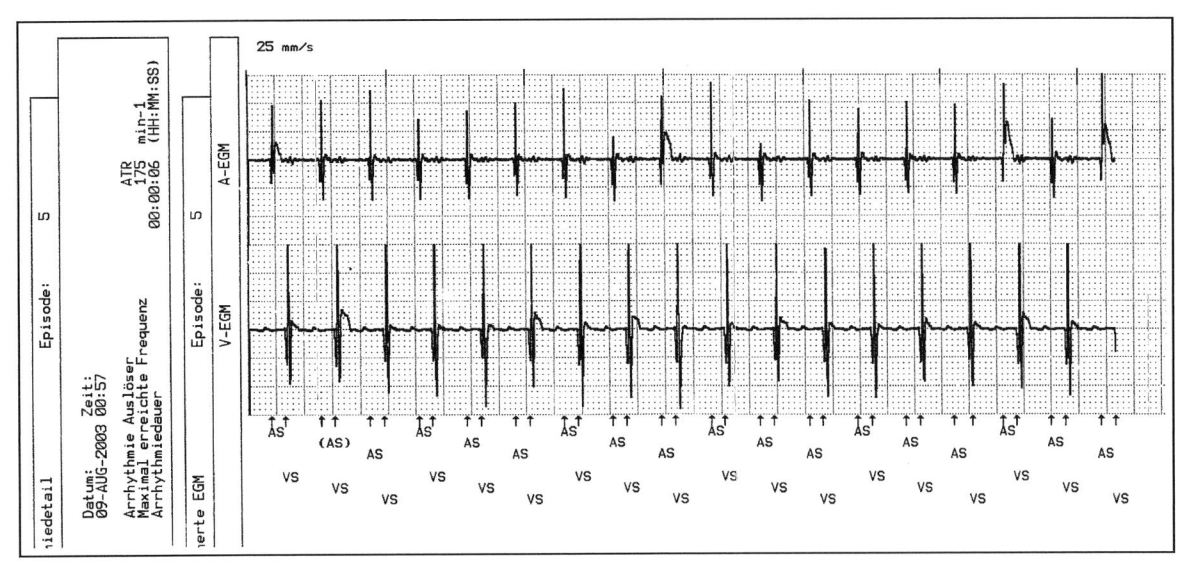

Abb. 5.**58** SVT mit regelmäßiger Kammerüberleitung; der Schrittmacher (INSIGNIA I Plus, Guidant) hat die SVT erkannt, den Moduswechsel ausgelöst und das duale EGM gespeichert.

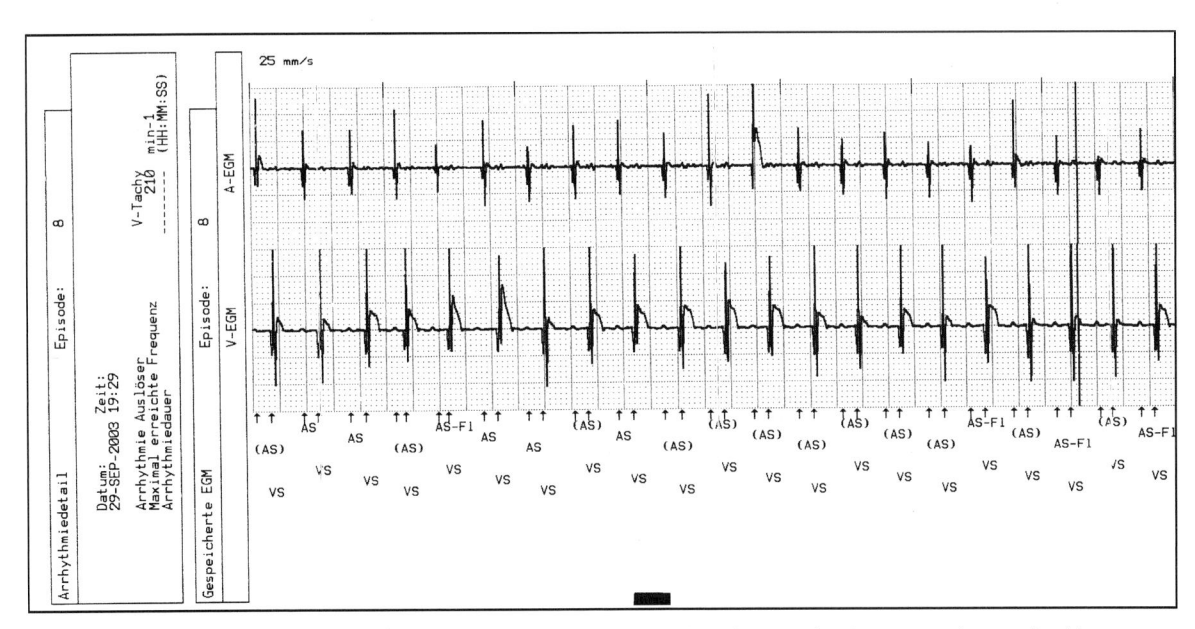

Abb. 5.**59** Atriale Arrhythmie mit unregelmäßiger Kammerüberleitung; der Schrittmacher (INSIGNIA I Plus, Guidant) hat eine VT, bzw. eine duale Tachykardie erkannt und das EGM gespeichert.

und ventrikulärem Kanal durchführt. Wie das EGM in der Abb. 5.59 zeigt, ist der atriale Rhythmus (A-EGM) relativ stabil, während das ventrikuläre Intervall (V-EGM) mit der AV-Überleitung leicht variiert; deshalb erfolgt die Bewertung als ventrikuläre Tachykardie. Auch die übrigen EGM-Aufzeichnungen zeigten das gleiche Muster. Mit Hilfe der Speicher-EGMs konnten die in den Zählern aufgelisteten VTs nicht bestätigt werden. Es handelte sich vielmehr um SVTs, die bei dem jungen Patienten zu keiner Symptomatik führten.

Dass auch andere Ursachen für eine vom Schrittmacher fälschlich bewertete VT in Frage kommen, zeigt das nächste Beispiel.

Bei einer 72-jährigen Patientin wurde wegen eines Sinusknotensyndroms am 24.10.2003 ein Zweikammer-Schrittmacher Kappa KDR901 (Medtronic) implantiert. Bei der Schrittmacher-Nachsorge am 26.1.2004 wurden vom Schrittmacher drei signifikante Ereignisse angezeigt: Eine ventrikuläre und zwei atriale Hochfrequenzepisoden. Die atriale Arrhythmie der

Patientin war bekannt, ventrikuläre Rhythmusstörungen waren bislang nicht beobachtet worden.

Die Einstellung der relevanten Parameter für die EGM-Aufzeichnung ist aus der Abb. 5.**60** zu entnehmen. Eine bipolare Wahrnehmungskonfiguration bestand für beide Sonden, die ventrikuläre Wahrnehmungsempfindlichkeit lag bei 2,8 mV, die atriale bei 0,5 mV.

Trigger für die Aufzeichnung der atrialen Hochfrequenzepisode ist der Mode-Switch bei einer Detektionsfrequenz von 175 min^{-1}. Die ventrikuläre Hochfrequenzepisode wird bei einer Frequenz von 180 min^{-1} über 5 Schläge detektiert. Die EGM-Erfassung (A+V-EGM) sieht vor, dass Vorhof- und Kammer-Ableitungen durch elektrische Addition in einem Kanal dargestellt werden.

Als erstes Beispiel der signifikanten Ereignisse ist eine A-Hochfrequenzepisode in Abb. 5.**61** zu sehen.

Eine **Analyse der EGM-Aufzeichnung** in Abb. 5.**61** macht ein intermittierendes atriales Oversensing wahrscheinlicher als eine atriale Arrhythmie. Das EGM zeigt von links beginnend im zweiten Zyklus eine atriale Wahrnehmung (*AS), gefolgt von einer ventrikulären Stimulation (VP). Zwischen den AS- und VP-Markern deutet der Pfeil auf eine Vorhoferregung, deren Timing zwischen vorausgehender und folgender Aktion exakt dem Sinusrhythmus entspricht. Das P-P Intervall bleibt auch danach mit ca. 562 ms durchgehend konstant, dies entspricht einer Frequenz von ca. 106 min^{-1}.

Bei den letzten beiden Aktionen vor dem Moduswechsel (MS), die ebenfalls mit einem Stern markiert sind, besteht wieder ein atriales Oversensing infolge Fernfeldwahrnehmung der T-Welle aus der vorausgehenden Ventrikelstimulation. Für ein T-Wellen-Sensing spricht auch das durchgehend konstante Intervall zwischen Beginn der stimulierten Ventrikelaktion und T-Welle. Nach dem Moduswechsel erfolgt noch eine ventrikuläre Stimulation, die mit einer VES fusioniert, danach atriale und ventrikuläre Wahrnehmung im nicht getriggerten Modus.

Zusammenfassend zeigt das EGM eine Sinustachykardie mit falschem Mode-Switch durch intermittierende atriale Fernfeldwahrnehmung. Getrennte Vorhof- und Kammerableitung im EGM würde die Feststellung des atrialen Oversensing erleichtern.

Die Registrierung der detektierten ventrikulären Hochfrequenzepisode zeigt die Abb. 5.**62**.

Im gespeicherten EGM (Abb. 5.**62**) wird deutlich, dass es sich um eine atriale Tachykardie mit einer Frequenz von ca. 180 min^{-1} bei einer 1:1 Überleitung handelt. Vom Schrittmacher wurde dies als ventrikuläre Hochfrequenzepisode gespeichert, da die Vorhofaktionen größtenteils nicht wahrgenommen wurden. Nur

Abb. 5.**60** Programmerausdruck der Einstellungen für die A-V-Hochfrequenzepisoden, der wählbaren Diagnosefunktionen und der Ereignisübersicht eines Kappa KDR901, Medtronic.

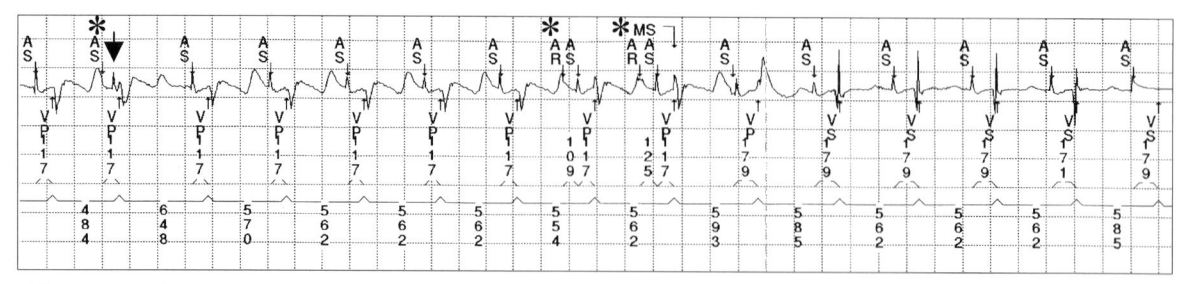

Abb. 5.**61** Speicher-EGM eines Kappa KDR 901, Medtronic; atriales Oversensing löst den Mode-Switch (MS) aus, dieser dient als Trigger für die atriale Hochfrequenzepisode und speichert das EGM.

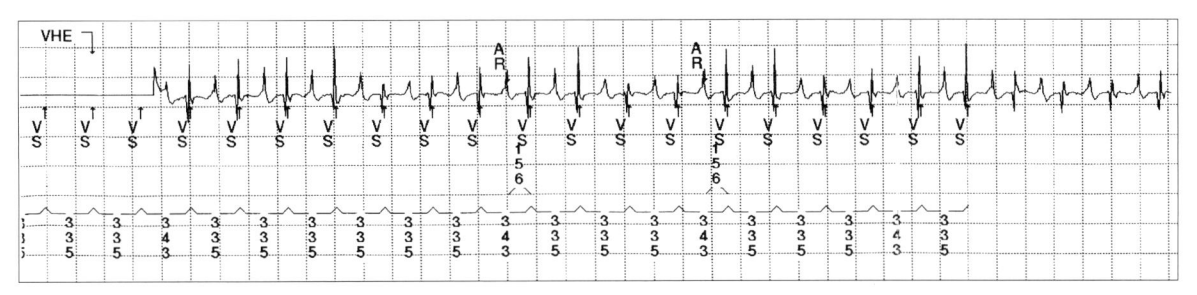

Abb. 5.**62** Speicher-EGM eines Kappa KDR 901, Medtronic. Die SVT wurde wegen atrialen Undersensings als ventrikuläre Hochfrequenzepisode (VHE) abgespeichert.

Abb. 5.**63** Permanent programmierte Parameter eines Kappa KDR 901, Medtronic.

2 Vorhofsignale, welche in der Refraktärzeit liegen und deshalb auch mit AR annotiert sind, wurden erkannt.

Ohne Speicher-EGM wären die diagnostischen Informationen bezüglich der atrialen und ventrikulären Hochfrequenzepisoden nicht abzuklären. Andererseits stellt uns die detaillierte Information vor die Entscheidung, ob das atriale Over- (T-Welle) oder Undersensing beseitigt werden soll.

Die **Problemlösung** liegt in der Modusumstellung vom DDD- zum permanenten DDI-Modus mit Erhöhung der atrialen Empfindlichkeit und Verlängerung der PVARP. Dadurch entfällt der Mode-Switch, die atrialen Signale können besser wahrgenommen werden und das atriale Oversensing der T-Welle wird (durch die PVARP) vermieden. Eine Voraussetzung für die permanente Programmierung in den DDI-Modus ist allerdings die eigene Überleitung, die bis zu einem Wenckebachpunkt von 140 min^{-1} bestätigt wurde.

Im **nächsten Beispiel** wurde bei einem Patienten im Zuge des Schrittmacheraustauschs die unipolare Vorhofsonde, die eine gute Reiz- (1,0 V) und Sensingschwelle (2,8 mV) zeigte, belassen. Wegen bekannter Vorhofarrhythmien wurde auch der Moduswechsel aktiviert. Die detaillierten, permanent programmierten Parameter sind in Abb. 5.**63** dargestellt und dokumentieren die unipolare Wahrnehmungskonfiguration der atrialen Elektrode. Die Wahrnehmungs-Empfindlichkeit ist mit Rücksicht auf die Myopotentialdetektion bereits auf 1,40 mV programmiert.

Obwohl die atriale Wahrnehmung auf 1,40 mV programmiert ist, kommt es zur Detektion von Myosignalen im Vorhof und zum falschen Moduswechsel (Abb. 5.**64**). Im Zeitraum von 20.1. bis 3.3.2004 wurden insgesamt 73 atriale Hochfrequenz-Episoden (AHE) detektiert (Abb. 5.**65**). Bei den kurz andauernden Episoden dürfte es sich eher um Myosignalwahrnehmungen handeln. Bei den Episoden über einer Minute Dauer sind eher atriale Arrhythmien anzunehmen. Da bei dem Patienten keine Symptomatik bestand, wurde die bestehende Programmierung belassen.

Ein **weiteres Beispiel der Speicher-EGM-Diagnose** ist in den Abb. 5.**66**–5.**68** dargestellt. Bei einem 1922 geborenen Patienten wurde am 31.1.1995 wegen eines Sinusknotensyndroms ein DDD-Schrittmacher mit zwei bipolaren Sonden implantiert. Am 24. Juni 2003 wurde ein Aggregatwechsel (Identity XL DR, St. Jude Medical) wegen Batterieerschöpfung durchgeführt, die beiden Elektroden zeigten gute Messwerte. Da der Patient über Palpitationen klagte, die z.T. am Tag und auch nachts auftreten, wurden Mode-Switch und EGM-Speicher aktiviert.

Für die Aufzeichnung des EGM wurden 2 Trigger ausgewählt, hohe atriale Frequenz (175 min^{-1}) für 5 konsekutive Zyklen und 3 konsekutive VES. Damit

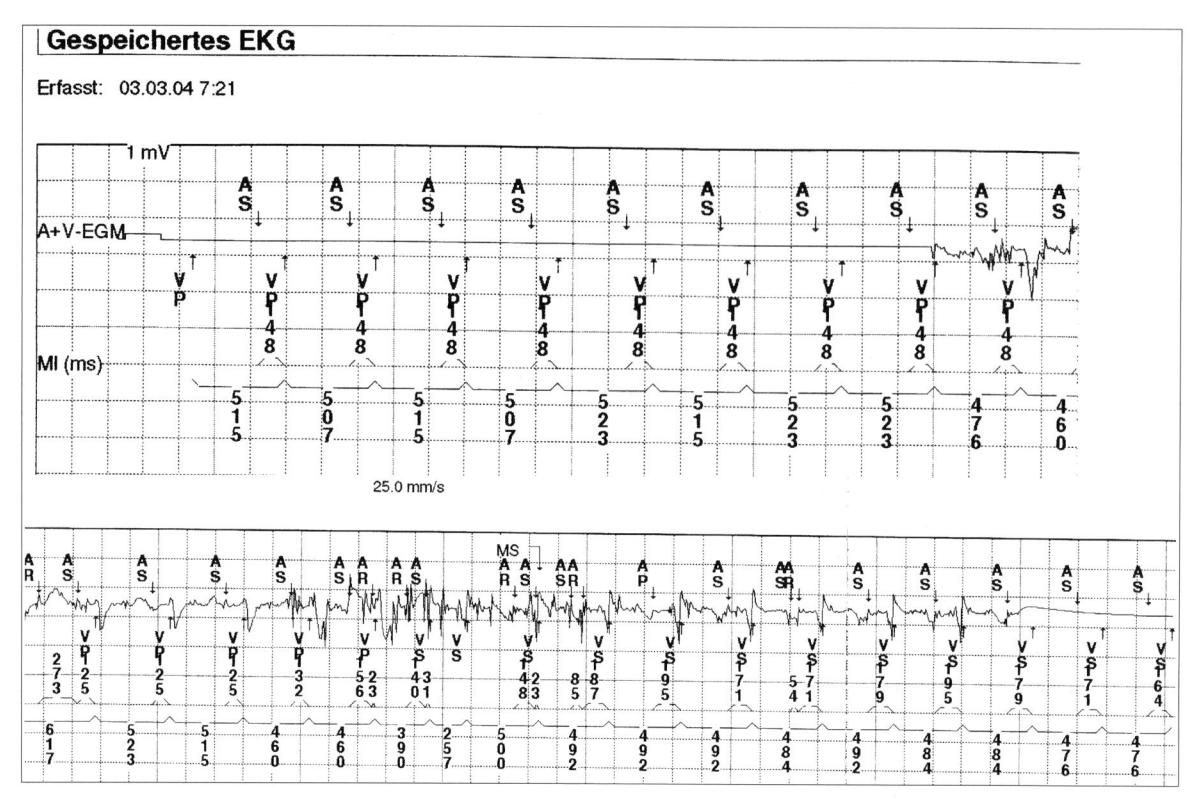

Abb. 5.**64** Gespeichertes EGM eines Kappa KDR 901, Medtronic. Der im EGM sichtbare Moduswechsel (MS) erfolgt durch atrial wahrgenommene Myopotentiale.

Abb. 5.**65** Darstellung der atrialen Hochfrequenzepisoden, Kappa KDR 901, Medtronic.

Abb. 5.**66** EGM-Konfiguration und Triggeroptionen des Identity XL DR, St. Jude Medical.

ließen sich supraventrikuläre und ventrikuläre Tachykardien registrieren. Zur Differenzierung zwischen Rhythmusstörungen atrialen oder ventrikulären Ursprungs wurde die duale Ableitung mit je 6 s EGM-Dauer gewählt. Bei dieser Konfiguration lassen sich maximal 8 EGM speichern, die Erfassung erfolgt kontinuierlich, d.h. im Speicher stehen immer die zuletzt aufgezeichneten EGM zur Verfügung, frühere Registrierungen werden durch die aktuellen ersetzt.

Die nächste Schrittmacher-Nachsorge wurde am 19.8.2003 durchgeführt, bei welcher der Patient wieder über Palpitationen klagte. In den Zählern finden sich gehäuft VES im Frequenzbereich zwischen 100 und 120 min^{-1}. In den vergangenen 55 Tagen kam es zu keinem Moduswechsel, der VES-Trigger registrierte 52 Ereignisse. Von den 52 Ereignissen standen die zuletzt aufgetretenen 8 Episoden als Speicher-EGM zur Verfügung (Abb. 5.**67**).

Das letzte registrierte EGM, das am 19.8.2003 um ca. 04:30 morgens aufgetreten ist, wurde als Beispiel ausgewählt und ist in der Abb. 5.**68** dargestellt. Das EGM zeigt in der obersten Ableitung die Annotations-, die Intervall- und die Refraktärzeitmarker. Die Ableitung in der Mitte zeigt das atriale EGM, darunter ist das ventrikuläre EGM zu sehen.

Die **Analyse** ergibt eine ventrikuläre Tachykardie mit einem Intervall von 500–421 ms, dies entspricht einer Frequenz von 120–140 min^{-1}. Gleichzeitig besteht eine Sinusbradykardie mit einer Vorhoffrequenz um 42 min^{-1}, wobei die ersten zwei P-Wellen in der atrialen Refraktärzeit wahrgenommen werden (P-Marker schwarz hinterlegt). Die letzten beiden P-Wellen treten fast gleichzeitig mit einer Ventrikelaktion auf und werden wegen der Ausblendzeit nicht wahrgenommen. Die restlichen 7 EGM-Aufzeichnungen zeigten ebenfalls ventrikuläre Tachykardien mit ähnlicher Frequenz. Zur weiteren Abklärung wurde der Patient einer elektrophysiologischen Untersuchung zugeführt.

Ein **weiteres Beispiel** für die Wertigkeit intrakardialer Speicherelektrogramme adressiert die **Problematik unipolarer Schrittmachersonden**. So wie die Detektion atrialer Arrhythmien und der aktive Moduswechsel eine hohe Wahrnehmungsempfindlichkeit im Vorhof voraussetzen, gilt dies bei Patienten mit gehäuften ventrikulären Rhythmusstörungen im Ventrikel, weil die in der Regel langsame Ausbreitungsgeschwindigkeit ektop gebildeter Erregungen eine geringe Spannungsänderung pro Zeiteinheit (slew rate, mV/ms) und damit ungünstige Wahrnehmungsbedingungen bewirkt. Die Messung der R-Welle bei normaler Erregungsausbreitung liefert keinen Hinweis auf die Signalgröße einer VES, deshalb wird oft eine ventrikuläre Wahrnehmungsempfindlichkeit von ≤ 3 mV eingestellt. Solches Vorgehen erfordert eine bipolare Wahrnehmungskonfiguration, da sonst mit Oversensing von Stör- und Muskelsignalen zu rechnen ist.

Bei einem 63-jährigen Patienten wurde die Erstimplantation wegen eines Sinusknotensyndroms 1996 durchgeführt. Mit dem DDD-Schrittmacher kamen zwei unipolare Sonden zum Einsatz, die beim Schrittmacherwechsel am 2.7.2003 gute intraoperative Werte zeigten und deshalb belassen wurden. Die atriale Reizschwelle lag bei 1,0 V, die ventrikuläre betrug 0,75 V, die P-Welle wurde mit 1,75 mV und die R-Welle mit 7,0 mV gemessen.

Trigger	Datum/Uhrzeit
VES	19 Aug 2003 04:33:59
VES	9 Aug 2003 21:51:15
VES	5 Aug 2003 02:13:05
VES	31 Jul 2003 07:39:21
VES	31 Jul 2003 05:30:49
VES	31 Jul 2003 05:30:43
VES	26 Jul 2003 14:03:29
VES	22 Jul 2003 18:50:21
Trigger	**Anz. der Ereignisse**
Hohe atriale Frequenz	0
VES	52

Abb. 5.**67** Trigger und verfügbare Speicher-EGMs mit genauer Zeitangabe des Auftretens, Identity XL DR, St. Jude Medical.

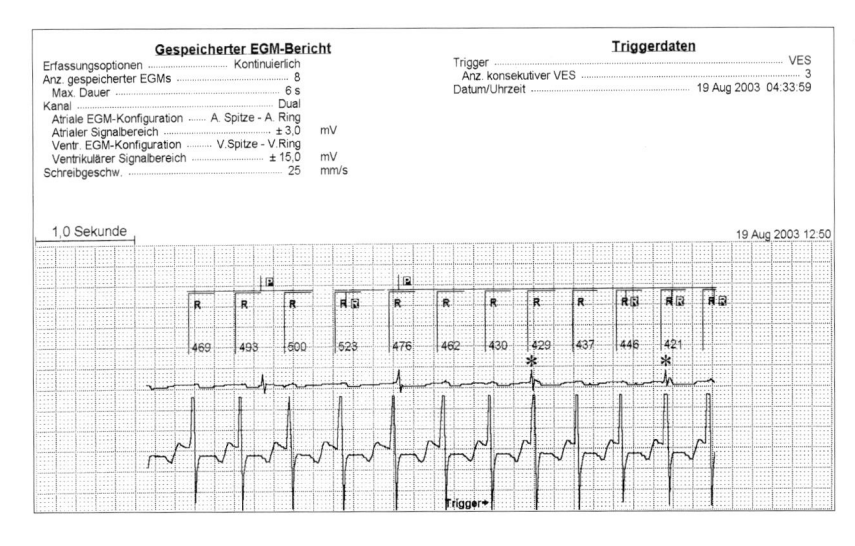

Abb. 5.**68** Speicher-EGM eines Identity XL DR, St. Jude Medical; die VT ist am 19.8.2003 um 04:33 morgens aufgetreten.

Die relevanten Parameter wurden auf folgende Werte eingestellt:

- A- und V-Impulsamplitude 2,5 V,
- A + V mit unipolarer Wahrnehmung,
- Empfindlichkeit atrial 1,0 mV und ventrikulär 3,0 mV.

Der Mode-Switch (MS) schaltete von DDD zu DDIR, die MS-Frequenz wurde auf 180 min^{-1} eingestellt, das postventrikuläre atriale Blanking betrug 165 ms.

Die erste Nachkontrolle nach dem Schrittmacherwechsel erfolgte am 26.8.2003, dabei zeigten die diagnostischen Daten (Abb. 5.69) der vergangenen 53 Tage, 924-mal (1%) Mode Switch und 2% VES an. Es fand sich eine breite Streuung der wahrgenommenen atrialen Frequenzen während des Mode-Switch; dies könnte auf ein **Myosignal-Oversensing** im atrialen Bereich hinweisen. Die VES streuten ebenfalls in einem weiten Frequenzband, was als Hinweis auf **ventrikuläres Oversensing** gedeutet werden kann.

Das EGM in Abb. 5.70 wurde auf Grund einer hohen atrialen Frequenz (Trigger 175 min^{-1}, 5 konsekutive Schläge) am 26.8.2003 um 08:24 registriert und gegen 13:00 Uhr ausgedruckt.

Interpretation: Links beginnend ist eine atriale-, gefolgt von einer ventrikulären Stimulation dargestellt, danach ist Vorhofflattern zu sehen (A-EGM). Die Flatterwellen treten regelmäßig mit einer Zykluslänge von 200 ms auf und werden intermittierend nicht wahrgenommen. Zum Teil werden die atrialen Aktionen von Myosignalen (↑, Pfeilmarkierung) überlagert. Die Annotationsmarker zeigen den korrekten Moduswechsel (AMS) an. Beide ventrikuläre Stimuli (V-EGM) stellen eine ventrikuläre Pseudofusion dar (große Blockpfeilmarkierung). Danach folgt in regelmäßigen Intervallen die eigene Kammeraktion (kleine Blockpfeilmarkierung). Die schwarz hinterlegt annotierten R-Aktionen

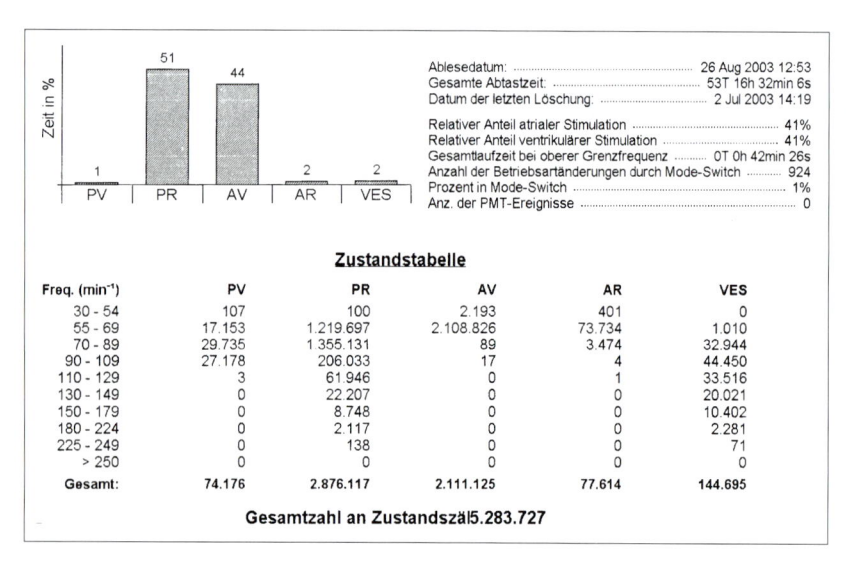

Abb. 5.**69** Speicherausdruck von Zustandshistogramm und -Tabelle über 53 Tage; Identity XL DR, St. Jude Medical.

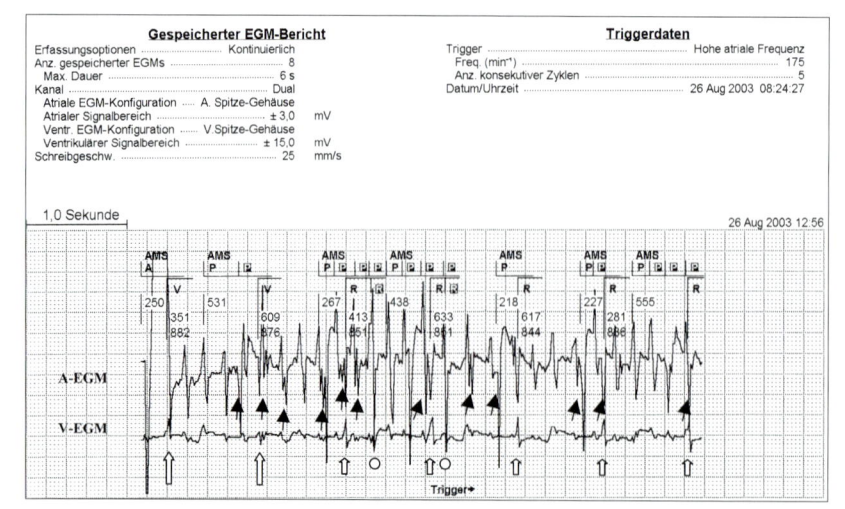

Abb. 5.**70** Atriales- und ventrikuläres Speicher-EGM mit atrialer Arrhythmie und Myosignal-Oversensing bei unipolaren Schrittmachersonden. Identity XL DR, St. Jude Medical.

markieren ebenfalls Myosignale, die in der ventrikulären Refraktärperiode des Schrittmachers auftreten.

Zusammenfassend handelt es sich um Vorhofflattern mit korrektem Mode-Switch, intermittierendes atriales Undersensing und Überlagerung durch Myosignale auf atrialer und ventrikulärer Ebene.

Ein weiterer Speicher-EGM-Ausdruck vom selben Patienten ist in Abb. 5.71 zu sehen. Dieses EGM wurde 2 h vor der Schrittmache-Nachsorge auf dem Weg in die Schrittmacher-Ambulanz registriert. Der auslösende Trigger für die Speicherung war wieder hohe atriale Frequenz. Interpretation: Der Schrittmacher arbeitet im DDI-Modus (AMS), der falsche Mode Switch wird durch atriale Myosignal-Wahrnehmung verursacht. Es besteht Sinusrhythmus mit eigener Überleitung, die P-Wellen sind nicht einfach zu identifizieren und deshalb mit einem Pfeil gekennzeichnet. Bei der vorletzten ventrikulären Aktion (V) handelt es sich um eine Pseudofusion, die R-Wellen sind mit einem Blockpfeil markiert. Die Myosignale werden z.T. auch auf ventrikulärer Ebene wahrgenommen, die Artefakte sind auf Grund der geringeren Verstärkung im V-EGM nicht so stark ausgeprägt wie im A-EGM.

Zusammenfassend zeigt das Bild ein Oversensing von Myosignalen auf Vorhof- und Kammerebene mit falsch-positivem Mode-Switch.

Im vorangestellten Beispiel wird die Problematik von unipolaren Schrittmachersonden in Vorhof und Kammer deutlich. Einerseits besteht intermittierendes Undersensing während Vorhofflatterns, andererseits lösen Myopotentiale einen falschen Moduswechsel aus. Da kein höhergradiger AV-Block besteht, bleibt der Patient beim falschen Mode-Switch asymptomatisch.

Zur Abhilfe gibt es zwei Möglichkeiten, die jedoch beide nur einen Kompromiss darstellen:

➤ 1. Umprogrammierung in den DDI-Modus und Verringerung der ventrikulären Empfindlichkeit. Die Myosignale können weiter die atriale Stimulation inhibieren, ventrikuläres Backup kann Vorhofpfropfungen erzeugen.
➤ 2. Verringerung der atrialen und ventrikulären Empfindlichkeit im DDD-Modus. Mögliche Folgen sind:
   – vermehrtes atriales Undersensing während der Vorhofarrhythmie,
   – Ausbleiben des Mode-Switch und
   – phasenweise inadäquat hohe ventrikuläre Stimulationsfrequenzen.

Welche der beiden Möglichkeiten für den Patienten die bessere Lösung darstellt, sollte über kurzfristige Kontrollen mit Hilfe intrakardialer Ableitungen herauszufinden sein. Im vorliegenden Fall spricht die erhaltene AV-Leitung für Lösung 1.

> Dieser Auszug aus verfügbaren Dokumentationen soll zur Nutzung diagnostischer Funktionen in der Schrittmacher-Nachsorge anregen. Die Weiterentwicklung der Datenspeicher wird neue Möglichkeiten zur Aufbereitung von Diagnosedaten bringen und damit ein Mehr an Information über die Grunderkrankung des Patienten und die Schrittmacherfunktion. Damit steigt aber auch die Anforderung an den Untersucher, sich im „Daten-Dschungel" zurechtzufinden und die wirklich relevanten Informationen zu extrahieren.

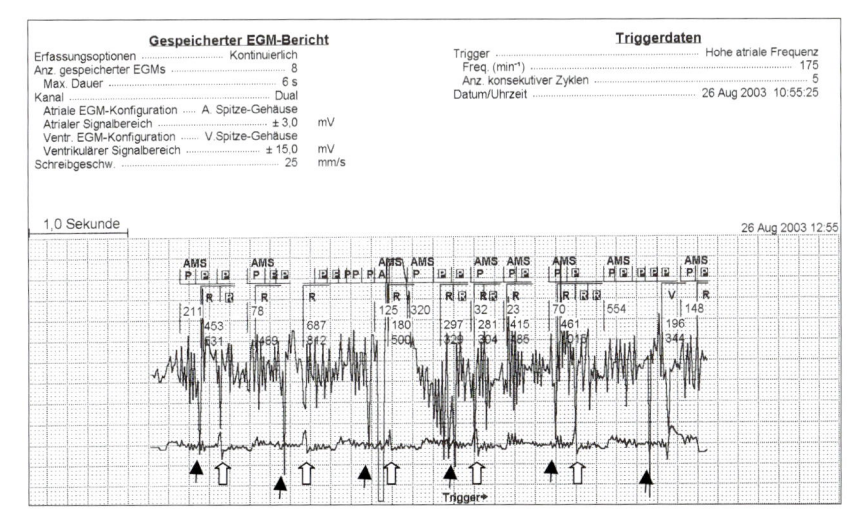

Abb. 5.71 Atriales- und ventrikuläres Speicher-EGM mit Myopotential-Oversensing und falschem Mode-Switch bei unipolaren Schrittmachersonden. Identity XL DR, St. Jude Medical.

Literatur

1. Barold SS, Bornzin G, Levine P. Development of a true pacemaker Holter. In Vardas PE (ed): Cardiac Arrhythmias, Pacing and Electrophysiology: The Expert View. Dordrecht, The Netherlands, Kluwer Academic Publishers, 1998, pp 421–426.
2. Clarke M, Allen A. Use of telemetered electrograms in the assessment of normal pacemaker function. J Electrophysiol 1987; 1: 388.
3. Hoffmann E: Janko S, Hahnewald S, Edvardsson N, Camm J. Europace. July 2000, Vol. 1, Suppl. D, Abstract 23PW/15.
4. Ismer B, von Knorre GH, Voß W, Lüssow H. Nutzung der Schrittmachertelemetrie für nicht invasive elektrophysiologische Messungen- welche System sind geeignet? Herzschr Elektrophys 1998, 9 Suppl 1: 30–32.
5. Israel CW, Böckenförde JB. Pacemaker event counters: possible sources of error in calculation of AV synchrony in VDD single lead systems as an example for present limitations. PACE 1998; 21: 489.
6. Kindermann M, Berg M, Fröhlig G, Pistorius K, Schwerdt H, Schieffer H. Ist der Austauschzeitpunkt moderner Schrittmachersysteme zuverlässig vorhersehbar ? Herzschr. Elektrophys 2000; 11 Supplement 1: 39–40.
7. Kruse I, Markowitz T, Ryden L. Timing markers showing pacemaker behavior to aid in the follow-up of physiologic pacemaker. PACE 1983; 6: 801.
8. Lascault GR, Frank R, Fontaine G, et al. Ventricular tachycardia using the Holter function of dual chamber pacemaker (Abstract). PACE 1993; 16: 918.
9. Levine PA, Sholder J, Duncan JL. Clinical benefits of telemetered electrograms in the assessment of DDD function. PACE 1984; 7: 1170.
10. Levine PA. Utility and clinical benefits of extensive event counter telemetry in the follow-up and management of the rate-modulated pacemaker patient. Sylmar, CA, Siemens-Pacesetter, January 1992.
11. Nowak neu
12. Nowak B: Pacemaker stored electrograms teaching us what is really going on in our patients. PACE 2002; 21: 489.
13. Schuchert A, Aydin MA, Mortensen K, Meinertz T, et al. Erste Ergebnisse mit einer neuen automatischen Analyse diagnostischer Schrittmacherspeicher. Herzschr. Elektrophys 2003; 14 Suppl 1: 30–31.
14. Sermasi S, Marconi M. Temporary RAM programming of pacemaker capabilities. In Santini M (ed): Progress in Clinical Pacing 1996. Armonk, NY, Futura Publishing, 1997, pp 85–91.
15. Trilogy DR+ 2364L Pulse Generator Technical Manual. Sylmar, CA, Pacesetter Inc, 1996.
16. Untereker DF, Shepard RB, Schmidt CL, Crespi AM, Skarstaf PM. Power systems for implantable pacemakers, cardioverters, and defibrillators. In Ellenbogen KA, Kay GN, Wilkoff BL (eds): Clinical Cardiac Pacing and Defibrillation. Philadelphia, W.B. Saunders Company, 2000, 1995, pp 167–193.

■ Algorithmen, welche die basale oder sensorbestimmte Stimulationsfrequenz reduzieren

Das Wichtigste in Kürze

Die nachfolgend beschriebenen Algorithmen sollten zumindest bekannt sein, um scheinbar „zu niedrige" Stimulationsfrequenzen nicht voreilig als Funktionsstörung zu interpretieren und die Beunruhigung des Patienten über ein Missverhältnis zwischen aktueller Puls- und im Ausweis dokumentierter Interventionsfrequenz des Schrittmachers auflösen zu können. Tendenziell nähern sie das Schrittmacherverhalten der autonomen Regelung der patienteneigenen Herzfrequenz an und entlasten dabei noch die Batterie des Aggregats.

Abhängig von Stimulationsmodus und therapierter Rhythmusstörung scheinen sie unverzichtbar oder auch schädlich. Ihr Nutzen für den Patienten ist nicht gut belegt.

Gruppe 1

Bezeichnungen

- Frequenzhysterese
- Suchhysterese
- Repetitive Frequenzhysterese
- Sinuspräferenz

Ziel

Innerhalb physiologischer Bandbreite begünstigt die Funktion den Eigenrhythmus des Patienten, stellt jedoch bei akutem Frequenzdefizit eine Stimulationsrate bereit, welche das untere Limit der erlaubten Frequenzvariation deutlich übersteigt. Die **Frequenzhysterese** ist klassisches Hilfsmittel der Einkammerstimulation, wird aber auch im Zweikammer-Modus angeboten.

Typische **Indikationen** sind:
- der seltene paroxysmale AV-Block, der mittels „Anfallsverhinderer" im VVI-Modus ausreichend behandelt wird;
- die neurokardiogene Synkope, die nur im Anfall eine Zweikammerstimulation (DDI, DDD) mit eher beschleunigter Herzfrequenz benötigt, sonst aber keinen Schrittmacher erfordert (s.a. Frequenzabfallreaktion).

Realisierung

Der Schrittmacher unterscheidet zwischen Grundintervall (entsprechend der programmierten Basisfrequenz) und Erwartungsintervall (der Summe aus Grund- und „Hysterese"-Intervall). Solange das Aggregat patienteneigenen Spontanrhythmus wahrnimmt, sieht die Zeitschaltung den nächsten Stimulus erst nach Ablauf des Erwartungsintervalls vor; es resultieren Herzfrequenzen, die deutlich unterhalb der programmierten Basisfrequenz liegen können.

Die Wiederaufnahme der Stimulation erfolgt mit dem Grundintervall und produziert damit eine Frequenz, wie sie für den Fall der Stimulationsbedürftigkeit vorgesehen ist. Wird beispielsweise eine Basisfrequenz von 60 min^{-1} (Grundintervall 1 s) und eine Hysteresefrequenz von 40 min^{-1} (entsprechend einem Erwartungsintervall von 1,5 s) programmiert, so kann bei Patienten mit paroxysmalem AV-Block die Herzfrequenz physiologisch variieren, solange die Überleitung von Vorhof zur Kammer intakt bleibt; im Augenblick der Blockierung setzt nach einer Pause von 1,5 s der Schrittmacher mit einer Frequenz von 60 min^{-1} ein und gewährleistet so eine Mindestschlagzahl, die den Anfall ohne Schwindel oder Synkope überstehen lässt.

Das Grundmuster kann vielfach **variiert** und verfeinert werden:

➤ das Erwartungsintervall (Grund- plus Hystereseintervall) kann mehrfach geschaltet werden, so dass einzelne postextrasystolische Pausen nicht länger dauernde Stimulationsphasen auslösen („**repetitive Hysterese**");
➤ insbesondere, wenn Grund- und Hysteresefrequenz sich stark voneinander unterscheiden, ist eine Suchfunktion nützlich, die von Zeit zu Zeit das verlängerte Erwartungsintervall schaltet, um Spontanrhythmen des Patienten zu favorisieren („**Such-Hysterese**");
➤ Suchfunktion und repetitive Hysterese können kombiniert sein;
➤ zuweilen ist die Funktion auf frequenzadaptive Modi beschränkt und dient dazu, der körpereigenen Regulation den Vorzug zu lassen, sofern sie nicht zu stark von der sensorindizierten Frequenz abweicht („**Sinuspräferenz**").

Programmierung

Für die beiden wesentlichen Indikationen einer Hystereseschaltung mögen folgende **Hinweise** gelten:

➤ Ein **reines Sicherheitssystem im VVI-Modus** bedarf einer Hysteresefrequenz, die mit einiger Zuverlässigkeit unnötige Interventionen des Schrittmachers (etwa nachts, nach Extrasystolen) vermeidet, bei Bedarf aber genug Stimulationssupport vorsieht. Üblicherweise werden Frequenzen von 35–40 und 60–70 min^{-1} kombiniert. Die Programmierung der Hysteresefrequenz kann als Absolutwert der Basisintervall-Verlängerung, als Prozentwert der Grundfrequenz oder als definierte Hysteresefrequenz vorzunehmen sein.
➤ Für die seltene Anwendung der **DDI-Funktion mit Hysterese zur Behandlung neurokardiogener Synkopen** empfiehlt sich eine Hysteresefrequenz, die unter physiologischen Bedingungen möglichst nicht erreicht wird (z.B. 35 min^{-1}), als Basisfrequenz wird 80–90 min^{-1} empfohlen (4). Mit prozentualen Hysterese-Optionen ist die große Differenz zwischen den genannten Frequenzen nur schwer zu realisieren. Die Nachteile dieser Schaltung sind bei Beschreibung der Frequenzabfallreaktion diskutiert.

Bei **Vorhofflimmern** findet die Hysterese keine sinnvolle Anwendung, weil sie die ungünstige Hämodynamik wechselnder Kammerfrequenzen eher verschlimmert (1, 2) und weil die grundsätzlich sinnvolle Absicht, ventrikuläre Stimulation vermeiden zu wollen, wegen der variierenden Zykluslänge ohnehin nicht zuverlässig umzusetzen ist.

Gruppe 2

Bezeichnungen

➤ Nächtliche Frequenzabsenkung
➤ Nachtprogramm
➤ Schlaffunktion
➤ Ruhefrequenz

Ziel

Der Algorithmus versucht, die natürliche Frequenzabsenkung während Nacht- oder Ruhephasen mit der Absicht nachzuahmen,

➤ ein **möglichst physiologisches Frequenzprofil** zu erzeugen (ein klinischer Nutzen dieses Ansatzes ist nicht belegt; bei Herzinsuffizienz jedoch scheint jeder Versuch der Frequenzminderung sinnvoll),
➤ **Stimulationsenergie einzusparen** (wobei sich der Effekt allgemeiner Frequenzminderung und das Einsparen jeglicher Vorhofimpulse – etwa bei isoliertem AV-Block – addieren),
➤ im VDD-Modus eine Pseudo-VVI-Funktion mit AV-Desynchronisation für den Fall zu verhindern, dass die intrinsische Sinusfrequenz die programmierte Basisfrequenz unterschreitet.

Realisierung

Gesteuert werden Frequenzabsenkung und -rückführung zur normalen Basisfrequenz

➤ entweder über die interne Uhr des Schrittmachers, wobei das Frequenzdekrement sowie Beginn und Ende der Nachtzeit nach den Gewohnheiten des Patienten zu programmieren sind;

▶ oder der Schrittmacher nutzt seine Ausrüstung zur Frequenzadaptation, um – im Vergleich mit Langzeittrends – mangelnde Aktivität oder Tiefstwerte physiologischer Signale festzustellen und die Basis- durch die Ruhefrequenz zu ersetzen.

Änderungen in der Tagesrhythmik der Sensorsignale lassen erkennen, dass der Patient (etwa auf Reisen) seine übliche Zeitzone verlassen hat; mit dieser Information können die Programmwerte zu Start und Stopp der Nachtfunktion automatisch angepasst werden (obwohl früher bereits verfügbar, ist diese Funktion derzeit in keinem Aggregat realisiert). In jedem Fall erfolgen Absenkung und Rückführung der Frequenz allmählich mit einer Zeitkonstanten, die vom Hersteller vorgegeben ist.

Programmierung

Grundsätzlich ist es sinnvoll, nachts oder bei Inaktivität die Basisfrequenz des Schrittmachers auf 50 oder auch 40 min^{-1} abzusenken. Als Argument mag genügen, dass alles Unnötige bei der Stimulationsbehandlung unterbleiben und die physiologische Frequenzregulation nicht mutwillig beeinträchtigt werden sollte. Dies ist unmittelbar einsichtig für die intakte Sinusknotenfunktion, wie sie bei isoliertem AV-Block zu erwarten ist; dies gilt aber auch bei sinoatrialen Störungen, solange nicht aus antiarrhythmischer Intention vergleichsweise hohe Vorhoffrequenzen begründet werden.

Bei **schlafbezogenen Atemstörungen** mögen niedrige Herzfrequenzen eher ungünstig wirken, obwohl der Einfluss nächtlicher Frequenzsteigerung auf zentrale und obstruktive Form der Schlafapnoe vorerst ungeklärt ist (3, 5).

In der **Energiebilanz** birgt der Algorithmus ein merkliches Einsparpotential: Weil viele Schrittmacherfunktionen zyklusabhängig an- und abgeschaltet werden und deshalb nicht allein der Stimulationsverbrauch zu Buche schlägt, bedeutet eine täglich sechsstündige Frequenzreduktion von 60 auf 50 min^{-1} (bei einer mittleren Tagesfrequenz von 70 min^{-1}) bis zu 4 % weniger Batteriebelastung und einen Laufzeitgewinn von 2–3 Monaten.

Die Funktion ist obligat bei **VDD-Schrittmachern**. Das Fehlen der atrialen Stimulationsmöglichkeit desynchronisiert Vorhof- und Kammerfunktion, sobald der Sinusrhythmus die momentan gültige Basisfrequenz unterschreitet. Die Option, das untere Frequenzlimit nach Tageszeiten zu differenzieren, mindert tagsüber die Gefahr der Unterversorgung bei atrialem Wahrnehmungsverlust und nachts das Risiko der Vorhofpfropfung infolge Pseudo-VVI-Stimulation. Da der VDD-Modus eine intakte Sinusknotenfunktion voraussetzt, ist eine Nachtabsenkung auf Basisfrequenzen unter 40 min^{-1} gut begründet.

Interaktionen

Aggregatabhängig schließen Nacht- bzw. Ruhefrequenz und Hystereseschaltungen (mit und ohne Suchmechanismus) einander aus. Eine Kombination mit der Frequenzabfallreaktion ist bei einigen Systemen möglich und v.a. dann sinnvoll, wenn über eine Stimulation an der Grundfrequenz die Frequenzabfallreaktion ausgelöst wird (s. dort).

Gruppe 3

Bezeichnungen

▶ Nicht konkurrierende atriale Stimulation (NCAP)
▶ Atrialer Synchronisationsimpuls (ASP, nach Mode-Switch)
▶ Fixes atriales Alert-Intervall (nach PMT-Intervention)

Ziel

Bei Wahrnehmung atrialer Ereignisse in Refraktär- oder Tachykardie-Erkennungsintervallen soll die Funktion den atrialen Impuls, der nach normalem DDD/DDI-Timing anstehen würde, so weit verzögern, dass er nicht in die vulnerable Phase des Vorhofmyokards fällt und atriale Rhythmusstörungen auslösen kann.

Realisierung

AV-sequentielle Stimulation mit deutlich über 100 Schlägen min^{-1} verkürzt das Wahrnehmungsfenster außerhalb von AV- und postventrikulärer atrialer Refraktärzeit (PVARP) so sehr, dass selbst „spät" einfallende Vorhofextrasystolen als „Refraktärereignisse" das Timing des Schrittmachers nicht beeinflussen und einen nachfolgenden Vorhofimpuls nicht verhindern können. Das Ergebnis ist eine „A-auf-P"-Stimulation mit dem **Risiko atrialer Arrhythmien**. Begünstigt wird dieses Szenario durch frequenzadaptives oder flimmerpräventives Pacing, durch Frequenzglättung und (bei Extremkombination aus jeweils langer AV-Zeit und PVARP) durch eine Frequenzabfallreaktion.

Abhilfe schafft ein Mechanismus, der zwischen atrialem Stimulus und vorangehender Refraktärwahrnehmung im Vorhof einen zeitlichen Mindestabstand erzwingt (Abb. 5.**72**). Typisch (leider oft nicht programmierbar) sind 300 ms; im Einzelfall sind Werte von 350–400 ms notwendig, um das Arrhythmierisiko wirklich zu minimieren (Abb. 5.**73**). Weil dies zur merklichen Absenkung der Interventionsfrequenz führen würde, verkürzen manche Algorithmen die AV-Zeit und kompensieren so zumindest teilweise die Zunahme an Zykluslänge.

Die Graphik in Abb. 5.**72** zeigt anschaulich die Unterschiede und Gemeinsamkeiten der beiden Algorithmen NCAP (oberer Teil der Abb.) und ASP (unterer Teil der Abb.):

➤ 1. bei normalem DDD-Timing wird NCAP nur durch atriale Refraktärwahrnehmung ausgelöst (bei Sensing im Erwartungsintervall müsste „Tracking" erfolgen); ASP dagegen wahrt die physiologische AV-Sequenz nach Mode-Switch und Back-Switching (Beat-to-Beat-Funktion);
➤ 2. im oberen Beispiel erfolgt die Zeitsteuerung vorhofbasiert (DDD), im unteren begründet die Umschaltung zu DDI ein ventrikelbasiertes Timing (s. Balken: [Sensorindiziertes] Basisintervall);
➤ 3. beide Funktionen verhindern atriale Stimulation in die vulnerable Phase der Vorhofextrasystole (AES), indem sie den A-Stimulus zeitlich verzögern (Pfeil).

Im Prinzip der gleiche Mechanismus wird verwandt, sobald eine atriale Extrasystole das gültige Vorzeitigkeitskriterium erfüllt, einen Beat-to-Beat-Mode-Switch (oder den vorgeschalteten Überwachungszustand, s. Mode-Switch) auslöst und das „Tracking" der Kammerstimulation unterbindet. Handelt es sich tatsächlich um eine singuläre Extrasystole, folgt eine AV-sequentielle Stimulation, deren atrialer Impuls soweit verzögert wird, dass er nicht in die vulnerable Phase des Vorhofmyokards trifft (s. aber Abb. 5.73). Das „ASP-Intervall" ist herstellerabhängig programmierbar; im Übrigen gelten unterschiedliche Detail-Regelungen, welche dem Handbuch des Schrittmachermodells zu entnehmen sind.

Die Abb. 5.73 zeigt von links: Vorhofgetriggerte (1) ventrikuläre Stimulation (A); nachfolgend 2 vorzeitige atriale Depolarisationen (2, 3; TAS; vermutlich einem pulmonalvenösen Fokus entstammend), welche einen Beat-to-beat-Mode-Switch auslösen, so dass die ventrikuläre Stimulation (B) ohne Vorhoftriggerung nach Ablauf des ventrikulären Stimulationsintervalls ausgelöst wird; die atriale Zykluslänge bis zur nächsten Vorhofaktion (4) beträgt 608 ms, entsprechend einer Frequenz

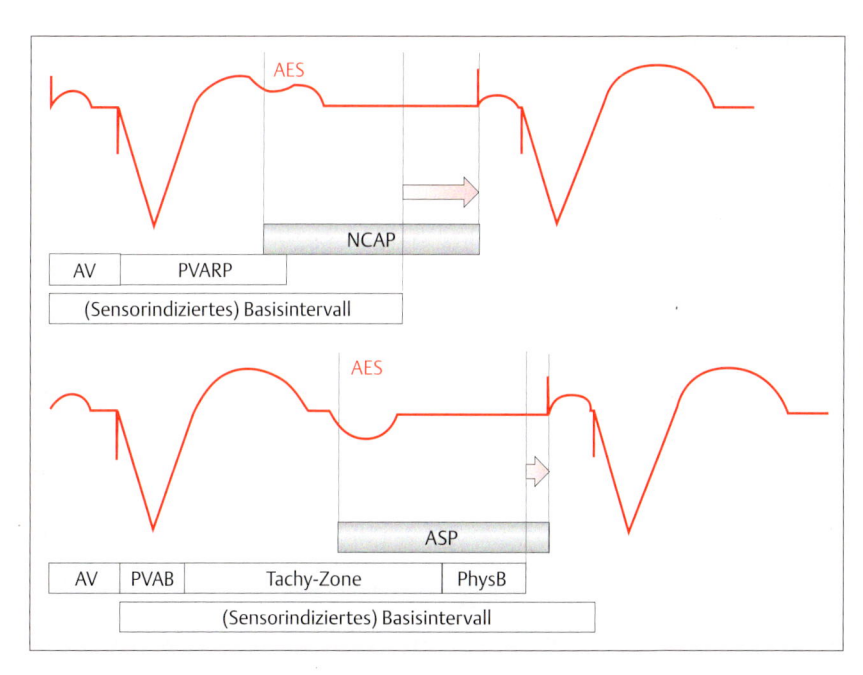

Abb. 5.72 Funktion von NCAP (oben) und ASP (unten). Einzelheiten s. Text.
AV: AV-Intervall (durch die Algorithmen jeweils verkürzt); PVAB: postventrikuläres atriales Blanking; PVARP: postventrikuläre atriale Refraktärperiode; PhysB: Erwartungsintervall inerhalb des physiologischen Bandes; Tachy-Zone: Erwartungsintervall außerhalb des physiologischen Bandes; herstellerabhängig kann diese Zone auch WARAD (window of atrial rate acceleration detection) heißen.

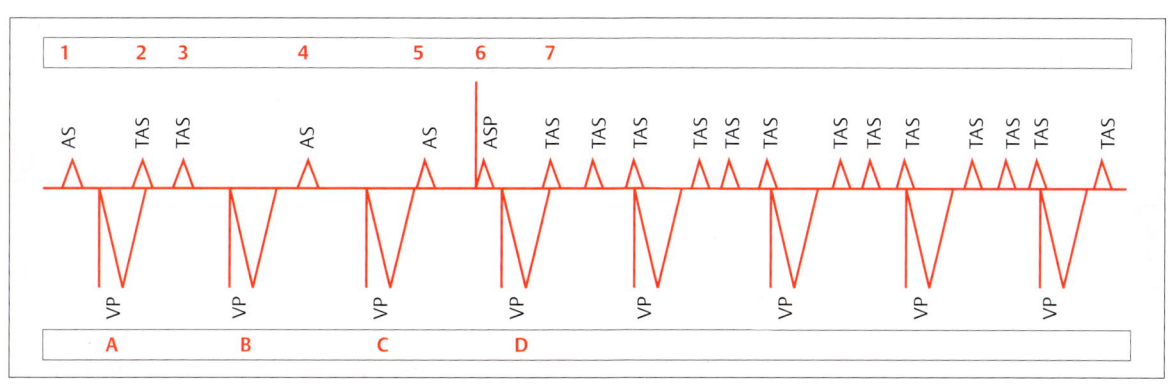

Abb. 5.73 Virtuelles EKG, das aus Speicherdaten einer atrialen Tachykardieepisode erzeugt ist. Einzelheiten s. Text.

von 99 min^{-1}, und liegt damit innerhalb des physiologischen Bandes von ±15 min^{-1} um die Kammerfrequenz (91 min^{-1}); mit der zweiten Vorhofwahrnehmung im physiologischen Band (5; Zykluslänge 563 ms, Vorhoffrequenz 106 min^{-1}) schaltet der Schrittmacher wieder zum DDD-Modus; da die P-Welle relativ zur ventrikulären Stimulation (C) zu früh einfällt, um eine elektrisch und hämodynamisch sinnvolle Assoziation zum Kammerstimulus (D) herzustellen, gibt der Schrittmacher vor (D) einen „atrialen Synchronisationsimpuls" (ASP) ab; nach Standardprogramm darf dieser frühestens 300 ms nach Vorhofwahrnehmung einfallen, um kompetitive atriale Stimulation zu vermeiden; das Beispiel zeigt jedoch, dass das Kopplungsintervall von 300 ms zu kurz ist, um die Provokation einer Tachyarrhythmie (TAS, TAS ...) durch ASP zu verhindern.

Programmierung

Vom Hersteller, Typ und momentanen Funktionszustand eines Schrittmachers hängt es ab, ob NCAP, ASP oder ähnliche Funktionen automatisch aktiviert oder frei zu- und abschaltbar sind. Die ursprüngliche Intention von NCAP (nicht konkurrierende atriale Stimulation, s.o.) erklärt, dass es anfangs nur im frequenzadaptiven Modus verfügbar war und dafür weiterhin programmiert werden sollte. Der Vorteil, das übliche DDD-Timing durch atriale Refraktärwahrnehmung modifizieren zu lassen und kompetitive Vorhofstimulation vermeiden zu können, überwiegt den (selten zu erwartenden) Nachteil einer Frequenzminderung unter Belastung.

Zwingend erscheint es, die Funktion **bei Patienten mit erhöhter Vorhofvulnerabilität** zu aktivieren. Das voreingestellte NCAP- oder ASP-Intervall sollte – falls möglich – verlängert werden, sobald sich aus gespeicherten EGM- oder Markerketten ableiten lässt, dass kompetitive Vorhofstimulation atriale Arrhythmien ausgelöst hat (Abb. 5.73). Statt nominal 300 ms empfehlen sich Werte um 350–375 ms.

Interaktionen

In Gegenwart atrialer Ektopien interferieren NCAP und verwandte Mechanismen mit allen Schrittmacherfunktionen, die eine Herzbeschleunigung über die programmierte Basisfrequenz bewirken. Zu nennen sind frequenzvariable Stimulation, Frequenzglättung und Frequenzabfallreaktion. Algorithmen zur Prävention von Vorhofflimmern verfügen meist über ein Interventionslimit, das gesondert programmierbar ist und proarrhythmische Effekte vermeiden soll. NCAP (oder auch ASP) bleiben jedoch wirksam und verhindern (z.B. bei Mode-Switch) kompetitive atriale Stimulation.

Literatur

1. Clark DM, Plumb VJ, Epstein AE, Kay GN. Hemodynamic effects of an irregular sequence of ventricular cycle lengths during atrial fibrillation. J Am Coll Cardiol 1997; 30: 1039–1045.
2. Daoud EG, Weiss R, Bahu M, et al. Effect of an irregular ventricular rhythm on cardiac output. Am J Cardiol 1996; 78: 1433–1436.
3. Garrigue S, Bordier P, Jais P, et al. Benefit of atrial pacing in sleep apnea syndrome. N Engl J Med 2002; 346: 404–412.
4. Kurbaan AS, Franzen AC, Stack Z, Heaven D, Mathur G, Sutton R. Determining the optimal pacing intervention rate for vasovagal syncope. J Interv Card Electrophysiol 2000; 4: 585–589.
5. Rühle KH. Herzschrittmacher als Allheilmittel bei schlafbezogenen Atemstörungen? Pneumologie 2002; 56: 227–228.

■ Algorithmen, die zu einer erhöhten Basisfrequenz führen

Gruppe 1

Bezeichnungen

- Frequenzglättung
- Rate Smoothing
- Flywheel
- Fallback

Ziel

Die Funktion soll abrupte Frequenzsprünge verhindern. In der Anfangszeit der DDD-Stimulation als „Fall-back" konzipiert, welcher die Ventrikelfrequenz allmählich absenkte, sobald die Vorhof- die obere Grenzfrequenz überstieg und infolge 2:1(x:1)-AV-Untersetzung ein akuter Frequenzsturz drohte, lässt dieses Prinzip sich heute in **vielen Situationen einsetzen**:

- akuter Sinusarrest, sinoatrialer Block, Bradykardie-Tachykardie-Syndrom,
- supraventrikuläre und ventrikuläre Extrasystolen,
- Quasi-Wenckebach-Verhalten des Schrittmachers,
- x:1-Untersetzung (s.o.) und
- Detektion von Fremdsignalen.

Die Frequenzglättung in Richtung niedrigerer Stimulationsraten (Flywheel) kann durch einen Mechanismus ergänzt werden, der plötzliche Frequenzsteigerungen (etwa bei Auftreten von Vorhofflimmern) abmildert. Zielgröße ist in jedem Fall die Kammerfrequenz.

Realisierung

Die Funktionsweise eines Glättungsalgorithmus zeigt Abb. 5.74. Das schematisch dargestellte Design sieht vor, dass für Frequenzanstieg und -abfall unabhängig voneinander Glättungsprozeduren – und für jeden Fall

Algorithmen, die zu einer erhöhten Basisfrequenz führen **191**

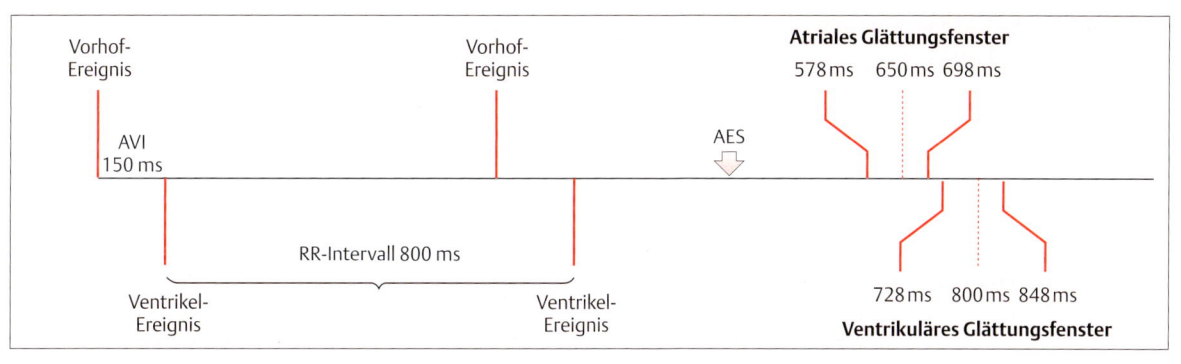

Abb. 5.74 Funktion eines Frequenzglättungsalgorithmus, der für den Fall abrupten Fequenzanstiegs und -Abfalls aktiviert ist: das zulässige Dekrement der stimulierten Zykluslänge beträgt bei Frequenzbeschleunigung 9%, das Inkrement bei -Verlangsamung 6% des vorausgehenden RR-Intervalls. Einzelheiten s. Text.

nochmals getrennte Steilheiten des Frequenzverlaufs (in % der jeweils letzten ventrikulären Zykluslänge) – programmiert werden können. Verbreiteter sind Algorithmen, welche nur auf Bradykardisierung reagieren oder nach Mode-Switch die anfangs erhöhte Trackingfrequenz auf die Basis- oder sensorindizierte Frequenz zurückführen. Letztere starten von einem intermediären Plateau (z.B. 120 min^{-1}) oder von einem fixen Wert (–15 min^{-1}) unterhalb der „physiologischen" Frequenz (s. Mode-Switch) und arbeiten in der Regel mit vorgegebener Zeitkonstante.

Die Funktion ist oft mit dem Mode-Switch-Algorithmus zwangsgekoppelt und muss nur im Ausnahmefall gesondert aktiviert werden (Flywheel). Auch wenn das Design der Algorithmen die physiologische AV-Sequenz zu wahren versucht, führt die Glättung im Frequenzanstieg oft zur AV-Desynchronisation (Abb. 5.74). Dies gilt für atriale Ektopien, kann aber auch bei rascher Sinusbeschleunigung (z.B. im Rahmen einer Orthostasereaktion) vorkommen.

In der Abb. 5.74 ist die Funktion eines Frequenzglättungsalgorithmus dargestellt, der für den Fall abrupten Fequenzanstiegs und -abfalls aktiviert ist. Im Beispiel beträgt die aktuelle Zykluslänge 800 ms. Das ventrikuläre Glättungsfenster, in dem – ohne Spontanaktivität – der Ventrikelstimulus erfolgen muss, liegt zwischen 728 ms (0,91 × RR-Intervall) und 848 ms (1,06 × RR-Intervall) nach dem vorangehenden Ventrikelereignis. Das atriale ist gegenüber dem ventrikulären Glättungsfenster um das programmierte AV-Intervall (150 ms) verschoben. Vorzeitige atriale Aktivität (AES) führt sofort zur Desynchronisierung zwischen Vorhofereignis und dadurch ausgelöstem Kammerstimulus, der im Beispiel frühestens 728 ms nach dem letzten Ventrikelereignis erfolgen darf.

Programmierung

! Gerade die letzte Betrachtung zeigt, dass der technokratische Versuch, jeden spontanen Frequenzsprung zu „glätten", nicht dem biologischen Vorbild folgt. „Smoothing" im Frequenz**anstieg** sollte deshalb nur ausnahmsweise gewählt werden.

Als Beispiel-Szenario sei die sicher seltene Kombination rezidivierender Tachyarrhythmien, hoher Trackingfrequenz (sportlich aktiver Patient mit AV-Block III) und unsicheren oder langsamen Mode-Switchings (niederfrequentes Vorhofflattern) angeführt, die mit erheblicher subjektiver Symptomatik verbunden und durch Rate-Smoothing günstig zu beeinflussen wäre.

Glättung des Frequenz**abfalls** dagegen findet mehrere **sinnvolle Indikationen**:

➤ Wo nicht automatisch gekoppelt, sollten Mode-Switch und Smoothing/Flywheel/Fallback immer gemeinsam eingeschaltet sein. Jenseits der Initialphase einer Tachyarrhythmie (s.o.) kann die unregelmäßige Kammerantwort bei spontan übergeleitetem Vorhofflimmern „geglättet" und die ventrikuläre Füllung damit verstetigt werden (3, 4, 5, 8).

➤ Kurze Kopplung ventrikulärer Extrasystolen bewirkt kleine Auswurfvolumina und damit niedrige peripher-effektive Herzfrequenzen; die langen kompensatorischen Pausen lassen sich mittels Frequenzglättung wirksam abkürzen.

➤ Wenn sie spontan übergeleitet werden, können supraventrikuläre Ektopien wie die ventrikulären Ursprungs behandelt werden; bei „geblockten" Vorhofextrasystolen richtet sich das Vorgehen nach dem Kopplungsintervall:
  – Bei kurzem Intervall sollte der Schrittmacher über geeignete Wahl der PVARP am „Tracking" gehindert werden und Smoothing die postextrasystolische Pause abkürzen; der NCAP-Algorithmus (s. dort) verhindert dabei kompetitive Stimulation im Vorhof.
  – Bei langer Kopplung ist Tracking durch den Schrittmacher sinnvoll, Frequenzglättung entbehrlich.

➤ Quasi-Wenckebach-Verhalten während Sinusrhythmus (und damit AV-Desynchronisation an der oberen Grenzfrequenz) sollte – weil hämodynamisch ungünstig – durch Wahl eines genügend hohen Frequenzlimits vermieden werden; bei pathologischer Tachykardie ist Mode-Switching die bessere Antwort; insofern hat die Option, die unregelmäßige

Wenckebach-Abfolge „glätten" zu können, eher historische Bedeutung.
➤ Bei Patienten mit neurokardiogenen Synkopen ist Rate-Smoothing zur Verhinderung abrupter Kardioinhibition eingesetzt worden; es stellt aber keinen Ersatz für eine speziell konzipierte Frequenzabfallreaktion dar.

Über die Programmierung des Zykluslängen-Inkrements bei Frequenzabfallglättung entscheidet die intendierte Wirkung: Nach Mode-Switch oder zum Abfangen einer Kardioinhibition sollte es klein sein (3–9 % des letzten Kammerintervalls), damit die Stimulationsrate möglichst langsam zur Basisfrequenz zurückgeführt wird. Zur Verkürzung postextrasystolischer Pausen genügt oft eine einmalige Intervention; mit einem Inkrement von weniger als 18–24 % tendiert die Funktion zu unnötig hohen Durchschnittsfrequenzen; zudem kann sie eine unerwünscht positive Rückkopplung erfahren, sofern die Kopplung der Extrasystolen frequenzabhängig abnimmt.

> Im Einkammer- oder nichtsynchronen Zweikammerbetrieb (DDI) benötigt der Algorithmus bei Frequenzabfallglättung ein (programmierbares) Frequenzlimit, bis zu dem er auf intrinsische Aktionen antworten darf.

Interaktionen

Durch Programm zuschaltbare **Frequenzglättung wird unwirksam**,

➤ wenn eine Suchhysterese gerade aktiv ist,
➤ bei Auslösung des PMT-Terminierungsalgorithmus (s. dort),
➤ wenn spezielle Prozeduren innerhalb des Tachykardiemanagements die Glättungsfunktion ersetzen (ATR-Rückfall bei Mode-Switch, VRR = ventricular rate regulation zur Minderung der Frequenzvariabilität bei Vorhofflimmern).

Rate-Smoothing und Frequenzabfallreaktion („Spontane Bradykardie Reaktion", SBR, s. dort) schließen einander aus und sind nicht gemeinsam zu programmieren.
Ein spontanes Ruhe-EKG während Rate-Smoothing kann erhebliche Interpretationsschwierigkeiten aufwerfen, wenn der Auslöser der Funktion nicht mitregistriert wurde und/oder die Aktivierung der Funktion nicht dokumentiert ist.

Gruppe 2

Bezeichnungen

➤ Frequenzabfallreaktion (FAR)
➤ Rate Drop Response (RDR)
➤ Spontane Bradykardie Reaktion (SBR)

Ziel

Der Algorithmus soll einen unphysiologischen Frequenzabfall erkennen, wie er bei neurokardiogenen Synkopen vorkommt, und – anders als Rate-Smoothing – darauf mit einem drastischen Anstieg der Stimulationsfrequenz antworten. Dieser ist als Versuch gedacht, mit Erhöhung der Schlagzahl auch das Herzzeitvolumen zu steigern und so den Verlust an peripherem Widerstand zu kompensieren, wie er für das vasovagale und das Karotissinussyndrom typisch ist. Überzeugende hämodynamische Daten dazu fehlen; auch steht ein prospektiv-randomisierter Vergleich des Schrittmachereffekts mit und ohne Frequenzabfallreaktion aus, der die eigene Bedeutung des Algorithmus beim vasovagalen Syndrom belegen würde.

Realisierung

Technisch zu unterscheiden sind die **Erkennungs- und Therapiephase**.
Obwohl für die **Detektion** ein Sensor wünschenswert wäre, der durch Kopplung an das Neuroendokrinum schon die Anfänge der pathologischen Kreislaufreaktion erfassen ließe (9, 10, 11), haben sich bei kritischer Wertung der Literatur die Hoffnungen im Zusammenhang mit QT, CLS, PEA und anderen (s. Frequenzadaptation) letztlich nicht erfüllt und den Frequenzabfall als einzig praktikables Erkennungskriterium übrig gelassen.
Am einfachsten ist dies mit Hilfe einer **Hystereseschaltung** umzusetzen: der Schrittmacher wird beispielsweise auf eine Basisrate von 90 und eine Hystereseresefrequenz von 40 min^{-1} programmiert; damit sollte unter physiologischen Bedingungen die Hysteresegrenze nicht erreicht, bei pathologischer Bradykardie jedoch die erhöhte Stimulationsfrequenz wirksam werden (s. Hysteresefunktion).
Nachteil dieses Vorgehens ist, dass der Schrittmacher einerseits erst sehr spät im pathophysiologischen Geschehen wirksam wird und dass andererseits eine einzige Extrasystole mit nachfolgender Pause ausreicht, um mitten in der Nacht die Herzfrequenz unangemessen hoch zu katapultieren.
Rate-Drop-Algorithmen versuchen, bereits bei höherer (durchaus im normalen Tagesablauf vorkommender) Herzfrequenz die Therapie zu starten. Dafür müssen sie zwischen physiologischer Frequenzvariation und pathologischem Frequenzabfall differenzieren. Um die Spezifität bei Erkennung neurokardiogener Reaktionen zu erhöhen, werden folgende Kriterien eingesetzt:

➤ Das untere Frequenzlimit wird durch den Betrag Δf, um den die Frequenz abfällt, ersetzt, wobei Δf durch eine obere („Spitzen"-) und untere („Grund"-) Frequenz oder als Dekrement von einer ständig aktualisierten „gewichteten Durchschnittsfrequenz" definiert wird.
➤ Damit Δf überhaupt detektiert werden kann, muss zuvor ein (wahrgenommener) Vorhofeigenrhythmus

bestehen, der mindestens um Δf über der Basis-, Grund-, Hysterese- oder sensorindizierten Frequenz liegen muss. Die Bedingung wird verschärft, je länger die Phase ununterbrochenen Vorhofsensings programmiert wird; sie verhindert, dass die Therapie aus der Ruhe (mit Frequenzen nahe oder an der momentanen Interventionsrate) startet.
- Indem das Δf-Kriterium in einer bestimmten Zeit Δt oder während einer programmierbaren Zahl von „Erkennungsschlägen" (nE) erfüllt sein muss, wird eine Geschwindigkeitsdimension eingeführt: je kürzer Δt oder kleiner nE gewählt werden, umso schneller muss der Frequenzabfall erfolgen, um als pathologisch zu gelten.
- Um die Verdachtsdiagnose einer neurokardiogenen Episode zu erhärten, muss das Aggregat für eine programmierbare Zahl von „Bestätigungszyklen" (nB) konstant an der Basis- oder sensorindizierten Frequenz stimulieren. Die Spezifität des Algorithmus nimmt mit nB zu; ein Wert jenseits 3 verhindert recht zuverlässig den Therapiestart durch einzelne Ektopien.
- Bei einigen Schrittmachermodellen kann diese Teilfunktion allein gewählt werden, um den plötzlichen Frequenzabfall zu detektieren; das Schrittmacherverhalten ähnelt dann sehr der DDI-Stimulation mit repetitiver Hysterese.
- Hersteller- und typabhängig ist ein weiterer Mechanismus aktivierbar, der den momentanen Pegel des Atemminutenvolumen(AMV-)Sensors mit einem Langzeit-Referenzwert vergleicht und nur dann die Therapie freigibt, wenn eine programmierbare Schwelle überschritten ist („der Patient sich nicht in Ruhe befindet"). Weil die Schwelle vom maximalen Signalhub des Sensors abhängt, müssen die gespeicherten AMV-Daten erst ausgelesen und das Kriterium passend dazu gewählt werden.

Die gewünschte **Therapiefrequenz** wird entweder als Absolutwert programmiert oder als prozentualer Aufschlag auf die „gewichtete Durchschnittsfrequenz" eingegeben. Typische Werte sind 90 min^{-1} oder 10–20 (nominal 5!) % (7).

Die **Therapiedauer** ist in weiten Grenzen wählbar; für die Akutintervention sollten 2–5 min ausreichen, bis der Patient eine sitzende oder liegende Position eingenommen hat und das System die Stimulationsfrequenz gleitend zur Basisrate zurückfährt.

Programmierung

Auch wenn die eigene hämodynamische Bedeutung des Algorithmus vorerst unbelegt bleibt, ist er in 2 der bisher vorliegenden Studien zur Schrittmacherbehandlung des vasovagalen Syndroms (s. dort) aktiviert worden. Die Beobachtung von 20 Patienten über durchschnittlich 8 Monate scheint den Nutzen des Algorithmus über die alleinige Hystereseschaltung zu zeigen (1). Für das Karotissinussyndrom (2) und Drop Attacks (6) gibt es Einzelmitteilungen über den Einsatz.

> Gültige Regeln zur Programmierung der Detektions- und Therapieparameter sind in keiner größeren Studie erarbeitet worden. Vorsichtige Hinweise sind der Beschreibung der Algorithmen angefügt (s.o.). Korrekturen und Anpassungen sind wiederholt nötig, wobei sich die Symptomatik des Patienten (Palpitationen, neuerliche Synkopen) und die Dokumentation richtig oder falsch positiver Episoden in Form von EGM oder Markerketten zur Optimierung des Algorithmus verwerten lassen (Abb. 5.75).

Die Abb. 5.75 zeigt die atriale Markerketten-Dokumentation einer Frequenzabfallepisode, die mit einer thera-

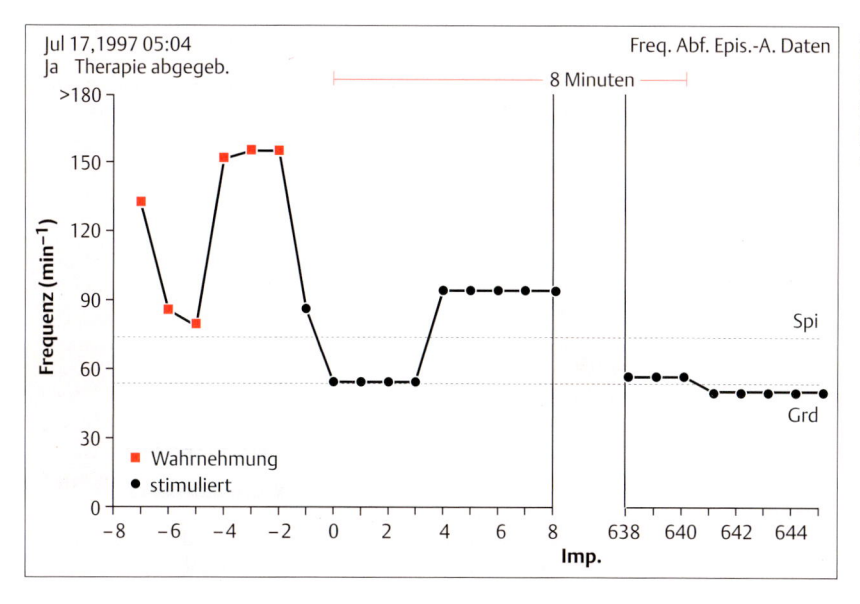

Abb. 5.75 Atriale Markerketten-Dokumentation einer Frequenzabfallepisode, die mit einer therapeutischen Intervention (Stimulationsfrequenz 90 min^{-1}) beantwortet wird. Einzelheiten s. Text.

194 5 Schrittmacherfunktion

peutischen Intervention (Stimulationsfrequenz 90 min^{-1}) beantwortet wird. Als Kriterien eines pathologischen Frequenzabfalls sind erfüllt:

➤ a) das Betragskriterium Δf von oberhalb der Spitzen- (75 min^{-1}) bis zur Grundfrequenz (55 min^{-1});
➤ b) das Geschwindigkeitskriterium (einer von zulässigen 8 Zyklen reicht aus, um Δf zu befriedigen);
➤ c) das Bestätigungskriterium (4 von vordefinierten 4 Stimuli an der Grundfrequenz).

Tatsächlich handelt es sich um eine **falsch positive Reaktion bei einer Patientin mit vasovagalem Syndrom**, die unter Betablockade überwiegend an der unteren Grenzfrequenz stimuliert wird und die FAR-Kriterien nach einer kurzen Salve supraventrikulärer Extrasystolen erfüllt. Die irrige Detektion wäre unterblieben, wenn der Algorithmus eine längere (z.B. 5 min) Phase ununterbrochenen atrialen Sensings gefordert oder ein zusätzliches Sensorkriterium benutzt hätte.

Interaktionen

Der Betrieb von FAR oder SBR setzt in der Regel den DDD(R)-Modus voraus. Die Erstimplementation des Algorithmus war nicht zusammen mit frequenzadaptiven Funktionen aktivierbar. Wenn die „Spontane Bradykardie Reaktion" (SBR) eingeschaltet ist, steht Frequenzglättung nicht zur Verfügung. Um den Atemminutenvolumen-Sensor zur Unterscheidung von Ruhe- und Aktivitätszustand nutzen zu können, muss er eingeschaltet und zumindest auf passiv programmiert sein.

Literatur

1. Ammirati F, Colivicchi F, Toscano S, et al. DDD pacing with rate drop response function versus DDI with rate hysteresis pacing for cardioinhibitory vasovagal syncope. Pacing Clin Electrophysiol 1998; 21: 2178–2181.
2. Bexton RS, Davies A, Kenny RA. The rate-drop response in carotid sinus syndrome: the Newcastle experience. Pacing Clin Electrophysiol 1997; 20: 840
3. Clark DM, Plumb VJ, Epstein AE, Kay GN. Hemodynamic effects of an irregular sequence of ventricular cycle lengths during atrial fibrillation. J Am Coll Cardiol 1997; 30: 1039–1045.
4. Daoud EG, Weiss R, Bahu M, et al. Effect of an irregular ventricular rhythm on cardiac output. Am J Cardiol 1996; 78: 1433–1436.
5. Duckers HJ, van Hemel NM, Kelder JC, Bakema H, Yee R. Effective use of a novel rate-smoothing algorithm in atrial fibrillation by ventricular pacing. Eur Heart J 1997; 18: 1951–1955.
6. Kenny RA, Richardson DA, Steen N, Bexton RS, Shaw FE, Bond J. Carotid sinus syndrome: a modifiable risk factor for nonaccidental falls in older adults (SAFE PACE). J Am Coll Cardiol 2001; 38: 1491–1496.
7. Kurbaan AS, Franzen AC, Stack Z, Heaven D, Mathur G, Sutton R. Determining the optimal pacing intervention rate for vasovagal syncope. J Interv Card Electrophysiol 2000; 4: 585–589.
8. Lau CP, Jiang ZY, Tang MO. Efficacy of ventricular rate stabilization by right ventricular pacing during atrial fibrillation. Pacing Clin Electrophysiol 1998; 21: 542–548.
9. Mangin L, Kobeissi A, Lelouche D, et al. Simultaneous analysis of heart rate variability and myocardial contractility during head-up tilt in patients with vasovagal syncope. J Cardiovasc Electrophysiol 2001; 12: 639–644.
10. Mizumaki K, Fujiki A, Sakabe M, et al. Dynamic changes in the QT-R-R relationship during head-up tilt test in patients with vasovagal syncope. Ann Noninvasive Electrocardiol 2005; 10: 16–24.
11. Occhetta E, Bortnik M, Audoglio R, Vassanelli C. Closed loop stimulation in prevention of vasovagal syncope. Inotropy Controlled Pacing in Vasovagal Syncope (INVASY): a multicentre randomized, single blind, controlled study. Europace 2004; 6: 538–547.

■ Algorithmen zur Vermeidung/Unterbrechung von Schrittmachertachykardien (PMT, ELT)

Das Wichtigste in Kürze

Zweikammer-Schrittmacher mit vorhofgesteuerter Ventrikelstimulation etablieren eine Art „dualen AV-Knoten", der die Elektronik des Schrittmachers als prograden und die natürliche AV-Verbindung als retrograden Schenkel nutzt, um einen Reentry-Kreis („Endlos-Schleife", ELT) zu etablieren.
Über diesen Kreis werden Schrittmachertachykardien (PMT) unterhalten, welche in den Frühzeiten der DDD-Stimulation oft zur Aufgabe des Zweikammer-Modus zwangen. Inzwischen enthält nahezu jeder Schrittmacher ein Arsenal von Vorkehrungen, welche die Initiation einer ELT verhindern und differenziert eingesetzt werden wollen. Fast wichtiger ist noch, den Start der Tachykardien ursächlich zu klären und auslösende Programmfehler oder Schrittmacherdysfunktionen zu korrigieren.

Einleitung

Wenn ein Zweikammer-Schrittmacher im DDD-Modus vorhofabhängig den Ventrikel stimuliert, so etabliert er eine Art elektronischer Leitungsbahn neben der natürlichen AV-Konnektion. Während der Schrittmacher nur „antegrad", also von Vorhof in Richtung Kammer „überleitet", ist der patienteneigene AV-Knoten auch rückwärts leitfähig; diese Eigenschaft kann selbst bei manifestem (prograden) AV-Block bestehen bleiben (3, 7). Die parallele Anlage zweier „Leitungsbahnen" eröffnet das Potential von **Kreiserregungen**. Dies wird in Abb. 5.**76a** schematisch gezeigt. Damit die Kreiserregung gestartet wird, bedarf es mehrerer **Voraussetzungen**:

➤ Der natürliche AV-Knoten ist rückwärts leitfähig.
➤ Das Vorhofmyokard ist nicht refraktär: Diese Bedingung wird dann erfüllt, wenn die physiologische AV-Sequenz mit enger Kopplung zwischen Vorhof und Kammer aufgehoben wird. Im Beispiel der Abb. 5.**76a** geschieht dies durch die frühzeitig einfallende Vorhofextrasystole (AES), die einen Kammerstimu-

lus nicht nach dem programmierten AV-Delay, sondern erst nach Ablauf des oberen Grenzfrequenz-Intervalls triggert (Quasi-Wenckebach-Verhalten). Danach ist die ektope Vorhofdepolarisation schon so lange abgelaufen, dass die rückwärtige VA-Leitung auf wieder erregbares Vorhofmyokard trifft.

➤ **Weitere typische Szenarien**, die durch AV-Desynchronisation Schrittmacher-Tachykardien (PMTs) starten können, sind:
  – ventrikuläre Extrasystolen,
  – atriales Under- und Oversensing,
  – atrialer Exit-Block bei AV-sequentieller Stimulation,
  – verzögerte Resynchronisation nach Mode-Switch und
  – Sinusbradykardie mit Pseudo-VVI-Stimulation im VDD-Betrieb.

➤ Die retrograde Vorhoferregung muss vom atrialen Wahrnehmungsverstärker des Schrittmachers detektiert werden: sieht man davon ab, dass die retrograde Erregungsfront eine niedrigere Potentialamplitude an der Schrittmacherelektrode erzeugen kann als der normale Sinusrhythmus (ein Phänomen, das inkonstant und nur selten durch passende Einstellung der Vorhofempfindlichkeit zu nutzen ist [4]), so ist wesentliche Bedingung für die Wahrnehmung, dass die technische Refraktärzeit des Schrittmachers (in aller Regel die programmierbare PVARP) abgelaufen ist.

Prophylaxe von PMTs bedeutet v.a., die Ursache der AV-Desynchronisierung zu erkennen und fehlerhafte Programmierung oder Schrittmacherdysfunktionen (s.o.) zu korrigieren. Zudem werden im Folgenden spezielle Strategien beschrieben, mit denen man PMTs verhindern oder nach kurzer Laufzeit vom Aggregat selbstständig terminieren lassen kann.

Gruppe 1

Bezeichnungen

➤ Postventrikuläre atriale Refraktärzeit (PVARP)
➤ (Totale) Atriale Refraktärzeit (TARP)
➤ Automatische (frequenzabhängige) PVARP

Ziel

Die Funktion der PVARP ist unter DDD-Zeitsteuerung eingehend beschrieben. Neben ihrer Rolle als „Noise-Sampling-Periode", welche der Erkennung und Behandlung bestimmter Störeinflüsse außerhalb des Blankinganteils der PVARP dient, soll die Refraktärperiode v.a. das „Tracking" solcher P-Wellen verhindern, die früh nach einem Ventrikelereignis einfallen und meistens retrograd durch VA-Leitung entstehen.

Realisierung, Programmierung

Um PMTs zu verhindern, genügt es, das Intervall zwischen Ventrikelereignis (meist Kammerstimulus) und Zeitpunkt der atrialen Signalwahrnehmung zu bestimmen (VA-Intervall) und die PVARP auf diesen Wert (mit einem Sicherheitszuschlag von 30–50 ms) einzustellen. Follow-up-Routinen einzelner Schrittmacherhersteller sind dabei behilflich, andernfalls kann das intraatriale Elektrogramm für die Messung genutzt werden. Die Wirkung zeigt Abb. 5.**76b**.

Interaktionen

Eine lange PVARP begrenzt die maximal erreichbare Tracking-Frequenz, weil die Summe aus AV-Intervall und PVARP (= totale atriale Refraktärzeit, TARP) der kleinsten atrialen Zykluslänge entspricht, die 1:1 vorhofsynchrone Ventrikelstimulation erlaubt.

Dies ist kein Problem, solange die patienteneigene AV-Leitung intakt ist. Dies beschränkt jedoch erheblich die Chronotropie des Patienten, der infolge höhergradigen AV-Blocks auf „Tracking" angewiesen ist. Einen Ausweg bietet die **automatische PVARP-Verkürzung**, die bei Anstieg der Vorhoffrequenz vorgenommen wird. Aggregatabhängig ist zu unterscheiden, ob

➤ die Anpassung an die sensorindizierte Frequenz erfolgt, wobei die PVARP zwischen dem reinen Blanking-Anteil und etwa 400 ms variiert; Ziel ist, ein atriales Wahrnehmungsfenster von 300 ms offen zu halten und damit ein Quasi-Wenckebach-Verhalten oder eine 2:1- (n:1-)Untersetzung zu verhindern;
➤ die totale atriale Refraktärzeit (durch Variation von PVARP und AV-Intervall) so eingestellt wird, dass sie bei einer Frequenz von 30 Schlägen über der aktuell mittleren Vorhoffrequenz eine 2:1-Schaltung bewirken würde.

> Der Algorithmus ist risikoarm, weil auch das VA-Intervall sich unter belastungsabhängiger Sympathikotonie verkürzt; im Einzelfall ist dieser biologische Effekt jedoch in seinem Ausmaß unbekannt, oder er führt paradoxerweise dazu, dass eine in Ruhe nicht nachweisbare VA-Leitung („unendlich lange Leitungszeit") unter Belastung manifest („endlich") wird (2). Letztgenanntes Problem lässt sich auch mit fixer PVARP kaum lösen.

Bedeutsam ist der Unterschied zwischen einer fix an das Kammerereignis gekoppelten PVARP und einer mit dem Vorhofereignis startenden TARP, wie sie bei einem Hersteller noch Standardausstattung einiger Schrittmacher ist. Letztere ist empfindlich gegen eine **Quasi-Wenckebach-Schaltung**, bei der mit Verlängerung der AV-Zeit bereits vor dem Ventrikelereignis ein großer Teil der TARP „verbraucht" wird und der postventrikuläre Rest die Reaktion des Systems auf retrograde P-Wellen nicht verhindern kann (Abb. 5.**77**). Wenn bei diesen Schrittmachern eine hohe Trackingfrequenz (z.B. 160 min^{-1}) programmiert und so Quasi-Wencke-

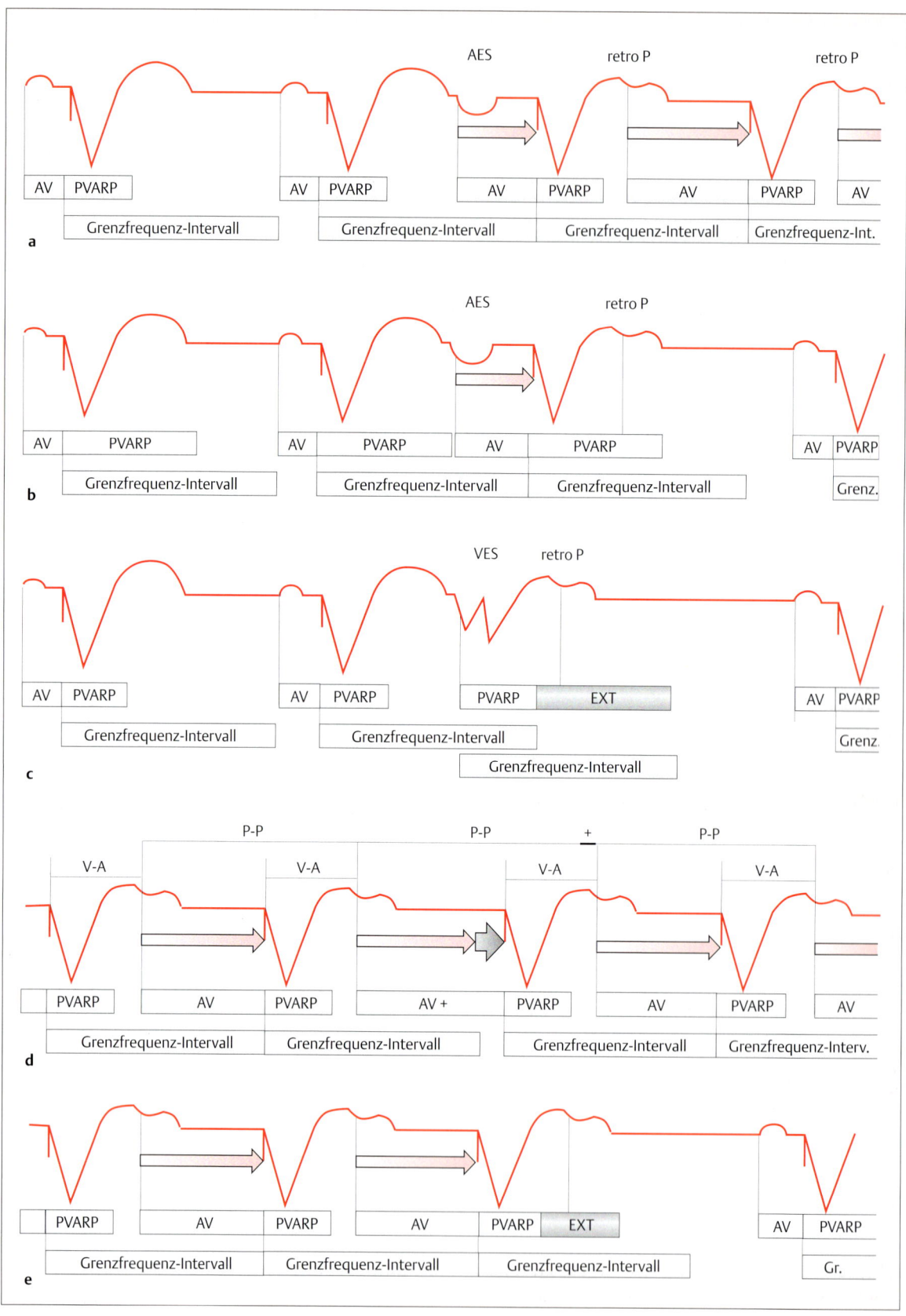

Abb. 5.76a–e Schrittmacher-vermittelte Reentry-Tachykardie (PMT, ELT):
a Start durch AV-Desynchronisation;
b PVARP > VA-Zeit verhindert den Schluss des Reenty-Kreises;
c VES-abhängige PVARP-Extension;
d Automatische PMT-Detektion durch AV-Zeit-Manipulation und VA-Zeit-Messung; da die VA-Zeit nach AV-Verlängerung konstant bleibt, wird PMT bestätigt;
e Unterbrechung einer PMT durch PVARP-Extension.

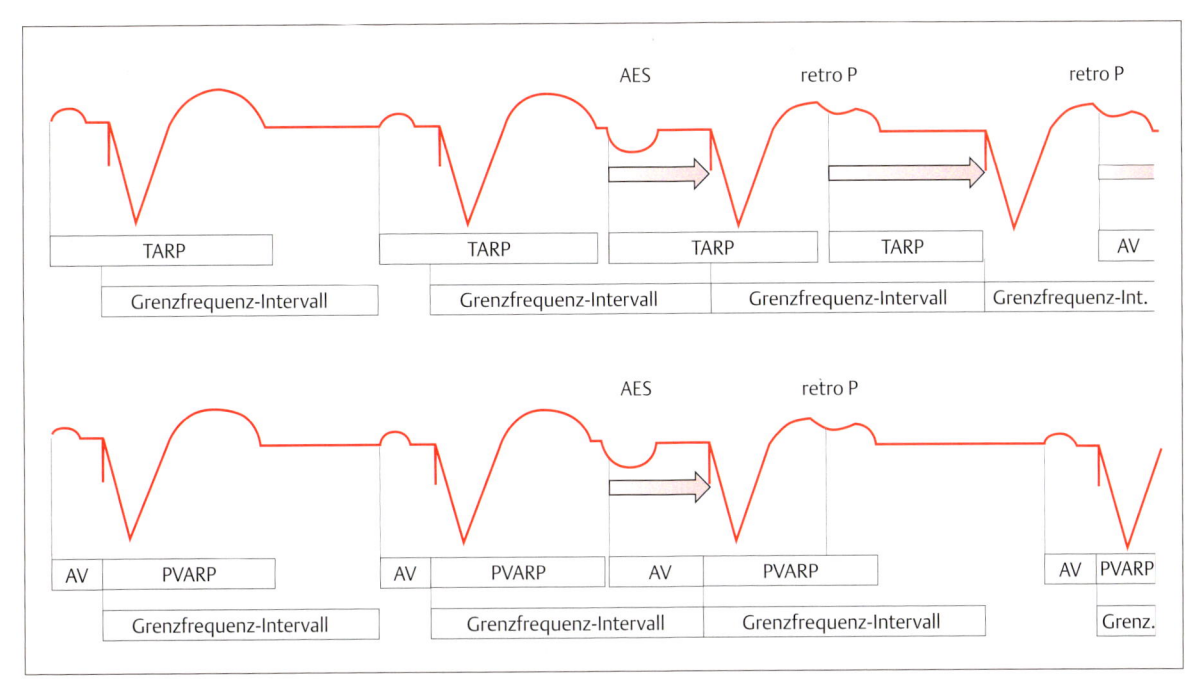

Abb. 5.77 Funktionsweise einer an das Vorhofereignis gekoppelten TARP bei Start einer PMT (oben): die Verlängerung des AV-Intervalls bei Quasi-Wenckebach-Verhalten (3. und 4. Zyklus) geht zu Lasten des postventrikulär übrig bleibenden Refraktäranteils; dieser reicht nicht aus, die Reaktion des Schrittmachers auf die retrograde P-Welle zu verhindern. Die Wiederholung der Abb. 5.76b (unten) dient dem Vergleich mit einem System, dessen postventrikuläre Refraktärzeit fest an das Kammerereignis gekoppelt ist (PVARP).

bach-Verhalten weitgehend vermieden wird, arbeiten sie wie ein System mit PVARP.

Auf die Interaktion von PVARP und AV-Intervall bei automatischer Refraktärzeitanpassung wurde bereits hingewiesen. Einige der Automatismen arbeiten modusabhängig (DDI, DDD/VDD) mit unterschiedlichen Vorgaben. Die PVARP-Automatik ist nicht bei Frequenzabfallreaktion verfügbar.

Gruppe 2

Bezeichnungen

- VES-Option
- Atrial Refractory Extension
- PVC-Response
- VES-synchrone atriale Stimulation

Ziel

Der Algorithmus wird vorsorglich bei einer der häufigsten Ursachen atrioventrikulärer Desynchronisation (s.o.) aktiv, nämlich bei ventrikulären Extrasystolen (VES). Schrittmachertechnisch sind diese als ventrikuläres ohne vorausgehendes atriales Ereignis definiert, was auch AV-nodale Rhythmen und atriales Undersensing einschließt. Herstellerabhängig kann diese Definition erweitert sein. Spontane oder retrograd geleitete P-Wellen nach VES sollen vom System nicht durch ventrikuläre Stimulation und damit Start eines Reentry-Kreises beantwortet werden.

Realisierung

Jede Zeitsteuerungs-Abfolge, welche die Definition einer VES erfüllt, startet eine PVARP, die um einen festen (z.B. +150 ms im VDD-Modus) oder programmierbaren Betrag (PVARP-Extension) verlängert ist, der gesamten TARP entspricht oder auch nur einen fixen Wert (zwischen 400 und 500 ms) haben kann.

In den meisten Fällen wird damit erreicht, dass P-Wellen nach VES als Refraktärereignisse klassifiziert werden und keine Kammerstimulation triggern (Abb. 5.76c). Die VES kann so keine PMT initiieren.

Programmierung

Die Funktion ist entweder stets aktiv oder standardmäßig voreingestellt.

Interaktionen

Sofern programmierbar, sprechen mehrere Gründe dafür, sie nur ausnahmsweise aktiv zu lassen:

➤ Sie behandelt nur eine von vielen möglichen Mechanismen AV-sequentieller Desynchronisation; damit bleibt für andere nur die Wahl einer PVARP, die länger als das VA-Intervall in Ruhe ist, oder man verlässt sich im Fall einer PMT auf automatische Terminierungsalgorithmen (s.u.).

➤ Zusätzliche Extension (oder auch die Schaltung der gesamten TARP, die bei langen AV-Zeiten sehr hohe Werte annehmen kann) begrenzt die maximale Tracking-Frequenz beträchtlich. Auch wenn dies nur für einen (oder wenige Zyklen) wirksam wird, ist es doch selbst wieder Anlass zur AV-Desynchronisation.

Bleibt der Algorithmus aktiv, so wird die Pause nach VES oft durch eine atriale/AV-sequentielle Stimulation beendet, die abhängig vom Sensoreinfluss kurz auf das atriale Refraktärereignis folgen kann. Mechanismen, die eine kompetitive atriale Stimulation verhindern (NCAP, s. dort) sind deshalb nützlich und sollten, wenn sie nicht ohnehin Teil des Algorithmus sind, aktiviert werden.

Eine verlockende **Alternative** bieten Schrittmacher, welche synchron zur VES einen atrialen Stimulationsimpuls abgeben (**"VES-synchrone atriale Stimulation"**). Die Technik bietet den Vorteil, dass der Vorhof relativ zum Kammerereignis zeitlich definiert erregt wird, keine Ventrikelstimulation auslösen kann und – weil er in der frühen Kammersystole weitgehend leer ist – mechanisch nur wenig Pfropfung verursacht. Bei sehr spät einfallenden VES (oder bei atrialem Wahrnehmungsverlust) birgt sie jedoch das Risiko kompetitiver Vorhofstimulation.

Gruppe 3

Bezeichnungen

➤ PMT Prävention/Schutz
➤ PMT Erkennung/Detektion
➤ PMT Unterbrechung/Terminierung/Intervention/Umprogrammierung

Ziel

Eine radikal andere Vorgehensweise ist, auf jede PVARP zu verzichten und das Problem schrittmacherassoziierter Kreiserregungen durch **Algorithmen** zu lösen, welche die PMT erkennen, aktiv beenden und bei häufigem Auftreten zusätzliche Schutzmaßnahmen vorsehen. Diese Lösung ist Teil einer Philosophie, welche bei atrialer Refraktär-Wahrnehmung nicht länger zwischen „unused events" (keine Triggerung eines Ventrikelstimulus) und sehr wohl zu bewertenden Ereignissen (atriale Tachykardieerkennung) unterscheiden will, sondern alle atrialen Signale außerhalb Blankingzeiten diagnostisch einordnet und differenziert darauf reagiert.

Ein **Beispiel** dafür ist der Beat-to-Beat-Mode-Switch eines Herstellers, der nicht nur auf atriale Tachykardien reagiert, sondern auch eine einzelne retrograd geleitete P-Welle als vorzeitig erkennt, das „Tracking" dieser P-Welle sofort aussetzt und verhindert, dass sich ein Reentry-Kreis überhaupt etabliert (Mode Switch). Dass Abb. 5.**76d–e** dennoch Refraktärzeiten vorsieht, liegt daran, dass die Algorithmen zum PMT-Handling inzwischen auch in die klassischen Konzepte der DDD-Stimulation integriert wurden, welche unverändert mit PVARP arbeiten.

Realisierung

Der **Detektions**algorithmus versucht, eine PMT zu erkennen und von einer alternativ möglichen Sinustachykardie zu unterscheiden. Dabei wird unterschiedlicher Aufwand getrieben:

➤ Simpelstes (und historisch ältestes) Kriterium der PMT ist eine vorgegebene Zahl von Zyklen, während derer der Schrittmacher am oberen Frequenzlimit läuft (z.B. n=15). Das Kriterium unterscheidet nicht zwischen PMT und schnellem Sinusrhythmus; es reicht nicht einmal zur Charakterisierung einer PMT aus, weil deren Zykluslänge allein durch die Summe aus (technischem) AV-Delay und (natürlicher) VA-Zeit gegeben ist und durchaus länger als das obere Grenzfrequenz-Intervall sein kann.

➤ Um diesem Rechnung zu tragen, lässt sich getrennt vom oberen Frequenzlimit eine **PMT-Frequenz** programmieren, die so gewählt wird, dass die zugehörige Zykluslänge größer als die Summe aus AV-Zeit und (individuell typischem) VA-Intervall, aber kürzer als die minimal erwartete Sinus-Zykluslänge ist. Weil diese Rechnung die Interaktion mit anderen Algorithmen (frequenzadaptives AV-Delay, Quasi-Wenckebach-Verhalten) kaum erfasst, ist es sinnvoll, das VA-Intervall allein als Kenngröße zu nutzen und Bewertungsgrenzen entweder fest vorzugeben (z.B. 400 ms) oder wählbar zu gestalten. Erfüllt ist das Kriterium, wenn eine bestimmte Zahl von Zyklen die genannten Charakteristika aufweist.

➤ Da eine Sinustachykardie nicht selten auch diese Vorgaben erfüllt, lässt sich die **Spezifität des Algorithmus weiter steigern**:
 – Die Diagnose PMT ist nur zulässig, wenn die momentane Sensor- unterhalb der ADL-Frequenz liegt (ADL = Activity of Daily Living, s. Frequenzadaptation) und ohne Anhalt für schwere körperliche Belastung eine Sinustachykardie unwahrscheinlich ist.
 – Es wird ein zusätzliches Stabilitätskriterium eingeführt, nach dem die mittlere Abweichung des VA-Intervalls einen Wert von z.B. 24 ms nicht überschreiten darf.

Im Falle falsch-positiver PMT-Detektion wird nach Intervention für einen Zyklus (s.u.) die Chronotropie durch Tracking bei Sinusrhythmus zusätzlich dadurch gewahrt, dass der Algorithmus für längere Zeit (z.B. 256 Zyklen) blockiert wird.

➤ Alternativ oder als nächste Stufe des Erkennungsprozesses führt der Schrittmacher einen Test auf stabile VA-Leitung durch: Resultiert die Modulation des technischen AV-Delays in gegensinnigem Verhalten der VA-Zeit, so bleibt die P-P-Rhythmik offenbar unbeeinflusst und zeigt Sinusaktivität an. Bleibt das VA-Intervall jedoch (in definierten Grenzen) konstant, so ist das für eine ventrikulo-atriale Rückwärtsleitung typisch und die PMT wird bestätigt (Abb. 5.**76d**). Die Regeln, nach denen die AV-Modulation erfolgt, differieren nach dem Fabrikat, können die AV-Leitung verkürzen oder verlängern und im Konfliktfall auch das obere Frequenzlimit modifizieren (V-V-Modulation).

Nach diagnostischer Bestätigung der PMT besteht die **Intervention** in einer Verlängerung der PVARP (oder der Unterbrechung des Trackings) für einen Zyklus (Abb. 5.**76e**). Über diese „PMT-Terminierung" hinaus bietet ein Hersteller noch die Option „Umprogrammierung", die nur bei häufig (z.B. 10/Tag) wiederkehrenden PMTs wirksam wird und sukzessive das AV-Delay verkürzt.

Ziel der kurzen AV-Kopplung ist, die natürliche Refraktärität des Vorhofs möglichst lange über den Ventrikelstimulus hinaus reichen zu lassen und retrograde Aktivierung damit zu verhindern. Solange Quasi-Wenckebach-Schaltung vermieden wird, ist diese Maßnahme wirksam, unter hämodynamischen Aspekten jedoch oft nachteilig.

Programmierung

Austestung der VA-Leitung und darauf abgestimmte Programmierung der fix an den Ventrikel gekoppelten PVARP ist das sicherste Verfahren zur Verhinderung von PMTs. Es versagt in den seltenen Fällen, in denen die ventrikulo-atriale Rückwärtsleitung nur unter Sympathikuseinfluss (etwa unter Belastung) manifest wird. VES-abhängige Mechanismen lösen das Problem der AV-Desynchronisation nur partiell und bieten deshalb keinen zusätzlichen Schutz jenseits der Grundeinstellung.

Infolge langer PVARP unzureichende Trackingfrequenzen sind erstaunlich selten ein klinisches Problem: Bei erhaltener AV-Leitung bedeutet sie ohnedies keinerlei Einschränkung. Bei höhergradigem AV-Block sind die hämodynamisch optimalen AV-Delays oft so kurz, dass die Summe aus AV- und VA-Zeit (entsprechend dem oberen Grenzfrequenzintervall) eine ausreichende Chronotropie erlauben. Zusätzlich die frequenzabhängige Verkürzung des AV-Delays zu aktivieren, ist hämodynamisch fragwürdig und allenfalls eine technisch begründete Notlösung.

Probleme gibt es in Einzelfällen wie etwa beim intermittierenden AV-Block: Wenn versucht wird, die ventrikuläre Stimulation zu vermeiden, solange intrinsische Leitung besteht, und wenn typischerweise noch ein langes VA-Intervall gemessen wird, so wird das Programmiergerät die gewünschte Kombination aus langem AV-Delay (oder AV-Hysterese), extensiver PVARP und hoher Trackingfunktion zurückweisen.

Nicht nur für diesen Fall mag einer der komplexeren Algorithmen die sinnvolle Alternative sein. Sieht man von der einfachsten Variante ab, die lediglich an der oberen Grenzfrequenz wirksam wird, ist das Risiko einer länger dauernden Fehlfunktion bei falsch negativer wie positiver PMT-Diagnostik gering. Literaturdaten belegen die hohe Sensitivität und Spezifität (5, 6).

Nach Intervention des Algorithmus sollte sichergestellt sein, dass im ersten Folgezyklus die physiologische AV-Sequenz gewahrt bleibt: Im DDD-Modus leistet das ein „Synchronisationsimpuls" (ASP, s. Mode-Switch), der zuweilen mit kurzem AV-Delay kombiniert wird, im VDD-Modus erfordert dies niedrige Basis- oder Hysteresefrequenzen.

Im frequenzadaptiven Betrieb kann die atriale Stimulation so früh nach „geblockter" retrograder P-Welle einsetzen, dass sie nicht nur Arrhythmien auslösen, sondern gänzlich ineffektiv bleiben und die AV-Desynchronisation bestehen lassen kann (1). Es empfiehlt sich, NCAP und verwandte Algorithmen einzuschalten oder mittels Frequenzhysterese dieses Problem zu umgehen.

Literatur

1. Barold SS, Levine PA. Pacemaker repetitive nonreentrant ventriculoatrial synchronous rhythm. A review. J Interv Card Electrophysiol 2001;5:45–58.
2. Cazeau S, Daubert C, Mabo P, et al. Dynamic electrophysiology of ventriculoatrial conduction: implications for DDD and DDDR pacing. Pacing Clin Electrophysiol 1990; 13:1646–1655.
3. Klementowicz P, Ausubel K, Furman S. The dynamic nature of ventriculoatrial conduction. Pacing Clin Electrophysiol 1986;9:1050–1054.
4. Klementowicz PT, Furman S. Selective atrial sensing in dual chamber pacemakers eliminates endless loop tachycardia. J Am Coll Cardiol 1986;7:590–594.
5. Limousin M, Bonnet JL. A new algorithm to solve endless loop tachycardia in DDD pacing: a multi-center study of 91 patients. Pacing Clin Electrophysiol 1990;13:867–874.
6. Nitzsche R, Gueunoun M, Lamaison D, et al. Endless-loop tachycardias: description and first clinical results of a new fully automatic protection algorithm. Pacing Clin Electrophysiol 1990;13:1711–1718.
7. Zilo P, Gross JN, Andrews CA, Furman S. Retrograde (ventriculoatrial) conduction in congenital complete heart block. Pacing Clin Electrophysiol 1991;14:1538–1543.

Algorithmen zum Erhalt der intrinsischen AV-Überleitung

Das Wichtigste in Kürze

Die jüngsten Befunde zu deletären Effekten rechtsventrikulärer Stimulation lassen es geboten erscheinen, die natürliche AV-Leitung zu erhalten und nur dann im Ventrikel zu stimulieren, wenn die intrinsische Überleitung hämodynamisch ungünstig oder höhergradig blockiert ist. Dies gelingt entweder mit einer Hystereseschaltung, die bei adäquater Leitung im AV-Knoten ein langes, andernfalls ein kurzes (hämodynamisch optimiertes) AV-Delay vorhält. Oder der Algorithmus schaltet selbsttätig zwischen AAI- und DDD-Modus um, wobei die Kammerstimulation durch Kriterien der AV-Blockierung oder ventrikuläre „Asystolien" erzwungen wird.

Die autonom vermittelte Variabilität der intrinsischen AV-Leitung kann Hysterese-Intervalle von weit über 100 ms erfordern und damit AV-Intervalle einstellen, die bei Blanking oder Verlust der Kammerwahrnehmung R-auf-T-Stimulation ermöglicht. Dieser Effekt wird durch Umschaltung zwischen AAI und DDD mit definiert kurzem AV-Delay vermieden. Die Algorithmen eignen sich beim Sinusknotensyndrom mit unsicherer AV-Leitung (Schenkelblock) oder bei paroxysmaler AV-Blockierung.

Bezeichnungen

- AV-Hysterese, AV-Suchhysterese, AV-Repetitive Hysterese
- Search-AV
- AICS (**A**utomatic **I**ntrinsic **C**onduction **S**earch)
- DDD-AMC (**A**utomatic **M**ode **C**ommutation)
- AAI-Safe-R
- MVP (**M**anaged oder **M**inimal **V**entricular **P**acing)

Ziel

Der Algorithmus trifft eine Fallunterscheidung zwischen intakter (für die Hämodynamik nicht zu langer) und einer gestörten patienteneigenen AV-Leitung. Im ersten Fall wird die Stimulation in der Kammer vermieden, um nicht durch atypische Erregungsausbreitung die linksventrikuläre Systole zu verschlechtern. Im zweiten wird das voreingestellte, im Einzelfall optimierte, technische AV-Delay wirksam, um den diastolischen Einstrom während vorhofgesteuerter Ventrikelstimulation zu optimieren.

Die Möglichkeit, durch Inhibition der Ventrikelstimulation die Laufzeit des Aggregats zu verlängern, wird sich allenfalls bei energetisch ungünstiger Ventrikelelektrode merklich auswirken.

Realisierung

Zu unterscheiden sind Systeme, die ständig im Zweikammerbetrieb arbeiten, von solchen, die zwischen (fast) reiner AAI-Architektur und DDD-Modus wechseln (Abb. 5.78). In der erstgenannten Gruppe ist entscheidende Bedingung für den Wechsel zwischen langem und kurzem AV-Delay das „Time-out" der AV-Zeit, die durch ein atriales Ereignis gestartet wird und nach Ablauf die ventrikuläre Stimulation erzwingt.

Beim zweiten Ansatz sind **Kriterien für den Moduswechsel**:

- höhergradige AV-Blockierungen oder Asystolien, die eines ventrikulären Supports bedürfen (Sicherheitsaspekt),
- die Registrierung intrinsischer AV-Zeiten, die keine sinnvolle Assoziation von Vorhof- und Kammeraktion mehr ergeben (hämodynamischer Gesichtspunkt).

1. DDD-Architektur mit AV-Hysterese

Grundsätzlich arbeitet der Schrittmacher mit 2 AV-Intervallen oder – falls zusätzlich Funktionen wie Pace-Sense-Offset oder frequenzabhängige AV-Verkürzung programmiert sind – mit 2 Sätzen von AV-Delays: Der kürzere der beiden ist aktiv, wenn im Ventrikel während des AV-Intervalls keine spontane Depolarisation detektiert wird; der längere wird im jeweils nächsten Zyklus geschaltet, wenn während des **aktiven** AV-Delays ventrikuläre Wahrnehmung stattfindet. Für das **aktive** AV-Delay sind – je nach aktueller Situation und Design des Algorithmus – folgende Fallunterscheidungen möglich (Abb. 5.78 und 5.79):

- während des kurzen AV-Delays findet ventrikuläre Wahrnehmung statt; dies kann permanent oder nach Verkürzung der intrinsischen AV-Leitung erstmals der Fall sein;
- vorübergehende Verlängerung des AV-Delays („Suchhysterese") führt dazu, dass in der zuvor stimulierten Kammer intrinsisch übergeleitete Aktionen detektiert werden:
  - die Suche kann einmalig oder für mehrere Zyklen („repetitive Hysterese") erfolgen;
  - der Betrag, um den die AV-Zeit verlängert wird, kann fest sein, mit dem gerade aktiven Intervall und/oder der Frequenz variieren;
  - der Hysterese-Betrag kann iterativ verkürzt und verlängert werden („Search"): im Ergebnis stellt dieser Mechanismus das technische AV-Delay so ein, dass einerseits der Ventrikel-Stimulus auch bei leichter Spontanvariation der intrinsischen AV-Zeit zuverlässig inhibiert wird, andererseits unnötig lange AV-Delays mit dem Risiko einer R-auf-T-Stimulation vermieden werden (Abb. 5.80);
  - bei ergebnisloser Suche nach intrinsischer Ventrikelaktivität kann die Zahl der Zyklen bis zur

Algorithmen zum Erhalt der intrinsischen AV-Überleitung **201**

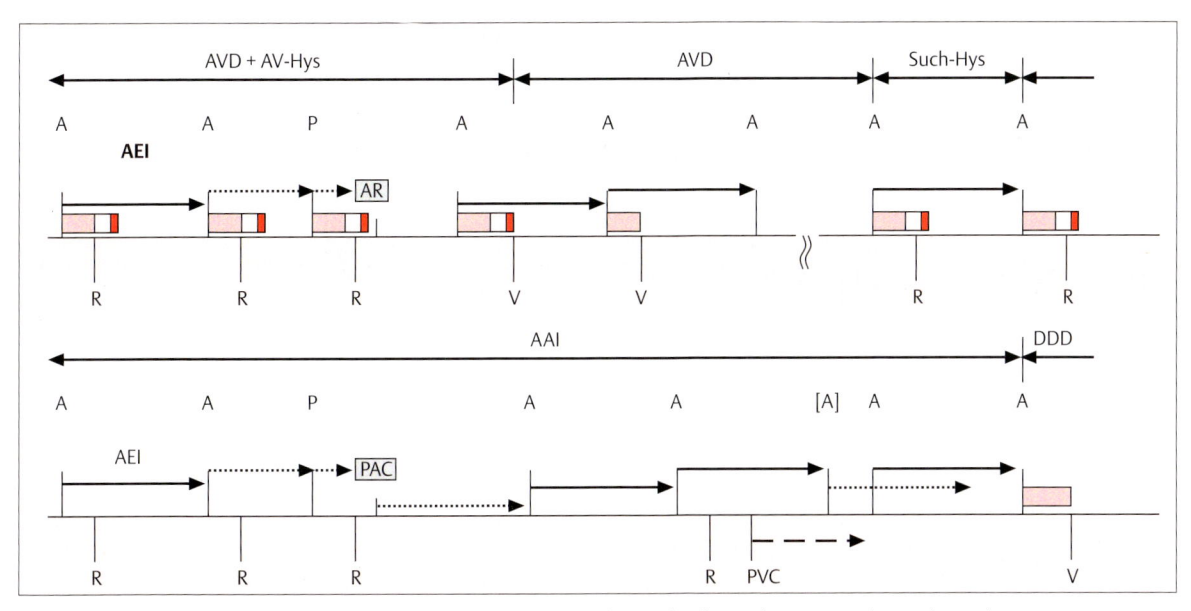

Abb. 5.78 Gegenüberstellung von AV-Hysterese (oben) und Moduswechsel zwischen AAI und DDD (unten).
A/P: Atriale Stimulation/Wahrnehmung ([A] im AAI-Modus erwartete Vorhofstimulation, die aber im AAI-Safe-R-Modus wegen einer ventrikulären Extrasystole verschoben wird);
V/R: Ventrikuläre Stimulation/Wahrnehmung; AEI: Atrial Escape Interval (Stimulations- oder Erwartungsintervall); AR: Atriales Refraktärereignis; Hys: Hysterese; PAC: Vorhofextrasystole; PVC: Ventrikuläre Extrasystole.

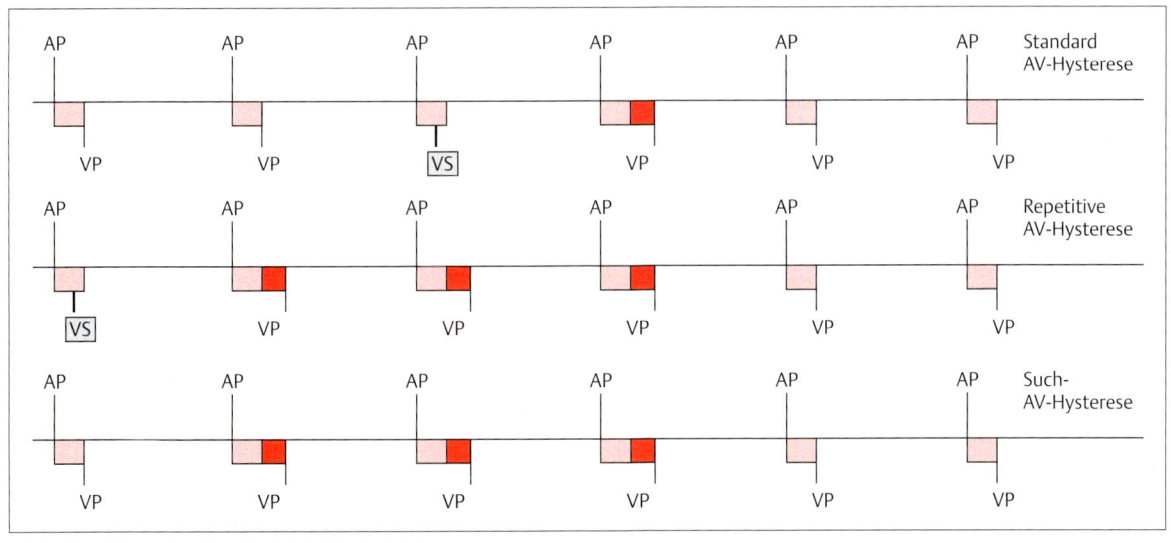

Abb. 5.79 AV-Hysterese-Typen. Oben: ventrikuläre Wahrnehmung innerhalb des „kurzen" AV-Intervalls löst für einen einzigen Folge-Zyklus die AV-Verlängerung aus; Mitte: der gleiche Auslöser bewirkt die AV-Verlängerung für mehrere („repetitive") Zyklen; Unten: Bei Ausbleiben einer ventrikulären Wahrnehmung wird periodisch das AV-Delay um den Hysteresebetrag verlängert; dies kann einmalig oder repetitiv erfolgen. In allen drei Beispielen besteht keine dauerhafte intrinsische AV-Überleitung, so dass der Schrittmacher zur „kurzen" AV-Zeit zurückschaltet.

nächsten Suche verlängert oder der Search-Mechanismus für bestimmte Zeit inaktiviert werden.

Das „kurze" AV-Delay wird typischerweise fest programmiert und variiert allenfalls frequenzabhängig oder um den Pace-Sense-Offset. Im DDD-AMC-Modus eines Herstellers wird es jedoch vom Aggregat selbst bestimmt, indem das Intervall zwischen atrialem Ereignis und ventrikulärer **Wahrnehmung** gemessen und über 8 Zyklen gemittelt wird. Dies geschieht nahe (innerhalb 12,5%) der unteren und oberen Grenzfrequenz und beim Übergang von Vorhofstimulation zu -wahrnehmung.

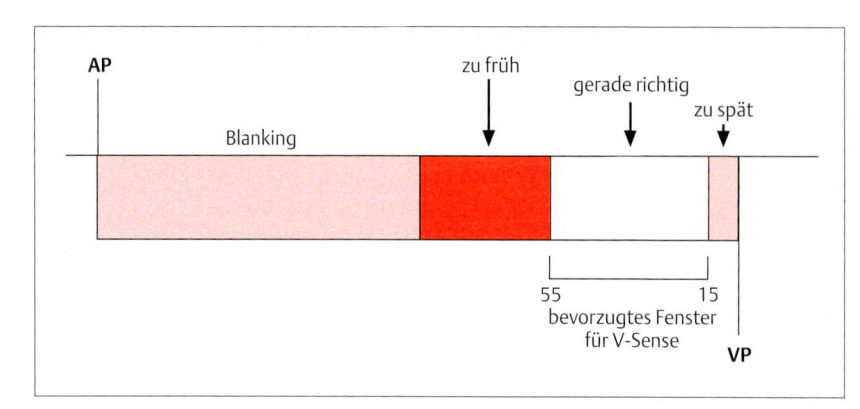

Abb. 5.80 „Search-AV". Der Algorithmus versucht, das technische AV-Delay so einzustellen, dass die ventrikuläre Wahrnehmung innerhalb des Fensters zwischen 55 und 15 ms vor geplantem Ventrikelstimulus stattfindet; fällt das ventrikuläre Sense-Ereignis „zu spät" ein (≤15 ms vor Ablauf der AV-Zeit), dann wird das AV-Delay um 31 (62) ms verlängert; bei „zu früher" Kammerwahrnehmung (>55 ms vor geplantem V-Pace) wird das AV-Delay um 8 ms gekürzt; „Safety-Window"-Pacing mit adaptiver AV-Zeit ist nicht möglich.

Das Ergebnis ist ein „patientenoptimierter" Satz aus maximalem und minimalem AV-Delay sowie einem Pace-Sense-Offset, welcher beim Umschalten vom AAI- zum DDD-Modus aktiv wird.

! Dieses scheinbar „physiologische", weil beim Patienten selbst gemessene, AV-Intervall stellt bei bedarfsweiser Kammerstimulation jedoch keineswegs das hämodynamisch optimierte, „kurze" AV-Delay dar, weil es den unterschiedlichen ventrikulären Depolarisationsablauf bei intrinsischer versus stimulierter Kammererregung nicht berücksichtigt.

2. Wechsel zwischen AAI und DDD

Mit dem „AAI-Safe-R"-Modus wird eine Betriebsart programmiert, welche als Vorhof-Schrittmacher mit Überwachung der Kammeraktivität beschrieben werden kann. Typisch für AAI ist, dass nicht auf jedes atriale ein ventrikuläres Ereignis folgen muss. **Unterschiede zur reinen AAI-Architektur** betreffen:

➤ die atriale Refraktärzeit, die in 2 kurze (vorhof- und kammergetriggerte) Abschnitte aufgeteilt ist und damit ein Wahrnehmungsfenster für früh angekoppelte Vorhofextrasystolen bereitstellt,
➤ das Verhalten nach ventrikulärer Extrasystole, welche das atriale Erwartungsintervall verlängert, die Vorhofstimulation im QRS-Komplex verhindert und davon übergeleitete, kurz angekoppelte und deshalb frustrane Ventrikelaktionen vermeidet.

Für die Umschaltung von AAI nach DDD gelten Bedingungen, welche den gebräuchlichen EKG-Kriterien des AV-Blocks nachempfunden, damit jedoch nicht im strengen Sinne vergleichbar sind:

➤ „AV-Block III": zwei aufeinanderfolgende atriale Ereignisse sind nicht von einer ventrikulären Wahrnehmung gefolgt;
➤ „AV-Block II": 3 von 12 konsekutiven atrialen Ereignissen sind nicht zur Kammer „übergeleitet";
➤ „AV-Block I": die zweite Version des Algorithmus erlaubt eine Differenzierung danach, ob eine zunehmende Verlängerung der AV-Zeit in Ruhe oder nur bei Belastung (z.B. bei aggressiver Frequenzadaptation) auftritt; Kriterium ist die Herzfrequenz; je nach Programmierung schaltet das System zum DDD-Modus, wenn das AV-Intervall 3-mal den vorgewählten Wert überschritten hat.
➤ Zur Sicherheit gilt als **Zusatzbedingung**, dass eine ventrikuläre Asystolie nicht länger als 2–4 s (programmierbar) dauern darf.

Analog der AV-Hysterese-Funktionen (s.o.) kann der Algorithmus nach AAI zurückschalten, wenn

➤ 12-mal hintereinander spontan oder
➤ bei einer „Probeumschaltung" nach 100 Zyklen

intrinsische Ventrikelaktionen detektiert werden.

Bei persistierendem AV-Block werden ständige frustrane Moduswechsel dadurch vermieden, dass mit einem Zählerkriterium der DDD-Modus erzwungen wird. Im Gegensatz zur Erstversion des Algorithmus bleibt der Zweikammer-Modus mit der aktuellen Software nicht permanent aktiv, sondern wird einmal täglich morgens auf AAI umgeschaltet, um nach Eigenrhythmus zu fahnden.

Der in gleicher Intention entwickelte **MVP-Algorithmus** sieht vor, dass bei Fehlen einer Ventrikelerregung zwischen 2 atrialen Ereignissen bereits das zweite Vorhofereignis ein AV-Intervall von 80 ms und einen Backup-Stimulus in der Kammer triggert. Je nach Muster der intrinsischen Aktivität erlaubt das System damit eine maximale ventrikuläre Pause von 2 programmierten Grundintervallen plus 80 ms.

Umschaltkriterium von AAI nach DDD ist ein Block der spontanen AV-Überleitung in 2 der letzten 4 Schrittmacherzyklen (AA-Intervalle). Nach dem Switch gilt das programmierte AV-Delay, das für die Zweikammerstimulation hämodynamisch optimiert sein kann. Die Diagnose einer atrialen Tachykardie durch den Schrittmacher führt zur DDI(R)-Stimulation. Rückschaltversuche werden in zunehmenden Zeitabständen (2, 4, 8, 16 min bis maximal 16 h) gestartet, bis das System eine spontane AV-Leitung feststellt und zum AAI-Modus zurückkehrt.

Programmierung

Einen der beschriebenen Algorithmen zu aktivieren, macht v.a. beim **intermittierenden höhergradigen AV-Block** Sinn: Für Perioden intakter patienteneigener AV-Leitung kann damit die Zwangsstimulation im Ventrikel vermieden werden, ohne dass bei plötzlicher Leitungsunterbrechung hämodynamisch ungünstig lange AV-Zeiten bestehen bleiben (12). Umgekehrt sollte die Funktion bei permanentem AV-Block ausgeschaltet sein oder – sofern sie werkseitig auf „Ein" steht und sich nicht „lernend" selbst deaktiviert – auf „Aus" programmiert werden.

Spezialfall einer intermittierenden AV-Blockierung ist die Leitungsverzögerung bei vasovagalem oder Karotissinus-Syndrom. Während neurovegetativer Episoden wird eine deutliche Verlängerung der intrinsischen AV-Überleitung beobachtet, welche durch künstliche Frequenzerhöhung („Frequenzabfall-Reaktion", s. dort) noch akzentuiert werden kann. Dass der DDD-AMC-Algorithmus in Verbindung mit Frequenzhysterese die (oft) günstigste Hämodynamik während provozierter Episoden (2) erzeugt, ist allerdings nicht zwingend auf dessen spezielles AV-Management zurückzuführen, sondern kann mit weiteren Eigenheiten des getesteten Systems zusammenhängen. Dennoch erscheint es bei der komplexen neurovegetativen Reaktionslage sinnvoll, während der Frequenz- und AV-Leitungsdepression das hämodynamisch optimale AV-Delay bereitzustellen.

Beim **Sinusknotensyndrom** vermindern die Algorithmen tendenziell die Zeit, in der „gefährlich" lange AV-Delays aktiv sind (s.u.); besser wäre die klare Entscheidung für AAI oder für DDD mit hämodynamisch optimiertem AV-Delay. Während verlässliche Kriterien für diese Entscheidung nicht existieren, können folgende Gesichtspunkte hilfreich sein:

➤ **Prognostisch** einzig valider Marker von AV-Blockierungen unter AAI-Stimulation ist ein vorbestehender Schenkelblock (1, 3, 9). Selbst wenn die jährliche Inzidenz höhergradiger, symptomatischer Überleitungsstörungen nur bei 0,6 bis 1,7 % (7) liegt, sollte ein Schenkelblock im EKG Indikation zum ventrikulären Backup sein. Weil eine kleine Studie an 24 Patienten mit AAI-Stimulation ohne Schenkelblock eine sehr viel höhere Rate an AV-Blockierungen (13,6 %; [4]) berichtet, mögen Sicherheitsaspekte öfter die Zweikammeroption (mit AV-Hysterese oder Moduswechsel) wählen lassen.
➤ **Hämodynamisch** lassen lange AV-Zeiten die Vorhofkontraktion zu früh einfallen und den „atrial kick" wirkungslos verpuffen. Der in der Literatur angegebene Grenzwert von 220 ms (6) gilt sicher nicht bei atrialer Stimulation, weil die Stimulus-Q-Zeit mit Sondenposition und atrialer Pathologie variiert. Verbreiterte P-Wellen (200 ms und mehr) zeigen, dass die linksatriale Depolarisation so spät erfolgen kann, dass auch bei S-Q-Intervallen über 300 ms die linksseitige AV-Sequenz nicht gestört sein muss.

– Im Echo-Doppler lässt sich einfach kontrollieren, ob die Mitralklappe vor Beginn des QRS-Komplexes schließt und AAI somit diastolisch ungünstig wirkt.
– Soll der Schrittmacher im AAIR-Modus betrieben werden, empfiehlt sich eine Belastung mit adäquater Steigerung der Stimulationsrate („Frequenzvariable Stimulation"), um das Verhalten der AV-Leitung bei Frequenzbeschleunigung zu testen und ein „Mismatch" zwischen sensorbestimmter Stimulationsfrequenz und autonom vermittelter AV-Überleitung mittels AV-Hysterese zu korrigieren.

Die Algorithmen vermögen die Zahl ventrikulärer Stimuli signifikant zu reduzieren und – bei hohem Verbrauch der Kammerelektrode – die Laufzeit des Aggregats zu verlängern (5, 11). Bedingung ist allerdings, dass Hysteresewerte jenseits 100 ms zur Verfügung stehen (11) und technische AV-Delays von (weit über) 300 ms erzielt werden können, ohne dass (hämodynamische) Kompromisse beim kurzen AV-Delay eingegangen werden müssen (5, 8). Einige derzeit verfügbare Optionen sind in Tab. 5.2 gelistet.

Ein prospektiv randomisierter Vergleich zwischen Systemen mit AV-Hysterese und AAI-DDD-Wechsel fehlt. Für AAI-Safe-R und MVP ist eine Reduktion der Stimulationsfrequenz in der Kammer auf 0–4 % der Gesamtzyklen gezeigt (10, 13), wobei für die untersuchte Klientel unterschiedliche Anforderungen an die Leitfähigkeit im AV-Knoten berichtet werden und eine größer angelegte Untersuchung des hämodynamischen Nutzens noch aussteht.

Interaktionen

Verlängerung der AV-Zeit bedeutet gleichzeitig Zunahme der totalen atrialen Refraktärzeit und damit niedrige 1:1-„Tracking"-Raten. Bei je 300 ms für AV-Intervall und postventrikuläre atriale Refraktärzeit (PVARP) detektiert der Schrittmacher Vorhoffrequenzen über 100 min^{-1} nicht mehr und wird dann höchstens über die Ventrikelwahrnehmung inhibiert. Einige Schrittmachermodelle weisen deshalb Interaktionen zwischen automatischer PVARP und AV-Zeit-Steuerung auf. Bei anderen wird die AV-Hysterese ab einer Frequenz von z.B. 90 min^{-1} temporär deaktiviert.

Die frequenzabhängige AV-Zeit-Verkürzung kann mit der AV-Hysterese-Schaltung kombiniert werden. Je nach Länge des Hysterese-Intervalls wird dadurch der Anpassungsbereich eingeschränkt und Kammerstimulation erzwungen. Ob dieser Effekt gewünscht ist (s.o.), ist im Einzelfall zu entscheiden.

Im Betrieb mit langem AV-Delay birgt intermittierende Desynchronisation von Schrittmacher und patienteneigenem Spontanrhythmus die Gefahr, potentiell maligne ventrikuläre Rhythmusstörungen zu induzieren. Charakteristische Szenarien sind ventrikuläre Extrasystolen, atriales Undersensing bei Sinusrhythmus

Tabelle 5.2 Auslegung einiger Algorithmen zur automatischen AV-Zeit-Verlängerung

	SearchAV™/ SearchAV+™	AV Search Hysteresis™	AutoIntrinsic Conduction Search™	AV Hysteresis™	DDD/AMC™
AV-Zeit-Verlängerung	um je 31/62 ms bis zum maximal programmierten Wert	um programmierten Prozent-Wert der AV-Zeit	um programmierten Absolutwert	auf das 1,15-/1,3-/1,5fache (gerundet) der aktuell wirksamen AV-Zeit	50 ms über dem berechneten Mittel der intrinsischen AV-Zeit (getrennt für AR und PR)
Max. programmierbare AV-Zeit-Verlängerung	110 ms/250 ms	programmierte AV-Zeit	120 ms	0,5 × programmierte AV-Zeit	Keine Programmiermöglichkeit
Maximal erreichbare AV-Zeit	350 ms/600 ms	300 ms	350 ms	300 ms	344 ms
Kriterien für Ende der AV-Hysterese	sobald VP in 8 aus 16 Zyklen	sobald 1 VP nötig	sobald 1 VP nötig	sobald 1 VP nötig	sobald 1 VP nötig
Suchintervalle	progressiv länger: alle 15 min bis 16 h	alle 32–1024 Zyklen	alle 5 min	alle 180 Zyklen	alle 100 Zyklen
Speicherfunktionen zur Effektivitätskontrolle	+	–	–	–	+

AR: Intervall zwischen atrialer Stimulation und ventrikulärer Wahrnehmung; PR: Intervall zwischen atrialer und ventrikulärer Wahrnehmung; VP: ventrikuläre Stimulation, +: vorhanden, –: nicht vorhanden.

oder (besonders) Vorhofflimmern sowie das Auftreten akzelerierter AV-nodaler Rhythmen mit Frequenzen nahe der aktuellen Schrittmacher-Frequenz; zeitlich fällt die Ventrikeldepolarisation dabei oft mit dem atrialen Stimulus zusammen und wird wegen Blankings nicht detektiert; die zwanghaft folgende Kammerstimulation wird umso eher ein R-auf-T-Phänomen erzeugen, je mehr das technische AV-Delay etwa 180 ms übersteigt (s.a. Safety-Window-Pacing).

Theoretisch sind hier **Vorteile einzelner technischer Lösungen** denkbar:

➤ Weil die Algorithmen mit Wechsel zwischen AAI und DDD-Modus nicht mit AV-Hysterese arbeiten, sehen sie überlange AV-Zeiten nicht vor; deshalb sollten solche auch nicht aktiv (und systemwidrig) programmiert werden.
➤ Statt einen fixen Hysterese-Aufschlag auf das „kurze" AV-Delay zu nutzen, stellt „Search-AV" eine AV-Verzögerung ein, welche dem intrinsischen Überleitungsintervall nahe kommt. Solange nicht intra- oder interatriale Leitungsstörung die Zeit zwischen Vorhofstimulus und ventrikulärer Wahrnehmung verlängert, vermeidet diese Eigenschaft tendenziell überlange AV-Zeiten. Mit Einführung der „Plus"-Variante scannt dieser Algorithmus jedoch um bis zu 250 ms jenseits des programmierten AV-Werts und stellt damit beliebig lange, auch potentiell „gefährliche" AV-Intervalle ein.
➤ Von der Programmierung (über-)langer AV-Zeiten wird deshalb abgeraten, wenn der Patient eine erhöhte ventrikuläre Vulnerabilität erwarten lässt (ischämisches Potential bei koronarer Herzkrankheit, schwere linksventrikuläre Funktionsminderung, Myokardhypertrophie, Anamnese von Kammerarrhythmien).

Literatur

1. Andersen HR, Nielsen JC, Thomsen PE, et al. Atrioventricular conduction during long-term follow-up of patients with sick sinus syndrome. Circulation 1998; 98: 1315–1321.
2. Blanc JJ, Cazeau S, Ritter P, et al. Carotid sinus syndrome: acute hemodynamic evaluation of a dual chamber pacing mode. Pacing Clin Electrophysiol 1995; 18: 1902–1908.
3. Brandt J, Anderson H, Fahraeus T, Schuller H. Natural history of sinus node disease treated with atrial pacing in 213 patients: implications for selection of stimulation mode. J Am Coll Cardiol 1992; 20: 633–639.
4. Haywood GA, Ward J, Ward DE, Camm AJ. Atrioventricular Wenckebach point and progression to atrioventricular block in sinoatrial disease. Pacing Clin Electrophysiol 1990; 13: 2054–2058.
5. Himmrich E, Kramer LI, Fischer W, Dorr T, Reinecke H. Unterstützung der spontanen atrioventrikulären Überleitung bei Patienten mit DDDR-Schrittmachern. Herz 2001; 26: 69–74.
6. Jutzy RV, Feenstra L, Pai R, et al. Comparison of intrinsic versus paced ventricular function. Pacing Clin Electrophysiol 1992; 15: 1919–1922.

7. Kristensen L, Nielsen JC, Pedersen AK, Mortensen PT, Andersen HR. AV block and changes in pacing mode during long-term follow-up of 399 consecutive patients with sick sinus syndrome treated with an AAI/AAIR pacemaker. Pacing Clin Electrophysiol 2001; 24: 358–365.
8. Nielsen JC, Pedersen AK, Mortensen PT, Andersen HR. Programming a fixed long atrioventricular delay is not effective in preventing ventricular pacing in patients with sick sinus syndrome. Europace 1999; 1: 113–120.
9. Rosenqvist M, Obel IW. Atrial pacing and the risk for AV block: is there a time for change in attitude? Pacing Clin Electrophysiol 1989; 12: 97–101.
10. Savoure A, Fröhlig G, Galley D, et al. A new dual-chamber pacing mode to minimize ventricular pacing. Pacing Clin Electrophysiol 2005; 28 Suppl 1: S43–S46.
11. Stierle U, Kruger D, Vincent AM, et al. An optimized AV-delay algorithm for patients with intermittent atrioventricular conduction. Pacing Clin Electrophysiol 1998; 21: 1035–1043.
12. Stierle U, Potratz J, Taubert G, Mitusch R, Sheikhzadeh A, Diederich KW. Schrittmacher-Syndrom bei AV-synchroner Stimulation des Herzens. Dtsch Med Wochenschr 1991; 116: 1907–1910.
13. Sweeney MO, Shea JB, Fox V, et al. Randomized pilot study of a new atrial-based minimal ventricular pacing mode in dual-chamber implantable cardioverter-defibrillators. Heart Rhythm 2004; 1: 160–167.

■ Algorithmen, die zur Verkürzung des AV-Delays führen

Das Wichtigste in Kürze

Wenn die Schrittmacher-eigene AV-Zeit frequenzabhängig verkürzt wird, hat dies in erster Linie technische Gründe: Die Anpassung mindert atriale Blindzeiten (im Interesse der Arrhythmiedetektion) und reduziert die totale atriale Refraktärperiode (mit dem Ergebnis, dass höhere „Tracking"-Frequenzen erreicht werden). In der Standardauslegung ist die Kennung der Algorithmen meist zu aggressiv, um die physiologische Verkürzung des AV-Intervalls unter Sympathikuseinfluss nachahmen zu können.

In der überwiegend älteren Schrittmacherklientel beträgt der Korrekturbedarf zudem kaum mehr als 20 ms, so dass die Funktion standardmäßig ausgeschaltet und nur in Sonderfällen (Notwendigkeit hoher Trackingfrequenz bei Kindern; 2:1-Lock-in bei Mode-Switch) aktiviert werden sollte. Ziel der negativen AV-Hysterese ist die permanente Stimulation des Ventrikels trotz erhaltener intrinsischer AV-Überleitung. Der Algorithmus ist ausschließlich für die Behandlung der HOCM mittels Schrittmacher konzipiert, sorgt keineswegs immer für „full ventricular capture" und hat potentiell negative Folgen für die diastolische Füllung. Seine Bedeutung für die Schrittmachertherapie ist begrenzt.

Gruppe 1

Bezeichnungen

➤ Frequenzadaptives AV-Delay
➤ Rate adaptive AV-Delay
➤ Adaptives AV-Intervall
➤ Dynamisches AV-Delay

Ziel

Der Algorithmus verfolgt **2 Ziele**:

➤ **Schrittmachertechnisch** wird mit Abnahme des AV-Delays die totale atriale Refraktärzeit (TARP = AVD + PVARP) kürzer. Weil diese unmittelbar die maximale Trackingfrequenz limitiert, ermöglicht der Algorithmus – abhängig von der eingestellten PVARP – bei höhergradigem AV-Block eine 1:1 vorhofabhängige Ventrikelstimulation bis zu Herzfrequenzen von 180 oder 190 min^{-1}, wie es z.B. bei Kindern oder sportlich aktiven Patienten notwendig sein kann.
Analog bestimmt die Summe aus AV-Zeit und postventrikulärer Blankingzeit (PVAB) das Zeitfenster, in dem schnelle Vorhofrhythmen vom Aggregat nicht detektiert werden können (s. Mode-Switch). Erfordert die Fehlwahrnehmung ventrikulärer Fernpotentiale im Vorhof eine lange PVAB, so mindert die Verkürzung der AV-Zeit bei hoher Vorhoffrequenz das Risiko, dass jede zweite atriale Aktion nicht detektiert und ein Mode-Switch verhindert wird (2:1-Lock-in, s. Mode-Switch).
➤ **Physiologisch** soll damit das natürliche Verhalten des AV-Intervalls unter Belastungsbedingungen nachgeahmt werden, das unter Sympathikuseinfluss grundsätzlich abnimmt. Obwohl die Kinetik dieser Anpassung sehr unterschiedlich beschrieben wird (1, 2, 4, 5) ist sie am ehesten linear und liegt in der Größenordnung von 0,4 ms/min^{-1} Frequenzsteigerung.

Realisierung

Üblicherweise bewirkt die Funktion denn auch eine lineare Verkürzung des AV-Delays mit steigender Herzfrequenz (Abb. 5.**81**). Dies muss nicht über den gesamten programmierten Frequenzbereich erfolgen, sondern kann begrenzt werden, indem gesondert „Start"- und „Stop"-Frequenz des Algorithmus einzustellen sind. Die Anpassungscharakteristik ist durch eine (meist wählbare) Steilheit (ms/min^{-1}), durch Programmierung eines maximalen und minimalen AV-Delays oder durch ganz individuelle Gestaltung eines „AV-Dynamik"-Diagramms (Abb. 5.**82**) zu beeinflussen.

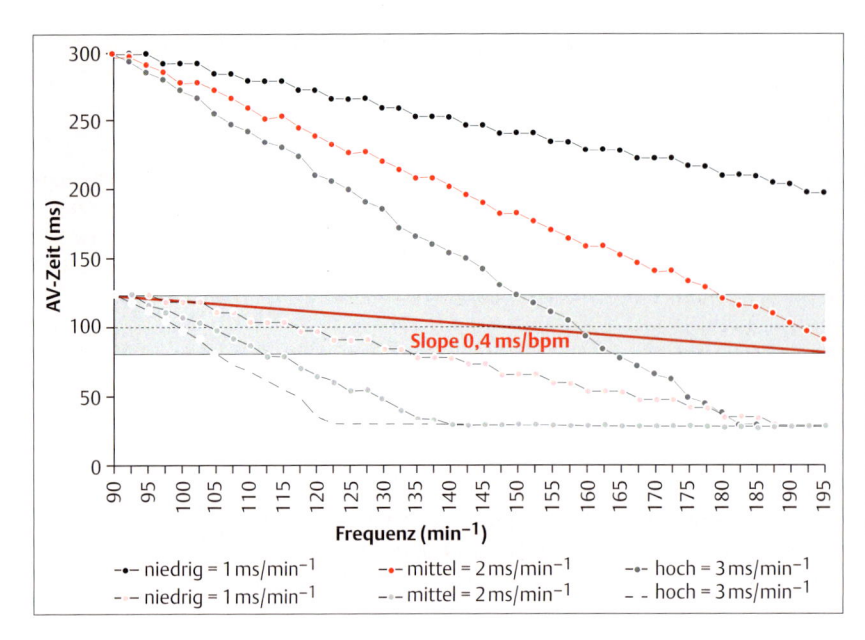

Abb. 5.81 Charakteristik eines DDD-Schrittmachers bei der frequenzadaptaiven AV-Delay-Anpassung. In der oberen Bildhälfte ist die Kurvenschar niedriger, mittlerer und hoher Steilheit bei der AV-sequentiellen (AV-), unten die entsprechende Darstellung bei vorhofgesteuerter (PV-)Stimulation eingetragen. Zum Vergleich eingezeichnet ist die Funktion zwischen natürlichem AV-Intervall und Herzfrequenz, wie sie in der Literatur beschrieben ist (2). Die schraffierte Zone zeigt den Variationsbereich, der sich ergibt, wenn die optimale PV-Zeit in Ruhe 120 ms beträgt und bei einer Frequenzsteigerung von 90 auf 190 min^{-1} um physiologische 40 ms abnimmt.

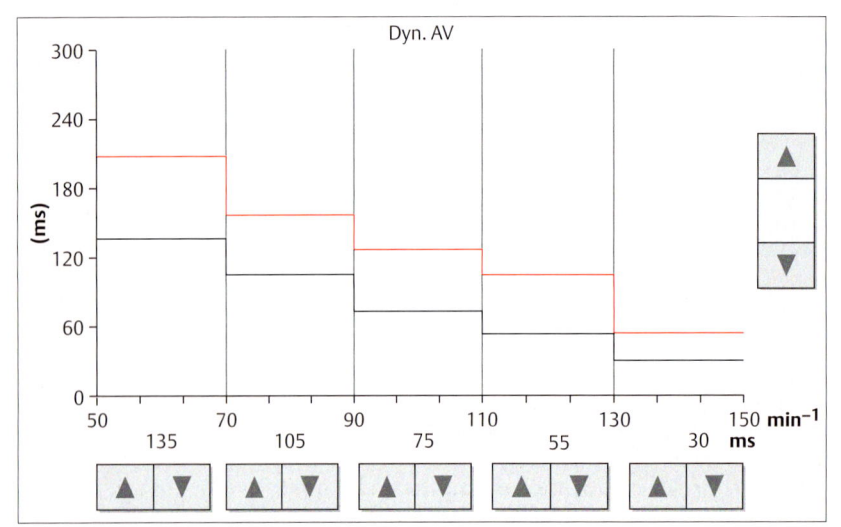

Abb. 5.82 Schwarze Kurve: Charakteristik des dynamischen AV-Delays, wie sie graphisch auf dem Programmer-Display dargestellt und in Frequenzabschnitten von je 20 min^{-1} individuell variiert werden kann (Auf-/Ab-Tasten).
Rote Kurve: die Charakteristik mit gleichzeitig aktivierter AV-Hysterese verläuft nicht parallel der erstgenannten Funktion, sondern mindert den Hystereseeffekt abhängig von der gesondert wählbaren Hysteresekinetik.

Programmierung

! Von Industrieseite vorgegebene Anpassungscharakteristiken sind oft entschieden zu steil, so dass selbst die vorsichtigste Programmierung schnell pathophysiologisch unsinnige Effekte erzielt (Abb. 5.81).

Zieht man zusätzlich in Betracht, dass die übliche Schrittmacherklientel um oder über 70 Jahre alt ist und ihre Herzfrequenz selten um mehr als 50 (60–110) min^{-1} variiert, so beträgt der „physiologische" Korrekturbedarf für die AV-Zeit gerade mal 50 × 0,4 = 20 ms. Dieser Wert liegt nahe der Messgenauigkeit, die bei Optimierung des AV-Delays erreicht werden kann. Grundsätzlich sollte deshalb der Algorithmus zur frequenzabhängigen AV-Zeit-Verkürzung ausgeschaltet bleiben oder deaktiviert werden, wenn er standardmäßig vorgesehen ist.

Anlass, den Algorithmus dennoch zu aktivieren, mögen **besondere Anforderungen an das Tracking-Verhalten** des Schrittmachers sein. Dies betrifft den Fall junger und sportlich aktiver Patienten (s.o.), deren Vorhofbeitrag zur Ventrikelfüllung bei hoher Belastungsfrequenz an Bedeutung verliert (7). Dies mag im Einzelfall auch notwendig sein, um Mode-Switch-Probleme zu umgehen (s.o.), wobei versucht werden sollte, innerhalb der Programmoptionen die Start-Frequenz möglichst hoch anzusiedeln, jenseits derer die Anpassungsfunktion aktiv wird.

Interaktionen

Um ein 2:1-Lock-in zu umgehen (s.o.), erzwingen einzelne Aggregate die frequenzabhängige AV-Zeit-Korrektur, sobald Mode-Switching aktiviert wird. Auch Start- und Stopp-Frequenz des Algorithmus sind dann nicht mehr frei wählbar.

Die kumulativen Effekte aus frequenzvariabler AV-Zeit, Sense-Pace-Offset (s. Schrittmachersteuerung), AV-Hysterese (s. dort) und weiteren Interaktionen (z.B. AV-Modulation der PMT-Algorithmen, s. dort) lassen leicht den Überblick darüber verlieren, mit welchem Delay der Schrittmacher unter welcher Bedingung arbeitet.

Recht gut veranschaulicht wird dies durch ein **AV-Delay/Frequenz-Diagramm**, wie es in Abb. 5.**82** wiedergegeben ist. Die pure Visualisierung ersetzt jedoch noch nicht die Einschätzung möglicher hämodynamischer Effekte, zumal dies mit den gebräuchlichen Methoden (z.B. Mitral-Doppler unter Belastung) ohnehin nicht zu leisten ist.

Vorherrschendes Kriterium jeglicher Programmierung sollte deshalb sein, deletäre Wirkungen zu meiden; dies bedeutet wieder, auf den Algorithmus zu verzichten.

Gruppe 2

Bezeichnungen

➤ Negative AV-/PV-Hysterese mit Suchfunktion

Ziel

Der Algorithmus erzwingt die AV-synchrone Stimulation im rechten Ventrikel. Einzige Anwendung ist die Schrittmachertherapie der hypertrophischen obstruktiven Kardiomyopathie (HOCM), für die eine Reduktion des linksventrikulären Ausflusstrakt-Gradienten durch apikale rechtsventrikuläre Stimulation beschrieben ist. Als Bedingung für die hämodynamische Wirksamkeit gilt, dass „full ventricular capture" den linken Ventrikel atypisch depolarisiert und asynchron kontrahieren lässt.

Realisierung

In Umkehrung der üblichen AV-Hysterese-Schaltung wird bei ventrikulärer Wahrnehmung das technische AV-Delay um einen (programmierbaren) Wert verkürzt, um „full capture" zu erreichen. Weil bei den meisten HOCM-Patienten die intrinsische AV-Leitung ungestört ist und der Algorithmus deshalb AV-Zeiten einstellt, die nicht selten den atrialen Beitrag zur Ventrikelfüllung vorzeitig unterbrechen, ist ein Suchmechanismus vorgesehen, der in vorgegebenen Zeitintervallen (32–256 Zyklen) das AV-Delay verlängert.

Abhängig davon, ob erneut intrinsische Kammerdepolarisation wahrgenommen wird oder nicht, stellt sich ein kurzes oder langes AV-Delay ein.

Programmierung

Ohne auf das grundsätzliche Problem einzugehen, dass die Schrittmachertherapie der HOCM (s. Schrittmacherindikation) einen niedrigen Ausflussbahngradienten oft mit empfindlicher Störung der diastolischen Funktion erkauft (3,6), scheint der Algorithmus **nur unter 2 Bedingungen nützlich**:

➤ Es besteht ein **intermittierender AV-Block**, der die Differenzierung zwischen einem hämodynamisch optimalen (bei Vorliegen des Blocks) und einem technisch ultrakurzen AV-Delay (bei intrinsischer AV-Leitung) nötig macht. Diese Konstellation ist die Ausnahme.

➤ Unter Sympathikuseinfluss wird die **natürliche AV-Leitung so stark verkürzt**, dass das unter Ruhebedingungen eingestellte „full capture" während Belastung verloren geht und das AV-Delay der Nachregulierung bedarf, um den hämodynamischen Effekt des Schrittmachers zu erhalten. Da es bei der HOCM oft erforderlich ist, den Frequenzanstieg mit Rücksicht auf diastolische Relaxations- und Compliance-Probleme des hypertrophierten Ventrikels zu begrenzen, lässt die Diskussion der physiologischen AV-Zeit-Variabilität (s. Gruppe 1) nur einen geringen Anpassungsbedarf für das AV-Delay erwarten.

Zudem benutzt der Schrittmacher die ventrikuläre Wahrnehmung als einziges Kriterium für die Notwendigkeit einer AV-Zeit-Verkürzung, so dass er nicht zwischen „full capture" und ventrikulären Fusionsschlägen unterscheiden und keine Feinjustierung des AV-Delays vornehmen kann. Die klinische Bedeutung des Algorithmus ist damit limitiert.

Interaktionen

Die Funktion kann gleichzeitig mit der frequenzabhängigen AV-Zeit-Korrektur aktiviert werden und verkürzt dann das AV-Delay zusätzlich. Nach unten ist Anpassung durch den Parameter „Kürzestes AV-/PV-Intervall" begrenzt.

Literatur

1. Barbieri D, Percoco GF, Toselli T, Guardigli G, Ansani L, Antonioli GE. AV delay and exercise stress tests: behavior in normal subjects. Pacing Clin Electrophysiol 1990; 13: 1724–1727.
2. Daubert C, Ritter P, Mabo P, Ollitrault J, Descaves C, Gouffault J. Physiological relationship between AV interval and heart rate in healthy subjects: applications to dual chamber pacing. Pacing Clin Electrophysiol 1986; 9: 1032–1039.
3. Jeanrenaud X, Schlapfer J, Fromer M, Aebischer N, Kappenberger L. Dual chamber pacing in hypertrophic obstructive cardiomyopathy: beneficial effect of atrioventricular junction ablation for optimal left ventricular capture and filling. Pacing Clin Electrophysiol 1997; 20: 293–300.

4. Luceri RM, Brownstein SL, Vardeman L, Goldstein S. PR interval behavior during exercise: implications for physiological pacemakers. Pacing Clin Electrophysiol 1990; 13: 1719–1723.
5. Meine M, Hexamer M, Werner J, Israel CW, Lemke B, Barmeyer J. Relationship between atrioventricular delay and oxygen consumption in patients with sick sinus syndrome: relevance to rate responsive pacing. Pacing Clin Electrophysiol 1999; 22: 1054–1063.
6. Nishimura RA, Hayes DL, Ilstrup DM, Holmes DR, Jr., Tajik AJ. Effect of dual-chamber pacing on systolic and diastolic function in patients with hypertrophic cardiomyopathy. Acute Doppler echocardiographic and catheterization hemodynamic study. J Am Coll Cardiol 1996; 27: 421–430.
7. Wirtzfeld A, Stangl K, Schmidt G. Physiological pacing: AV-synchrony and rate control. In: Pérez Gomez F (Hrsg.): Cardiac Pacing, Editorial Grouz, Madrid 1985; 875–892.

Algorithmen bei atrialen Tachykardien

Das Wichtigste in Kürze

Vorhofgetriggerte Ventrikelstimulation („Tracking") funktioniert unabhängig davon, ob der atriale Rhythmus physiologisch oder pathologisch ist. Bei Patienten mit AV-Block, deren Chronotropie durch vorhofabhängige Ventrikelstimulation bewirkt wird, muss der Schrittmacher schnelle atriale Arrhythmien erkennen, um vom „Tracking"- zum „Nontracking"-Modus umschalten und hochfrequente Kammerstimulation vermeiden zu können (Mode-Switch).

Die Funktion setzt ungestörte Wahrnehmung auch kleiner atrialer (Flimmer-) Signale voraus; Beginn und Ende der Tachykardie sollen rasch, aber auch zweifelsfrei detektiert werden, im Idealfall setzt die „Non-tracking"-Betriebsart ohne abrupten Frequenzsprung ein und sorgt für bedarfsgerechte (auch frequenzadaptive) Kammerstimulation.

Sensitivität und Spezifität der verfügbaren Algorithmen bieten ein gemischtes Bild; ihre Kopplung mit diagnostischen Speichern eröffnet neue Einsichten in Häufigkeit und Dynamik der Rhythmusstörungen, erzwingt aber auch die Validierung durch Episoden-Aufzeichnung, um das immense Informationsangebot kritisch bewerten zu können.

Anders als der natürliche AV-Knoten lässt die „elektronische AV-Leitung" keine Variation des AV-„Untersetzungsverhältnisses" zwischen Vorhof- und Kammerfrequenz zu. Im Falle atrialer Tachyarrhythmien kennt die klassische Zeitschaltung von Schrittmachern als einzige Begrenzung das obere Frequenzlimit. Um den Patienten vor schnellen Kammerrhythmen zu bewahren, bleibt einzig das Umschalten vom „Tracking"- zum „Nontracking"-Modus (Mode-Switch).

Gruppe 1

Bezeichnungen

- (Automatic) Mode Switch ([A]MS)
- Atriale Tachykardie-Reaktion (ATR)
- Fallback Mode Switching (FMS)
- Mode-Umschaltung (= Dual Demand Mode)

Ziel

Der Algorithmus unterscheidet zwischen physiologischer (Sinusknoten-) und pathologischer Vorhofaktivität (atriale Tachykardie, Vorhofflimmern/-flattern), um im ersten Fall 1:1 vorhofgesteuerte Ventrikelstimulation („Tracking") zu ermöglichen, im zweiten jedoch das Tracking zu unterbrechen und damit pathologische Kammerfrequenzen zu verhindern (Abb. 5.**83**). Die Funktion umfasst:

- Detektion des Tachykardiebeginns,
- Desynchronisation zum geeigneten Ersatzmodus,
- Erkennung des Tachykardieendes,
- Resynchronisation.

De- und Resynchronisation können mit und ohne gleitende Frequenzübergänge im Ventrikel organisiert sein.

Realisierung

Signaldetektion

Hochfrequente Vorhofereignisse können vom Schrittmacher nur dann erfasst werden, wenn der Wahrnehmungsschaltkreis in seiner Auslegung den zu erwartenden Signalen genügt und ohne – oder mit nur kurzen – Unterbrechungen empfangsbereit ist.

Zwischen den atrialen Potenzialen bei Sinusrhythmus (P) und Tachyarrhythmie (T) besteht nur ein lockerer Zusammenhang: P- und atriale Flatterwellen unterscheiden sich in ihrer Amplitude kaum, Flimmerpotentiale variieren beträchtlich, können bei längerer Arrhythmiedauer kleiner werden und verlangen deshalb hohe Eingangsempfindlichkeiten (Abb. 5.**84** 2; [25]).

Im Interesse der Störsicherheit ist folglich **bipolares Sensing** geboten, obwohl Fehlwahrnehmung – namentlich ventrikulärer Fernpotentiale (FFR) – mit der gegenwärtigen Schrittmachertechnik nicht ausgeschlossen ist (Abb. 5.**85**). Das Problem stellt sich bei gezielter Testung größer als im Routinebetrieb dar, wobei die Angaben im Akuttest je nach Vorhofempfindlichkeit (0,5 bzw. 0,1 mV) zwischen 20 und 100 % schwanken (4) und nach chronischen Speicherdaten mit 9 % (17) beziffert werden.

Nicht immer gelingt es, durch geschickte Wahl der Empfindlichkeit zwischen P- und FFR-Potenzialen zu diskriminieren, so dass Fernfeldsignale als überzählige Vorhofereignisse gedeutet und fälschlich supraventrikuläre Tachykardien diagnostiziert werden. Abhilfe

Algorithmen bei atrialen Tachykardien   **209**

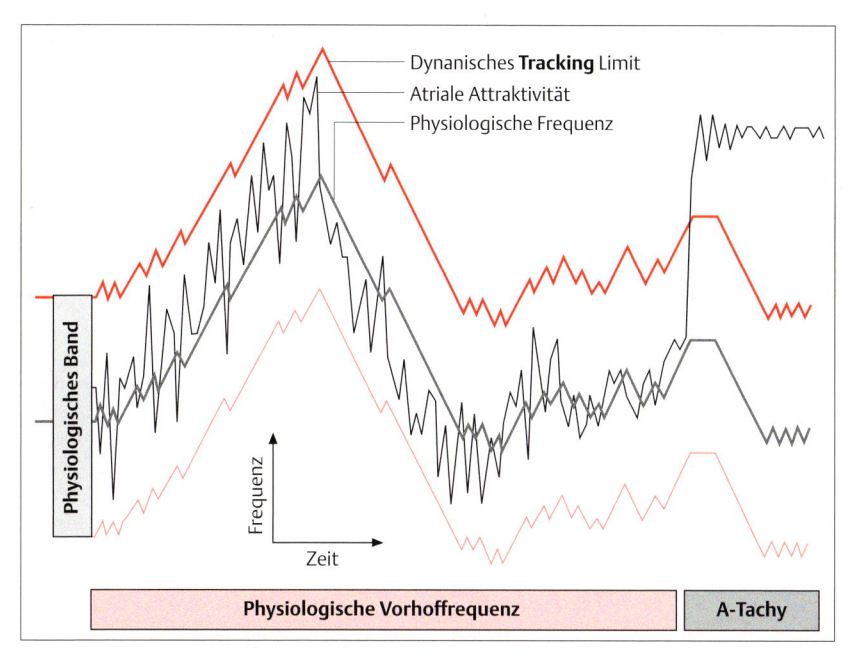

Abb. 5.83 Vorhofabhängige Ventrikelstimulation („Tracking") während physiologischer atrialer Aktivität, definiert durch ein „physiologisches Band" um die momentane „physiologische" Frequenz (f_{phys}); diese wird in einem „Pseudo-Mittelungsverfahren" ständig aktualisiert, indem mit jedem neuen Vorhofereignis der Wert um 2 Schläge min^{-1} herauf- oder herabgesetzt wird, abhängig davon, ob die aktuelle Zykluslänge größer oder kleiner als die f_{phys} entsprechende Zykluslänge (aber nicht außerhalb des physiologischen Bandes) ist.
Wenn die Vorhoffrequenz plötzlich das physiologische Band verlässt („A-Tachy"), so wird „Tracking" abgeschaltet (nach 1).

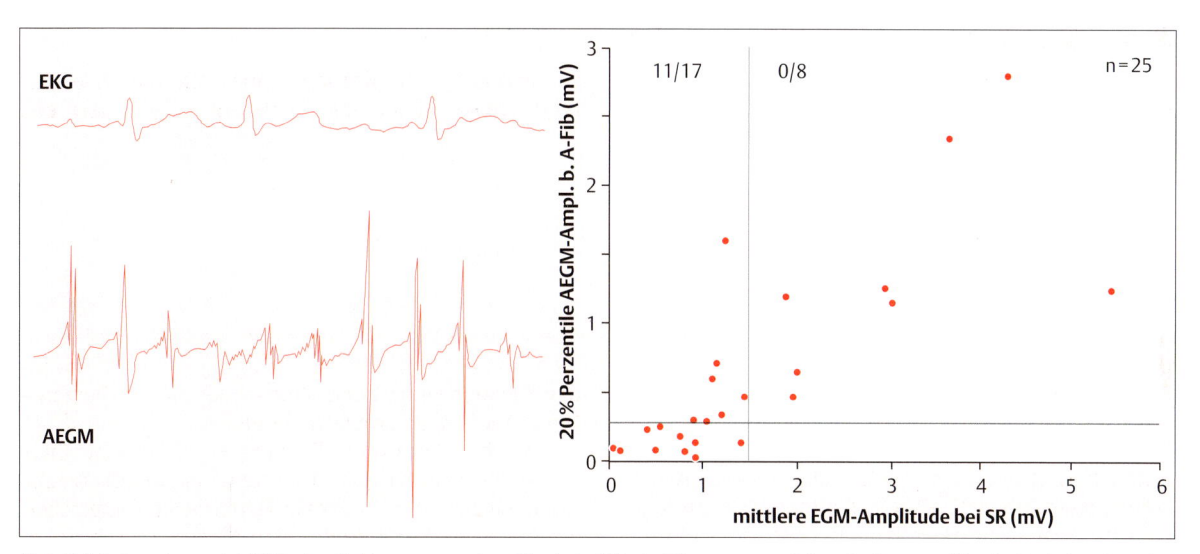

Abb. 5.84 Spontanvariabilität der Elektrogramm-Amplitude bei Vorhofflimmern und ihre Bedeutung für die Tachykardiewahrnehmung von atrialen Schrittmacherverstärkern.
Das atriale Elektrogramm (AEGM) zeigt 10 konsekutive Flimmerpotentiale unterschiedlicher Amplitude, deren 2 kleinste mit einem Stern gekennzeichnet sind (2 von 10 = 20 % der vorkommenden Signale). Die Graphik auf der rechten Seite zeigt die Häufigkeit, mit der eine 20 %-Perzentile von kleiner 0,3 mV in Abhängigkeit von der mittleren AEGM-Amplitude bei Sinusrhythmus (SR) vorkommt: diese beträgt 11/17, wenn AEGM (SR) weniger als 1,5 mV beträgt, und 0/8, wenn AEGM (SR) gleich oder größer als 1,5 mV ist.
Der Zusammenhang besagt, dass erst bei einer mittleren P-Wellen-Amplitude im AEGM von ≥1,5 mV und einer Vorhofempfindlichkeit von 0,3 mV die Detektion sämtlicher Vorhofflimmerpotentiale erwartet werden kann (nach 2).

schafft derzeit nur das Ausblenden („Blanking") dieser Signale; in negativer Konsequenz wird damit auch das Wahrnehmungsfenster für echte Tachykardien verkleinert.

Da FFR-Potentiale im Vorhof kurz nach dem eigentlichen Ventrikelereignis auftreten, erfolgt Blanking vornehmlich postventrikulär (**P**ost**V**entrikuläres **A**triales **B**lanking; PVAB); aber auch eine stimulierte Vorhofdepolarisation (Abb. 5.**85**) oder ein Ventrikelereignis (5), das noch vor der Kammerwahrnehmung im Vorhofverstärker detektiert wird, kann die Zählung kurzer P-P-Intervalle bewirken, so dass ein Hersteller solche Störeinflüsse durch Blanking des gesamten AV-Delays eliminiert. In der Addition zur PVAB wird dadurch die

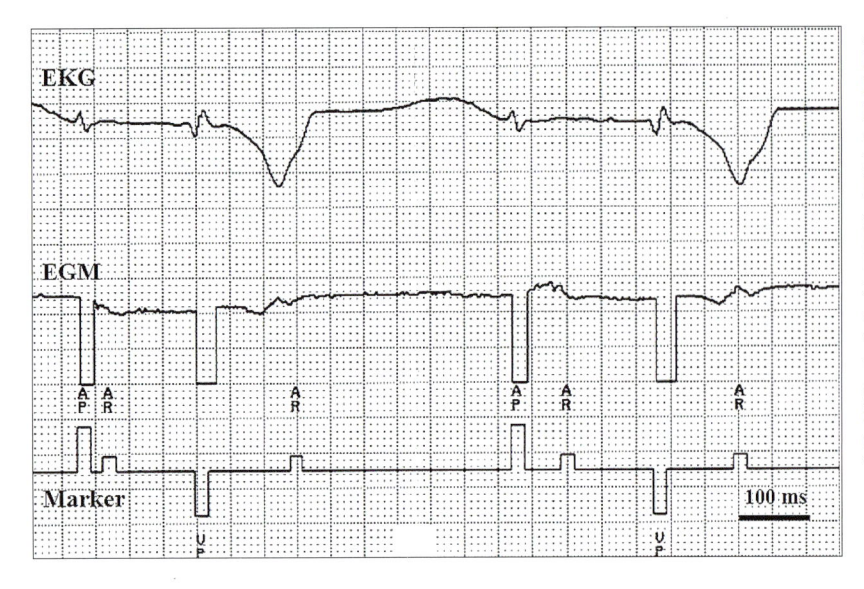

Abb. 5.85 Oberflächen-EKG, atriales Elektrogramm (EGM) und Marker-Annotation bei AV-sequentieller Stimulation (untere Grenzfrequenz 90 Schläge min^{-1}, AV-Delay 200 ms). Bipolares Sensing im Vorhof (Empfindlichkeit 0,5 mV). AP = Atriales Pacing, VP = Ventrikuläres Pacing. Mit AR sind atriale Refraktärwahrnehmungen gekennzeichnet: nach AP sind diese wegen der unterschiedlichen AP-AR-Intervalle als Reizantwort nach AP (zweiter Zyklus) oder Interferenz von Eigenaktion und AP (erster Zyklus) zu interpretieren; nach VP folgt jeweils ein ventrikuläres Fernpotential im Vorhof.

Detektionsfähigkeit des Systems (v.a. für Vorhofflattern, s.u.) empfindlich begrenzt.

Anders als sich nach der Bezeichnung vermuten lässt, ist das System jedoch in dem Teil der postventrikulären atrialen Refraktärzeit (PVARP), der außerhalb der PVAB liegt, durchaus wahrnehmungsfähig und kann schnelle Vorhofrhythmen dort erkennen. Weil dies den überkommenen Regeln der DDD-Zeitsteuerung widerspricht, erwartet eine ältere Schrittmacher-Modellfamilie erst das Auftreten der Quasi-Wenckebach-Schaltung, bevor die atriale „Refaktärwahrnehmung" zur Tachykardieerkennung freigeschaltet wird. Dieses Design ist in Nachfolgeprodukten korrigiert.

Tachykardiekriterien

! Das Design von Tachykardieerkennungs-Algorithmen versucht, den optimalen Kompromiss zwischen Diagnosesicherheit und -geschwindigkeit herzustellen.

Hohe Diagnosesicherheit bei Start und Ende der Tachyarrhythmie verhindert, dass – oft in schneller Folge – unnötige Moduswechsel („Mode-Switch-Oszillationen") erfolgen. Rasches Umschalten zu Beginn der Rhythmusstörung erspart dem Patienten lang andauernde Palpitationen und mindert an ihrem Ende die Nachteile fortgesetzter Desynchronisierung. Eine Marktübersicht zeigt, dass beide Gesichtspunkte in der Praxis sehr unterschiedlich gewichtet werden und dass „langsam" nicht zwangsläufig „störsicher" heißt.

Tab. 5.3 stellt die gegenwärtig gebräuchlichen Algorithmen zusammen und unterscheidet dabei zwischen folgenden **Detektionsstrategien**:

▶ **„Mittlere" oder „gefilterte" atriale Fequenz**: Die zu dieser Frequenz gehörende Zykluslänge (CL_m) wird mit jedem atrialen Ereignis um einen festen Betrag de- oder inkrementiert, abhängig davon, ob das letzte Wahrnehmungsintervall kürzer oder länger als CL_m ist (Abb. 5.86). Auch wenn nicht jedes tachykarde Ereignis im Vorhof vom Schrittmacher wahrgenommen wird, tendiert CL_m dennoch zuverlässig in Richtung Verkürzung, weil das Dekrement in der Regel größer als das Inkrement ist. Unterschreitet CL_m das Intervall, das der vordefinierten Tachykardie- (Mode-Switch-)Frequenz entspricht, so schaltet die Betriebsart vom „Tracking"- zum „Non-tracking"-Modus um.

▶ **Zählerkriterium**: Ein Zähler hat während physiologischem Vorhofrhythmus den Wert 0. Jedes atrial wahrgenommene Ereignis, dessen Zykluslänge das programmierte Tachykardielimit unterschreitet, erhöht den Zähler um den Wert 1. Intermittierende Sense-Ereignisse, welche dieses Kriterium nicht erfüllen, können – je nach Algorithmus – den Zähler wieder auf 0 setzen oder nur um 1 dekrementieren. Im ersten Fall wird eine konsekutive Wahrnehmung tachykarder Ereignisse gefordert, um das Zählerkriterium zu befriedigen; im zweiten ist Undersensing eines Teils der Vorhofaktivität erlaubt. Erreicht der Zähler den programmierten Mindestwert (im Beispiel der Abb. 5.87 ist der Wert 8), so wird Mode-Switching eingeleitet; der Umschaltvorgang kann durch eine (programmierbare) Zahl von Bestätigungs-Zyklen verzögert werden.

▶ **X-aus-Y-Kriterium**: Der Algorithmus speichert nach Art einer Schiebekette die Länge der letzten Y Vorhofzyklen; mit jedem neuen atrialen Ereignis wird der älteste Wert gelöscht und der neue Wert in den Speicher aufgenommen; gleichzeitig wird überprüft, ob X der Y Zykluslängen kleiner als das vordefinierte Tachykardiekriterium sind; wird dieses Kriterium erfüllt, erfolgt unmittelbar der Moduswechsel (Abb. 5.88).

▶ **Beat-to-Beat-Switch**: Die schnellste Form des Moduswechsels ist in **mindestens drei Varianten** realisiert:

Tabelle 5.3 Mode-Switch-Charakteristika unterschiedlicher Schrittmachermodelle

Algorithmus	Hersteller	Modell	Beschreibung d. Algorithmus, Tachykardieerkennung	Modi (SR → AT)	Terminierung
Mittlere gefilterte A-Frequenz (MAR)	Medtronic	Thera, K-400	MAR-Intervall um 23 ms verkürzt/um 8 ms verlängert bei kurzen/langen Wahrnehmungszyklen (np); TDR (p)	DDD[R] → DDIR VDD[R] → VDIR	MAR<MTR oder 5 konsekutiv stimulierte A-Ereignisse
	St. Jude	Trilogy DR	MAR-Intervall um 38 ms verkürzt/um 16 ms verlängert bei kurzen/langen Wahrnehmungszyklen (np); Wahrnehmung in der PVARP erst nach Erfüllung der Wenckebach-Bedingung aktiviert; TDR (p)	DDD → DDI DDDR → DDIR	MAR<MTR MAR<MSR (höherer Wert aus MTR oder MSR)
	St. Jude	Affinity DR Integrity/Frontier, Identity	MAR-Intervall um 38 ms verkürzt/um 16 ms verlängert bei kurzen/langen Wahrnehmungszyklen (np) TDR (p)	DDD → DDI DDDR → DDIR	MAR<MTR MAR<MSR (höherer Wert aus MTR oder MSR)
Zählerkriterium	Guidant	Vigor	8 (np) konsekutive Zyklen ≥ TDR (p), Bestätigung durch x (p) Zyklen	DDD → VDI DDDR → VDIR	8 konsekutive Zyklen <TDR
	Intermedics	Marathon	x (p) konsekutive Zyklen ≥ TDR (p)	DDD → VDI DDDR → DDIR	Tracking des 2. Ereignisses mit Frequenz<MTR
	Sorin	Mini-Swing	2 (np) Zyklen ≥ TDR (p) nach Bestätigungszeit	DDD → VDI DDDR → VDIR	3 (np) konsekutive Zyklen <TDR
	Sorin	Living	2 (np) Zyklen ≥ TDR (np); Bestätigung über 5 Zyklen (np)	DDD → VDI DDDR → VDIR	3 (np) konsekutive Zyklen <TDR
	Telectronics	Meta 1254	5 oder 11 (p) nicht-konsekutive Zyklen ≥ TDR	DDD → VDI DDDR → VDIR	3 (np) konsekutive Zyklen <TDR oder kein A-Sense ≥ 1s
	Telectronics	Meta 1256	x (p) nicht-konsekutive Zyklen ≥ TDR (p; 130–200/min)	DDD → VDI DDDR → VDIR	3 (np) konsekutive Zyklen <TDR oder kein A-Sense ≥ 1s
X aus Y	Biotronik	Inos[2]	5 aus 8 (np) Zyklen ≥ TDR (p)	DDDR → VDI	8 (np) konsekutive Zyklen <TDR (p)
	Biotronik	Logos, Philos Protos Stratos	x (p) aus 8 Zyklen ≥ TDR (p)	DDD → DDI	8-x (p) nicht-kons. Zyklen <TDR (p)
	Ela	Chorum, Talent Symphony	APBs in 28 aus 32 oder in 36 aus 64 Zyklen (np)	DDD → VDI/DDI DDDR → VDIR/DDIR	24 (np) konsekutive Zyklen < 110/min

Tabelle 5.3 Fortsetzung von vorheriger Seite

Algorithmus	Hersteller	Modell	Beschreibung d. Algorithmus, Tachykardieerkennung	Modi (SR → AT)	Terminierung
Beat to Beat	Biotronik	Actros, Kairos	Retriggerbare atriale Refraktärperiode	DDD → DVI/DDI DDDR → DVIR/DDIR	Atriales Intervall > TARP
	Telectronics	Meta 1250	1 atriales Ereignis in AMV-abhängiger PVARP	DDD → VDI DDDR → VDIR	Kein A-Ereignis innerhalb PVARP
	Vitatron	Diamond, Clarity, Selection C-/T-Serie	1 atriales Ereignis außerhalb des „physiologischen Bandes" (MAR + 15/min; np)	DDD → DDI DDDR → DDIR	Tracking des 2. Ereignisses in physiologischem Band
	Sorin	Neway	1 atriales Ereignis außerhalb des „physiologischen Bandes" (PNN50 + HRV-Antwort; 13 ≤ HRV-Antwort ≤ 28 Schläge/min	DDD(R) → VDI(R)/DDI(R)	2–5 atriale Zyklen mit Frequenz < „Schaltfrequenz"
Zähler + AFR	Guidant	Pulsar [Mx], Discovery, Insignia Contak, Renewal	8 (p) nicht-konsek. Zyklen ≥ TDR (p); x (p) Zyklen zur Bestätigung; + Sofort-Switch bei Frequenz > 130/min	DDD → VDI DDDR → VDIR	8 konsekutive Zyklen < TDR
X aus Y + blanked flutter search	Medtronic	K700, K900, EnPulse, InSync III	4 aus 7 (np) Zyklen ≥ TDR (p) + Sofort-Switch nach blanked flutter search	DDD[R] → DDIR VDD[R] → VDIR	5 konsekutiv stimulierte oder 7 konsekutiv wahrgenommene Ereignisse < MTR (np)
Zähler+ Logik	Medtronic	AT 500	3 (np) nicht-konsek. Zyklen ≥ TDR (p) + „PR-Logic"	DDD[R] → DDIR	Mediane A-Freq. aus 12 Zyk.< MTR

AFR = Atriale Flatterreaktion; MAR = Pseudomittel der Vorhoffrequenz; PVARP = postventrikuläre atriale Refraktärzeit; MTR = maximale Tracking-Frequenz; TARP = totale atriale Refraktärzeit; TDR = Tachykardie-Erkennungsfrequenz; p = programmierbar; np = nicht programmierbar; nach (10) modifiziert

Algorithmen bei atrialen Tachykardien **213**

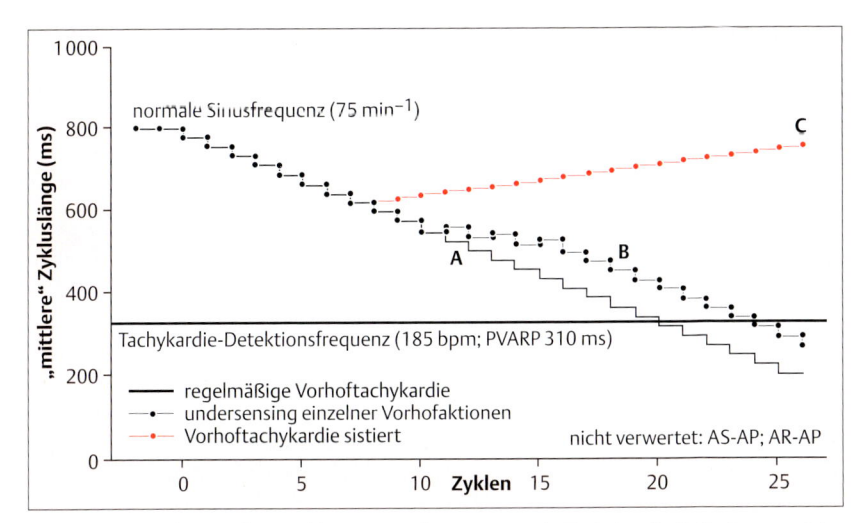

Abb. 5.86 „Mittlere" oder „gefilterte" atriale Frequenz als Tachykardie-Kriterium vor Modus-Wechsel; ist das aktuelle P-P-Intervall kürzer als die „mittlere" Zykluslänge (CL_m), so wird diese um einen festen Betrag (D) dekrementiert; ist P-P länger als CL_m, so wird sie um einen festen Betrag (I) inkrementiert; da B größer als I ist, tendiert das System bei intermittierender atrialer Wahrnehmung (z.B. infolge Blanking) in Richtung einer kürzeren CL_m. Wenn CL_m die Zykluslänge der Tachykardie-Detektionsfrequenz unterschreitet, erfolgt Mode-Switch vom „Tracking"- zum „Non-tracking"-Modus.
Die Kurven zeigen: **A**: kontinuierliche Wahrnehmung von Zyklen, die kürzer als CL_m sind; die „mittlere oder gefilterte" Zykluslänge erreicht schnell die Tachykardie-Detektionsfrequenz. **B**: intermittierende Messung von P-P-Intervallen, die länger als CL_m sind; das Tachykardie-Kriterium wird zwar verzögert, aber dennoch sicher erfüllt; **C**: allmähliche Rückführung von CL_m nach Ende einer kurzen Salve beschleunigter Vorhofaktivität.

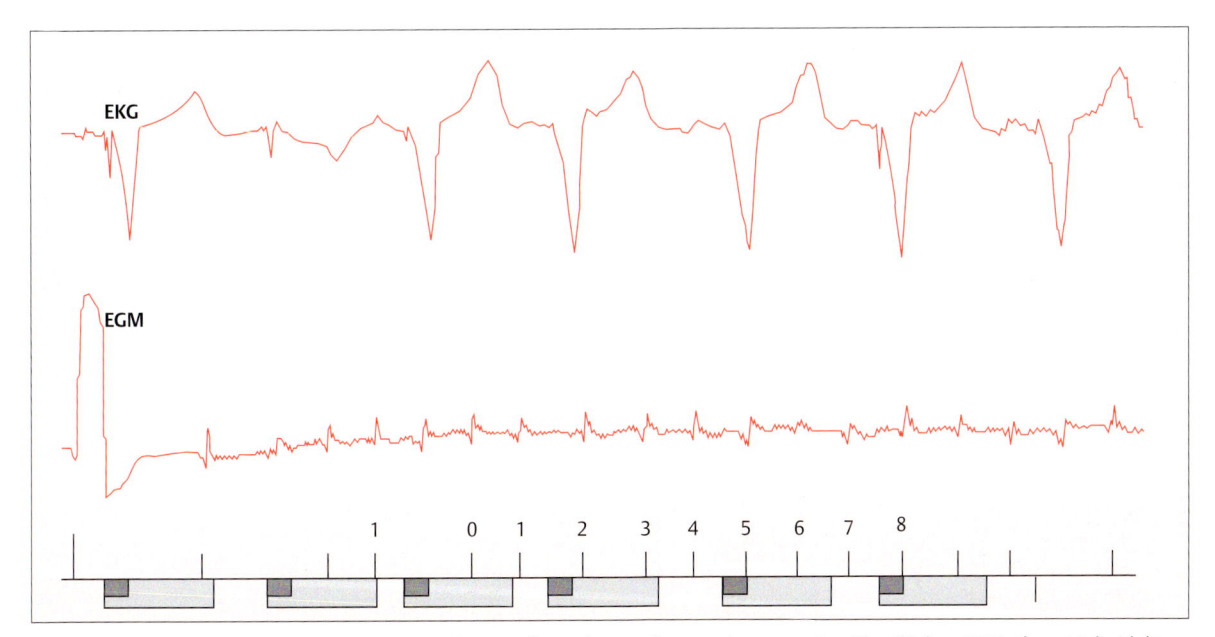

Abb. 5.87 Algorithmus mit Zählerkriterium: dargestellt sind von oben nach unten das Oberflächen-EKG, das atriale Elektrogramm sowie die Markerannotation (oberhalb der Linie) und Refraktärität (unterhalb der Linie) des Vorhofkanals; die atriale Blankingzeit ist innerhalb der Refraktärphasen als dunkler Block gekennzeichnet.
Die atrialen Marker bezeichnen von links nach rechts: Stimulation, zweimal Refraktärwahrnehmung (Zykluslänge unterhalb Tachykardiefrequenz), in der Folge Tachykardie-Ereignisse, von denen eins (zwischen 1 und 0) wegen Blankings nicht detektiert wird. Mit Erreichen des Zählerwerts 8 wird (evtl. noch durch eine programmierbae Zahl von „Bestätigungs-Zyklen" verzögert) der Modus gewechselt.

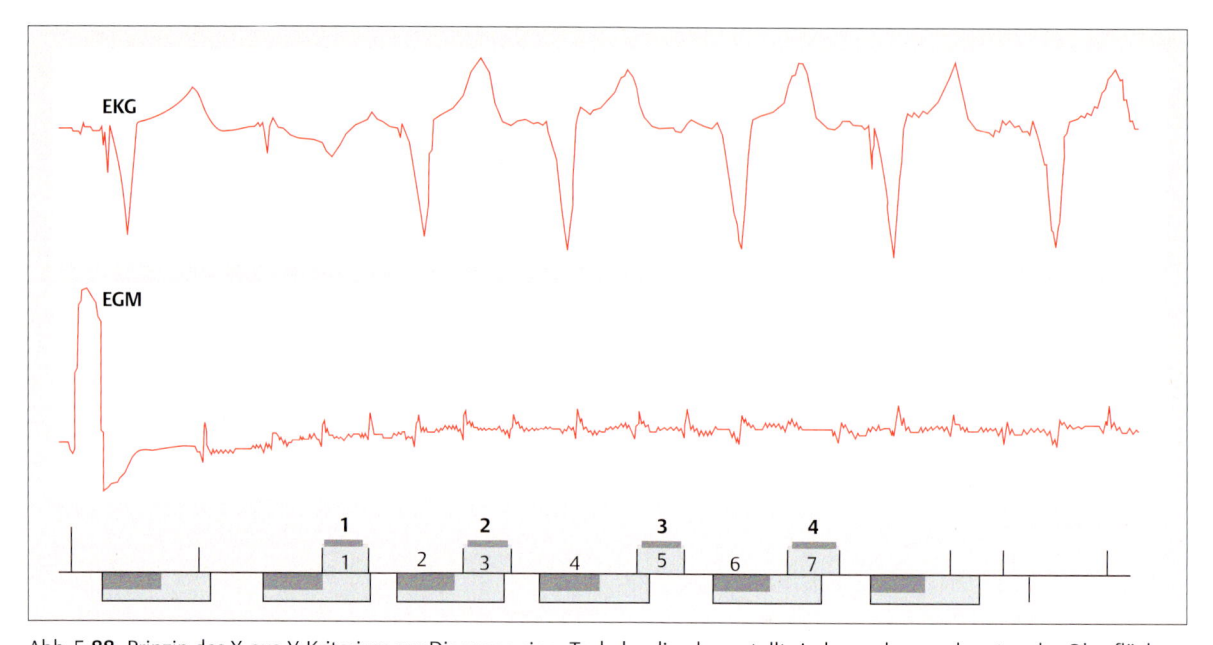

Abb. 5.88 Prinzip des X-aus-Y-Kriterium zur Diagnose einer Tachykardie: dargestellt sind von oben nach unten das Oberflächen-EKG, das atriale Elektrogramm sowie die Markerannotation (oberhalb der Linie) und Refraktärität (unterhalb der Linie) des Vorhofkanals; die atriale Blankingzeit ist innerhalb der Refraktärphasen als dunkler Block gekennzeichnet.
Im vorliegenden Fall ist X = 4 und Y = 7. Die eingetragenen Zähler bezeichnen 7 konsekutive Zyklen, deren Zykluslänge in 4 Fällen kürzer als die der Mode-Switch-Frequenz ist (fett markiert); mit 4-aus-7 ist das Tachykardie-Kriterium erfüllt.

– Ältester Mechanismus ist das **Dual-Demand-Prinzip**, welches klassische Regeln der Schrittmacher-Zeitsteuerung anwendet; Wahrnehmung innerhalb der „relativen" atrialen Refraktärperiode (die als Störerkennungsfenster außerhalb des atrialen Blankings organisiert ist) startet eine neue Refraktärzeit; dieser Vorgang kann sich mit weiteren Sense-Ereignissen mehrfach wiederholen; der Zeitgeber für die Basis- (oder Sensor-)-Frequenz bleibt dadurch unbeeinflusst und löst am Ende der „geplanten" VA-Zeit eine Vorhofstimulation aus, die „asynchron" zum schnellen Vorhofrhythmus erfolgt.
Die übrige Zeitsteuerung bleibt unverändert; insbesondere die ventrikuläre Wahrnehmung ist erhalten und verhindert asynchrone Ereignisse in der Kammer.

– Die zweite Variante eines solchen Beat-to-Beat-Algorithmus nutzt eine **variable Vorhofrefraktärzeit**, um zwischen physiologischem und pathologisch-vorzeitigem atrialen Ereignis zu unterscheiden. Die Länge der „PVARP-Base" ist an die Atemminutenvolumen-Steuerung gekoppelt. Hohe AMV-Messwerte zeigen eine Belastungssituation an und lassen hohe Vorhoffrequenzen (früh einfallende P-Wellen) plausibel erscheinen; die Refraktärzeit wird also verkürzt. Umgekehrt ist die „PVARP-Base" im Ruhezustand lang, so dass beschleunigte Vorhofrhythmen infolge ihrer Vorzeitigkeit in der Refraktärzeit wahrgenommen, als pathologisch klassifiziert werden und einen Moduswechsel bewirken.

– Der dritte Ansatz zur Realisierung frühzeitigen Mode-Switchings basiert auf Holter-Daten zur physiologischen Variabilität von Sinusrhythmen (1). „Physiologische" und „pathologische" Zyklen lassen sich danach am besten trennen, wenn der Algorithmus mit zwei Einstellungen arbeitet:
1. Die „physiologische Frequenz" wird ähnlich der „gefilterten" Vorhoffrequenz (s.o.) mit einem symmetrischen In-/Dekrement von 2 min^{-1}/Zyklus aktualisiert, wobei im frequenzadaptiven Betrieb auch die sensorindizierte Frequenz bewertet wird;
2. Um diese Pseudo-Mittelfrequenz („Physiologische Frequenz") wird eine Variation von ± 15 min^{-1} zugelassen („**Physiologisches Band**", Abb. 5.83). Abb. 5.89 zeigt, wie dieses physiologische Band sich in der Zeitsteuerung des Schrittmachers niederschlägt: Vorhofereignisse, die vor dem Erwartungsintervall für Sinusrhythmus einfallen („Tachykardiezone"), werden als pathologisch gewertet und lösen unmittelbar den Betriebsartwechsel aus.

– Eine Abwandlung des „Physiologischen Bandes" unterscheidet zwischen physiologischer und pathologischer Zykluslänge anhand der PNN50 (Prozentsatz der Zyklen, deren P-P-Intervall vom jeweils vorhergehenden um mehr als 50 ms abweicht). Die Breite des Bandes kann dabei durch Programmierung verschiedener Aufschläge (13–28 min^{-1}) variiert werden.

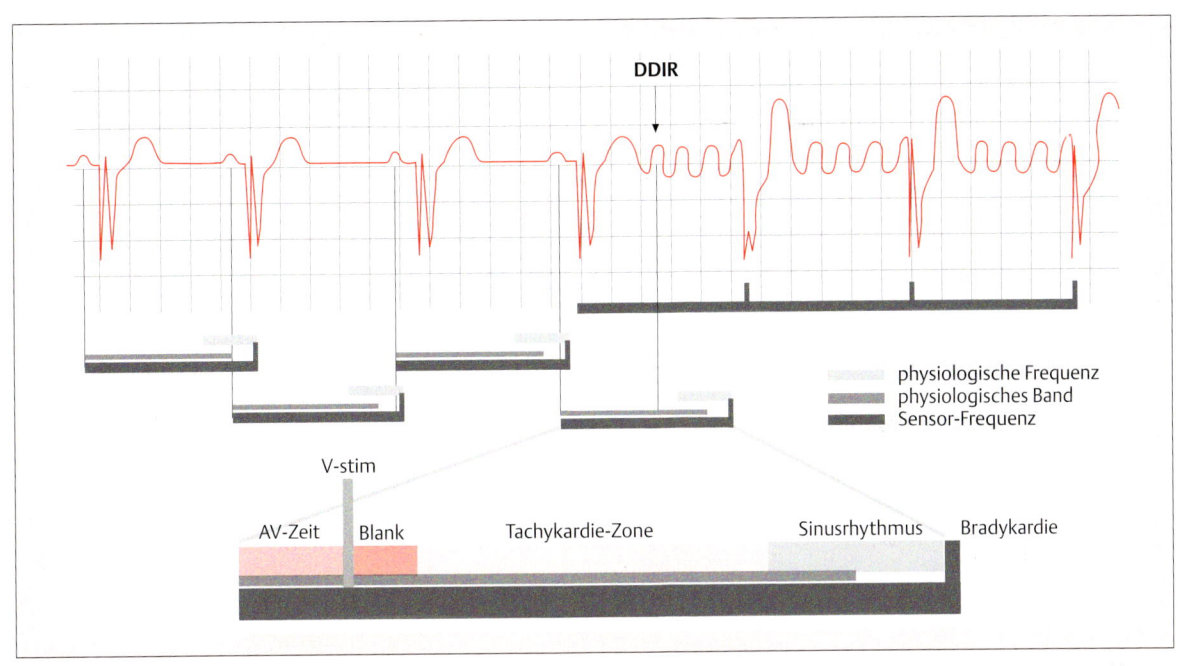

Abb. 5.89 Prinzip eines „beat-to-beat"-Mode-Switch: Bei Sinusrhythmus ist nur eine begrenzte Zyklusvariabilität von Schlag zu Schlag physiologisch (erste 3 Zyklen); der Variationsbereich wird als „Physiologisches Band" bezeichnet. Reicht der aktuelle patienteneigene Zyklus bis jenseits der unteren Grenze des physiologischen Bandes (im Beispiel des vergrößert dargestellten Zyklus ist das die Basis- oder Sensorfrequenz), so wird (relative) Bradykardie diagnostiziert und ein atrialer Stimulus abgegeben. Fällt die nächste Vorhofaktion (vor Beginn des physiologischen Bandes) in die Tachykardiezone, so wird sofort ein Moduswechsel vollzogen. Es ist zu beachten, dass der Vorhofverstärker während der gesamten AV-Zeit blind sein kann; Ereignisse mit Zykluslängen, die kürzer als die Summe von AV-Zeit und Vorhof-Blanking sind, können dann nicht detektiert werden.

„Non-tracking" Modus

Alternativen sind der VDI- und der DDI-Modus, während VVI als Ersatzbetriebsart eigentlich nicht vorkommt, weil das Aggregat während der AV-Desynchronisation den Vorhofrhythmus weiter beobachtet. Da der Schrittmacher eine plötzliche Konversion zum Sinusrhythmus erst erkennen muss und deshalb verzögert zum „Tracking"-Modus umschaltet, ist die Möglichkeit, im Vorhof sofort stimulieren zu können (DDI), zumindest bei solchen Patienten interessant, die nach Tachykardieende zu präautomatischen Pausen neigen.

Das Risiko früher Tachykardierezidive kann so vermindert und eine fortgesetzte Desynchronisation vermieden werden, welche hämodynamische Nachteile und die Gefahr von schrittmachervermittelten „Endless-Loop"-Tachykardien mit sich bringt. Dem gleichen Ziel dient ein „Atrialer Synchronisations-Puls" (ASP), der beim „Beat-to-Beat"-Wechsel vom „Non-tracking"- zum „Tracking"-Modus Vorhöfe und Kammern unmittelbar resynchronisiert (Algorithmen zum AV-Management).

Mode-Switch-Lösungen unterscheiden sich auch darin, ob nach Wechsel in die vorhofunabhängige Betriebsart die Frequenzadaptation zugeschaltet wird oder nicht. Bei einigen Modellen geschieht dies nur aus dem DDDR-Modus heraus, bei anderen muss die R-Funktion im Ersatzmodus gesondert programmiert werden (wobei ein Doppelsensor-Betrieb mangels Initialisierung des AMV-Sensors nicht zur Verfügung steht), wieder andere arbeiten nach Mode-Switch grundsätzlich frequenzadaptiv.

In aller Regel versuchen die Algorithmen, abrupte Frequenzwechsel bei Betriebsartänderung zu vermeiden, und arbeiten teils mit vorgegebener Anpassungskinetik, teils mit programmierbarer „Rückfallzeit". Sofern verfügbar, lassen sich zu diesem Zweck auch Mechanismen wie „Frequenzglättung" oder „Flywheel" zuschalten.

Selbst die untere Grenzfrequenz kann bei einzelnen Systemen getrennt für den vorhofsynchronen und -asynchronen Fall programmiert werden. Sinn einer höheren Basisfrequenz nach Mode-Switch ist, dass – unbeschadet einer allfälligen Frequenzadaptation – erratische Schwankungen der ventrikulären Stimulationsrate vermieden und hämodynamische Einbrüche durch Verlust des Vorhofbeitrags kompensiert werden.

Rückschalt-Kriterien

Um das **Ende einer Vorhoftachykardie zu erkennen**, nutzen die Algorithmen meist (aber keineswegs immer) die gleichen Prozeduren, die sie bei Tachykardieerkennung einsetzen:

▶ „Mittlere" oder „gefilterte" atriale Fequenz: Die Tachykardie wird als beendet erklärt, wenn das Intervall der „mittleren" Vorhoffrequenz länger als das der oberen Grenzfrequenz (oder der Tachykardie-Erkennungs-Frequenz) wird.

➤ **Zählerkriterium**: Es kann mit dem Kriterium zur Tachykardieerkennung identisch oder gesondert als „ATR-Aus"-Kriterium zu programmieren sein. Entscheidend sind jetzt aber die Ereignisse, deren Zykluslänge **nicht** als „tachykard" gewertet wird. Im ersten Fall wird die Resynchronisation eingeleitet, wenn der „Tachykardie"-Zähler „0" erreicht, im zweiten Fall muss die programmierte Anzahl „langsamer" Zyklen detektiert worden sein, damit die Rückschaltung erfolgt; ein niedriger Wert beschleunigt diesen Vorgang, erhöht aber auch die Gefahr falscher Resynchronisation.

➤ **Z-aus-Y-Kriterium**: Wenn Z die Zahl „langsamer" Zyklen aus Y konsekutiv beobachteten P-P-Intervallen ist, so gilt auch hier: Ein Z, das wesentlich kleiner als Y ist, begünstigt eine (möglicherweise falsche) Rückschaltung; ein Z nahe Y erhöht die Sicherheit, mit der das Tachykardieende diagnostiziert wird.
Die Bedingung Z=Y stellt den Übergang in ein reines Zählerkriterium dar, bei dem aus der geforderten Zahl **konsekutiver** Zyklen keiner mehr als tachykard bewertet werden darf, bevor die Rückschaltung startet. Weil ein solch rigides Zähler-Kriterium bereits mit einzelnen supraventrikulären Extrasystolen nicht mehr befriedigt und den asynchronen Betrieb nach Tachykardieende deshalb stark verlängern würde, erzwingt ein Hersteller die Rückschaltung vorzeitig, wenn eine definierte Zahl atrialer (oder AV-sequentieller) Stimulationen an der Grund- (oder Sensor-)frequenz stattgefunden hat.

➤ **Beat-to-Beat-Switch**: Wie die De- erfolgt die Resynchronisation am schnellsten, indem ein Zyklus ohne Retriggerung der Refraktärzeit (Dual Demand) oder ein Ereignis innerhalb des „physiologischen Bandes" sofort (oder mit der nächsten Vorhofaktion) die vorhofsynchrone Betriebsart wiederherstellt.

Programmierung

Mode Switch für wen?

Die Mode-Switch-Bereitschaft zu aktivieren, macht keinen Sinn, wenn atriales „Tracking" eigentlich nicht gebraucht wird und folglich auch nicht abgeschaltet werden muss. Dies gilt für alle Patienten mit adäquater AV-Überleitung, die (meist) wegen eines Sinusknotensyndroms ein vorhofstimulierendes System und aus unterschiedlichen Gründen eine Kammerelektrode erhalten haben (Indikationsstellung). Der Betrieb des Schrittmachers im DDI-Modus oder in DDD mit niedriger oberer Grenzfrequenz reicht in diesen Fällen aus.

> Die **typische Konstellation**, welche einen Mode-Switch als Option erfordert, ist also der höhergradige AV-Block mit bekannter (oder wahrscheinlicher) Neigung zu atrialen Tachykardien.

Innerhalb des ersten Jahres nach Implantation eines Herzschrittmachers ist bei einem Drittel der Patienten mit Sinusknotensyndrom eine Episode von Vorhofflimmern zu erwarten, für den AV-Block liegt die Zahl bei 10%. Bis zum 10. Jahr nach Therapiebeginn steigt der Anteil atrialer Arrhythmien auf 57 (SSS) versus 26% (AVB). Das genannte Flimmerrisiko hängt sehr deutlich vom Alter des Patienten bei Schrittmacherimplantation ab und gilt für Patienten ohne Arrhythmieanamnese (2). Ist diese jedoch vorhanden, so liegt der Anteil der Patienten, die unter Stimulationstherapie über durchschnittlich 2 Jahre den Sinusrhythmus verlieren, bei 68 (SSS) versus 37% (AVB; [9]).

Bei Klasse-I-Indikation zur Schrittmacherbehandlung und bekannter Flimmeranamnese werden Rezidive der atrialen Tachyarrhythmie nur in knapp der Hälfte der Patienten (46%) im spontanen Elektrokardiogramm erfasst, während im Follow up über 19 ± 11 Monate die kumulative Rate positiver AF-Elektrogramme in Schrittmacher-Speichern bei 88% liegt (11).

Auch wenn letztgenannte Zahl eher für die routinemäßige Aktivierung des Algorithmus sprechen würde, gibt es die Überlegung, Patienten mit atrialer Tachyarrhythmie ohne Mode-Switch symptomatisch werden zu lassen, damit sie sich zur Notfallversorgung vorstellen und die Rhythmusstörung frühzeitig behandelt wird. Abgesehen davon, dass viele Patienten schnelle Rhythmen subjektiv nicht wahrnehmen (11), scheint dieses Vorgehen dann riskant, wenn die Zuverlässigkeit des Patienten in Zweifel gezogen wird oder die kardiale Grundkrankheit (Koronarproblem, Stenosevitium, systolische und diastolische Funktionsminderung der linken Kammer) hohe Herzfrequenzen nicht toleriert.

Ob Mode-Switch-Algorithmen (schon bei Auslieferung durch den Hersteller) standardmäßig eingeschaltet werden sollten, entscheidet sich auch an ihrer **Zuverlässigkeit**. Dabei ist zu beachten, dass es in systematischen Studien viel einfacher ist, falsch-positive als -negative Betriebsartumschaltungen festzustellen, weil vollzogene Switches von den meisten Systemen dokumentiert und je nach diagnostischer Ausstattung auch auf ihre Richtigkeit geprüft werden können. Die unterbliebene Reaktion auf eine Tachykardie wird dagegen oft nur zufällig entdeckt, so dass für falsch-negatives Verhalten des Algorithmus eine hohe Dunkelziffer anzunehmen ist.

Mit einem erweiterten X-aus-Y-Algorithmus sind im direkten Vergleich von Holter-EKG und diagnostischen Speichern Sensitivitäts- und Spezifitätswerte um 96% für die Tachykardieerkennung beschrieben (8). Dagegen beträgt die Rate richtig diagnostizierter Tachykardien für ein Zähler-basiertes System nur 34/128 dokumentierten EGM-Sequenzen (= 27%; [15]). Dieser Unterschied ist nicht etwa dem verwendeten Algorithmus zuzuschreiben, sondern hat mit zusätzlichen Einflussfaktoren wie Auslegung des atrialen Wahrnehmungsverstärkers, der programmierten Empfindlichkeit, der postventrikulären atrialen Blankingzeit u.a. zu tun.

Vorhofempfindlichkeit

Spielt man in den atrialen Kanal dreier Schrittmacheraggregate akut induziertes Vorhofflimmern vom Band ein und prüft die Reaktion ihrer Mode-Switch-Algorithmen, so wird der beste Kompromiss zwischen Detektion der Flimmerwellen und Unterdrückung von Störsignalen bei einer Empfindlichkeit von 1,3 mV (entsprechend einem Drittel der P-Wellen-Amplitude bei Sinusrhythmus) gefunden (16). Dieser Wert erscheint angesichts von Befunden derselben Arbeitsgruppe recht hoch, nach denen eine 90%ige Umschaltwahrscheinlichkeit erst bei Vorhofempfindlichkeiten um oder unter 0,8 mV zu erwarten ist (13).

Automatische Empfindlichkeitsanpassung ist nach dieser Untersuchung nur dann vorteilhaft, wenn man sie mit einem mutwillig unempfindlich gemachten Verstärker (3,5 mV) vergleicht. Deshalb wird zuweilen empfohlen, doch gleich die höchstmögliche Empfindlichkeit zu programmieren (21), obwohl dies nicht immer die beste Wahrnehmungsfähigkeit bedeutet (22). Neuerdings arbeitet ein System mit zwei getrennten Wahrnehmungsschwellen für Sinusrhythmus und Vorhofflimmern.

Dass Oversensing dabei keinen falsch-positiven Mode-Switch bewirkt, ist allenfalls eine Einzelbeobachtung (21) und angesichts einer 75%igen Inzidenz von Fernfeldwahrnehmung bei einer Vorhofempfindlichkeit von 0,25 mV (3) auch schwer erklärbar. Positive Fehldiagnosen werden in 48 von 1636 Episoden (2,9%; [5]) und in 75 von 333 per Zoom-Monitor überprüften Fällen (23%; [12]) berichtet. Die Mehrzahl falscher Switches erklärt sich durch ventrikuläre Fernfeldwahrnehmung im Vorhof (20% von 3511 Episoden; [7]).

Da abhängig vom geforderten Sicherheitsspielraum für die Vorhofwahrnehmung oft kein nutzbarer Signal-Stör-Abstand mehr besteht (6), ist die weniger empfindliche Einstellung des Vorhofverstärkers selten, die **Verlängerung der postventrikulären Blanking-Periode** meist die Lösung des Problems (7).

Atriales Blanking

Solange die Diskrimination zwischen Vorhofeigen- und Fremdpotentialen technisch nicht gelöst ist, hilft allein die aktive Suche nach Stör-, namentlich ventrikulären Fernpotentialen und ihre Elimination durch adäquates Blanking. Dabei können postventrikuläre Ausblendzeiten (PVAB) von über 200 ms notwendig werden (17). Addiert man dazu AV-Zeiten von etwa 100 ms, so ergibt sich eine „totale atriale Blankingzeit (TAB)" um 300 ms, welche die Detektion von Vorhoffrequenzen jenseits 200 min^{-1} unmöglich macht.

Bei sehr schnellen Vorhofrhythmen kann erwartet werden, dass wenigstens ein Teil der (Flimmer-)Potentiale in aktive Wahrnehmungsfenster fällt und eine Tachykardie letztlich detektiert wird. Beim Vorhofflattern dagegen kommt es leicht vor, dass jede zweite Vorhofaktion durch zu langes Blanking verborgen bleibt und ein Mode-Switch unterbleibt („2:1 Lock-in"; Abb. 5.**90**). Dem kann folgendermaßen entgegengewirkt werden:

- ▶ die PVAB wird (mit einem kleinen Sicherheitszuschlag von 20–30 ms) so eingestellt, dass das Kopplungsintervall zwischen Ventrikel- und atrialem Refraktärereignis gerade überschritten ist;
- ▶ das AV-Delay wird verkürzt, um die TAB möglichst klein zu halten; dies kann per Frequenzadaption der AV-Zeit erfolgen und wird mit Aktivierung des Mode-Switch von einzelnen Aggregaten sogar erzwungen. Auch bei höherfrequentem Sinusrhythmus resultieren daraus AV-Zeiten, die mit 30 ms hämodynamisch meist unphysiologisch sind;
- ▶ 2 Hersteller bieten einen speziellen **Umschaltmodus bei Vorhofflattern** an, der zusätzlich zum normalen Mode-Switch-Algorithmus aktiviert werden kann:
  - Der erste funktioniert **ähnlich dem Dual-Demand-Prinzip** (s.o.), wobei einmaliges Refraktärsensing Vorhof und Kammer entkoppelt und ein atriales AFR-(Atriale Flatter-Reaktion)-Fenster öffnet, das entweder fix 260 ms beträgt oder – in der neueren Generation – zwischen 460 und 230 ms programmierbar ist. Dieses Fenster arbeitet wie eine retriggerbare Refraktärperiode mit dem Effekt, dass wiederholte atriale Wahrnehmung die Asynchronie zwischen Vorhof und Kammer fortführt, allerdings ohne dass der Vorhof (wie beim Dual Demand) stimuliert wird.
  - Diese Vorgehensweise beabsichtigt, ein Flattern bereits beim Start mit der ersten Extrasystole zu erkennen, bevor über die regelmäßige Assoziation mit der Kammer das 2:1-Lock-in überhaupt entstehen kann. Der Ablauf von PVARP und AFR-Fenster ohne neue Refraktärwahrnehmung bewirkt sofortige Resynchronisation.
  - Der zweite Algorithmus („**Blanked Flutter Search**") hebt die fixe 2:1-Assoziation zwischen Vorhof und Kammer erst dann auf, wenn sie sich schon etabliert hat: Einsatzbedingung ist, dass für 8 konsekutive Vorhofereignisse eine Zykluslänge gemessen wird, die kürzer als die doppelte TAB ist (weil sonst kein Lock-in entstehen könnte) **und** kürzer als die doppelte Umschaltzykluslänge sein muss (weil sonst die vermutete Tachykardie nicht bestehen könnte).
  - Am Ende des achten Zyklus wird die PVARP auf 400 ms verlängert, damit das sonst wahrgenommene Vorhofereignis in die Refraktärzeit fällt, kein AV-Intervall triggert und so das Lock-in für diesen Zyklus unterbricht (Abb. 5.**91**). Bei Vorhofflattern wird das folgende AR-AS-Intervall das Tachykardiekriterium erfüllen und den Mode-Switch auslösen. Bei Sinusrhythmus mit der zuvor detektierten Zykluslänge wird die vermutete Flatterwelle ausbleiben, nach Ablauf des „non competitive atrial pacing"-Interval (NCAP; nominal 300 ms) ein atrialer Stimulus abgegeben und die AV-Synchronisation beibehalten.

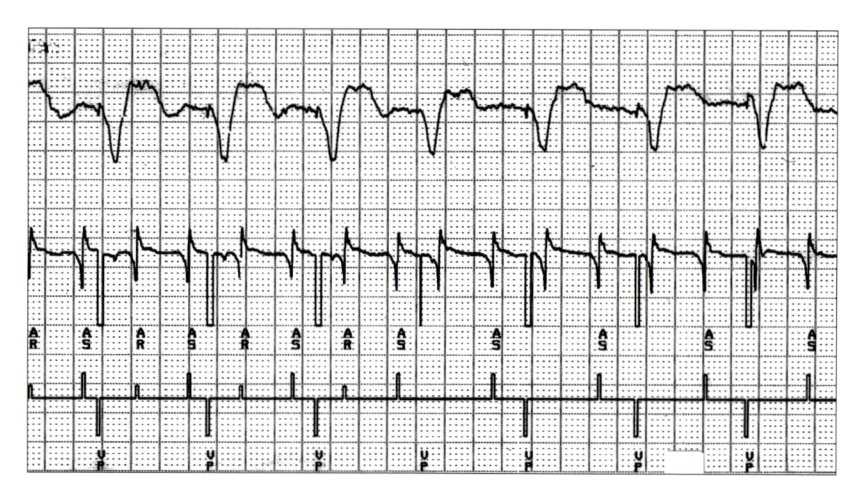

Abb. 5.90 Zeitweiliges „2:1 Lock-in" bei Vorhofflattern und langem postventrikulärem atrialen Blanking. Von oben nach unten: Oberflächen-EKG, atriales Elektrogramm (EGM) und Markerannotation. Im EGM besteht ein regelmäßiges Vorhofflattern, dessen Flatterwellen auf der linken Bildseite im Verhältnis 1:1, auf der rechten Seite infolge Blankings nur 2:1 vom Vorhofkanal detektiert werden.
AS = atriales Sense-Ereignis;
AR = atriales Refraktärereignis;
VP = ventrikuläres Pacing.

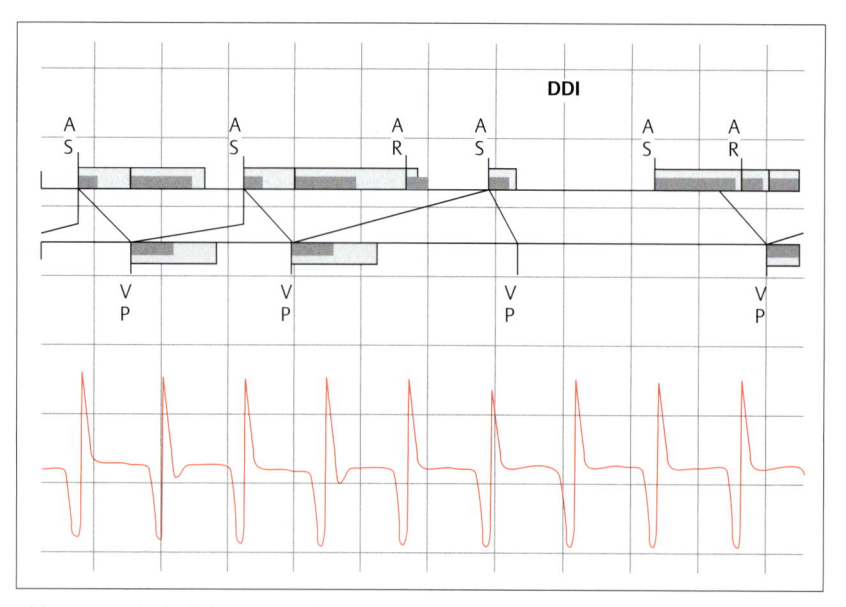

Abb. 5.91 „Blanked Flutter Search"; dargestellt sind Zeitablaufschema mit Marker-Annotation (oben) und atriales Elektrogramm (unten) für die letzten 2 von 8 „Search"-Zyklen; AS = Atriales Sensing (außerhalb der Refraktärzeit), AR = Atriale Refraktärwahrnehmung, VP = Ventrikuläres Pacing.
Im Anschluss an AS und VP sind atriale und ventrikuläre Refraktärzeiten als helle Balken dargestellt, in denen die Blanking-Intervalle dunkel gekennzeichnet sind; links fällt jede zweite Flatterwelle in das postventrikuläre Blanking; am Ende des zweiten dargestellten Ventrikelzyklus fällt die jeweils zuvor wahrgenommene (1-aus-2) Flatterwelle in die verlängerte PVARP, so dass die AV-Synchronisation an dieser Stelle unterbrochen und das folgende AR-AS als Flatter-Intervall demaskiert wird. Sofern AR-AS das programmierte Tachykardiekriterium erfüllt, wird sofort die Umschaltung zum DDI-Modus vollzogen.

Rate Response

Mit Abschalten der Vorhofsteuerung geht Patienten mit höhergradiger AV-Blockierung jegliche Frequenzanpassung an die Erfordernisse des täglichen Lebens verloren. In der Ersatzbetriebsart nach Mode-Switch ist der frequenzadaptive Betrieb folglich sinnvoll. Sofern das System nicht zwangsweise darauf umschaltet, sollte die Programmierung dies vorsehen. In aller Regel wird es ausreichen, die Standardeinstellungen des Herstellers für die Frequenzantwort beizubehalten (s. Frequenzadaptive Stimulation).

Ventricular Rate Response
(Ventricular Response Pacing, VRR)

Bei Patienten mit Sinusknotensyndrom ist Mode-Switching zwar in der Lage, das „Tracking" schneller Vorhofaktionen, nicht jedoch hohe Kammerfrequenzen infolge intrinsischer Überleitung zu verhindern. Abhilfe soll hier eine Funktion schaffen, die alte Erfahrungen umzusetzen und mittels gezielter Frequenzanhebung in der Kammer die Variabilität der Ventrikelantwort zu mindern versucht (23). Als möglicher Wirkmechanismus wird die Penetration der Ventrikeldepolarisation in das AV-Leitungssystem diskutiert, welche die Refraktärität für die antegrade Überleitung verlängert und damit hohe Kammerfrequenzen verhindern soll.

Durch unterschiedliche Gewichtung eines Frequenzmittels aus den letzten (z.B. 32) Zyklen und der Zykluslänge der jeweils letzten Kammeraktion errechnet der Algorithmus die aktuelle Stimulationsfrequenz, die bei starker Streuung der Frequenzwerte nach oben, bei eher regelmäßiger Kammerantwort nach unten tendiert. Resultat ist eine merkliche **„Regularisierung" des Kammerrhythmus in Ruhe**, weniger unter Belastung (14). Die Funktion erfordert einen etwa 90%igen Stimulationsanteil im Ventrikel, der bei unzureichender Begrenzung der Maximalfrequenz auch akute kardiale Insuffizienzerscheinungen provozieren kann (20).

Ein klinischer Nutzen ist in prospektiver Testung bisher nicht belegt (24). Wer in der Erkenntnis, dass häufige Stimulation im rechten Ventrikel hämodynamisch und prognostisch deletär sein kann (Schrittmacher-Hämodynamik), auf den Algorithmus lieber verzichtet, sollte wissen, dass er bei einem der verfügbaren Systeme durch Wahl des VVI(R)-Modus automatisch aktiviert wird und manuell wieder abgeschaltet werden muss.

Eigene Bedeutung gewinnt die Funktion jedoch in der Resynchronisationstherapie (CRT), wo das Auftreten von Vorhofflimmern in der Regel intrinsische AV-Leitung, spontane Ventrikeldepolarisation und Verlust des Resynchronisationseffekts bedeutet (Abb. 5.**92**). Mit VRR kann der biventrikuläre Stimulationsanteil merklich angehoben und der hämodynamische Effekt des CRT-Systems gewahrt werden (18). Inwieweit die Triggerung linksventrikulärer Stimuli durch Wahrnehmung spontaner R-Wellen im rechten Ventrikel einen zusätzlich resynchronisierenden Beitrag leistet, ist unentschieden (19).

> Es ist nochmals die Notwendigkeit zu betonen, dass die maximale Interventionsfrequenz des Algorithmus auf Werte um 100–110/min begrenzt wird, um bei Patienten mit endgradiger Herzinsuffizienz keine akute Dekompensation durch Überstimulation zu provozieren. Bei unzureichender Kontrolle der Kammerfrequenz ist die ablative Durchtrennung der AV-Überleitung die gebotene Alternative.

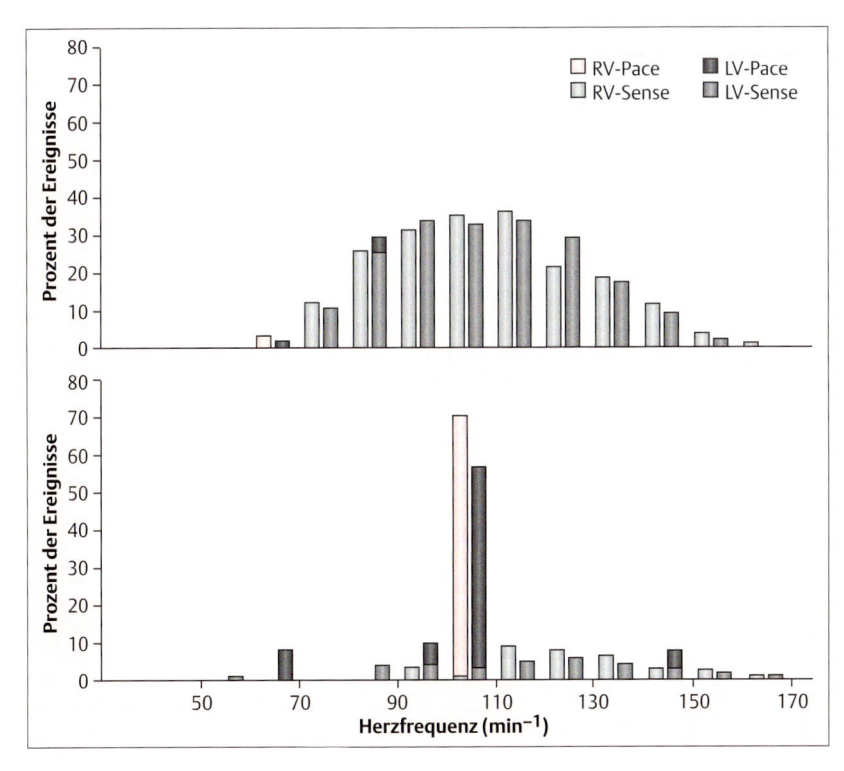

Abb. 5.**92** Frequenzhistogramm mit Kodierung der ventrikulären Wahrnehmungs- und Stimulationsereignisse bei einem Resynchronisationssystem während Vorhofflimmerns und spontaner Kammererregung; oben: DDI-Funktion nach Mode-Switching mit einer unteren Grenzfrequenz von 70 min^{-1}; unten: VRR (ventricular rate regulation) aktiviert; deutliche Verschmälerung der (gedachten) Hüllkurve um die Frequenzverteilung; im unteren Frequenzbereich finden sich kaum noch spontane Ereignisse, die Frequenzspitzen (>110 min^{-1}) sind anteilig reduziert, aber nicht völlig eliminiert.

Atrialer Synchronisationspuls (ASP)

Eine Minderheit von Algorithmen sieht einen atrialen Synchronisationsimpuls vor, um nicht beim Wechsel vom „Non-tracking"- zum „Tracking"-Modus in einer VA-Sequenz zu verharren, „Endless-Loop-Tachykardien" zu fördern oder neuen Tachykardien Vorschub zu leisten (Algorithmen, die zur Frequenzsenkung führen [Abb. 5.72 und 5.73]). Das Mindestintervall, das zwischen letztem atrialen Wahrnehmungsereignis und Synchronisationspuls eingehalten wird, beträgt standardmäßig 300 ms; diese Kopplung kann jedoch zu kurz sein und durch Stimulation in die relative Refraktärzeit des Vorhofmyokards neue Rhythmusstörungen induzieren. Es wird empfohlen, den Wert auf 350 ms (oder nach genauer Kenntnis des Patienten auch mehr) einzustellen.

Interaktionen

Neben den Parametern, welche das Mode-Switch-Verhalten direkt beeinflussen (Tachykardiedetektions-Frequenz und -Kriterien, Rückfallmodus, Frequenzübergänge beim Hin- und Rückschalten zwischen vorhofsynchroner und -asynchroner Betriebsart) sind auch Interaktionen mit klassischen Parametern der antibradykarden Stimulation zu beachten. Genannt sind bereits Frequenzadaptation und Vorhofempfindlichkeit sowie das postventrikuläre atriale Blanking, das im normalen Zweikammerbetrieb eine begrenzte Rolle spielt.

Eine **niedrige untere Grenzfrequenz** verlängert tendenziell die Reaktionsdauer von Algorithmen, die mit „gefilterter" atrialer Frequenz arbeiten; zudem stellt sie die (individuell unzureichende) Basisfrequenz nach Betriebsartwechsel dar, sofern dafür keine spezielle Grundfrequenz programmierbar ist oder die Frequenzadaptation inaktiv bleibt. Falls der Frequenzübergang beim Switch nicht geglättet erfolgt, mildert ein höherer Basiswert den plötzlichen Frequenzverlust etwas ab.

Abrupte Wechsel der Sinusfrequenz, wie sie bei Kleinkindern und untrainierten (älteren) Personen schon bei geringer Belastung zu beobachten sind, überschreiten leicht die Grenzen des „physiologischen Bandes" und erzeugen inadäqate Moduswechsel. Abhilfe schafft die Programmieroption, das Band über den Standard hinaus verbreitern zu können.

Die **Länge des AV-Intervalls** bestimmt unmittelbar die Vorhoffrequenz, die vom System erkannt werden kann: innerhalb langer AV-Zeiten besteht zwar die Chance, rasch aufeinanderfolgende Flimmerpotentiale zu detektieren, wenn der Vorhofkanal nicht blind geschaltet ist; für die längeren Zyklen bei Vorhofflattern ist die Wahrnehmungsfähigkeit jedoch eine Funktion der Summe aus AV-Zeit und PVAB (s. o.), so dass kurze AV-Zeiten hier günstig sind; im Einzelfall erfordert dies Kompromisse mit der Hämodynamik.

Dass der gleiche Effekt mit **Verkürzung der PVAB** erzielt werden kann, ist oben ausführlich diskutiert und wird von einem Hersteller auch genutzt, indem er bei Aktivierung des Mode-Switches die PVAB zwangsweise auf 150 ms fixiert und das System damit offener für Fernfeldwahrnehmung macht.

Die speziellen Routinen zur **Detektion von Vorhofflattern** können bei höherfrequentem Sinusrhythmus vorübergehend die AV-Synchronie unterbrechen. Mit dem „Blanked Flutter Search"-Algorithmus betrifft dies nur einen Zyklus; wegen der NCAP-Stimulation (s. o.) ist eine dauerhafte Desynchronisation nicht zu befürchten.

Literatur

1. Begemann MJ, Thijssen WA, Haaksma J. The influence of test window width on atrial rhythm classification in dual chamber pacemakers. Pacing Clin Electrophysiol 1992; 15: 2158–2163.
2. Benditt DG, Mianulli M, Gorski JA, Carr L, Neels K. Emergence of atrial fibrillation as a new comorbidity in pacemaker patients: A natural history study. Pacing Clin Electrophysiol 1999; 22: 902 (abst.).
3. Brandt J, Worzewski W. Far-field QRS complex sensing: prevalence and timing with bipolar atrial leads. Pacing Clin Electrophysiol 2000; 23: 315–320.
5. Fitts SM, Hill MR, Mehra R, Gillis AM. High rate atrial tachyarrhythmia detections in implantable pulse generators: low incidence of false-positive detections. The PA Clinical Trial Investigators. Pacing Clin Electrophysiol 2000; 23: 1080–1086.
6. Fröhlig G, Kindermann M, Kusch O, Pistorius K, Böhm M. Bipolar atrial oversensing with automatic sensitivity adjustment. Europace 2001; 2 (Suppl.B):B143 (abst.)
7. Géroux L, Cazeau S, Mabo P. True incidence of far-field R wave oversensing during chronic DDD pacing. Pacing Clin Electrophysiol 2001; 24: 566 (abst.).
8. Géroux L, Limousin M, Cazeau S. Clinical performances of a new mode switch function based on statistical analysis of the atrial rhythm. HerzschrElektrophys 1999; 10 (Suppl.1): I/15-I/21.
9. Gillis AM, Morck M. Atrial fibrillation after DDDR pacemaker implantation. J Cardiovasc Electrophysiol 2002; 13: 542–547.
10. Israel CW, Barold SS. Automatic mode switching: Basic concepts and overview. In: C W Israel, S S Barold: Advances in the treatment of atrial tachyarrhythmias Futura, Armonk, 2002; S. 193–218.
11. Israel CW, Gronefeld G, Ehrlich JR, Li YG, Hohnloser SH. Long-term risk of recurrent atrial fibrillation as documented by an implantable monitoring device: implications for optimal patient care. J Am Coll Cardiol 2004; 43: 47–52.
12. Israel CW, Neubauer H, Ossowski A, Böckenförde JB. Häufigkeit inadäquater Mode-Switch-Episoden: Verifizierung mittels Schrittmacher-Speicherfunktionen. HerzschrElektrophys 2000; 11 (Suppl.1): 113–114.
13. Lam CT, Lau CP, Leung SK, Tse HF, Ayers G. Improved efficacy of mode switching during atrial fibrillation using automatic atrial sensitivity adjustment. Pacing Clin Electrophysiol 1999; 22: 17–25.
14. Lau CP, Jiang ZY, Tang MO. Efficacy of ventricular rate stabilization by right ventricular pacing during atrial fibrillation. Pacing Clin Electrophysiol 1998; 21: 542–548.
15. Leclercq JF, Defaye P, Hazard JR. High proportion of inappropriate mode switch demonstrated by pacemaker high-resolution stored electrograms. Europace 2000; 1 (Suppl.): D81 (abst.)
16. Leung SK, Lau CP, Lam CT, et al. Programmed atrial sensitivity: a critical determinant in atrial fibrillation detection and optimal automatic mode switching. Pacing Clin Electrophysiol 1998; 21: 2214–2219.

17. Limousin M, Viard P, Casset C, Cazeau S. True incidence of far field R wave oversensing during chronic DDD pacing. Europace 2001; 2 (Suppl.B): B69 (abst.)
18. Muno E, Neuzner J, Wentkowski R, Kramer A, Ding J, Yu Y, Koenig A. New algorithm for continuous heart failure resynchronization therapy and reduced heart rate variability in presence of atrial fibrillation. Pacing Clin Electrophysiol 2001; 24: 729 (abst.)
19. Neuzner J, Muno E, Ding J, et al. Biventricular triggered pacing increases contractile function in heart failure patients with atrial fibrillation and prolonged QRS duration. Pacing Clin Electrophysiol 2001; 24: 729 (abst.)
20. Simpson CS, Yee R, Lee JK, et al. Safety and feasibility of a novel rate-smoothed ventricular pacing algorithm for atrial fibrillation. Am Heart J 2001; 142: 294–300.
21. Wiegand UK, Bode F, Peters W, et al. Efficacy and safety of bipolar sensing with high atrial sensitivity in dual chamber pacemakers. Pacing Clin Electrophysiol 2000; 23: 427–433.
22. Willems R, Holemans P, Ector H, Van De WF, Heidbuchel H. Paradoxical undersensing at a high sensitivity in dual chamber pacemakers. Pacing Clin Electrophysiol 2001; 24: 308–315.
23. Wittkampf FH, de Jongste MJ, Lie HI, Meijler FL. Effect of right ventricular pacing on ventricular rhythm during atrial fibrillation. J Am Coll Cardiol 1988; 11: 539–545.
24. Wood MA. Trials of pacing to control ventricular rate during atrial fibrillation. J Interv Card Electrophysiol 2004; 10 Suppl 1: 63–70.
25. Wood MA, Moskovljevic P, Stambler BS, Ellenbogen KA. Comparison of bipolar atrial electrogram amplitude in sinus rhythm, atrial fibrillation, and atrial flutter. Pacing Clin Electrophysiol 1996; 19: 150–156.

■ Algorithmen zur Vermeidung atrialer Tachyarrhythmien

Das Wichtigste in Kürze

„Präventive" Algorithmen orientieren sich überwiegend an elektrophysiologischen Prinzipien, die für den rechten Vorhof erarbeitet wurden und neuere Vorstellungen über die fokale Genese des Vorhofflimmerns (vorwiegend in den Lungenvenen) noch nicht integriert haben. Trotz großer Anstrengungen und vieler (in Klientel, Design, Erfolgskriterien und Dokumentation) heterogener Studien ist – jenseits statistischer Signifikanz – der klinische Wert der Stimulationstechniken unklar.

Als „Stand-alone"-Therapie paroxysmalen Vorhofflimmerns ist die Methode ungeeignet. In Verbindung mit atrialen Bradykardien („Bradykardie-Tachykardie-Syndrom") erweist sich dagegen die atriale Stimulation selbst als antifibrillatorisch wirksam, wobei der zusätzliche Effekt präventiver Algorithmen eher marginal erscheint.

Bezeichnungen

➤ Pace Conditioning; Atrial Pacing Preference (APP); Dynamic Atrial Overdrive (DAO); Atriale Stimulationspräferenz (APP); DDD Überstimulation (DDD+)
➤ PAC-Suppression; Frequenzbeschleunigung bei AES (APAC)
➤ PAC-Response; Atrial Rate Stabilization (ARS); Postextrasystolische Pausen-Suppression (PEPS)
➤ Post Mode Switch Overdrive Pacing (PMOP)
➤ Post Exercise Rate Control

Ziel

Die Algorithmen versuchen, **die Induktion**, nicht den Unterhalt, **atrialer Arrhythmien zu verhindern**. Sie nutzen dabei Mechanismen, die sich bei elektrophysiologischen Akuttests als effektiv in der Prophylaxe von Vorhofflimmern erwiesen haben. Sie zielen speziell auf Szenarien, welche in der Lead-in-Phase einer Studie zur Pace-Prävention von Vorhofflimmern als Trigger atrialer Arrhythmien identifiziert wurden (Abb. 5.93). Zu berücksichtigen ist dabei, dass zwei Drittel dieser Onset-Reports mehrere (bis zu 5) Auslöser gleichzeitig enthalten und dass beim einzelnen Patienten $4,1 \pm 2,5$ Triggermöglichkeiten vorkommen (12). Damit ist vorerst fraglich, ob nach individueller Analyse der Startszenarien einzelne Algorithmen gezielt eingesetzt werden sollten und ob ein solches Vorgehen in der Prophylaxe von Vorhofflimmern effektiv ist.

Realisierung

Pace Conditioning

Zumindest für Patienten mit Sinusknotenstörung und antibradykarder Schrittmacherindikation liegen Daten vor, nach denen die Stabilität des Sinusrhythmus und der Anteil stimulierter an der Gesamtzahl atrialer Zyklen miteinander korrelieren (6). Hohe Basisfrequenz ist subjektiv unverträglich und reicht unter Belastung

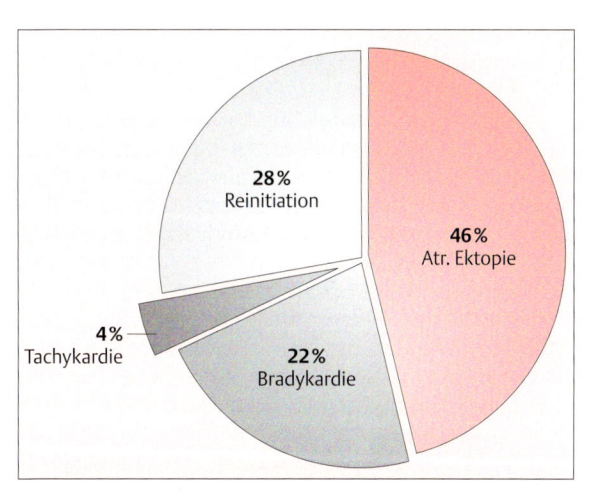

Abb. 5.93 Onset-Szenarien beim Start von Vorhofflimmern; 95 Patienten der AF-Therapy-Studie, 403 Episoden. Reinitiation bedeutet Neustart von Vorhofflimmern innerhalb 5 min nach Terminierung einer Episode; davon treten 71 % innerhalb der ersten Minute, meist nach vorübergehender Bradykardie auf. 57 zusätzliche Episoden zeigen einen plötzlichen Beginn aus normalem Sinusrhythmus. Nach (12).

nicht zur Überstimulation des Eigenrhythmus aus. Mit frequenzvariabler Stimulation lässt sich ein durchgehend hoher Stimulationsanteil nur erreichen, wenn die Steuerung aggressiv eingestellt und damit potentiell proarrhythmisch wird (7, 11). Folgende **Wirkmechanismen kontinuierlicher Vorhofstimulation** sind denkbar:

- Der unter autonomem Einfluss über 1,5 × 7,5 cm variierende Ursprung (rechts)atrialer Grundrhythmen wird durch ein einziges dominantes Erregungszentrum abgelöst und das Ausbreitungsmuster der elektrischen Depolarisation damit vereinheitlicht (18).
- Örtliche Leitungsbedingungen werden verbessert; dabei scheint die Position der atrialen Elektrode kritisch zu sein (20, 32).
- Eine höhere Vorhoffrequenz könnte die Dispersion der Refraktärzeiten mindern; dieser Effekt ist im Tierversuch, nicht jedoch für den Menschen belegt (19).
- Sofern die Vorhofelektrode in der Nähe pathologischer Myokardareale liegt, deren Leitungs- und Refraktäritätsverhältnisse die Initiierung lokaler Reentry-Kreise (mit Einmündung in Vorhofflimmern) begünstigen, bewirkt Overdrive-Stimulation die Präexzitation dieser Areale und verlängert das lokale Kopplungsintervall von andernorts entstehenden Extrasystolen (22, 23).

Die Mehrzahl der Befunde, welche die genannten pathophysiologischen Konzepte stützen, stammen aus elektrophysiologischen Akutstudien im rechten Vorhof und Koronarsinus. Für die fokale Triggerung von Vorhofflimmern aus dem linken Vorhof und den Lungenvenen (10) ist ihre Gültigkeit nicht belegt. Es gibt aber erste Hinweise, dass fokale Entladungen von dort mittels Überstimulation unterdrückt werden können (1).

Grundprinzip des „Pace Conditioning" ist die Stimulation mit einer Rate unmittelbar oberhalb der Spontanfrequenz (Abb. 5.94). Auf die Wahrnehmung intrinsischer Vorhofaktivität reagiert der Algorithmus mit Verkürzung des Erwartungsintervalls, wobei das Dekrement sich je nach Hersteller erheblich unterscheidet und im Einzelfall auch programmierbar ist. Extrasystolen, die über die Vorzeitigkeit (z.B. das „Physiologische Band"; Mode-Switch; INOV-Fenster) definiert werden, triggern die Funktion nicht.

> Vom Arzt festzulegen ist das Frequenzlimit, bis zu dem die Funktion aktiv ist. Teils fix, teils frequenzabhängig und je nach Produkt auch wählbar sind die Dauer des erhöhten Frequenzplateaus und die Steilheit, mit der die Zykluslänge anschließend zunimmt.

PAC-Suppression

Es ist wiederholt (4, 8), wenn auch nicht ohne Einschränkung (26) gezeigt worden, dass Sinusbradykardie mit einer Häufung atrialer Extrasystolen (PAC) einhergeht und dass spontane Frequenzsteigerung oder Überstimulation atriale Ektopien unterdrücken kann. Versucht man, diesen Zusammenhang therapeutisch zu nutzen, so gilt es, die Stimulationsfrequenz zu finden, bei der die atriale Extrasystolie sistiert. Der Algorithmus arbeitet ähnlich dem Pace Conditioning, wird aber im Gegensatz dazu durch vorzeitige und nicht durch physiologische Vorhofaktion getriggert (Abb. 5.94). Der Vorgang wiederholt sich, solange noch Extrasystolen detektiert werden.

Übliche Begrenzung ist das programmierbare obere Frequenzlimit. Sinnvoller wäre, wenn die Funktion bei positiver Rückkopplung (zunehmende Extrasystolie bei Frequenzsteigerung) unterbrochen würde; dies ist bisher nur in einem Algorithmus über ein Zählerkriterium realisiert.

PAC-Response

Wie in der Kammer „Short-Long-Short"-Sequenzen oft Vorläufer maligner Arrhythmien sind, kommen postextrasystolische Pausen mit daraus geborenen neuen Extrasystolen als Auslöser von Vorhofflimmern in Betracht.

Um solche Pausen zu verhindern, löst das vorzeitige atriale Wahrnehmungsereignis ein Erwartungsintervall aus, das sich als Summe aus der Extrasystolen-Zykluslänge und einem (prozentualen) Inkrement errechnet. Das Folgeintervall gehorcht der gleichen Rechenvorschrift, bis Eigenrhythmus ohne Vorzeitigkeit die Führung wieder übernimmt (Abb. 5.94).

Alternativ wird das Erwartungsintervall nach PAC als Mittel aus vorzeitiger und ursprünglicher Zykluslänge bestimmt; Vergleichsbasis ist der Durchschnitt aus n Sinuszyklen oder ein Pseudomittelwert („Physiologische Frequenz"), der auch das „Physiologische Band" steuert; danach kehrt das Auslöseintervall zur Frequenz vor PAC zurück. Ein umfangreiches Regelwerk bestimmt das maximale Dekrement der stimulierten Zykluslänge, die AV-Zeit und das Verhalten des Algorithmus bei „früh" und „spät" einfallenden Extrasystolen, bei ventrikulärer Arrhythmie und an der oberen Synchronfrequenz.

Post Mode Switch Overdrive Pacing (PMOP)

Oft starten atriale Flimmerepisoden unmittelbar nach Terminierung einer früheren Vorhofarrhythmie (early reinitiation of AF, ERAF; Abb. 5.93, [12, 28, 29]). Die Beobachtung, dass hochfrequente Vorhofstimulation (120 min^{-1}) dies bisweilen verhindern kann (30), bietet Ansatzmöglichkeiten zur Prophylaxe: Nachdem das System die Rhythmuskonversion erkannt und aus der „Non-tracking"-Betriebsart zurückgeschaltet hat, wird die Basisfrequenz auf einen höheren Wert angehoben. Overdrive-Frequenz und -Anwendungsdauer sind programmierbar.

Nachteil des Algorithmus ist, dass er erst nach abgeschlossenem Mode-Switch von DDI nach DDD einsetzt und die Überstimulation deshalb verzögert wirksam wird (Abb. 5.94).

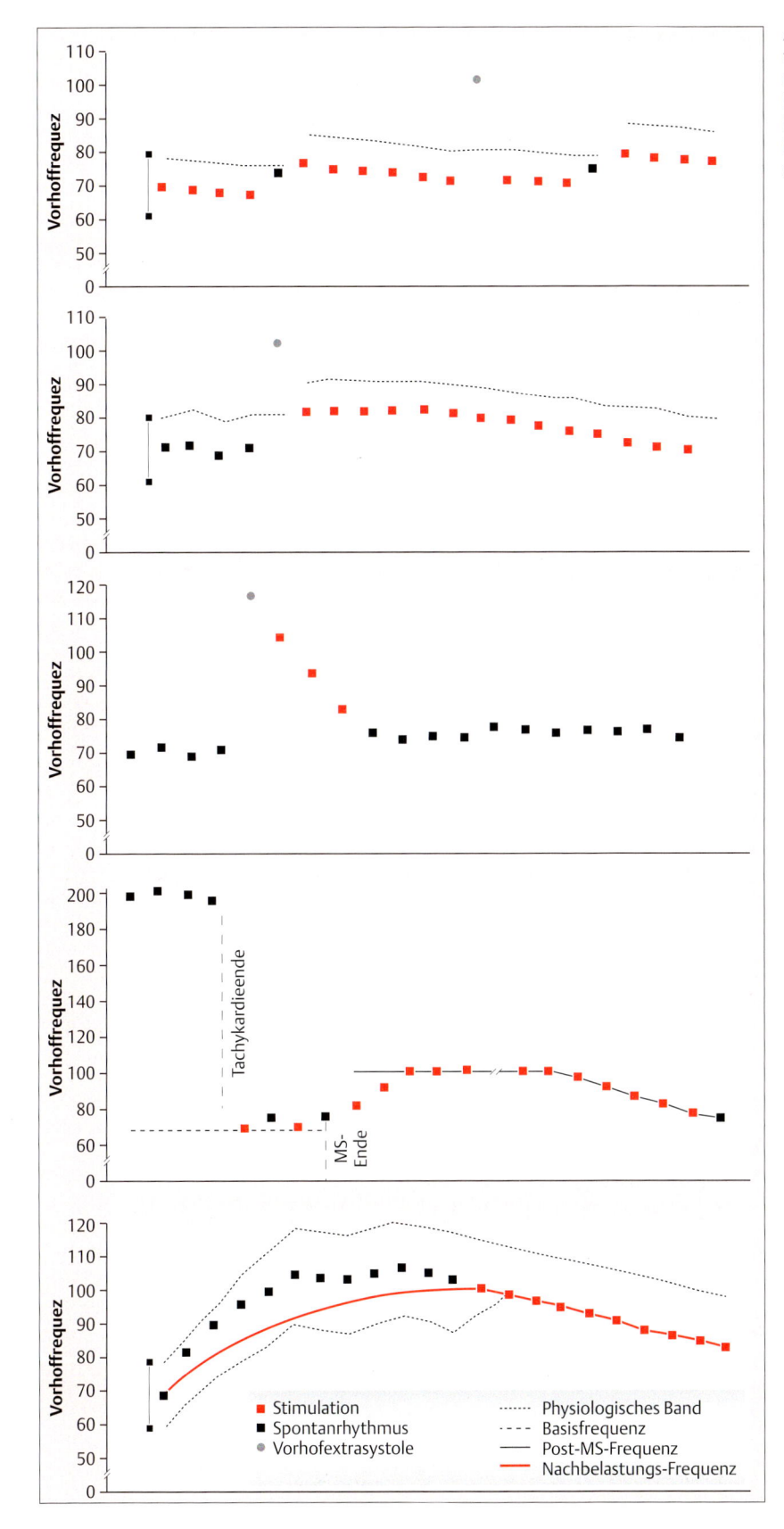

Abb. 5.**94** Algorithmen zur Prävention von Vorhofflimmern; von oben nach unten: Pace Conditioning, PAC-Suppression, PAC-Response, Post-Mode-Switch Overdrive, Post-Exercise Rate Control; Erklärung s. Text.

Post Exercise Rate Control

Die frühe Nachbelastungsphase ist durch eine Imbalanz zwischen sympathischer und vagaler Autonomie gekennzeichnet. Abrupten Frequenzwechseln kann dadurch vorgebeugt werden, dass der Schrittmacher mit Beginn der Erholung eine Stimulationsfrequenz vorgibt, die sich an Dauer und Intensität der Belastung orientiert und maximal 90 % der „Physiologischen Frequenz" (PHF) beträgt (Abb. 5.**94**). Die Nachbelastungsfrequenz (NBF) steigt mit einer Geschwindigkeit, die sich proportional zur Differenz zwischen PHF und NBF verhält, und versucht so, bei intensiver Belastung schneller als bei Verrichtungen des täglichen Lebens zu adaptieren.

Die Rückführung der Stimulations- zur sensorindizierten oder Basisfrequenz gehorcht einer Kinetik, welche mit der aktuellen Herzfrequenz verknüpft ist.

Ergebnisse

Verfügbare Daten zur Wirksamkeit präventiver Algorithmen sind schwer zu bewerten, weil sie bei Drucklegung meist nur als Kongressmitteilung (nicht immer in Abstract-Form) vorliegen, kleine Kollektive teils mit, teils ohne bradykarde Schrittmacherindikation betreffen, weil medikamentöse Einflüsse nicht kontrolliert oder unbekannt sind und weil die Methodik der einzelnen Studien stark variiert. Letzteres betrifft v.a. den primären Endpunkt, welcher die Zeit bis zum ersten Flimmerrezidiv, die Zahl symptomatischer oder vom Schrittmacher registrierter Mode-Switch-Episoden oder die „AF-Burden" bedeuten kann.

Selbst „AF-Burden" ist dabei unterschiedlich definiert und meint mal die Zahl aller Episoden multipliziert mit der durchschnittlichen Epsiodenlänge, mal die Tage mit symptomatischem Vorhofflimmern bezogen auf die Beobachtungszeit.

Weil die Schrittmacherdiagnostik grob fehlerhaft sein kann (Mode-Switch und ventrikuläre Fernpotentiale), sind nur solche Studien verlässlich, bei denen die einzelnen Episoden anhand von Markerketten oder atrialen Elektrogrammen visuell kontrolliert sind oder aus Event-Recordern EKG-Aufzeichnungen symptomatischer Rezidive vorliegen.

Die widersprüchlichen Resultate zur Prävention von Vorhofflimmern durch atriale Stimulationsalgorithmen sind gesondert zusammengefasst (Kasten).

Studienergebnisse zur Prävention von Vorhofflimmern durch Vorhofstimulation

1. Overdrive-Algorithmen:

➤ Im randomisierten Crossover-Vergleich gegenüber Spontanrhythmus reduziert mäßige bis aggressive Überstimulation bei 35 Patienten ohne schrittmacherbedürftige Bradykardie die Rate symptomatischer Tachyarrhythmien (p < 0,001; [31]).

➤ Bei 61 Patienten mit Bradykardie-Tachykardie-Syndrom zeigt die Technik dagegen keine Überlegenheit gegenüber konventioneller Schrittmacherbehandlung, sofern die antibradykarde Stimulation selbst bereits mehr als 50 % der Zyklen aktiv ist (25).

➤ In Konkurrenz zur „Closed-Loop"-Stimulation (s.o.) erweist sich der Algorithmus (DDD+) sogar unterlegen (n = 98; Schrittmacherbehandlung wegen Bradykardie-Tachykardie-Syndroms; p < 0,01;[24]).

➤ In einer noch nicht abschließend publizierten Studie an 170 Patienten mit konventioneller Stimulationsindikation findet sich im dreimonatigen Crossover eine klare Reduktion der Flimmerlast, sofern der konventionellen DDD-Stimulation der Overdrive-Algorithmus zugeschaltet wird. Dies gilt unabhängig davon, ob die Vorhofstimulation im Herzohr (p = 0,033) oder am interatrialen Septum erfolgt (p = 0,027). Der Effekt ist besonders deutlich für kurz dauernde (< 6 min) Arrhythmieepisoden (5).

➤ Die bisher größte (n = 288) randomisierte (Parallel-) Studie an Patienten mit Klasse-I-oder-II-Stimulationsindikation wegen kranken Sinusknotens, mindestens 2 symptomatischen Vorhofarrhythmien im letzten Monat und EKG-Dokumentation mindestens einer Episode in den letzten 12 Wochen vor Implantation dokumentiert einen flimmerpräventiven Effekt der Überstimulation über den der konventionellen DDDR-Versorgung hinaus (p < 0,005; Abb. 5.**95**;[3]). Besonderheit des Studien-Designs ist, dass der Nachweis rhythmologischer Wirksamkeit sich nicht auf Speicherdaten des Schrittmachers stützt, sondern die „symptomatische Flimmerlast" als Anteil der Tage am Gesamt-Follow-up [%] bestimmt wird, für die per Ereignisrecorder Vorhofflimmern dokumentiert ist. Der allmähliche Rückgang des AF-Burden über die ersten 6 Behandlungsmonate mag Ausdruck positiven Remodellings unter beiden Stimulationsverfahren sein; der Nutzen der Überstimulation bleibt jedenfalls über die gesamte Beobachtungsperiode erhalten.

2. Kombinierte Algorithmen

➤ Eine groß angelegte Studie (AFtherapy) an ursprünglich 372 Patienten mit therapierefraktärem Vorhofflimmern, davon 63 % ohne antibradykarde Schrittmacherindikation, teilt sich in 4 Phasen auf:

- 1. Aufzeichnung der Startszenarien von Vorhofflimmern im inhibierten Modus;
- 2. Konventionelle Stimulation mit unterschiedlicher Grundfrequenz mit/ohne Frequenzadaptation;
- 3. Aktivierung aller verfügbaren präventiven Algorithmen (mit Ausnahme der Post-Mode-Switch-Überstimulation);
- 4. Randomisierte Prüfung der Einzel-Algorithmen.

Die Zwischenauswertung nach der 3. Phase betrifft letztlich nur 97 Patienten, nachdem (neben organisatorischen Mängeln) die sorgfältige Durchsicht der gespeicherten Markerketten eine große Zahl von Fehlklassifizierungen durch das Aggregat offen legt, darunter v.a. ventrikuläre Fernfeldwahrnehmung und 2:1-Lock-in bei Vorhofflattern (s. Mode-Switch). Basierend auf den sehr zuverlässigen Restdaten lässt sich in der Gesamtgruppe keine antiarrhythmische Wirkung der konventionellen Stimulation zeigen, mit Aktivierung der präventiven Algorithmen jedoch eine signifikante Reduktion der Arrhythmielast erreichen. Die Subgruppenanalyse zeigt im Vergleich mit DDD-Stimulation und Basisfrequenz 70 min^{-1} eine signifikant präventive Wirkung der Algorithmen nur in der nicht schrittmacherbedürftigen Klientel, während bei Patienten mit antibradykarder Stimulationsindikation bereits die konventionelle Schrittmacherbehandlung die Arrhythmielast mindert (2). Wichtigster Befund ist, dass der Anteil Patienten, der unter Therapie anfallsfrei bleibt, mit präventiver Stimulation deutlich höher als ohne diese ist (Abb. 5.**96**).

▶ Die wesentlich größere ATTEST-Studie findet bei 370 Patienten mit Bradykardie und paroxysmalem/persistierendem Vorhofflimmern keinen Unterschied in Arrhythmiehäufigkeit und -last, wenn im Paralleldesign Präventions- und Terminierungsalgorithmen (letztere: s. dort) für je 3 Monate abgeschaltet oder aktiviert werden (16).
▶ Nach der ASPECT-Studie an 298 Patienten mit Bradykardie und paroxysmaler Flimmeranamnese gehen im Crossover für je 3 Monate nach Aktivierung dreier Präventionsalgorithmen die subjektiven Tachykardie-Symptome zurück, objektive Parameter wie Anfallsfrequenz oder Arrhythmielast dagegen bleiben unbeeinflusst (21). Der magere Erfolg ergibt sich nur dann, wenn Patienten wegen fehlender Tachyarrhythmierezidive (n = 55), unzureichenden Follow-ups (n = 46), Änderung des medikamentösen Regimes (n = 17), fehlender Protokoll-Compliance (n = 17) und anderer Gründe (n = 8) unberücksichtigt bleiben.
▶ Weil im präventiven Konzept nur eines Herstellers verwirklicht, genießt der **Overdrive-Algorithmus nach Mode-Switch** (PMOP) eine Sonderstellung. Bei Auswertung von Speicher-Elektrogrammen aus einer Zulassungsstudie dieses Systems findet sich bei 545 von 1014 auswertbaren Episoden ein früher Neustart von Vorhofflimmern (ERAF). Der sequentielle ON/OFF-Vergleich lässt mit einer ERAF-Rate von 185/381 (57%) versus 360/633 (47%) keinen Vorteil von PMOP in Verbindung mit aktiven Terminierungsalgorithmen (s. dort) erkennen (13).
Die prospektiv-randomisierte Crossover-Testung des Algorithmus belegt denn auch nicht seine Wirksamkeit (n = 37; 2 mal 3 Monate; p = ns; [14]). Als Gründe für den Misserfolg werden der verzögerte Start des Algorithmus (Abb. 5.**94**; Post Mode Switch Overdrive) und die potentiell proarrhythmische Wirkung schneller Frequenzwechsel (vor und nach der Plateauphase bei 120 min^{-1}) reklamiert.

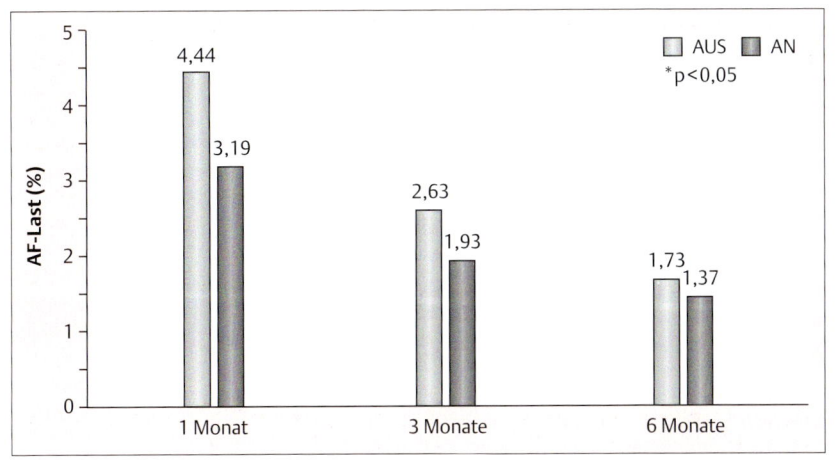

Abb. 5.**95** Prospektiv randomisierte Studie (Adopt-A) zur Wirksamkeit von „Pace Conditioning" (als DAO bezeichnet): AF-Burden bedeutet hier die Tage mit Vorhofflimmern in %. Gewertet sind nur symptomatische und mittels Event-Recorder dokumentierte Episoden (nach [3]).

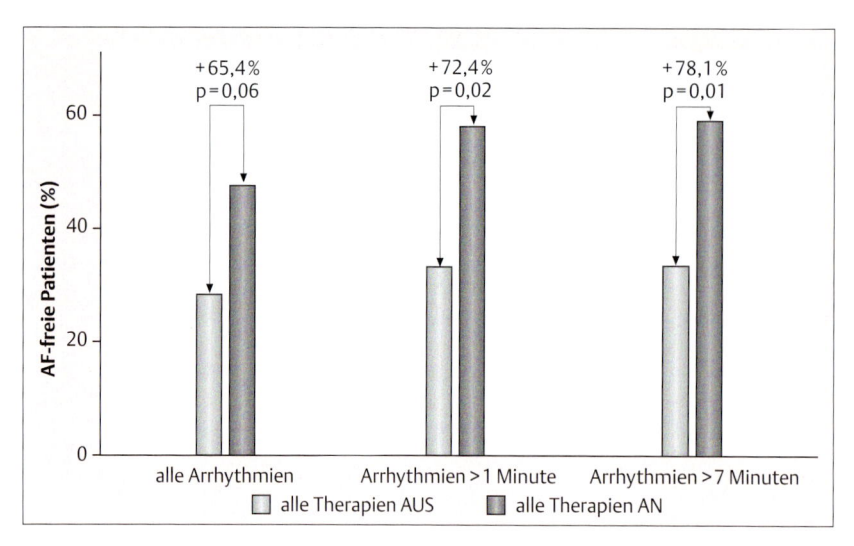

Abb. 5.**96** Rhythmuserhaltende Wirkung kombinierter präventiver Stimulationsalgorithmen in der AFtherapy-Studie (n = 97); die Ein- und Siebenminuten-Dauer atrialer Arrhythmien ist durch die Speichereinstellung des Aggregats vorgegeben. Mit aktiven Algorithmen bleiben signifikant mehr Patienten frei von länger dauerndem Vorhofflimmern (nach [2]).

Programmierung

Bei paroxysmalem Vorhofflimmern ohne symptomatische Bradykardie unterstützt die Datenlage nicht den Einsatz präventiven Pacings (9, 15). Wird die Schrittmacherindikation bejaht, können präventive Algorithmen eine zusätzliche Option sein; sie muss nicht gleich nach Implantation genutzt werden, kann bei unzureichendem Rhythmuserhalt unter antibradykarder Stimulation aber jederzeit aktiviert werden.

Wer vom Einsatz dieser Technik profitiert, ist gegenwärtig unklar.

Eine erste Richtung mag das VIP-Register vorgeben (17). Danach scheint es sinnvoll, anhand des Initiationsmusters in der Schrittmacherdiagnostik eine Stratifizierung in Substrat- und Triggerflimmern vorzunehmen. Der Nachweis zunehmend ektoper Aktivität vor Beginn einer neuen Flimmerepisode verspricht gutes Ansprechen auf getriggerte Algorithmen (Reduktion der Flimmerlast um 46 %), während der ansatzlose Start von „Substratflimmern" durch kontinuierliche Überstimulation eher noch zu fördern ist (Zunahme der Flimmer-Last von 8,3 auf 10,4 %).

Die anscheinend ungünstige Wirkung permanenten Overdrivings wird durch den Befund gestützt, dass seine Zuschaltung zur Kombination aus PAC-Suppression, Post-PAC-Response und Post-Exercise Response signifikant mehr Episoden (621 ± 1314 versus 405 ± 1391; p = 0,05) und weniger Zeit im Sinusrhythmus zur Folge hat (27 ± 38 versus 44 ± 53 Tage; p = 0,016; n = 107; [27]). Die vorläufigen Daten bedürfen noch der Bestätigung wie auch noch zu klären ist, ob die widersprüchliche Datenlage sich aus der unterschiedlichen Aggressivität der Algorithmen erklärt.

Interaktionen

Ähnlich der Frequenzadaptation erschwert der Einsatz komplexer präventiver Algorithmen die Interpretation des Schrittmacher-EKGs. Aggressive Programmierung (speziell des zulässigen Frequenzlimits) kann die Toleranz des Patienten überfordern, der bei Palpitationen nicht zwischen Arrhythmie und Schrittmacherintervention unterscheiden kann. Wie Mode-Switching kann auch präventive Stimulation fälschlich durch Fernfeldwahrnehmung getriggert werden und inadäquat hohe Interventionsfrequenzen erzeugen (Abb. 5.**97**). Besonders anfällig dafür sind Systeme, welche vorhandene Fernfeld-R-Wellen nicht auszublenden erlauben.

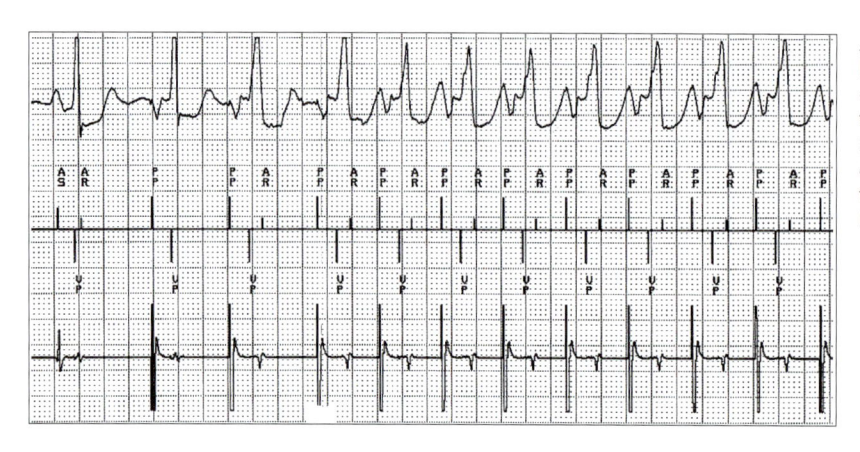

Abb. 5.**97** Wahrnehmung ventrikulärer Fernpotentiale im Vorhof, die als Vorhofextrasystolen fehlinterpretiert und mit „Atrial Rate Stabilization" beantwortet werden; die beschleunigte atriale Stimulation ist mit „PP" (präventives Pacing) annotiert.

Literatur

1. Arentz T, Ott P, von Rosenthal J, Blum T, Kalusche D. Effect of atrial overdrive pacing on pulmonary vein focal discharge in patients with atrial fibrillation. Europace 2003; 5: 25–31.
2. Camm J. AFtherapy study: Preventive pacing for paroxysmal atrial fibrillation. Pacing Clin Electrophysiol 2002; 24: 554 (abst.)
3. Carlson MD, Ip J, Messenger J, et al. A new pacemaker algorithm for the treatment of atrial fibrillation: results of the Atrial Dynamic Overdrive Pacing Trial (ADOPT). J Am Coll Cardiol 2003; 42: 627–633.
4. Coumel P, Friocourt P, Mugica J, Attuel P, Leclercq JF. Long-term prevention of vagal atrial arrhythmias by atrial pacing at 90/minute: experience with 6 cases. Pacing Clin Electrophysiol 1983; 6: 552–560.
5. De Vusser P, Stockman D, van den Bos A, et al. AF suppression reduces AF burden on patients with paroxysmal AF and class 1 and 2 pacemaker indication – The OASES study. Europace 2004; 4 (Suppl. B): B65 (abst.).
6. Delfaut P, Prakash A, Giorgberidze I, et al. Continuous overdrive pacing prevents recurrent atrial fibrillation during single and dual site right atrial pacing. Pacing Clin Electrophysiol 1997; 20: 1599–1599.
7. Feuer JM, Shandling AH, Ellestad MH. Sensor-modulated dual chamber cardiac pacing: too much of a good thing too fast? Pacing Clin Electrophysiol 1990; 13: 816–818.
8. Goel BG, Han J. Atrial ectopic activity associated with sinus bradycardia. Circulation 1970; 42: 853–858.
9. Gregoratos G, Abrams J, Epstein AE, et al. ACC/AHA/NASPE 2002 Guideline Update for Implantation of Cardiac Pacemakers and Antiarrhythmia Devices–summary article: a report of the American College of Cardiology/American Heart Association Task Force on Practice Guidelines (ACC/AHA/NASPE Committee to Update the 1998 Pacemaker Guidelines). J Am Coll Cardiol 2002; 40: 1703–1719.
10. Haissaguerre M, Jais P, Shah DC, et al. Spontaneous initiation of atrial fibrillation by ectopic beats originating in the pulmonary veins. N Engl J Med 1998; 339: 659–666.
11. Haywood GA, Katritsis D, Ward J, Leigh-Jones M, Ward DE, Camm AJ. Atrial adaptive rate pacing in sick sinus syndrome: effects on exercise capacity and arrhythmias. Br Heart J 1993; 69: 174–178.
12. Hoffmann E, Janko S, Steinbeck G, Edvardsson N, Camm J. Onset scenarios of paroxysmal atrial fibrillation using new diagnostic pacemaker functions. Pacing Clin Electrophysiol 2000; 23: 656–656.
13. Israel CW, Grönefeld G, Ehrlich JR, Li YG, Hohnloser SH. Impact of a dedicated pacing algorithm for prevention of early relapse of atrial tachyarrhythmia after successful atrial antitachycardia pacing. Circulation 2001; 104 (Suppl.II): II-345-II-345.
14. Israel CW, Gronefeld G, Ehrlich JR, Li YG, Hohnloser SH. Prevention of immediate reinitiation of atrial tachyarrhythmias by high-rate overdrive pacing: results from a prospective randomized trial. J Cardiovasc Electrophysiol 2003; 14: 954–959.
15. Knight BP, Gersh BJ, Carlson MD, et al. Role of permanent pacing to prevent atrial fibrillation: science advisory from the American Heart Association Council on Clinical Cardiology (Subcommittee on Electrocardiography and Arrhythmias) and the Quality of Care and Outcomes Research Interdisciplinary Working Group, in collaboration with the Heart Rhythm Society. Circulation 2005; 111: 240–243.
16. Lee MA, Weachter R, Pollak S, et al. Can preventive and antitachycardia pacing reduce the frequency and burden of atrial tachyarrhythmias? The ATTEST study results. Pacing Clin Electrophysiol 2002; 24: 541–541.
17. Lewalter T, Yang A, Saborowski F, et al. Pacing for the prevention of recurrent atrial fibrillation: results from the VIP registry. Circulation 2003; 108: IV-709 (abst.)
18. Mehra R. How might pacing prevent atrial fibrillation? In: Murgatroyd FD, Camm AJ (Hrsg): Nonpharmacological management of atrial fibrillation Futura, Armonk, 1997; 283–307.
19. Michelucci A, Padeletti L, Porciani MC, et al. Dispersion of refractoriness and atrial fibrillation.1994; 81–107.
20. Ogawa M, Suyama K, Kurita T, et al. Acute effects of different atrial pacing sites in patients with atrial fibrillation: comparison of single site and biatrial pacing. Pacing Clin Electrophysiol 2001; 24: 1470–1478.
21. Padeletti L, Purerfellner H, Adler S, et al. Atrial septal lead placement and atrial pacing algorithms for prevention of paroxysmal atrial fibrillation: ASPECT study results. Pacing Clin Electrophysiol 2002; 24: 687–687.
22. Papageorgiou P, Anselme F, Kirchhof CJ, et al. Coronary sinus pacing prevents induction of atrial fibrillation. Circulation 1997; 96: 1893–1898.
23. Papageorgiou P, Monahan K, Boyle NG, et al. Site-dependent intra-atrial conduction delay. Relationship to initiation of atrial fibrillation. Circulation 1996; 94: 384–389.
24. Puglisi A, Altamura G, Capestro F, et al. Impact of Closed-Loop Stimulation, overdrive pacing, DDDR pacing mode on atrial tachyarrhythmia burden in Brady-Tachy Syndrome. A randomized study. Eur Heart J 2003; 24: 1952–1961.
25. Ricci R, Santini M, Puglisi A, et al. Impact of consistent atrial pacing algorithm on premature atrial complex number and paroxysmal atrial fibrillation recurrences in bradytachy syndrome: a randomized prospective cross over study. J Interv Card Electrophysiol 2001; 5: 33–44.
26. Rossi A. Twenty-four-hour electrocardiographic study in the active very elderly. Cardiology 1987; 74: 159–166.
27. Schuchert A, Bub E, Braun M, et al. Reduktion des AF-burden bei Schrittmacherpatienten mit paroxysmalem Vorhofflimmern mit getriggerter gegenüber getriggerter plus kontinuierlicher Vorhofstimulation. Z Kardiol 2004; 93 (Suppl.B): III/286 (abst.)
28. Sra J, Biehl M, Blanck Z, et al. Spontaneous reinitiation of atrial fibrillation following transvenous atrial defibrillation. Pacing Clin Electrophysiol 1998; 21: 1105–1110.
29. Tse HF, Lau CP, Ayers GM. Incidence and modes of onset of early reinitiation of atrial fibrillation after successful internal cardioversion, and its prevention by intravenous sotalol. Heart 1999; 82: 319–324.
30. Tse HF, Lau CP, Ayers GM. Atrial pacing for suppression of early reinitiation of atrial fibrillation after successful internal cardioversion. Eur Heart J 2000; 21: 1167–1176.
31. Wiberg S, Lonnerholm S, Jensen SM, Blomstrom P, Ringqvist I, Blomstrom-Lundqvist C. Effect of right atrial overdrive pacing in the prevention of symptomatic paroxysmal atrial fibrillation: a multicenter randomized study, the PAF-PACE study. Pacing Clin Electrophysiol 2003; 26: 1841–1848.
32. Yu WC, Tsai CF, Hsieh MH, Chen CC, Tai CT, Ding YA, Chang MS, Chen SA. Prevention of the initiation of atrial fibrillation: mechanism and efficacy of different atrial pacing modes. Pacing Clin Electrophysiol 2000; 23: 373–379.

Algorithmen zur Terminierung atrialer Tachyarrhythmien

Das Wichtigste in Kürze

Overdrive-Stimulation desorganisierten Vorhofflimmerns ist nicht möglich. Versuche, dennoch Überstimulationsversuche zu unternehmen, leiten ihre Berechtigung von der Beobachtung ab, dass der Organisationsgrad von Vorhofflimmern intraindividuell wechselt. Regelmäßige, nicht zu schnelle Vorhoftachykardien sind in 40–60 % der Episoden terminierbar, die Erfolgschance bei Vorhofflimmern liegt je nach Organisationsgrad zwischen 0 und etwa 30 %. Der klinische Nutzen der Therapieoption im Sinne eines niedrigen „AF-Burden" ist unbewiesen; bei einem Teil der Patienten – welchen? – mag die Option jedoch hilfreich sein.

Bezeichnung

➤ Atrial Antitachycardia Pacing (aATP)

Ziel

Nach Klassifizierung atrialer Rhythmusstörungen in „Atriale Tachykardien" (AT) und „Vorhofflimmern" (AF) versucht die Funktion, die Arrhythmie durch Überstimulation zu terminieren. Ziel ist, ein Remodelling des Vorhofmyokards während länger dauernder arrhythmischer Phasen zu vermeiden. Vorerst bietet nur ein System diese Option.

Realisierung

Anders als das gleichförmig irreguläre Bild im Oberflächen-EKG vermuten lässt, kann Vorhofflimmern **unterschiedliche Organisationsgrade** aufweisen. Ohne auf mögliche Klassifizierungssysteme einzugehen, variiert die Arrhythmie zwischen

➤ einzelnen Wellenfronten, die sich uniform und ohne wesentliche Leitungsverzögerung ausbreiten und
➤ mehreren (vielfachen) Kreiserregungen, die deutlich langsamer propagieren, durch multiple Linien funktioneller Leitungsblockierung voneinander getrennt sind und sich selbst oder andere Kreise beständig reinitiieren.

Diese Flimmerformen sind keine differenten Entitäten, sondern stellen **eher ein Kontinuum** dar, das die verschiedenen Organisationsgrade ineinander übergehen lässt (3). Hoch- und desorganisierte Erregungsausbreitung kann in verschiedenen Abschnitten beider Vorhöfe auch nebeneinander vorkommen. Letztlich finden sich spontan oder medikamentös induziert vielfache Übergänge zwischen Vorhofflimmern und -flattern (Abb. 5.**98**).

Organisierte Erregungsausbreitung, hohe Zykluslänge und kurze Refraktärzeit begünstigen eine lokale Stimulationsantwort im flimmernden Vorhof, welche das Myokard im Umkreis von 4–6 cm vom Stimulationsort synchronisiert, aber auch Rhythmuswandel in entfernten Regionen bewirkt. Letzteres wird damit erklärt, dass die stimulationsabhängige Depolarisation eines Muskelkompartiments die kritische Masse für weitere Erregungskreise mindert und damit Flimmern terminieren kann (7).

Voraussetzung für antitachykardes Pacing ist die zuverlässige Detektion und Klassifizierung atrialer Tachyarrhythmien. Der „PR-Logic" genannte Erkennungsalgorithmus geht in seiner Komplexität weit über sonstige Detektionsstrategien vor Mode-Switch (s. dort) hinaus und kombiniert Frequenzkriterien mit Zonendifferenzierung innerhalb des Herzzyklus und Analyse der AV-Assoziation. Um möglichst alle Wahrnehmungsereignisse detektieren und Probleme wie 2:1-Lock (s. Mode-Switch) vermeiden zu können, sieht das System nach Vorhofsensing kein atriales Blanking (> 10 ms) vor.

Die Wahrnehmungsfähigkeit soll zudem durch eine Empfindlichkeitsautomatik gewährleistet werden, die von einem adaptiven, von Signalhöhe oder programmierter Empfindlichkeit abhängigen Wert startet und die Schwelle exponentiell zum Minimum zurückführt. Mit diesem Aufwand ist die automatische Rhythmusklassifizierung nach visueller Kontrolle in 96–99 % korrekt (2, 4, 5), sofern man die Ergebnisse von Schrittmacher und (technisch verwandtem) Zweikammer-ICD gemeinsam betrachtet.

Allerdings gibt es beim Wechsel zwischen verschiedenen Organisationsgraden der Vorhofarrhythmie nicht selten Reklassifizierungen, welche eine aATP-Intervention zur Unzeit nicht ganz verhindern können (6).

Die Terminierungsversuche nutzen **3 verschiedene Algorithmen**:

➤ Burst+,
➤ Ramp und
➤ 50 Hz-Burst.

Der hochfrequente Burst ist automatisch nur im Zweikammer-ICD verfügbar und kann im Schrittmacher manuell ausgelöst werden. Burst+ und Rampenprotokoll arbeiten adaptiv zur Tachykardie-Zykluslänge. Relativer Startwert, Dekrement, Mindestzykluslänge, Zahl der Impulse und Wiederholungsversuche sind programmierbar. Die Wahl der Tachykardie-Erkennungszonen für Vorhoftachykardie und -flimmern entscheidet mit darüber, welche Episoden durch Stimulation angegangen werden; durch Programmierung einer Latenzperiode lässt sich die Therapie auf länger dauernde Episoden beschränken. Während die atriale Therapie abgeben wird, besteht nominal ein VVI(R)-Backup, das jedoch abgeschaltet oder abhängig vom Stimulationsbedarf vor aAPT auf „Auto-Enable" programmiert werden kann.

Übereinstimmendes **Ergebnis bisheriger Studien** ist, dass der Erfolg der Terminierungsalgorithmen von

Algorithmen zur Terminierung atrialer Tachyarrhythmien **229**

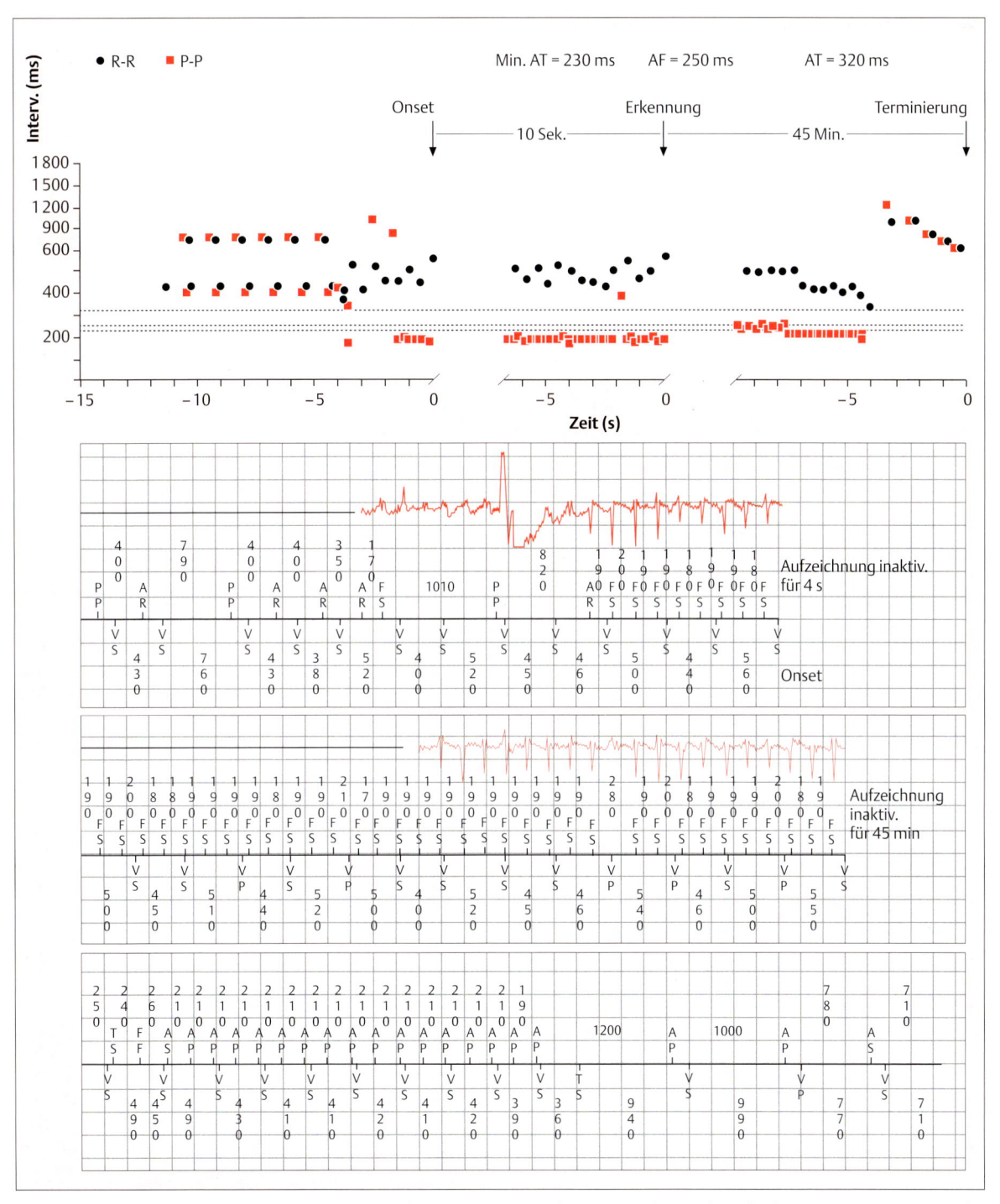

Abb. 5.**98** Spontaner Wechsel in Zykluslänge (und Organisationsgrad) einer atrialen Tachyarrhythmie mit Terminierung der niederfrequenten Tachykardie durch aATP.
Oben: Ablaufdiagramm der Episode mit atrialem Bigeminus (links), Induktion eines relativ regelmäßigen Vorhofflimmerns (Zykluslänge 190 ms); nach 45 min Änderung der Zykluslänge auf 240–260 ms; Terminierung durch Burst+ (210–190 ms). Die roten Quadrate entsprechen den Vorhof-, die schwarzen Punkte den Kammeraktionen.
Unten: Drei Markerkanal-Streifen – z.T. mit atrialem Elektrogramm, welche in der abgebildeten Reihenfolge die Initiierung der Tachykardie durch Bigeminie, die schnelle und die langsamere Form der atrialen Rhythmusstörung zeigen; letztere wird durch Burst+ beendet.

der Tachykardie-Zykluslänge abhängt. Häufiger Wechsel zwischen Vorhoftachykardie und -flimmern ist ein Marker unzureichender Effektivität (2). Für atriale Tachykardien werden Konversionsraten zwischen 34 und 62% angegeben, je nachdem, ob die Effektivität entsprechend der Episodenlast einzelner Patienten adjustiert und die Terminierung innerhalb der ersten 20 s nach Stimulationsbeginn oder noch „sekundär" erfolgt (1, 2, 3). Für Vorhofflimmern variieren die Angaben zwischen 0 und 30%, wobei auch hier Klassifizierung und statistische Aufbereitung uneinheitlich sind und nennenswerte Konversionsraten nur unter Einschluss des 50-Hz-Bursts zustande kommen. Im Mix wird ein Erfolg bis zu rund 50% reklamiert (1, 5). Die Zahlen beruhen teils auf Erfolgskriterien des Aggregats selbst, teils auf Definitionen der einzelnen Untersuchung.

Nüchterner beurteilt die Konvertibilität von Vorhofarrhythmien eine kleine Studie, die antitachykardes Pacing im Cross-over zwischen unterschwelligen („Sham") und nominalen Stimulationsparametern untersucht. Der Erfolg nominalen aATPs macht zwar 17/55 Episoden (= 31%) atrialer Tachykardien aus, betrifft aber nur einen von 6 Patienten. Vorhofflimmern dagegen ist überhaupt nicht (auch nicht durch 50-Hz-Burst) terminierbar (6). Die klinische Relevanz des Verfahrens wird auch dadurch infrage gestellt, dass die Kombination aus Präventions- und Terminierungsalgorithmen nicht imstande ist, Häufigkeit und Last („Burden") an Vorhofrhythmusstörungen wirksam zu senken (5).

Programmierung

Regelmäßige Vorhoftachykardien und -flattern sind oft einer **Ablationstherapie** zugänglich und sollten nicht primär durch aATP angegangen werden. Bei paroxysmalem Vorhofflimmern erlaubt die komfortable EGM- und Marker-Diagnostik des Systems, Zykluslänge und Organisationsgrad der aufgezeichneten Episoden abzuschätzen (Abb. 5.**98**). Mit dieser Information ist zu entscheiden, ob es Sinn macht, aATP zu aktivieren. Die Differentialindikation und mögliche Strategien zur Optimierung der verschiedenen Algorithmen bleiben nach derzeit verfügbaren Daten unklar.

Interaktionen

Der Hersteller empfiehlt, automatisches aAPT erst nach etwa einem Monat atrialer Sonden-„Chronifizierung" zu aktivieren, um Fehlreaktionen durch eine instabile Position zu vermeiden. Ein nicht bestandener „Lead Check" setzt die Therapie aus. Die Overdrive-Stimulation erfolgt AOO, Vorhofwahrnehmung während des Programmablaufs ist also nicht möglich. Das VVI-Backup bei laufender aAPT-Sequenz verhindert kompetitive ventrikuläre Stimulation nicht vollständig; nach Auslösung des 50-Hz-Burst ist der optionale Ventrikel-Backup VOO.

Literatur

1. Adler SW, II, Wolpert C, Warman EN, Musley SK, Koehler JL, Euler DE. Efficacy of Pacing Therapies for Treating Atrial Tachyarrhythmias in Patients With Ventricular Arrhythmias Receiving a Dual-Chamber Implantable Cardioverter Defibrillator. Circulation 2001; 104: 887–892.
2. Gillis AM, Unterberg-Buchwald C, et al. Safety and efficacy of advanced atrial pacing therapies for atrial tachyarrhythmias in patients with a new implantable dual chamber cardioverter-defibrillator. J Am Coll Cardiol 2002; 40: 1653–1659.
3. Israel CW, Ehrlich JR, Gronefeld G, et al. Prevalence, characteristics and clinical implications of regular atrial tachyarrhythmias in patients with atrial fibrillation: insights from a study using a new implantable device. J Am Coll Cardiol 2001; 38: 355–363.
4. Israel CW, Hugl B, Unterberg C, Lawo T, Kennis I, Hettrick D, Hohnloser SH. Pace-termination and pacing for prevention of atrial tachyarrhythmias: results from a multicenter study with an implantable device for atrial therapy. J Cardiovasc Electrophysiol 2001; 12: 1121–1128.
5. Lee MA, Weachter R, Pollak S, et al. The effect of atrial pacing therapies on atrial tachyarrhythmia burden and frequency: results of a randomized trial in patients with bradycardia and atrial tachyarrhythmias. J Am Coll Cardiol 2003; 41: 1926–1932.
6. Mitchell AR, Spurrell PA, Cheatle L, Sulke N. Effect of atrial antitachycardia pacing treatments in patients with an atrial defibrillator: randomised study comparing subthreshold and nominal pacing outputs. Heart 2002; 87: 433–437.
7. Savelieva I, Camm AJ. Antitachycardia pacing for termination of atrial tachyarrhythmias. In: Israel CW, Barold SS (Hrsg): Advancements in the treatment of atrial tachyarrhythmias: Pacing, cardioversion, defibrillation Futura, Armonk, 2002; 339–368.

■ Algorithmen zur Output-Regelung

Das Wichtigste in Kürze

„Autocapture", „Capture Management" und verwandte Algorithmen sind ein Durchbruch in Richtung „vollautomatischer" Herzschrittmacher. Sieht man von anfänglichen Software-Fehlern ab, arbeiten sie nach bisheriger Erfahrung störungsfrei, sofern die Funktionsbedingungen des jeweiligen Systems eingehalten werden. Neue technische Lösungen haben das Spektrum der kompatiblen (inkl. unipolarer) Sonden erweitert und erstmals auch die Anwendung im Vorhof ermöglicht.

Im Ventrikel leisten die Algorithmen einen wichtigen Beitrag zur Patientensicherheit, so dass sie als Vorzugskriterium bei der Aggregatauswahl für abhängige Schrittmacherträger gelten können. Inwieweit die automatische Anpassung der Impulsparameter batterieschonend wirkt und die Laufzeit des Schrittmachers verlängert, hängt vom Typ des Algorithmus („Beat-to-Beat"-Überwachung oder diskontinuierliche Reizschwellenbestimmung) ab. Viel versprechende Modellrechnungen müssen sich in der Langzeit-Beobachtung erst bewähren. Mit wachsendem Vertrauen in die Zuverlässigkeit der Algorithmen wird sich der Kontrollaufwand im Follow-up reduzieren.

Bezeichnungen

- Autocapture (AC)
- Automatic Capture (AC)
- [Active] Capture Control (ACC)
- Capture Management (CM)

Ziel

Der Algorithmus dient der Untersucher-unabhängigen Kontrolle von Impulsparametern. Im einfachsten Fall bedeutet dies die repetitive Reizschwellenmessung mit Anpassung der Stimulationsparameter, im Vollausbau überwacht das Aggregat die Reizbeantwortung jedes Impulses und beantwortet unterschwellige Stimulation mit einem Backup-Puls. Ziele einer solchen Funktion sind:

- die Patientensicherheit bei schwankender Reizschwelle,
- die Laufzeitverlängerung des Schrittmachers,
- die Reduktion des Kontrollaufwandes.

Realisierung

Detektion der Reizantwort („Evoked Response")

Wenn ein Stimulationsimpuls zur Depolarisation des Myokards führt („Capture"), dann sollte es wie beim patienteneigenen Rhythmus möglich sein, diese über die Elektrode wahrzunehmen. Dass bislang nicht jeder Schrittmacher solches vermag, lässt erkennen, dass eine automatische Verifikation der Reizantwort nicht trivial ist (12). Haupthindernis stellen Polarisationsphänomene an der Grenzfläche zwischen Elektrode und Gewebe dar, die wie ein Kondensator durch den Stimulationsimpuls ge- und nach Pulsende wieder entladen wird.

Die Spannung am „Grenzflächenkondensator" erreicht durchaus die Größenordnung herzeigener Depolarisationssignale und kann deshalb fälschlich für die Reizantwort des Myokards gehalten werden (Abb. 5.**99**; [4]). Da beide Signale nahezu gleichzeitig auftreten, ist es schwierig, sie zu unterscheiden. Dies gilt in besonderem Maße im Vorhof. Folgende **Lösungsansätze** sind angedacht oder schon realisiert:

- **Minderung der Polarisation durch Elektroden-Design** (Autocapture):
  Wie im Elektrodenkapitel beschrieben, steht die Größe der elektrochemisch aktiven Elektrodenoberfläche in umgekehrtem Verhältnis zur Polarisationsspannung. Bei Neuimplantation ist demnach die logische und denkbar einfachste Lösung des Polarisationsproblems die Wahl einer mikroporösen, niedrigpolarisierenden Stimulationselektrode (8). Beim Betrieb an chronisch implantierten Sonden besteht diese Option nicht, so dass andere Lösungen greifen müssen.
- **Manipulation des Stimulationsimpulses** (Automatic Capture u.a.):
  Nach Entladung in Elektrode und Gewebe muss der Koppelkondensator des Schrittmachers aus der Batterie wieder aufgeladen werden. Schaltungstechnisch geschieht dies über die Elektrode, welche ohne diesen „Rückladeimpuls" (also die Umkehr der elektrochemischen Vorgänge bei Stimulation) langsam elektrolytisch zersetzt würde.
  Während der Stimulationsimpuls in kurzer Zeit hohe Spannungen entwickelt, ist der Rückladeimpuls niederamplitudig und zeitlich gestreckt. Die Fläche unter beiden (Strom-)Pulskurven ist gleich und entspricht der Ladung, die zwischen Koppelkondensator und Elektrodengrenzfläche hin- und hergeschoben wird. Reduziert man die Kapazität des Koppelkondensators (was bei niedriger Impedanz oder Isolationsdefekt der Sonde problematisch sein kann), so muss weniger Ladung verschoben werden, und der Rückladeimpuls kann bei gleicher Amplitude verkürzt werden. Dies eröffnet die Möglichkeit, das Fenster für die Detektion der Reizantwort früh zu öffnen, ohne mit einer Restpolarisation der Elektrode rechnen zu müssen. Mit diesem Kunstgriff wird ein Messfenster zwischen 10 und 64 ms nach Stimulus realisiert, das die myokardiale Reizantwort größtenteils erfasst (23).
  Dem beschriebenen biphasischen Impuls wird manchmal noch eine dritte Komponente vorangestellt, welche umgekehrt zum eigentlichen Stimulus gepolt ist und seine Effektivität erhöhen soll. Es ist gezeigt worden, dass durch geeignete Konfiguration solch triphasischer Impulse die Polarisation an der Elektrodengrenzfläche wirksam minimiert wird, so dass grundsätzlich mit jeder Elektrode die Reizantwort des Myokards detektierbar werden sollte (10, 13, 26).
  Leider unterliegt das Polarisationsverhalten der Grenzfläche jedoch einer Dynamik, die vom Anteil stimulierter Zyklen und von Änderungen der Ausgangsparameter abhängt. Dieser Ansatz harrt deshalb noch der praktischen Realisierung.
- **Trennung der Elektrodenkonfiguration für Stimulation und Wahrnehmung**:
  Weil das Polarisationsproblem sich v.a. dann stellt, wenn Stimulation und Wahrnehmung der „Evoked Response" über die gleiche Elektrodenkonfiguration erfolgen, ist die Detektion der Impulsantwort über subkutane Flächenelektroden oder zwischen solchen Elektroden des Systems erprobt worden, die nicht an der Stimulation beteiligt sind. Für die ventrikuläre Anwendung können dies etwa die Defibrillations-Coils eines ICD sein (14). Um die niederamplitudige Erregungswelle im Vorhof erkennbar zu machen, lässt sich nach unipolarer Stimulation (Tip versus Schrittmachergehäuse) das Signal zwischen atrialer Ring- und ventrikulärer Tip-Elektrode eines Zweikammer-Schrittmachers nutzen. Obwohl die Methode eine fast 100%ige Verifikation der atrialen Reizantwort verspricht (6), hat sie bisher noch keinen Eingang in ein marktfähiges System gefunden.
- **Diskrimination nach Signalmorphologie** (Capture Management):

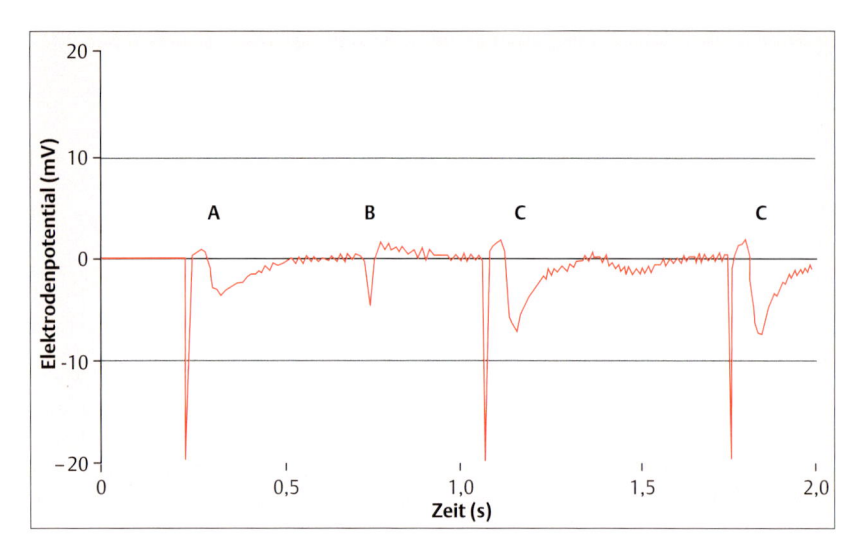

Abb. 5.99 Elektrodenpotential bei ventrikulärer Stimulation. A: unterschwelliger Stimulus, gefolgt von einem Polarisationssignal; B: spontane Ventrikeldepolarisation; C: effektive Stimulation mit Überlagerung von ventrikulärer Reizantwort und Polarisationsartefakt (nach 4, modifiziert).

Herzeigene Signale (so auch die Reizantwort nach Stimulation) beschreiben oft einen mehrphasischen Verlauf mit Wechsel zwischen positiven und negativen Kurvenabschnitten. Dagegen fällt die an der Grenzfläche aufgebaute Stimulationsspannung nach Impulsende exponentiell ab, die Steigung des Graphs weist stets das gleiche Vorzeichen auf, ein Wendepunkt existiert nicht. Das Merkmal Wendepunkt (Nulldurchgang der 2. Ableitung) kann also genutzt werden, um Polarisationssignal und Reizantwort zu unterscheiden. Weil diese Regel nicht 100%ig diskriminiert, wird hilfsweise als zweite Bedingung abgefragt, ob die Signalsteigung stets abnimmt (Polarisation) oder zwischenzeitig auch Steilstrecken vorkommen (myokardiale Reizantwort).

Mit beiden Kriterien gelingt die Unterscheidung in 75–100 % der Fälle, wobei der Algorithmus besser mit unipolaren Ankersonden arbeitet und speziell für bipolar-aktive Fixation am Kammerseptum nicht empfohlen wird. Allerdings bricht er die Messung eher ab oder findet eine „Hohe Schwelle", als dass er falsch zu niedrige Reizschwellenwerte ermittelt, und erhöht dann die Ausgangsparameter auf 5 Volt bei 1 ms (16).

Der sicherheitstechnisch erwünschte Effekt geht zu Lasten der Schrittmacherlaufzeit; neuere Versionen des Algorithmus bestimmen das „Rheobase"-Äquivalent bei einer Impulsbreite von 0,4 statt 1,0 ms, mindern damit die Polarisationsartefakte und scheinen eine höhere Trefferrate zu erzielen (24).

Über die reine Schwellendetektion hinaus geht auch die Integration des gesamten oder von (negativen) Anteilen des evozierten Potentials, wie sie für die Verifikation der atrialen Reizantwort vorgeschlagen worden ist (5, 9). Angesichts des geringen Signal-Rausch-Abstandes im Vorhof müssen zusätzliche Funktionsbedingungen wie polarisationsarme Elektroden oder komplexe Stimulationsimpulse erfüllt sein.

▶ **Wahl eines Mess-Zeitfensters nach Abklingen der Polarisation**:
Öffnet man das Fenster zur Detektion der myokardialen Reizantwort erst zwischen 70 und 100 ms nach Stimulation, so ist damit zu rechnen, dass Potentiale nennenswerter Amplitude nicht polarisations-, sondern nur noch stimulationsbedingt sind. Diese Unterscheidung scheint einfach und effektiv, wobei Daten zu 9 verschiedenen ventrikulären Sondenmodellen mit einer Versagerquote von 1/35 vorliegen (15). Nachteil des spät liegenden Fensters ist, dass nach Feststellung fehlender Reizantwort ein Backup-Impuls nicht sofort ausgelöst werden kann. Da der Algorithmus einen zweiten Zyklus zur Bestätigung der ineffektiven Stimulation verlangt, wird die Impulsspannung erst mit dem dritten Impuls erhöht. Das Verfahren ist vom Hersteller durch ein anderes ersetzt und heute als historisch einzustufen.

▶ **Andere Verfahren**:
Die Schwierigkeit, welche sich aus der zeitlichen Nähe von Stimulationsimpuls und „evoked response" ergibt, lässt sich noch anders umgehen:
– Statt der elektrischen verifiziert man die mechanische Antwort auf den Stimulus; als Signal kommt etwa die transthorakale Impedanz in Betracht, in der sich Einflüsse aus Atmung und (rechts)ventrikulärer Kontraktion überlagern; geeignete Filterung lässt das Signal nicht nur als Führgröße zur Frequenzmodulation, sondern auch zur Verifikation der ventrikulären Reizantwort nutzen (1).
– Bei intakter AV-Leitung lässt sich auf die wirksame Depolarisation des Vorhofs schließen, wenn im typischen Abstand zum atrialen Impuls eine Kammererregung erkannt wird (Abb. 5.**100**, [19]).
– Bei stabilem Vorhofrhythmus testet ein vorzeitig abgegebener Stimulationsimpuls, ob die Abfolge atrialer Erregungen verändert („Reset", entsprechend „Capture") oder ungestört abläuft (keine Reizantwort; Abb. 5.**100**) (11, 20). Analog dazu

Algorithmen zur Output-Regelung

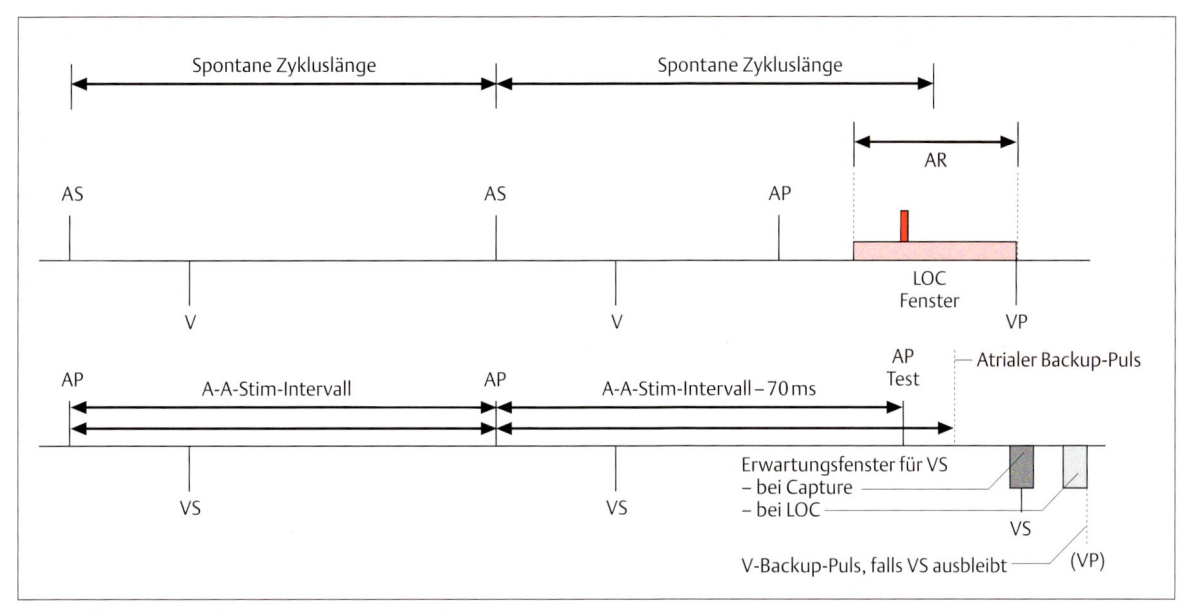

Abb. 5.100 „Capture Management" im Vorhof.
Oben: Ein vorzeitiger atrialer Stimulus führt entweder zur Änderung der Rhythmusabfolge im Vorhof („Reset") und dokumentiert damit seine Wirksamkeit („Capture", hier nicht dargestellt), oder dem ineffektiven Stimulus folgt im Spontanrhythmus ein (refraktäres) Sense-Ereignis, das „Loss of Capture" (LOC) anzeigt.
Unten: Nutzung der ventrikulären Antwort als Indikator der Vorhofdepolarisation bei erhaltener AV-Leitung. Die kontinuierliche Messung des intrinsischen AV-Intervalls erlaubt die Positionierung eines Erwartungsfensters, in dem nach (vorzeitigem) atrialen Testimpuls ein ventrikuläres Ereignis wahrgenommen werden sollte, wenn der Vorhofstimulus effektiv war („Capture"). Bei Verlust der Reizantwort wird der Vorhof erst durch den Backup-Impuls depolarisiert und die übergeleitete Ventrikelaktion wird im später gelegenen Erwartungsfenster für LOC detektiert.

lässt sich die Kammerstimulation testen, indem bei erhaltener AV-Leitung ein kurzes AV-Delay des Schrittmachers die vorzeitige Ventrikeldepolarisation erzwingt („Capture") oder nach dem frustranen Kammerimpuls eine refraktäre Ventrikelwahrnehmung („Non-Capture") erfolgt (11).

Repetitive versus „Beat-to-Beat"-Kontrolle der Stimulationsparameter

Mit der Fähigkeit, die stimulations-evozierte Antwort des Myokards zuverlässig zu erkennen, kann der Schrittmacher in regelmäßigen Abständen (z.B. tagsüber in Ruhe, alle 8 h) oder bei definierten Ereignissen (z.B. nach Entfernung des Programmierkopfs) die Stimulationsreizschwelle messen und aktiv die Ausgangsparameter des Aggregats anpassen. Die **Sicherheitsmarge**, welche das Aggregat oberhalb der Reizschwelle wahrt, **hängt wesentlich davon ab**,

➤ ob die Effektivitätskontrolle für jeden Zyklus erfolgt,
➤ welche Messintervalle herstellerseitig vorgegeben oder vom Anwender programmiert wurden,
➤ welche Marge der behandelnde Arzt (etwa bei einem Dialysepatienten) als individuelles Minimum einstellt.

Wie viel Sicherheitsgewinn eine solch repetitive Anpassung der Impulsparameter für den Patienten bedeutet, ist unklar, weil nicht bekannt ist, wie schnell die Reizschwelle individuell variieren kann. Langsam „kletternde" Reizschwellen werden mit der Methode zumindest besser kompensiert, als dies in den üblichen Abständen von 6 oder 12 Monaten im Follow-up gelingt.

Höhere Sicherheit erzielt die **„Beat-to-Beat"-Verifikation** der Reizantwort, die auch plötzliche Spitzen der Schwellenwerte (z.B. bei Blutzuckerentgleisung, Hyperkaliämie, nach Kardioversion) erfasst und adäquat beantwortet. Die Effektivitätskontrolle jedes einzelnen Impulses erlaubt zudem, einen sehr viel kleineren überschwelligen Zuschlag (z.B. 0,3 V) einzuhalten, als das mit der diskontinuierlichen Methode vertretbar wäre. Auch bei Verlust der Reizantwort genügt oft ein Inkrement in gleicher Höhe. Größere Aufschläge (2 V) werden von einzelnen Herstellern verwandt, verschlechtern die Energiebilanz aber nicht wesentlich, sofern durch die Akutanpassung gleichzeitig eine neue Reizschwellenbestimmung ausgelöst wird.

Fusions- und Pseudofusionsschläge

Falls intrinsische und Schrittmacheraktion einander überlagern, verschiebt sich die zeitliche Korrelation zwischen Stimulationsartefakt und wahrnehmbarem

Potential, so dass die Öffnungszeit des Detektionsfensters, die Wahrnehmungsschwelle für das evozierte Potential und die genannten Formkriterien nicht mehr anwendbar sind. (Pseudo-)Fusionen verhindern also die Verifikation der Reizantwort. Um sie zu vermeiden, sind eine Reihe von Vorkehrungen gebräuchlich:

➤ Beat-to-Beat arbeitende Algorithmen fördern die intrinsische Erregungsausbreitung, indem sie im VVI-Modus das Escape-Intervall und im Zweikammerbetrieb die AV-Zeit verlängern (7). Um die programmierte oder sensorindizierte Frequenz nicht wesentlich zu verlangsamen, schaltet ein neuerer Algorithmus kurz vor Ende des Erwartungsintervalls den Wahrnehmungskreis hochempfindlich, um eine möglicherweise beginnende Eigenerregung zu erfassen und – nach Verschiebung der Stimulation um 24 ms – diese mit normaler Empfindlichkeit zu bestätigen oder einen Backup-Puls abzugeben (22).
➤ Umgekehrt wird zur Reizschwellenmessung die volle Stimulation erzwungen, indem die Stimulationsfrequenz angehoben (VVI) oder das AV-Intervall verkürzt wird.

Klinische Ergebnisse

Vorhof

Das erste marktzugelassene System mit automatischer Reizschwellenmessung und selbsttätiger Anpassung der Stimulationsparameter im Vorhof („Atrial Capture Management – ACM") ist erst kürzlich eingeführt worden und arbeitet nach den Prinzipien, die in Abb. 5.100 skizziert sind. Herstellerdaten aus der klinischen Prüfung belegen eine hohe Übereinstimmung der Reizschwellenwerte zwischen manueller und automatischer Messung; individuell weicht die Automatik um maximal 0,125 V nach unten und 0,5 V nach oben ab und adaptiert tendenziell zu (über-)großer Stimulationssicherheit.

Die Angaben zur Erfolgsrate des Systems schwanken zwischen 83 und 95 % und hängen davon ab, ob nur abgeschlossene Messungen innerhalb eines engen Zeitfensters oder alle Systeme mit wenigstens einem Einmonats-Resultat aus automatischer Messung gewertet werden. Die Logik des Systems verhindert Messungen bei Herzfrequenzen oberhalb 87–90 Schlägen/min oder während Arrhythmien; permanente AV-sequentielle Stimulation bietet der Automatik keine Funktionsmöglichkeit.

Kammer

Größere Erfahrung besteht für die ventrikuläre Anwendung; sie betrifft ein diskontinuierlich arbeitendes und mehrere Beat-to-Beat-Systeme.

➤ a) **Patientensicherheit**: Akuttests von Autocapture mit normal polarisierenden Elektroden zeigen, dass das System bei Variation der Impulsbreite falsch niedrige Polarisationssignale messen, einen vermeintlich ausreichenden Signal-Stör-Abstand zum evozierten Potential feststellen, in 5 von 30 Fällen (17 %) eine riskante Aktivierung von Autocapture empfehlen und bei 3 von 30 (10 %) einen Verlust der Reizantwort übersehen kann (17). Der Befund unterstützt die Herstellerempfehlung, Autocapture nur mit (firmeneigenen) Sonden zu betreiben, die sich durch besonders geringe Polarisationsneigung auszeichnen sollen. Wenn an Fremdelektroden die Messung der „evoked response" niedrige Werte ergibt, sollte **auf keinen Fall** die höchste Wahrnehmungsempfindlichkeit für die Autocapture-Funktion programmiert, sondern besser auf die Automatik verzichtet werden.

Dagegen hat im klinischen Follow-up bisher kein getestetes System falsch positive Verifikationen der Reizantwort geliefert. In Holter-Studien beantwortet ein Beat-to-Beat-Algorithmus den Verlust der Reizantwort zuverlässig mit Sicherheitsimpulsen (8). Gleiches gilt für den Betrieb an epikardialen Sonden mit Steroidelution, der in 12 von 14 Versuchen bei Kindern während eines Follow-up von 6,5 Monaten erfolgreich verlief (2). Ein Software-Fehler, welcher die Reizschwellenmessung während regelmäßiger Selbsttests des Mikroprozessors blockieren und die Stimulationsparameter dabei unterschwellig halten konnte, ist korrigiert (25).

Mittels Analyse der Signalmorphologie gelingt die automatische Reizschwellensuche auch an Hochimpedanzelektroden, wobei Rheobase und Chronaxie in ≥ 93 % der Fälle (n = 31) um höchstens 0,25 V bzw. 0,09 ms von der manuellen Bestimmung abweichen. Unter Einhaltung eines 2:1-Sicherheitsabstandes ist dieses System (Capture Management) sicher zu betreiben (27). Auf die mangelhafte Funktion des Algorithmus bei septaler Sondenplatzierung wurde bereits hingewiesen; unerwünschtes Ergebnis ist die überschießende Output-Erhöhung (3, 16, 25).

➤ b) **Laufzeitbetrachtungen**: Der mögliche Laufzeitvorteil mit automatischer Stimulationskontrolle erschließt sich vorerst nur aus Modellrechnungen. So wird etwa bei epikardialer Stimulation im Kindesalter eine theoretische Laufzeit zweier Einkammer-Aggregate von 7,8 versus 4,8 und 21 versus 7,9 Jahre im Vergleich mit konventionellem Betrieb kalkuliert (2). Transvenös implantierte Systeme mit aktiviertem Autocapture-Algorithmus lassen gegenüber manueller Optimierung eine wesentlich bescheidenere Laufzeitverlängerung von 11,3 auf 12,1 Jahre erwarten (18). Der Einspareffekt schlägt v.a. bei erhöhter Reizschwelle (≥ 2 V) zu Buche, weil Beat-to-Beat-Systeme keinen 100 %igen Sicherheitsabstand zur Spannungsreizschwelle halten müssen (21). Für Systeme, die keine Beat-to-Beat-Kontrolle mit entsprechend niedriger Sicherheitsmarge vorsehen, ist der Effekt geringer zu veranschlagen.

Auf der Basis existierender Daten ist zwischen dem Konzept kontrollierter kleiner Sicherheitsmargen und der Hochimpedanztechnologie (s. dort) keine Präferenz anzugeben. Falls letztere sich jedoch mit niedriger Polarisation realisieren lässt, ist in der

Kombination weniger die mögliche Spannungsminderung als der Gewinn an Sicherheit ausschlaggebend.

Programmierung

Grundsätzlich ist der Betrieb des Schrittmachers mit automatischer Regelung der Ausgangsparameter sinnvoll. **Ausnahmen** sind:

- Bei Prüfung der Amplitudendifferenz zwischen evoziertem Potential und Polarisationsartefakt wird vom Programmiergerät die Meldung ausgegeben, dass „Autocapture nicht empfohlen" wird. Auf das Problem nicht-proprietärer Sonden in Verbindung mit höchster Wahrnehmungsempfindlichkeit für die „evoked response" ist weiter oben schon eingegangen. Ohne solche Testung verharrt das „Autocapture"-System bei einer (herstellerseitig eingestellten) hohen Wahrnehmungsschwelle für die Reizantwort. Diese Sicherheitsmaßnahme verhindert Fehlsensing von Polarisationsartefakten, meist aber auch die Wahrnehmung der „Evoked Response" und lässt den Schrittmacher permanent mit maximaler Amplitude stimulieren.
- Systeme, deren Automatik grundsätzlich ohne niederpolarisierender Sonde arbeitet, können im Einzelfall an alten (insbesondere Elgiloy-) Elektroden scheitern; ein Test des Algorithmus vor Aktivierung der Automatik ist zwingend und wird – herstellerabhängig – selbsttätig vorgeschaltet, bevor die Funktion aktiv werden kann.
- Bei Abfrage des Schrittmachers wird „Hohe Reizschwelle" gemeldet, die Speicherdaten zeigen ein erratisches Verhalten der Reizschwelle oder wiederholte Abbrüche der Schwellensuche (Abb. 5.**101**). Nach sorgfältigem Ausschluss eines veritablen Sondenproblems sollte die Automatik abgeschaltet werden.
- Unipolare Backup-Pulse mit einer Spannung von 4,5–5,0 V verursachen eine Mitstimulation der Pektoralismuskulatur, die vom Patienten unangenehm empfunden wird. Dies kann in neueren Systemen durch Wahl einer bipolaren Konfiguration für den Sicherheitspuls vermieden werden.

Damit sich erst stabile Sondenverhältnisse etablieren, erlaubt die Funktion „Capture Management" in der Frühphase nach Implantation nicht, dass die Stimulationsparameter unter die programmierten Werte abgesenkt werden, während die Adaptation nach oben jederzeit möglich ist. Diese „Einheilungsphase" kann beim Anschluss des Generators an eine chronische Sonde aktiv beendet werden, um gleich den adaptiven Betrieb aufnehmen zu lassen.

Interaktionen

Noch verlangt das originale „Autocapture" eine bipolare Sonde, die während Stimulation unipolar angesteuert wird. Während diese Einschränkung bald fallen wird, bedarf es weiter niedrigpolarisierender Sonden, um den Algorithmus sicher aktivieren zu können (s.o.). Nachfolgesysteme erlauben uni- und bipolare Bauweise der Kammersonde und reklamieren für sich, mit allen Elektrodenmodellen kompatibel zu sein. Auf mögliche Ausnahmen ist hingewiesen worden. Auch sonden- und positionsspezifische Probleme des älteren „Capture Management"-Algorithmus sind bereits erwähnt.

Bei der EKG-Interpretation ist zu beachten, dass die Algorithmen Stimulationsfrequenzen und AV-Zeiten einstellen können, die von den nominalen Programmparametern abweichen.

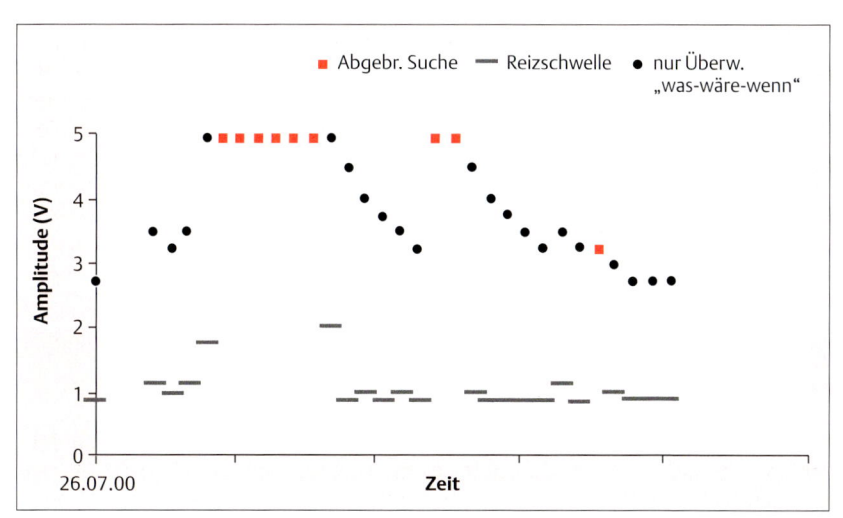

Abb. 5.**101** „Capture Management" mit erratischem Verlauf der Reizschwellenmessungen; wegen wiederholt abgebrochener Suche wird eine „hohe Reizschwelle" gemeldet und vom System die Einstellung der ventrikulären Stimulationsparameter auf 5 Volt bei 1 ms vorgenommen. Die angenäherte Rheobase beträgt aktuell 1,0 V, die „Chronaxie" 0,12 ms. Die ventrikuläre Ankersonde ist bipolar und im rechtsventrikulären Ausflusstrakt fixiert.

Literatur

1. Alt E, Kriegler C, Fotuhi P, Willhaus R, Combs W, Heinz M, Hayes D. Feasibility of using intracardiac impedance measurements for capture detection. Pacing Clin Electrophysiol 1992; 15: 1873–1879.
2. Bauersfeld U, Nowak B, Molinari L, et al. Low-energy epicardial pacing in children: the benefit of autocapture. Ann Thorac Surg 1999; 68: 1380–1383.
3. Binner L, Sperzel J, Klimek W, Michaelsen J, Retzlaff H, Kempen K. Capture management: Automatic threshold measurement and output adaptation. Results from the European Kappa registry. Europace 2000; 1(Suppl.D): 32 (abst.)
4. Bolz A. Die Bedeutung der Phasengrenze zwischen alloplastischen Festkörpern und biologischen Geweben für die Elektrostimulation. Berlin Schiele u Schön 1995; 17.
5. Boriani G, Biffi M, Cameron D, et al. Atrial evoked response integral for automatic capture verification in atrial pacing. Pacing Clin Electrophysiol 2003; 26: 248–252.
6. Butter C, Hartung WM, Kay GN, Willems R, Zhang G, Lang DJ, Fleck E. Clinical validation of new pacing-sensing configurations for atrial automatic capture verification in pacemakers. J Cardiovasc Electrophysiol 2001; 12: 1104–1108.
7. Candinas R, Liu B, Leal J, et al. Impact of fusion avoidance on performance of the automatic threshold tracking feature in dual chamber pacemakers: a multicenter prospective randomized study. Pacing Clin Electrophysiol 2002; 25: 1540–1545.
8. Clarke M, Liu B, Schuller H, et al. Automatic adjustment of pacemaker stimulation output correlated with continuously monitored capture thresholds: a multicenter study. European Microny Study Group. Pacing Clin Electrophysiol 1998; 21: 1567–1575.
9. Curtis AB, Maas SM, Domijan A, Jr., Keim SG, Duran A. A method for analysis of the local atrial evoked response for determination of atrial capture in permanent pacing systems. Pacing Clin Electrophysiol 1991; 14: 1576–1581.
10. Curtis AB, Vance F, Quist SM, et al. A new algorithm for minimizing pacemaker polarization artifact: universally applicable in permanent pacing systems. Pacing Clin Electrophysiol 1991; 14: 1803–1808.
11. Danilovic D, Ohm OJ, Stroebel J, Breivik K, Hoff PI, Markowitz T. An algorithm for automatic measurement of stimulation thresholds: clinical performance and preliminary results. Pacing Clin Electrophysiol 1998; 21: 1058–1068.
12. de Voogt WG, Vonk BF, Albers BA, Hintringer F. Understanding capture detection. Europace 2004; 6: 561–569.
13. Feld GK, Love CJ, Camerlo J, Marsella R. A new pacemaker algorithm for continuous capture verification and automatic threshold determination: elimination of pacemaker afterpotential utilizing a triphasic charge balancing system. Pacing Clin Electrophysiol 1992; 15: 171–178.
14. Grom A, Baron TW, Brunner M, et al. A technical approach to optimized atrial recognition in the ICD: the intrathoracic six-channel farfield ECG. Pacing Clin Electrophysiol 2003; 26: 1472–1478.
15. Jarwe M, Klug D, Kouakam C, et al. Evaluation of the compatibility of various pacing leads with capture control. Europace 2000; 1(Suppl.D): 196 (abst.)
16. Leiserowitz AS, Johnson B, Bailin SJ. Comparison of „Capture Management" performance in ventricular pacing leads placed in the right ventricular apex or the outflow tract. Europace 2000; 1(Suppl.D): 197 (abst.).
17. Luria D, Gurevitz O, Bar LD, Tkach Y, Eldar M, Glikson M. Use of automatic threshold tracking function with non-low polarization leads: risk for algorithm malfunction. Pacing Clin Electrophysiol 2004; 27: 453–459.
18. Ribeiro AL, Rincon LG, Oliveira BG, et al. Automatic adjustment of pacing output in the clinical setting. Am Heart J 2004; 147: 127–131.
19. Rueter J, Heynen H, Meisel E, Skehan JD, Pietersen A. Automatic measurement of atrial pacing thresholds by AV conduction. Pacing Clin Electrophysiol 2000; 23: 658 (abst.)
20. Sheldon T, Nelson L, Vatterott P, Mead H. Atrial threshold measurement using atrial chamber reset method. Pacing Clin Electrophysiol 2000; 23: 634 (abst.)
21. Simeon L, Duru F, Fluri M, Jenzer HR, Rahn M, Candinas R. The impact of automatic threshold tracking on pulse generator longevity in patients with different chronic stimulation thresholds. Pacing Clin Electrophysiol 2000; 23: 1788–1791.
22. Sperzel J, Fröhlig G, Candinas R, et al. Fusion/pseudo-fusion management in ventricular autocapture. Europace 2001; 2 (Suppl.B): 129 (abst.).
23. Sperzel J, Neuzner J, Schwarz T, Zhu Q, Konig A, Kay GN. Reduction of pacing output coupling capacitance for sensing the evoked response. Pacing Clin Electrophysiol 2001; 24: 1377–1382.
24. Sperzel J, Siemon G, Presser HJ, et al. Benefit of enhanced ventricular capture management in automated pacemaker. Europace 2003; 4(Suppl.B): 40 (abst.).
25. Suri R, Harthorne JW, Galvin J. Automatically optimizing pacing output: an excellent idea, but with potentially lethal pitfalls. Pacing Clin Electrophysiol 2001; 24: 520–523.
26. Vonk BF, Van Oort G. New method of atrial and ventricular capture detection. Pacing Clin Electrophysiol 1998; 21: 217–222.
27. Wallmann D, Degeratu FT, Fuhrer J. Ventricular capture management – reliability in the clinical practice. Europace 2001; 2(suppl.B): 129 (abst.)

■ Algorithmen zur Regelung der Wahrnehmungsempfindlichkeit

Das Wichtigste in Kürze

Intrakardial abgeleitete Nutz- und Störsignale variieren in Morphologie, Amplitude und Frequenzinhalt, so dass der Abstand zwischen beiden und ihre Diskriminierbarkeit steten Schwankungen unterliegen. Da in heutigen Schrittmachern nahezu einziges Diskriminationswerkzeug die Wahrnehmungsschwelle ist, liegt es nahe, diese ebenfalls variabel zu gestalten. Verfügbare Algorithmen zur automatischen Schwellenanpassung orientieren sich an der Höhe des Nutzsignals, halten jedoch eine Sicherheitsmarge für rasche Schwankungen der Signalhöhe ein. Je höher diese Marge ist, desto weniger selektiv wirkt die Automatik.

Mit einer Marge zwischen 2 und 5,6 favorisieren die meisten Algorithmen die Wahrnehmung des Nutzsignals und erhöhen damit die Störempfindlichkeit. Dies trifft besonders dann zu, wenn der Schrittmacher überwiegend stimuliert und dann in Richtung größtmöglicher Empfindlichkeit adaptiert. Mit Ausnahme der zyklusabhängigen Empfindlichkeitsanpassung, welche die besonderen Wahrnehmungs-Erfordernisse von ICDs bei Kammerflimmern erfüllen soll, ist ein Nutzen der Algorithmen nicht wirklich dokumentiert.

Bezeichnungen

➤ Autosensing
➤ Autosensitivity
➤ Sensing Assurance

Ziel

Der Algorithmus dient der Untersucher-unabhängigen Kontrolle der Wahrnehmungsempfindlichkeit. Ziel ist,

➤ die Detektionsfähigkeit des Schrittmachers den spontanen Schwankungen intrakardialer Signale anzupassen und
➤ den momentan verfügbaren Signal-Störabstand möglichst auszunutzen.

Im Ergebnis sollten damit Wahrnehmungsverluste minimiert und die Fehlwahrnehmung von Signalen mit Ursprung außerhalb der beobachteten Herzkammer verhindert werden. Die Funktion sollte außerdem den Kontrollaufwand mindern.

Realisierung

Spontane Signalvariation

Wie die Reizschwelle zeigt auch das intrakardiale Signal nach Neuimplantation der Elektrode eine systematische Entwicklung, die es in der frühen postoperativen Phase an Amplitude ab- und an Breite (Zeit der intrinsischen Deflektion) zunehmen lässt. Die Veränderungen bilden sich innerhalb der ersten 6 Monate weitgehend zurück. Da sich zwischen Elektrode und signalgenerierendem Myokard eine bindegewebige Gewebskapsel ausbildet und der Radius der „virtuellen" Elektrode damit zunimmt, erreicht die Signalbreite allerdings nicht mehr ganz den Ausgangswert (Abb. 5.**102**; [1]). Dies lässt die niederfrequenten Signalanteile relativ zunehmen und kann die Wahrnehmbarkeit des Elektrogramms nach Filterung beeinflussen.

Im Gegensatz zu diesen eher langsamen Phänomenen sind zumindest im Vorhof kurzfristige, zum Teil abrupte Signalschwankungen beschrieben, welche durch Lageänderung, Belastung (Abb. 5.**103**; [4, 7]), Homöostasestörung (Serumkalium, Medikamente) oder durch ektope Reizbildung und aberrante Leitung (Abb. 5.**104**) verursacht werden. Während Vorhofflattern ähnliche Signalamplituden wie Sinusaktionen aufweist, sind Flimmerwellen oft deutlich kleiner, variieren erheblich und nehmen mit fortbestehender Arrhythmie tendenziell an Höhe ab.

Ähnliches gilt auf Ventrikelebene. Für Kammerflimmern werden jedoch nicht in Schrittmachern, sondern nur in Defibrillatoren Therapieoptionen vorgehalten, so dass für abrupte ventrikuläre Signalvariationen ursprünglich auch nur dort Vorkehrungen getroffen wurden.

Konzept der „statistischen" Verbesserung der Störempfindlichkeit

Fixe Programmierung der Verstärkerempfindlichkeit muss alle genannten Variationsmöglichkeiten berücksichtigen und eine Sicherheitsmarge für die Wahrnehmung vorhalten. Im Vorhof beträgt diese 2:1, um 70%ige, und 4:1, um 95%ige Wahrnehmungssicherheit mit wandständigen Elektroden herzustellen; flottierende Sonden erfordern häufiger eine Reserve von bis 8:1

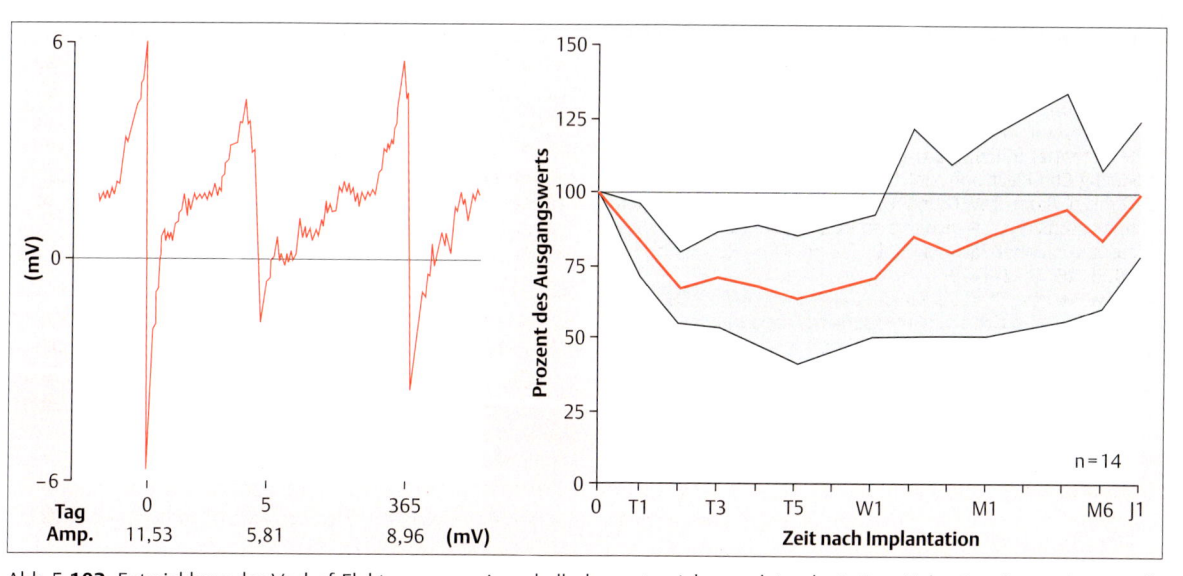

Abb. 5.**102** Entwicklung des Vorhof-Elektrogramms innerhalb des ersten Jahres nach Implantation. Links: Repräsentative Signale am Tag der Implantation (0), 5 Tage und 1 Jahr später. Rechts: Mittelwerte und (einfache) Standardabweichung der auf die Ausgangsamplitude normierten Vorhofsignale von 14 Patienten über ein Jahr. Zeitachse: T = Tag, W = Woche, M = Monat, J = Jahr.

Abb. 5.103 Variation des Vorhof-Elektrogramms bei Belastung am Fahrradergometer. Links: Einzelbeispiel mit Oberflächen-EKG (in Ruhe Ableitung aVR, unter Belastung V$_6$) und telemetrisch abgeleitetem Vorhofsignal.
Rechts: Mittelwerte und (einfache) Standardabweichung der auf die Ausgangsamplitude normierten Vorhofsignale von 19 Patienten im Liegen, Sitzen auf dem Fahrrad, Belastung und Erholung. Trotz ausgeprägter interindividueller Variation ist die Abnahme der Signalamplitude signifikant.
Zeitachse: Lieg = Liegen, Sitz = Sitzen, B = Belastung, R = Ruhe nach Ergometrie.

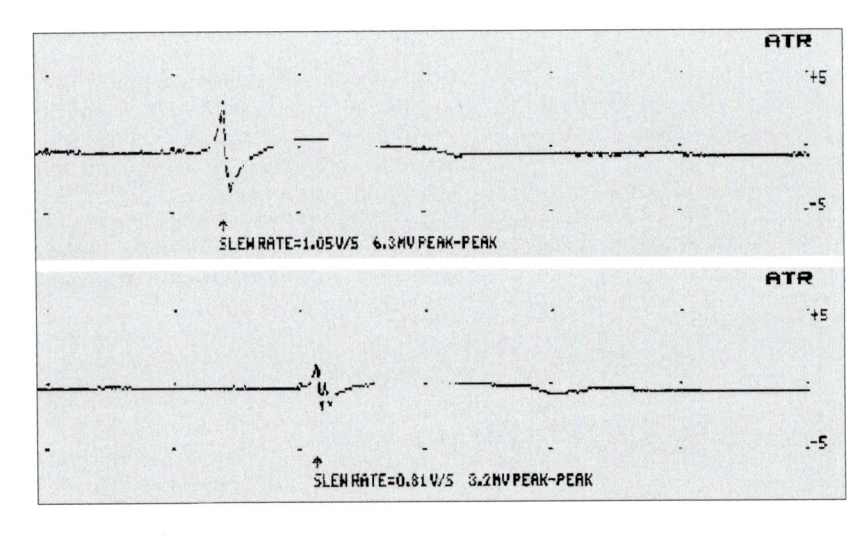

Abb. 5.104 Während intraoperativer Testung dokumentierte Signalvariation an einer endgültig fixierten Schraubsonde; oben: Vorhof-Elektrogramm während Sinusrhythmus; unten: Signal nach abruptem Wechsel zu einem ektopen Vorhofrhythmus.
Der Punkte-Abstand auf der Zeitachse markiert 100 ms, auf der Amplitudenachse 5 mV.

(3). Eine Wahrnehmungsschwelle von z.B. 2 mV begründet also die Dauerprogrammierung der Empfindlichkeit auf 0,5 bis 0,25 mV.

Welche Empfindlichkeit man für die möglichst lückenlose Erfassung von Vorhofflimmern, zur Einleitung eines Mode-Switch (s. dort) oder zur Arrhythmiediagnostik braucht, wird nicht einheitlich beantwortet: so wird als optimaler Kompromiss zwischen „Under-" und „Oversensing" ein Wert von 1,2 mV genannt (9); andererseits sollte bei einer Signalamplitude von 1,5 mV während Sinusrhythmus die Empfindlichkeit 0,3 mV betragen, um während Vorhofflimmerns mindestens 80 % der Signale detektieren zu können (11).

Macht man den Eingangsverstärker des Schrittmachers tatsächlich so empfindlich, dann wird er auch empfänglich für Fremdsignale. Bei unipolarem Sensing stammen diese überwiegend aus der Skelettmuskulatur und werden atrial wie ventrikulär wahrgenommen; in bipolarer Konfiguration bleibt der Vorhof gegenüber ventrikulären Fernsignalen empfindlich (Abb. 5.**105**, s.a. Mode-Switch).

Ist die Signalqualität nicht von Anfang an schon grenzwertig, so wird eine so hohe Empfindlichkeit während normaler intrinsischer Rhythmen nur selten gebraucht. Statt ständig eine hohe Sensitivitätsreserve vorzuhalten, erscheint es deshalb sinnvoll, die Empfindlichkeit nach Bedarf zu variieren. Dies kann situationsabhängig, z.B. bei Wechsel des Vorhofrhythmus oder bei Fehlen jedweder Wahrnehmung erfolgen oder phasenhaft innerhalb jedes Herzzyklus gesteuert werden.

Die Abb. 5.**106** zeigt links die situationsabhängige Modifikation der Empfindlichkeitsschwelle: Die vom System angesteuerte Zielempfindlichkeit beträgt einen bestimmten Bruchteil des gleitenden (Pseudo-) Mittelwerts der Signalamplitude (Sicherheitsmarge für die Wahrnehmung); dieser reicht aus, das niederamplitudige Signal (z.B.) einer Extrasystole zu detektieren; abhängig vom Algorithmus führt ein solches Ereignis (oder das Ausbleiben jeglicher Wahrnehmung) zur abrupten Erhöhung der Ist-Empfindlichkeit, die sukzessiv zur Zielempfindlichkeit zurückgeführt wird.

Rechts im Bild ist die phasenhafte Empfindlichkeitssteuerung innerhalb des Herzzyklus dargestellt: Jedes Sense-/Pace-Ereignis führt zur Anhebung der Empfindlichkeitsschwelle auf einen vorgegebenen Wert (Prozentsatz der detektierten Signalamplitude oder definierter Ersatzwert bei Stimulation), der einen nur geringen Sicherheitsspielraum für die Wahrnehmung einhält, weil mit Zyklusbeginn die Wahrscheinlichkeit eines kurz gekoppelten neuerlichen Nutzsignals gering, das Störpotential (z.B. durch ventrikuläre Fernsignale nach atrialer Wahrnehmung) hoch ist; danach sinkt die Schwelle exponentiell bis zur programmierten Empfindlichkeitsschwelle. Beide Mechanismen führen statistisch zu einer geringeren Störanfälligkeit, als wenn permanent eine hohe Sicherheitsmarge für die Wahrnehmung vorgehalten würde.

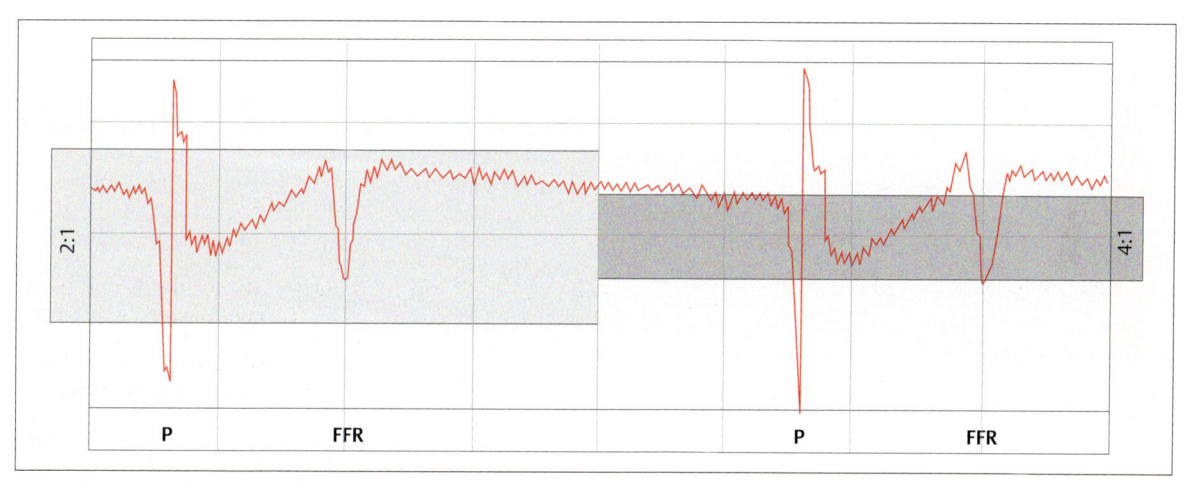

Abb. 5.**105** Sicherheitsmarge für die atriale Wahrnehmung und ihre Bedeutung für die Diskrimination von atrialer Depolarisation (P) und ventrikulärem Fernpotential (FFR). Links: eine 2:1-Marge macht das System nicht empfindlich genug für FFR; Rechts: Mit 4:1-Marge kann der Schrittmacher nicht mehr zwischen Eigen- und Fernsignal im Vorhof unterscheiden.

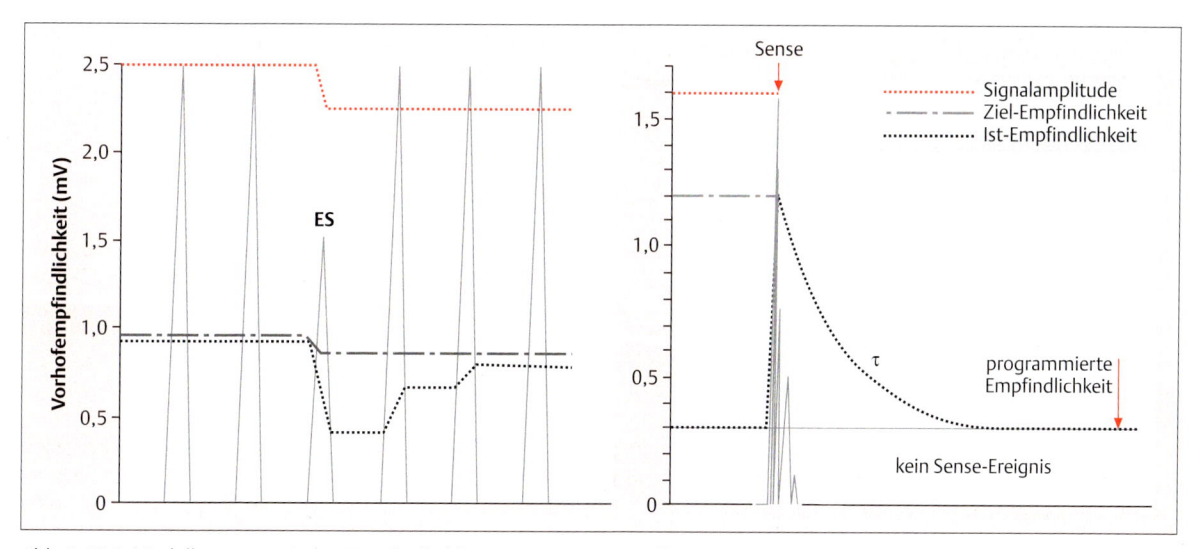

Abb. 5.**106** Modelle automatischer Empfindlichkeitsanpassung. Einzelheiten im Text.

Besonderheiten verschiedener Algorithmen

Steuerparameter für die automatische Empfindlichkeitsanpassung ist die Höhe des kardialen Signals selbst. Bestehende Algorithmen **unterscheiden sich in folgenden Details**:

➤ Die Genauigkeit, mit der die Amplitude des kardialen Signals gemessen und der Wahrnehmungsverstärker eingestellt wird, hängt von den verfügbaren Empfindlichkeitsstufen ab; diese müssen nicht auf die manuell programmierbaren Werte begrenzt sein, sondern können feinere Auflösung besitzen.

➤ Statt des kardialen Signals selbst wird zuweilen die Differenz zwischen Nutz- und allfälligen Störsignalen gemessen und als Grundlage der Verstärkereinstellung genutzt; dabei kann sich die Messvorschrift zur Ermittlung des „Noise"-Levels zwischen atrialem und ventrikulärem Kanal des gleichen Schrittmachers unterscheiden.

➤ Über Zählerkriterien oder Glättungsfunktionen erfolgt die Anpassung mit unterschiedlicher Geschwindigkeit, die zudem in Richtung empfindlicher oder unempfindlicher Einstellung differieren kann. Im ersten Fall können verschiedene Funktionszustände des Schrittmachers (Stimulation, Wahrnehmung, konstant hohes, niedriges oder wechselndes Signal, u.a.) durch Punktwerte gewichtet werden und damit die Zeit beeinflussen, bis zu der ein vorgegebenes Zählerkriterium erreicht und die nächste Empfindlichkeitsanpassung vorgenommen wird.
Im zweiten werden aktuelle und vorangehende Messungen in einem bestimmten Verhältnis (z.B. 1 zu 3) zueinander bewertet und so verhindert, dass die Adaptation erratisch auf und ab erfolgt.

➤ Weil die Anpassung in der Tendenz dadurch verlangsamt wird, halten alle Systeme eine Sicherheitsmarge zur gerade aktuellen Wahrnehmungsschwelle ein. Diese kann 2:1 bis zwischen 4 und 5, 6:1 betragen, wobei höhere Margen den statistischen Gewinn an Signal-Stör-Abstand mindern und den Zweck des Algorithmus zunehmend in Frage stellen (Tab. 5.**4**).

➤ Ausbleibende Wahrnehmung (und damit Stimulation) in einer Kammer begründet den Verdacht auf „Undersensing". Auch wenn dieser falsch und lediglich die intrinsische Reizbildung unzureichend ist, adaptieren alle Algorithmen in Richtung höherer Sensitivität und erreichen meist die höchst-verfügbare oder zweithöchste Empfindlichkeitsstufe. Bei situationsabhängig arbeitenden Algorithmen geschieht dies in der Regel langsam wie oben beschrieben, und nur einzelne Systeme schalten sofort zu (fast-) maximaler Empfindlichkeit um. Zyklische Steuerung tendiert dagegen prinzipiell zur (meist tief) programmierten Empfindlichkeitsschwelle und kann damit Signale auch kleiner Amplitude recht zuverlässig erfassen.

Ergebnisse

Daten zur Funktion automatischer Wahrnehmungsanpassung sind spärlich und betreffen überwiegend den Vorhof. Dies macht insofern Sinn, als der Signal-Stör-Abstand atrial kleiner ist als ventrikulär und deshalb von einem „statistischen" Ansatz zur Störbegrenzung eher profitiert.

Ergebnis früher Tests mit automatischer Einstellung der Wahrnehmungsempfindlichkeit ist ein inakzeptabler Anteil von „Undersensing" in Vorhof und Kammer. Der Befund lässt sich mit dem Design des erstverfügbaren Algorithmus erklären, der unempfindliche Einstellungen der Wahrnehmungsverstärker klar favorisiert (10). Die überarbeitete Version der gleichen Automatik,

Tabelle 5.4 Sicherheitsmargen (SnM) für die Wahrnehmung und Variationsbereich (Min, Max) bei automatischer Empfindlichkeitsanpassung durch verschiedene Schrittmachersysteme

Hersteller		Vorhof				Kammer				Sof MaxE
		SnM	Min	Max	Stim	SnM	Min	Max	Stim	
Ela Talent, Symphony	bipolar unipolar	2,7 –	0,4 –	4,0 –	0,4 –	2,7 2,5	1,5 5,0	5,0 5,0	1,5 2,5	ja
Guidant Pulsar Max 2, Insignia		3#	0,25	3,5	0,25	2#	1,5	6,0	1,5	nein
Intermedics Relay/Marathon		2	0,5	3,5 1,8*	0,5	2	1,0	7,0	1,0	nein
Medtronic K 700/900 **Enpulse**	bipolar unipolar VDD	4,0–5,6 2,8–4,0 –	0,18 0,5 0,18	0,5 1,4 0,35	0,18 0,5 –	2,8–4,0 2,8–4,0 –	2,0 2,0 –	5,6 5,6 –	2,0 2,0 –	nein

Sof MaxE = Sofortige Einstellung maximaler Empfindlichkeit nach atrialer Vorzeitigkeitswahrnehmung, während Fallback, nach ventrikulärer Extrasystole, am Ende des Testmodus und bei fehlendem Spontanrhythmus; # = Marge bezogen auf momentanen Abstand zwischen Nutzsignal und „Noise" (Meßfenster und Definition in Vorhof und Kammer unterschiedlich); * = Schwelle, die bei Relay nicht in Richtung unempfindlich überschritten werden kann.

die eher in Richtung Hochempfindlichkeit tendiert, zeigt in 3 von 12 untersuchten Systemen mit unipolaren Vorhofsonden eine Ab-, in 2 eine Zunahme atrialen „Undersensings", etwa gleich häufig Reaktionen auf Myopotentiale und damit keinen Vorteil gegenüber manueller Einstellung mit 2:1-Wahrnehmungsreserve (2).

Tests zur Störanfälligkeit eines moderneren Systems belegen, dass die bipolare Wahrnehmung ventrikulärer Fernpotentiale im Vorhof (47% mit Automatik versus 17% der Patienten mit fixer 2:1-Marge (5) und die unipolare Detektion von Myopotentialen im Ventrikel (15 von 18 Patienten [6]) durch die automatische Empfindlichkeitsanpassung eher begünstigt wird (Abb. 5.**107**). Dies mag in Einzelfällen der höheren Sicherheitsmarge zuzuschreiben sein, die von der Automatik vorgehalten wird; in anderen ist es Folge überwiegender Stimulation im entsprechenden Kanal, welche das untersuchte System in Richtung hoher Empfindlichkeit (atrial: 0,25 mV; ventrikulär: 1,5 mV) adaptieren lässt.

Zumindest für einen Algorithmus ist gezeigt, dass er beim Wechsel vom Sinusrhythmus zu Vorhofflimmern zu langsam reagiert, um plötzliche Einbrüche der Signalamplitude zu kompensieren (8).

Programmierung

Die zuweilen hoch eingestellten Sicherheitsmargen der Algorithmen, die unnötig empfindliche Einstellung des Wahrnehmungskreises bei dauerhafter Stimulation einer Kammer und die ernüchternden Daten zur Wirksamkeit automatischer Empfindlichkeitsregulierung lassen daran zweifeln, dass die Funktion gegenwärtig nützlich ist. Sie sollte deshalb abgeschaltet bleiben. Die Wahl fixer Empfindlichkeitsschwellen folgt den gleichen Regeln wie unter Mode-Switch beschrieben.

Interaktionen

Bei Aktivierung der Automatik lassen einige Systeme nicht jeden beliebigen Startwert für die Empfindlichkeitsschwelle zu.

Literatur

1. Berg G, Fröhlig G, Schwerdt H, Schieffer H. Signalanalyse atrialer Potentiale in der Längsschnittuntersuchung chronifizierender Schraubelektroden. Herzschr Elektrophys 1990; 1: 55 (abst.)
2. Berg M, Frohlig G, Schwerdt H, Becker R, Schieffer H. Reliability of an automatic sensing algorithm. Pacing Clin Electrophysiol 1992; 15: 1880–1885.
3. Boute W, Albers BA, Giele V. Avoiding atrial undersensing by assessment of P wave amplitude histogram data. Pacing Clin Electrophysiol 1994; 17: 1878–1882.
4. Fröhlig G, Blank W, Schwerdt H, Sen S, Bette L. Atrial sensing performance of AV universal pacemakers during exercise. Pacing Clin Electrophysiol 1988; 11: 47–60.
5. Fröhlig G, Kindermann M, Kusch O, Pistorius K, Böhm M. Bipolar atrial oversensing with automatic sensitivity adjustment. Europace 2001;2(Suppl.B):143(abst.).

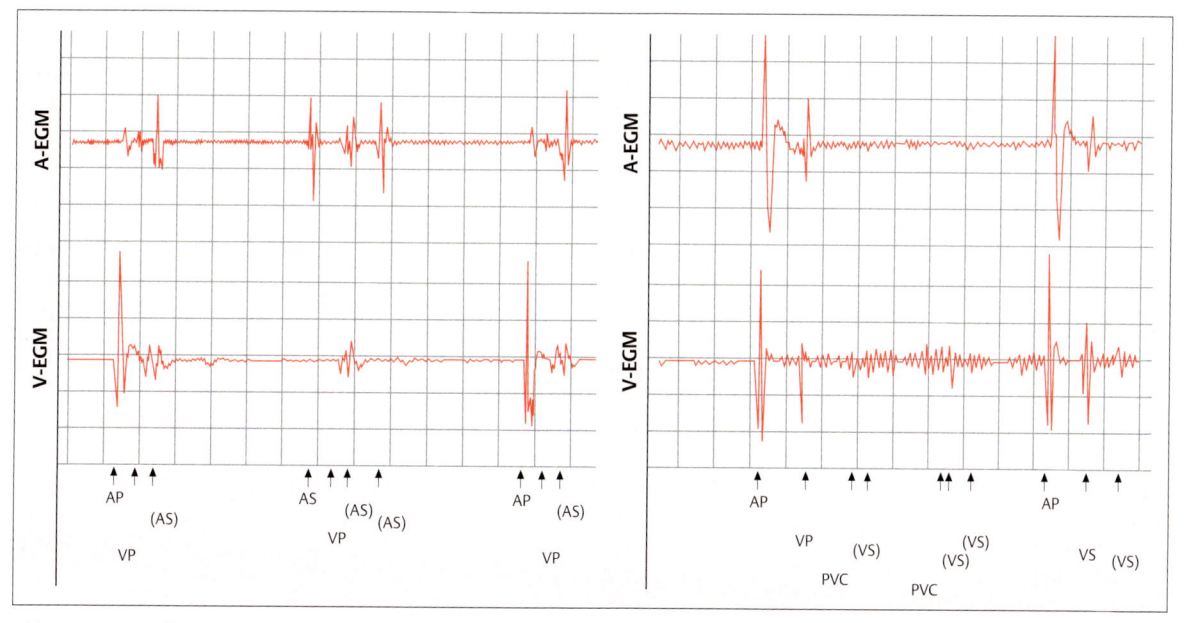

Abb. 5.**107** Atriale (links) und ventrikuläre (rechts) Fehlwahrnehmung von Störsignalen. Automatische Elektrogramm-Registrierung nach Triggerung durch jeweils 4 Zyklen einer Frequenz > 160 Schläge min^{-1} („Atriale" bzw. „Ventrikuläre Tachykardie"). AP = Atriale Stimulation; (AS) = Atriale Refraktärwahrnehmung; VP = Ventrikuläre Stimulation; VS = Ventrikuläre Wahrnehmung; (VS) = Ventrikuläre Refraktärwahrnehmung; PVC = Ventrikuläre Wahrnehmung ohne vorangehendes atriales Ereignis.
Links: Im Vorhof wird jeweils nach ventrikulärer Stimulation eine Refraktärwahrnehmung sichtbar, welche der Detektion von Fernsignalen aus der Kammer entspricht. Im zweiten Zyklus sieht man zusätzlich eine blockierte atriale Extrasystole. Rechts: PVC und (VS) entsprechen Skelettmuskelsignalen.

6. Fröhlig G, Pistorius K, Kindermann M, Lahiri K, Böhm M. Ventrikuläre Empfindlichkeitsautomatik – Hohe Rate an Oversensing. Herzschr Elektrophys 2003; 14(Suppl.1): 99–100.
7. Fröhlig G, Schwerdt H, Schieffer H, Bette L. Atrial signal variations and pacemaker malsensing during exercise: a study in the time and frequency domain. J Am Coll Cardiol 1988; 11: 806–813.
8. Lam CT, Lau CP, Leung SK, Tse HF, Ayers G. Improved efficacy of mode switching during atrial fibrillation using automatic atrial sensitivity adjustment. Pacing Clin Electrophysiol 1999; 22: 17–25.
9. Leung SK, Lau CP, Lam CT, Tse HF, Tang MO, Chung F, Ayers G. Programmed atrial sensitivity: a critical determinant in atrial fibrillation detection and optimal automatic mode switching. Pacing Clin Electrophysiol 1998; 21: 2214–2219.
10. Wilson JH, Love CJ, Wettenstein EH. Clinical evaluation of an automatic sensitivity adjustment feature in a dual chamber pacemaker. Pacing Clin Electrophysiol 1990; 13: 1220–1223.
11. Wood MA, Moskovljevic P, Stambler BS, Ellenbogen KA. Comparison of bipolar atrial electrogram amplitude in sinus rhythm, atrial fibrillation, and atrial flutter. Pacing Clin Electrophysiol 1996; 19: 150–156.

6 Indikationsbezogene Programmierung und Nachsorge

Schrittmachernachsorge und -programmierung

W. Koglek

Das Wichtigste in Kürze

Das Kapitel beschreibt das systematische Vorgehen bei der Schrittmachernachsorge, übliche Mess- und Kontrollverfahren, daraus abgeleitete Einstellungen des Systems und Gesichtspunkte, die sich aus der Kenntnis des Patienten, seiner Rhythmusstörung, seiner kardialen Grundkrankheit und seiner Lebensgewohnheiten ableiten und die individuelle Anpassung des Schrittmachers bestimmen. Darüber hinaus gibt es praktische Ratschläge für „Standard"-Situationen.

Apparative Ausstattung

Die Schrittmacher-Nachsorge erfordert eine apparative Mindestausstattung:

- Zusätzlich zum Display des Programmiergeräts ist ein **Mehrkanal-EKG** unverzichtbar, weil oft nur damit die Vorhofdepolarisation nach atrialer Stimulation oder die Morphologieunterschiede zwischen rechts-, links- und biventrikulärem Pacing bei Resynchronisationssystemen erkennbar werden.
- Das Programmiergerät muss die passende Software für den zu überprüfenden Schrittmachertyp aufweisen.
- Der **Testmagnet** ist bei einigen Programmiergeräten im Telemetriemodul integriert, es sollte jedoch ein davon unabhängiger Testmagnet vorhanden sein.
- Die **Notfallausrüstung** zur kardiopulmonalen Reanimation mit Defibrillator ist obligatorisch und muss einsatzbereit sein.

Komponenten der Schrittmachernachsorge sind:

- Therapiekontrolle
- Funktionstest
- Programmierung

Therapiekontrolle

Die **Anamnese** sucht Hinweise auf eine Fehlfunktion oder falsche Einstellung des Schrittmachers und fragt gezielt nach Synkopen, Schwindel, Palpitationen, Dyspnoe oder Belastungseinschränkung.

Die **Schrittmachertasche** wird auf die Lage des Aggregats, auf Schmerzen, Rötung, Schwellung oder Hautmazeration untersucht. Der Verdacht auf eine Tascheninfektion wird gestützt, wenn kürzlich ein Hautdefekt über dem Schrittmacher bestand oder sich Sekret daraus entleert hat. Anamnestische Berichte über Fieber und Schüttelfrost deuten auf eine systemische Infektion hin.

Zur Therapiekontrolle gehört die Interpretation der diagnostischen Daten, soweit der Schrittmacher solche zur Verfügung stellt. Eine erste Plausibilitätskontrolle prüft, ob das Muster der dokumentierten Schrittmacheraktivität zur ursprünglichen Stimulationsindikation passt.

Funktionstest

Standard ist die Messung der Wahrnehmungs- und Stimulationsreizschwelle an allen implantierten Sonden. Falls ein Zweikammer-System mit aktiviertem Moduswechsel arbeitet, ist ein Test auf die atriale Wahrnehmung ventrikulärer Fernfeldsignale unverzichtbar. Eine retrograde V-A-Leitung lässt sich mittels PMT-(pacemaker mediated tachycardia)Test feststellen. Werden bei hoher atrialer Reizschwelle Stimulationsamplituden von mehr als 4 oder 5 V benötigt, empfiehlt sich der Test auf Crosstalk, um die Fehlwahrnehmung des atrialen Stimulationsimpulses auf Ventrikelebene nicht zu übersehen. Bei komplexeren Systemen sollte auf eine Belastungsuntersuchung nicht verzichtet werden, um Variationen der Wahrnehmungsbedingungen oder die Güte der Frequenzadaptation überprüfen zu können.

Schrittmacherprogrammierung

Sie richtet sich nach der primären Schrittmacherindikation, den diagnostischen Speicherinformationen und den Messergebnissen aus dem Funktionstest.

Schrittmacherkontrolle und Versorgungsstruktur

Mit der Implantation eines elektronischen Rhythmus-Therapiesystems übernimmt das ausführende Zentrum die Verantwortung für dessen Funktion. Sofern nicht früh postoperativ Komplikationen (Sondendislokation, Reizschwellenerhöhung, Sensing-Probleme, Infektion) auftreten, geht mit Entlassung des Patienten die Verantwortung an die nachbetreuende Institution über. Dies kann die Schrittmacher-Sprechstunde des implantierenden Zentrums oder eine sach- und fachkundige Praxis sein. Für die anfängliche Nachkontrolle durch das Zentrum selbst sprechen einige Argumente:

➤ In Kenntnis perioperativer Probleme wird das Follow-up gezielt nach Restfolgen oder Funktionsdefiziten suchen und im Fall von Komplikationen die unmittelbare Korrektur nach sich ziehen.
➤ In Zeiten kurzer stationärer Liegezeiten sind Komplikationsmöglichkeiten nicht mit der Entlassung am Tag nach der Schrittmacherimplantation erschöpft. Ergebnisqualität lässt sich deshalb nur im Längsschnitt über die stationäre Behandlung hinaus sichern.
➤ Ohne Rückkopplung aus diesem Prozess werden Behandlungsabläufe und Operationstechniken nicht geändert. Prozessqualität setzt also Feedback voraus.

Das notwendige Feedback kann sicher auch in der Zusammenarbeit zwischen operierender und (davon getrennt) nachsorgender Institution organisiert werden. Falls diese aber nicht im notwendigen Umfang möglich ist, gewinnen die Abschlussuntersuchung vor Entlassung und die erste Kontrolle nach etwa 6–12 Wochen besondere Bedeutung.

Das Ablaufdiagramm in Abb. 6.1 fasst die einzelnen Kontrollschritte zusammen.

Erste postoperative Kontrolle

Die erste Überprüfung des Schrittmachers dient zur Kontrolle der Wahrnehmungs- und Stimulationsfunktion und deckt dabei v.a. implantationsbedingte Sondenprobleme auf. Sinnvoll ist dies am ersten postoperativen Tag, spätestens vor Entlassung des Patienten. Dabei können einige werksseitige Parametereinstellungen, wie die Stimulations- und Wahrnehmungskonfiguration, angepasst und unnötige Automatismen deaktiviert werden (s. Algorithmen). Zum selben Zeitpunkt erfolgt die erste indikationsbezogene Einstellung der Schrittmacherparameter (z.B. der Grundfrequenz, der AV-Zeit, des oberen Frequenzlimits u.a.).

Atrialer Wahrnehmungstest

Zur Messung der atrialen Wahrnehmungsschwelle ist Eigenrhythmus im Vorhof erforderlich. Im AAI- oder DDD-Modus wird dazu die Grundfrequenz des Schrittmachers unter die Vorhoffrequenz des Patienten eingestellt. Am einfachsten erfolgt dies temporär. Am Programmiergerät werden die Annotationsmarker eingeschaltet und, wenn möglich, das intraatriale Elektrogramm aktiviert.

Beim eigentlichen Test wird die Vorhofempfindlichkeit schrittweise reduziert (die Wahrnehmungsschwelle erhöht), bis die P-Wellen nicht mehr wahrgenommen werden. Im EKG zeigt sich dann in den meisten Fällen eine atriale Stimulation mit der eingestellten Grundfrequenz. Als Wahrnehmungsschwelle wird der höchste Wert angegeben, bei dem noch jede P-Welle detektiert wird. Herstellerabhängig gibt es einen halbautomatischen Test, welcher die atriale Empfindlichkeit selbsttätig verändert und vom Untersucher unterbrochen wird, sobald die P-Wellen nicht mehr wahrgenommen werden (Abb. 6.2).

Bei der atrialen Empfindlichkeit von 3,0 mV (linke Bildhälfte der Abb. 6.2) wird jede P-Welle wahrgenommen, mit einem P-Marker gekennzeichnet und nach 90 ms durch vorhofgesteuerte Ventrikelstimulation beantwortet. In der Bildmitte erfolgt die Umschaltung auf den nächsthöheren (weniger empfindlichen) Wert von 3,5 mV. Die mit dem Pfeil markierte P-Welle, die im intraatrialen Elektrogramm sichtbar ist, wird vom Schrittmacher nicht mehr wahrgenommen, deshalb fehlen P-Marker und vorhofgesteuerte Ventrikelstimulation.

Nach ca. 200 ms kommt es zur spontanen AV-Überleitung; die ventrikuläre Eigenaktion wird mit einem R markiert. Da die P-Welle nicht wahrgenommen wurde, hat der Schrittmacher 2 ventrikuläre Ereignisse (V und R) ohne atriale Aktivität erkannt, bewertet die übergeleitete Eigenaktion als VES und startet eine verlängerte

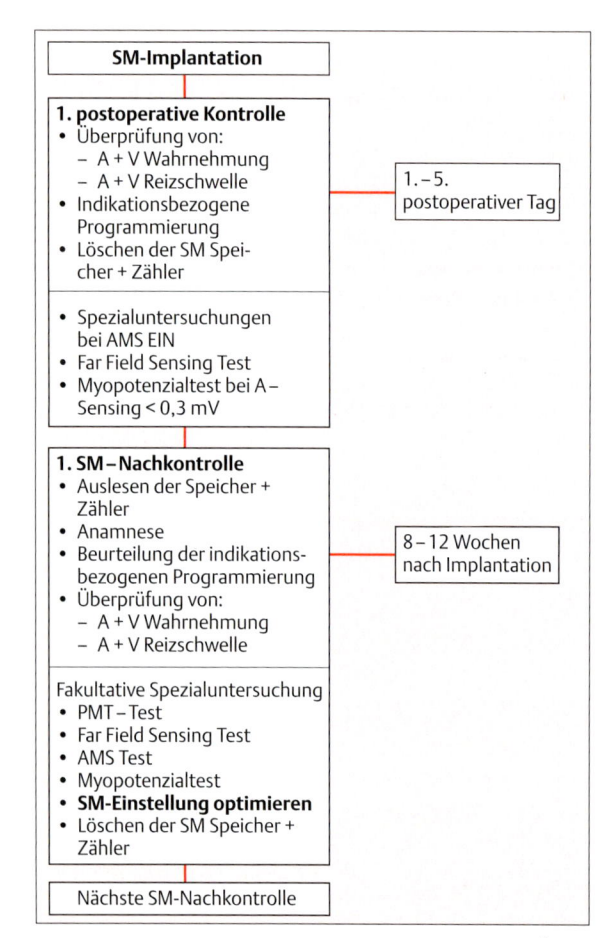

Abb. 6.1 Ablaufplan der postoperativen Schrittmacher-Überprüfung und der ersten ambulanten Nachkontrolle

postventrikuläre atriale Refraktärzeit (+PVARP). Diese Funktion ist programmierbar, werkseitig eingeschaltet und soll die Auslösung von schrittmacherinduzierten Tachykardien durch VES vermeiden (s. Algorithmen).

Wie in Abb. 6.3 eines atrialen Wahrnehmungstest dargestellt, werden die ersten 4 P-Wellen vom Schrittmacher wahrgenommen und starten ein PV-Intervall (PVI). Am Ende des PVI wird der ventrikuläre Stimulationsimpuls abgegeben (V), durch spontane AV-Überleitung kommt es zur ventrikulären Pseudofusion. Die folgenden 4 P-Wellen werden vom Schrittmacher nicht erkannt; deshalb wird auch kein PVI gestartet. Die eigene Überleitung sorgt für die Kammerdepolarisation, welche durch den Schrittmacher wahrgenommen wird (R).

Die erste ventrikuläre Eigenaktion nach der letzten wahrgenommenen P-Welle (P-R) erfolgt nach 1200 ms und stellt das laufende Stimulationsintervall (SI = 1500 ms) zurück. Gleichzeitig wird ein R-A Intervall (R-Welle bis A-Stimulus) ausgelöst, dieses entspricht dem SI (1500 ms) minus AVI (200 ms) und ist 1300 ms lang. Die nachfolgenden R-R Intervalle sind alle kürzer als 1300 ms; dies bewirkt die Rückstellung der R-A Intervalle und unterdrückt die atriale Stimulation.

Im DDD-Modus erkennt man den Verlust der atrialen Wahrnehmung an der Desynchronisation zwischen spontaner P-Welle und Ventrikelstimulus, die letztlich in eine vorhofunabhängige AV-sequenzielle Stimulation an der unteren Grenzfrequenz mündet. Bei erhaltener AV-Leitung ist diese Regel nicht anwendbar, weil auch unerkannten Ps spontan übergeleitete R-Wellen folgen und den Schrittmacher inhibieren. Diese Konstellation maskiert eine atriale Wahrnehmungsstörung, weil keine Vorhofstimulation erfolgt (Abb. 6.3, rechts). Ein atrialer Stimulus wird in solchen Fällen erst dann abgegeben, wenn vor Ablauf des Vorhofstimulationsintervalls (bradykardiebedingt) keine ventrikuläre Eigenaktion auftritt.

Neuere Schrittmachergenerationen verfügen über einen vollautomatischen Wahrnehmungstest, der die Stimulationsfrequenz reduziert, den Test vornimmt und am Ende das Ergebnis anzeigt.

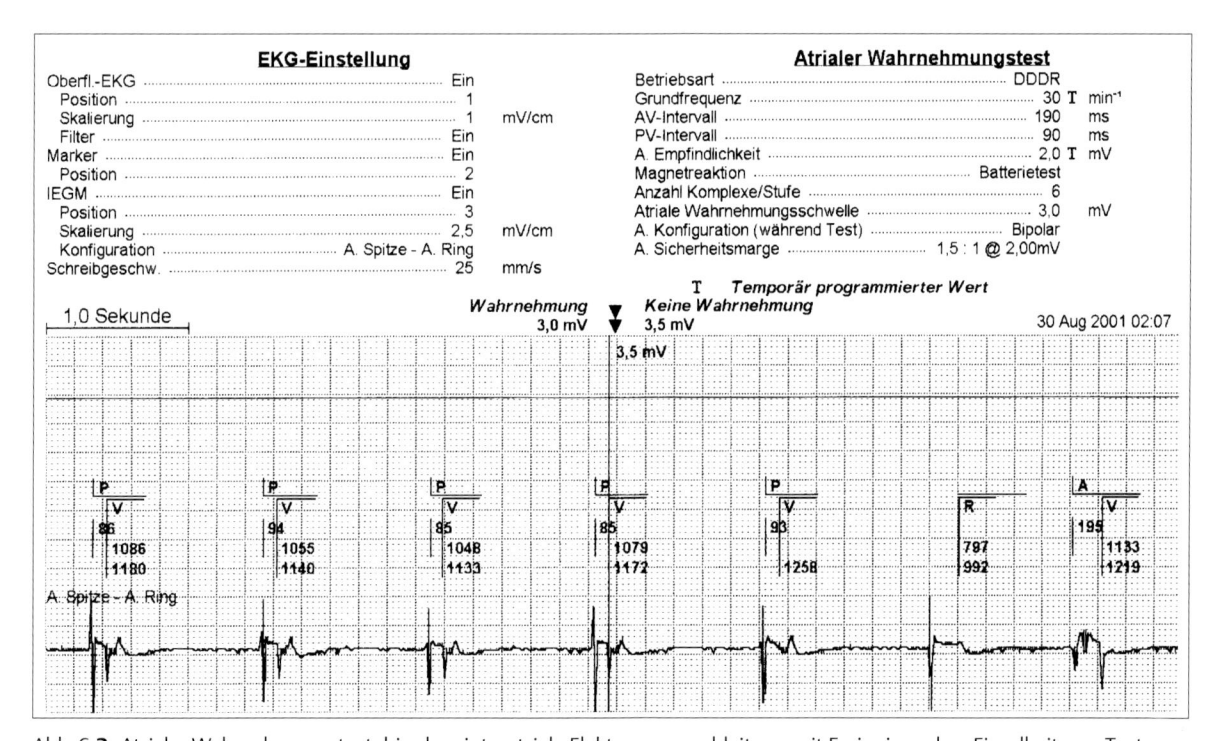

Abb. 6.2 Atrialer Wahrnehmungstest, bipolare intraatriale Elektrogrammableitung mit Ereignismarker. Einzelheiten s. Text.

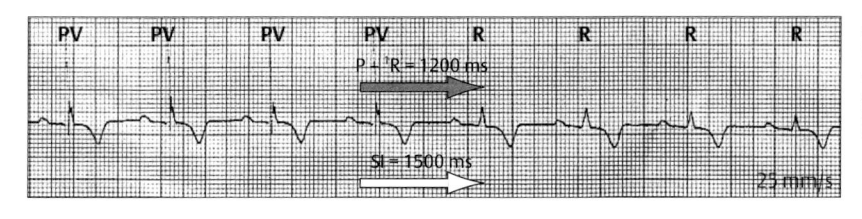

Abb. 6.3 Atrialer Wahrnehmungstest, DDD, Stimulationsfrequenz 40/min (Stimulationsintervall SI = 1500 ms), atriale Empfindlichkeit 3,0 mV.

Ventrikulärer Wahrnehmungstest

Bei höhergradiger AV-Blockierung ist die Bestimmung der ventrikulären Wahrnehmungsschwelle im DDD-Modus meist nicht möglich, da die Vorhofsteuerung die Kammerfrequenz bestimmt. In der Regel ist deshalb eine Umstellung in den VVI-Modus erforderlich. Am Programmiergerät werden die Annotationsmarker eingeschaltet und – wenn verfügbar – das ventrikuläre Elektrogramm dargestellt. Um dem Patienten symptomatische präautomatische Pausen zu ersparen, wird die Grundfrequenz des Schrittmachers in mehreren Stufen reduziert.

> Stellt sich bei einer Stimulationsfrequenz von 30/min kein ventrikulärer Eigenrhythmus ein, so wird der Patient als **schrittmacherabhängig** eingestuft (obwohl es eine verbindliche Definition der „Schrittmacher-Abhängigkeit" nicht gibt). Die ventrikuläre Wahrnehmungsschwelle kann dann nicht bestimmt werden.

Für Patienten mit ventrikulärem Eigenrhythmus kann wie im Vorhofkanal die Wahrnehmungsschwelle meist halbautomatisch gemessen werden, wobei die Reduktion der ventrikulären Empfindlichkeit selbsttätig erfolgt und der Untersucher den Test beendet, wenn die Detektion der R-Wellen ausfällt. Als Wahrnehmungsschwelle wird der letzte Wert angegeben, bei dem noch jede R-Welle erkannt wurde. Im EKG zeigt sich dies durch eine ventrikuläre Stimulation mit der eingestellten Grundfrequenz (Abb. 6.4). Die Dokumentation erfolgt über das Oberflächen-EKG und/oder über einen Programmerausdruck.

Bei Patienten mit erhaltener AV-Überleitung kann der ventrikuläre Wahrnehmungstest auch im DDD-Modus erfolgen. Dazu wird die AV-Zeit verlängert, bis die Marker AR oder PR (AP-VS oder AS-VS) anzeigen. Mit Abnahme der Empfindlichkeit ist Kriterium des Wahrnehmungsverlusts, dass am Ende des programmierten AV-Intervalls eine ventrikuläre Stimulation in den spontanen QRS-Komplex erfolgt (Abb. 6.5).

Neuere Schrittmachergenerationen bieten einen vollautomatischen Wahrnehmungstest, der die Stimulationsfrequenz reduziert, den Test durchführt und am Ende das Ergebnis anzeigt.

Bestimmung der atrialen Stimulationsreizschwelle

Die Stimulationsreizschwelle definiert die minimale Menge an Elektrizität (in der Regel gemessen als Spannung über Impulsdauer), welche das Myokard fortlaufend zu depolarisieren vermag. Da die stimulierte P-Welle im Oberflächen-EKG nicht immer eindeutig zu erkennen ist, zählt die Bestimmung der atrialen Stimulationsreizschwelle zu den schwierigeren Arbeitsschritten bei der Kontrolle von Zweikammer-Schrittmachern.

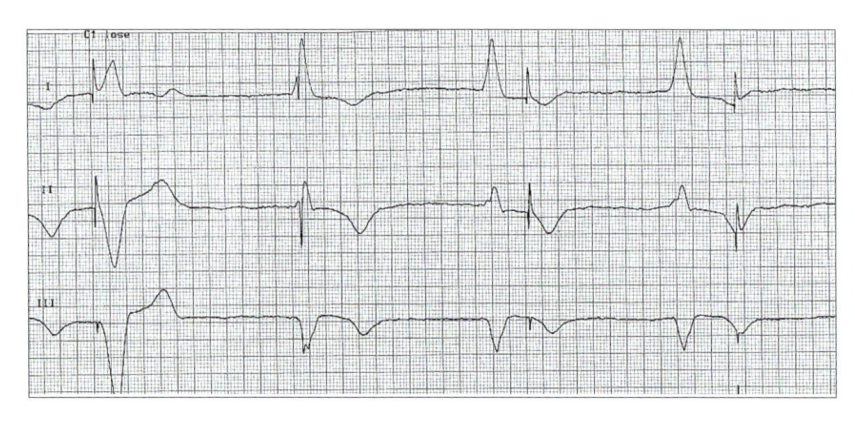

Abb. 6.4 Oberflächen-EKG bei VVI-Stimulation mit ventrikulärem Undersensing.
1. Komplex links: ventrikuläre Stimulation; nächster Komplex: ventrikuläre Pseudofusion (T-Welle entspricht morphologisch den folgenden Komplexen), 3. und 4. Zyklus: ventrikuläre Eigenaktion mit Undersensing und Stimulation in der Refraktärperiode des Ventrikelmyokards.

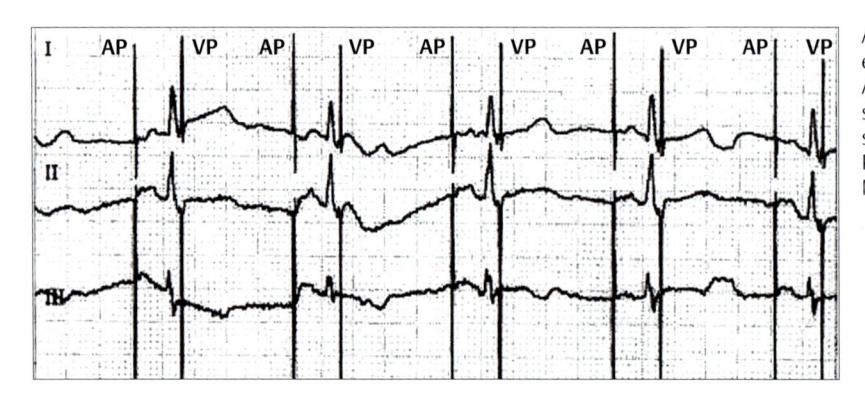

Abb. 6.5 DDD-Schrittmacher bei einem Patienten mit intrinsischer AV-Leitung; ventrikuläres Undersensing und Stimulation in die spontanen Kammerkomplexe des Patienten. Oberflächen-EKG + Marker-Darstellung.

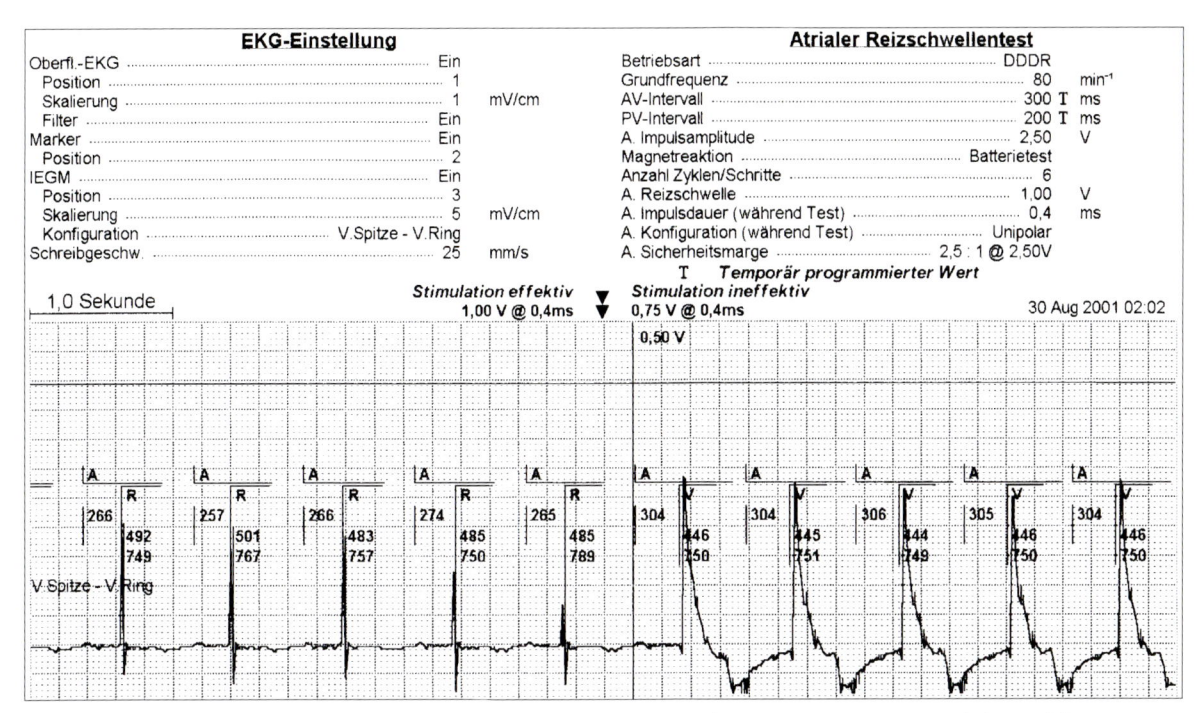

Schrittmachernachsorge und -progammierung 247

Abb. 6.6 Bestimmung der atrialen Reizschwelle bei DDD Stimulation. Marker-Annotation eines ventrikulären Elektrogramms, das zwischen Spitze und Ring der Kammersonde abgeleitet ist (V Spitze – V Ring). Das atriale EGM ist nicht dargestellt. Die Parameterwahl für den Test findet sich oben rechts. In der linken Hälfte des Elektrogramms beträgt die atriale Stimulationsamplitude 1,0 V, jeder atrialen Stimulation folgt nach ca. 265 ms eine spontan übergeleitete R-Welle (AR). Bei 0,75 V (rechte Bildhälfte) ist die atriale Stimulation ineffektiv, der fehlenden P-Welle folgt kein QRS-Komplex mehr, am Ende des AV-Intervalls löst der Schrittmacher eine effektive Kammerstimulation aus (AV). Es ist zu beachten, dass der Marker lediglich die Ereignisse im Schrittmacher-Timing anzeigt und keine Rückschlüsse auf die Effektivität eines Stimulus zulässt (A: keine Reizantwort rechte Bildhälfte, V: effektive Depolarisation).

Erste Voraussetzung zur Bestimmung der atrialen Reizschwelle ist eine Stimulationsfrequenz oberhalb der Spontanfrequenz des Vorhofs. Um die stimulierte P-Welle im Oberflächen-EKG vom ventrikulären Pace-Artefakt zu trennen und gut sichtbar werden zu lassen, empfiehlt sich eine lange AV-Zeit (z.B. 300 ms).

Wenn sich dann spontan über den AV-Knoten übergeleitete R-Wellen beobachten lassen, kann der Test auch im AAI-Modus durchgeführt werden. Dazu wird bei gegebener Pulsdauer manuell (oder bei Nutzung eines semiautomatischen Reizschwellentests durch das Programmiergerät) die Stimulationsamplitude so lange reduziert, bis nicht mehr jeder Impuls eine Reizantwort nach sich zieht. Die Reizschwelle ist dann der nächsthöhere Spannungswert, der mit jedem Stimulus effektiv ist. Sofern der Schrittmacher nur wenige grobe Spannungsstufen bietet, kann das Verfahren auch analog durch Variation der Impulsdauer bei voreingestellter Spannung durchgeführt werden. Das Resultat ist in jedem Fall ein Wertepaar aus Schwellen-Spannung und -Impulsdauer (darüber hinausgehende Messverfahren: [1, 3]).

Abhängig von der Leitung im AV-Knoten können folgende Muster im Oberflächen-EKG als Kriterium **der erhaltenen Reizantwort im Vorhof** herangezogen werden:

▶ Bei intakter AV-Leitung folgt im DDD-, DDI- oder AAI-Modus jeder P- eine R-Welle: das Ausbleiben eines QRS-Komplexes zeigt die unterschwellige Stimulation im Vorhof an. Im Zweikammer-Modus wird am Ende des programmierten AV-Intervalls zudem ein Kammerstimulus erzwungen, der das Kriterium der ausbleibenden R-Welle noch augenfälliger macht (Abb. 6.6).

▶ Das spontane AV-Intervall ist länger als die programmierte AV-Zeit, so dass an deren Ende ein Kammerstimulus erfolgt und im EKG ein ventrikulärer Fusionsschlag zur Darstellung kommt: analog zum ersten Szenario entfällt die spontane Überleitung zur Kammer; die QRS-Morphologie wechselt zwischen Fusion und „full capture" (Abb. 6.7).

▶ Bei höhergradigem AV-Block sind die genannten Kriterien nicht nutzbar. Stattdessen muss die stimulierte P-Welle direkt im Oberflächen-EKG identifiziert werden oder – falls dies unsicher bleibt (Abb. 6.8) – die Über- oder Unterschwelligkeit des Vorhofstimulus am atrialen Elektrogramm (AEGM) entschieden werden. Unterschwellige Impulse lassen Spontandepolarisationen im Vorhof entstehen, die sich je nach Differenz der stimulierten und spontanen Zykluslängen zu unterschiedlichen Zeiten im Herzzyklus darstellen (Abb. 6.9).

Im Unterschied dazu etabliert sich bei erhaltener retrograder VA-Leitung eine konstante Kopplung zwischen Kammerstimulus und Vorhoferregung, wobei je nach Länge der atrialen Refraktärzeit (PVARP) die P-Welle „ungenutzt" bleibt oder eine Schrittmacher-Reentry-Tachykardie (ELT) ausgelöst wird.

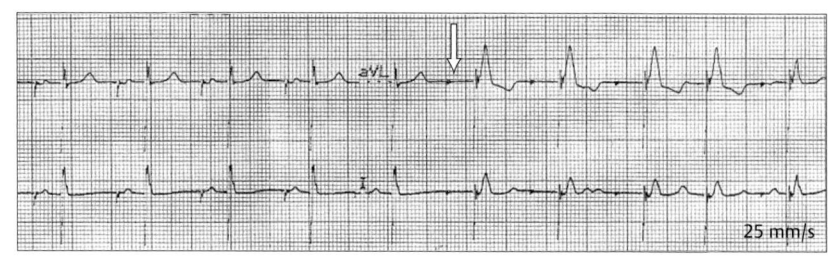

Abb. 6.**7** Bestimmung der Vorhofreizschwelle im Zweikammermodus bei ventrikulärer Pseudofusion. Die atriale Depolarisation ist im Oberflächen-EKG gut erkennbar. An der Pfeil-Markierung wird die atriale Ausgangsspannung von 0,9 auf 0,8 V verringert und der Vorhof nicht mehr depolarisiert. Im EKG fehlt die stimulierte P-Welle; nach Ablauf des langen AV-Intervalls wird die Kammer stimuliert.

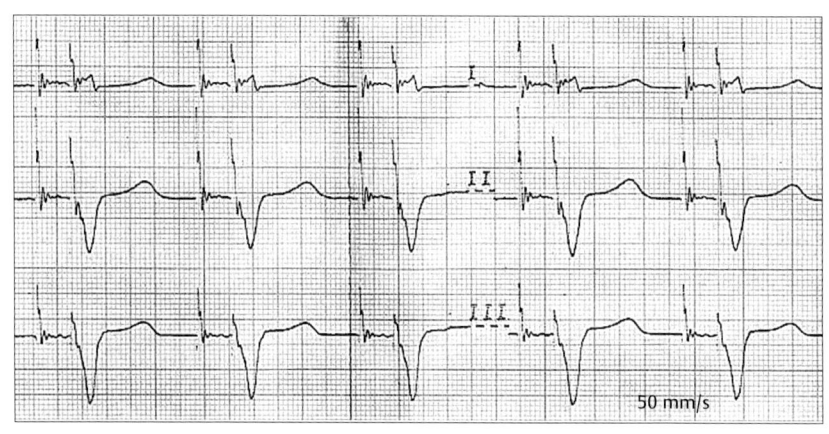

Abb. 6.**8** Die atriale Depolarisation nach Stimulation ist im Oberflächen-EKG nicht immer eindeutig zu beurteilen. Zur Bestimmung der atrialen Reizschwelle kann die Verlängerung des AVI hilfreich sein, besser ist eine atriale Reizschwellenprüfung mit Hilfe des intraatrialen Elektrogramms.

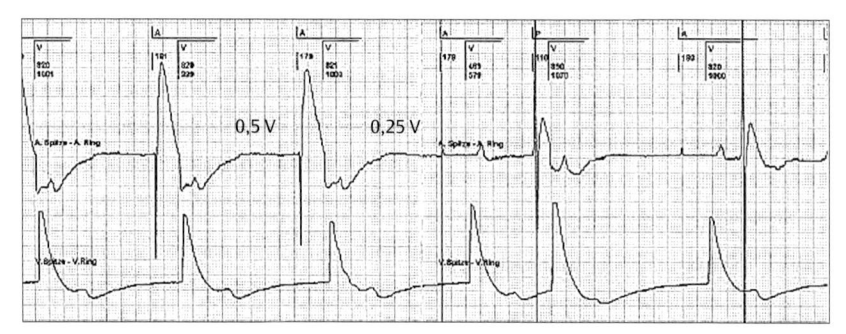

Abb. 6.**9** Atriale Reizschwellenmessung mit Hilfe des intraatrialen Elektrogramms. Effektive Vorhofstimulation ist in diesem Fall an der atrialen Depolarisation zu erkennen, wobei das evozierte Potential im Vorhof auch durch den Stimulationsartefakt verborgen sein kann. Bei Umschaltung der Stimulationsamplitude auf 0,25 V ist die atriale Reizschwelle unterschritten, deshalb tritt nach den beiden folgenden AV-sequenziellen Stimulationen (dritter und vierter AV Zyklus von links) eine spontane P-Welle auf, welche den Verlust der Reizantwort anzeigt. Die atriale Reizschwelle beträgt 0,5 V.

Bestimmung der ventrikulären Stimulationsreizschwelle

Die Bestimmung der ventrikulären Stimulationsreizschwelle lässt sich in allen Betriebsarten mit Kammerbeteiligung (VVI, VDD DDD und DDI) vornehmen (Abb. 6.**10**, 6.**11**, 6.**12**). Im VVI- und DDI-Modus muss die Stimulations- über die spontane Ventrikelfrequenz angehoben werden; mit Vorhofsteuerung (DDD, VDD) genügt es, durch Programmierung einer kurzen AV-Zeit die Kammerstimulation zu erzwingen. Bei schrittmacherabhängigen Patienten sollte die Reizschwelle durch semiautomatische Amplitudenreduktion oder im temporären Modus gemessen werden, so dass bei unterschwelliger Stimulation sofort zur Ausgangsamplitude zurückgekehrt und eine länger dauernde Asystolie vermieden werden kann.

> Bei gegebener Impulsdauer gilt der niedrigste Amplitudenwert, mit dem eine fortlaufende ventrikuläre Antwort erzielt wird, als Reizschwelle (Alternativen: s. Vorhof-Reizschwelle). Systeme mit automatischer Verifikation der Reizantwort (s. Algorithmen) können die Reizschwelle ohne Zutun des Untersuchers bestimmen.

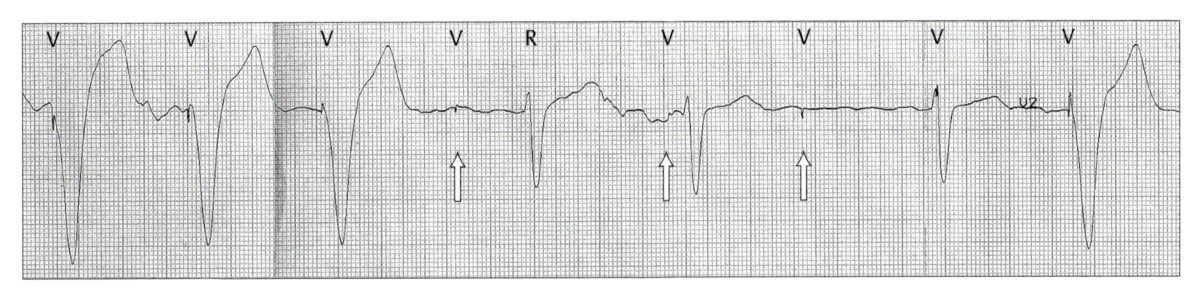

Abb. 6.**10** Reizschwellentest im VVI-Modus bei Vorhofflimmern mit Bradyarrhythmia absoluta. Stimulationsfrequenz 120/min^{-1}, bipolare Stimulation. Exitblock bei 1,0 V (Pfeile); Reizschwelle 1,5 V.

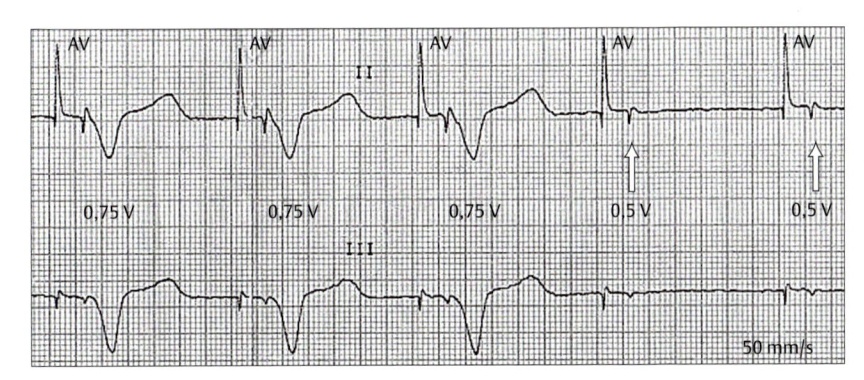

Abb. 6.**11** DDD-Modus bei AV-Block III, halbautomatischer ventrikulärer Reizschwellentest. Stimulationsfrequenz 85/min^{-1}, AV-Intervall 100 ms. Bei automatischer Reduktion der Stimulationsamplitude bis 0,75 V (Reizschwelle) wird jeder Stimulus beantwortet. Der Exitblock (Pfeilmarkierung) tritt bei 0,5 V auf; der Test wird sofort beendet.

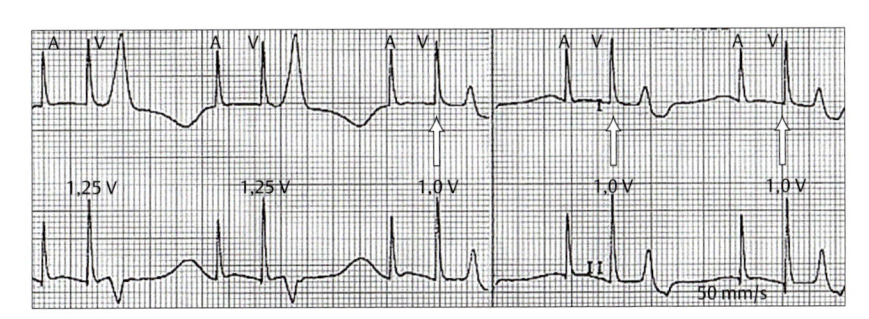

Abb. 6.**12** DDD-Modus mit erhaltener intrinsischer AV-Leitung, halbautomatischer ventrikulärer Reizschwellentest. Stimulationsfrequenz 90/min^{-1}, AV-Intervall auf 180 ms verkürzt, um (Pseudo-) Fusionsschläge in der Kammer zu vermeiden. Bei automatischer Reduktion der Stimulationsamplitude auf 1,25 V werden die Schrittmacherimpulse regulär beantwortet (negative T-Welle Ableitung I, Zyklus 1 und 2 von links). Bei 1,0 V tritt der ventrikuläre Exitblock auf (Pfeilmarkierung), danach ist jeweils eine spontan übergeleitete R-Welle zu sehen (positive T-Welle Ableitung I). Die patienteneigenen Kammeraktionen fallen in die ventrikuläre SM-Refraktärzeit, die vom Kammerstimulus gestartet wird, und stellen deshalb das Stimulationsintervall nicht zurück.

Die Tab. 6.1 und 6.2 fassen die Schrittmachereinstellung zur Messung der Wahrnehmungs- und Stimulationsschwellen bei Zweikammer-Schrittmachern zusammen. Aufgenommen sind auch die Kriterien, welche im Oberflächen-EKG und/oder intrakardialen Elektrogramm das Verfehlen der Schwellenbedingung anzeigen.

Erste indikationsbezogene Einstellung der Schrittmacherparameter

Die indikationsbezogene Einstellung der Schrittmacherparameter orientiert sich v.a. an der Rhythmusstörung, die es zu behandeln gilt. Sie folgt einem Muster, das zwischen Patienten gleicher Schrittmacherindikation nur wenig variiert, jedoch Besonderheiten der Grundkrankheit berücksichtigen kann. Inwieweit die gewählte Programmierung angemessen ist, wird bei der nächsten Schrittmachernachsorge mit Hilfe der diagnostischen Daten überprüft, die in der Zwischenzeit von den Sschrittmacherspeichern gesammelt wurden.

Die folgenden Programmiervorschläge beziehen sich auf Zweikammer-Schrittmacher und sollten als erste Orientierung dienen. Individuelle Variationen sind möglich oder sogar notwendig.

AV-Block III. Grades

Stimulationsmodus, Stimulationsbetriebsart: DDD, VDD

Unter welchen Voraussetzungen der DDD-Modus dem „Single lead"-VDD-Modus vorzuziehen ist, ist im Kapitel „Indikationen" behandelt.

Grundfrequenz, Interventionsfrequenz, Stimulationsintervall: 50–60/min

Sofern der AV-Block nicht von einer Sinusknotenfunktionsstörung begleitet ist (binodale Erkrankung, Medikamenteneinflüsse), besteht keine Notwendigkeit, den Vorhof überhaupt zu stimulieren. Die Interventionsfrequenz sollte also unter die spontane Mindestfrequenz während der Nacht abgesenkt werden.

Dies gilt besonders für den VDD-Modus, der an der unteren Grenzfrequenz in „VVI" stimuliert und damit eine AV-Desynchronisation bewirkt. Da die ventrikuläre Stimulationsfrequenz damit allein von der Vorhofsteuerung abhängt und diese zu Beginn der Sonden-Chronifizierung (DDD) grenzwertig sein kann, empfiehlt sich früh-postoperativ der oben angegebene Kompromiss. Er ist unnötig, wenn die Basisfrequenz zwischen tageszeitlicher Aktivität und nächtlichen Ruhephasen variiert werden kann (folgende Abschnitte).

Tabelle 6.1 Einstellung der Parameter zur Prüfung der Wahrnehmungs- und Stimulationsschwellen im Zweikammermodus bei Patienten mit spontaner AV-Leitung

	Mode	Stimfreq.	AVI	EKG	Marker
A-TH	DDD	10 > ER	300 ms	keine spontane R-Welle, wirksame V-Stimulation	A-V, [AP-VP]
V-Sens	DDD	10 > ER	300 ms	V-Stimulation	A-V, [AP-VP]
P-Sens	DDD	10 < ER	100 ms	A-Stimulation oder Global-Inhibition über V-Wahrnehmung	kein P, R, VES, [VS]
V-TH	DDD	beliebig	100 ms	V-Exitblock und spontane R-Welle	nicht aussagefähig

A-/V-TH = atriale/ventrikuläre Reizschwelle, V/A-Sens = A-/V-Wahrnehmungsschwelle, ER = Eigenrhythmus; Marker in [] bezeichnen alternative Annotation (s. Diagnostik)

Tabelle 6.2 Einstellung der Parameter zur Prüfung der Wahrnehmungs- und Stimulationsschwellen im Zweikammermodus bei Patienten ohne spontane AV-Überleitung

	Mode	Stimfreq.	AVI	EKG	IAEG	Marker
A-TH	DDD	10 > ER	300 ms	kein stimuliertes P	spontane P	evtl. P [AS]
V-TH	DDD	10 > ER	300 ms	V-Exitblock		nicht aussagefähig
P-Sens	DDD	10 < ER	100 ms	AV-sequenzielle Stimulation an LOR	spontane Ps	Ps nicht annotiert
V-Sens	VVI	30/min		asynchrone V-Stimulation		Rs nicht annotiert

A-/V-TH = atriale/ventrikuläre Reizschwelle, V-/A-Sens = A-/V-Wahrnehmung; ER = Eigenrhythmus, IAEG = Intraatriales Elektrogramm, LOR = untere Grenzfrequenz

Frequenzhysterese: minus 10/min

Nachteil der Frequenzhysterese ist, dass der einmalige Abfall der Spontan- unter die Hysteresefrequenz sofort eine erhöhte Stimulationsrate (z.B. 60/min) provoziert. Dies gilt v.a. nachts, es gilt aber auch für jede postextrasystolische Pause, deren Länge das basale Stimulationsintervall überschreitet. Damit die Hysterese wieder aktiviert werden kann, muss die Eigenfrequenz des Patienten über die Grundfrequenz des Schrittmachers ansteigen oder über eine Suchfunktion ein ausreichender Spontanrhythmus gefunden werden.

Wegen der Empfindlichkeit gegenüber spontanen Rhythmusschwankungen ist die Funktion nur schlecht nutzbar.

Ruhefrequenz, Schlaffunktion, Nachtabsenkung: minus 0–15/min

Gegenüber der reinen Frequenzhysterese bietet die Funktion den Vorteil, nur unter definierten Bedingungen (Uhrzeit, Aktivitätsniveau) eine niedrigere Interventionsrate zuzulassen. Bei VDD-Stimulation ist sie Standard. Bei Zweiknotenerkrankung ist sie nützliches Hilfsmittel, für Aktivitäts- und Ruhephasen unterschiedliche Basisfrequenzen vorzugeben.

Maximalfrequenz, obere Grenzfrequenz (maximum tracking rate): 220 minus Alter

Seit Mode-Switch-Algorithmen in der Zweikammer-Stimulation als Standard etabliert sind, hat die Programmoption zur Begrenzung der ventrikulären Stimulationsfrequenz an Bedeutung verloren. Wichtigste Empfehlung ist deshalb, dass die Eigenfrequenz des Patienten unter Belastung das programmierte Frequenzlimit nicht erreichen sollte, an dem die Quasi-Wenckebach-Schaltung (Schrittmacher-Wenckebach) einsetzen und Vorhof und Kammer desynchronisieren würde.

Erfordert das kardiale Grundleiden (koronare Herzkrankheit, Stenosevitium, Relaxationsstörung) ein niedrigeres Frequenzlimit, so ist die Funktion deshalb auch ungeeignet, für die gewünschte Begrenzung zu sorgen. Wie bei Nicht-Schrittmacherträgern ist dann eine pharmakologische Reduktion der intrinsischen Frequenz angezeigt.

AV-Intervall nach Vorhofstimulation (AVI, PAV): optimierter Wert

Die Dauer der interatrialen und interventrikulären Leitung bestimmen, welches technische AV-Intervall hämodynamisch sinnvoll ist. Diese Leitungszeiten variieren interindividuell erheblich, so dass eine eigene Optimierung für jeden Patienten anzustreben ist (AV-Zeit-Optimierung).

AV-Intervall nach Vorhofwahrnehmung (PVI, SAV): optimierter Wert

Gegenüber dem atrialen Stimulationsfall ändert sich das AV-Zeit-Optimum mit dem Wahrnehmungszeitpunkt für die P-Welle und den spontanen interatrialen Leitungsbedingungen. Sonst gilt das Gleiche wie für das AV-Intervall nach Vorhofstimulation.

AV Hysterese, AV-Suchhysterese: Aus

Besteht keine intrinsische AV-Leitung, verlängert diese Funktion immer wieder unnötig die AV-Zeit.

Frequenzadaptives AV-Intervall: Aus

Mit dem frequenzadaptiven AV-Intervall soll die physiologische Verkürzung der intrinsischen AV-Leitung unter Belastung nachgeahmt und der Start der 2:1-AV-Untersetzung zu höheren Frequenzen verschoben werden (s. Algorithmen) (Abb. 6.13).

Der physiologische Anpassungsbedarf beträgt jedoch nur selten mehr als 20 ms, ein Wert, der mit den meisten Schrittmachersystemen nicht realisierbar ist. Da sich weder die interatriale- noch die interventrikuläre Leitungszeit unter Belastung verändern, droht eine stärkere Kürzung des optimierten AV-Intervalls, den Vorhofbeitrag zu schmälern (5, 6). Die Funktion sollte deshalb ausgeschaltet bleiben.

Ventrikuläre Refraktärzeit (VRP): 200–250 ms

Mit der ventrikulären Refraktärzeit soll die Wahrnehmung der T-Welle verhindert werden. Sie wird nur bei extrem empfindlicher Einstellung des ventrikulären Wahrnehmungsverstärkers gebraucht und kann sonst

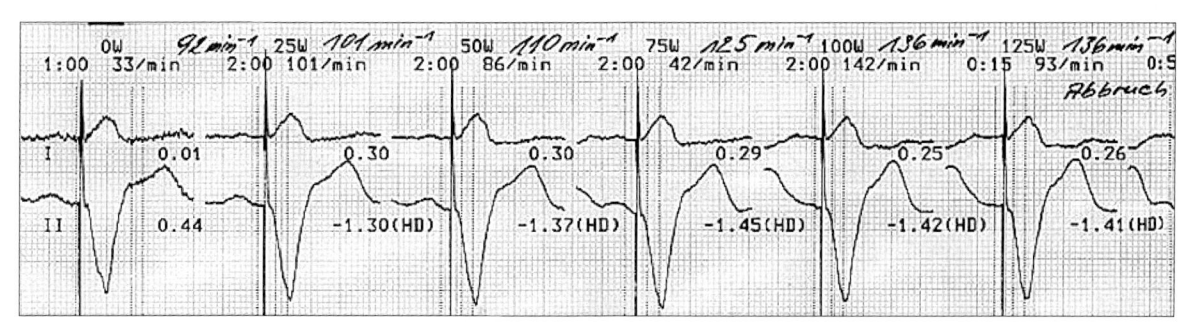

Abb. 6.13 Belastungs-EKG eines 62-jährigen Patienten mit DDD-Schrittmacher bei AV-Block III. Grades. Grundfrequenz 60/min, Maximalfrequenz 142/min^{-1}, optimiertes AV-Intervall nach Vorhofsensing 125 ms, frequenzadaptiv verkürzt sich das AV-Intervall auf 78 ms. Die P-Wellendauer bleibt während Belastung konstant, bei Laststufen von 100 und 125 Watt führt die AV-Verkürzung zur beginnenden Vorhofpfropfung.

sehr kurz programmiert werden. Dies gilt besonders dann, wenn die Spezifikation des Schrittmachers vorschreibt, dass die atriale Refraktärzeit nicht kürzer als die VRP sein darf und die maximale „Tracking"-Frequenz damit indirekt von der VRP abhängt.

Post atriales ventrikuläres Blanking (PAVB): 12–30 ms

Die Blanking-Periode ist ein kurzes Zeitintervall, das mit dem atrialen Stimulationsimpuls gestartet wird und die Wahrnehmung des Vorhofstimulus durch den Kammerverstärker (Crosstalk) verhindern soll. Besonders bei hohen atrialen Stimulationsamplituden in unipolarer Konfiguration und bei unipolarer ventrikulärer Wahrnehmung scheint eine längere Ausblendzeit (60 ms) nützlich.

Als Nachteil wird dabei erkauft, dass der ventrikuläre Wahrnehmungsverstärker während dieser Zeit blind ist und Kammeraktionen, die zeitnah zur Vorhofstimulation einfallen, nicht erkennen kann (Abb. 6.14). Es sollte deshalb stets versucht werden, Crosstalk mit anderen Mitteln zu unterbinden (bipolare Stimulationskonfiguration im Vorhof, bipolares Sensing in der Kammer, Programmierung einer niedrigeren ventrikulären Wahrnehmungsempfindlichkeit). Da zudem die Sicherheitsstimulation (Safety window pacing, s.u.) zuverlässig verhindert, dass Crosstalk den Kammerausgang inhibiert und bei abhängigen Patienten zur Asystolie führt, sollte PAVB möglichst kurz gewählt werden. Dies bedarf nur dann der Korrektur, wenn gehäuft Safety-Window-Pacing beobachtet wird und dadurch ein unphysiologisches AV-Intervall vorherrscht.

Sicherheitsstimulation (Safety-Window-Pacing, Non physiologic AV delay): Ein

Dieser Algorithmus sollte immer aktiviert sein, um die Inhibierung des ventrikulären Eingangsverstärkers durch den atrialen Stimulus (Crosstalk) zu vermeiden. Der Sicherheitsaspekt überwiegt eindeutig den Einwand, dass die Funktion zur unerwünschten – weil so nicht programmierten – Frequenzbeschleunigung führt.

Totale atriale Refraktärzeit (TARP)

Die totale atriale Refraktärperiode ist nur bei einem Hersteller direkt programmierbar. Sonst setzt sie sich aus der PV- oder AV-Zeit und der programmierbaren postventrikulären atrialen Refraktärperiode zusammen. Die TARP beginnt mit einer nicht-refraktären Wahrnehmung oder Stimulation im Vorhof und verhindert über ihre gesamte Dauer, dass weitere atriale Sense-Ereignisse eine AV-Zeit und (an deren Ende) einen Ventrikelstimulus triggern.

Damit begrenzt sie unmittelbar die maximale Vorhoffrequenz, welche im Verhältnis 1:1 durch Ventrikelstimulation beantwortet werden kann („Tracking"-Frequenz).

Postventrikuläre atriale Refraktärzeit (PVARP): 300 ms

Frühzeitig einfallende supraventrikuläre Extrasystolen und retrograde Vorhoferregungen können eine Schrittmachertachykardie auslösen, wenn das Ereignis außerhalb der PVARP wahrgenommen wird. Dies lässt sich durch Programmierung einer langen PVARP vermeiden (Abb. 6.15). Allerdings nimmt damit die TARP (s.o.) zu und die maximale „Tracking"-Frequenz ab. Addiert man zur vorgeschlagenen PVARP von 300 ms ein AV-Intervall, das nach atrialer Wahrnehmung 100 ms betragen soll, so beträgt die TARP 400 ms. Dies entspricht einer Grenze von 150/min, bis zu der jede P-Welle von einem Kammerstimulus gefolgt wird. Für viele der meist älteren Schrittmacherträger reicht dies aus, zudem erreicht das VA-Intervall bei ventrikulo-atrialer Rückwärtsleitung selten einen Wert über 300 ms, so dass das Problem der schrittmacherinduzierten Tachykardie sich kaum stellt.

Eine individuelle Einstellung der PVARP orientiert sich an der Dauer der retrograden Leitung, die man durch retrograden Leitungstest (PMT-Test) ermittelt und um einen „Sicherheitszuschlag" von etwa 50 ms ergänzt (Algorithmen: Management von Vorhoftachykardien).

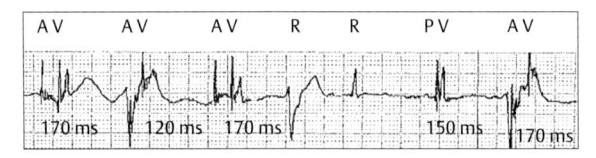

Abb. 6.14 DDDR-Schrittmacher, 60/min⁻¹, AV-Intervall 170 ms, PV-intervall 150 ms, PAVB 40 ms. Patient mit Sinusknotensyndrom und ventrikulären Extrasystolen (VES).
Von links nach rechts: 1. AV-sequenzielle Stimulation mit ventrikulärer Pseudofusion. 2. VES in Koinzidenz mit Vorhofstimulus, Wahrnehmung durch den Kammer-Verstärker und Sicherheitsstimulation 120 ms nach atrialem Stimulus. 3. AV-sequenzielle Stimulation mit ventrikulärer Pseudofusion. 4. VES mit nachfolgendem P in der PVARP (PVARP-Verlängerung bei VES). 5. intrinsische Überleitung dieser P-Welle. 6. vorhofabhängige Ventrikelstimulation mit Pseudofusion. 7. VES nahe Vorhofstimulus, Blanking des Wahrnehmungsverstärkers durch die PAVB, Kammerstimulation nach Ablauf der programmierten AV-Zeit in die ST-T-Strecke der VES.

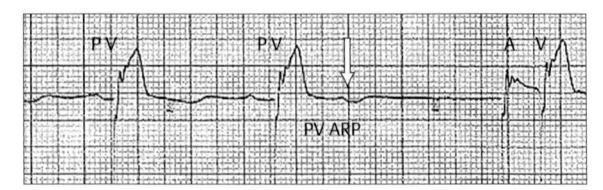

Abb. 6.15 DDD-Schrittmacher, AV-Intervall 150 ms, PV-Intervall 100 ms, PVARP 300 ms. Die supraventrikuläre Extrasystole (Pfeilmarkierung) fällt in die PVARP und löst deshalb keine ventrikuläre Stimulation aus.

Post ventrikuläres atriales Blanking (PVAB): 150 ms

Die atriale Ausblendzeit, die durch ventrikuläre Stimulation oder Wahrnehmung ausgelöst wird, dient der Vermeidung von Fernfeldwahrnehmungen auf Vorhofebene. In der Regel handelt es sich dabei um Depolarisations- und Repolarisationssignale der Kammer. Werden sie fälschlich als Vorhofsignale detektiert, so diagnostiziert das System eine schnelle atriale Rhythmusstörung und schaltet in eine „Non tracking"-Betriebsart um (s. Mode-Switch). Deshalb ist der Parameter nur in Verbindung mit dem aktivierten Moduswechsel von Bedeutung.

Die Einstellung von 150 ms dient als erste Näherung, solange noch keine Erkenntnis über mögliche Fehlwahrnehmung von Fernfeldsignalen (FFS) im Vorhof vorliegt. Die endgültige Programmierung der PVAB orientiert sich am FFS-Test, wobei mit zunehmender Dauer der PVAB die Wahrscheinlichkeit der Fernfeldwahrnehmung, aber auch die maximale Vorhoffrequenz, die vom System detektiert werden kann, sinkt. Besonders betrifft dies regelmäßige Vorhoftachykardien (z.B. Vorhofflattern), von denen jedes zweite Signal ausgeblendet wird und im Ergebnis eine „noch physiologische" Erregungsabfolge übrigbleibt. Eine zu lange Blankingzeit verhindert in solchen Fällen den Moduswechsel und begünstigt die hochfrequente Kammerstimulation.

Ventrikuläre und atriale Impulsdauer: 0,4 ms

Theoretisch ist der Verbrauch an Stimulationsenergie am geringsten, wenn die Impulsdauer nahe der Chronaxie liegt. In der Praxis ist die Bestimmung der Chronaxie fehleranfällig, und die Effizienz der Stimulation von Eigenheiten der Schrittmacherschaltung abhängig. Die Impulsdauer sollte deshalb nur in Kombination mit der Stimulationsspannung und erst nach Chronifizierung der Sonden optimiert werden.

Ventrikuläre Impulsamplitude: 3,5 (–4,0) V

Die Impulsamplitude sollte erst 8–12 Wochen nach Implantation auf den doppelten Reizschwellenwert eingestellt werden, da sich bis zu diesem Zeitpunkt die Reizschwelle stabilisiert hat. Zuvor sollte ein Wert um 3,5 V beibehalten werden, wie er herstellerseitig als Nominalwert eingestellt ist.

Automatische ventrikuläre Impulsamplitude

Verschiedene Systeme erlauben die automatische Überwachung und Regulierung der ventrikulären Impulsamplitude. Meist kann der Algorithmus unmittelbar nach Implantation aktiviert werden, sofern der Signal-Stör-Abstand zwischen evoziertem Potential und Polarisationsspannung als ausreichend getestet wird. Einige Schrittmachermodelle verhindern die selbsttätige Reduktion der Impulsamplitude innerhalb der ersten 3 Monate, lassen aber die Überwachung der Reizschwelle und eine eventuelle Adaptation zu höheren Spannungen zu.

> Insgesamt wird zur frühen Nutzung der Funktion geraten, weil sie in der noch instabilen frühpostoperativen Phase ein zusätzliches Sicherheitselement darstellt (s. Automatische Verifikation der Reizantwort).

Konfiguration des ventrikulären Stimulationsimpulses (kurz: „Polarität"): unipolar

Die bipolare Stimulation vermeidet Pektoraliszucken und reduziert die Gefahr der Zwerchfellreizung. Ihr Hauptnachteil ist, dass die Stimulationsartefakte im Oberflächen-EKG klein und v.a. in Langzeit-Registrierungen schlecht erkennbar sind. Ohne Mitreizung extrakardialer Strukturen sollte unipolar stimuliert werden. Dies gilt zwingend für eins der verfügbaren Systeme zur automatischen Amplitudeneinstellung („Autocapture"), das bipolar bisher noch nicht verfügbar ist.

Atriale Impulsamplitude: 3,5 V (–4,0) V

Wie bei der ventrikulären Impulsamplitude wird die Einstellung auf den doppelten Reizschwellenwert erst 8–12 Wochen nach der Implantation durchgeführt, wenn die chronische Reizschwelle erreicht ist.

Atriale Impulspolarität: unipolar

Besonders bei höheren Stimulationsamplituden bringt die bipolare Konfiguration Vorteile, da das Risiko des Crosstalks und der Muskelreizung geringer wird. Da dies mit modernen Sonden jedoch eher selten vorkommt, wird als Standardeinstellung „unipolar" empfohlen, um die EKG-Diagnostik zu erleichtern.

Ventrikuläre Empfindlichkeit unipolar: 50% der R-Wellen-Amplitude

Da bei unipolarer Wahrnehmung mit höherer Störanfälligkeit als bei bipolarer Konfiguration zu rechnen ist, gilt es, den Eingangsverstärker so unempfindlich wie möglich zu machen, ohne Undersensing zu riskieren. Dazu wird nach allgemein gültiger Faustregel die Empfindlichkeit auf 50% der gemessenen R-Wellen-Amplitude (Wahrnehmungsschwelle) programmiert. Bei Werten unter 3 mV wird ein Myopotentialtest empfohlen.

Im Konfliktfall entscheiden Schrittmacherabhängigkeit und kardiale Grundkrankheit (als Marker erhöhter myokardialer Vulnerabilität) darüber, ob gelegentliches „Oversensing" in Kauf genommen und „Undersensing" ventrikulärer Ektopien vermieden werden soll. Solange bei körperlicher Aktivität und im privaten wie beruflichen Umfeld Schwindelattacken ausbleiben, geht die Tendenz zu höherer Empfindlichkeit (niedrigeren Programmwerten, Abb. 6.**16**).

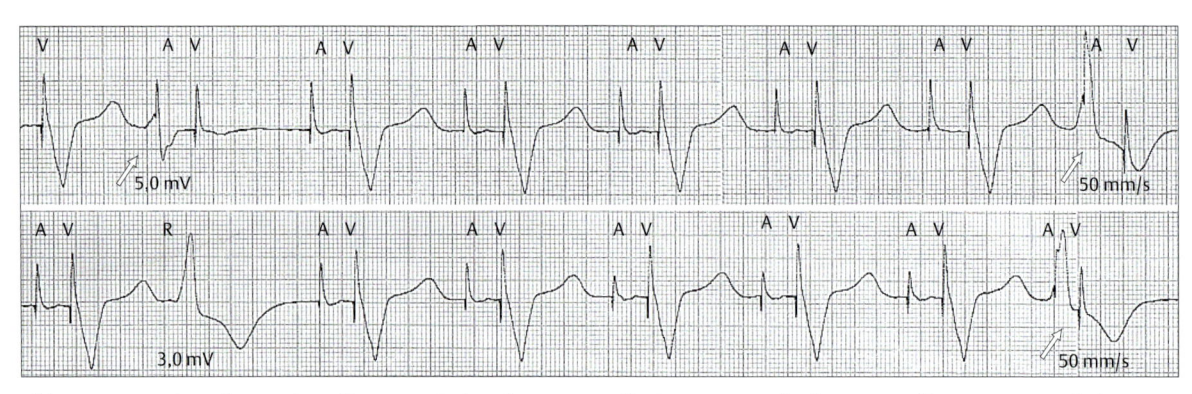

Abb. 6.16 DDD-Stimulation, Grundfrequenz 85/min^{-1}, AV-Intervall 180 ms, AV-Sicherheitsintervall 100 ms, ventrikuläre Ausblendzeit 24 ms, ventrikuläre Wahrnehmungskonfiguration bipolar, Empfindlichkeit oben 5,0 mV, unten 3,0 mV. Wie an der fehlenden Sicherheitsstimulation zu erkennen ist, werden im oberen EKG-Streifen die ventrikulären Extrasystolen (VES) nicht wahrgenommen (Pfeile). Im unteren EKG sind Wahrnehmung der VES und Sicherheitsstimulation (Pfeil) korrekt.

Ventrikuläre Empfindlichkeit bipolar: 3 mV

Wenn immer möglich, ist die bipolare Wahrnehmungskonfiguration zu wählen, da dies die Störbeeinflussung und Detektion von Fernfeldsignalen reduziert. Die Empfindlichkeit darf dann großzügig auf 2–3 mV eingestellt werden.

Atriale Empfindlichkeit: 0,2–0,3 mV bipolar

! Unipolare Wahrnehmung im Vorhof ist entgegen landläufiger Meinung ungefährlich, weil gelegentliches Oversensing (v.a.) von Skelettmyosignalen keine schwerwiegenden Arrhythmien erzeugt und meist asymptomatisch bleibt.

Erst der Funktionsumfang moderner Schrittmachersysteme, namentlich die Option des Moduswechsels lässt es geraten erscheinen, die atriale Wahrnehmung ausschließlich in bipolarer Konfiguration zu betreiben. Ist diese nicht verfügbar, so wird – wie auf Kammerebene – die Empfindlichkeit auf 50 % der gemessenen P-Wellen-Amplitude (Wahrnehmungsschwelle) eingestellt.

Sofern wegen atrialer Arrhythmien die Modusumschaltung (MS) aktiviert ist, sollte die Empfindlichkeit auf **0,2–0,3 mV bipolar** programmiert werden. Die bipolare Konfiguration macht eine aktive Suche nach Fernfeldwahrnehmung (FFS) im Vorhof nicht entbehrlich; einzig mögliche Abhilfe ist derzeit, das atriale Blanking (PVAB) anzupassen (s.o.).

VES-Reaktion: Ein

Folgt einer ventrikulären Extrasystole eine retrograd geleitete P-Welle, so verhindert die Verlängerung der PVARP den Start einer Schrittmachertachykardie (PMT). Da die Funktion kaum Nachteile bringt, kann sie aktiviert werden. Bei höheren Frequenzen kommt es jedoch vor, dass die PVARP-Verlängerung spontane P-Wellen daran hindert, einen ventrikulären Stimulationsimpuls zu triggern.

In Gegenwart höhergradiger AV-Blockierung bedeutet dies den Ausfall (nur) eines Herzschlags. Nach spontaner AV-Leitung wird die Ventrikelaktion jedoch erneut als VES interpretiert und die Desynchronisation zwischen Vorhof und Kammer fortgesetzt. Da zudem die Funktion nur einen von vielen Startmechanismen für PMTs adressiert und deshalb generelle Vorkehrungen gegen Schrittmachertachykardien getroffen werden müssen, scheint sie eher entbehrlich (s.u. und Kapitel Algorithmen).

PMT-Management, -Option, -Intervention: Ein

Mit dieser Funktion werden schrittmacherinduzierte Tachykardien erkannt und terminiert (Abb. 6.17). Auch bei diesem Algorithmus sind keine großen Nachteile zu erwarten, so dass er immer aktiviert werden kann. Speziell bei längeren retrograden Leitungen bietet dieser Algorithmus eine Alternative zu überlangen Refraktärzeiten (PVARP), welche die obere Grenzfrequenz empfindlich beschränken und unter Belastung zum unerwünschten Quasi-Wenckebach-Verhalten führen.

Im Beispiel der Abb. 6.17 beträgt das VA-Intervall bei retrograder Leitung 350 ms. Um die Entstehung Schrittmacher-vermittelter Reentry-Tachykardien (PMT) zuverlässig verhindern zu können, müsste eine PVARP von 400 ms programmiert werden. Zusammen mit einem AV-Intervall von 120 ms nach atrialem Sensing ergäbe sich für die totale atriale Refraktärzeit (TARP) ein Wert von 520 ms, welcher die „Tracking"-Frequenz auf 115/min begrenzen würde. Die Alternative besteht in der automatischen Erkennung und Terminierung der PMT.

Intermittierender oder paroxysmaler AV-Block II.–III. Grades

Die Einstellung des Schrittmachers entspricht der bei totalem AV-Block. Abhängig von der Häufigkeitsverteilung zwischen intakter und blockierter AV-Überleitung

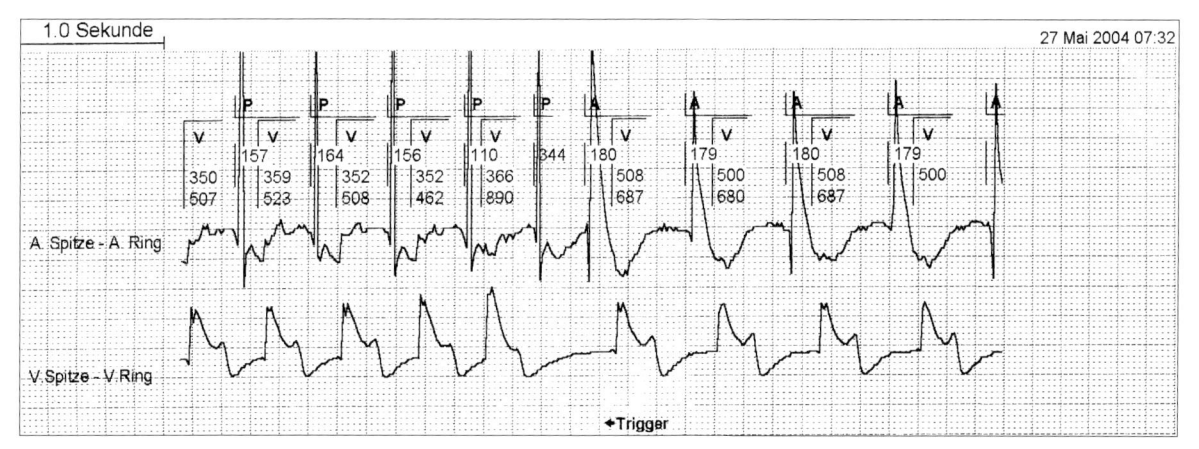

Schrittmachernachsorge und -progammierung **255**

Abb. 6.17 Elektrogrammausdruck aus Schrittmacherspeicher: Erkennung und Terminierung einer vom Schrittmacher vermittelten Reentry-Tachykardie. Retrograde VA-Leitungszeit ca. 350ms.
Von oben nach unten: Annotationsmarker, Zeitintervallmarker, bipolares atriales und ventrikuläres Elektrogramm.

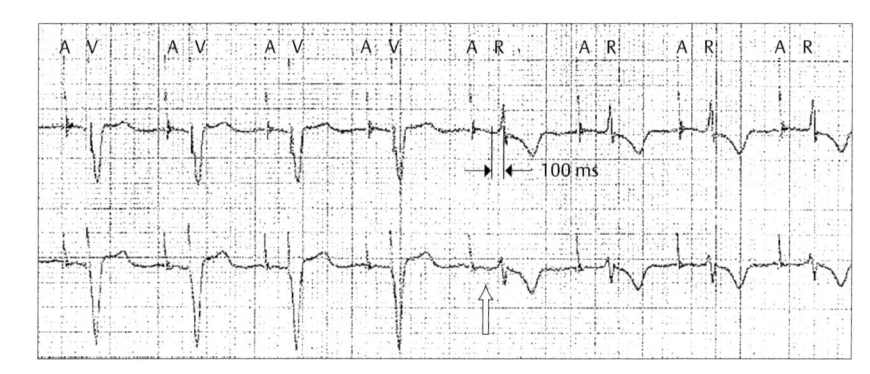

Abb. 6.18 DDD-Schrittmacher, AV-Intervall (AVI) 200 ms, AV-Hysterese 100 ms. Bei der Pfeilmarkierung verlängert der Schrittmacher das AVI um 100 ms, die eigene Überleitung (R) wird nach 260 ms wahrgenommen, die Hysterese bleibt danach wirksam.

kann die optimierte AV-Zeit noch durch eine AV-Hysterese ergänzt werden.

AV-Hysterese, AV-Suchhysterese: Ein

Wie im Kapitel „Schrittmacher-Hämodynamik" eingehend erörtert, sollte die Stimulation im rechten Ventrikel möglichst vermieden werden. Die Regel findet dann ihre Grenze, wenn die spontane AV-Zeit so lang wird, dass keine hämodynamisch sinnvolle AV-Sequenz mehr besteht. Da dies in erster Linie für das linke Herz gilt, ist Kriterium einer „ausreichenden" AV-Überleitung nicht ein willkürliches Limit für die (rechtsseitig wirksame) Schrittmacher-AV-Zeit oder das PQ-Intervall im Oberflächen-EKG, sondern die mechanische Abfolge von linkem Vorhof und linker Kammer (AV-Zeit-Optimierung). Die spontane Überleitung zu favorisieren macht dann Sinn, wenn der „atrial kick" der Vorhofkontraktion nicht vorzeitig in der Diastole verpufft.

Im Doppler lässt sich das unmittelbar am (vorzeitigen) Mitalklappenschluss erkennen. Im Oberflächen-EKG mag als Orientierungswert für eine noch sinnvolle intrinsische Überleitung eine Distanz von weniger als 150 ms zwischen **Ende** der stimulierten P-Welle und Spitze der spontanen R-Welle gelten. Der Zusammenhang ist in Abb. 6.18 verdeutlicht, wo der Abstand vom atrialen Stimulus bis zur R-Zacke 260 ms, das Intervall vom Ende der P-Welle bis zum Beginn der isovolumetrischen Kontraktion (Spitze QRS-Komplex) jedoch nur 100 ms beträgt und damit im physiologischen Bereich liegt (7).

AV-Zeiten, welche die spontane AV-Überleitung zulassen, sind im Fall der AV-Blockierung mit der Notwendigkeit ventrikulärer Stimulation zu lang, weil die Überleitungszeit von (meist) rechtsapikal nach linksventrikulär dem effektiven AV-Intervall zugerechnet werden muss. Die AV-Hysterese überbrückt diesen Unterschied (Algorithmen). Sie entspricht deshalb der Differenz zwischen dem optimierten AV-Delay bei Ventrikelstimulation und dem AV-Intervall, das ventrikuläre Pseudofusionen auch unter nächtlich-vagalen Bedingungen vermeidet. Ein Wert von 100–120 ms reicht dafür oft nicht aus.

Intermittierender AV-Block II.–III. Grades und atriale Arrhythmien

Sind bei Patienten mit höhergradigem AV-Block atriale Arrhythmien bekannt (etwa nach AV-Knoten-Ablation wegen Vorhofflimmerns), so bedarf es **weiterer Feineinstellung**:

Grundfrequenz, Interventionsfrequenz, Stimulationsintervall: 70/min

Bei der Grundfrequenzeinstellung ist die Aktivierung von Algorithmen zur präventiven Überstimulation zu erwägen. Stehen solche Sonderfunktionen nicht zur Verfügung, empfiehlt sich eine Stimulationsfrequenz von 70/min, weil ein hoher Anteil atrialer Stimulation sich als rhythmusprotektiv erwiesen hat (11).

Frequenzhysterese: Aus

Aus den gleichen Erwägungen scheint eine Funktion zur Frequenzreduktion nicht sinnvoll.

Frequenzabsenkung, Ruhefrequenz, Nachtabsenkung: 70/min

Die Funktionen sind nur sinnvoll in Verbindung mit präventiven Algorithmen. Letztere sichern die dauerhafte Stimulation im Vorhof, erstere modifizieren das Frequenzniveau, auf dem die Überstimulation aufsetzt. Die empfohlene Einstellung der Ruhe-/Nachtfrequenz auf 70/min ist nur sinnvoll, wenn die Grundfrequenz auf 80/min oder noch höhere Werte eingestellt wurde.

Automatischer Moduswechsel (Auto Mode Switch) AMS: EIN

Atriale Arrhythmien bei AV-Block sind die klassische Indikation zur Aktivierung des Mode-Switches, weil das Fehlen der natürlichen AV-Leitung die vorhofgesteuerte Ventrikelstimulation („Tracking") und die pathologische Vorhoffrequenz die Unterbrechung eben dieser „elektronischen AV-Überleitung" (De-Tracking) notwendig macht (Algorithmen). Einmal eingeschaltet, muss der Algorithmus feinjustiert und das Umschaltkriterium (z.B. X-aus-Y, Zählerkriterium), die Umschaltfrequenz (atriale Tachykardie-Erkennungsfrequenz), der Ersatzmodus (VDI, DDI, Frequenzadaption) und Zusatzfunktionen wie die Frequenzregulierung bestimmt werden.

Detailkenntnis des Schrittmachermodells hilft, unerwünschte Interaktionen zwischen dem Algorithmus und der Maximalfrequenz, dem PV-Intervall oder atrialen Refraktär- und Ausblendzeiten zu vermeiden.

Atriale Empfindlichkeit bipolar: 0,3 mV

Die Signalamplituden bei Vorhofflimmern variieren beträchtlich, und die Höhe der P-Welle im Sinusrhythmus lässt die Amplituden der Flimmerwellen nicht verlässlich vorhersagen (Abb. 6.19). Für die Tachykardieerkennung vor Moduswechsels (MS) ist deshalb eine hohe atriale Empfindlichkeit notwendig. Wie oben beschrieben (Programm bei AV-Block III. Grades: Moduswechsel), ist vor Wahl dieser Einstellung ein Fernfeld-Wahrnehmungstest sinnvoll.

Kranker Sinusknoten und AV-Blockierung (Zweiknoten-Erkrankung)

Es empfiehlt sich eine Programmierung wie bei Patienten mit AV-Block und atrialer Arrhythmie. Bei fehlender Tachykardie-Anamnese bleiben präventive Überstimulations-Algorithmen passiv, die Frequenzabsenkung in Ruhe und über Nacht kann großzügig genutzt werden,

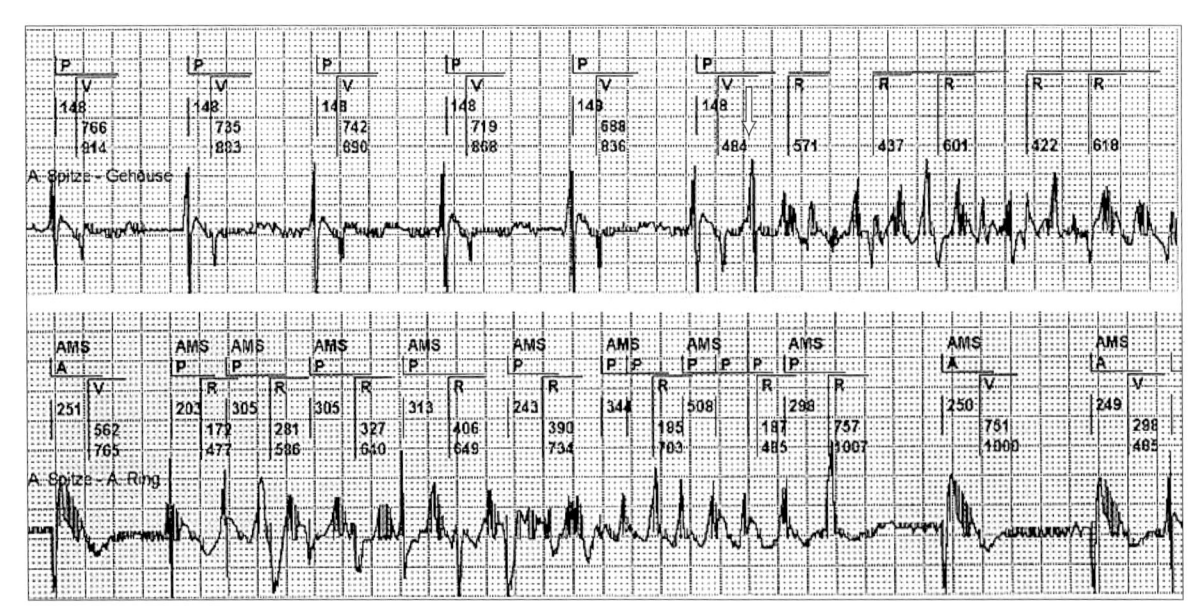

Abb. 6.19 DDD-Schrittmacher, Mode-Switch (MS) zu DDI. Beim zuvor durchgeführten Wahrnehmungstest im Vorhof wurde eine P-Welle von 3,0 mV gemessen. Vorhofempfindlichkeit 0,5 mV in der oberen, 0,3 mV in der unteren EGM-Aufzeichnung. Eine supraventrikuläre Extrasystole (Pfeilmarkierung) löst Vorhofflimmern aus, das mit 0,5 mV nicht erkannt wird und keinen MS bewirkt. Nach empfindlicherer Einstellung des Vorhofwahrnehmungskreises arbeitet der MS regelhaft.

und die Notwendigkeit einer frequenzadaptiven Stimulation ist zu prüfen (s.u.).

Kranker Sinusknoten (und Bradykardie-Tachykardie-Syndrom) mit spontaner AV-Überleitung

Ist die patienteneigene AV-Überleitung intakt, kann die Stimulationsbehandlung im AAI-, DDI- oder DDD-Mode betrieben werden. Für den AAI-Modus spricht, dass er die Kammern nicht künstlich erregt, deshalb die „physiologischste" Behandlung des Sinusknotensyndroms bietet und als einziges Therapieprinzip einen Überlebensvorteil gegenüber VVI gezeigt hat. Vom atrialen Einkammer-Betrieb ist abzuraten, wenn

- ▶ führendes Symptom vor Schrittmacherversorgung die Synkope ist (Leitlinien der DGK),
- ▶ ein Schenkelblock auf infrahisäre Leitungsschwächen deutet oder
- ▶ häufige Episoden von Vorhofflimmern mit langsamer Kammerantwort einhergehen.

Die beiden Zweikammer-Betriebsarten halten unter diesen Bedingungen ein ventrikuläres Backup vor, sollten aber so eingestellt werden, dass ventrikuläres Pacing möglichst unterbleibt. Dabei neigt DDI eher als der DDD-Modus zur Desynchronisation zwischen Vorhof und Kammer (etwa bei atrialer Extrasystolie), andererseits ist es das einfachere und weniger störanfällige Funktionsprinzip. So werden mit DDI einige Parameter und Algorithmen entbehrlich: die obere Frequenzbegrenzung, das Management von PMTs und der automatische Moduswechsel. Abhängig vom atrialen Stimulationsbedarf erübrigt sich auch die AV-Hysterese einschließlich Suchfunktion.

Stimulationsmodus, Stimulationsbetriebsart: DDI(R)

Zuverlässige AV-Überleitung vorausgesetzt, ist größter Vorteil des DDI-Modus, dass er als „Non-tracking"-Stimulationsart bei atrialen Arrhythmien keinen Moduswechsel benötigt.

Frequenzhysterese: Aus

Bei positiver Arrhythmieanamnese ist eine Frequenzreduktion nicht sinnvoll, da aus der Bradykardie Arrhythmien starten können.

Ruhefrequenz, Schlaffunktion, Nachtabsenkung: 70/min

Es gelten die gleichen Gesichtspunkte wie unter Intermittierender AV-Block und Atriale Arrhythmien. Bei Aktivierung von Schlaffunktion oder Nachtabsenkung sind zeitlicher Beginn und Ende der Frequenzminderung an die Gewohnheiten des Patienten anzupassen.

AV-Intervall nach Vorhofstimulation (AVI, PAV): 250ms

Im DDI-Modus wird die patienteneigene Überleitung durch ein langes AV-Intervall gefördert. Unter Belastung begrenzen zu lange AV-Zeiten die maximale Sensorfrequenz und die atriale Wahrnehmung im oberen Frequenzbereich.

AV-Intervall nach Vorhofwahrnehmung (PVI, SAV)

Dieser Parameter entfällt im DDI-Modus, der keine vorhofgesteuerte Ventrikelstimulation vorsieht. Umso mehr kann man diese Eigenheit nutzen, um bei nur seltenem Interventionsbedarf (z.B. wegen eines SA-Blocks) eine niedrige Basisfrequenz zu wählen, auf diese Weise die Vorhofwahrnehmung zu favorisieren und die Kammerstimulation wirksam zu verhindern.

Postventrikuläre atriale Refraktärzeit (PVARP): 250 ms

Weil der DDI-Modus kein „Tracking" kennt, sind Schrittmacher-vermittelte Tachykardien mit DDI nicht möglich. Trotzdem sollte die PVARP nicht zu kurz programmiert werden, da besonders unter Sinusbradykardie Knotenrhythmen mit retrograder Vorhoferregung auftreten, den Vorhofkanal inhibieren und die nachfolgenden Ventrikelstimuli erneut eine retrograde Leitung initiieren können. Im Ergebnis entspricht das einer VVI-Stimulation mit VA-Leitung.

Wird dem DDI-Modus die Frequenzadaptation zugeschaltet (DDIR) so ist darauf **zu achten**, dass bei einigen Systemen die sensorgeführte Stimulationsfrequenz durch die Summe aus AV-Intervall und PVARP limitiert wird. Ist dabei die intrinsische AV-Zeit kürzer als das programmierte AV-Delay, so erweitert sich die Frequenzanpassung nach oben. Analog dazu begrenzt die Summe aus AV-Intervall und PVARP die höchste Eigenfrequenz, die im Vorhofkanal des Systems noch wahrgenommen werden kann.

Einen zusammenfassenden **Vergleich der Parameter** für die beschriebenen Indikationen zeigt Tab. 6.3.

Erste Schrittmachernachkontrolle

Die erste Nachkontrolle findet zwischen 8 und 12 Wochen nach Implantation statt. Zu diesem Zeitpunkt kann davon ausgegangen werden, dass die Einheilung der Schrittmacherelektroden abgeschlossen ist und die Reiz- und Wahrnehmungsschwellen ihr chronisches Niveau erreicht haben. Mittels Anamnese und diagnostischer Daten, die im Schrittmacher zwischenzeitlich akkumuliert wurden, lässt sich die bisherige Parametereinstellung kontrollieren.

Der erste Follow-up-Termin benötigt mehr Zeit als die folgenden Routinekontrollen, da die Standardprü-

6 Indikationsbezogene Programmierung und Nachsorge

Tabelle 6.3 Parametereinstellung für die indikationsbezogene Nachsorge

Parameter	Indikation				Alternativ	
	AVB III	AVB II-III intermit.	AVB II-III + A-Tachy	SSS + AVB	SSS + Überleit.	
Stimulationsmodus	DDD/VDD	DDD/VDD	DDD	DDD{R}	AAI/DDx{R}	
Grundfrequenz (/min)	50	50	60–70	60–70	50–70	
Frequenzhysterese	s. RF	s. RF	–	–	–	
Frequenzhysterese-Suche	Ein	Ein	-	-	-	
Ruhefrequenz (/min)	{35–40; VDD}	{35–40; VDD}	60–70	50–60	{50–60}	
Max-Frequenz (/min)	220-Alter	220-Alter	220-Alter	220-Alter	{100}	140
AV-Delay/Apace (ms)	nach EKG	nach EKG	nach EKG	nach EKG	nach EKG	175
PV-Delay/Asens (ms)	nach EKG	nach EKG	nach EKG	nach EKG	nach EKG	100
RR/AV/PV-Delay	Aus	Aus	Aus	Aus	Aus	
V-Refraktärzeit (ms)	250	250	200	200	250	250
V-Blanking (ms)	12–28	12–28	12–28	12–28	12–28	
PVARP (ms)	250	300	300	300	300	
V-Autocapture	EIN	EIN	EIN	EIN	AUS	AUS
V-Amplitude	Auto	Auto	Auto	Auto	200%TH	200%TH
V-Impulsdauer (ms)	0,4	0,4	0,4	0,4	0,4	
V. Empfind. unipolar	50% v.R	50% v.R	50% v.R	50% v.R	50% v.R	
V. Empfind. bipolar	30% v.R	30% v.R	30% v.R	30% v.R	30% v.R	
V-Impulspolarität	unipolar	unipolar	unipolar	unipolar	unipolar	bipolar
A-Amplitude	200%TH	200%TH	200%TH	200%TH	200%TH	
A-Impulsdauer (ms)	0,4	0,4	0,4	0,4	0,4	
A-Empfind. unipol	50% v.P	50% v.P	50% v.P	50% v.P	50% v.P	
A-Empfind. Bipol (mV)	0,3*	0,3*	0,2*	0,2*	0,3*	
A-Impulspolarität	unipolar	unipolar	unipolar	unipolar	unipolar	
AV/PV-Hystere (ms)	0	≥100	0	{≥100}	{≥100}	
Mode-Switch	AUS	AUS	EIN	EIN	AUS	
ATDR bei AF (/min)	-	-	190	190	-	> oder <
ATDR bei AFL (/min)	-	-	170	170	-	> oder <
PVAB (ms)	150	150	150*	150*	{150}	180ms
Sicherheitsstimulation	EIN	EIN	EIN	EIN	{EIN}	
PMT-Option	EIN	EIN	EIN	EIN	{AUS/EIN}	

* = Abhängig von R-Wellen Far-Field Test und Arrhythmie-Art (AFL o. AF); AVB III = AV-Block III Grades; AVB II-III intermit. = Intermittierender AV-Block II–III. Grades; AVB II–III A-Tachy = AV-Block II–III. Grades und atriale Tachyarrhythmien; SSS + AVB = Sinusknotensyndrom mit AV-Block; SSS + Überleit. = Sinusknotensyndrom mit intakter AV-Überleitung; DDx = Zweikammer-Modus (DDD oder DDI); RF = Ruhefrequenz; TH = Stimulationsreizschwelle; R, P = V bzw. A-Wahrnehmungsschwelle; ATDR = atriale Tachykardie-Detektionsrate; PVAB = postventrikuläres atriales Blanking; PMT = schrittmachervermittelte Reentry-Tachykardie; AF = Vorhofflimmern; AFL = Vorhofflattern; {} = Indikations- und Modus-abhängig.

fungen durch spezielle Tests zu ergänzen sind. Im Wesentlichen beinhaltet die erste Nachkontrolle:

- Anamnese,
- Messdaten,
- Kalkulation der Funktionsdauer des Schrittmachersystems,
- Diagnosedaten,
- Magnettest,
- Prüfung des Eigenrhythmus (soweit nicht bei der ersten Schrittmachereinstellung durchgeführt),
- Stimulations- und Wahrnehmungsschwelle,
- Bei aktivem Mode-Switch PMT-Test bzw. Fernfeld-R-Wahrnehmungstest,

➤ Crosstalk-Test (nur bei atrialer Ausgangsspannung > 3,5 Volt) sowie
➤ Myopotentialtest bei atrialer Empfindlichkeit < 0,3 mV.

Ablauf der ersten Nachkontrolle

Nach EKG-Anlage und Positionierung des Programmierkopfs wird der Schrittmacher abgefragt und dabei ein kurzer EKG-Streifen geschrieben. Einige Schrittmachermodelle lassen dabei gleich das Magnet-EKG registrieren, da sie während der Abfrage für einige Zyklen im Magnetmodus arbeiten. Abhängig vom Schrittmachertyp dauert die Abfrage der diagnostischen Daten einige Minuten. Diese Zeit kann für die Anamnese genutzt werden.

Anamnese, klinischer Befund

Nach Fragen zu Allgemeinbefinden, Belastbarkeit und Symptomentwicklung im Gefolge der Schrittmacherimplantation gilt die Anamnese v.a. möglichen Synkopen, Schwindelzuständen, Palpitationen und Dyspnoe. Schwindel und Synkopen deuten auf eine unzureichende Stimulationsfunktion des Schrittmachers, können aber auch Symptom supraventrikulärer und ventrikulärer Arrhythmien oder von Schrittmachertachykardien sein. Weiteren Aufschluss liefern diagnostische Daten aus dem Schrittmacherspeicher.

Neben der üblichen Suche nach Zeichen der Herzinsuffizienz gilt spezielle Aufmerksamkeit der Lage, sowie einer eventuellen Rötung, Schwellung und Druckschmerzhaftigkeit der **Schrittmachertasche**.

Überprüfung der Schrittmacherdaten

Die Abfrage des Schrittmachers liefert folgende Datenkategorien:

➤ Patientendaten,
➤ Messwerte,
➤ Programmparameter und
➤ diagnostische Informationen.

Patientendaten

Sie werden unmittelbar nach Implantation am Programmer eingegeben und zum Schrittmacher übertragen. Sie umfassen den Patientennamen, das Implantationsdatum, die implantierte(n) Sonde(n) und deren Aufbau (uni-/bipolar), die Reizschwellen bei Implantation sowie die Schrittmacherindikation.

Messwerte

Sie umfassen Kennwerte der Sonden (Impedanz) und des Aggregats (Batteriespannung, -impedanz, -strom) und erlauben die Überprüfung wichtiger Voreinstellungen (Stimulationsspannung). Die Tabelle 6.4 stellt den üblichen Parametersatz zusammen, der telemetrisch abgefragt werden kann.

Status der Schrittmachersonde(n)

Alle neueren Schrittmachersysteme erfassen Funktionsdaten zur Überprüfung der Schrittmachersonde(n) (Ab. 6.**20**). Wichtigstes Charakteristikum ist die Sondenimpedanz, die – besonders im Verlauf – Aufschluss über die Integrität von Leiter(n) und Isolation gibt (s.u.). Seit die Impulsamplitude nicht mehr direkt von der Batteriespannung abhängt, sondern bis zum ERI-Punkt stabilisiert („reguliert") wird, folgt aus der Information über ihren aktuell gemessenen Wert keine unmittelbare Konsequenz. An der Reizschwelle (oder einer Einstellung mit zusätzlicher Sicherheitsmarge) variiert der Impulsstrom invers mit der gewählten Impulsdauer. Die Impulsenergie ist eine (theoretisch begründbare) historische Größe, für die praktische Einstellung des Schrittmachers aber nutzlos (1).

Die Impulsladung an der Reizschwelle ist der beste Parameter, um die Energieeffizienz einer Sonde zu beschreiben, weil sie in der gleichen physikalischen Dimension wie die Batteriekapazität gemessen wird und so unmittelbar die Batteriebelastung durch einen Schrittmacherimpuls beschreibt. In klinischen Studien ist sie ideal zur Charakterisierung verschiedener Sondenkonstruktionen (Kapitel Sondenauswahl).

In der individuellen Nachkontrolle eignet sie sich besser als die Impulsspannung zur Ermittlung einer angemessenen Sicherheitsmarge für die Stimulation. Sie

Tab. 6.**4** Telemetrische Messdaten von Schrittmacher und Sonden

Schrittmachersystem	Funktionsparameter/ Kennwert	Batteriestatus/Austauschindikatoren	
Stimulation (Sonden)	Impedanz (Ohm)	Stimulationsfrequenz	Frequenzabfall (/min)
	Impulsamplitude (Volt)	Magnetfrequenz	Frequenzabfall (min)
	Impulsstrom (mA)	Batteriespannung	Spannungsabfall (Volt)
	Impulsladung (µC)	Batterieimpedanz	Impedanzanstieg (Ohm)
	Impulsenergie (µJ)	Batteriestatusanzeige	ERI, EOL, Restlaufzeit
Stimulation (Aggregat)	Batteriestrom (µAmpere)		

```
Bericht Batterie-/Elektrodenmessungen         Seite 1
Batteriestatus  11.07.02 9:17:54
Batteriestatus        OK
Implantationsdatum    14.12.98 13:55
Spannung              2.77 V
Strom                 16.96 µA
Impedanz              587 Ohm

Verbleibende Laufzeit
Geschätzt auf         48 Mon.
Minimum               35 Mon.
Maximum               59 Mon.
Basierend auf voriger Historie

Elektrodenstatus  11.07.02 9:17:54
                Atrial      Ventricular
Amplitude       2.69 V      2.68 V
Impulsdauer     0.40 ms     0.40 ms
Ausgangsenergie 3.81 µJ     4.26 µJ
Strom           3.75 mA     4.24 mA

Bericht Batterie-/Elektrodenmessungen         Seite 2
Elektrodenstatus  11.07.02 9:17:54
                Atrial      Ventricular
Impedanz        678 Ohm     592 Ohm
Stimul.polarität Bipolar    Bipolar
```

Abb. 6.**20** Gemessene Batterie- und Elektrodendaten bei einem DDD-Schrittmacher.

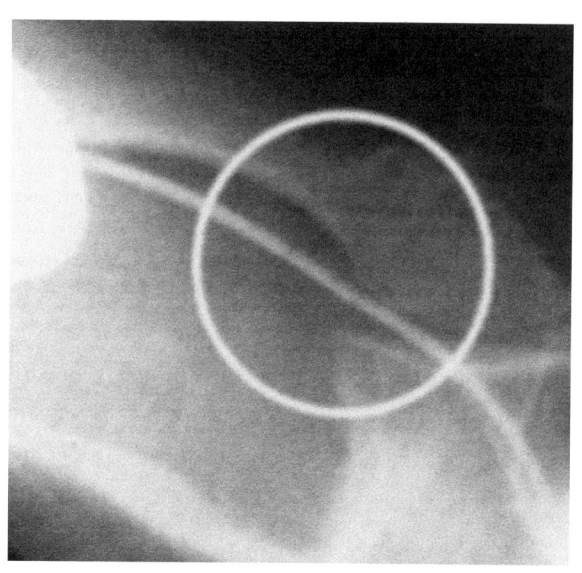

Abb. 6.**22** Röntgen-Bestätigung des Isolationsdefekts, der nach den Daten in Abb. 6.**21** vermutet wurde.

ist aber nicht direkt programmierbar, kann nur indirekt über die Wahl von Spannung und Dauer eines Impulses beeinflusst und muss dann jedes Mal telemetrisch überprüft werden. Als Kriterium zur Laufzeit-optimierten Einstellung der Stimulationsparameter hat sie sich in der Praxis deshalb nicht durchgesetzt.

Abnahme der Stimulationsimpedanz

Die häufigste Komplikation bei unipolarer Stimulation, die zu einer dramatischen Abnahme (ca. 50%) der Impedanz führt, ist ein Isolationsdefekt an der Sonde (2, 8, 12) (Abb. 6.**21**, Abb. 6.**22**). Das Leck in der Sondenisolation bildet einen Parallel-Widerstand zur Stimulationselektrode und reduziert damit den Gesamtwiderstand im Stimulationskreis. Ist der Defekt groß genug, fließt so viel Strom ins Gewebe ab, dass (auch bei so genannten Constant-Voltage-Generatoren) die nötige Stimulationsspannung nicht aufrechterhalten und ein Stimulationsverlust (Exitblock) resultieren kann.

Der Kurzschluss-Strom kann je nach Lokalisation des Isolationsfehlers eine Muskelreizung im Bereich der Leckstelle bewirken. Zusätzlich kann es an der Leckstelle auch zur kapazitiv bedingten Signalentladung kommen, die vom Schrittmacher als herzeigene P- oder R-Welle interpretiert wird und je nach Programm den betroffenen Kanal inhibiert oder als Trigger dient.

Bei **bipolarer Stimulation** haben Defekte der Außenisolation ähnliche Konsequenzen. Der Kurzschluss kann sich aber auch zwischen innerer und äußerer Elektrodenwendel etablieren (Kapitel Elektrodenwahl) und dann ebenfalls an einer Abnahme der Simulationsimpedanz erkannt werden. **Typisch** (wenn auch nicht pathognomonisch) ist die Bobachtung, dass die Impedanz unipolar höher als in bipolarer Stimulationskonfiguration ist (10, 11). Der Isolationsdefekt kann zu einer Vielzahl klinischer Manifestationen führen. Treten beide Leiter miteinander in Kontakt, inhibiert oder triggert das dabei entstehende Spannungssignal den Schrittmacher (Oversensing). Geschieht dies während einer Eigenaktion, so wird diese nicht wahrgenommen (Undersensing). Falls die Leiter sich während Stimulation berühren, entsteht durch den Kurzschluss ein „Exit-

```
       MEASURED DATA                              MEASURED DATA
Pacer Rate _____ 70.5 ppm    Pacer Rate _____ 70.5 ppm
Ventricular:                              Ventricular:
  Pulse Amplitude _____ 4.8 Volts         Pulse Amplitude _____ 7.0 Volts
  Pulse Current _____ 11.5 mAmperes      Pulse Current _____ 26.3 mAmperes
  Pulse Energy _____ 32 µJoules        Pulse Energy _____ 92 µJoules
  Pulse Charge _____ 8 µCoulombs      Pulse Charge _____ 16 µCoulombs
  Lead Impedance _____ 416 Ohms           Lead Impedance _____ 266 Ohms
```

Abb. 6.**21** Impedanzmessung vor und während eines Provokationstests bei Sondenisolationsproblem mit ventrikulärem Oversensing und Verlust der Reizantwort. Links: bei der Erst-Abfrage wird eine normale Sondenimpedanz gemessen. Rechts: Die ventrikuläre Stimulationsamplitude wird auf 7 V programmiert und im Stehen und mit gestreckten Armen nochmals eine telemetrische Abfrage durchgeführt. Der Ausdruck der gemessenen Daten zeigt den typischen Abfall der Stimulationsimpedanz bei Isolationsdefekt.

block". Umprogrammierung zur unipolaren Stimulation hebt den Verlust der Reizantwort vorübergehend auf; verlässlich ist dieses Vorgehen jedoch nicht.

Zunahme der Stimulationsimpedanz

Ein Anstieg der Elektrodenimpedanz zeigt ein Konnektorproblem oder einen Wendelbruch in der Elektrodenzuleitung an. Liegt der Fehler im Konnektor, kommt es häufig zu einem sukzessiven Impedanzanstieg in den ersten Wochen nach Implantation. Klinisch manifestiert sich ein intermittierender oder permanenter Exitblock.

Liegt dem Problem ein Wendelbruch in der Elektrodenzuleitung zugrunde, wird meist ein extrem hoher bis unendlicher Impedanzwert angezeigt. Ursache ist der unterbrochene Schaltkreis zwischen Schrittmacher und Herz, der auch den Stimulationsverlust verursacht. Wenn der Sondenbruch sich nur intermittierend manifestiert, so wird die Leitung durch Zug auf die Sonde unterbrochen und durch die Elastizität der Isolation wiederhergestellt.

Intermittierende Dysfunktionen der Sonde (Isolationsdefekt und Leiterbruch) entgehen dem Nachweis dann, wenn das Schrittmachermodell keine kontinuierliche Impedanzmessung erlaubt, sondern bei der initialen Abfrage eine einzige punktuelle Messung durchführt und bei momentanem Verschluss des Lecks oder Kontakt zwischen den Leiterenden einen normalen Impedanzwert findet.

> Bei Verdacht auf Sondendefekt sollte die Impedanz deshalb mehrfach während Manipulation der Batterietasche und Bewegungen des Schultergürtels erfolgen (Abb. 6.**21**). Eine Dokumentation des Oberflächen-EKGs, wenn möglich auch des weniger störanfälligen intrakardialen Elektrogramms, ist während dieser Untersuchung selbstverständlich.

Die Chance, Fluktuationen der Sondenimpedanz zu entdecken, erhöht sich mit der Zahl der Messungen und durch stetigen Vergleich mit Vorwerten. Dies ist die Rationale der Impedanztrends, die zum üblichen Speicherumfang moderner Schrittmacher gehören (Abb. 6.**23**). Die Bedeutung von Änderungen der Sondenimpedanz gegenüber der Norm oder individuellen Vormessungen fasst Tabelle 6.**5** zusammen.

Status der Batterie, Restlaufzeit

Die Bedeutung von Batteriespannung, -strom und -impedanz sowie die Auslegung von Indikatoren zum Batteriezustand sind im Kapitel über diagnostische Daten eingehend erläutert. Im Rahmen der Nachkontrolle konzentriert sich das Interesse (v.a. des Patienten selbst) auf die Restlaufzeit des Aggregats. Auf den Programmer-Bildschirmen neuerer Systeme wird sie automatisch angezeigt; sie kann jedoch auch rechnerisch angenähert werden.

Der beste Zeitpunkt für eine initiale Kalkulation der Schrittmacherfunktionsdauer ist die erste Nachkontrolle, da die Batterie noch im (fast) unverbrauchten Zustand ist und die vom Hersteller angegebene (nutzbare) Kapazität unmittelbar in die Berechnung eingehen kann. Das Ergebnis der Kalkulation lässt sich als Zusatzinformation für die Schrittmachernachsorge im Patientenspeicher ablegen.

Für die Kalkulation wird die Batteriekapazität in Ampere-Stunden (Ah) und der Batteriestromverbrauch in μAmpere (μA) benötigt. Die **Rechenschritte** sind im Einzelnen:

- Die Batteriekapazität wird durch Multiplikation mit 10^6 von (Ah) in (μAh) umgerechnet.
- Die Kapazität (μAh) wird durch den Batteriestromverbrauch (μA) geteilt.
- Das Ergebnis (h) wird durch die Anzahl von Stunden pro Jahr (8760) dividiert.
- Das Resultat ist die voraussichtliche Lebensdauer des Schrittmachers (Jahre).

Die entscheidende Einflussgröße ist nach dieser Rechnung der **Batteriestrom**. Er setzt sich zusammen aus dem Strombedarf der Elektronik („Inhibitionsstrom") und dem Anteil, der mit jedem Impuls über die Sonde(n) abgegeben wird („Stimulationsstrom"). Der Inhi-

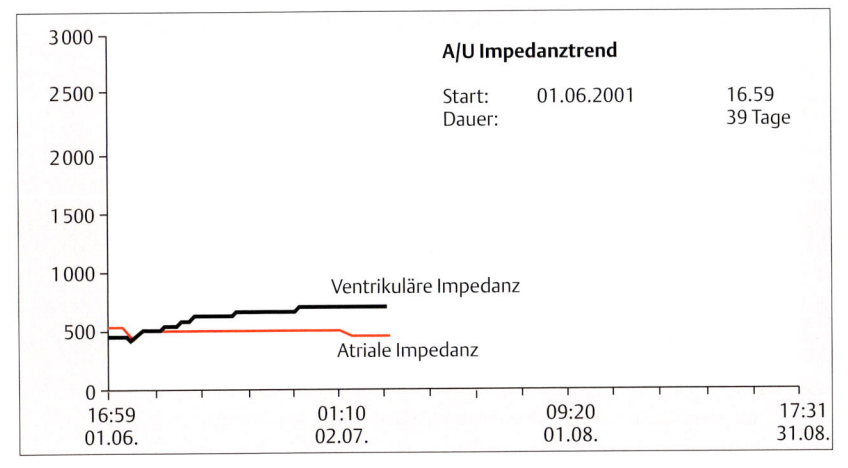

Abb. 6.**23** Die kontinuierliche Elektrodenimpedanzmessung zeigt für Vorhof- und Kammerelektrode ein normales Verhalten. Sondenprobleme können bei der kontinuierlichen Messung leicht erkannt werden.

Tabelle 6.5 Sondenimpedanzwerte und ihre Interpretation

Stimulationsimpedanzwerte:
Normalsonden: 300–1200 Ω
Hochimpedanzelektroden: 800–2500 Ω

Sondenproblem	Impedanz	Schrittmacherfehlfunktion
Sondenbruch komplett	unendlich	Stimulations- u. Wahrnehmungsverlust
Sondenbruch intermittierend	Norm – unendlich	Stimulations- u. Wahrnehmungsverlust, intermittierend, Oversensing
Konnektorproblem	sukzessive Zunahme	Stimulations- u. Wahrnehmungsverlust
Isolationsdefekt	Abnahme	Stimulations- u. Wahrnehmungsverlust, intermittierend, Oversensing

bitionsstrom variiert zwischen Ein- und Zweikammer-Schrittmachern und zwischen einzelnen Modellen beträchtlich (Abb. 6.**24**). Er ist Ergebnis des technischen Aufwandes beim Design des Chips und bei Optimierung der Software. Um Mindestlaufzeiten garantieren zu können, passt der Hersteller die Batteriekapazität eines Modells dem Inhibitionsstrom meist an.

Der Abb. 6.**24** zugrunde liegen Messdaten einer Studie, die bei VVI-Stimulation (70/min) durch optimierte Einstellung der Stimulationsparameter eine mittlere Reduktion des Batteriestroms um 2,2 µA gegenüber einer Standardeinstellung (2,5 V bei 0,5 ms) erzielte; die Messungen erfolgten mit Intermedics-Schrittmachern; für Aggregate anderer Hersteller wurde die relative Minderung des Batteriestroms (Ordinate) aus diesem Mittel des Einsparpotentials (2,2 µA), bezogen auf den Inhibitionsstrom nach Herstellerangabe (Abszisse) angenähert. Die Kurve zeigt, dass der Effekt der Ausgangsoptimierung nur mit Inhibitionsströmen unter 8–10 µA bedeutsam und mit höherem Eigenbedarf der Elektronik marginal ist.

Vom Anwender zu beeinflussen ist nur der **Stimulationsstrom**. Strategien zur Reduktion des Stimulationsanteils reichen vom einfachen Frequenzmanagement (Meiden unnötig hoher Basisfrequenzen oder aggressiver Frequenzmodulation, Nacht- oder Ruheabsenkung) bis zur „Optimierung" der Stimulationsparameter zwischen Patientensicherheit und Schrittmacherlaufzeit. Unabhängig von den Regeln und Entscheidungsmustern, die man dabei anwendet (s. u.), lässt sich das Resultat der Einsparbemühungen am besten am Batteriestrom ablesen. Allerdings sind das Programmieren verschiedener Parameterkombinationen aus Spannung und Impulsdauer und das wiederholte Auslesen der Batterietelemetrie zeitaufwändig. Zudem wird es nicht durch merkliche Reduktion des Batteriestroms belohnt, wenn der Inhibitionsstrom des Schrittmachers den „Verbrauchsmix" des Systems dominiert (Abb. 6.**24**).

Der beim Follow-up durch Telemetrie gemessene Batteriestrom ist nur eine grobe Annäherung der Batteriebelastung, wie sie im täglichen Leben des Patienten vorkommt. Vorteilhaft sind deshalb Modelle, welche auch die Speicherdaten des Schrittmachers (Zahl der atrialen/ventrikulären Stimuli pro Zeiteinheit, Therapiehistorie) in die Kalkulation einbeziehen und nach telemetrischer Abfrage des Batteriestroms eine automatische Prognose zur Restlaufzeit abgeben. Auch wenn solche Kalkulationen einen guten Anhaltswert liefern, sollte ihre Verlässlichkeit nicht zu hoch eingeschätzt werden. **Auf keinen Fall** sollte – etwa bei Kleinkindern mit hohem Frequenzprofil oder bei schrittmacherabhängigen Patienten – der nahende Aggregataustausch allein danach geplant werden (Abb. 6.**25**).

Magnettest, Magnet-EKG

Ursprünglich diente die Magnetauflage dazu, 2 wichtige Informationen über das Schrittmachersystem zu erhalten: die Stimulationsfrequenz („Magnetfrequenz") reflektierte den Batteriestatus, ein asynchroner Funktionsmodus (AOO, VOO, DOO) erzwang zumindest zeitweise die Vorhof- und/oder Ventrikelstimulation und ließ erkennen, ob die Impulse beantwortet wurden. Vorteil dieser Einrichtung ist bis heute, dass jederzeit und ohne Programmiergerät die lebenswichtige Basisfunktion des Systems verifiziert werden kann.

Nachteil ist, dass die asynchrone Stimulation den Eigenrhythmus des Patienten nicht berücksichtigt und in die vulnerable Phase des Myokards fallen kann, so dass sie mit dem Risiko von Vorhofflimmern und/oder lebensbedrohlicher Kammerarrhythmien behaftet ist.

Andererseits ist sie zuweilen hilfreich, wenn kontinuierliche Störsignale oder Schrittmacher-vermittelte Tachykardien den Herzrhythmus des Patienten gefährlich verändern und die Magnetfunktion eine normofrequente (wenn auch asynchrone) Backup-Stimulation wiederherstellt.

Da zumindest Informationen über den Batteriezustand heute ausführlicher über das Programmiergerät erhältlich sind, mag es bei Patienten mit erhöhter Vulnerabilität des Myokards sinnvoll sein, die Magnetfunktion des Schrittmachers auszuschalten. Dies kann temporär (während des Follow-up) oder auch permanent geschehen. Abhängig vom Schrittmachermodell ergeben sich **folgende Möglichkeiten**:

▶ **Magnet Aus:** die Magnetauflage hat keinen Effekt
▶ **Temporär Aus:** wird nur aktiviert, solange die Programmierspule über dem Aggregat liegt.

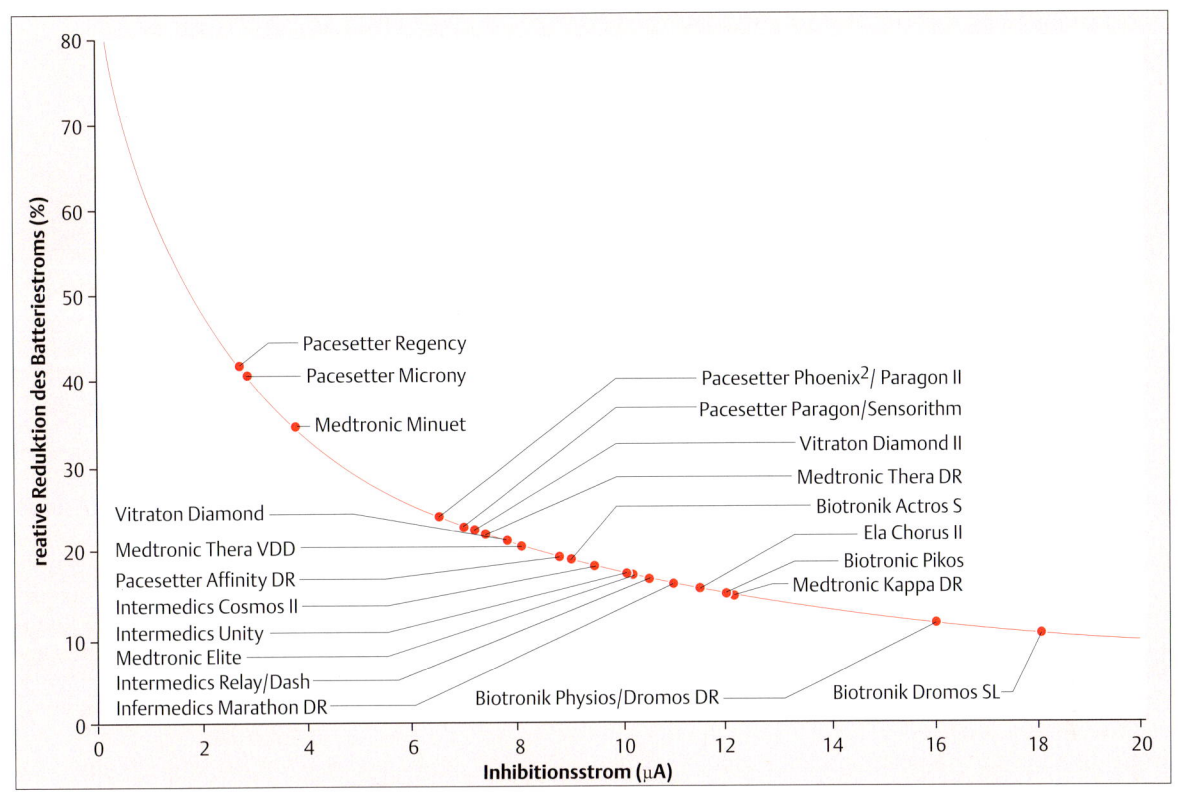

Abb. 6.**24** Relative (%) Reduktion des Batteriestroms in Abhängigkeit vom Inhibitionsstrom. Einzelheiten im Text.

Abb. 6.**25** Am 1. 10. 2002 betrug die automatisch prognostizierte Laufzeit des Aggregats 10 Monate; 6 Wochen später (18. 11. 2002) schaltete das System nach eigener Dokumentation in den ERI-Zustand; die diagnostischen Zähler sind eingefroren, die Ereignisdaten ungültig.

- **Synchroner Magneteffekt:** Detektion und Stimulation bleiben nach Magnetauflage unverändert.
- **Automatischer Magneteffekt:** stimuliert 10 Zyklen asynchron mit erhöhter Frequenz, dann synchron.
- **Mit Reizschwellensicherheitstest:** dient zur Prüfung der Stimulationsantwort auf Impulse, die gegenüber den programmierten Werten in Pulsbreite oder Amplitude reduziert sind („threshold margin test") (Abb. 6.**26**).
- **Mit automatischem Selbsttest:** dient zur Ermittlung des Schrittmacher- und Elektrodenstatus.

Erhebung der diagnostischen Daten

Den diagnostischen Speicherfunktionen ist ein eigenes Kapitel gewidmet. Die verfügbaren Informationen und mögliche Konsequenzen sind dort eingehend erörtert.

Überprüfung des Eigenrhythmus, Schrittmacherabhängigkeit

Es gibt keine verbindliche Definition der Schrittmacherabhängigkeit. Dennoch wird der Begriff vielfach so verstanden, dass ein Patient ohne Stimulationshilfe nicht (oder nur schlecht) überleben kann, weil der eigene Ersatzrhythmus völlig fehlt oder eine sehr niedrige Frequenz aufweist.

In der Praxis bedeutet dies meist eine Rate unter 30/min, weil kein Schrittmacher tiefere Programmoptionen bietet. Endet der Einstellbereich schon bei 40 oder 45/min, sehen manche Modelle die temporäre Programmierung auf 30/min vor.

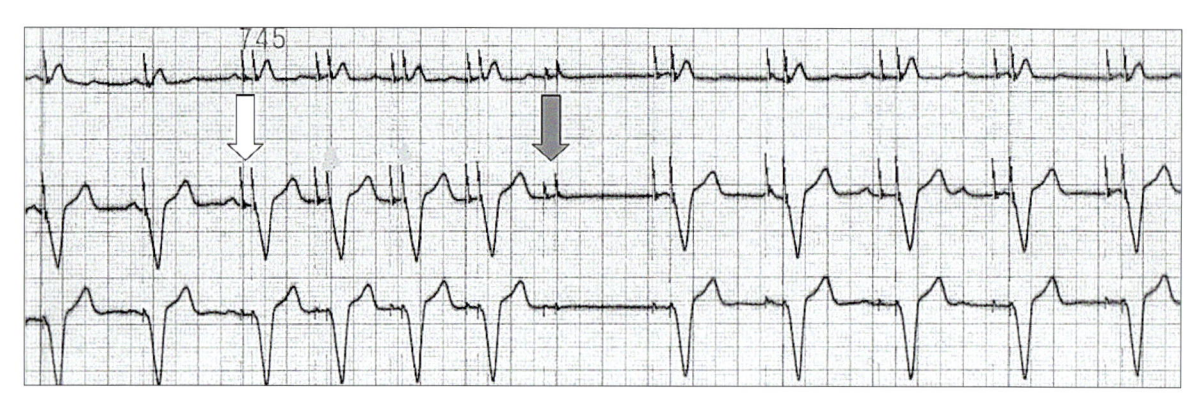

Abb. 6.**26** Magnettest mit Reizschwellensicherheitstest; von links: 2 Zyklen mit vorhofgesteuerter Ventrikelstimulation, bei Magnetauflage (heller Pfeil) Übergang in asynchronen DOO-Modus mit erhöhter Stimulationsfrequenz (90/min^{-1}) und kurzer AV-Zeit (110 ms), Minderung der atrialen und ventrikulären Impulsbreite um 50 % für einen Zyklus (dunkler Pfeil), dabei Verlust der V-Reizantwort; danach Aufnahme einer ungesteuerten Stimulation mit programmierter Grundfrequenz (60/min^{-1}) und AV-Zeit (150 ms).

Die Feststellung der Schrittmacherabhängigkeit bedeutet, dass

- die Sicherheitsmarge für die Einstellung der Stimulationsparameter großzügig gewählt und Laufzeit-Erwägungen übergeordnet wird,
- die Austauschindikation bei Batterieerschöpfung möglichst vor Auftreten des EOL- oder EOS- (end of life, end of service) Indikators gestellt wird,
- für den Aggregatwechsel besondere Vorkehrungen zur Rhythmusunterstützung, etwa durch externen Stimulationskatheter getroffen werden.

Häufiges Missverständnis ist, dass das Fehlen jeglicher Eigenaktionen an der programmierten Basisfrequenz bereits als Schrittmacherabhängigkeit gewertet wird. Arbeitet das Aggregat im vorhofgesteuerten Modus, so muss dieser in VVI- oder DDI-Betriebsart umgestellt werden, damit die Kammer vom Vorhofrhythmus abgekoppelt und auf niedrigere Frequenzen eingestellt werden kann. Da Ersatzrhythmen oft erst nach längerer präautomatischer Pause einsetzen, empfiehlt es sich, die Stimulationsfrequenz in mehreren Schritten abzusenken, um solche Pausen nicht zu provozieren. Sonst ergibt sich viel zu oft der Befund einer „Schrittmacherabhängigkeit".

Eine grobe Missachtung dieser Regel stellt die Eigenheit mancher Aggregate dar, bei jedem Programmiervorgang auf die Magnetfrequenz (100/min) zu schalten, so dass eine patientenfreundliche Frequenzsenkung nicht gelingt; ein ähnlicher Effekt ist zu beobachten, wenn im Rahmen eines (semi-)automatischen Follow-up der Schrittmacher selbst einen Test auf „intrinsischen Rhythmus" unternimmt und die Stimulationsfrequenz abrupt absenkt.

Sollte das beschriebene Verfahren bei älteren Aggregaten nicht möglich sein, so bietet sich als Alternative die temporäre Programmierung der Stimulationsparameter auf unterschwellige Werte an, wobei sichergestellt sein muss, dass nach Entfernen des Programmierkopfs der Normalbetrieb sofort wiederhergestellt wird.

Letzte Option ist, 2 Elektroden auf der Brustwand (über der Herzspitze und nahe der Schrittmachertasche) anzubringen und das Aggregat durch schnelle (100/min) Impulse hoher Amplitude (10 V) zu inhibieren. Der Zielkanal (in der Regel der Kammereingang) sollte dafür auf unipolare Wahrnehmungs-Konfiguration programmiert und bei Zweikammer-Systemen der Test vorzugsweise im VVI-Modus ausgeführt werden.

Bestimmung der Stimulationsreizschwelle, Optimierung der Impulsparameter

Das Vorgehen bei Messung der atrialen und ventrikulären Stimulationsreizschwelle wurde für die erste Schrittmacherüberprüfung bereits detailliert beschrieben. Bei der 8-Wochen-Kontrolle ist sie Basis für die dauerhafte Optimierung der Impulsparameter, nachdem die Fremdkörperreaktion an der Sondenspitze mit „Peaking" der Reizschwelle (wie auch Reduktion von Sondenimpedanz und Wahrnehmungsamplitude) abgeklungen ist.

Die Programmierung der Stimulationsparameter orientiert sich an der Reizzeit-Spannungs-Kurve, welche die mathematische Beschreibung der myokardialen Stimulationsantwort auf elektrische Reize durch Lapicque wiedergibt. Charakteristische Kenngrößen der Beziehung werden als „Rheobase" und „Chronaxie" bezeichnet. „Rheobase" (V) beschreibt die Mindest-Spannung, die benötigt wird, um bei unendlich langer Impulsdauer eine Reizantwort zu erhalten. Nach Verdopplung dieser Spannung ist „Chronaxie" (ms) die Mindest-Pulsdauer, die zur effektiven Stimulation des Myokards erforderlich ist (Abb. 6.**27**). Das Produkt beider Kenngrößen ist ein guter Parameter zur Charakterisierung unterschiedlicher Elektrodendesigns und anerkanntes Kriterium für den Vergleich ihrer Stimulationseigenschaften (4).

In der Praxis sind Rheobase und Chronaxie nicht umstandslos zu bestimmen. Hinreichende Genauigkeit, insbesondere für die Chronaxie, liefert erst eine Vierpunktmessung, die unter dem Zeitdruck praktisch-

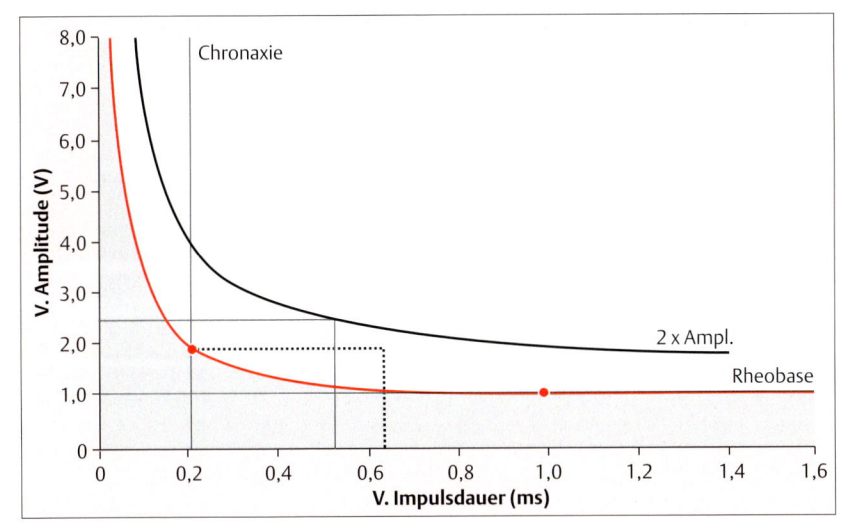

Abb. 6.27 Reizzeit-Spannungs-Kurve mit Rheobase und Chronaxie. Die Kurve wurde durch Zweipunktmessung automatisch vom Schrittmacher erstellt. Rheobase ist die minimale Spannung (U_{rheo}), die bei unendlicher Impulsbreite zur Depolarisation des Myokards benötigt wird und vom Aggregat hier durch Messung bei einer Impulsdauer von 1,0 ms angenähert wird (1,0 V). Die Chronaxie ist die Schwellen-Impulsdauer bei $2xU_{rheo}$ (im Beispiel 2,0 V) und beträgt 0,21 ms. Der graue Bereich unter der Kurve stellt alle unterschwelligen Kombinationen aus Spannung und Impulsdauer dar. Mit 2XAmpl. ist die Kurve bezeichnet, welche das Doppelte der Spannungsreizschwelle über den üblichen Programmierbereich für die Impulsdauer wiedergibt (so genannte 100%-Sicherheitsmarge). Die Verdreifachung der Impulsdauer bei 2 V erreicht diese Kurve nicht, ergibt also nicht die gewünschte Sicherheitsmarge (s. Text).

medizinischer Tätigkeit kaum zu leisten ist. An die Betrachtung der Reizzeit-Spannungs-Kurve sollten deshalb nur einige grundsätzliche Regeln geknüpft werden:

➤ Eine Stimulationsamplitude (U) unterhalb der Rheobase erreicht auch bei unendlich langem Impuls (t = ∞) keine Reizantwort des Myokards. Weil mit t = ∞ auch die Impulsenergie – obwohl unterschwellig – gegen unendlich tendiert ($E = U^2 \times t/R$), stellt sie keine geeignete Reizschwellenbedingung dar.
➤ Um für Schwankungen der Reizschwelle im Tagesverlauf und bei Störungen der Homöostase (Elektrolyte, Blutzuckerspiegel, Medikamenteneinflüsse) eine ausreichende Reserve in den Stimulationsparametern vorzuhalten, ist anerkanntes Vorgehen, eine „Sicherheitsmarge" von 100% für die Stimulationsspannung einzuhalten (Abb. 6.27). Diese Regel ist nicht gut begründet, weil Daten zur Variabilität der Reizschwelle aus den frühen Jahren der Schrittmacherbehandlung stammen, an längst verlassenen Sondenkonstruktionen erhoben und als „Impuls-Energie" gemessen wurden, so dass sie kaum auf heutige Schrittmachersysteme und Sicherheitsmargen in Spannungsdimension zu übertragen sind.
➤ Dass die Regel dennoch akzeptiert ist, mag darin begründet liegen, dass über systematische Probleme mit unterschwelliger Stimulation bei diesem Vorgehen nicht berichtet wurde.

➤ Es ist wiederholt gezeigt worden, dass ein überschwelliger Impuls sein Energie-Minimum mit einer Impulsdauer nahe der Chronaxie erreicht. Dies ist deshalb bedeutsam, weil die Chronaxie mit abnehmender Elektrodenoberfläche kleiner wird und damit ein Teil des energetischen Einsparpotentials von Hochimpedanzelektroden von der exakten Programmierung der Impulsdauer abhängt. Während dies isoliert für den Stimulationsimpuls gilt, mag die Rechnung für das Schrittmachersystem insgesamt anders aussehen, weil die zugehörige Spannung nicht immer gleich effektiv und höhere Stimulationsamplituden nur mit Verlust generiert werden können.
➤ Dieser schaltungstechnische Hintergrund lässt es ratsam erscheinen, die Ausgangsoptimierung nur in Kenntnis der Spannungsstufen vorzunehmen, die der Ausgangsschaltkreis mit den geringsten Verlusten darstellen kann (Abb. 6.28). Dabei ist auf kleine, aber bedeutsame Unterschiede zwischen den Modellen zu achten: so liegt der Sprung zwischen zwei Schaltstufen bei einem System zwischen 2,5 und 2,6 V (Abb. 6.28), beim zweiten zwischen 2,4 und 2,5 V und beim dritten zwischen 2,0 und 2,5 V. Letzteres unterscheidet noch zwischen regulierten und unregulierten Spannungsstufen und belastet die Batterie mit 2,7 V (unreguliert) weniger als mit 2,5 V (reguliert).

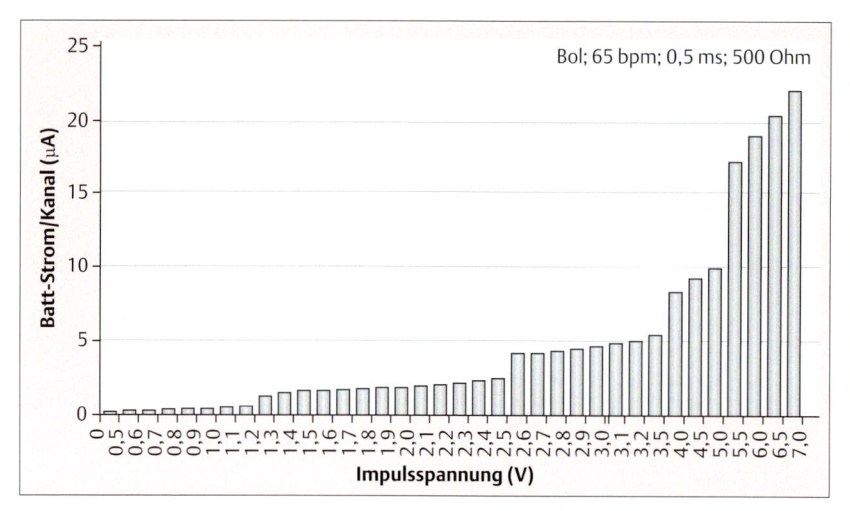

Abb. 6.28 Batteriestrom pro Stimulationskanal in Abhängigkeit von der Impulsspannung. Im Beispiel hat der Ausgangsschaltkreis des Schrittmachers diskrete Schaltstufen, bei denen der Batteriestrom des Systems sprunghaft ansteigt; zwischen diesen Stufen ist bei Erhöhung der Impulsspannung die Mehrbelastung der Batterie nur gering; daraus ergibt sich, dass die günstigsten Spannungsstufen jeweils unmittelbar vor dem nächsten Verbrauchssprung liegen (z.B.: 1,2 V; 2,5 V; 3,5 V; 5,0 V).

Das **praktische Vorgehen** bei der Wahl laufzeitoptimierter Stimulationsparameter folgt 2 Alternativen:

➤ Nach Vorwahl einer Impulsdauer zwischen 0,3 und 0,4 ms wird die Spannungs-Reizschwelle bestimmt. Mit modernen Elektroden wird sie meist um oder unter 1,0 V liegen. Beträgt das Doppelte der gemessenen Reizschwelle deutlich weniger als die nächst höhere „günstige" Spannungsstufe des Aggregats (Abb. 6.28), so wird die Messung mit einer kürzeren Impulsdauer (0,2–0,3 ms) wiederholt. Das Ergebnis sollte nahe der Hälfte des endgültig programmierten (optimalen) Spannungswerts liegen.
Im Beispiel könnte dies so aussehen: Die Messung ergibt für Spannung und Impulsdauer Paarungen an der Reizschwelle von 0,5 V bei 0,4 ms und 0,8 V bei 0,25 ms. Für den Schrittmacher sind als „günstige" Spannungsstufen 0,8 – 1,6 – 2,4 V spezifiziert. Die Einstellung der Ausgangsparameter wird auf 1,6 V bei 0,25 ms optimiert.

➤ Nach Vorwahl einer „günstigen" Stimulationsspannung wird die Impulsdauer-Reizschwelle gemessen. Bei unveränderter Spannung bietet der 3fache Schwellenwert für die Impulsdauer eine genügende Sicherheitsmarge. Im Beispiel der Abb. 6.27 (durchgezogene Linien) könnte die Reizschwelle bei 2,5 V bei 0,18 ms liegen; die Programmierung auf 2,5 V bei 0,54 ms erreicht die Kurve der 100%-Sicherheitsmarge, wie sie für die Spannung definiert wurde. Mit der gewählten Spannung ist die Einstellung gleichzeitig laufzeitoptimiert.
Abb. 6.27 zeigt aber auch, dass diese Regel nicht über die ganze Spanne der zur Verfügung stehenden Impulsdauer gilt. Liegt die Impulsdauer-Reizschwelle nicht mehr im Steilabfall der Reizzeit-Spannungskurve, so wird das Sicherheitskriterium des 100%igen Spannungsaufschlags nicht erreicht und die Erhöhung der ursprünglich gewählten Stimulationsamplitude auf den nächstgünstigen Wert notwendig.

PMT-Test, Feststellung der retrograden Leitung

Schrittmacher-vermittelte Tachykardien (Pacemaker Mediated Tachycardia, PMT) lassen sich mittels spezieller Algorithmen erkennen und terminieren (Algorithmen: PMT-Protektion). Trotzdem ist es besser, einer PMT vorzubeugen als sie terminieren zu müssen.

Die Voraussetzungen für das Auftreten einer PMT sind:

➤ Das natürliche AV-Leitungssystem muss retrograd leitfähig sein.
➤ Die retrograden Leitungswege (einschließlich des Vorhofmyokards) dürfen sich nicht in der biologischen Refraktärzeit befinden.
➤ Die PVARP des Schrittmachers muss kürzer als die retrograde Leitungszeit sein.
➤ Mit ihrer Signalcharakteristik muss die retrograde Vorhoferregung für den Wahrnehmungsverstärker detektierbar sein.

Individuelle Startbedingung für eine PMT ist die vorübergehende Desynchronisation von Vorhof und Kammer (Algorithmen: PMT-Protektion). Von allen denkbaren Konstellationen, die eine solche Desynchronisation bewirken können, ist programmtechnisch am einfachsten eine Unterbrechung oder unterschwellige Einstellung der Vorhofstimulation zu bewerkstelligen. So gibt es automatische Testfunktionen im Schrittmacher, die mit erhöhter Frequenz im VDI-(VVI-)Modus stimulieren und über mehrere Zyklen die retrograde Leitungszeit (vom ventrikulären Stimulus bis zur nachfolgenden atrialen Detektion, VA-Zeit) messen.

Am Ende des Tests wird der Mindest-, Mittel- und Maximalwert der retrograden Leitung angegeben, ein zusätzlicher Echtzeit-Ausdruck unterstützt die Ergebniskontrolle. Letztere ist nützlich, wenn die Amplituden der retrograd geleiteten P-Wellen klein sind und intermittierendes Undersensing im Vorhof einen falsch negativen PMT-Test liefert.

Fehlt die automatische Test-Option, so kann die Prüfung auf VA-Leitung auch manuell erfolgen, wobei sich die Ableitung des atrialen Elektrogramms empfiehlt. Da dies oft nur im Zweikammer-Modus zur Verfügung steht, sollten der VDD- oder der DDD-Modus mit unterschwelligen Stimulationsparametern im Vorhof, beide mit einer Frequenz oberhalb der spontanen Sinusfrequenz, gewählt werden. Im DDD-Modus stellt sich am ehesten eine PMT ein, wenn

- durch unterschwellige Stimulation im Vorhof die AV-Desynchronisation eingeleitet,
- durch fortgesetzte Quasi-Wenckebach-Schaltung an niedrigem Frequenzlimit (100/min) diese perpetuiert und
- durch kurze PVARP (≤ 150 ms) die Kreiserregung ermöglicht wird.

Retrograde Leitung liegt dann vor, wenn das VA-Intervall nicht (oder nur geringfügig) über mehrere Zyklen variiert (Abb. 6.29 bis 6.31).

Nach dem PMT-Test wird die PVARP auf den gemessenen Wert für die retrograde Leitungszeit eingestellt und ein Sicherheitszuschlag von 50 ms hinzuaddiert. Bei langsamer retrograder Leitung kann die genannte Regel die „Tracking"-Frequenz des Schrittmachers jedoch empfindlich begrenzen (Algorithmen: PMT-Protektion). Im Beispiel der Abb. 6.31 erfordert die VA-Leitungszeit von 297 ms eine PVARP von 350 ms und bewirkt zusammen mit einem AV-Intervall von 120 ms nach atrialer Wahrnehmung eine totale atriale Refraktärzeit (TARP) von 470 ms. Dies entspricht einer oberen Grenzfrequenz von 128/min.

Wird beim AV-Block eine höhere Tracking-Frequenz benötigt, so entfällt die Möglichkeit, mittels PVARP PMTs verhindern zu wollen, und wird durch Optionen der PMT-Terminierung ersetzt (Algorithmen: PMT-Protektion).

Crosstalk-Test

Obwohl ein „Übersprechen" in beide Richtungen vorkommt, wird mit „Crosstalk" üblicherweise die Detektion atrialer Stimulationsimpulse durch den ventrikulären Wahrnehmungsverstärker gemeint. Ergebnis

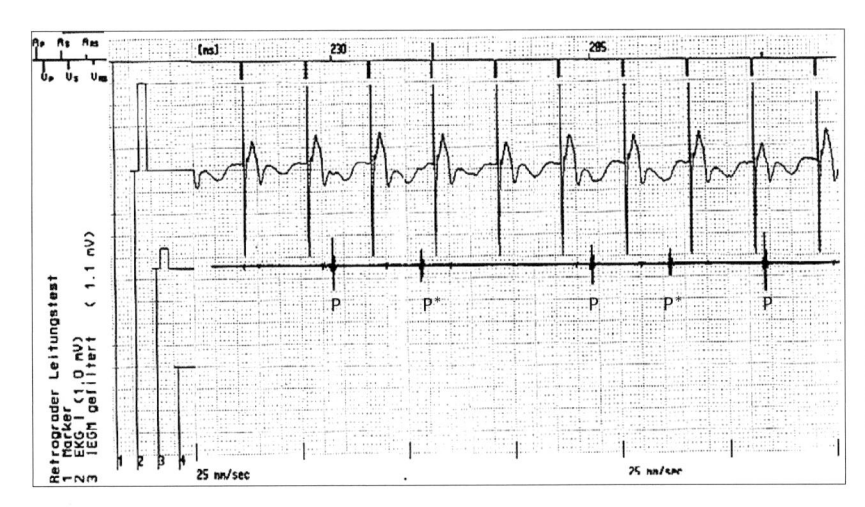

Abb. 6.29 Retrograder Leitungstest im VDI-Modus. Grundfrequenz 100/min⁻¹, atriale Empfindlichkeit 1,1 mV bipolar, atriale Refraktärzeit 175 ms. Von oben nach unten: Marker, Programmer-EKG, atriales Elektrogramm (EGM, gefiltert). Die P-Wellen im atrialen EGM (P) weisen keine Kopplung zur ventrikulären Stimulation auf und schließen damit eine retrograde Leitung aus. Die mit Stern markierten P-Wellen (P*) werden vom Schrittmacher nicht wahrgenommen, deshalb fehlen die entsprechenden Markersignale.

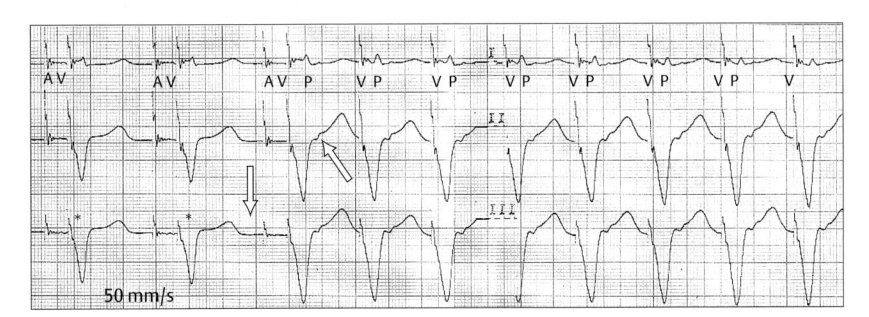

Abb. 6.30 PMT-Test im DDD-Modus, 90/min⁻¹, PVARP 150 ms, atriale Empfindlichkeit 0,5 mV. Von links nach rechts: Während der beiden ersten Zyklen ist die atriale Stimulation effektiv, wie sich an kleinen Auslenkungen der Grundlinie und an den ventrikulären Fusionsschlägen (*) erkennen lässt. Der nach unten gerichtete Pfeil zeigt die Programmierung der atrialen Amplitude auf 0,5 V an. Im dritten Zyklus ist der atriale Stimulus ineffektiv, die ventrikuläre Stimulation löst eine retrograde Vorhoferregung aus (Pfeilmarkierung nach oben) und die PMT wird gestartet. Die retrograde Leitungszeit beträgt ca. 180 ms; die PVARP sollte deshalb dauerhaft auf 230 ms programmiert werden.

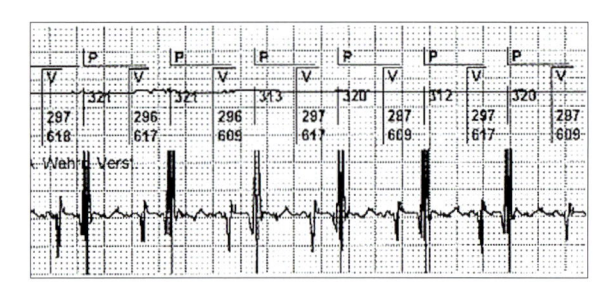

Abb. 6.31 PMT-Test im DDD-Modus mit atrialer Elektrogramm-Ableitung. Der PMT-Test deckt eine langsame retrograde Leitung auf, die VA-Zeit (Marker: V→P) beträgt 297 ms.

ist die Inhibition des ventrikulären Ausgangs und die Kammerasystolie bei schrittmacherabhängigen Patienten. Crosstalk **wird begünstigt** durch:

➤ hohe Stimulationsamplitude im Vorhof (z.B. in Reaktion auf einen atrialen Reizschwellenanstieg nach Gabe von Antiarrhythmika wie Flecainid),
➤ hohe Empfindlichkeit (niedrige Wahrnehmungsschwelle) des Kammerverstärkers und
➤ kurze ventrikuläre Blankingzeit nach atrialer Stimulation (PAVB).

Der **Gefahr der Asystolie** infolge Crosstalks begegnet die Sicherheitsstimulation („Safety-Window-Pacing"), die nach ventrikulärer Wahrnehmung irgendeines Signals innerhalb 100–120 ms nach atrialem Stimulus am Ende dieses „Sicherheitsfensters" die Kammer zwangsstimuliert. Auch wenn der Mechanismus nicht in allen Fällen funktioniert, erreicht er dennoch meistens, dass bei Auslösung der Sicherheitsstimulation durch eine „echte" Kammerdepolarisation die technische AV-Zeit des Schrittmachers verkürzt und R-auf-T-Stimulation vermieden wird.

Verkürzt die AV-Zeit sich jedoch regelmäßig auf unphysiologisch kurze Werte, dann können Vorhofpropfungen mit unerwünschten hämodynamischen und rhythmologischen Konsequenzen die Folge sein. Bei hoher atrialer Ausgangsspannung empfiehlt sich deshalb der Crosstalk-Test.

Crosstalk wird **am besten provoziert**, wenn

➤ die Stimulationsfrequenz etwa 10 Schläge über der Eigenfrequenz beträgt,
➤ die atriale Stimulationsamplitude auf Maximalwerte eingestellt wird,
➤ die atriale Stimulations- und die ventrikuläre Wahrnehmungskonfiguration unipolar ist,
➤ die ventrikuläre Wahrnehmungsschwelle auf 1–2 mV abgesenkt wird,
➤ die PAVB kurz (12–15 ms) gewählt wird.

Um Crosstalk im **Oberflächen-EKG gut sichtbar** zu machen, wird

➤ ein langes AV-Intervall nach atrialer Stimulation (z.B. 200 ms) programmiert und
➤ die Sicherheitsstimulation aktiviert.

Mit dieser Einstellung erkennt man Crosstalk an der Abweichung zwischen programmiertem und tatsächlichem AV-Intervall. Modellabhängig beträgt die aktuelle AV-Zeit (dauerhaft oder intermittierend) 100–120 statt der vorgeschlagenen 200 ms. Die systematische Änderung verschiedener Voreinstellungen lässt erkennen, welche Programmierung **Crosstalk dauerhaft zu vermeiden** erlaubt:

➤ atriale Stimulationskonfiguration: bipolar,
➤ atriale Stimulationsamplitude: reduzieren (100%-Sicherheitsmarge für die Stimulation im Vorhof oft entbehrlich),
➤ ventrikuläre Wahrnehmungskonfiguration: bipolar,
➤ ventrikuläre Empfindlichkeit: nach V-Wahrnehmungstest reduzieren,
➤ PAVB: verlängern (24–60 ms).

In der Mehrzahl der Fälle reicht die Umstellung eines oder zweier Parameter aus; meist genügt bereits die bipolare Stimulationskonfiguration oder der Verzicht auf eine exakt 100%ige Sicherheitsmarge für die Stimulation im Vorhof.

> Das postatriale ventrikuläre Blanking (PAVB) sollte erst zuletzt korrigiert werden, weil mit seiner Verlängerung der Ventrikelverstärker ausgerechnet in der AV-Zeit „blind" gemacht wird, wo Eigenüberleitung und ventrikuläre Extrasystolen zuverlässig erkannt werden sollten. In keinem Fall ist es sinnvoll, „Safety-Window-Pacing" zu deaktivieren (Abb. 6.**32**, Abb. 6.**33**).

Far-Field-Sensing-Test (FFS-Test)

Dieser Test hilft, atriale Fernfeldpotentiale aufzuspüren, ihren zeitlichen Abstand vom Kammerereignis zu messen und das postventrikuläre atriale Blanking (PVAB) darauf anzupassen. Der FFS-Test sollte bei allen Patienten mit aktivem Mode-Switch durchgeführt werden. Die Vorgehensweise ist abhängig vom Schrittmachertyp und von der Möglichkeit, ein atriales Elektrogramm abzuleiten.

Bei Schrittmachern mit der Option, ein intraatriales Elektrogramm (EGM) ableiten zu können, kann folgendermaßen vorgegangen werden:

➤ Wahl der höchsten atrialen Empfindlichkeit (kleinster Wert), z.B. 0,1 mV;
➤ Einstellung der kürzest-verfügbaren (PVAB);
➤ Verkürzung des AV-Intervalls, um eine sichere ventrikuläre Stimulation zu erreichen;
➤ Ableitung des atrialen und des ventrikulären EGM;
➤ Darstellung der Annotationsmarker (atriale Wahrnehmung in der PVARP muss angezeigt werden).

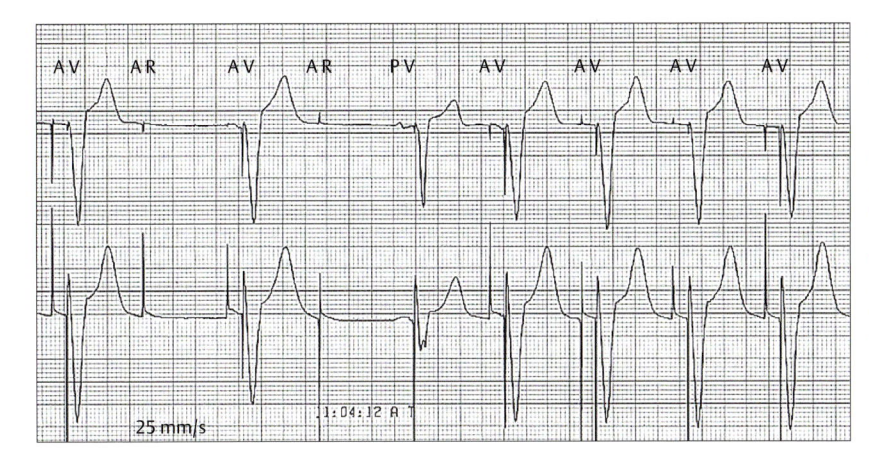

Schrittmachernachsorge und -progammierung **269**

Abb. 6.**32** Langzeit-EKG mit intermittierendem atrialem Exitblock und Crosstalk infolge hochamplitudiger Vorhofstimulation; DDD 70/min^{-1}, atriale Stimulationsamplitude 4,5 V, PVAB 38 ms, AV-Intervall nach Vorhofstimulation 175, nach -wahrnehmung 150 ms, Sicherheitsstimulation ausgeschaltet. Die atriale Stimulation wird bei 2 Aktionen (AR) im Ventrikel wahrgenommen und bewirkt dadurch ventrikuläre Inhibition.

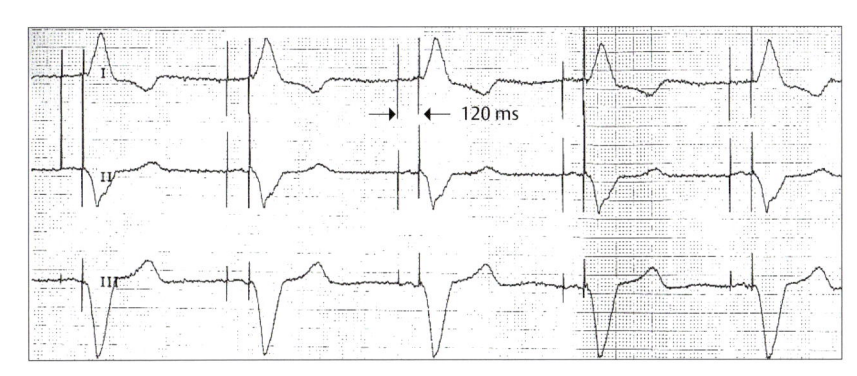

Abb. 6.**33** Crosstalk-Test mit Sicherheitsstimulation. DDD 60/min^{-1}, AV-Intervall nach Vorhofstimulation 175 ms, atriale Stimulationsamplitude 5,0 V (unipolar), ventrikuläre Wahrnehmungsempfindlichkeit 3 mV (bipolar), PAVB 12 ms. Die atriale Stimulation wird vom ventrikulären Kanal wahrgenommen, deshalb wird nach 120 (statt nach 175) ms die Kammer stimuliert (Sicherheitsstimulation, safety pacing).

In Abb. 6.**34** ist der FFS-Test mit intrakardialem EGM und Marker-Annotation dargestellt. In der atrialen Ableitung beträgt der Abstand zwischen ventrikulärem Stimulus und Ende des Fernfeldsignals 160 ms. Um die Detektion des FFS im Vorhofkanal zu verhindern, sollte die PVAB auf etwa 180 ms eingestellt werden. Die Summe aus AV-Intervall und PVAB (150 + 180 = 330 ms) ergibt die minimale Zykluslänge, die vom atrialen Wahrnehmungsschaltkreis 1:1 detektiert wird. Dies entspricht einer Vorhoffrequenz von rund 180/min.

> Bei Vorhofflattern gilt die Rechnung auch für solche Systeme, die während Teilen der AV-Zeit im Vorhof wahrnehmen können, weil das AV-Delay durch Detektion einer Flatterwelle getriggert wird und das nächste Flattersignal meist erst nach Ablauf des AV-Delay (während des PVAB-Intervalls) auftritt. Bei sehr langer AV-Zeit (AV-Zeit > Flatterintervall) oder kurzer atrialer Zykluslänge (Vorhofflimmern) können jedoch Vorhofsignale innerhalb des AV-Delays wahrgenommen und für die Tachykardieerkennung genutzt werden.

Die ventrikuläre Extrasystole in derselben Abbildung löst eine Verlängerung der PVARP aus, welche die Wahrnehmung der folgenden P-Welle verhindert und es kommt zur eigenen Überleitung (VES (P) R). Sowohl die VES wie auch die ventrikuläre Eigenaktion zeigen ein FFS von kürzerer Dauer als der stimulierte Kammerkomplex. Deshalb ist für diesen Test eine ventrikuläre Fusion, bzw. Pseudofusion zu vermeiden.

Bei Fusionen und eigener Überleitung zeigt sich ein differentes FFS, meist von kürzerer Dauer (Abb. 6.**34**).

Mode-Switch-Test (AMS-Test)

Der Mode-Switch-Test nimmt mehr Zeit in Anspruch als der reine FFS-Test und sollte bei Verdacht eines inadäquaten MS durchgeführt werden. Der **Verdacht** des falschen MS ist immer dann gegeben, wenn sehr viele, nur von kurzer Dauer auftretende Moduswechsel bei einer relativ niederen Frequenz erfolgen. Dazu folgendes **Beispiel**:

Ein 58-jähriger Patient mit intermittierenden paroxysmalen Vorhofflimmern wurde wegen Synkopen in Zusammenhang mit einem Sinusknotensyndrom mit einem DDD-Schrittmacher versorgt. Die in diesem Zusammenhang relevanten **Schrittmacherparameter** waren folgendermaßen eingestellt:

➤ Stimulationsfrequenz 75/min
➤ Maximalfrequenz 150/min
➤ PVARP 225 ms
➤ Atriale Wahrnehmung bipolar 0,5 mV
➤ Moduswechsel DDI
➤ Tachykardie Erkennungsfrequenz 200/min
➤ PVAB 100 ms

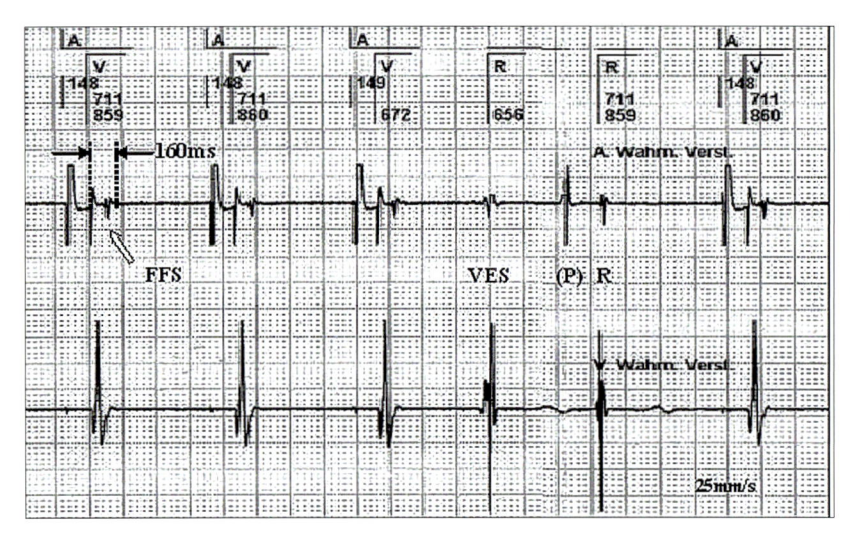

270 6 Indikationsbezogene Programmierung und Nachsorge

Abb. 6.**34** FFS-Test bei einem DDD-Schrittmacher mit MS. AVI 150 ms, A sens 0,1 mV, PVAB 60 ms.
Von oben nach unten: Annotationsmarker, atriales EG und ventrikuläres EG gefiltert. Im atrialen EG ist das ventrikuläre Fernfeld Signal (FFS) mit einer Dauer von 160 ms sichtbar. Sowohl die VES wie auch die ventrikuläre Eigenaktion zeigen ein FFS von kürzerer Dauer als der stimulierte Kammerkomplex (VES, R).

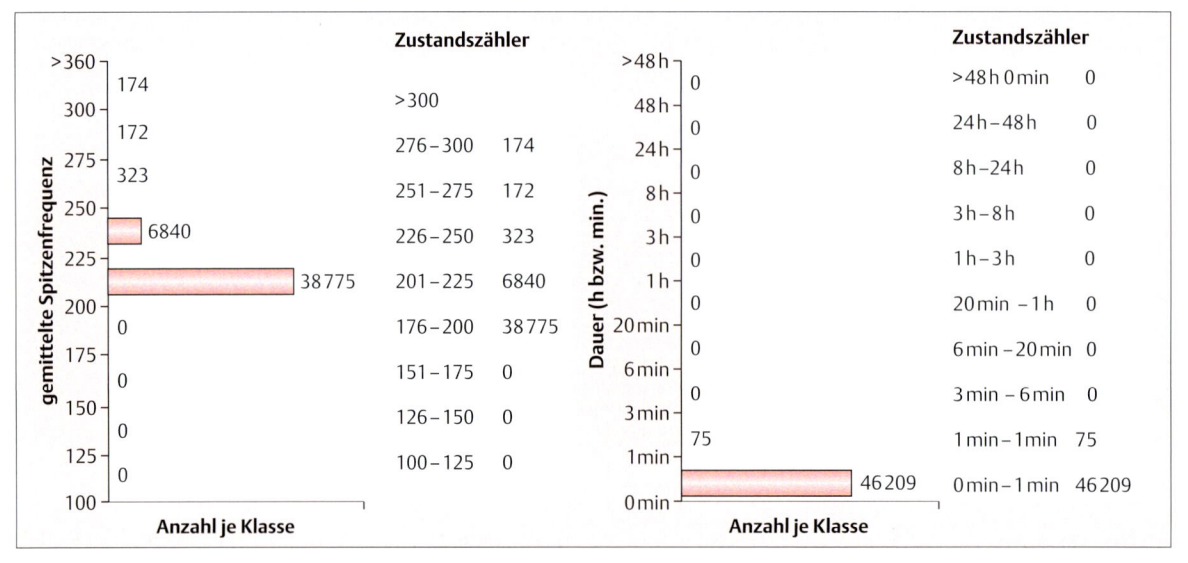

Abb. 6.**35** MS-Histogramm nach 37 Tagen; 46 284 MS-Episoden wurden aufgezeichnet. 46 209-mal dauerte der MS maximal bis zu 1 min. Der Hauptanteil der registrierten Arrhythmiefrequenzen erreichte nur 200–250/min.

Bei der Schrittmachernachkontrolle zeigten sich 46 284 Modusumschaltungen in 37 Tagen (Abb. 6.**35**). 46 209 mal lag die Umschaltdauer bei maximal 1 min. Der Hauptanteil der erreichten Spitzenfrequenzen (Arrhythmiefrequenzen) die zum MS führten, lagen relativ niedrig, bei ca. 200/min. Die MS-Speicherdaten korrelierten nicht mit der Symptomatik des Patienten, dies erhärtete den Verdacht des falschen MS und es wurde ein MS-Test durchgeführt.

Für den MS-Test wird temporär die Stimulationsfrequenz auf 40/min, die Maximalfrequenz auf 100/min, PVAB auf 60 ms, die atriale Empfindlichkeit auf 0,1 mV und die Tachykardieerkennungsfrequenz auf 120/min eingestellt. Das bipolare atriale EG und die Marker wurden registriert und sind in der Abb. 6.**36** dargestellt. Nach der dritten vorhofgesteuerten Ventrikelstimulation (Pfeilmarkierung) erfolgte der inadäquate Moduswechsel, ausgelöst durch das ventrikuläre FFS.

Nach dem MS arbeitet der Schrittmacher im DDI-Modus, dadurch entfällt die vorhofgesteuerte Ventrikelstimulation und es kommt zur eigenen Überleitung (PR). Der schmale Kammerkomplex der intrinsischen Überleitung produziert kein für den atrialen Eingangsverstärker sichtbares FFS, deshalb schaltet der Schrittmacher nach einigen Aktionen wieder zurück in den DDD-Modus. Wird das FFS im DDD-Modus wieder wahrgenommen wiederholt sich der Vorgang und es kommt zu einer großen Anzahl von MS mit kurzer Dauer. Die Dauer des FFS, vom ventrikulären Stimulus bis zum ventrikulären Depolarisationsende, liegt bei 160 ms.

Beim zweiten AMS-Test wurde nur die PVAB auf 180 ms verlängert und es konnte kein MS mehr ausgelöst werden. Das Problem des inadäquaten MS wurde durch die Umprogrammierung der PVAB von 100 ms auf 180 ms gelöst.

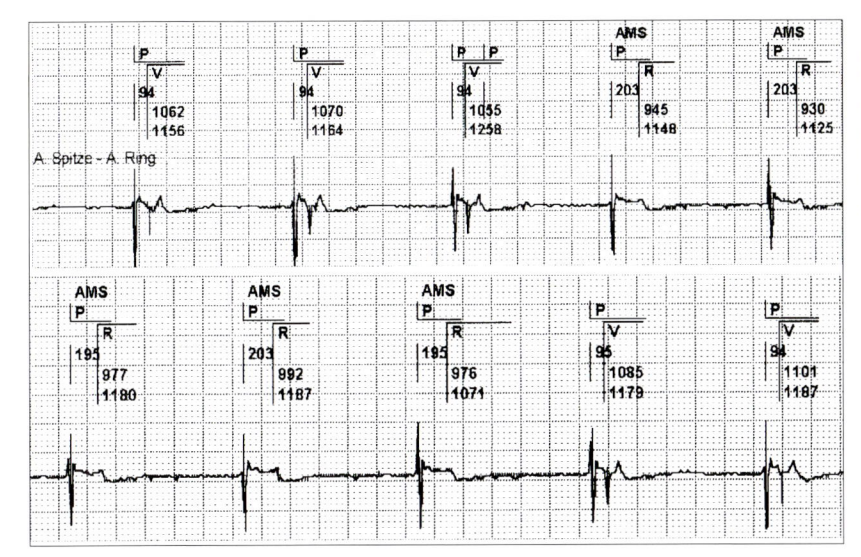

Abb. 6.36 Fortlaufende Registrierung der bipolaren intraatrialen Ableitung mit Marker. MS-Test bei einem DDD-Schrittmacher mit temporärer Programmierung: Stimulationsfrequenz 40/min, Maximalfrequenz 100/min^{-1}, PVAB 60 ms, atriale Empfindlichkeit 0,1mV und Tachykardieerkennungsfrequenz 120/min^{-1}.

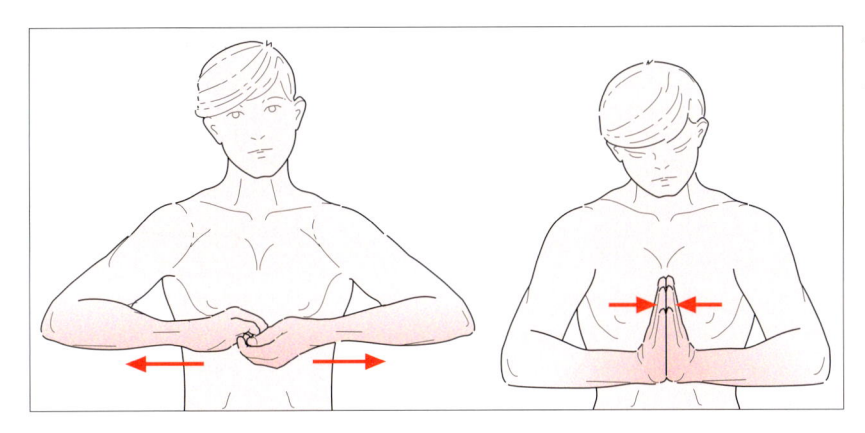

Abb. 6.37 Anspannung und Drücken der Hände zur Generierung von Myosignalen.

Myosignaltest

Myosignale können Schrittmacherinhibition verursachen und im DDD- und VDD-Modus, wenn die Signale auf Vorhofebene einkoppeln, zur Stimulationsfrequenzerhöhung führen. Überdies kann die atriale Signaleinkopplung das inadäquate Umschalten bei aktiviertem Moduswechsel bewirken. Die Beeinflussung durch Myosignale kommt meist in Verbindung mit einer unipolaren Wahrnehmung vor. Bei hohen atrialen Empfindlichkeiten (0,1–0,3 mV) können Myosignale auch bei bipolarer Wahrnehmungskonfiguration stören.

Dies kann der Myosignaltest mit dem folgenden Vorgehen aufdecken:

Wird der Patient im Stehen getestet, empfiehlt sich die Fixierung des Telemetriekopfs am Patienten. Über das Schrittmacher-Programmiergerät wird das Oberflächen-EKG und/oder das intrakardiale Elektrogramm mit Marker dargestellt. Die Ableitung des atrialen Elektrogramms erlaubt eine sichere Darstellung der P-Wellen, bzw. die Differenzierung von Myosignalen. Im Oberflächen-EKG ist dies nur indirekt möglich, da die Myosignale eine Störsignalüberlagerung bei der Muskelanspannung bewirken. Der Test sollte mit der letztendlich programmierten atrialen und ventrikulären Polarität, bei maximaler Empfindlichkeit erfolgen.

Für einige Sekunden werden dann die Hände auseinander gezogen (Abb. 6.37) und das intrakardiale Elektrogramm, bzw. das EKG wird auf schneller werdende oder verlangsamte ventrikuläre Stimulationsimpulse geprüft. Der selbe Test wird dann mit dem Zusammendrücken der beiden Hände, wie in der Abb. 6.37 dargestellt, wiederholt. Der Patient sollte dabei die Luft anhalten, um ein Maximum an pektoralen Myosignalen zu generieren.

Werden die Myosignale **nur vom atrialen Eingangsverstärker wahrgenommen**, kommt es zur Beschleunigung der ventrikulären Stimulation, wie in der Abb. 6.38 dargestellt. Erfolgt die Einkopplung im ventrikulären Eingangsverstärker, resultiert eine Verlangsamung der atrialen und, oder der ventrikulären Stimulation. Ein Mischbild der beiden Stimulationsformen kann dann entstehen, wenn die Myosignale auf beide Eingangsverstärker wirken.

Werden Myo- oder Störsignale **vom ventrikulären Eingangsverstärker wahrgenommen**, kommt es im-

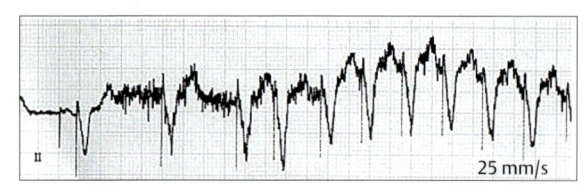

Abb. 6.**38** Myopotentialtest bei einem Patienten mit DDD-Schrittmacher: 60/min⁻¹, AVI 180ms, PVI 150 ms, A-Sens unipolar 0,5 mV, V-Sens unipolar 1mV. Das Myopotential wird vom atrialen Eingangsverstärker wahrgenommen und als P-Welle interpretiert, dies führt zu einer raschen ventrikulären Stimulation.

mer zu einer Verlängerung des Stimulationsintervalls, da der Schrittmacher dies als ventrikuläre Eigenaktionen, bzw. als VES interpretiert. Das Oberflächen-EKG in der Abb. 6.**39** zeigt solch eine Situation: Die erste Wahrnehmung des Myosignales erfolgt in der 2. Aktion von links, kurz nach dem atrialen Stimulus (Pfeilmarkierung), dadurch wird eine ventrikuläre Sicherheitsstimulation mit kurzem AVI ausgelöst. In den nächsten beiden Aktionen erfolgt durch das detektierte Myosignal eine Verlängerung des Stimulationsintervalls (Doppelpfeilmarkierung).

Durch die Überlagerung der Myosignale lässt sich die atriale Beeinflussung, bzw. Aktivität aus dem Oberflächen-EKG nicht beurteilen. Die Notwendigkeit einer zusätzlichen intrakardialen Ableitung, zur Beurteilung der atrialen Aktivität wurde bereits erwähnt.

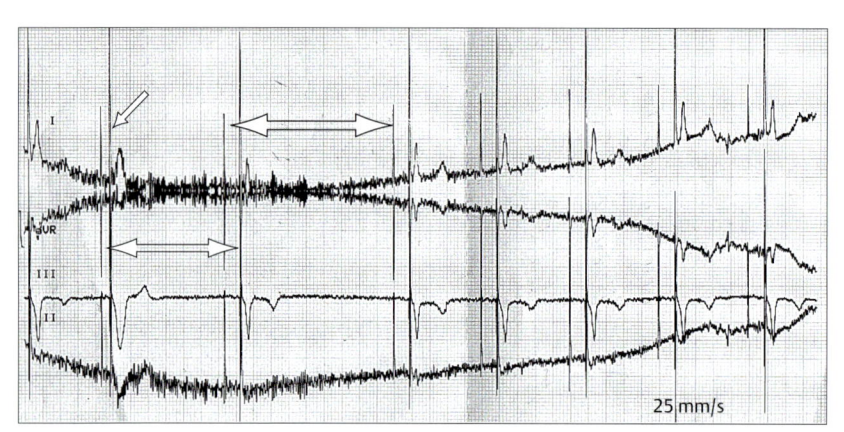

Abb. 6.**39** Myopotentialtest bei einem Patienten mit DDD-Schrittmacher: 60/min⁻¹, AVI 180 ms. A-Sens bipolar 0,5 mV, V-Sens unipolar 1mV. Das Myopotential wird vom ventrikulären Eingangsverstärker wahrgenommen und verkürzt das AVI (Pfeilmarkierung) und verlängert das Stimulationsintervall (Doppelpfeilmarkierung).

Literatur

1. Barold SS, Stokes KB, Byrd CL, McVenes R. Energy Parameters in cardiac pacing should be abandoned. PACE 1996; 20: 112–121.
2. Clarke M, Allen A. Early detection of lead insulation breakdown. PACE 1985; 8: 775.
3. Irnich W. The chronaxie time and its practical importance. PACE 1980; 3: 292–301.
4. Irnich W. Thresholds measurements: Ten rules for good measuring practise. PACE 2003; 26: 1738–1746.
5. Ismer B, von Knorre GH, Voss W, et al. Exercise Induced Sympathetic Influences Do Not Change Interatrial Conduction Times in VDD and DDD Pacing. PACE 1996; 19 (Pt. II):1786–1790.
6. Koglek W, Brandl J, Oberbichler A, Wutte M, Grimm G. Rate responsive AV delay should it be used? (Abstract) X international progress in clinical pacing 2002; A38.
7. Koglek W, Kranig W, Kowalski M, et al. Eine einfache Methode zur Bestimmung des AV-Intervalls bei Zweikammerschrittmachern. Herzschr. Elektrophys 2000; 11: 244–253.
8. Levine PA: Clinical manifestations of lead insulation defects. J Electrophysiol 1987; 1: 44.
9. Phlippin F, O'Hara GE, Gilbert M: Lead impedance measured bipolar vs unipolar: A method to identify lead insulation failure (Abstract). PACE 1995; 18: 817.
10. Pickell D, Siegler K, Brewer L, et al: Suspect polyurethane insulated bipolar pacing leads: Clinical management (Abstract). PACE 1995; 18: 866.
11. Saksena S, Prakash A, Hill M, et al.: Prevention of recurrent atrial fibrillation with chronic dual-site right atrial pacing. J Amer Coll Cardiol 1996; 28: 687–694.
12. Winoker P, Falkenberg E, Gerad G: Lead resistance telemetry: Insulation failure prognosticator. PACE 1985; 8: A85.

AV-Zeit-Progammierung

T. Deneke, G. Fröhlig

Das Wichtigste in Kürze

Zweikammer-Schrittmacher sind geeignet, die physiologische AV-Sequenz des Herzens (wieder-)herzustellen. Kriterium ist dabei die exakte Abstimmung der atrialen und ventrikulären Mechanik auf der Links-Seite. Weil die „elektronische Leitung" über den Schrittmacher jedoch rechtskardial etabliert wird, sind für die linksseitige Optimierung neben der Sondenposition die interatrialen und -ventrikulären Leitungsbedingungen zu berücksichtigen. Da v.a. die Erregungsleitung vom rechten zum linken Vorhof von Patient zu Patient beträchtlich variiert, lässt sich das AV-Optimum nicht durch empirische Mittelwerte, sondern nur individuell annähern.

Aus der Methodenvielfalt, die dazu angeboten wird, haben sich in der Praxis drei Verfahren bewährt.

1. Der **Mitralklappen-Doppler** hat den Vorteil, die Hämodynamik der linksventrikulären Diastole direkt zu erfassen und den mechanischen Effekt von AV-Zeit-Korrekturen unmittelbar kontrollieren zu können. Er wird auch in der Resynchronisationstherapie eingesetzt, obwohl er dort nicht immer korrekte Ergebnisse liefert.

2. Das **Ösophagus-Elektrogramm (EGM)** misst die Leitungsverzögerung zwischen rechtem und linkem Vorhof (LA) und erlaubt, den Ventrikelstimulus in passendem Abstand zur LA-EGM-Deflektion zu positionieren. Die für diesen Abstand gebräuchliche Konstante approximiert die mechanische Ereignisabfolge innerhalb des Herzens lediglich und kann bei außergewöhnlicher Verspätung der linksventrikulären Erregung (etwa bei dilatativer Kardiomyopathie) in die Irre führen.

3. Auch aus dem **Oberflächen-EKG** lässt sich das optimale AV-Intervall annähern; das Verfahren ist rein empirisch und arbeitet ohne mechanische Information, scheint in der Praxis einfach und ausreichend, ist für die biventrikuläre Stimulation jedoch nicht evaluiert.

➤ Für die Zeitschaltung eines Zweikammer-Schrittmachers sind Wahrnehmungs- und Stimulationsereignisse gleichwertig.
➤ Während die Stimulation den Erregungsablauf im Herzen zeitlich definiert startet (Abb.**40a**), findet die Wahrnehmung erst dann statt, wenn die Depolarisationsfront spontan ablaufender P- und R-Wellen die Detektionselektrode erreicht hat (Abb.6.**40b**). Stimulations- und Wahrnehmungsereignisse definieren somit nicht die gleichen Zeitpunkte innerhalb des (elektrischen und mechanischen) Herzzyklus.
➤ Sowohl die Latenz vom Beginn spontaner Erregungen bis zu ihrer Wahrnehmung durch den Schrittmacher als auch das Erregungsmuster innerhalb und zwischen den einzelnen Herzkammern nach Stimulation wird durch die Position der Sonde in Vorhof und Ventrikel bestimmt. Weiteren Einfluss haben Größe der Herzkammern, Textur und funktionelle Eigenschaften des Myokards.
➤ Nach Stimulation der rechtsatrialen freien Wand variiert die Ankunft der Erregung im linken Vorhof zwischen 70 und 135 ms (46) oder gar 380 ms (48); nach septaler Stimulation kann sich die Abfolge umkehren (24).
➤ Die Latenz zwischen rechtsventrikulärem Stimulus und linksventrikulärer Erregung liegt normalerweise bei 70–80 ms, kann bis zur Ankunft in posterolateralen Abschnitten schwer dilatierter linker Ventrikel aber auch 180–200 ms betragen.

Solange eine intrinsische AV-Leitung besteht, bestimmt sie die elektrische und mechanische Abfolge von Vorhof- und Kammeraktion. Erst wenn mit zunehmender Blockierung des AV-Knotens die ventrikuläre Depolarisation stimulationsabhängig erfolgt, kann die AV-Sequenz durch Änderung des technischen AV-Intervalls manipuliert werden. Wegen der rechtsseitigen Sondenlage wirkt dies direkt auf das rechte Herz. Da die kardiale Arbeitsleistung jedoch von der linken Seite dominiert wird, ist Ziel jeder AV-Zeit-Optimierung die bestmögliche Einstellung der linkskardialen Sequenz.

Dies mag im Einzelfall zu höchst unphysiologischen Konsequenzen auf der rechten Seite führen, wie dies z.B. bei Patienten mit Linksherzinsuffizienz und sehr breiten (stimulierten) QRS-Komplexen beobachtet wird. Meist jedoch variiert das interventrikuläre elektrische Delay zwischen den Patienten nur wenig, so dass die (linksseitige) AV-Optimierung fast ausschließlich durch das interatriale Delay bestimmt wird.

Die „elektronische AV-Überleitung"

Der Abschnitt zur Hämodynamik enthält bereits Grundlegendes zur physiologischen Abfolge von Vorhof- und Kammeraktion. Gegenüber dem natürlichen Zustand etabliert die übliche Konfiguration eines Zweikammer-Schrittmachers eine neue (oft zweite) elektrische AV-Verbindung, die durch Programmierung und spezielle Algorithmen des Aggregats manipuliert werden kann. Bei fehlerhafter Einstellung unterliegt diese AV-Verbindung dem Risiko, auf Vorhof- und Kammerebene sowie im AV-sequenziellen Zusammenspiel empfindliche Störungen zu erzeugen. Zur Erinnerung sei angemerkt (Abb.6.**40**):

AV-Delay und diastolische Herzfunktion

Bei blockierter atrioventrikulärer Überleitung beendet der Schrittmacher das AV-Delay mit dem Ventrikelstimulus und initiiert so die nächste Systole, die nach einem (interindividuell variablen, intraindividuell aber fixen) Intervall für die elektromechanische Kopplung startet. Innerhalb der ablaufenden Diastole wird der Zeitpunkt der Vorhofkontraktion durch das technische AV-Delay bestimmt.

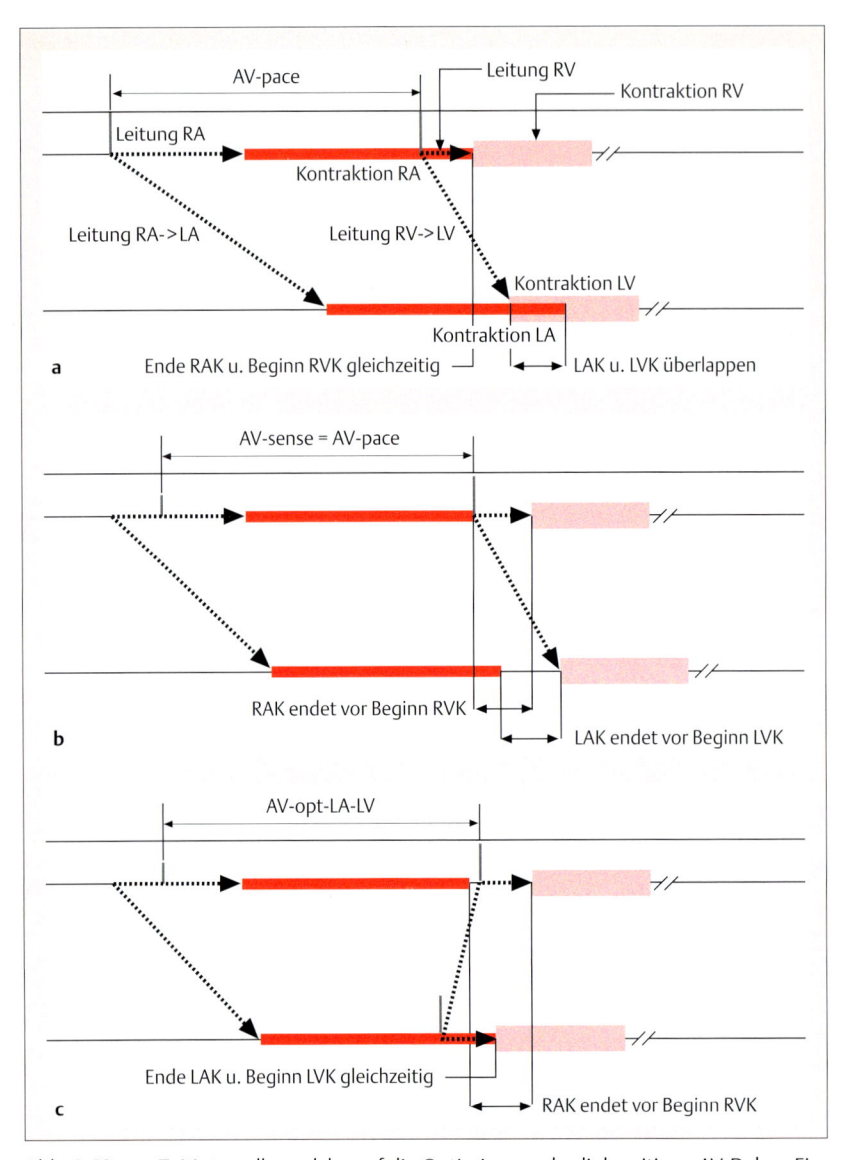

Abb. 6.40a–c Zeitintervalle, welche auf die Optimierung des linksseitigen AV-Delays Einfluss haben.
a AV-sequenzielle Stimulation mit Koinzidenz zwischen dem Ende der rechtsatrialen und Beginn der rechtsventrikulären Kontraktion; linksseitig führt dies zur Vorhofpfropfung, weil die Kontraktion der linken Kammer beginnt, bevor der Vorhofbeitrag zur linksventrikulären Füllung beendet ist; Hauptgrund dafür ist die große Differenz zwischen interatrialer und -ventrikulärer Leitungszeit; das programmierte AV-Intervall ist zu kurz.
b Wechsel von AV-sequenzieller zur vorhofgesteuerten Ventrikelstimulation; das technische AV-Delay ist gegenüber **a** unverändert; abhängig von der Sondenposition detektiert der Schrittmacher die Vorhofdepolarisation erst längere Zeit nach ihrem Beginn und startet dann – gegenüber **a** verspätet – das AV-Intervall; entsprechend verzögert wird die Kammer stimuliert, so dass das Ende der Vorhofkontraktion innerhalb der Diastole vorverlegt wird und vor Beginn der Kammeraktion endet; unabhängig von diesem Effekt ermöglichen andere Leitungswege der natürlichen Vorhoferregung eine kürzere interatriale Leitungszeit; im Ergebnis laufen Depolarisation und Kontraktion auch des linken Vorhofs früher ab als in **a**, so dass sie wie auf der rechten Seite vorzeitig enden; die programmierte AV-Zeit ist zu lang.
c Biventrikuläre Stimulation mit Präexzitation des linken gegenüber dem rechten Ventrikel; das AV-Intervall ist auf die linksseitige Mechanik optimiert; das vorzeitige Ende der rechtsseitigen Vorhofkontraktion kann technisch nicht korrigiert werden. RA: rechter Vorhof; LA: linker Vorhof; RV: rechter Ventrikel; LV: linker Ventrikel; RAK, LAK, RVK, LVK: Kontraktionsbeginn des benannten Herzabschnitts; AV-pace/-sense: AV-Intervall nach atrialer Stimulation/Wahrnehmung; AV-opt-LA-LV: linksseitig exakt abgestimmte AV-Zeit.

Im Doppler-Echo der Mitralklappe hat eine **Verlängerung des AV-Delays** folgende Konsequenzen (Abb. 6.41 linker Abschnitt):

- Die A-Welle wird „nach links" in Richtung E-Welle verschoben; abhängig von der Herzfrequenz (und damit der Diastolendauer) überlagern sich beide mehr oder weniger vollständig.
- Wie die A-Welle selbst wird ihr Ende innerhalb der Diastole vorverlegt. Wenn der Vorhof erschlafft und sein Druck unter den Ventrikeldruck absinkt, schließt die Mitralklappe mehr oder minder vollständig. Damit markiert der Mitralklappenschluss nicht notwendigerweise den Start der isovolumetrischen Ventrikelkontraktion, sondern einen Druckangleich zwischen Vorhof und Kammer, der auch vor der eigentlichen Systole stattfinden kann (vorzeitiger Mitralklappenschluss).
- Da mit dem (vorzeitigen) Mitralklappenschluss die Ventrikelfüllung endet, bedeutet die Verlängerung der technischen AV-Zeit in der Regel eine Verkürzung der Füllzeit. Dies geht oft zu Lasten der langsamen diastolischen Füllung während der „Diastase", kann bei Überlagerung von E- und A-Welle den Vorhof aber auch in die noch nicht abgeschlossene frühdiastolische Relaxationsphase kontrahieren lassen.
- Der vorzeitige Mitralklappenschluss, der bei sehr langer AV-Zeit sogar vor Beginn des QRS-Komplexes einfallen kann, bedeutet zudem, dass nach Relaxation des Vorhofs eine Druckumkehr zwischen linksventrikulärem Füllungsdruck und atrialem Druckniveau stattfindet und dass damit der „atrial kick" (6) vor Start der isovolumetrischen Kontraktion „verpufft".
- Die ventrikuloatriale Druckumkehr erzeugt einen Blutrückfluss durch die Mitralklappe, der in der späten Diastole, also „präsystolisch" stattfindet und als „diastolische Mitralinsuffizienz" bezeichnet wird (* in Abb. 6.41, links). Das gleiche Phänomen ist häufig bei Patienten mit fortgeschrittener Linksherzerkrankung zu beobachten, die im EKG einen AV-Block I. Grades mit Linksschenkelblock, mechanisch in der Folge ein verlängertes AV-Intervall aufweisen und deshalb von einer AV-Korrektur (z.B. durch vorhofgesteuerte biventrikuläre Stimulation) profitieren (7, 34).

Umgekehrt folgt aus der **Verkürzung des AV-Delays**, dass

- die A-Welle und der Mitralklappenschluss „nach rechts" verschoben werden,
- die Füllzeit damit zunimmt,
- die A-Welle jedoch auch so spät einfallen kann, dass sie durch die folgende Systole unterbrochen und die aktive Ventrikelfüllung beeinträchtigt werden kann (Abb. 6.41 Mitte).

Insgesamt stellt die Abb. 6.41 im linken Abschnitt ein „zu langes AV-Delay" (350 ms) dar: E- und A-Welle überlagern einander, das Ende der Vorhofkontraktion und der Mitralklappenschluss liegen eindeutig vor jeder Ventrikelerregung (s. Ventrikelstimulus mit nachfolgender Depolarisation); nach Ende der Vorhofkontraktion ermöglicht die Druckumkehr zwischen Vorhof und Kammer eine diastolische Mitralinsuffizienz.

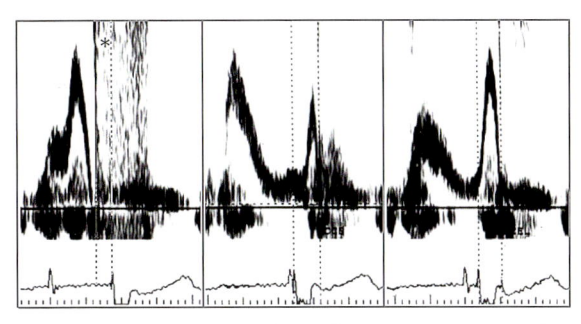

Abb. 6.41 Mitral-Doppler-Echokardiogramm einer 55-jährigen Patientin mit Zweikammer-Schrittmacher zur Behandlung eines AV-Blocks III. Grades nach Septumablation (TASH) bei HOCM. AV-sequenzielle Stimulation. Einzelheiten im Text.

Der mittlere Abschnitt zeigt ein „zu kurzes AV-Delay" (25 ms): Die A-Welle ist kleiner als in den beiden anderen Registrierungen und abgeschnitten, was auf die Unterbrechung der Vorhof- durch die Ventrikelkontraktion zurückzuführen ist; atrialer und ventrikulärer Stimulationsartefakt sind kaum voneinander zu unterscheiden.

Im rechten Teil sieht man ein „optimiertes AV-Delay" (80 ms): der Mitralklappenschluss ist (fast) zur äußersten Position nach rechts verschoben, bevor die Kammerkontraktion startet und ohne dass die Vorhofaktion vorzeitig unterbrochen ist. Dass der E/A-Quotient kleiner als 1 ist, erklärt sich mit der linksventrikulären Pathologie; durch Verkürzung der AV-Zeit das E/A-Verhältnis „normalisieren" zu wollen, würde den Vorhofbeitrag zur Ventrikelfüllung empfindlich mindern. Die gestrichelten Linien markieren jeweils das SA→MS-Intervall, das im linken Drittel negativ ist (Abb. 6.42).

> Offensichtlich ist das optimale AV-Delay dadurch gekennzeichnet, dass es für eine möglichst lange ventrikuläre Füllzeit mit vollem Vorhofbeitrag sorgt (Abb. 6.41c).

AV-Delay und Ventrikelsystole

Die intuitive Vorstellung, dass optimale Füllung auch die beste Auswurfleistung des Herzens nach sich zieht, ist nicht gut belegt. So korreliert das AV-Delay, das nach Optimierung des Mitraleinflusses resultiert, nur mäßig mit der AV-Zeit, welche das höchste Schlagvolumen bewirkt (23, 37). Ähnliches gilt für den Vergleich zwischen Mitral-Doppler und „Peak endocardial acceleration", einem Parameter, der sich konkordant zur linksventrikulären Druckanstiegsgeschwindigkeit (dP/dtmax) verhält (Methoden der AV-Zeit-Optimierung). Allerdings ist für die intraindividuell nicht unerhebliche Streuung der „AV-Zeit-Optima" auch die Unzulänglichkeit der eingesetzten Methoden anzuschulden (23).

Invasive Messungen finden Veränderungen des Herzminutenvolumens mit der AV-Zeit Programmierung (mit z.T. schmalem optimalen Bereich) (49), wobei die Datenlage v.a. bei Patienten mit normaler linksventrikulärer Funktion widersprüchlich ist (36, 40, 44). Auch durch Bestimmung der linksventrikulären Ejektionsfraktion mittels Radionuklidventrikulographie gelingt es, eine optimale AV-Zeit unter DVI-Stimulation zu ermitteln (8, 28). Obwohl die dopplersonographische Messung des aortalen Flussgeschwindigkeits-Integrals eine hohe inter- und intraindividuelle Variabilität, zudem eine kritische Untersucherabhängigkeit bei der Abschätzung der linsventrikulären Auswurfleistung zeigt (21, 46), erlaubt sie prinzipiell die Bestimmung eines AV-Zeit-Optimums.

> Andererseits gelingt es mittels echokardiographischer, dopplersonographischer und spiroergometrischer Verfahren nicht immer, über breite AV-Zeit-Bereiche irgendeine Änderung der ventrikulären Pumpfunktion oder körperlichen Leistungsfähigkeit zu entdecken (16, 36). Wenn doch eine klare Verbesserung der Ejektionsfraktion nach AV-Zeit-Optimierung gefunden wird, dann setzt sie sich für die Patienten nicht in höhere Lebensqualität (13) um.

Wer profitiert von der Optimierung der AV-Sequenz?

Auch wenn der hämodynamische und klinische Nutzen der AV-Optimierung nicht einheitlich bewertet wird, mag sie in einzelnen Konstellationen doch wichtig sein. Klinisch-hämodynamische Konstellationen, welche besonders nach einer AV-Zeit-Optimierung verlangen, sind:

- verlängerte PR-Zeit mit vorzeitigem Mitralklappenschluss und aktiver Vorhofkontraktion bei monophasisch erscheinendem Mitral-Dopplerflussprofil,
- eingeschränkte systolische LV-Funktion und AV-Block I. Grades,
- Verkürzung der diastolischen Füllzeit (<200 ms?; 40% der Zykluslänge?),
- diastolische Mitralinsuffizienz,
- linksventrikuläre Relaxationsstörung und
- biventrikuläre Stimulation mit aktiver Vorhofkontraktion.

Dies gilt v.a. für Krankheitsbilder mit **Relaxationsstörung**, deren frühdiastolischer Einstrom verzögert einsetzt und weniger schnell als normal abläuft. Die oft kleinen, hypertrophierten Ventrikel brauchen für die endgradige Füllung einen zeitlich exakt positionierten „atrial kick". Fällt die Vorhofkontraktion dagegen vorzeitig ein, so pfropft sie sich auf die noch andauernde Relaxationsphase auf und bleibt weitgehend ineffektiv. Bei vorwiegend restriktivem Funktionsmuster wird der Vorhofbeitrag vernachlässigbar klein, so dass von der exakt programmierten AV-Zeit kein nennenswerter Beitrag zur Ventrikelfüllung erwartet werden kann. Studien, welche die theoretischen Erwägungen bestätigen könnten, fehlen.

AV-Delay bei systolischer Funktionsminderung des linken Ventrikels

Versuche, die Herzinsuffizienz bei dilatativer Kardiomyopathie durch Zweikammer-Schrittmacher mit kurzer AV-Zeit zu behandeln (17), zielen auf eine Verbesserung der diastolischen Füllung. Angestrebt wird die Normalisierung verkürzter Füllzeiten, wie sie bei erhöhter Herzfrequenz und verlängerter atrio- und intraventrikulärer Erregungsleitung vorkommen (50, 51, 52). Mit optimierter AV-Sequenz wird zudem die präsystolische Mitralinsuffizienz korrigiert (Die „elektronische AV-Überleitung"; [34]). Tatsächlich ist die Schlüssigkeit dieses Konzepts für solche Patienten belegt, bei denen links- (oder rechts-)kardiale Füllzeiten von weniger als 200 ms gemessen wurden (7).

Dass die initialen Erfolge nicht reproduziert werden konnten (15, 30), liegt v.a. daran, dass die pathophysiologisch wesentliche Einschlussbedingung (kurze Füllzeit) nicht immer beachtet wurde. Mit wachsender Erkenntnis über die deletären Wirkungen der rechtsventrikulären Stimulation ist der Ansatz inzwischen verlassen.

An seiner Stelle vermeidet die biventrikuläre Technik die desynchronisierenden Effekte eines rechtsseitigen Schrittmachers (Schrittmacher-Hämodynamik) und versucht stattdessen, die Kammerfunktion inter- und intraventrikulär zu „resynchronisieren". Da die Ventrikel dazu zwingend stimuliert werden müssen, gelten für das geeignete AV-Timing die gleichen Regeln, wie sie im Abschnitt Die „elektronische AV-Überleitung" dargelegt sind. Der hämodynamische und klinische Effekt, der mit der Resynchronisationstherapie erzielt werden kann (5), hängt denn auch unmittelbar von einer optimalen AV-Zeit ab (1, 2).

Frequenzabhängigkeit der AV-Zeit

Unter Frequenzanstieg, etwa bei Belastung, verkürzt sich sympathikusabhängig die AV-Überleitung. Klinische Daten beschreiben mal eine S-förmige (3), mal eine lineare Beziehung zwischen Frequenz und AV-Zeit (9, 31). Grob überschlagen beträgt die Verkürzung der PQ-Zeit im Oberflächen-EKG 5ms bei einem Frequenzanstieg um etwa 10 min^{-1}. Zweikammer-Schrittmacher versuchen das physiologische Leitungsverhalten zu imitieren, indem sie frequenzabhängig das technische AV-Delay verkürzen. Abhängig von den gewählten Parametern führt dieses Verhalten oft zu einer Überkorrektur des AV-Intervalls. Genaueres findet sich unter der Beschreibung der einschlägigen Algorithmen.

Methoden der AV-Zeit-Optimierung

Invasive Methoden zur Bestimmung der bestmöglichen AV-Sequenz sind außerhalb wissenschaftlicher Studien ungebräuchlich. In der klinischen Praxis orientiert sich das Vorgehen an der Verfügbarkeit bestimmter Methoden, am geforderten Aufwand, an der individuellen Erfahrung und auch an der gewünschten Präzision, mit der das AV-Optimum bestimmt werden soll. Weil Zielgröße eine optimale Hämodynamik ist, sind grundsätzlich Verfahren vorzuziehen, welche auf mechanische Parameter der Ventrikelfunktion zurückgreifen.

Zu unterscheiden sind dabei

➤ diastolische und
➤ systolische Optimierung.

Erstere erfasst die Auswirkung der AV-Zeit-Variation direkt auf die Füllung, letztere liest die beste Einstellung an der Auswurfleistung des Herzens ab. Elektrische Parameter aus Oberflächen-EKG, atrialen Elektrogrammen oder Schrittmachermarkern reflektieren nicht unmittelbar die Hämodynamik und erlauben deshalb stets nur eine Approximation.

Transmitrale Doppler-Echokardiographie

Abb. 6.41 zeigt den Mitraleinstrom bei zwei verfügbaren Extremen der AV-Zeit-Programmierung. Mit einem AV-Intervall von 350 ms ist die linksventrikuläre Füllzeit so stark verkürzt, dass der Mitralklappenschluss vorzeitig eintritt; ein Intervall von 25 ms ist offenbar zu kurz, um die Vorhofkontraktion ungestört ablaufen zu lassen. Die optimale Einstellung ist zwischen diesen Grenzwerten zu suchen (Abb. 6.41 Mitte).

Wird als zeitlicher Bezugspunkt für den Mitralklappenschluss (MS) der ventrikuläre Stimulationsartefakt (SA) gewählt, so ist der Wert für das Intervall SA→MS zuerst negativ (Abb. 6.41 links) und nimmt mit Verkürzung des technischen AV-Intervalls positive Werte an (Abb. 6.41 Mitte). Die Abhängigkeit zwischen SA→MS und AV-Zeit über den gesamten programmierbaren Wertebereich ist in Abb. 6.42 dargestellt. Es ist klar erkennbar, dass unterhalb von 50–80 ms eine Verkürzung der AV-Zeit keine Verlängerung des SA→MS-Intervalls (und damit auch keine Zunahme der Diastolendauer) mehr bewirkt.

Weitere Kürzung des AV-Intervalls kann deshalb nur noch zu Lasten des Vorhofbeitrags gehen, wobei der Mitralklappenschluss den Zeitpunkt markiert, an dem der Druck in der Kammer den Vorhofdruck überschreitet und die atriale Kontraktion abrupt unterbrochen wird.

> Der Knickpunkt der Kurve, an dem die stetige Verlängerung des SA→MS-Intervalls in die Horizontale übergeht, bezeichnet die AV-Zeit, welche die maximale SA→MS-Dauer (und damit die längste Diastolendauer) ohne Unterbrechung der aktiven Vorhofkontraktion ergibt.

Statt repetitiv die AV-Zeit zu variieren, um diesen Punkt zu finden, kann man das Verfahren durch einfache Überlegung abkürzen: der Endpunkt der A-Welle bei langer AV-Zeit (350 ms) muss um einen Betrag nach rechts verschoben werden, der sich aus den SA→MS-Intervallen bei kurzem AV-Delay (für AV = 25 ms: SA→MS = 130 ms) und langer AV-Zeit-Einstellung (für AV = 350 ms: SA→MS = −130 ms) zusammensetzt. Rechnerisch entspricht dieser Betrag der Differenz aus den beiden SA→MS-Werten; wegen des negativen Vorzeichens des SA→MS-Intervalls bei langer AV-Zeit beträgt der Korrekturwert im aktuellen Beispiel (130 − [−120]) = 250 ms. Um den Endpunkt der A-Welle exakt platzieren zu können, muss die lange AV-Zeit um diesen Korrekturwert verkürzt werden; das AV-Optimum beträgt also (350−250) = 100 ms.

Abb. 6.42 lässt unmittelbar erkennen, dass mit dem errechneten Wert das tatsächliche Optimum noch nicht

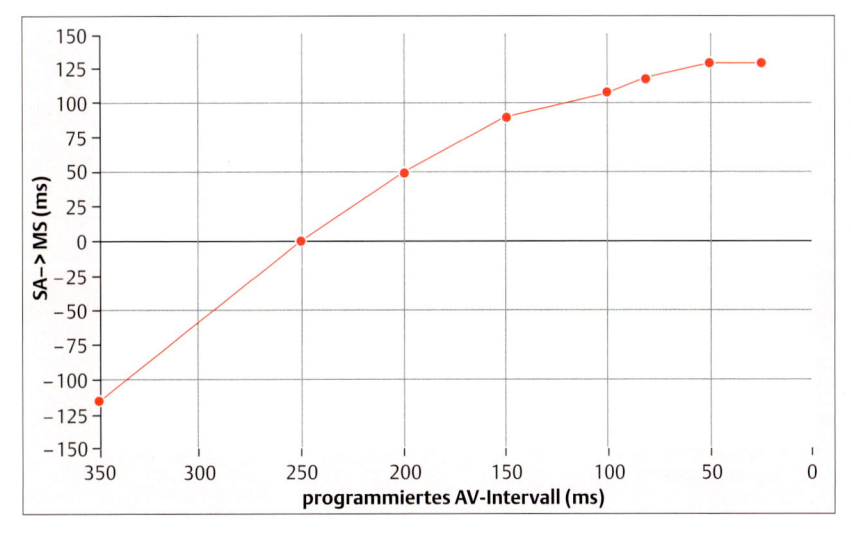

Abb. 6.42 Iterative AV-Zeit-Verkürzung von 350 auf 25 ms mit Messung des SA→MS-Abstandes; der Übergang der Kurve in die Horizontale markiert den Punkt, an dem die Verkürzung des AV-Delays keine Verlängerung des SA→MS-Intervalls (damit auch keine der Diastolendauer) bewirkt, sondern die Vorhofkontraktion beschneidet; das AV-Optimum liegt damit zwischen 50 und 80 ms.

ganz erreicht ist. Grund dafür ist, dass die Kurve vom Idealverlauf abweicht, bei dem SA→MS sich um den gleichen Absolutwert wie die AV-Zeit ändern sollte. Die Ist-Soll-Differenz ist weitgehend durch Mess-Ungenauigkeiten erklärt; der „Absolutfehler" zwischen rechnerischem und tatsächlichem AV-Optimum beträgt gerade einmal 20 ms.

> Im Zweifel sollte das etwas „zu lange" AV-Intervall akzeptiert werden, weil damit der Verlust an Füllungszeit vernachlässigbar klein ist, die Vorhofkontraktion jedoch gänzlich erhalten bleibt.

Abb. 6.43 fasst das Verfahren der dopplersonographischen AV-Zeit-Optimierung über den Mitraleinstrom schematisch zusammen. Danach errechnet sich das optimale AV-Delay mit:

AV-Delay $_{opt}$ = AV-Zeit $_{lang}$ – (a – b)   Gleichung (1)

In Grafik und Formel entspricht „a" dem SA→MS-Wert bei möglichst kurzer AV-Zeit, „b" ist das entsprechende Messergebnis bei langem AV-Intervall. „Kurz" meint dabei ein AV-Delay, das die A-Welle sichtbar reduziert oder ganz „abschneidet" (am besten stellt man das kürzest-verfügbare AV-Delay ein). „Lang" ist die AV-Zeit dann, wenn der Mitralklappenschluss sichtbar nach links verschoben ist (es bieten sich Werte um 200–250 ms an). Das Verfahren muss getrennt für die vorhofgesteuerte (AS-VP) und AV-sequenzielle Stimulation (AP-VP) erfolgen (Abb. 6.40 und Abb. 6.44).

Die Methode kennt einige **Einschränkungen und Irrtumsmöglichkeiten**:

➤ Sie ist auf den Fall höhergradiger AV-Blockierung beschränkt, bei dem auch lange AV-Zeiten keine Fusionsschläge im Ventrikel erzeugen und so die elektromechanische Verzögerung zwischen Kammerstimulus und -kontraktion stets gleich bleibt. Im Fall des erstgradigen AV-Blocks muss sichergestellt sein, dass die Ventrikeldepolarisation „full ventricular capture" entspricht, dass also die Verkürzung der AV-Zeit die QRS-Morphologie und -Breite nicht beeinflusst.
➤ Wegen dieser Beschränkung kann sie nicht bei der Entscheidungsfindung helfen, ob intrinsische AV-Leitung oder optimales AV-Delay bei vorhofabhängiger Ventrikelstimulation die bessere Hämodynamik erzeugt.
➤ Falls im Mitral-Doppler zwei Klappenschluss-Artefakte zu beobachten sind, von denen der erste durch vorzeitigen Druckangleich zwischen Vorhof und Kammer und der zweite durch die isovolumetrische Ventrikelkontraktion verursacht ist, so gilt das SA→MS-Intervall bis zur ersten Mitralschlussbewegung.
➤ Mit dem „kurz" programmierten AV-Intervall sollte SA→MS (**a** in Abb. 6.43) sein Maximum erreichen

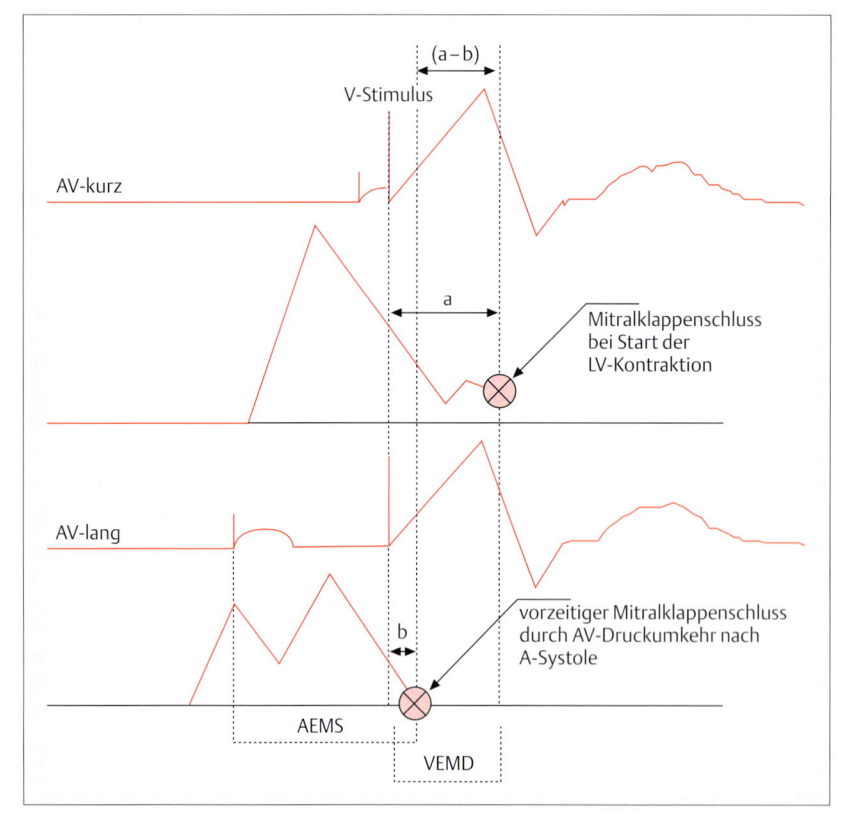

Abb. 6.43 Schema zur AV-Zeit-Optimierung nach Ritter (Gleichung (1)). Oben: Mit Programmierung eines möglichst kurzen AV-Intervalls (AV-kurz) wird der Mitralklappenschluss maximal nach rechts verschoben und die Vorhofkontraktion „abgeschnitten". Unten: Die Verlängerung des AV-Delays (AV-lang) verschiebt den Mitralklappenschluss nach links und verkürzt die Diastolendauer; die Vorhofkontraktion ist voll erhalten. Um den Fußpunkt der Dopplerkurve nach Abschluss der A-Welle (unten) mit dem Ende der maximalen Diastolendauer (oben) zusammenzuführen, muss das lange AV-Delay um den Betrag (a–b) reduziert werden.
a Abstand zwischen ventrikulärem Stimulationsartefakt (SA→MS) und Mitralschluss bei kurz programmierter AV-Zeit; **b** SA→MS bei lang eingestelltem AV-Intervall; AEMS: atriale elektromechanische Systole; VEMD: linksventrikuläres elektromechanisches Delay. AEMS und VEMD sind Parameter der modifizierten Mitral-Doppler-Technik (Gleichung (2)); modifiziert nach (23).

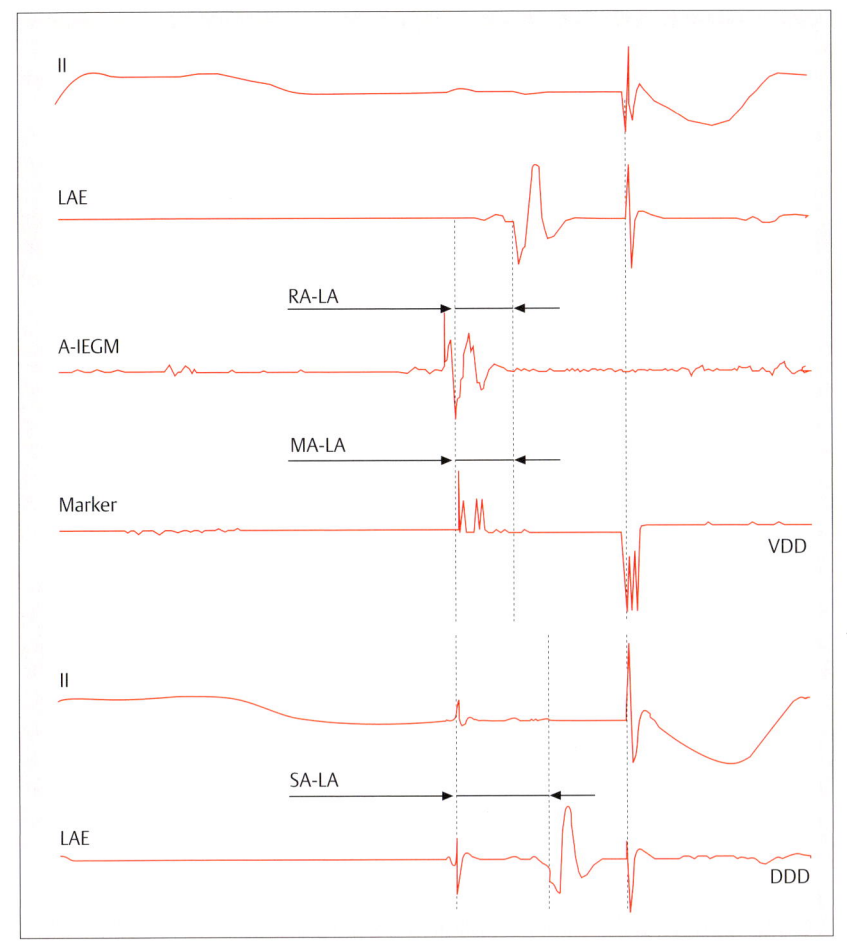

Abb. 6.44 AV-Zeit-Optimierung mittels Ösophagus-EKG. Oben: vorhofgesteuerte Ventrikelstimulation (VDD). Unten: AV-sequenzielle Stimulation (DDD). II: Oberflächen-EKG-Ableitung II; LAE: linksatriales Elektrogramm; A-IEGM: über den Schrittmacher abgeleitetes rechtsatriales Elektrogramm; Marker: Zeitmarker des Schrittmachers bei rechtsatrialer Wahrnehmung. Bestimmung des AV-Optimums: s. Text; modifiziert nach (47).

(Abb. 6.42). Wird diese Bedingung nicht eingehalten, so kann das AV-"Optimum" falsch zu lang bestimmt werden. Das Problem stellt sich, wenn das Schrittmachermodell keine ausreichend kurzen AV-Intervalle bietet oder wenn das AV-Optimum sehr kurz ist, wie dies bei septal positionierter Vorhofsonde fast regelhaft vorkommt. Das Problem tritt seltener bei AV-sequenzieller (AP-VP) als bei vorhofgesteuerter (AS-VP) Stimulation auf, weil relativ zum atrialen Schrittmacher-Timing die stimulierte P-Welle später als die wahrgenommene stattfindet (Abb. 6.40) und weil damit Vorhofkontraktion und nachfolgender Mitralschluss zeitlich nach rechts verschoben werden. Für die vorhofgesteuerte Stimulation kann deshalb in Gleichung (1) der Messwert „a" eingesetzt werden, wie er für den AV-sequenziellen Betrieb bestimmt wurde. Dies ist möglich, weil beliebig „kurze" AV-Zeiten rechts vom Knickpunkt in Abb. 6.42 stets das gleiche SA→MS-Intervall erzeugen und es deshalb „zu kurze" AV-Zeiten für die Methode nicht gibt.

▶ Da das Verfahren von Änderungen des atrioventrikulären Druckgradienten abhängt, setzt sie einen mechanisch aktiven Vorhof voraus. Kurz nach Kardioversion eines Vorhofflimmerns ist es deshalb möglich, dass die AV-Optimierung noch nicht gelingt.

▶ Eine „Plausibilitätskontrolle" des gefundenen AV-Optimums sollte nicht anhand des E/A-Quotienten versucht werden. Das Verhältnis aus früh- und spätdiastolischer Einstromgeschwindigkeit ist das Ergebnis der individuellen Hämodynamik und kann – etwa bei Relaxationsstörung des linken Ventrikels – einen pathologischen E/A-Wert ergeben. Die gewaltsame „Normalisierung" des Mitralprofils beschneidet in Wirklichkeit die Vorhofkontraktion und beraubt den füllungsbehinderten Ventrikel seiner optimalen Vorlast (Abb. 6.41).

Die Methode ist nie wirklich validiert worden. Insbesondere invasive Kontrollmessungen liegen nicht vor. Auch wenn Vergleichsuntersuchungen mit anderen nicht-invasiven Techniken, etwa der Impedanzkardiographie, eine mäßige Korrelation ergeben haben, finden sich viele Ausreißer, die der Methode selbst oder der mangelnden Zuverlässigkeit des Vergleichsverfahrens anzulasten sind (23). Bei der Nutzung multipler echokardiographischer Kriterien zur Bestimmung des optimalen AV-Delays finden sich zwar signifikante Unterschiede zwischen diastolischen (Füllung), systolischen

(Herzauswurfleistung) und kombinierten Parametern (Myocardial Performance Index, MPI) der linksventrikulären Funktion, doch scheinen diese Differenzen im klinischen Ergebnis irrelevant (39).

Unter Nutzung der gleichen Programmierschritte ist die Methode variiert worden (10a, 45). Mit kurzer AV-Zeit wird – wie vorbeschrieben – der Abstand zwischen Ventrikelstimulus und Mitralklappenschluss bei „full ventricular capture" bestimmt. Obwohl in der Originalbeschreibung anders benannt, handelt es sich dabei um das linksventrikuläre elektromechanische Delay (VEMD, Abb. 6.**43**). Mit langer AV-Zeit wird das Intervall zwischen Vorhofereignis und Ende der A-Welle im Mitral-Doppler-Echokardiogramm gemessen, wobei der Mitralschluss jetzt durch den diastolischen Druckangleich zwischen Vorhof und Kammer und nicht durch die Ventrikelkontraktion entsteht.

Dieses Intervall reicht von der rechtsatrialen Depolarisation bis zum Ende der linksatrialen Kontraktion, entspricht also der elektromechanischen Systole der Vorhöfe (AEMS, Abb. 6.**43**). Da die optimale AV-Zeit das Ende der beiden Intervalle zusammenfallen lässt, errechnet sie sich aus:

$$AVD_{opt} = AEMS - VEMD \qquad \text{Gleichung (2)}$$

Problem dieser Variante ist, dass der Beginn von AEMS bei atrialer Stimulation technisch gut definiert ist, bei atrialer Wahrnehmung aber nicht am Oberflächen-EKG des Echogeräts erkannt werden kann, so dass sie als Summe aus aktuell programmierter AV-Zeit bei atrialer Wahrnehmung und dem VS-MS-Intervall bei dieser Programmierung errechnet werden muss (10a).

Linksatriale Elektrographie zur approximativen Bestimmung des optimalen AV-Intervalls

Das Verfahren beruht auf der Grundüberlegung, dass die interindividuelle Variabilität des AV-Zeit-Optimums sehr viel stärker von der interatrialen als von der interventrikulären Leitungsverzögerung abhängt (Die „elektronische AV-Überleitung"). Zur exakten AV-Zeit-Programmierung muss deshalb v.a. das interatriale Delay bekannt sein. Während das rechtsatriale Timing anhand des Vorhofstimulus (oder eines telemetrierten atrialen Ereignis-Markers) unmittelbar festzulegen ist, lässt sich die linksatriale Erregung nicht zweifelsfrei aus dem Oberflächen-EKG und schon gar nicht über den Schrittmacher erkennen.

Abhilfe schafft die Ableitung eines Ösophagus-Elektrogramms, das synchron mit anderen EKG-Ableitungen oder mittels Adapter auch auf dem Programmer-Display eines Schrittmacherherstellers wiedergegeben wird (Abb. 6.**44**; [19]). Die Ösophagussonde wird dazu peroral oder transnasal eingeführt und der Dipol (12 mm Elektrodenlänge, 22 mm Mittenabstand) in Höhe der maximalen Vorhofdeflektion positioniert. Basierend auf großen Untersuchungsreihen, die das AV-Optimum dann fanden, wenn die Kammerstimulation der linksatrialen Deflektion im Ösophagus-EGM um etwa 70 ms folgte, ergibt sich als (elektrische) Approximation des (mechanischen) AV-Optimums die Beziehung:

$$AV\text{-}Delay_{opt} = RA{\rightarrow}LA + 70 \quad \text{für AS-VP} \quad \text{Gleichung (3a)}$$
$$\phantom{AV\text{-}Delay_{opt}} = SA{\rightarrow}LA + 70 \quad \text{für AP-VP} \quad \text{Gleichung (3b)}$$

Das Intervall RA→LA bezeichnet den Abstand zwischen rechts- und linksatrialem EGM, wobei RA durch einen Sense-Marker des Schrittmachers ersetzt werden kann, sofern dieser zeitlich exakt die rechtsatriale Wahrnehmung anzeigt. Entsprechend bedeutet SA→LA das Intervall zwischen rechtsatrialem Stimulus und linksatrialer EGM-Deflektion (Abb. 6.**44**).

Die mit dieser Methode bestimmten RA→LA-Intervalle stimmen mit invasiv ermittelten interatrialen Leitungszeiten überein (4). Bei Validierung der Formel mittels Doppler-Echokardiographie ergeben sich in 89,7% vergleichbare Optima mit beiden Methoden (20).

Der fixe Wert von 70 ms, der als Abstand zwischen linksatrialem EGM und Ventrikelstimulus in die Formel eingesetzt wird, streut in der normalen Population von Schrittmacherträgern nur wenig (Standardabweichung 19 ms). Bei Patienten mit fortgeschrittener Myokarderkrankung kann die Anwendung dieser Konstanten jedoch irreführen, weil das interventrikuläre Delay und intraventrikuläre Verzögerungen der Erregungsleitung den linken Ventrikel später als normal starten lassen und in der Tendenz kürzere AV-Zeiten erfordern.

> Als Approximation ist das Verfahren somit Patienten mit annähernd normaler Hämodynamik vorbehalten.

Approximierung des optimalen AV-Intervalls anhand des Oberflächen-EKGs

Die Methode beruht auf der Beobachtung, dass der Beginn des isovolumetrischen Druckanstiegs im linken Ventrikel, die Kreuzung von Vorhof- und Ventrikeldruck, sowie in der Folge der Mitralklappenschluss zeitlich mit der Spitze der R-Zacke im Oberflächen-EKG zusammenfallen (Abb. 6.**45**; [32]). Dies scheint für native wie stimulierte QRS-Komplexe zuzutreffen (25), wobei sich Verzögerungen der linksventrikulären Erregung nach rechtsventrikulärer Stimulation (50–90 ms) in einer QRS-Verbreiterung und Verspätung der R-Zacke manifestieren (43).

Durch Variation der AV-Zeit gilt es, diesen Punkt ans Ende der linksatrialen **Kontraktion** heranzuführen. Obwohl die Mechanik des linken Vorhofs aus dem Oberflächen-EKG nicht ersichtlich ist, gelingt eine erste Approximation dadurch, dass man das Ende des negativen (linksatrialen) Teils der P-Welle 100 ms vor den Gipfel der R-Zacke platziert. Dieser Wert entspricht dem durchschnittlichen Abstand zwischen P-Wellen-Ende und R-Zacken-Gipfel im Oberflächen-EKG von 100 Normalpersonen ohne Schrittmacher im Alter von 65 Jahren (26).

In der Praxis wird eine lange AV-Zeit programmiert, um bei interatrialen Leitungsstörungen auch den linksatrialen Anteil in den Ableitungen II oder V1 sichtbar zu machen und das Ende der P-Welle vor dem Ventrikelstimulus abgrenzen zu können. In der Ableitung mit der längsten P-Wellen-Dauer wird der Abstand zwischen P-Ende und Gipfel der R-Zacke vermessen (EP→GR). Um die optimale AV-Zeit zu erhalten, wird das aktuell programmierte AV-Intervall mit dem Betrag korrigiert, um den EP→GR von 100 ms abweicht:

$$AVD_{opt} = AVD_{aktuell} - (EP→GR_{aktuell} - 100) \quad \text{Gleichung (4)}$$

Den Messwert für EP→GR in Gleichung (4) einzusetzen, erübrigt sich meist. Anhand der Millimeter-Einteilung des EKGs lässt sich unmittelbar ablesen, um wie viel ms EP→GR „zu lang" ist (d.h. 100 ms übersteigt). Dieser Wert wird vom aktuellen AV-Delay abgezogen (Abb. 6.**46**).

Das Verfahren korreliert mit invasiven Messungen des Herzminutenvolumens (r = 0,825 für AS-VP, r = 0,982 für AP-VP). Bei einer interindividuellen Streuung des AVD_{opt} zwischen 80 und 225 ms und nur einem Ausreißer in 17 Parallelbestimmungen erscheint es für die Praxis geeignet (26).

Einzuschränken ist, dass

➤ die Methode eine empirische Approximation darstellt und die hämodynamischen Bedingungen nicht direkt erfasst,
➤ EP→GR altersabhängig variiert und der Wert von 100 ms nur für ältere Patienten typisch ist (für jüngere liegt er bei etwa 90 ms),
➤ die Methode bisher nicht an Patienten mit ausgeprägter Herzinsuffizienz und Resynchronisation validiert ist.

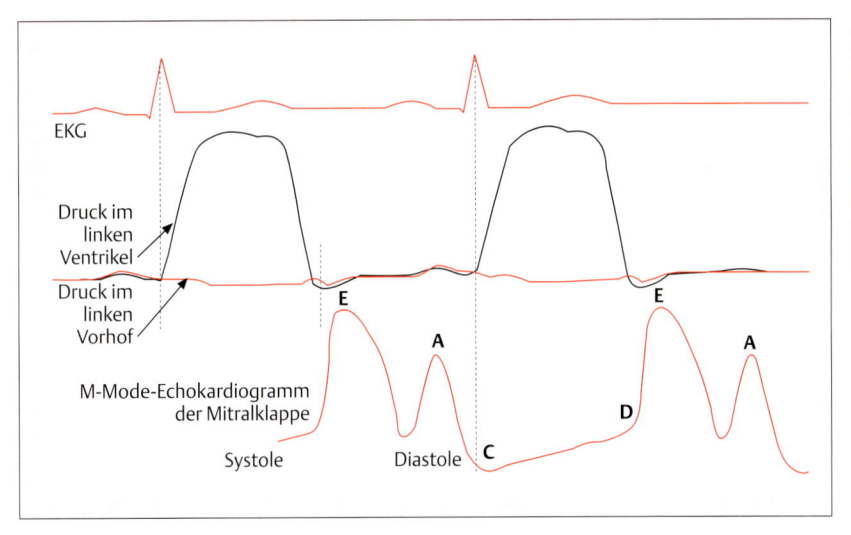

Abb. 6.**45** Zeitliche Korrelation zwischen Oberflächen-EKG, Druck im linken Vorhof und Ventrikel sowie M-Mode-Echokardiogramm der Mitralklappe. Der Mitralklappenschluss als Ergebnis der isovolumetrischen Kontraktion der linken Kammer fällt zeitlich mit der R-Zacke im EKG zusammen; modifiziert nach (26).

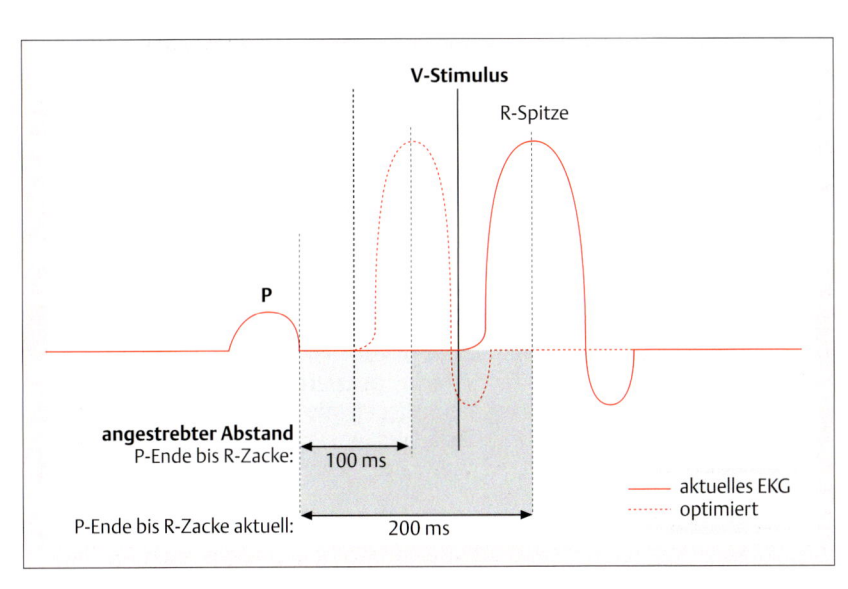

Abb. 6.**46** Prinzip der AV-Zeit-Optimierung mittels Oberflächen-EKG. Wahl einer langen AV-Zeit lässt zweifelsfrei das Ende der P-Welle vor dem ventrikulären Stimulus erkennen; dabei beträgt das Intervall zwischen P-Ende (EP) und R-Zacken-Gipfel (GR) 200 ms („aktuelles EKG"); die gestrichelte Spike-QRS-Kombination zeigt, wie das EP→GR-Intervall auf den optimalen Wert von 100 ms verkürzt ist; das optimale AV-Intervall errechnet sich aus Gleichung (4); s. Text.

Peak Endocardial Acceleration (PEA)

Die Methode steht nur für Patienten zur Verfügung, die Träger eines Sorin-Schrittmachers mit BEST (Biomechanical Endocardial Sorin Transducer)-Sonde sind. Die Sonde mit proprietären Spezialanschlüssen verfügt direkt hinter der Spitzenelektrode über ein „Akzelerometer", das mit Trägheits-"Backing" und Elektronik ausgerüstet ist.

Die Messeinheit nimmt die Translationsbeschleunigung des gesamten Herzens auf und generiert ein Signal, das eng mit der linsventrikulären Druckanstiegsgeschwindigkeit (dP/dt) korreliert. Ursprünglich als vom Sympathikus abhängige Steuergröße zur frequenzadaptiven Stimulation gedacht, zeigt das Maximum des Signals (PEA-1) eine – zunächst unerwünschte – Variation mit dem AV-Intervall des Schrittmachers. Das Phänomen hat Ähnlichkeit mit dem Verhalten des ersten Herztons und erklärt sich dadurch, dass Kontraktionen des linken Ventrikels gegen eine noch laufende Vorhofsystole Erschütterungen des Mitralapparats und ein hohes PEA (einen lauten ersten Herzton) erzeugen.

Verlängerung des AV-Intervalls mindert den Effekt, bis er sich bei vorzeitigem Mitralschluss gegen ein Minimum ausnivelliert. Das kürzeste AV-Delay, bei dem PEA-1 dieses Minimum erreicht, sollte den zeitlich korrekt positionierten Mitralklappenschluss anzeigen (Abb. 6.**47**).

Der Vergleich zwischen Mitral-Doppler- und PEA-Technik zeigt eine signifikante Korrelation beider Methoden (r = 0,78), teils vergleichbare (29), teils systematisch längere AV-Optima aus PEA-Annäherung (41). Grundsätzlich eignet der Parameter sich auch für einen Algorithmus, mit dem der Schrittmacher selbstständig das AV-Optimum einstellt. Erste Tests einer sigmoidalen Regression zur Annäherung des AV-Optimums sind viel versprechend (12). Wegen der beschriebenen Korrelation zwischen PEA und linsventrikulärem dP/dt gibt es auch Bestrebungen, die Technik zur kombinierten Optimierung von AV- und VV-Intervallen in der Resynchronisationsbehandlung zu etablieren.

Impedanzkardiographie

Eine Methode, die nicht den diastolischen Einstrom, sondern die Herzauswurfleistung als Kriterium optimaler AV-Zeit-Einstellung nutzt, ist die Impedanzkardiographie. Ohne dass Grundlagen der Methode und empirische Herleitung genauer dargestellt werden sollen, handelt es sich um eine nicht-invasive Annäherung des Schlagvolumens, das sich aus dem Maximum der transthorakalen Impedanzänderung über die Zeit (dZ/dt) und der Austreibungszeit des linken Ventrikels errechnen lässt (22, 27).

Die Methode hat vielfache Variationen erfahren. In der Einschätzung ihrer Kritiker steht der fehlenden absoluten Messgenauigkeit die reproduzierbare intraindividuelle Wiedergabe von Änderungen der Herzauswurfleistung gegenüber. Damit bietet sie sich zur AV-Zeit-Optimierung an.

Gegen die Methode sprechen im Einzelfall krasse Diskrepanzen zur dopplerechokardiographischen Bestimmung des aortalen Flussintegrals (VTI). Grund der Fehlbestimmungen ist wahrscheinlich eine Überhöhung des Nutzsignals, welche nach Vorhofpfropfung durch die Rückwärtsströmung des Blutes in die großen herznahen Venen verursacht wird (22).

> Das Verfahren kann deshalb nicht zur AV-Optimierung empfohlen werden.

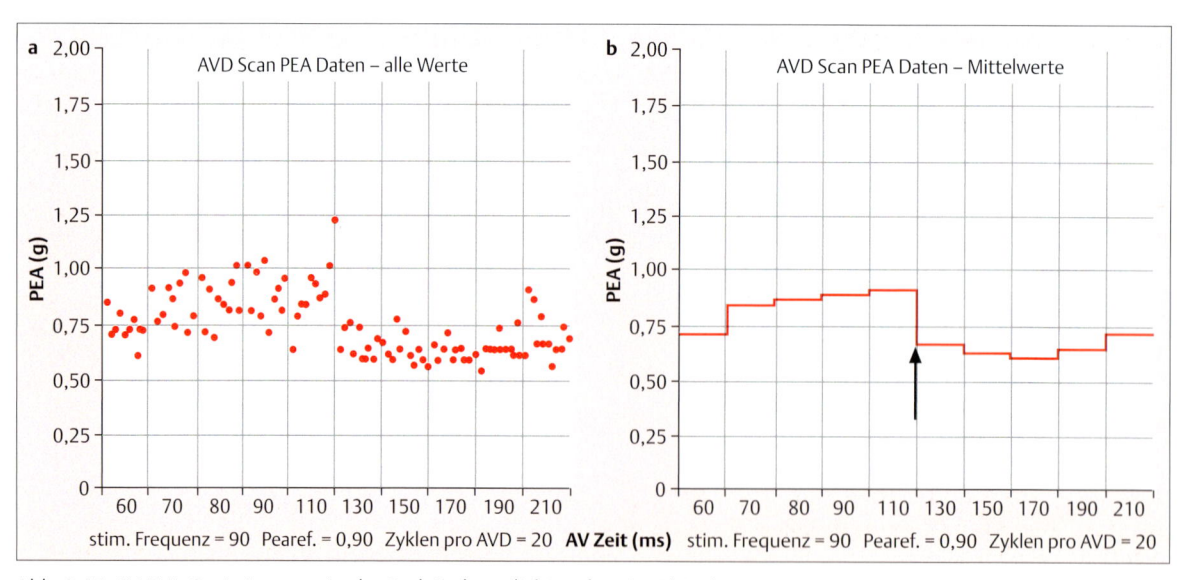

Abb. 6.**47** AV-Zeit-Optimierung mittels „Peak Endocardial Acceleration"(PEA).
Links: Rohdaten der PEA-Bestimmung mit einigen Ausreißern. Rechts: daraus gewonnene Mittelwerte. Das AV-Optimum sollte das kürzeste AV-Intervall sein, bei dem der PEA-Wert ein minimales Plateau erreicht (Pfeil).

Spiroergometrie, CO_2-Rückatmungsmethode

Als nicht-invasiver kardiorespiratorischer Belastungstest (CPX) etabliert, spielt die Spiroergometrie in der AV-Zeit-Optimierung keine nennenswerte Rolle. Grund dafür ist die Aufwändigkeit des Verfahrens und die mangelnde Trennschärfe, welche relative Änderungen der Sauerstoffaufnahme bei der AV-Zeit-Variation besitzen. Bei Patienten ohne wesentliche kardiale Pathologie fehlen denn auch Hinweise, nach denen Änderungen des AV-Intervalls sich in erhöhter Sauerstoffaufnahme während Belastung niederschlagen (14, 35). Dagegen ist ihr Nutzen bei **Patienten mit linksventrikulärer Relaxationsstörung** belegt (33), wobei die CPX-Methode nicht direkt der AV-Optimierung dient, sondern lediglich die erhöhte Sauerstoffaufnahme nach „Normalisierung des Füllverhaltens" mittels Mitral-Doppler dokumentiert (33).

Als methodische Erweiterung der üblichen Spiroergometrie ist die CO_2-Rückatmungsmethode anzusehen, mit der unter Steady-State-Belastung das Herzzeitvolumen geschätzt und mit dessen Maximum das AV-Optimum identifiziert werden kann (29, 35). Die Methode stellt eine iterative Annäherung an das beste AV-Delay dar und ist mit wiederholter CO_2-Rückatmung während Ergometrie für die Routineanwendung zu kompliziert.

QT-Intervall

Die Methode ist vorerst nur ein Lösungsvorschlag für Vitatron-Schrittmacher, die als Führgröße für die Frequenzmodulation das evozierte QT-Intervall (QTI) nutzen (Frequenzvariable Stimulation). Die Funktionsweise wird damit erklärt, dass ein hämodynamisch ungünstiges AV-Intervall die kardiale Auswurfleistung mindert, eine autonome Gegenregulation provoziert und über den Sympathikuseinfluss das QTI verkürzt. Umgekehrt sollte das QTI bei optimaler AV-Zeit-Programmierung seinen maximalen Wert erreichen. Grundsätzlich ist die Nutzbarkeit dieses Prinzips belegt (18). In einem marktfähigen System steht es jedoch noch nicht zur Verfügung.

AV-Zeit-Optimierung unter biventrikulärer Stimulation

Dass der hämodynamische Erfolg der Resynchronisationstherapie (CRT) ganz wesentlich von der Optimierung des AV-Delays abhängt, wurde in Abschnitt AV-Delay bei systolischer Funktionsminderung des linken Ventrikels bereits dargelegt. Übliche Methode ist die Ritter-Formel in verschiedenen Abwandlungen (Gleichung (1) und (2)), obwohl ihre Gültigkeit bei dieser Anwendung in Frage gestellt wird (11). Zur alleinigen rechtskardialen Stimulation sind einige Unterschiede zu beachten (Abb. 6.**40c**):

➤ Nach Stand der Technik kann die zeitliche Reihenfolge und das Intervall zwischen rechts- und linksventrikulärer Stimulation (interventrikuläres Delay, IVD) in bestimmten Grenzen variiert werden. Diese Option beeinflusst oft ganz wesentlich den linksventrikulären Synchronisierungsgrad (38, 42) und muss zuerst programmiert werden.
➤ Nicht selten ergibt sich daraus eine Präexzitation des linken Ventrikels.
➤ In solchen Fällen macht exaktes Timing der linksseitigen Funktionsfolge das rechtskardiale AV-Delay „zu lang", verkürzt die rechtsventrikuläre Füllung und bewirkt einen vorzeitigen Schluss der Trikuspidalklappe. Eine Änderung des IVD könnte dem abhelfen, verbietet sich aber, weil sie den linksventrikulären Synchronisierungsgrad wieder verschlechtern würde.
➤ Bei biventrikulären Systemen unterscheidet sich die Spezifikation des technischen AV-Delays herstellerabhängig, was auf den ersten Blick zu erstaunlichen Unterschieden in den AV-Optima führt:
  – Die erste Variante betrifft stets das rechtskardiale AV-Intervall und stellt das IVD relativ dazu ein; wenn eine AV-Zeit von 150 ms und ein IVD zwischen rechter und linker Kammer von –50 ms eingestellt werden, so misst der Abstand zwischen rechtsatrialem (Stimulations- oder Wahrnehmungs-)Ereignis und linksventrikulärem Stimulus 100 ms.
  – Die zweite Version definiert das technische AV-Delay als Abstand zwischen (rechts-)atrialem Ereignis und erstem Ventrikelstimulus, der je nach Programmierung des IVD rechts- oder linksseitig abgegeben werden kann. Bei Wahl eines AV-Intervalls von 150 ms und eines IVD von 50 ms (erste stimulierte Kammer: LV) beträgt der zeitliche Abstand zwischen rechtsatrialem Ereignis und linksventrikulärem Stimulus 150 ms.

Auch für die biventrikuläre (BiV) Stimulation werden interindividuell stark variierende AV-Optima gefunden, die zwischen 60 und 180ms betragen können und eine „Standardeinstellung" nicht erlauben (10, 10a). Im Mittel sind die optimalen AV-Intervalle für die rechtsventrikuläre Monostimulation (RV-mono: 75 ± 33 ms) signifikant kürzer als für linksventrikulär (LV) basierte Stimulationsformen (LV-mono: 102 ± 30 ms; BiV: 117 ± 36 ms). Dieser Befund ist durch das unterschiedliche interventrikuläre Delay für die einzelnen Stimulationsmodi erklärt. Unter optimierter AV-Zeit-Programmierung finden sich während biventrikulärer Stimulation die längsten diastolischen Fluss- und systolischen Ejektionszeiten, sowie die kürzesten Präejektionsintervalle als Hinweis auf die größtmögliche inter- und intraventrikuläre Synchronität.

Literatur

1. Auricchio A, Ding J, Spinelli JC, et al. Cardiac resynchronization therapy restores optimal atrioventricular mechanical timing in heart failure patients with ventricular conduction delay. J Am Coll Cardiol 2002; 39: 1163–1169.
2. Auricchio A, Stellbrink C, Block M, et al. Effect of pacing

chamber and atrioventricular delay on acute systolic function of paced patients with congestive heart failure. The Pacing Therapies for Congestive Heart Failure Study Group. The Guidant Congestive Heart Failure Research Group. Circulation 1999; 99: 2993–3001.
3. Barbieri D, Percoco GF, Toselli T, Guardigli G, Ansani L, Antonioli GE. AV delay and exercise stress tests: behavior in normal subjects. Pacing Clin Electrophysiol 1990; 13: 1724–1727.
4. Binkley PF, Bush CA, Fleishman BL, Leier CV. In vivo validation of the origin of the esophageal electrocardiogram. J Am Coll Cardiol 1986; 7: 813–818.
5. Bradley DJ, Bradley EA, Baughman KL, et al. Cardiac resynchronization and death from progressive heart failure: a meta-analysis of randomized controlled trials. JAMA 2003; 289: 730–740.
6. Braunwald E, Frahm CJ. Studies on Starling's law of the heart. IV. Observations on the hemodynamic functions of the left atrium in man. Circulation 1961; 24: 633–642.
7. Brecker SJ, Xiao HB, Sparrow J, Gibson DG. Effects of dual-chamber pacing with short atrioventricular delay in dilated cardiomyopathy. Lancet 1992; 340: 1308–1312.
8. Coskey RL, Feit TS, Plaia R, Zicari T. AV pacing and LV performance. Pacing Clin Electrophysiol 1983; 6: 631–640.
9. Daubert C, Ritter P, Mabo P, Ollitrault J, Descaves C, Gouffault J. Physiological relationship between AV interval and heart rate in healthy subjects: applications to dual chamber pacing. Pacing Clin Electrophysiol 1986; 9: 1032–1039.
10. Deneke T, Grewe PH, von Dryander S, et al. Atrioventricular delay optimization using Dopplerechocardiography in patients undergoing biventricular pacing. XXIII Congress of the European Society of Cardiology 2001. Abstract 2754.
10a. Deneke T, von Dryander S, Lawo T. et al. AV-Zeitoptimierung bei biventrikulärer Stimulation. Herzschr. Elektrophys 2004: 15 (Suppl. 1) 67–73
11. Desai AD, Liem LB, Chun SH, Friday K. Accuracy of the Ritter method in determining optimal atrio-ventricular delay in patients undergoing cardiac resynchronization therapy for congestive heart failure. Pacing Clin Electrophysiol 2001; 24: 665 (abst.).
12. Dupuis JM, Kobeissi A, Vitali L, et al. Programming optimal atrioventricular delay in dual chamber pacing using peak endocardial acceleration: comparison with a standard echocardiographic procedure. Pacing Clin Electrophysiol 2003; 26: 210–213.
13. Frielingsdorf J, Deseo T, Gerber AE, Bertel O. A comparison of quality-of-life in patients with dual chamber pacemakers and individually programmed atrioventricular delays. Pacing Clin Electrophysiol 1996; 19: 1147–1154.
14. Frielingsdorf J, Gerber AE, Dur P, Vuilliomenet A, Bertel O. Importance of an individually programmed atrioventricular delay at rest and on work capacity in patients with dual chamber pacemakers. Pacing Clin Electrophysiol 1994; 17: 37–45.
15. Gold MR, Shorofsky SR, Metcalf MD, Feliciano Z, Fisher ML, Gottlieb SS. The acute hemodynamic effects of right ventricular septal pacing in patients with congestive heart failure secondary to ischemic or idiopathic dilated cardiomyopathy. Am J Cardiol 1997; 79: 679–681.
16. Haskell RJ, French WJ. Physiological importance of different atrioventricular intervals to improved exercise performance in patients with dual chamber pacemakers. Br Heart J 1989; 61: 46–51.
17. Hochleitner M, Hortnagl H, Ng CK, Hortnagl H, Gschnitzer F, Zechmann W. Usefulness of physiologic dual-chamber pacing in drug-resistant idiopathic dilated cardiomyopathy. Am J Cardiol 1990; 66: 198–202.
18. Ishikawa T, Sugano T, Sumita S, et al. Optimal atrioventricular delay setting determined by QT sensor of implanted DDDR pacemaker. Pacing Clin Electrophysiol 2002; 25: 195–200.
19. Ismer B, Von Knorre GH, Voss W, et al. Exercise induced sympathetic influences do not change interatrial conduction times in VDD and DDD pacing. Pacing Clin Electrophysiol 1996; 19: 1786–1790.
20. Ismer B, von Knorre GH, Voß W, Placke J. Approximation des individuell optimalen AV-Delays mittels linksatrialer Elektrokardiographie. Herzschr Elektrophys 2004; 15 (Suppl.1):I/33-I/38.
21. Janosik DL, Pearson AC, Buckingham TA, Labovitz AJ, Redd RM. The hemodynamic benefit of differential atrioventricular delay intervals for sensed and paced atrial events during physiologic pacing. J Am Coll Cardiol 1989; 14: 499–507.
22. Kindermann M. Impedanzkardiographie. Herzschr Elektrophys 2004; 15(Suppl.1):I/8-I/16.
23. Kindermann M, Fröhlig G, Doerr T, Schieffer H. Optimizing the AV delay in DDD pacemaker patients with high degree AV block: mitral valve Doppler versus impedance cardiography. Pacing Clin Electrophysiol 1997; 20: 2453–2462.
24. Kindermann M, Schwaab B, Berg M, Fröhlig G. The influence of right atrial septal pacing on the interatrial contraction sequence. Pacing Clin Electrophysiol 2000; 23: 1752–1757.
25. Koglek W, Kranig W, Kowalski M, et al. Eine einfache Methode zur Bestimmung des AV-Intervalls bei Zweikammerschrittmachern. Herzschr Elektrophys 2000; 11: 244–253.
26. Koglek W, Kranig W, Kowalski M, et al. Eine einfache Methode zur Bestimmung des AV-Intervalls bei 2-Kammerschrittmachern. Herzschr Elektrophys 2004; 15(Suppl.1): I/23-I/32.
27. Kubicek WG, Karnegis JN, Patterson RP, Witsoe DA, Mattson RH. Development and evaluation of an impedance cardiac output system. Aerosp Med 1966; 37: 1208–1212.
28. Leman RB, Kratz JM. Radionuclide evaluation of dual chamber pacing: comparison between variable AV intervals and ventricular pacing. Pacing Clin Electrophysiol 1985; 8: 408–414.
29. Leung SK, Lau CP, Lam CT, et al. Automatic optimization of resting and exercise atrioventricular interval using a peak endocardial acceleration sensor: validation with Doppler echocardiography and direct cardiac output measurements. Pacing Clin Electrophysiol 2000; 23: 1762–1766.
30. Linde C, Gadler F, Edner M, Nordlander R, Rosenqvist M, Ryden L. Results of atrioventricular synchronous pacing with optimized delay in patients with severe congestive heart failure. Am J Cardiol 1995; 75: 919–923.
31. Luceri RM, Brownstein SL, Vardeman L, Goldstein S. PR interval behavior during exercise: implications for physiological pacemakers. Pacing Clin Electrophysiol 1990; 13: 1719–1723.
32. Luisada AA, MacCanon DM. The phases of the cardiac cycle. Am Heart J 1972; 83: 705–711.
33. Modena MG, Rossi R, Carcagni A, Molinari R, Mattioli G. The importance of different atrioventricular delay for left ventricular filling in sequential pacing: clinical implications. Pacing Clin Electrophysiol 1996; 19: 1595–1604.
34. Nishimura RA, Hayes DL, Holmes DR, Jr., Tajik AJ. Mechanism of hemodynamic improvement by dual-chamber pacing for severe left ventricular dysfunction: an acute Doppler and catheterization hemodynamic study. J Am Coll Cardiol 1995; 25: 281–288.
35. Nowak B, Werle G, Himmrich E, Meyer J. Spiroergometrie und ihr Einsatz zur Optimierung des AV-Intervalls bei 2-Kammerschrittmachern. Herzschr Elektrophys 2004; 15 (Suppl.1): I/17-I/22.
36. Occhetta E, Piccinino C, Francalacci G, et al. Lack of influence of atrioventricular delay on stroke volume at rest in patients with complete atrioventricular block and dual chamber pacing. Pacing Clin Electrophysiol 1990; 13: 916–926.
37. Pearson AC, Janosik DL, Redd RM, Buckingham TA, Labovitz AJ. Hemodynamic benefit of atrioventricular synchrony: prediction from baseline Doppler-echocardiographic variables. J Am Coll Cardiol 1989; 13: 1613–1621.
38. Perego GB, Chianca R, Facchini M, et al. Simultaneous vs. sequential biventricular pacing in dilated cardiomyopathy:

an acute hemodynamic study. Eur J Heart Fail 2003; 5: 305–313.
39. Porciani MC., Fantini F, Musilli N, et al. A perspective on atrioventricular delay optimization in patients with a dual chamber pacemaker. Pacing Clin Electrophysiol 2004; 27: 333–338.
40. Rao G, Winzelberg G, Flaherty P. What is the optimum A-V interval in DDD pacing? Angiology 1985; 36: 253–257.
41. Ritter P, Padeletti L, Gillio-Meina L, Gaggini G. Determination of the optimal atrioventricular delay in DDD pacing. Comparison between echo and peak endocardial acceleration measurements. Europace 1999; 1: 126–130.
42. Sogaard P, Egeblad H, Pedersen AK, et al. Sequential versus simultaneous biventricular resynchronization for severe heart failure: evaluation by tissue Doppler imaging. Circulation 2002; 106: 2078–2084.
43. Suntinger A, Koglek W, Wernisch M, Grimm G. Optimization of the atrioventricular interval during rest and exercise in DDDR-pacing. Reblampa 1995; 8: 201–204.
44. Videen JS, Huang SK, Bazgan ID, Mechling E, Patton DD. Hemodynamic comparison of ventricular pacing, atrioventricular sequential pacing, and atrial synchronous ventricular pacing using radionuclide ventriculography. Am J Cardiol 1986; 57: 1305–1308.
45. von Dryander S. Das optimale AV-Intervall des 2-Kammerschrittmachers. Herzschr Elektrophys 2004; 15 (Suppl.1):I/39–I/46.
46. von Dryander S, Lemke B, Hinrichsen M, Machraoui A, Barmeyer J. Die Dopplerechokardiographie in der Beurteilung systolischer und diastolischer Flußveränderungen bei Patienten mit Zweikammerschrittmachern. Herschrittmacher 1990; 10: 62–71.
47. Von Knorre GH, Ismer B, Voss W, Petzsch M, Pulya K. What range of programmable AV delays is necessary in antibradycardia DDD stimulation? Pacing Clin Electrophysiol 1998; 21: 264–267.
48. Wish M, Fletcher RD, Gottdiener JS, Cohen AI. Importance of left atrial timing in the programming of dual-chamber pacemakers. Am J Cardiol 1987; 60: 566–571.
49. Witt E, Lehmann HU, Hochrein H. Beeinflussung der Hämodynamik durch Änderung der AV-Sequenz bei bifokaler Elektrostimulation des Herzens. Intensivmedizin 1981; 17: 17–21.
50. Xiao HB, Lee CH, Gibson DG. Effect of left bundle branch block on diastolic function in dilated cardiomyopathy. Br Heart J 1991; 66: 443–447.
51. Xiao HB, Roy C, Gibson DG. Nature of ventricular activation in patients with dilated cardiomyopathy: evidence for bilateral bundle branch block. Br Heart J 1994; 72: 167–174.
52. Zhou Q, Henein M, Coats A, Gibson D. Different effects of abnormal activation and myocardial disease on left ventricular ejection and filling times. Heart 2000; 84: 272–276.

Praxis frequenzadaptiver Stimulation

G. Fröhlig

Das Wichtigste in Kürze

Auch wenn nur wenige Schrittmacher heute ohne die Option der sensorabhängigen Frequenzmodulation angeboten werden, sollte man diese nur dann aktivieren, wenn zuvor eine bedeutsame „chronotrope Inkompetenz" diagnostiziert worden ist. Die Wahl des frequenzadaptiven Prinzips berücksichtigt spezielle Gesichtspunkte wie: Regelung statt Steuerung, Reaktionsgeschwindigkeit versus Leistungsproportionalität, universelle oder proprietäre Sondenausstattung; die Entscheidung orientiert sich am Anforderungsprofil des Patienten.

Daneben spielen die allgemeinen Leistungsdaten des Aggregats, sein Handling beim Follow-up, diagnostische Hilfen oder einfach der Preis noch eine Rolle. Aus der Charakteristik von Nutzsignal und Sensortechnologie ergibt sich, dass die spezifischen Nachteile des einzelnen frequenzmodulierenden Prinzips durch die Vorteile eines anderen kompensiert werden können und Mehrsensoren-Systeme damit grundsätzlich Vorteile aufweisen.

In der **klinischen Praxis** erreichen diese jedoch nur selten Relevanz. Bei der individuellen Anpassung der chronotropen Funktionen liegt die Hauptverantwortung des Arztes in der klugen Begrenzung der Maximalfrequenz. Ansonsten kann man sich auf die herstellerseitige Nominaleinstellung oder automatische „Optimierung" einlassen und sollte nur manuelle Korrekturen vornehmen, wo eindeutig falsche Reaktionen oder unzureichende Resultate erzielt werden.

Einleitung

Im Kapitel „Schrittmacher-Hämodynamik" wurde ausführlich beschrieben, wie die Modulation der Herzfrequenz die Belastbarkeit des Patienten beeinflusst. Es wurden diagnostische Kriterien der „chronotropen Inkompetenz" entwickelt, nach denen von der sensorabhängigen Frequenzsteigerung ein Gewinn an Leistungsfähigkeit und Lebensqualität für den Patienten zu erwarten ist. Im Folgenden finden sich Überlegungen zur Auswahl des frequenzmodulierenden Prinzips, eine knappe Charakterisierung der technischen Lösungen und einige Programmierhinweise.

Wahl des geeigneten Sensors

Tabelle 6.**6** listet derzeit gebräuchliche Verfahren zur Frequenzmodulation von Herzschrittmachern auf und beschreibt für jedes das Messprinzip, die technische Signalverarbeitung und die letztlich genutzte Führgröße. Physiologische Vorzüge eines bestimmten frequenzvariablen Prinzips (z.B. Regelung versus Steuerung, s. Schrittmacher-Hämodynamik) schlagen in der Praxis oft weit weniger zu Buche, als kleine, unter Laborbedingungen statistisch signifikante Studien erwarten lassen. Entscheidend sind dann eher die übrigen Qualitäten des Aggregats, sein Handling beim Follow-up, diagnostische Hilfen, die Notwendigkeit zur Implantation einer Spezialsonde oder einfach der Preis ([18]; Tab. 6.**7**).

Tabelle 6.6 Für die Frequenzmodulation genutzte Signale und Messprinzipien

Signal/Bezeichnung	Messprinzip
Aktivität ACT	Piezosensor an der Schrittmacherkapsel setzt Körpervibrationen in elektrische Signale um, die gefiltert (10–15 Hz) und gleichgerichtet werden, eine Schwellenbedingung erfüllen und dann unterschiedlich weiterverarbeitet werden.
Beschleunigung ACC	Piezoelektrische oder -resistive Elemente auf dem Chip erfassen Körperbewegungen in anteroposteriorer Vorzugsrichtung; nach Filterung (1–8 Hz) und Gleichrichtung nutzt die Auswertung Frequenz und Amplitude des Signals.
Stimulierte QT-Zeit QT	Messung der Zeit zwischen ventrikulärem Stimulus und negativem Ausschlag der 1. Ableitung des intrakardialen Elektrogramms zwischen 200 und 450 ms nach V-Pace (T-Welle); da die Messung nur bei ventrikulärer Stimulation möglich ist, wird bei spontanem Kammerrhythmus intermittierend die Frequenz angehoben (oder im Zweikammer-Modus das AV-Intervall verkürzt); Steuersignal ist die Differenz zwischen aktuellem QT und gleitendem Mittelwert.
Atemminutenvolumen-Äquivalent MV	Injektion von kurzen (15–85 µs), niederamplitudigen (1–1,5 mA) Stromimpulsen mit einer Frequenz von ca. 20 Hz meist zwischen Aggregat und Ring einer bipolaren Sonde; Spannungsmessung zwischen Schrittmacherkapsel und Tip-Elektrode; Auswertung nach Amplitude („Atemzugvolumen") und Nulldurchgängen des Signals („Atemfrequenz"); wegen des kleinen Signal-Rausch-Abstands (Sondenimpedanz 500 Ω, transthorakale Impedanz um 50 Ω, atemabhängige Impedanzvariation kann kleiner als 1 Ω sein) umfangreiche Filter- (Herzschlagvolumen) und Mittelungsprozeduren nötig; Steuersignal ist die Differenz zwischen Kurz- und gleitendem Langzeit-Mittelwert.
Peak Endocardial Acceleration PEA	Eine spezielle Schrittmachersonde trägt an der Spitze einen rigid gekapselten Piezosensor samt Verstärkerelektronik; aufgenommen werden Beschleunigungssignale des gesamten Herzens, die während der isovolumetrischen Kontraktion entstehen; weil dabei der linke Ventrikel dominiert, können rechtsventrikulär hämodynamische Kenngrößen der linken Herzseite abgeleitet werden; Steuersignal ist die Differenz zwischen Kurz- und gleitendem Langzeit-Mittelwert.
Closed Loop Stimulation CLS	Messsignale sind lokale Impedanzänderungen (Messprinzip analog AMV, jedoch Strominjektion und Spannungsmessung zwischen Schrittmacherkapsel und Tip-Elektrode) infolge kontraktionsbedingter Volumenänderungen in der Umgebung der Sondenspitze; genutzt wird die Differenz mehrerer Parameter zwischen aktueller und Referenz-Impedanzkurve, die für jeden zweiten Zyklus gemessen und über die Zeit unterschiedlich (Kurzzeit versus Langzeit) gefiltert werden.

Tabelle 6.7 Sensoreigenschaften

	ACT	ACC	QT	MV	PEA	CLS
Spezialsonde	nein	nein	nein	bipolar, 2 x unipolar*	proprietär	nein
Reaktionsgeschwindigkeit	schnell	schnell	langsam	langsam	?	?
Abfallcharakteristik	schnell	schnell	langsam	Überschuss	?	?
Störeinflüsse	Alle Vibrationen	Körperbewegungen	Medikamente	Hyperventilation	?	Vorlast
Zwangsstimulation im Ventrikel	nein	nein	teils	nein	nein	teils

* Atemminutenvolumenannäherung über die Variation der Thoraximpedanz nur in wenigen Systemen eines einzigen Herstellers mittels unipolarer Sonden eines Zweikammersystems möglich

Sonden

Geht es darum, ein chronisch bestehendes Schrittmachersystem beim Aggregattausch um die Option der Frequenzvariation zu erweitern, so finden sich in situ häufig unipolare Sonden, welche die Wahlmöglichkeiten zur chronotropen Funktion drastisch einschränken. Mit jedem Sondentyp arbeiten Vibrations- und Beschleunigungsaufnehmer, die stimulierte QT-Zeit-Messung und das CLS-Prinzip. Die Nutzung des Atemminutenvolumen-Äquivalents setzt meist zumindest eine bipolare Sonde voraus. In neueren Systemen darf diese wahlweise in Vorhof oder Kammer platziert sein, oder der Zweikammer-Schrittmacher misst die atemabhängige Impedanzänderung zwischen je einem Pol von Vorhof- und Kammersonde, so dass sich besondere Anforderungen an den Sondentyp erübrigen.

Temperaturfühler und Sauerstoffsättigungsaufnehmer sind in Spezialsonden integriert, spielen jedoch keine Rolle mehr. Einzig verbliebenes proprietäres System ist derzeit der endständige Piezosensor zur Aufnahme und Vorverstärkung der „Peak endocardial acceleration".

Reaktionsgeschwindigkeit

Ob zu Belastungsbeginn ein Schrittmacher sofort oder verzögert die Frequenz steigert, hängt von Tot- und Einschwingzeiten der (biologischen) Führgröße und der (technischen) Signalverarbeitung ab. Von den Nutzsignalen zeigen „Aktivität" und „Beschleunigung" den Beginn einer Bewegung ohne Zeitverlust (< 10 s) an, dagegen wirken Atemregulation (10–30 s) oder katecholaminabhängige QT-Verkürzung (> 30 s) als Verzögerungsglied zwischen metabolischem Bedarf und Indikator.

Typisches Beispiel technisch bedingter Reaktionsverlangsamung ist der Atemminutenvolumen-Algorithmus, der angesichts eines geringen Nutz-Störabstands bei der Impedanzmessung (Hub: nahe 1 Ohm; Thoraximpedanz 50 Ohm; Sondenimpedanz 500 Ohm) zeitaufwändige Mittelungsverfahren benötigt, um das System stabil zu halten. Für **Einsensoren-Schrittmacher** ergeben sich daraus klinische Differentialindikationen:

- Alltägliche **Kurzzeitbelastungen** (Besorgungen im Haushalt, Treppensteigen) benötigen keine ausgefeilte lastabhängige, sondern eine möglichst schnelle Frequenzsteigerung; dies ist die typische Bedarfssituation älterer, nicht sehr aktiver Patienten; günstig sind hier „Aktivitäts"- oder Beschleunigungsaufnehmer, die in einer „Step"-Funktion einen sofortigen Frequenzaufschlag bewirken und nicht erst die Herzrate nachführen, wenn die Belastung schon wieder beendet ist.
- Für **herzinsuffiziente Patienten** (mit ischämischer oder idiopathischer Kardiomyopathie) ist ein verzögerter Frequenzanstieg nach Belastungsbeginn beschrieben. Das daraus folgende periphere Sauerstoffdefizit kann durch schnelle Schrittmacherreaktion abgemildert werden (17).
- **Sportlich ambitionierte Patienten**, die etwa stundenlang wandern oder Tennis spielen, profitieren von einem System, dessen Frequenzsteuerung proportional zur Last arbeitet; typische Steuergröße wäre das Atemminutenvolumen. Für Dauerbelastungen muss im Einzelfall verhindert werden, dass die Drift-Korrektur des Systems (die grob der gleitenden Mittelwertbildung über eine Stunde entspricht) die Frequenz allmählich zu Ruhewerten zurückführt.

Frequenzabfall nach Belastungsende

Im hämodynamischen Kapitel wurde bereits ausgeführt, dass mit Belastungsende der Kreislauf nicht instantan auf Ruhebedingungen umgeschaltet wird, sondern dass abhängig von der eingegangenen Sauerstoffschuld regionale Mehrdurchblutung und globale Kreislauf- (einschließlich Frequenz-)Regelung erst allmählich auf Ruhewerte zurückgeführt werden. Bei Einsatz eines Piezosensors ist dagegen zu erwarten, dass dessen Signal mit Belastungsstop abrupt abbricht und bei 1 : 1-Umsetzung in Frequenzwerte ein sofortiger Abfall auf die programmierte Grundfrequenz resultiert.

Die Folge für den Patienten wäre die plötzliche Minderung der Herzauswurfleistung mit Blutdruckeinbruch, Schwindel und Schwächeerscheinungen. Allen anderen Sensoren ist gemeinsam, dass sie durch ihre Verknüpfung mit Vitalparametern die physiologische Nachregelung (z.B. der Ventilation) miterfassen und über die technische Signalverarbeitung weitere Verzögerungen in das System einbringen. Um das Frequenzverhalten in der Nachbelastungsphase mehr der Physiologie anzupassen, gibt es – v.a. für „Aktivitäts"-gesteuerte Schrittmacher – nach Feststellung des Belastungsendes zwei verbreitete Reaktionsmöglichkeiten:

- Es wird ein festes (programmierbares) Zeitintervall aktiviert, innerhalb dessen die Frequenz vom maximal erreichten auf den programmierten unteren Wert abfällt; längere Zeitintervalle sollten bevorzugt werden.
- Das Frequenzrückführfenster richtet sich in seiner Länge nach Dauer und Intensität (ist ungefähr Stimulationsfrequenz) der Belastung.

Sensitivität

Während zwischen Belastungs- und Herzfrequenzreserve ein linearer Zusammenhang besteht, gilt dies für die Beziehung zwischen Laststufe und Sensorsignalen sowie zwischen diesen und der Herzfrequenz nicht uneingeschränkt. So steigt beispielsweise zu Belastungsbeginn das Atemzugvolumen kräftig an, erfährt mit höherer Laststufe aber keine Steigerung mehr. Umgekehrt ändert sich die Atemfrequenz zuerst nicht, beschleunigt sich bei Lasterhöhung aber beträchtlich (1). Das Produkt beider Ventilationsgrößen, das Atemzeitvolumen, weist letztlich eine annähernd lineare Proportionalität zur Herzfrequenz auf. Die stimulierte QT-Zeit reagiert kaum bei niedrigen, stark jedoch bei hohen Belastungsstufen und zeigt damit eine merkliche Abhängigkeit der Sensitivität von der Lasthöhe.

Für die „Aktivität" kann überhaupt keine solche Kennung angegeben werden, weil die Vibrationssignale mehr mit der Art als mit der Höhe der Belastung zusammenhängen. Paradoxerweise führt Treppensteigen mit einem solchen System zu geringerer Frequenzreaktion als Treppen hinabgehen, weil unter Last die Körperbewegungen langsamer und aufwärts die Schritte weniger fest ausfallen (13).

> Die Beispiele sollten den stetigen Vorbehalt nähren, dass frequenzvariable Stimulation (zumindest gegenwärtig) nicht für jede Situation des täglichen Lebens die adäquate Anpassung bietet.

Störeinflüsse

Für **Schwingungsaufnehmer** ist mehrfach die fälschliche Reaktion auf Druck (Liegen auf dem Schrittmacher), Vibrationseinwirkung im Alltag (Autofahren) und externe Manipulation (z.B. Klopfen auf die Batterietasche) beschrieben. Die **transthorakale Impedanzmessung** zur Annäherung des Atemminutenvolumens kann durch ausgiebige Bewegung des Schultergürtels und elektrische Einwirkung (z.B. Elektrokauter) in die Irre geführt werden.

Relativ zu ihrer Lungenüberblähung können Patienten mit chronisch obstruktivem Bronchialleiden ein so geringes Atemzugvolumen produzieren, dass die Messmethode im Grundrauschen kein Nutzsignal mehr finden kann. Ähnliches wird auch bei sehr adipösen Patienten beobachtet, die nur zu flacher Bauchatmung in der Lage sind.

Die **stimulierte QT-Zeit** reagiert sensitiv auf pharmakologische Beeinflussung von Katecholaminrezeptoren und auf Medikamente, welche die Repolarisation beeinflussen. Allerdings handelt es sich dabei um Kurzzeiteffekte, die durch Nachjustierung des Ruhewerts wieder ausgeglichen werden. Für Patienten mit linksventrikulärer Funktionsminderung, erhöhten Ruhe-Katecholaminspiegeln und reduzierter sympathischer Belastungsreaktion ist eine weniger steile Kennung zwischen Herzfrequenz und QT-Intervall beschrieben. Für die **„Closed-Loop"**-Stimulation gibt es Berichte über nächtliche Frequenzanstiege in Linksseitenlage, die als erratische Reaktionen bei individuell niedriger Variationsbreite des Impedanzsignals zu erklären sind.

Energetische Betrachtungen

Während Piezoaufnehmer und QT-Messung nahezu keine Batterieladung verbrauchen, hat es in der Vergangenheit Akzelerometer gegeben, deren dehnungssensitives Widerstandsnetzwerk durch stetigen Stromverbrauch die Aggregatlebensdauer merklich verkürzte. Impedanzmessverfahren arbeiten mit niederamplitudigen Stromimpulsen und werden dann laufzeitkritisch, wenn der Sensorbetrieb (etwa durch schnelle Taktung der Messimpulse) einen hohen Aufschlag zu Inhibitions- und Stimulationsstrom bewirkt. Die Systemspezifikation nennt Werte zwischen 0,5 und 1,0 µA.

Es kann erwartet werden, dass der Hersteller durch Wahl der geeigneten Batteriekapazität für eine mindestens 4- bis 5-jährige Laufzeit bei Nominalparametern und aktivierter Frequenzadaptation sorgt.

Sonstige Gesichtspunkte

Da die Hinweise sich mehren, dass Zwangsstimulation im rechten Ventrikel die (links)ventrikuläre Hämodynamik akut beeinträchtigt (16) und chronisch ein Remodeling der linken Kammer bewirkt (7, 21), kann wichtiges Auswahlkriterium der frequenzvariablen Stimulation werden, ob der Sensorbetrieb eine Ventrikelstimulation voraussetzt. Dies gilt (zumindest intermittierend) für die QT-Zeit-Messung und für die ältere Generation der „Closed-Loop"-Stimulatoren. Bei Patienten mit intakter AV-Leitung ist ein solches Verhalten nachteilig.

Sensorkombinationen

Abb. 6.**48** zeigt während stufenweiser Laufbandbelastung den typischen Frequenzverlauf für die Aktivitäts- und Atemminutenvolumensteuerung eines Schrittmachers. Der Aktivitätssensor verhält sich grob als Ein/Aus-Schalter, der mit Belastungsbeginn die Frequenz rasch anhebt, in der Folge aber keine lastproportionale Steigerung mehr bietet. Nahezu spiegelbildlich dazu bewirkt die Atemminutenvolumensteuerung anfangs nur einen moderaten Frequenzanstieg, zeigt danach mit jeder Last- auch eine Frequenzzunahme und erreicht schließlich das obere Frequenzlimit.

Es liegt nahe, die beiden gegensätzlichen Frequenzprofile zu kombinieren, um die Vorteile rascher Anfangsreaktion und lastproportionaler Frequenzsteigerung in einem System zu vereinigen. Darin sorgt der schnelle Aktivitäts- oder Beschleunigungssensor stets für die Erstreaktion, eine langsamere Führgröße (neben dem Atemminutenvolumen z.B. das stimulierte QT-Intervall) dient der Feinsteuerung.

In einfachster Anordnung bewirkt der lastproportionale Sensoreinfluss tatsächlich nur einen „Frequenzaufsatz", der die „Basisreaktion" des mechanischen Sensors bei stärkerer oder länger dauernder Belastung überhöht. Als **„Sensor-Blending"** wird eine Technik bezeichnet, bei der sich die „Kennfelder" beider Sensoren überlappen: So kann z.B. nahe der unteren Grenzfrequenz die „Sensor Indicated Rate" zu etwa 80% vom Akzelerometer und nur zu 20% vom lastabhängigen Sensor bestimmt werden, während sich nahe des oberen Frequenzlimits ihr relativer Anteil auf 40 versus 60% umkehrt.

Ein anderes System nutzt als Grenzwert für den Einfluss des Piezosensors die Stimulationsfrequenz, die bei

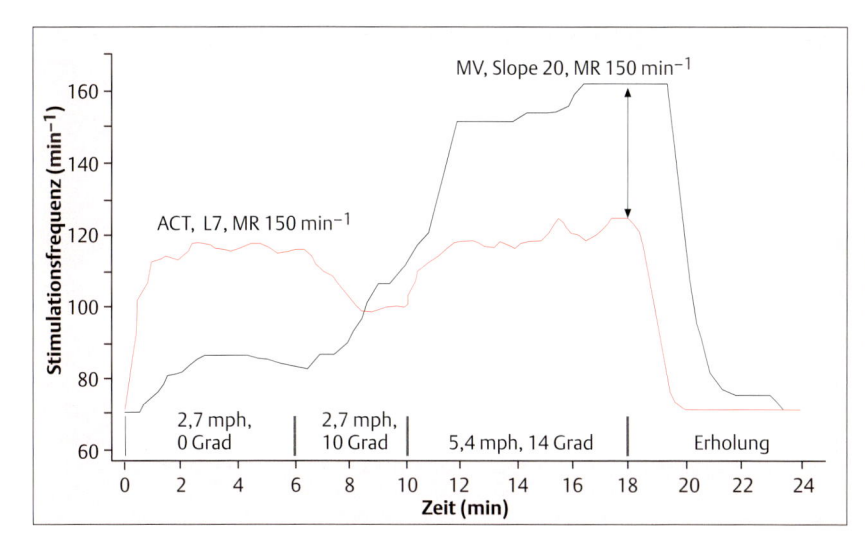

Abb. 6.48 Frequenzverlauf bei stufenweiser Laufbandbelastung und frequenzvariabler Stimulation mit Aktivitäts-(ACT)- und Atemminutenvolumensteuerung (MV); angegeben sind die Laufbandgeschwindigkeit (mph) und Steigung (Grad) sowie die Schrittmacherprogrammierung: Slope = MV-abhängige Frequenzsteigerung; MR = Obere Grenzfrequenz; L7 = Aktivitätsschwelle: niedrig, aktivitätsabhängige Frequenzsteigerung: 7.

Belastungen des täglichen Lebens erwartet wird („**A**ctivity of **D**aily **L**iving", programmierbare ADL-Frequenz); piezo- und AMV-gesteuerter Frequenzanteil gehen nahe dieser Grenze ineinander über.

Die relative Wichtung beider Sensoren kann im Einzelfall sogar durch Programmierung verändert werden, indem der jeweils hälftige Anteil etwa zu Gunsten der QT-Steuerung verschoben wird, um adrenerge Reaktionen auf isometrische oder emotionale Belastungen stärker wirksam werden zu lassen, oder indem die Aktivitätssteuerung die Priorität gewinnt, um die Frequenzreaktion bei Belastungsbeginn zu beschleunigen und um „Überstimulation" nach Kurzzeit-Belastung zu vermeiden.

Zweisensoren-Anordnungen können das Risiko inadäquaten Frequenzanstiegs mindern, indem die Reaktion des einen Sensors nur dann als plausibel akzeptiert wird, wenn auch der andere eine Belastungssituation anzeigt („**Sensor-Cross-check**"). Mögliche Reaktionsmuster sind in Tabelle 6.**8** zusammengefasst (6). Danach variiert der Grad gegenseitiger Abhängigkeit erheblich, indem Aggregat 2 bei fehlendem Input eines Sensors die Frequenzreaktion des anderen an der ADL-Frequenz limitiert, während Aggregat 3 nur bei positiver Reaktion beider Führgrößen eine Frequenzsteigerung überhaupt zulässt.

Bei Modell 4 sorgt Cross-checking nur für eine Begrenzung des Akzelerometer-Einflusses, während die thorakale Impedanzmessung (MV) immer als adäquat angesehen und auch bei fehlender Aktivitätsanzeige des Akzelerometers voll wirksam wird. Systeme, die nicht unmittelbar als Doppelsensor-Modelle erkennbar sind, können im Hintergrund dennoch mit einem Aktivitätssensor arbeiten, der zur Plausibilitätskontrolle der deklarierten Führgröße dient.

Die theoretischen Vorzüge von Doppelsensor-Systemen finden in einer Reihe von Studien ihre Bestätigung, wobei eine fast perfekte Nachahmung der Sinusknotenfunktion (10), der Schutz vor Überstimulation (10, 15) und Artefakten durch Sensor-Cross-checking (12) konstatiert werden. Allerdings sind auch paradoxe Effekte des Cross-checks - etwa der verzögerte Frequenzanstieg bei Belastungsbeginn trotz niedrig programmierter Aktivitätsschwelle - beschrieben (11).

> Unter Gesichtspunkten der Sauerstoffschuld lässt namentlich dieser Effekt den simplen Aktivitätssensor als ebenbürtig erscheinen (14), so dass im klinischen Alltag mit meist kurzer Aktivität im Teillastbereich wesentliche Vorteile der komplexeren Systeme nicht zu erwarten sind (20).

Individuelle Anpassung

Dass einige Aggregate im frequenzadaptiven Modus ausgeliefert werden, dokumentiert die Zuversicht des Herstellers, dass diese Funktion – wenn schon nicht immer gebraucht – so doch zumindest ohne negative Effekte bleibt. Tatsächlich lässt sich zeigen, dass Design und Auslegung eines Algorithmus offenbar auf soviel technisch-physiologischem Know-how basieren, dass die werkseitige Einstellung der Aggregate durchschnittlichen Anforderungen an eine frequenzvariable Stimulation genügt (19). Im hämodynamischen Kapitel wurden schon Befunde zitiert, nach denen nicht wirklich frequenzinkompetente Patienten (charakterisiert nach dort benannten Kriterien; [3]) unter frequenzvariabler Stimulation an Leistungsfähigkeit und Lebensqualität einbüßen, so dass

➤ als erstes zu entscheiden ist, ob man die R-Funktion des Schrittmachers an- oder besser aktiv abschalten sollte.

> Dabei ist die Abb. 6.**49** Hinweis darauf, dass gegenwärtige Sensortechnologie nur im besten Fall an die autonome Frequenzregulation des Herzens heranreicht und bei erhaltener Chronotropie mit dieser eher schädlich als sinnvoll interferieren kann.

Tabelle 6.8 „Sensor Cross Check" bei 4 derzeit verfügbaren DDDR-Schrittmachern

	Sensorkombination	Input des Aktivitäts-Sensor	Input des QT-/MV-Sensor	
			Keine Aktivität	Aktivität
1	Piezo + QT	Keine Aktivität	LRL	Frequenz ↑ begrenzt
	Vobatron	Aktivität	Frequenz ↓ zu LRL	Sensorblending
2	Piezo + MV	Keine Aktivität	LRL	Frequenz ↑ zu ADL
	Medtronic	Aktivität	Frequenz ↑ zu ADL	Sensorblending über ADL
3	Akzelerometer + MV	Ruhe	LRL	LRL
	ELA	Aktivität	Frequenz ↓ zu LRL	Frequenz ↑ nach MV
		Erholung	LRL	Frequenz ↑ nach MV
4	Akzelerometer + MV	Keine Aktivität	LRL	Frequenz ↑ nach MV
	Guidant	Aktivität	Frequenz ↑ begrenzt	Sensorblending

↑ = Anstieg, ↓ = Abfall; QT = QT- Intervall; MV = Atemminutenvolumenäquivalent; Piezo = Vibrationsaufnehmer; LRL = Untere Grenzfrequenz; ADL = „Activity of Daily Living"-Frequenz; nach (6).

➤ Um feststellen zu können, ob die Frequenzadaption auf die Bedürfnisse eines Patienten optimiert ist, kann man mehr theoretisch-physiologische Ansätze verfolgen und versuchen, die Sauerstoffschuld am Belastungsbeginn zu minimieren (2) oder den Frequenzverlauf über den ganzen Variationsbereich („Frequenzreserve") linear zu gestalten (8). Praktischer ist das im hämodynamischen Kapitel vorgestellte CAEP-Protokoll (Abb. 2.**10**) oder ein Nomogramm, das in Feldversuchen aufgestellt wurde und den Frequenzverlauf bei Absolvieren eines Standard-Parcours beschreibt (4).

In der Praxis ist zu beachten, dass „Aktivitäts"-Sensoren mittels Fahrrad-Ergometrie nicht zu testen sind und dass – sofern ein Laufband nicht zur Verfügung steht – eine klinikinterne Teststrecke die einzige Lösung darstellt. Weil damit allerdings keine exakte Leistungsmessung möglich ist, bleibt die Beurteilung der Frequenzantwort subjektiv und orientiert sich eher an groben Anhaltsgrößen (wie etwa Herzfrequenz 90–100 min^{-1} bei forciertem Gehen oder Treppensteigen von einem Stockwerk Höhe).

➤ Dabei scheinen Unter- wie Überkorrektur für die Leistungsfähigkeit des Patienten unkritisch zu sein, während zu aggressive Sensoreinstellung die subjektive Anstrengung bei Belastung und die allgemeine Lebensqualität der Patienten erheblich beeinträchtigt (9, 19).
➤ Eine manifeste kardiale Pathologie wie Koronarinsuffizienz, Relaxationsstörung bei Myokardhypertrophie oder systolisches Pumpversagen ist frequenzsensitiv; „Overpacing" kann zur Dekompensation führen.
➤ Wichtigste ärztliche Entscheidung bei der frequenzvariablen Stimulation ist deshalb, die obere Grenzfrequenz festzulegen und sie lieber bei Werten um 100–110 Schläge/min zu beschränken, als über die negative Kraft-Frequenzbeziehung (5) die Absicht der Adaptation ins Gegenteil zu verkehren (Schrittmacher-Hämodynamik, Frequenzanpassung, Abb. 2.**14a, b**).

Automatische Sensor-"Optimierung"

Falls in einem der oben genannten Belastungstests die Frequenzadaption des Schrittmachers unzureichend ausfällt, wird in der Konsequenz das Programm modifiziert und der Test wiederholt. Ein befriedigendes Endergebnis kann einige solcher Durchläufe erfordern und die Feinjustierung frequenzadaptiver Parameter zu einem zeitintensiven Unterfangen werden lassen.

Erste Abhilfe schafft eine Programmer-Funktion, welche nach Belastungstest die im Speicher des Schrittmachers abgelegten Sensordaten ausliest, in Frequenzwerte umrechnet und anhand dieses Datensatzes das ursprüngliche Frequenzprofil und das Ergebnis allfälliger Umprogrammierung graphisch auf dem Bildschirm simuliert. Auch wenn die Zahl der Testdurchgänge damit auf eins reduziert wird, bleibt das Verfahren aufwändig und im Schrittmacher-Follow-up kaum regelmäßig durchführbar.

Als Problemlösung bietet die Industrie eine **automatische Justierung der Frequenzsteuerung**.

Im einfachsten Fall bedeutet Automatik einen Algorithmus, der registriert, ob innerhalb 24 h (oder einem längeren Zeitraum) obere und untere Grenzfrequenz wenigstens einmal erreicht werden. Bei Verfehlen einer dieser Zielmarken wird die Frequenzadaption mehr oder weniger aggressiv einjustiert (Abb. 6.**50**). Endpunkt der Selbstkalibrierung ist, dass fehlender Sensorinput mit der unteren, und maximaler Sensorzählerwert mit der oberen Grenzfrequenz zusammenfallen.

Wie in Abb. 6.**50** dargestellt, kann die Fußpunktkalibrierung an LRL bei längerer Stimulation an der unteren Grenzfrequenz oder – gesteuert über die interne Uhr

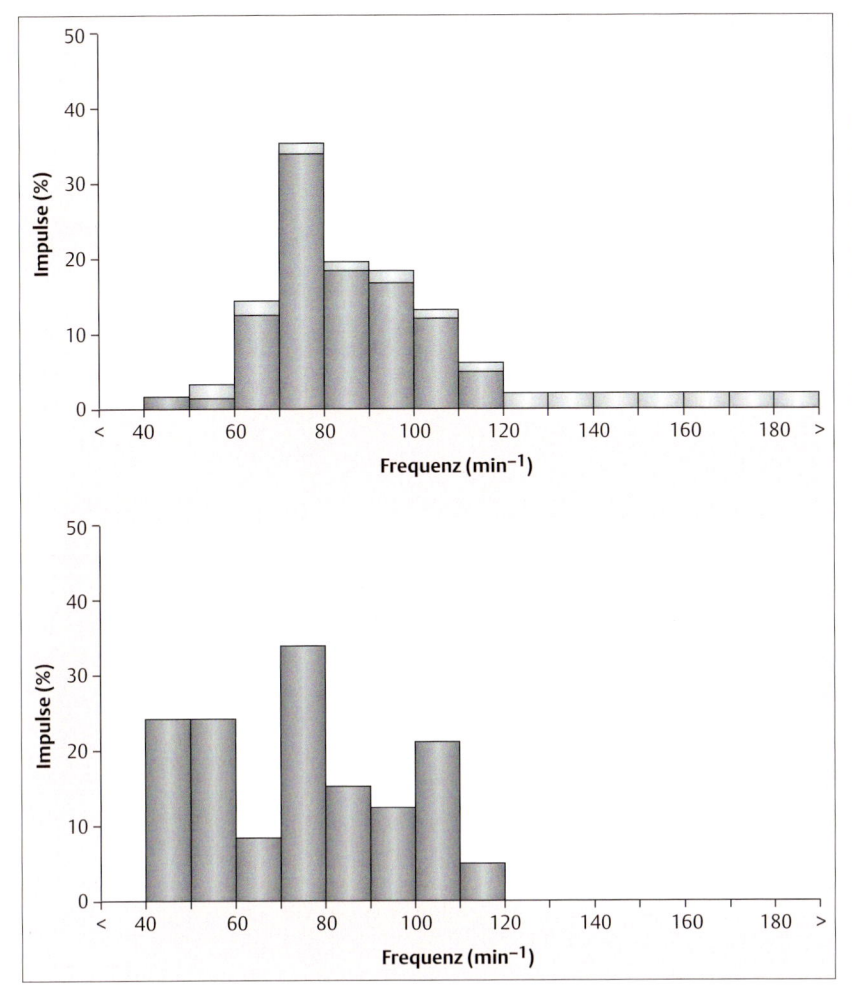

Abb. 6.49 Vergleich zwischen Sinusknoten- (oben) und Sensor-indiziertem (unten) Frequenzprofil bei einem Patienten mit AV-Block III. Grades; das ventrikuläre Frequenzhistogramm oben reflektiert exakt die Vorhoffrequenz im DDD-Betrieb (nicht dargestellt) und zeigt die übliche etwas linksschiefe Verteilung der Herzfrequenz. Die Funktion des Aktivitätssensors, der nur für den Fall eines Mode-Switching „im Hintergrund" arbeitet und auf 100 min^{-1} begrenzt ist, lässt unterhalb dieses Limits jede Ähnlichkeit mit der physiologischen Frequenzverteilung vermissen

des Schrittmachers – nachts erfolgen. Die Korrektur an MSR richtet sich nach einem Zähler, der erfasst, wie häufig in der Zeiteinheit (Tag, Woche) das System die maximale Stimulationsrate erreicht. Sämtliche Anpassungen erfolgen in kleinen Schritten graduell und können Tage bis mehrere Wochen in Anspruch nehmen, bis eine (meist) lineare Variation zwischen unterer und oberer Grenzfrequenz realisiert ist.

Eine Verfeinerung dieser Vorgehensweise ist die Einführung einer „Sensor-Zielfrequenz", die unterhalb der maximalen Stimulationsfrequenz angesiedelt ist und als Vergleichskriterium für die Automatik dient. Die Korrektur des Anpassungsfaktors („Steilheit", „Slope") erfolgt, wenn die Tagesmaxima der Sensorfrequenz im Wochenmittel um ±5 min^{-1} von der Sensorzielfrequenz abweichen (Abb. 6.**51**). Damit wird eine „Reserve" zwischen angestrebter Ziel- und Maximalfrequenz geschaffen, die kurzfristig überschießende Stimulationsraten bei außergewöhnlicher Belastung erlaubt. Weicht das System aber in Richtung obere Grenzfrequenz ab (als Kriterium gilt die kontinuierliche Stimulation am Frequenzlimit für 370 Zyklen), so wird eine sofortige Slope-Absenkung um 2–3 % erzwungen.

Falls das obere Frequenzlimit niedrig angesiedelt und deshalb häufig erreicht wird, tendieren beide Algorithmen dazu, den Anpassungsfaktor und damit auch die Frequenzantwort im submaximalen Bereich zu mindern. Bei myokardialer Dysfunktion mag diese Begrenzung der Spitzenfrequenz sinnvoll sein (Kapitel 2 Hämodynamik), die fehlende Chronotropie im Niederlastbereich ist es jedoch nicht.

Mögliche Lösung des Problems ist ein statistischer Ansatz, der die Optimierung der Frequenzvariation nicht an zwei Referenzpunkten (Grund- und Maximal- bzw. Zielfrequenz) festmacht, sondern das gemittelte Frequenzhistogramm von 57 Gesunden im typischen Alter von Schrittmacherpatienten als Zielprofil zugrunde legt. Die tägliche Frequenzverteilung orientiert sich also an einem Normalkollektiv, das über Holteraufzeichnungen definiert ist (nach [14]). Für Frauen ist die Verteilung weniger linksschief als bei Männern, d.h. Frauen haben im Tagesverlauf vergleichsweise häufiger Frequenzen über 80 min^{-1} (Abb. 6.**52**).

Bei Nominalprogrammierung stellt das System die Sensorcharakteristik so ein, dass es 135 min/Tag nahe der ADL-Frequenz und ca. 21 min nahe des oberen Fre-

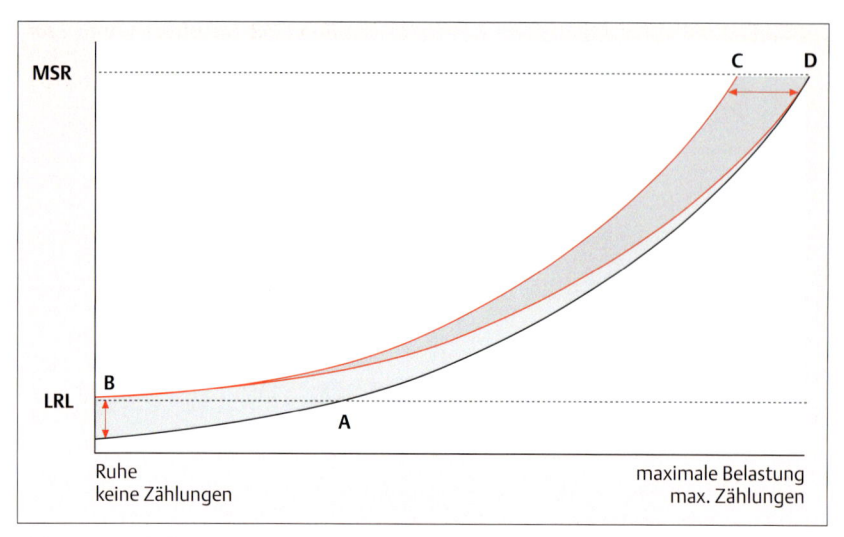

Abb. 6.50 Einfachste Automatik zur automatischen Sensorkalibrierung: Unter mäßiger Belastung ist bei (A) das Sensorsignal nicht 0, weist aber keine Differenz zum (Langzeit-) Referenzwert auf und stellt den Schrittmacher deshalb auf die untere Grenzfrequenz (LRL) ein. Durch Anpassung des Referenzwerts wird die Sensorkalibrierung so nach oben verschoben, dass fehlender Sensorinput und LRL zusammenfallen (B). Die resultierende Kurve schneidet bereits bei (C) das obere Frequenzlimit (MSR), so dass weitere Zunahme des Sensorsignals keine Frequenzsteigerung mehr bewirken kann. Verringerung der Steilheit („Slope") führt den maximalen Sensorzählwert und die obere Grenzfrequenz in einem Schnittpunkt zusammen (D).

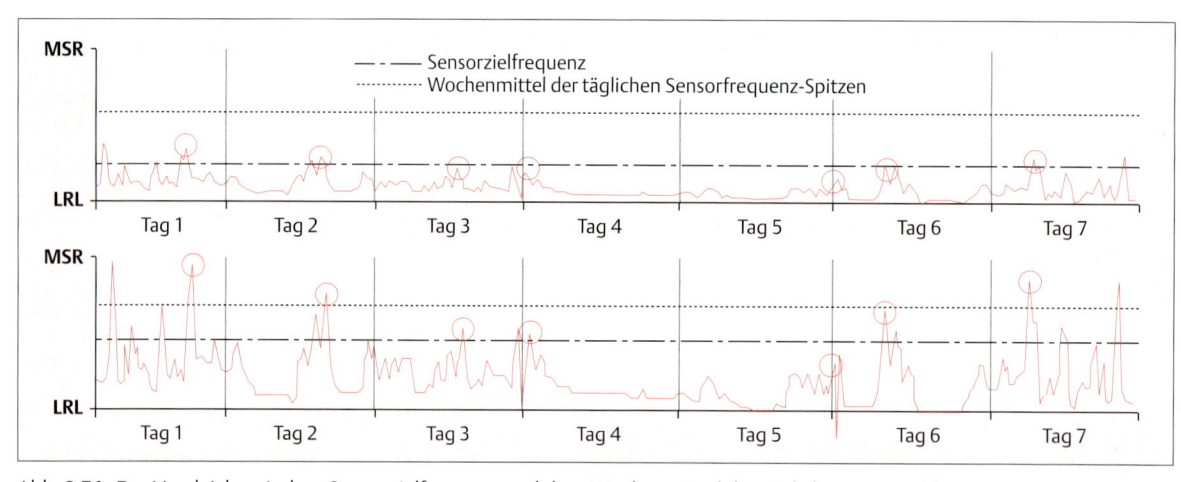

Abb. 6.51 Der Vergleich zwischen Sensorzielfrequenz und dem Wochenmittel der täglichen sensorabhängigen Frequenzspitzen zeigt den Bedarf für eine „Slope"-Anpassung nach oben (oberes Beispiel) oder eine weniger aggressive Frequenzkennung (unteres Beispiel). Durch Definition der Sensorzielfrequenz unterhalb der maximalen sensorinduzierten Stimulationsfrequenz (MSR) sieht die Automatik einen Anpassungsbereich für den Alltag vor, lässt unter besonderen Bedingungen aber auch weitere Frequenzsteigerungen (bis MSR) zu. LRL = untere Grenzfrequenz.

quenzlimits stimuliert. Damit wird ein Bereich alltäglichen Frequenzbedarfs (zwischen unterer Grenz- [LRL] und ADL-Frequenz [ADL = activity of daily living]) von einer Zone stärkerer Belastung unterschieden (ADL- bis maximale Stimulationsfrequenz [MSR]). Innerhalb dieser Systematik kann durch Wahl der ADL-Frequenz zwischen Nieder- und Hochlastbereich unterschieden und durch Programmierung zweier Parameter („ADL-Anpassungsreaktion", „Belastungsreaktion") festgelegt werden, wie oft nahe der ADL-Rate (3–15%) und der Maximalfrequenz (<0,2–1,4% der Zeit) stimuliert wird (Abb. 6.52). Damit kann durch getrennte Programmierung dieser Parameter manuell in die relative Gewichtung der beiden Anpassungszonen eingegriffen werden.

Im **Fall des herzinsuffizienten Patienten** wäre sinnvolle Einstellung: ADL-Frequenz: 85 Schläge min^{-1}, Obere Grenzfrequenz: 110 Schläge min^{-1}, ADL-Anpassungsreaktion: 3 (9%; „Mäßig aktiv") und Belastungsreaktion: 3 (0,2%; „Relativ selten").

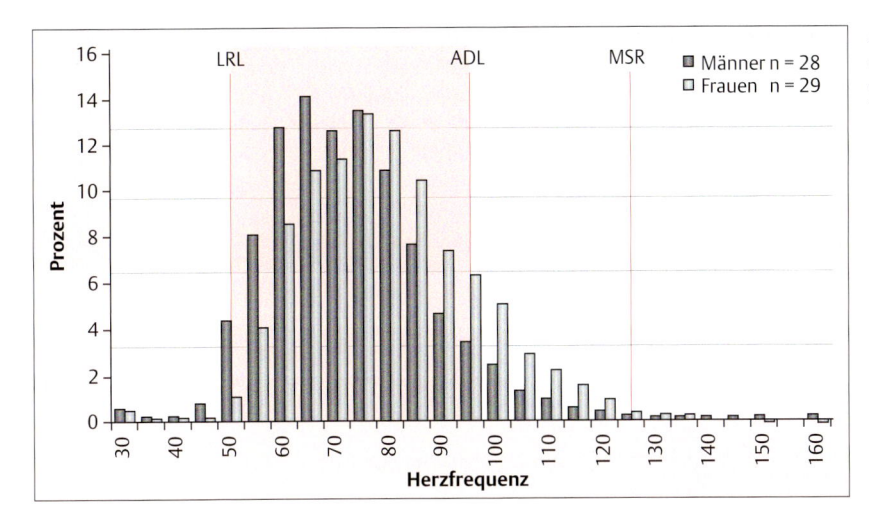

Abb. 6.**52** Statistischer Ansatz zur automatischen Anpassung der Frequenzmodulation. Einzelheiten im Text.

Literatur

1. Alt E, Heinz M, Hirgstetter C, Emslander HP, Daum S, Blomer H. Control of pacemaker rate by impedance-based respiratory minute ventilation. Chest 1987; 92: 247–252.
2. Dailey SM, Bubien RS, Kay GN. Effect of chronotropic response pattern on oxygen kinetics. Pacing Clin Electrophysiol 1994; 17: 2307–2314.
3. Epperlein S, Kreft A, Siegert V, Liebrich A, Himmrich E, Treese N. DDD- versus DDDR-Schrittmacherstimulation: Vergleich der kardiopulmonalen Leistungsfähigkeit, der Häufigkeit von Vorhofarrhythmien und der Lebensqualität. Z Kardiol 1996; 85: 226–236.
4. Garrigue S, Chaix C, Gencel L, et al. Scoring method for assessing rate adaptive pacemakers: application to two different activity sensors. Pacing Clin Electrophysiol 1998; 21: 509–519.
5. Hasenfuss G. Neue Kardiotonika/Inodilatatoren: energetische Aspekte. Z Kardiol 1992; 81; Suppl 4: 57–63.
6. Israel CW, Hohnloser SH. Current status of dual-sensor pacemaker systems for correction of chronotropic incompetence. Am J Cardiol 2000; 86: K86-K94.
7. Karpawich PP, Rabah R, Haas JE. Altered cardiac histology following apical right ventricular pacing in patients with congenital atrioventricular block. Pacing Clin Electrophysiol 1999; 22: 1372–1377.
8. Kay GN. Quantitation of chronotropic response: comparison of methods for rate-modulating permanent pacemakers. J Am Coll Cardiol 1992; 20: 1533–1541.
9. Kay GN, Ashar MS, Bubien RS, Dailey SM. Relationship between heart rate and oxygen kinetics during constant workload exercise. Pacing Clin Electrophysiol 1995; 18: 1853–1860.
10. Lau CP, Leung SK, Guerola M, Crijns HJ. Comparison of continuously recorded sensor and sinus rates during daily life activities and standardized exercise testing: efficacy of automatically optimized rate adaptive dual sensor pacing to simulate sinus rhythm. Pacing Clin Electrophysiol 1996; 19: 1672–1677.
11. Lau CP, Leung SK, Lee IS. Delayed exercise rate response kinetics due to sensor cross-checking in a dual sensor rate adaptive pacing system: the importance of individual sensor programming. Pacing Clin Electrophysiol 1996; 19: 1021–1025.
12. Leung SK, Lau CP, Tang MO, Leung Z. New integrated sensor pacemaker: comparison of rate responses between an integrated minute ventilation and activity sensor and single sensor modes during exercise and daily activities and non-physiological interference. Pacing Clin Electrophysiol 1996; 19: 1664–1671.
13. Matula M, Schlegl M, Alt E. Activity controlled cardiac pacemakers during stairwalking: a comparison of accelerometer with vibration guided devices and with sinus rate. Pacing Clin Electrophysiol 1996; 19: 1036–1041.
14. Mianulli M, Birchfield D, Donahue D, Hurlbut C, Pfeiffer J, Benditt D. Are two sensors better than one? – Implications of oxygen uptake kinetics analysis in normals and patients with a dual-sensor pacemaker (abst). Pacing Clin Electrophysiol 1997; 20: 1522
15. Provenier F, van Acker R, Backers J, van Wassenhove E, de M V, Jordaens L. Clinical observations with a dual sensor rate adaptive single chamber pacemaker. Pacing Clin Electrophysiol 1992; 15: 1821–1825.
16. Rosenqvist M, Isaaz K, Botvinick EH, et al. Relative importance of activation sequence compared to atrioventricular synchrony in left ventricular function. Am J Cardiol 1991; 67: 148–156.
17. Sharp C, Busse E, Burgess J, Haennel R. Does left ventricular dysfunction produce a different pattern of QT length shortening? (abst). Pacing Clin Electrophysiol 1997; 20: 1232.
18. Stangl K, Heuer H, Wirtzfeld A. Frequenzadaptive Herzschrittmacher. Steinkopff, Darmstadt 1990.
19. Sulke N, Dritsas A, Chambers J, Sowton E. Is accurate rate response programming necessary? Pacing Clin Electrophysiol 1990; 13: 1031–1044.
20. Sulke N, Tan K, Kamalvand K, Bostock J, Bucknall C. Dual sensor VVIR mode pacing: is it worth it? Pacing Clin Electrophysiol 1996; 19: 1560–1567.
21. van Oosterhout MF, Prinzen FW, Arts T, et al. Asynchronous electrical activation induces asymmetrical hypertrophy of the left ventricular wall. Circulation 1998; 98: 588–595.

Besonderheiten der Nachsorge bei Resynchronisationssystemen

G. Fröhlig

Das Wichtigste in Kürze

Resynchronisationssysteme (CRT-Systeme) nutzen zwar klassische Schrittmacher- und ICD-Technologie, ihr therapeutischer Zweck ist aber, inter- und intraventrikuläre Asynergien zu minimieren und bei erhaltenem Sinusrhythmus eine optimale AV-Sequenz herzustellen. Dieser Abschnitt fokussiert auf Szenarien, welche dieses therapeutische Ziel gefährden und in der Nachsorge von CRT-Systemen erkannt, nach Möglichkeit auch korrigiert werden sollten: unsichere Reizantwort der linken Kammer, ventrikuläre Doppelwahrnehmung, Inhibition der Resynchronisationsimpulse, Vorhof- und Kammerrhythmusstörungen. Er diskutiert die technische Prüfung aktiver Implantate nur soweit, wie sie für die Belange der CRT bedeutsam scheinen.

Einleitung

Obwohl sie sich üblicher Schrittmachertechnik bedient, hat die kardiale Resynchronisationstherapie (CRT) weniger antibradykarde als **hämodynamische Intention**. Bereits bei der Implantation hat die Betonung des hämodynamischen Therapieansatzes die Konsequenz, dass man am Ort maximaler Erregungsverspätung oft Wahrnehmungs- und Stimulationseigenschaften der linksepikardialen Sonde akzeptiert, die in der klassischen Schrittmacherbehandlung Anlass zur Neupositionierung wären.

In der Nachsorge aktiviert man z.B. die „ventrikuläre Frequenzregulierung", weil sie bei Vorhofflimmern und schneller intrinsischer AV-Überleitung den Resynchronisationseffekt aufrecht erhält, während sie in der antibradykarden Routine eine aberrante und verzögerte Ventrikeldepolarisation bewirkt und deshalb als schädlich aufgefasst wird.

Die folgenden Abschnitte werden versuchen, die **technischen** Besonderheiten des Verfahrens in ihrer Bedeutung für die kardiale Mechanik aufzuzeigen. Hinweise zur Optimierung der hämodynamisch relevanten Parameter (speziell des AV-Delay) finden sich im Kapitel zur AV-Zeit-Optimierung.

Sondenkonfiguration

Sieht man von komplexeren Anordnungen ab (1), so beruht der gegenwärtige Wissensstand zur CRT ganz wesentlich auf Erfahrungen mit konventionellen AV-sequenziellen Schrittmachern, deren ventrikulärer Port über einen Y-Adapter mit der rechts- und linksventrikulären Sonde konnektiert ist. Eine der beiden Sonden stellt dabei die Kathode, eine die Anode dar („**Split-bipolar**"-Konfiguration), oder die Spitzenelektroden beider Seiten sind als gemeinsame Kathode („**Dual-cathode**"-Konfiguration) gegen eine indifferente Elektrode geschaltet, die zwischen rechtsventrikulärer Ringelektrode und Schrittmachergehäuse frei gewählt werden kann.

Nachteil der „Split-bipolar"-Lösung ist, dass die Reizschwellen des rechten und linken Ventrikels kaum vorhersehbar sind (11) und sogar ein Exitblock an einer Sonde gefunden werden kann, die bei getrennter Ansteuerung ausreichende Funktionscharakteristika aufweist (Abb. 6.53).

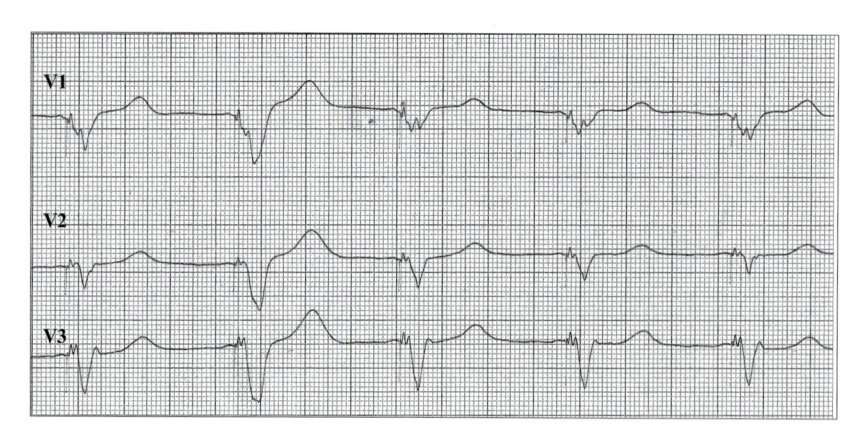

Abb. 6.53 Brustwand-EKG (Ableitungen V1–V3) bei Resynchronisationstherapie mittels „Split-bipolar"-Konfiguration der Ventrikelsonden; ventrikuläre Stimulationsparameter: 7,5 V bei 1,0 ms; infolge unterschwelliger Stimulation des linken Ventrikels weist der zweite QRS-Komplex eine Breite und Morphologie auf, die sich von den übrigen Kammererregungen unterscheiden; beim Aggregatwechsel wurden die Reizschwellen der rechten und linken Kammer mit 0,5 V bei 0,4 ms bzw. 3,2 V bei 0,4 ms bestimmt. Die getrennte Ansteuerung beider Ventrikel erlaubte einen fehlerfreien Betrieb des Schrittmachers mit der Programmierung von 2,0 V bei 0,4 ms bzw. 5,0 V bei 0,5 ms.

Mit getrennten ventrikulären Kanälen erlauben neuere Systeme, rechte und linke Kammer zeitversetzt zu stimulieren und ein **interventrikuläres Delay** einzustellen, das optimale Synchronisationsbedingungen erzeugt (15). Um die Feldcharakteristik bei Stimulation zu variieren, Reizschwellenprobleme zu lösen und/oder die Mitstimulation des linksseitigen N. phrenicus zu vermeiden, kann für die linksventrikuläre Sonde dieser Systeme eine Stimulationskonfiguration gewählt werden, welche die rechtsventrikuläre Ring- oder Defibrillationselektrode als Gegenpol nutzt. Obwohl diese Konfiguration weiterhin erlaubt, rechte und linke Kammer zeitversetzt zu stimulieren, kann hohe Ausgangsspannung an einem der beiden Pole anodale Stimulation bewirken und das aus hämodynamischen Gründen programmierte interventrikuläre Delay faktisch aufheben (Abb. 6.54; [6]).

Ventrikuläre Reizantwort

Mit heute üblicherweise getrennten Kanälen unterscheidet sich die Messung der rechts- und linksventrikulären Reizschwelle nicht vom Standardvorgehen bei antibradykardem Schrittmacher. Dafür angebotene semiautomatische Routinen erlauben es, jeden Ventrikelausgang separat anzuwählen, die Stimulationsparameter schrittweise abzusenken und Erhalt oder Verlust der Reizbeantwortung zu beobachten.

Abb. 6.55 zeigt den typischen Wandel der EKG-Morphologie, den die QRS-Komplexe von bi- zu rechts- und linksventrikulärer Stimulation erfahren. Die Lage der elektrischen Herzachse ist bei Stimulation der linksventrikulären Lateralwand meist rechtstypisch, für die rechtsventrikuläre Reizantwort variiert sie mit der Sondenposition (überdrehter Linkstyp bei apikaler und Rechtstyp bei hochseptaler Elektrodenlage).

Die gemeinsame Ansteuerung beider Kammersonden macht die Reizschwellenbestimmung schwieriger. Weil die linksventrikuläre Stimulationsschwelle meist höher als die rechte ist, wechselt das EKG mit abnehmender Impulsstärke erst von bi- zu rechtsventrikulärer Stimulations-Morphologie, bevor die Reizantwort vollständig verloren geht (17). Nur ausnahmsweise wird die rechtsventrikuläre Sonde zuerst ineffektiv und zeigt dann die spiegelbildliche EKG-Sequenz (Abb. 6.56a).

Im ventrikulären Elektrogramm, das man telemetrisch ableiten kann, taucht mit Unterschreiten der ersten Schwelle ein Fernpotential auf, das vom betroffenen, jetzt verzögert depolarisierten Ventrikel stammt (Abb. 6.56b). Der zeitliche Abstand zwischen Kammerstimulus (VP) und Fernfeldwahrnehmung (VR) ist Ausdruck der inter- und intraventrikulären Leitungsverzögerung.

Wahrnehmung

Auch im Wahrnehmungsfall erweist sich die Ankopplung der Ventrikelsonden an einen gemeinsamen Eingangsverstärker nicht als vorteilhaft. Liegt die örtliche Depolarisation, wie sie von rechts- und linksventrikulärer Sonde detektiert wird, zeitlich weit genug auseinander, um als getrenntes Wahrnehmungsereignis gewertet zu werden (Abb. 6.57), so erfüllt diese Doppeldetek-

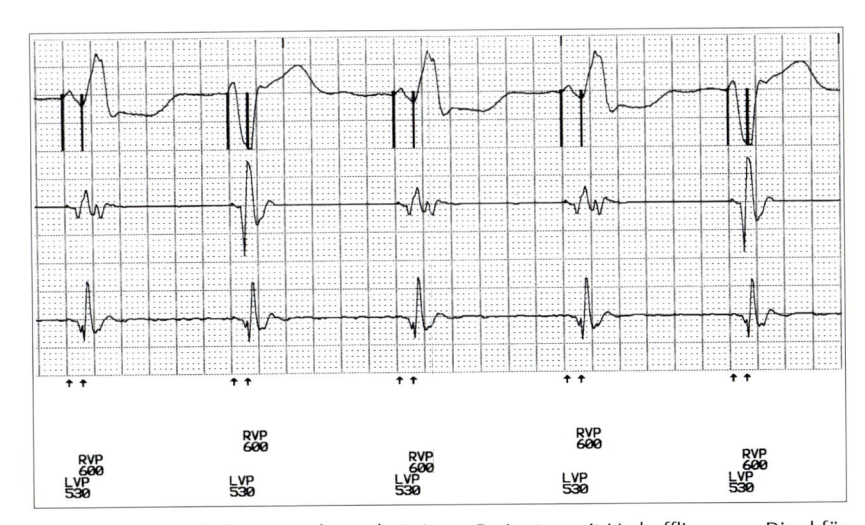

Abb. 6.54 Biventrikuläre Stimulation bei einem Patienten mit Vorhofflimmern; Dipol für die linksventrikuläre (LV) Stimulation zwischen Spitze der Koronarvenensonde (LV-Tip) und Ring der Sonde in der rechten Kammer (RV-Ring); linksventrikuläre Stimulationsparameter: 6,0 V, 1,5 ms; interventrikuläres Delay 70 ms (zuerst stimulierte Kammer: LV). Von oben nach unten: Oberflächen-EKG, RV-Elektrogramm, LV-Elektrogramm. Die Zyklen 1, 3 und 4 zeigen seitengetrennte Stimulation mit deutlicher Präexzitation von Teilen des linken Ventrikels (keine P-Welle!); die Zyklen 2 und 5 zeigen bereits mit dem ersten (LV-) Stimulus eine typische Ventrikeldepolarisation, die wesentlich vom rechtsventrikulären Start der Depolarisation bestimmt ist (Richtungsänderung des Hauptvektors).

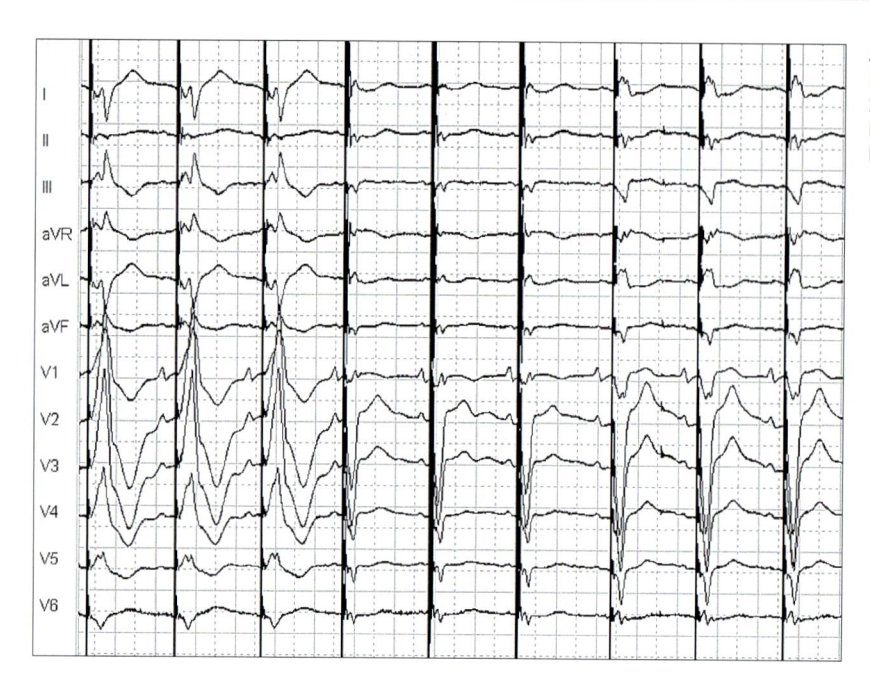

Abb. 6.55 QRS-Morphologie bei links-, bi- und rechtsventrikulärer Stimulation (von links nach rechts). Der Schrittmacher arbeitet im DDD-Modus.

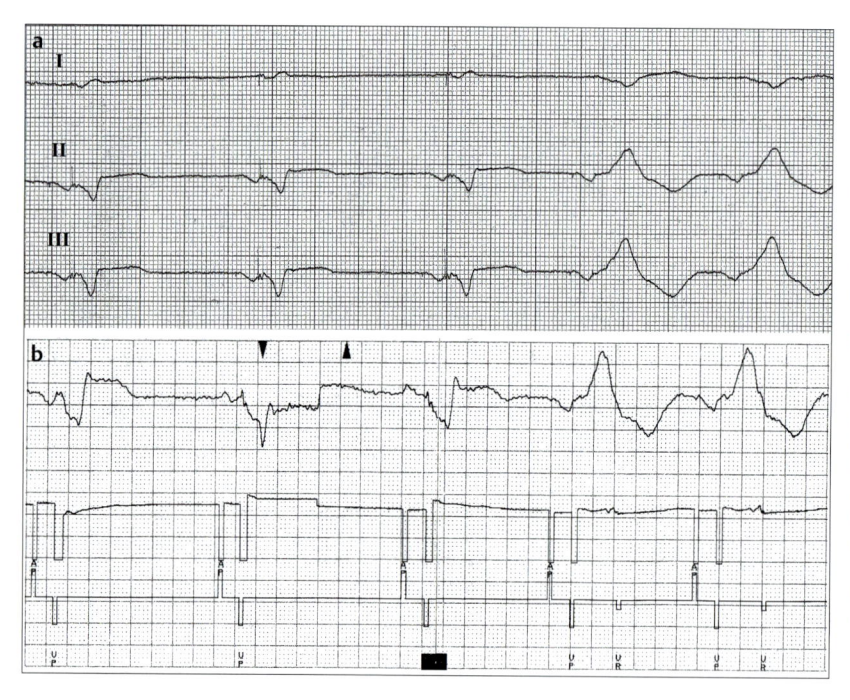

Abb. 6.56a, b Reizschwellentestung eines Resynchronisationssystems in „Split-bipolar"-Anordnung: **a** Oberflächen-EKG: mit Verlust der Impulsantwort in einer der beiden Kammern ändert sich die QRS-Morphologie. Der Wechsel zur rechtstypischen Lage der Herzachse legt den Verdacht nahe, dass mit Absenken der Impulsstärke zuerst die rechtsventrikuläre Sonde unterschwellig stimuliert. **b** Programmerausdruck bei der gleichen Sequenz: von oben: Einkanal-Oberflächen-EKG, ventrikuläres Elektrogramm, Marker-Annotation. Der Verlust der Reizantwort in einer Kammer wird unmittelbar am Auftreten eines Zweitpotentials innerhalb der ventrikulären Refraktärzeit des Stimulators (VR) erkennbar; die Summe aus inter- und intraventrikulärer Verzögerung (VP→VR) beträgt 210 ms.

tion oft das Frequenzkriterium einer ventrikulären Tachykardie. Im besten Fall triggert dies nur die Aufzeichnung einer „High-rate"-Episode im diagnostischen Speicher; mit ungünstig gewählten Erkennungszonen antworten Defibrillatoren darauf aber mit antitachykarder Therapie. Das **Problem des „Double counting"** stellt sich (2),

▶ bei ineffektiver Stimulation mindestens einer Ventrikelsonde,

▶ bei Verlust der Vorhofwahrnehmung und intrinsischer Überleitung über den AV-Knoten,

▶ bei Wahrnehmung atrialer Fernpotentiale durch die Koronarvenensonde (Inhibition des Ventrikelkanals durch das Vorhofsignal mit nachfolgender Wahrnehmung beider Ventrikel-Elektrogramme resultiert gar in „Triple counting"),

▶ bei idioventrikulären Rhythmen mit Frequenzen unter der Tachykardie-Erkennungsschwelle,

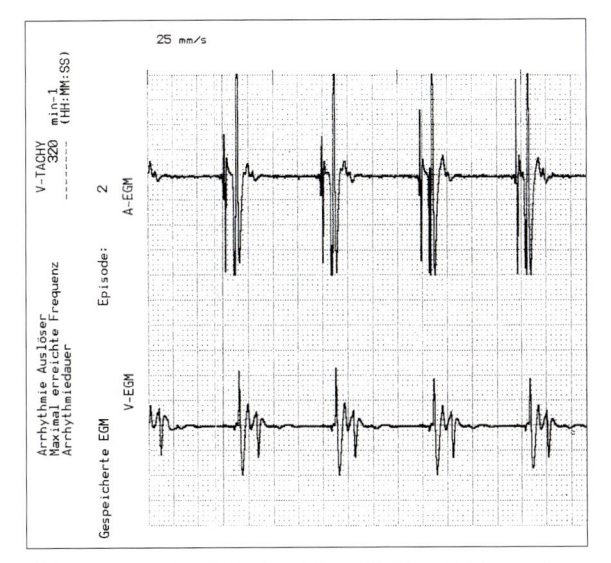

Besonderheiten der Nachsorge bei Resynchronisationssystemen 297

Abb. 6.57 Speicher-EKG eines biventrikulären Schrittmachers: dargestellt sind die ersten 4 Zyklen, welche die Aufzeichnung einer „ventrikulären Tachykardie" getriggert haben. Da Markerannotationen fehlen, ist nicht zu entscheiden, ob es sich um intrinsisch übergeleitete Kammeraktionen mit „Double counting" oder um vorhofabhängige Ventrikelstimulation mit zeitweiligem Verlust der Reizantwort in einer der beiden Kammern handelt.

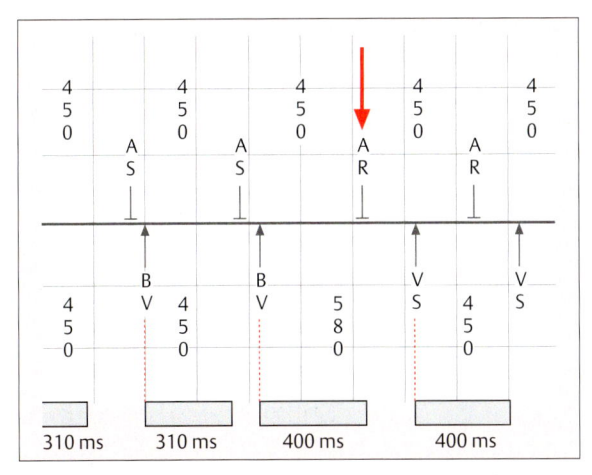

Abb. 6.58 Markerkanalregistrierung aus dem Speicher eines biventrikulären ICD; Verlust der vorhofabhängigen Ventrikelstimulation („Tracking"), nachfolgend intrinsische AV-Leitung; Speichertriggerung durch die ventrikuläre Sense-Episode. Der scheinbare Verlust der atrialen Wahrnehmung wird vermutlich durch den PMT-Algorithmus des Aggregats ausgelöst, der nach wiederholter Detektion von Vorhofaktionen innerhalb von 400 ms nach Kammerstimulation die postventrikuläre Refraktärzeit (graue Balken) für einen Zyklus auf 400 ms verlängert und das Tracking damit unterbricht (Pfeil). Die nachfolgenden Kammeraktionen sind Spontandepolarisationen nach AV-Leitung. Als „Ventrikelereignis ohne vorangehendes (nicht-refraktäres) Vorhofereignis" erfüllen sie die systemeigene Definition einer ventrikulären Extrasystole, die erneut die PVARP auf 400 ms verlängert (sofern die PVARP-Extension nach VES bewusst ausgeschaltet wurde). Die Herzfrequenz (min^{-1}), bei dieser Mechanismus greift, errechnet sich als HFL = 60 000/(AVD+400); AVD = AV-Delay (ms); im aktuellen Fall: HFL = 60 000/(170+400) = 105 min^{-1}; nach (14), modifiziert.

➤ bei supraventrikulären Rhythmusstörungen, die vom System mit Mode-Switch beantwortet werden (s.u.).

Ähnliche Verhaltensweisen bei T-Wellen-Fehlsensing infolge Hyperkaliämie sind selten und kein spezifisches Problem der Sondenanordnung (10).

Die Liste prädisponierender Szenarien enthält atriale Wahrnehmungs- und Vorhofrhythmusstörungen nur deshalb, weil Träger eines Resynchronisationssystems in der Regel keinen höhergradigen AV-Block haben und die intrinsische AV-Leitung ventrikuläre Inhibition und Doppelwahrnehmung erst möglich macht. Wahrnehmungsverlust im Vorhof kann die Konsequenz unzureichender Vorhofsignale sein, entsteht aber auch im Zusammenwirken von AV-Desynchronisation und aggregateigenem Refraktär-Timing:

➤ So kann nach ventrikulärer Extraystole (VES) die nachfolgende P-Welle in die (nach VES) verlängerte postventrikuläre atriale Refraktärzeit (PVARP) des Schrittmachers fallen und das „Tracking" (die vorhofabhängige Ventrikelstimulation) unterbrechen.
➤ Wenn der Algorithmus zur Prävention/Terminierung von schrittmachervermittelten Tachykardien (PMT) (14) innerhalb 400 ms nach ventrikulärem Stimulus ein nicht-refraktäres atriales Signal feststellt und eine PMT diagnostiziert (Algorithmen), versucht er diese durch Verlängerung der PVARP zu unterbrechen. Wegen des fix vorgegebenen Überwachungsintervalls hängt das Risiko einer Fehltriggerung dieses Algorithmus allein von der programmierten AV-Zeit ab.
➤ Wenn der Patient typischerweise noch einen AV-Block I. Grades aufweist, kann sich wie bei der ventrikulären Extrasystolie die Refraktärwahrnehmung der P-Wellen für die nächsten Zyklen perpetuieren und die Doppelwahrnehmung in der Kammer zum Tachykardiekriterium hochgezählt werden.
➤ Weil ein solches Ereignis bereits bei normaler Sinustachykardie unter Belastung möglich ist (Abb. 6.58), **empfiehlt es sich**, die PVARP-Extension nach VES zu deaktivieren, um die wiederholte Verlängerung der postventrikulären Vorhofrefraktärität zu vermeiden. Grundsätzlich sollten Schrittmacher und ICD in der Lage sein, die Sequenz aus atrialem Refraktärereignis und Kammerwahrnehmung zu erkennen und darauf zu reagieren. Tatsächlich ist in einige neue Aggregate ein Algorithmus implementiert, der beim Betrieb nahe der oberen Grenzfrequenz (Zykluslänge > MTR-CL + 15 ms; MTR-CL steht für Zykluslänge bei maximaler „Tracking"-Frequenz) die PVARP verkürzt und so den Start einer längeren ventrikulären Inhibitionsphase verhindern soll.

Im Zweifel sollte
– die „Tracking Preference" genannte Funktion aktiviert werden.
– die obere Grenzfrequenz so programmiert sein, dass sie unter üblicher Belastung nicht erreicht wird.

„Double counting" ist v.a. ein Phänomen des „Off-label"-Einsatzes von ICDs (8) mit Konnektion zweier Ventrikelsonden über einen Y-Adapter. Dies können übliche Zweikammer-, aber auch Einkammer-Systeme zum Einsatz bei permanentem Vorhofflimmern sein. Die Mehrzahl dieser Aggregate hat eine fixe ventrikuläre Blankingzeit, die mit 120–135 ms kurz gewählt ist, um Hochfrequenzepisoden in den Kammern zuverlässig erkennen zu lassen.

! Sofern Blanking- oder interventrikuläre Refraktärzeit (wie bei den Schrittmachern) doch programmierbar sind, sollte versucht werden, das interventrikuläre Delay aus Sensingmarkern zu bestimmen und das Ausblend- oder Refraktär-Intervall des Aggregats entsprechend auszudehnen. Bis zu einem Wert von 180 ms (entsprechend einer Detektionsfrequenz von etwa 330 min^{-1}) sind Interaktionen mit der Tachykardieerkennung eher theoretischer Natur. Dagegen interferiert der Versuch, durch Manipulation der Wahrnehmungsempfindlichkeit das Zweitpotential zu unterdrücken, zu sehr mit der Flimmerdetektion und stellt deshalb keinen praktisch bedeutsamen Lösungsansatz dar.

Die **neue Generation resynchronisierender Schrittmacher und ICDs** umgeht die genannten Schwierigkeiten, indem sie für die Wahrnehmungskonfiguration mehrere Optionen bietet:

▶ Standard ist das Sensing in nur einem Ventrikel. Da die Koronarvenensonde vielfach noch unipolar ist, erfolgt es meist bipolar in der rechten Kammer.

▶ Wenn die Anfälligkeit gegen externe Störsignale gemindert werden soll, kann ein Sensing-Dipol zwischen (unipolarer) linksventrikulärer Sonde und einer Elektrode im rechten Ventrikel geschaltet werden; zusätzliche Strategien gegen Double counting sind dann:
   – eine interventrikuläre Refraktärzeit, welche die Nutzung weiterer (refraktärer) Wahrnehmungsereignisse für die Systemsteuerung ausschließt, oder
   – eine Triggerfunktion, die nach Sensing eines ersten Kammersignals biventrikulär oder nur über die kontralaterale Ventrikelsonde Stimulationsimpulse auslöst. Derzeit ist dies meist als RV-Sense→LV(BiV)-Pace-Sequenz realisiert (Abb. 6.**59**).

Atriale Tachyarrhythmien

Erhaltene AV-Überleitung begünstigt im Falle atrialer Rhythmusstörungen, insbesondere Vorhofflimmerns oder -flatterns, eine schnelle Ventrikelantwort auch dann, wenn durch Mode-Switch eine schrittmachervermittelte Tachykardie verhindert wird. Im Ergebnis wird die Stimulation der Kammern inhibiert, der angestrebte Resynchronisationseffekt durch biventrikuläre Stimulation geht verloren (Abb. 6.**59**).

Um die therapeutische Absicht ventrikulärer Resynchronisation dennoch zu wahren, bedarf es im Mode-Switch besonderer Vorkehrungen, die den Schrittmacher mit „Full ventricular capture" führen lässt. Dazu eignen sich:

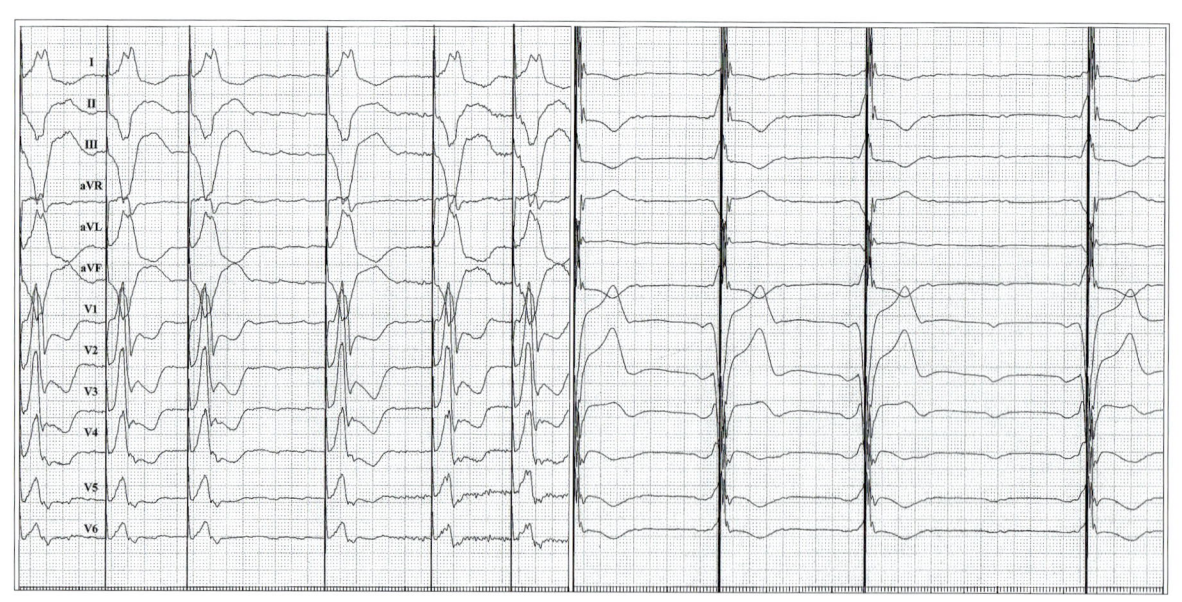

Abb. 6.59 CRT-System bei einem 35-jährigen Patienten mit angeboren korrigierter Transposition der großen Gefäße (TGA), prothetischem Ersatz der AV-Klappe zum Systemventrikel und schwerer Funktionsminderung dieses Ventrikels.
Links: schnelle Ventrikelstimulation bei Wahrnehmung atypischer atrialer Flatterwellen im DDD-Modus vor Mode-Switch.
Rechts: nach Mode-Switch findet intrinsische AV-Leitung mit Spontandepolarisation der Ventrikel statt; selbst bei Zykluslängen von 1340 ms interveniert der Schrittmacher nicht, weil seine Basisfrequenz auf 40/min programmiert ist. Die Triggerung linksventrikulärer Stimulation durch Sensing in der rechten Kammer ist aktiviert, hat aber kaum resynchronisierenden Effekt, weil die QRS-Komplexe sich nicht von der nativen EKG-Morphologie unterscheiden.

- eine Interventionsfrequenz, die höher als die Basisrate während Sinusrhythmus liegt (im Beispiel der Abb. 6.**59**: 70–80 min^{-1} statt 40 min^{-1}),
- ein Overdrive-Algorithmus, der in Abhängigkeit von der spontanen Ventrikelfrequenz die Stimulationsrate variiert und Frequenzspitzen und -variabilität zu mindern versucht („ventrikuläre Frequenzregulation", VRR; s. Algorithmen).
- Auch wenn der klinische Nutzen des VRR-Algorithmus als begrenzt zu werten ist (16), wird sein Einsatz bei der CRT empfohlen. Zu beachten ist, dass der Variationsbereich für die Stimulationsfrequenz (Maximum je nach Aggregat programmierbar bis 150 oder 175 min^{-1}) eine schwere Herzinsuffizienz verschlimmern kann und deshalb die Begrenzung auf etwa 100 min^{-1} anzuraten ist. Unzureichende Wirkung (etwa auch in Kombination mit Amiodaron) stellt die Indikation zur AV-Knoten-Ablation dar.

Diagnostik

Die Information, welche das Aggregat kontinuierlich oder ereignisgetriggert sammelt, lässt sich in 2 Kategorien einteilen, die sich durchaus überschneiden können:

Kontrolle der eigentlichen Schrittmacher- oder ICD-Funktion (technische Information)

- Basisfunktionen (Zahl der wahrgenommenen und stimulierten Zyklen, nach Kanälen getrennt, Trend intrinsischer Potentiale, Sondenimpedanz),
- Frequenzhistogramm mit/ohne Trennung nach Kanal und Stimulations-/Wahrnehmungsfunktion,
- ventrikuläre Wahrnehmungsepisoden (als Hinweis auf Verlust des Resynchronisationseffekts), Markerketten,
- atriale Hochfrequenzepisoden, Markerketten und Elektrogramme (begrenzte Episodenzahl),
- ventrikuläre Hochfrequenzepisoden, Markerketten und Elektrogramme (begrenzte Episodenzahl),
- bei ICDs: Tachykardieereignisse, getrennt nach Therapiezonen, Therapiesequenzen, nicht behandelten Tachykardien, mit Markerketten und Elektrogrammen.

Das erste Beispiel in Abb. 6.**60a** zeigt den 6-monatigen Arrhythmietrend eines Patienten mit CRT-System, wie er als „kardialer Kompass" aus dem diagnostischen Speicher des Schrittmachers auszulesen ist. Für 2,5 der 6 Monate sind hohe atriale Frequenzen festgehalten, die oft nahezu 24 h pro Tag andauern und mit nächtlichen Tachykardien einhergehen (Abb. 6.**60b**).

Einen Erklärungsansatz liefert Abb. 6.**60c**, welche bei einer Empfindlichkeit von 0,5 mV (bipolar) die Wahrnehmung ventrikulärer Fernfeldsignale im Vorhof dokumentiert und deren fälschliche Interpretation als Tachyarrhythmie mit Mode-Switch nahe legt. Nicht verständlich sind damit jedoch die phasenhafte Verteilung des Rhythmusphänomens und die nächtlich hohe Kammerfrequenz, die sich (unabhängig vom Mode-Switch) nur mit intrinsischer Überleitung von echten Vorhof-Tachyarrhythmien erklärt.

Über einen VRR-Algorithmus verfügt das Aggregat nicht; es ist deshalb anzunehmen, dass die dokumentierte Arrhythmie mehr als einem Drittel der Follow-up-Periode ohne Resynchronisation entspricht.

Abb. 6.**61** dokumentiert eine nicht-beständige Kammertachykardie (nsVT) bei einem Patienten mit CRT wegen dilatativer (nicht-ischämischer) Kardiomyopathie. Bei einer Frequenz von maximal 233 min^{-1} dauern die letzten 5 Zyklen, welche die Aufzeichnung triggern, nur 1 s und drohen deshalb unter den vielen „Ventrikulären Hochfrequenzepisoden" unterzugehen, die bei Abfrage eines aktiven Implantats Aufmerksamkeit fordern.

Tatsächlich jedoch erlitt der Patient knapp 4 Wochen nach Aufzeichnung der Episode einen plötzlichen Herztod; Reanimationsversuche waren erfolglos.

Auch wenn nicht-beständige Kammertachykardien immer noch als Risikomarker für erhöhte Mortalität gelten (5, 7), so ist ihre Verbreitung speziell bei Patienten mit schwerer nicht-ischämischer Kardiomyopathie so hoch, dass sie zur individuellen Risikostratifizierung kaum taugen (9). Folgerichtig mehren sich Befunde aus Studien, die als einzigen Prognosefaktor die linksventrikuläre Funktion nutzen (1) und aus einer schwer geminderten Ejektionsfraktion die Indikation zur prophylaktischen ICD-Versorgung ableiten.

> Nicht die nsVT im Speicher-EKG ist also Anlass, die Aufrüstung des CRT-Schrittmachers auf ein ICD-System zu diskutieren; vielmehr ist nach MADIT 2, COMPANION, DEFINITE und SCD-HeFT (1, 3, 7, 13) bereits bei Implantation zu prüfen, ob eine CRT, die typischerweise nur Patienten mit schwerer linksventrikulärer Funktionsstörung angeboten wird, mit der Primärprophylaxe des plötzlichen Herztodes kombiniert werden sollte (Indikationen zur ICD-Therapie).

Zeitliche Entwicklung von Korrelaten der Herzinsuffizienz (klinische Funktion)

- Patientenaktivität (Trend),
- nächtliche Kammerfrequenz (Trend),
- Herzfrequenzvariabilität (Trend),
- Diagramm der Herzfrequenzvariabilität gegen Frequenz („foot print"; [4]),
- Thoraximpedanz als indirekter Parameter der Lungenstauung (Trend).

Abb. 6.**62** zeigt den Aktivitätstrend einer Patientin mit dilatativer Kardiomyopathie über 2 Nachsorgeintervalle von je 6 Monaten. Die erste Periode ist gekennzeichnet von einer Verdopplung der Zeit, während der vom Piezosensor des Schrittmachers tägliche Aktivität registriert wird. Die Folgeperiode zeigt den gegenteiligen Trend.

Es liegt nahe, die Kurven als „Verbesserung" und „Verschlechterung" der körperlichen Belastungsfähig-

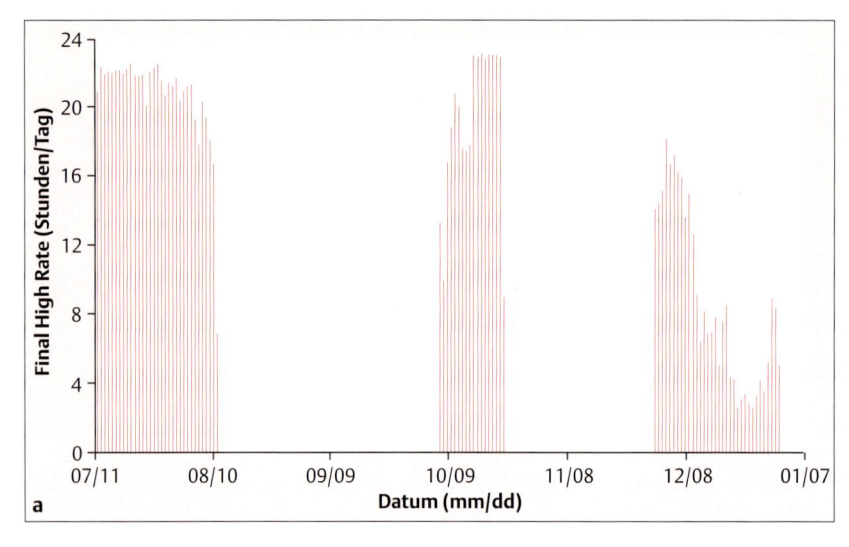

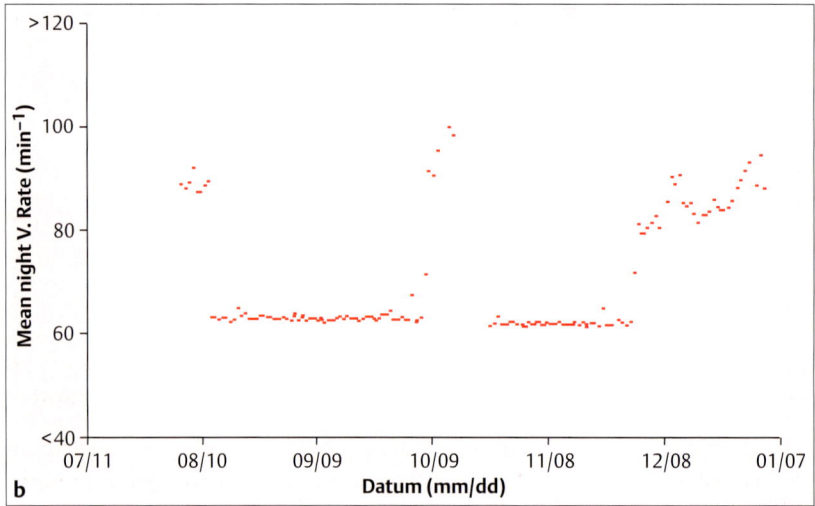

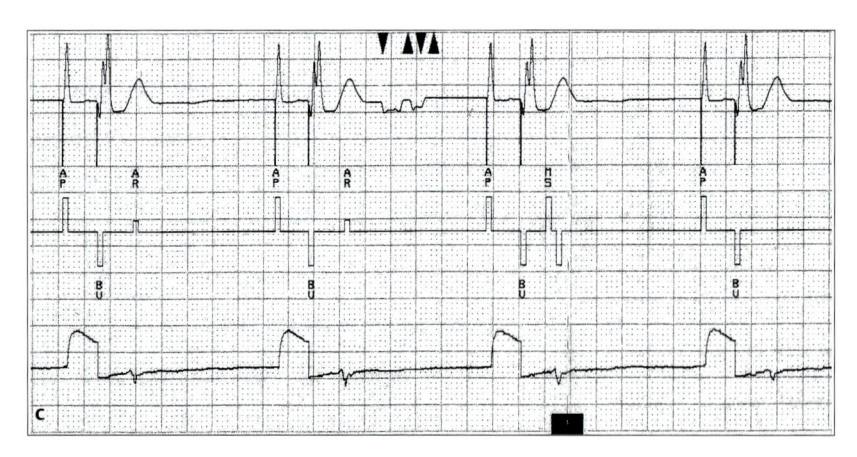

Abb. 6.60a–c Patient mit CRT-System.
a Atrialer Arrhythmie-Trend über ein Follow-up von 6 Monaten.
b Nächtliche Kammerfrequenzen während der gleichen Periode.
c Während der ambulanten Kontrolle aufgezeichnetes EKG (oben), Marker-Annotation (Mitte) und atriales Elektrogramm (EGM; unten). Konstant nachweisbare ventrikuläre Fernfeldsignale im Vorhof (EGM und Marker); mit Wiedereinschalten des zuvor deaktivierten Mode-Switch (Pfeile) schaltet das Aggregat prompt in den „Non-tracking" Modus um (MS). Bei kontinuierlicher AV-sequenzieller Therapie hat dies keine Auswirkung auf die momentane Schrittmacherfunktion.

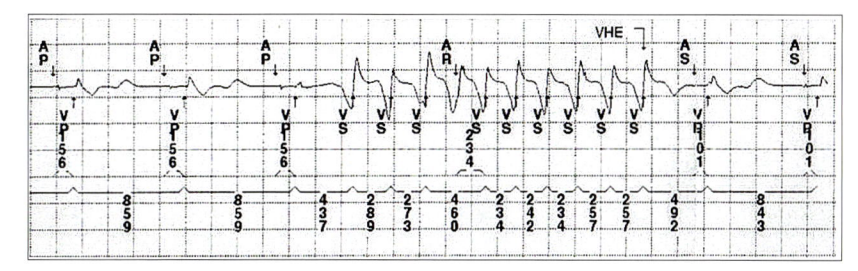

Abb. 6.**61** Markerketten- und Elektrogramm-Streifen aus dem diagnostischen Speicher eines CRT-Schrittmachers; 4 Wochen nach der Registrierung verstarb der Patient am plötzlichen Herztod.

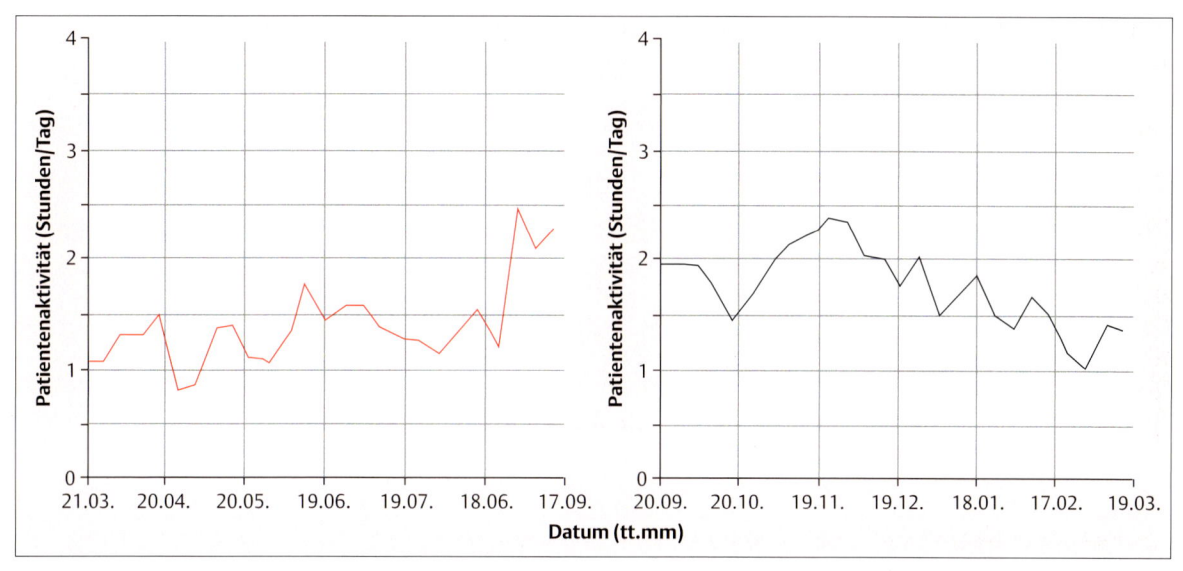

Abb. 6.**62** Aktivitätstrend für eine Patientin mit dilatativer Kardiomyopathie und CRT wegen therapierefraktärer Herzinsuffizienz (LVEF 20 %; Linksschenkelblock, QRS 190 ms); Einzelheiten im Text.

keit und damit auch potentiell der Herzinsuffizienz zu deuten. Allerdings könnte der Verlauf auch nur die jahreszeitliche Variation körperlicher Aktivität beschreiben, die im Sommer und Herbst ein Hoch und im Winter und beginnenden Frühjahr ein Tief aufweist. Die klinische Einordnung solcher Kurven bedarf deshalb zusätzlicher Information.

Die Verbesserung der kardialen Hämodynamik sollte über neuroendokrine Rückkopplung den Sympathikotonus mindern und das typisch enge Frequenzprofil bei Herzinsuffizienz (90–110 min^{-1}) mittelfristig verändern. Da Schrittmacher über lückenlose Frequenzdaten ihres Trägers verfügen, bieten sie indirekten Einblick in eine solche Entwicklung. Abb. 6.**63a, b** zeigt deshalb das Verhalten der nächtlichen Kammerfrequenz und die Frequenzvariabilität, wie sie für oben genannte Patientin im zweiten Nachsorgeintervall aufgezeichnet wurden. Entgegen dem rückläufigen Aktivitätstrend deuten die Reduktion der nächtlichen Frequenzmittelwerte und die höhere Streuung der Frequenzdaten auf eine Verschiebung der neuroendokrinen Balance in Richtung Vagotonie und damit auf eine Verbesserung der Herzinsuffizienz hin.

Der Trend der nächtlichen Kammerfrequenz in Abb. 6.**64** lässt über mehr als 4 Monate nach CRT-Beginn die erwartete Tendenz zur Bradykardisierung vermissen; für einen Patienten mit schwerer Funktionsminderung der linken Kammer ist das Frequenzniveau bei Nacht eindeutig zu hoch. Sofern der Befund nicht durch häufige/permanente atriale Tachyarrhythmie (mit intrinsischer AV-Leitung) oder durch Fehlprogrammierung der Frequenzadaptation verursacht ist, suggeriert er die Notwendigkeit (und Möglichkeit), die laufende Betablockade höher zu dosieren.

Noch tiefere Einsicht vermittelt die Analyse der Herzfrequenzvariabilität in der Auftragung gegen die Herzfrequenz, wie sie in Abb. 6.**65a, b** gezeigt wird („**Foot Print**"). Im Vergleich mit der Referenzgraphik (**a**) verbreitert sich das tägliche Frequenzspektrum erheblich, wobei einerseits die Minima von ehedem über 70 auf 60 min^{-1} zurückgehen, andererseits auch Spitzen von 140 (statt 110) min^{-1} erreicht werden (**b**).

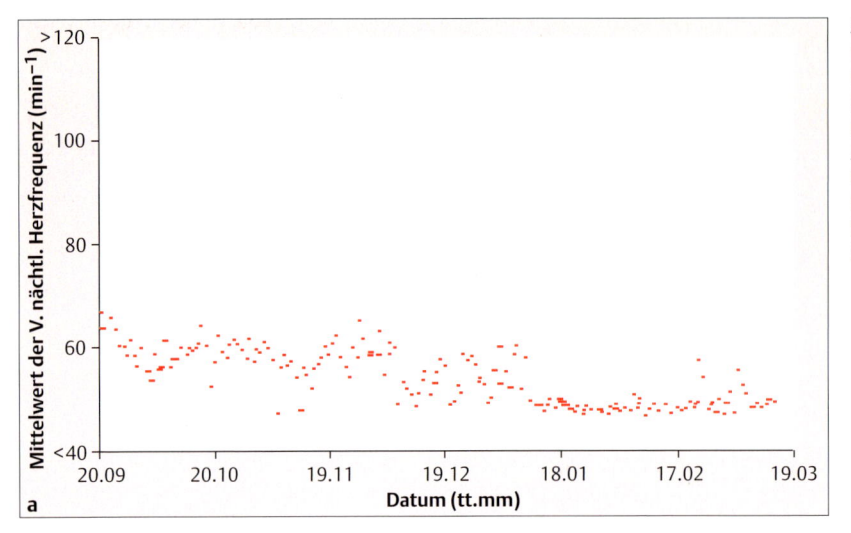

302 6 Indikationsbezogene Programmierung und Nachsorge

Abb. 6.**63a**, **b** Trend der mittleren nächtlichen Kammerfrequenz (**a**) und der Herzfrequenzvariabilität (tageweise kalkulierte Abweichung in [ms] von Medianwerten der AS-AS-Intervalle aus 5-minütigen Registrierungszyklen; **b**); gleiche Patientin wie in Abb. 6.**62**; zweites Nachfolgeintervall; Einzelheiten im Text.

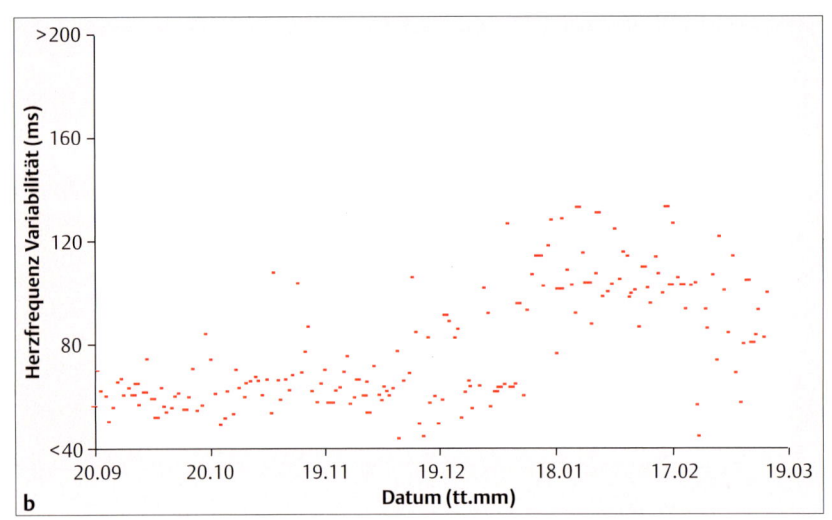

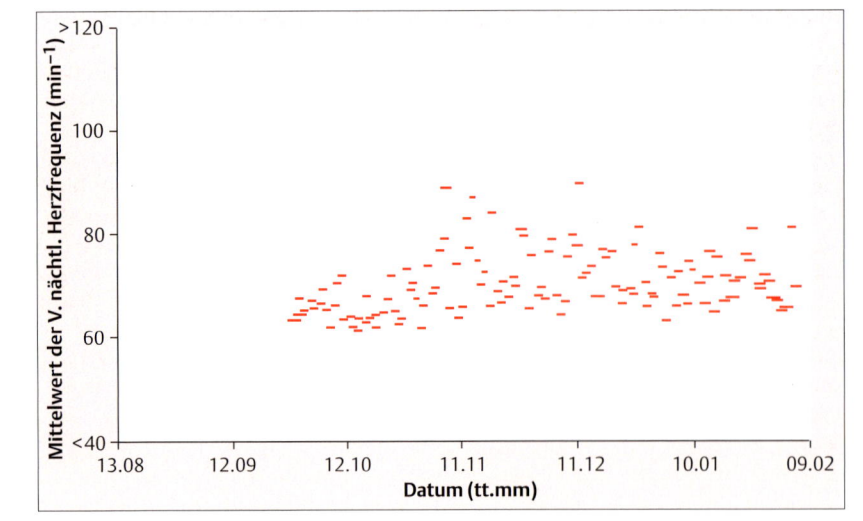

Abb. 6.**64** Trend der mittleren nächtlichen Kammerfrequenz mit für eine Herzinsuffizienz eindeutig zu hohem Frequenzniveau.

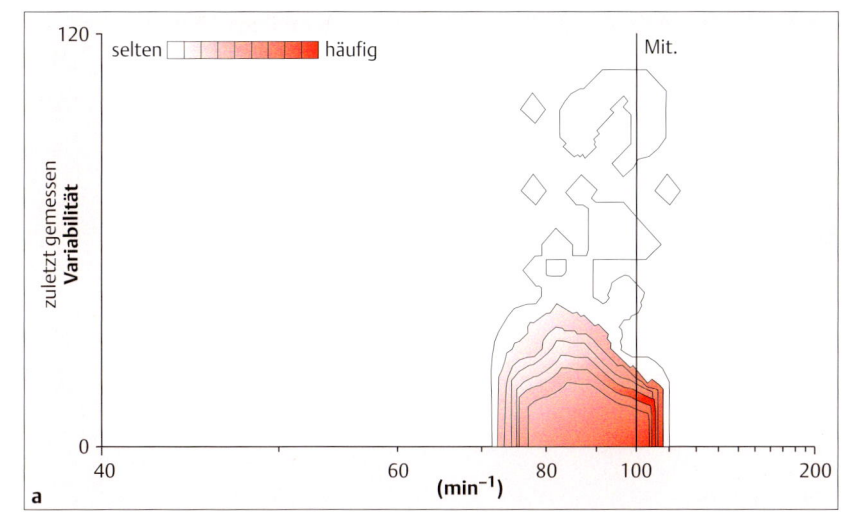

Abb. 6.65a, b Herzfrequenzvariabilität versus Herzfrequenz („Footprint");
a Referenzmessung;
b aktueller Befund; erkennbar ist eine Verbreiterung des Frequenzspektrums von ursprünglich 72–110 auf zuletzt 60–140/min sowie eine höhere Variabilität der Herzfrequenz im mittleren Frequenzspektrum.

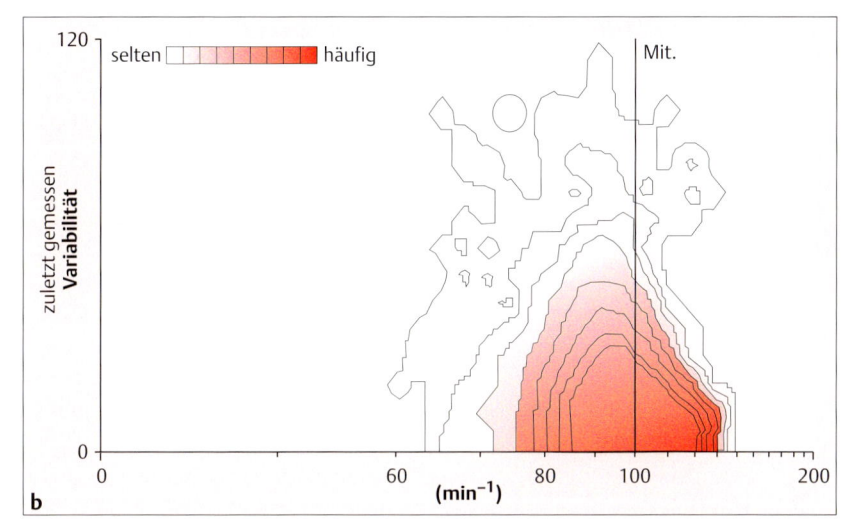

Der Befund ist typischer Resynchronisationseffekt und begründet die Notwendigkeit, bei Programmierung des Systems die untere Interventionsfrequenz niedrig (45–50/min) und die Tracking-Frequenz hoch (140–150/min) einzustellen. Mit Verbreiterung der Frequenzbasis erhöht sich aber auch die Variabilität in den mittleren Frequenzbereichen und deutet so ein physiologischeres Verhältnis zwischen Sympathiko- und Vagotonus an.

Unmittelbare Folge einer Linksherzdekompensation ist die Flüssigkeitsansammlung in der Lunge, die mittels thorakaler Impedanzmessung erfasst werden kann. Vorerst noch spezifischen ICD-Modellen vorbehalten, stellt die repetitive **Messung des transthorakalen Widerstandes** über die Schrittmacherelektroden (wie sie auch zur Frequenzadaptation verwandt wird) und der stete Vergleich mit einem gleitenden Mittelwert die Möglichkeit dar, akute Veränderungen des pulmonalen Wassergehalts zu diagnostizieren und – möglicherweise noch vor Beginn akuter Stauungssymptome – daraus therapeutische Konsequenzen zu ziehen.

Das Beispiel der Abb. 6.66 zeigt den Kurz- und Langzeit-Trend der Thoraximpedanz und den daraus abgeleiteten „OptiVol"-Index, der als Indikator der Lungenstauung angesehen wird. Mit Überschreitung der „OptiVol"-Schwelle kann ein akustisches Warnsignal für den Patienten gekoppelt werden. Inwieweit die Funktion der täglichen Messung des Körpergewichts durch die Patienten überlegen ist oder ihre anerkannt niedrige Compliance bei der regelmäßigen Selbstkontrolle ausgleichen kann, bedarf praktischer Bestätigung.

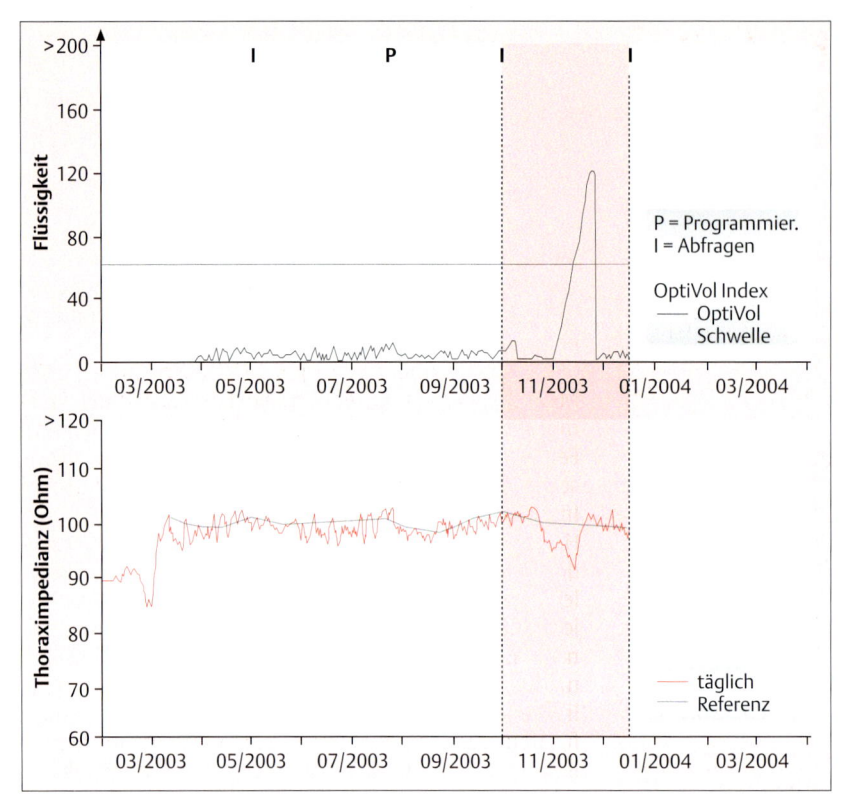

Abb. 6.66 Trend der täglich bestimmten Thoraximpedanz im Vergleich zum Langzeit-Referenzwert (unten) und daraus abgeleiteter „OptiVol"-Index (oben), der als Maß aktuellen Wassergehalts der Lunge anzusehen ist. Überschreitung der „OptiVol"-Schwelle kann als (Früh-) Indikator kardialer Dekompensation genutzt werden (nach [12]).

Literatur

1. Bardy GH, Lee KL, Mark DB, et al. Amiodarone or an implantable cardioverter-defibrillator for congestive heart failure. N Engl J Med 2005; 352: 225–237.
2. Barold SS, Herweg B, Gallardo I. Double counting of the ventricular electrogram in biventricular pacemakers and ICDs. Pacing Clin Electrophysiol 2003; 26: 1645–1648.
3. Bristow MR, Saxon LA, Boehmer J, et al. Cardiac-resynchronization therapy with or without an implantable defibrillator in advanced chronic heart failure. N Engl J Med 2004; 350: 2140–2150.
4. Carlson G, Girouard S, Schlegl M, Butter C. Three-dimensional heart rate variability diagnostic for monitoring heart failure through an implantable device. J Cardiovasc Electrophysiol 2004; 15: 506
5. Doval HC, Nul DR, Grancelli HO, et al. Nonsustained ventricular tachycardia in severe heart failure. Independent marker of increased mortality due to sudden death. GESICA-GEMA Investigators. Circulation 1996; 94: 3198–3203.
6. Herweg B, Barold SS. Anodal capture with second-generation biventricular cardioverter-defibrillator. Acta Cardiol 2003; 58: 435–436.
7. Kadish A, Dyer A, Daubert JP, et al. Prophylactic defibrillator implantation in patients with nonischemic dilated cardiomyopathy. N Engl J Med 2004; 350: 2151–2158.
8. Kanagaratnam L, Pavia S, Schweikert R, et al. Matching approved „nondedicated" hardware to obtain biventricular pacing and defibrillation: feasibility and troubleshooting. Pacing Clin Electrophysiol 2002; 25: 1066–1071.
9. Katritsis DG, Camm AJ. Nonsustained ventricular tachycardia: where do we stand? Eur Heart J 2004; 25: 1093–1099.
10. Koul AK, Keller S, Clancy JF, Lampert R, Batsford WP, Rosenfeld LE. Hyperkalemia induced T wave oversensing leading to loss of biventricular pacing and inappropriate ICD shocks. Pacing Clin Electrophysiol 2004; 27: 681–683.
11. Mc Venes R, Stokes K. Alternative pacing site: how the modern technology deals with this new challenge. In: G E Antonioli; Pacemaker Leads 1997. Monduzzi Editore, Bologna, 1997; S. 223–228.
12. Medtronic Inc, Minneapolis, USA. InSync Sentry 7298 Referenzanleitung.
13. Moss AJ, Zareba W, Hall WJ, et al. Prophylactic implantation of a defibrillator in patients with myocardial infarction and reduced ejection fraction. N Engl J Med 2002; 346: 877–883.
14. Richardson K, Cook K, Wang P, Al Ahmad A. Loss of biventricular pacing: What is the cause? HearthRhythm 2005; 2: 110–111.
15. Sogaard P, Egeblad H, Pedersen AK, et al. Sequential versus simultaneous biventricular resynchronization for severe heart failure: evaluation by tissue Doppler imaging. Circulation 2002; 106: 2078–2084.
16. Wood MA. Trials of pacing to control ventricular rate during atrial fibrillation. J Interv Card Electrophysiol 2004; 10 Suppl 1: 63–70.
17. Yong P, Duby C. A new and reliable method of individual ventricular capture identification during biventricular pacing threshold testing. Pacing Clin Electrophysiol 2000; 23: 1735–1737.

7 Patientensicherheit

G. Fröhlig

Das Wichtigste in Kürze

Ausreichende Fähigkeit zur Wahrnehmung niederamplitudiger Herzsignale macht aktive Implantate (Herzschrittmacher und ICDs) auch empfänglich für Störeinflüsse. Die Harmonisierung von Normen für Felderzeuger und Implantathersteller, welche die Verträglichkeit zwischen alltäglichen Störquellen und „Device"-Therapie garantieren würde, ist noch nicht abgeschlossen. Es gilt deshalb, das Konzept des Signal-Stör-Abstandes zu verstehen, die (oft ungenutzten) technischen Lösungsansätze zu kennen und die Störanfälligkeit des Implantats durch geeignete Programmierung zu verringern.

Da dies vorerst nicht reicht, brauchen Arzt und Patient Informationen über Restrisiken und mögliche Vorkehrungen. Dem Schutz des Patienten dienen auch gesetzliche Vorschriften, die oft nicht ausreichend bekannt oder vollständig befolgt werden. Das Kapitel enthält die wichtigsten Bestimmungen.

Störfelder und Störsicherheit

Aktive Implantate (Herzschrittmacher und Defibrillatoren) müssen zur Wahrnehmung ihrer Funktion in der Lage sein, herzeigene Signale zu erkennen und geeignet darauf zu reagieren. Wie für die automatische Anpassung der Detektionsempfindlichkeit beschrieben, bedeutet ausreichende Fähigkeit zur Wahrnehmung niederamplitudiger Herzsignale auch die Empfänglichkeit für Störeinwirkungen und tangiert damit unmittelbar die Sicherheit des Patienten. Dies betrifft weniger endogene Körpersignale (Muskelartefakte, Signale aus der jeweils im Fernfeld liegenden Herzkammer) als vielmehr Folgen technischer Prozesse (electromagnetic interference, EMI), die dem Patienten auf Schritt und Tritt begegnen.

Da das technische Störpotential ausnahmslos vom Menschen verantwortet wird, liegt es nahe, durch Harmonisierung der Normen für Implantathersteller und Felderzeuger die Verträglichkeit zwischen medizinischen Systemen und Störquellen zu gewährleisten. Auf Implantatseite ist die europäische Produktnorm für Herzschrittmacher 2003 ratifiziert worden (3), seitens der Felderzeuger existiert derzeit lediglich ein nationaler Normentwurf (4), nachdem ein entsprechendes Projekt auf europäischer Ebene gescheitert ist. Da es demnach unsicher ist, ob und in welchem Maß eine Harmonisierung beider Normwerke gelingt (2), sind die Möglichkeiten zu eruieren, die auch heute schon Sicherheit für den Träger eines aktiven Implantats versprechen.

Betrachtet man Herzsignale näher, so lässt sich leicht erkennen, dass sie sich elementar von technischen Artefakten unterscheiden: Während letztere fast ausnahmslos kontinuierliche Sinusschwingungen enthalten und allenfalls durch Amplitudenmodulation (Mittel- und Langwellen-Radio) oder gepulste Abstrahlung (z.B. einige Diebstahlsicherungsgeräte) diskontinuierlichen Charakter annehmen, treten **kardiale Ereignisse** in Form von Einzelsignalen auf, die sich in der Sekunde etwa 1- bis 3-mal wiederholen (Frequenz 60–180 min^{-1} oder 1–3 Hz) und eine **charakteristische Form** aus

- kurzem Anstieg,
- Steilabfall in den negativen Bereich und
- deutlich trägerem Wiederanstieg zur Isoelektrischen aufweisen (Abb. 7.1).

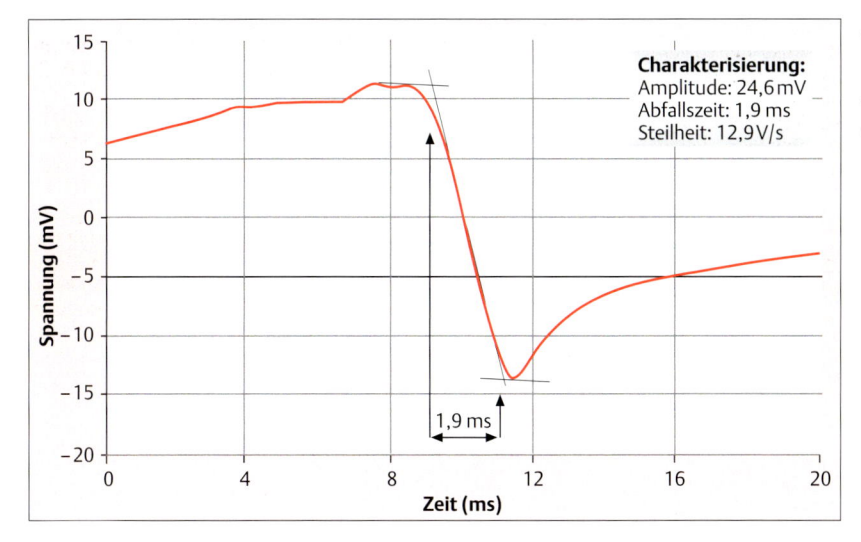

Abb. 7.1 Charakteristische Morphologie eines unipolaren ventrikulären Elektrogramms, abgeleitet von einer 1,2 mm² großen Elektrode (aus [9]).

Obwohl also (kardiales) Nutz- und (technisches) Störsignal morphologisch klar differieren, wird der Unterschied zur Zeit von keinem Implantat diagnostisch genutzt (9). Stattdessen werden grundsätzlich alle Signale, deren Amplitude eine vorgegebene (oder programmierbare) Detektorschwelle überschreiten, zuerst einmal als gültiges (Herz-) Signal gewertet.

Um dennoch Nutz- und Störsignal voneinander trennen zu können, setzt die Industrie **Filter** ein, deren höchste Durchlässigkeit („Bandpass") im Frequenzbereich zwischen etwa 18 und 150 Hz liegt. Herstellerabhängig variiert die Bandpass-Charakteristik erheblich und kann eher schmal (27,5–57,5 Hz) oder breit ausfallen (18,8–153,5 Hz). In beiden Fällen liegt die Frequenz des meist verbreiteten Störfeldes (des elektrischen Versorgungsnetzes, 50 Hz) in dem Filterbereich, der am durchlässigsten ist.

Dagegen werden Signalinhalte, wie sie für moderne Sonden mit kleiner Elektrodenoberfläche typisch sind (bei Akutmessung 100–1000 Hz) massiv gedämpft, weil sie jenseits der steilen Flanke am oberen Bandpass-Ende liegen (Abb. 7.**2**).

> Als **Resultat** lässt sich zeigen, dass die Filterung einen Signal-Rausch-Abstand zwischen typischem Herzsignal (Cenelec-Standard) und 50-Hz-Rauschen von 0,25–0,65 erzeugt. Dies bedeutet, dass bei gleichem Ausgangswert (beide Signale haben z.B. die Amplitude 1) nach Filterung das Nutzsignal gegenüber dem Störsignal überproportional gedämpft, also das Gegenteil des gewünschten Effekts erreicht ist (9). Filterung, wie sie aktuell gebräuchlich ist, stellt also keine generelle Hilfe zur Erhöhung der Störsicherheit dar.

Wie ein Implantat auf EMI reagiert, hängt von deren Einwirk-Charakteristik ab:

➤ Diskontinuierliche (gepulste oder amplitudenmodulierte) Signale werden zu Beginn ihrer Einstrahlung erkannt, versetzen den Verstärker in einen Refraktärzustand (Status 1) und können die Refraktärität erneut triggern, sofern der Puls mehrere überschwellige Schwingungen enthält (Abb. 7.**3a**). Am Refraktäritätsende wird die Wahrnehmungsfähigkeit wiederhergestellt (Status 0).

Ist die Pulsperiode kleiner als das Grundintervall des Stimulators und der Puls kurz (Dauer < [Pulsperiode minus Refraktärzeit]), so wird jeder Puls als Herzsignal gewertet und das Aggregat **inhibiert**. Erfüllt die Pulsfrequenz die Tachykardie-Erkennungskriterien eines antitachykarden Geräts, so wird die dafür vorgesehene Therapie (z.B. ein ICD-Schock) initiiert.

➤ Kontinuierliche Signale retriggern die Refraktärität des Detektors, solange sie einwirken (Status 1). Der Wahrnehmungskanal kann während dieser Zeit kein herzeigenes Signal erkennen, weil dieses wie die kontinuierliche Störung zwar die Refraktärität verlängert, im Status 1 jedoch nicht als gültiges Wahrnehmungsereignis gilt (Abb. 7.**3b**). Nach Ablauf des Grund- (oder Störfrequenz-)Intervalls gibt der Schrittmacher den zeitlich fälligen Impuls ab, zeigt also ein „starrfrequentes" oder **„ungesteuertes" Stimulationsverhalten**.

Da ICDs keine retriggerbare Refraktärzeit besitzen, reagieren sie etwas anders: Der antibradykarde Stimulationssupport wird inhibiert, die kontinuierliche Störung wird als hochfrequente Herztätigkeit interpretiert und – bei längerer Einwirkzeit – ein Schock ausgelöst.

Welche der beiden Reaktionsformen für Schrittmacherpatienten gefährlich ist, hängt wesentlich von der Rhythmusstörung ab, die mittels elektronischem Implantat therapiert wird. Für schrittmacherabhängige Patienten, die ohne Stimulationssupport keinerlei Eigenrhythmus aufweisen, stellt die Inhibition des Aggregats das essenzielle Problem dar; Patienten mit Eigenrhythmus sollten vor ungesteuerter („kompetitiver") Stimulation geschützt werden, welche in ungünstigen Fällen maligne Rhythmusstörungen provozieren kann (1).

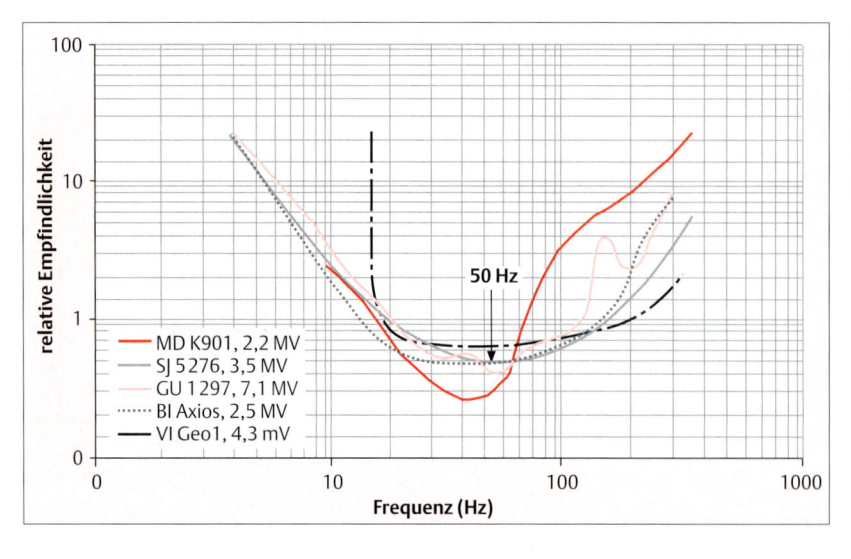

Abb. 7.**2** Filtercharakteristik des Eingangsverstärkers einiger Herzschrittmacher; Zentrierung des Bandpass um 50 Hz, steile Flanke eines Filters schon unter 100 Hz, sonst zwischen 100 und 300 Hz (aus [9]).

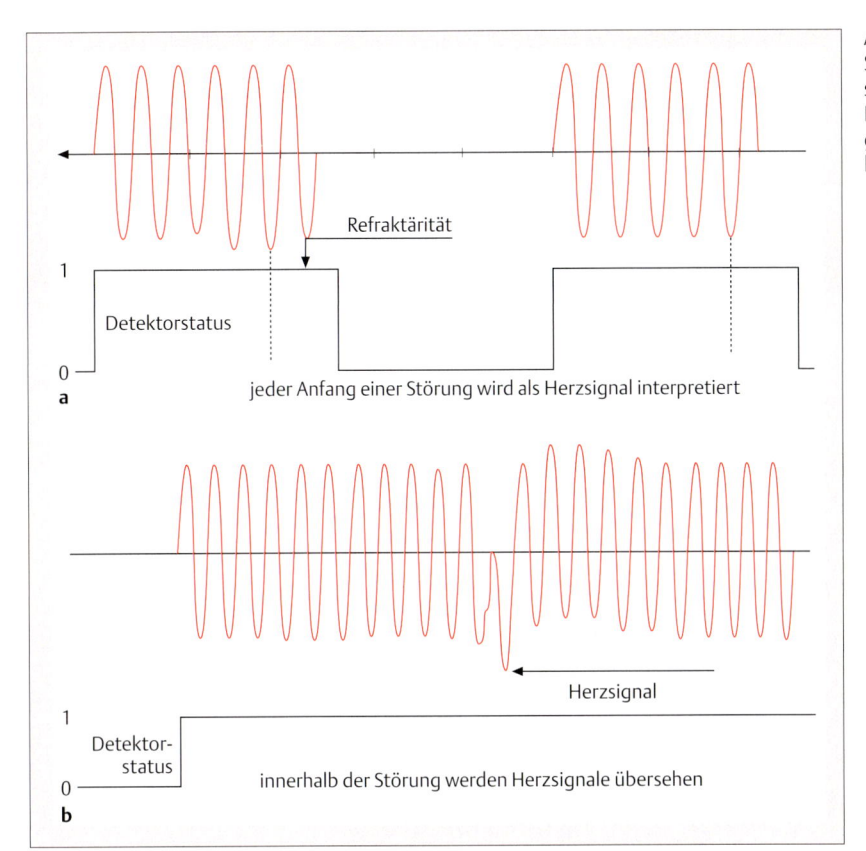

Abb. 7.3a, b Detektorstatus eines Schrittmacherwahrnehmungskreises (analog einem retriggerbaren Monoflop) unter Einwirkung eines gepulsten (**a**) und eines kontinuierlichen Störsignals (**b**); nach (9).

a: Refraktärität — Detektorstatus — jeder Anfang einer Störung wird als Herzsignal interpretiert

b: Herzsignal — Detektorstatus — innerhalb der Störung werden Herzsignale übersehen

Für die Schrittmacher- (nicht die Defibrillator-)Therapie fasst Abb. 7.4 die möglichen Konstellationen zusammen.

Störfelder werden oft nach der Art ihrer Einkopplung in den Körper und das Aggregat-Sonden-System charakterisiert. Unterschieden werden:

Elektrisches Störfeld: Befindet sich der Patient im elektrischen Feld einer Hochspannungsleitung, das bodennah vertikal orientiert ist, so entsteht an der Körperoberfläche eine Ladung, die zum Boden abfließt und im Körperinneren ein elektrisches Feld bedingt. Die Stromdichte im Körper hängt in erster Linie davon ab, wie gut der Patient durch sein Schuhwerk gegenüber der Erde isoliert ist. Es lässt sich abschätzen, dass bei der gesetzlich maximal zugelassenen Feldstärke (5 kV/m) und einer Frequenz von 50 Hz im ungünstigsten Fall ein Störsignal von 1,4 mV am unipolaren Schrittmachereingang anliegt. Damit dieses Signal unwirksam bleibt, muss je nach Signal-Stör-Abstand eine Empfindlichkeit von 5 mV programmiert werden. Bipolare Wahrnehmungskonfiguration reduziert die Störung auf ein Zehntel.

Die Angaben gelten nur, solange der Patient steht; im Sitzen reduziert sich die Spannung am Schrittmachereingang auf 65 %, im Liegen sind die Einflüsse vernachlässigbar (9). Die Zusammenhänge gelten auch beim Berühren geladener Gegenstände, wobei üblicherweise der Strom von der Hand zum Fuß abfließt.

Ob die direkte („galvanische") Einkopplung elektrischer Energie durch **Hochfrequenzchirurgie** zu Störungen oder Schäden führt, hängt von der relativen Position des Aggregats zum Ort der Anwendung und (bei unipolarer Kauterisierung, Elektrochirurgie, Resektionsschlingen) zur indifferenten Elektrode ab. Zu unterscheiden ist zwischen

➤ vorübergehenden Störungen infolge Fehlsensings der elektrischen Artefakte,
➤ Reizschwellenanstieg, auch Exitblock infolge Verbrennung und Mikrokoagulation, nicht selten auch mit Verzögerung auftretend,
➤ Verhaltensanomalien des Schrittmachers nach Beendigung der Hochfrequenzchirurgie („Reversionsmodus"),
➤ Änderung programmierbarer Parameter,
➤ Defekt des Herzschrittmachers (Zerstörung der Zener-Diode u.a.) und/oder
➤ Auslösen von Kammerflimmern.

Obwohl schwerwiegende Rhythmusstörungen in den letzten Jahren kaum noch beobachtet wurden (Aussonderung von alten, mit Röhren bestückten Hochfrequenzchirurgie-Geräten, die eine Amplitudenmodulation mit 100 Hz besaßen), erfordert die Hochfrequenzchirurgie die ständige Überwachung des Schrittmacherpatienten mittels EKG- und Puls-Monitoring. Sofern als Option verfügbar, sollte vor Beginn des elektrochirurgischen Eingriffs der Schrittmacher auf getriggerte Betriebsart (VVT, AAT) umgestellt werden.

> Es wird gefordert, dass ein Defibrillator griffbereit und ein kundiger Kardiologe mit Magnet und Programmiergerät unmittelbar erreichbar ist.

Sinnvolle **Vorkehrungen** gegen Schäden an der Schrittmacherelektronik und Nekrosen nahe der Sondenspitze sind zusätzlich:

➤ bipolares Koagulieren und
➤ bei unipolarer Elektrochirurgie Versuch der Separation zwischen Strompfad und Thorax (bei Extremitäteneingriffen Positionierung der Neutralelektrode am besten zirkulär und proximal des OP-Feldes; bei urologischen oder gynäkologischen Operationen Metallgürtel in Nabelhöhe, der mit der Neutralelektrode zusammengeschaltet wird).

Magnetisches Störfeld: Nach der Häufigkeit ihrer Aufstellung sind hier v.a. Diebstahlsicherungsanlagen zu nennen (electronic article surveillance, EAS), deren unterschiedliche Funktionsprinzipien allerdings keine einheitliche Bewertung erlauben. Entsprechend dem Faraday-Gesetz erzeugen magnetische Felder in elektrischen Leitern eine elektrische Spannung („Induktion"). Wichtigste Einflussgröße ist die Durchtrittsfläche für das Magnetfeld, die vom Schrittmacher-Sonden-System gebildet wird und sich zwischen uni- und bipolaren sowie zwischen links- und rechtspektoral implantierten Systemen unterscheidet. Im Ergebnis wächst die Störanfälligkeit in der Reihenfolge bipolar – unipolar rechtspektoral – unipolar linkspektoral im Verhältnis 1 : 4 : 17. Bipolar meint einen Interelektrodenabstand von 2–3 cm. Davon abweichende Konfigurationen (insbesondere die so genannte „integrated bipolar" Anordnung in ICDs) sind weniger störsicher.

Tabelle 7.**1** listet Daten aus In-vivo-Tests auf, die mit Diebstahlsicherungsanlagen unterschiedlicher Bauart gewonnen wurden. Zum Vergleich sind Grenzwerte für die magnetische Flussdichte angegeben, die sich aus Störschwellenmessungen an Generationen von Schrittmachern rückrechnen (8) und 50% dieser Aggregate unbeeinflusst lassen würden. Der Quotient aus Mess- und Grenzwert zeigt unmittelbar an, dass keins der getesteten Geräte das geforderte Limit einhält und dass ein weit verbreitetes (magnetoakustisches) System massiv überschwellige Werte aufweist.

Dass dennoch nur wenige Berichte über „Unfälle" mit EAS-Systemen vorliegen, ist neben der vermutlich hohen Dunkelziffer darauf zurückzuführen, dass nur selten eine Konstellation aus prädisponierenden Faktoren vorliegt, die einen solchen Unfall wahrscheinlich macht (unipolares System, linkspektorale Implantation, störempfindliches Aggregat, Orientierung des Patienten im magnetischen Feld, Expositionsdauer, Einwirkcharakteristik, Rhythmusproblem).

> Trägern aktiver Implantate ist deshalb lediglich zu raten, EAS-Schleusen unverzüglich zu passieren, auch wenn die einprägsame amerikanische Warnung „Don't linger, don't lean" (nicht verweilen, nicht anlehnen) eigentlich zu kurz greift (Abb. 7.**4**).

Bis vor kurzem galt, dass auch extreme Testung von Schrittmachern in Diebstahlsicherungsanlagen außer temporären Funktionsstörungen keine Konsequenzen nach sich zieht. Diese Regel kennt jetzt eine **beunruhigende Ausnahme**: Offenbar durch Einwirkung starker Magnetfelder eines EAS-Gates (34–63 µT) über den Telemetrie-Schaltkreis haben Schrittmacher der Collection-1-Serie von Vitatron einen plötzlichen, unvorhersehbaren Stimulationsverlust gezeigt. Es handelt sich um die erstmalige Beobachtung, dass (elektro-) magnetische Störungen die Telemetrieeinrichtung eines Schrittmachers nutzen, um irreversible Schäden hervorzurufen.

Tabelle 7.**1** Vergleich zwischen tatsächlicher und maximal tolerabler magnetischer Flussdichte in EAS-Anlagen, die bei In-vivo-Tests mit Schrittmachern eingesetzt wurden

Autor	Frequenz (kHz)	Magnetische Flussdichte (µT)	Erlaubtes $B_{peak,max}$ (µT)	Verhältnis B/C	Störreaktion (%)
	A	B	C	D	E
Dodinot	0,3	198	100	1,98	21,9
	10	160	30	5,33	21,9
Frank	0,072	948	153	6,20	0–25
	6,8	395	40	9,88	10
McIvor	58	562	8,3	67,71	96
	0,218	517	100	5,17	4
Mugica	58	10,3?	8,3	?	11,3
	0,073	948	150	6,32	4,9
Wilke	120	15,9	4,8	3,31	13

? Angaben beruhen möglicherweise auf einem Irrtum, deshalb Spalte D nicht ausgewiesen; bis auf diese Ausnahme übersteigen alle Felddichten den frequenzabhängigen Grenzwert (D = B/C > 1), bei dem etwa 50% der Schrittmacher störsicher bleiben würden; als Ausreißer imponiert das akustomagnetische EAS-System, das von McIvor getestet wurde (nach [8]).

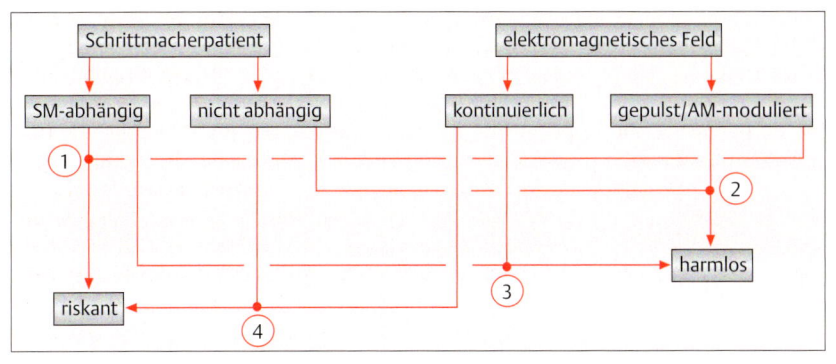

Abb. 7.4 Zusammenhang zwischen den Merkmalen Schrittmacherabhängigkeit des Patienten und Modulation des (elektro-)magnetischen Feldes bei der Beurteilung des Gefährdungsgrades von Patienten durch Störeinflüsse.
1. Schrittmacherinhibition durch gepulstes Feld, abhängige Patienten haben keinen Support;
2. Die gleiche Inhibition ist bei Patienten mit ausreichendem Eigenrhythmus harmlos.
3. Abhängige Patienten haben in kontinuierlichem Feld dank asynchroner Stimulation kein Problem.
4. Patienten mit Eigenrhythmus laufen unter asynchroner Stimulation ein Risiko, das von der Schwere der Grundkrankheit abhängt. Die Zusammenhänge gelten nur für Schrittmacher; ICDs zeigen keine asynchrone Reaktion (modifiziert nach [8]).

Es handelt sich auch um das erste Mal überhaupt, dass ein Hersteller den Aggregataustausch wegen externer Störeinflüsse empfiehlt (7, 18).

Magnetostatische Störung: Im Gegensatz dazu sind Dauerschäden oder unbeabsichtigte Programmänderungen nicht zu erwarten, wenn auf den Schrittmacher ein Magnetfeld einwirkt, das den „Read-Switch" des Aggregats zu schließen vermag. Dies gilt trotz der Erfahrung, dass immer mal wieder eine Schrittmacherserie auffällig wird, bei der ein solcher Schalter in geschlossener Stellung verharrt und gravierende Funktionsstörungen provoziert. Dabei handelt es sich eindeutig um Produktmängel.

Mit geschlossenem Read-Switch wird das System vorübergehend in den asynchronen Modus umgeschaltet, verliert also seine Wahrnehmungsfähigkeit und garantiert Stimulationssupport. Aggregatabhängig löst der „Magnetmodus" weitere Phänomene aus, zu denen Änderungen von Stimulationsfrequenz und AV-Zeit, sowie ein grober Test der Sicherheitsmarge für die Stimulation („Threshold Margin"-Test) zählen. Das Risiko asynchroner Stimulation ist Abb. 7.4 zu entnehmen. Danach lässt sich leicht entscheiden, für welchen Patienten asynchrone Stimulation gefährlich oder auch lebensrettend sein kann und ob die Magnetreaktion auf „synchron" oder „asynchron" programmiert werden sollte, falls der Schrittmacher dies erlaubt.

Elektromagnetische Einwirkungen: Wegen seines Gebrauchnutzens im Alltag soll aus der unübersehbaren Zahl möglicher Störquellen der Mobilfunk herausgegriffen und in seinem Risikopotential für Schrittmacherträger erörtert werden. Mögliche Einflussfaktoren sind (15):

▸ Patientencharakteristika:
  – Implantationsseite (ipsi- versus kontralateral zum Ohr, das vorzugsweise zum Telefonieren benutzt wird),
  – Implantationstiefe (Abschirmung durch Gewebe),
▸ Telefon-Variablen:
  – aktueller Übertragungsmodus (störträchtig v.a. der „discontinuous transmission mode" (DTX) während des Gesprächaufbaus und beim wortlosen Zuhören),
  – Übertragungsfrequenz (absteigende Reihenfolge des Störrisikos von D- über E-Netz zu UMTS),
  – Sendeleistung (variiert automatisch mit dem Abstand zur Basisstation, einzig die maximale Sendeleistung denkbares Auswahlkriterium),
  – Antennenanordnung (individuell kaum zu kontrollieren),
▸ Aggregateigenschaften:
  – Design des Störschutzes (bei identischer Störeinwirkung während In-vitro-Tests sind die Aggregate von 6 Herstellern alle, von 13 Anbietern teilweise und von 3 Produzenten überhaupt nicht resistent gegen Einwirkungen von Mobiltelefonen (10),
  – kapazitive Keramikfilter an der Leiterdurchführung vom Konnektor zum Gehäuse („feed through capacitor", Störrisiko auf 0,4–0,8 % reduziert [6]),
  – Sondenisolation (Silikon besser als Polyurethan, Materialdicke hat Einfluss),
  – Sondenschleife in der Aggregattasche (störmindernd),
  – Wahrnehmungsempfindlichkeit (neben der Aggregatwahl einzig vom Arzt zu beeinflussender Parameter),

▶ Interaktionsmöglichkeiten:
  – Abstand zwischen Telefon und Implantat, geometrische Ausrichtung zwischen proximalen Sondenanteilen und Telefonantenne.

> Die Aufzählung zeigt, dass eine allgemein gültige Risikoabschätzung nicht möglich ist und dass die individuelle Situation zu viele (unbekannte) Variablen birgt, um stets gültigen Rat erteilen zu können.

Dennoch sind einige **Regeln** nützlich:

▶ In die Überlegungen zur Differentialindikation für bestimmte Implantatmodelle sollte auch die Störsicherheit eingehen: für die Mobiltelefone ist der „Feed-through"-Kondensator (s.o.) wesentliches Auswahlkriterium.
▶ Der Abstand zwischen Mobiltelefon und Implantat sollte 15–20 cm nicht unterschreiten; das Telefon wird sinnvollerweise auf der kontralateralen Seite des Aggregats ans Ohr gehalten und nie in der Brusttasche über dem Schrittmacher oder ICD getragen (auch im „Standby" ist das Telefon intermittierend aktiv und tauscht Informationen mit der örtlichen Basisstation aus).
▶ **Keinesfalls** sollten allgemeine Warnungen oder gar Verbote dazu führen, dass Schrittmacherträger auf die Nutzung eines „Handy" verzichten und dass (meist ältere) Patienten sich der Möglichkeit begeben, in Notfällen rasch Hilfe herbeirufen zu können.

Komplexes Einwirkungsprofil: Bei einer einzigen Exposition können mehrere Störquellen gleichzeitig wirksam sein. Typisches Beispiel ist die Magnetresonanz-Tomographie (MRT), bei der statisches Magnetfeld, Gradientenfeld und Hochfrequenzanregung unterschiedliche Risiken bergen (Tab. 7.2). Unproblematisch, weil im Umfang begrenzt, scheinen Translations- und Drehbewegungen des Aggregats im Magnetfeld zu sein (12). Ob der Read-Schalter eines Schrittmachers offen oder geschlossen ist, hängt von der Stärke des Magnetfelds und der Orientierung des Schalters innerhalb des Feldes ab (13). Eine individuelle Voraussage kann kaum getroffen werden; theoretisch mögliche Programmänderungen sind nach eigener Erfahrung selten, allerdings kann das Aggregat in den „Backup-Modus" wechseln, mit einem Ersatzschaltkreis arbeiten und nur durch Neuprogrammierung in seinen alten Funktionszustand zurückzuversetzen sein.

Dass **MRT-Untersuchungen** bei Trägern aktiver Implantate dennoch als **kontraindiziert** gelten, liegt an zwei ernsten Risiken:

▶ **Arrhythmien**: Wird im statischen Magnetfeld der Read-Switch eines Schrittmachers geschlossen, so arbeitet dieser im asynchronen Modus und vermag durch R-auf-T-Stimulation maligne Rhythmusstörungen auszulösen. Das Gradientenfeld induziert in den Schrittmachersonden Spannungen, die das Aggregat inhibieren oder das Herz direkt stimulieren können. Im ersten Fall sind schrittmacherabhängige Patienten gefährdet, im zweiten droht kompetitive Stimulation in den Eigenrhythmus hinein.
Bei Schrittmachern sind die genannten Risiken durch geeignete Programmierung zu beherrschen (V00, D00 bei Schrittmacherabhängigkeit, 000 oder AAI bei Patienten mit erhaltenem Eigenrhythmus). ICD-Träger müssen durch Inaktivierung der antitachykarden Therapie vor unnötigen Schocks bewahrt werden. Da ICDs nicht über einen „Magnetmodus" verfügen, bleiben die wenigen Patienten, welche der (zusätzlichen) antibradykarden Stimulation bedürfen, ungeschützt. Hochfrequente Stimulation, wie sie unter Einwirkung des RF-Felds verein-

Tabelle 7.2 Einwirkmöglichkeiten der Magnetresonanz-Tomographie (MRT); nach (5)

Interaktion	SM/ICD	Sonde	Folge
Statisches Magnetfeld 0,5–1,5 Tesla	Magnetkräfte Read-Schalter		Verlagerung/Drehung Asynchroner Betrieb Fehlprogrammierung
	EKG-Störung *Sättigung des Transformatorkerns*		
Gradientenfeld Stärke: ≤ 50 mTesla/m Slew-Rate ≤ 100 mTesla/m/ms Frequenz: ~ kHz	Read-Schalter	Spannungsinduktion	Fehlstimulation Fehlsensing s.o.
RF-Feld Frequenz: 21–64 MHz	Zerstörung elektronischer Komponenten	Sondenaufheizung SM-Programmierung SM-Reset Hochfrequente Stimulation	Nekrose Elektroden-Gewebsübergang Multiple Fehlfunktionen Ersatzbetriebsart Arrhythmie Aggregatausfall

Kursiv: gilt nur für implantierbare Defibrillatoren (ICD)

zelt beobachtet wurde, lässt sich programmtechnisch nicht vermeiden.

Deshalb bedürfen dringend indizierte MRT-Untersuchungen bei Schrittmacher- und ICD-Trägern stets der Überwachung durch einen kundigen Arzt.

➤ **Aufheizung der Schrittmacher- und ICD-Sonden**: Nach In-vitro-Tests vermag das RF-Feld binnen 10–90 s Schrittmachersonden um bis zu 63 °C aufzuheizen und provoziert damit die Gefahr, dass die gewebsständige Spitzenelektrode endomyokardiale Nekrosen verursacht. Dieser zunächst kritisch anmutende Wert ist jedoch Extremdatum einer Messreihe unterschiedlicher Sondenkonstruktionen, wobei eine Vielzahl von Testvariablen identifiziert ist, die in vivo nicht alle zum Tragen kommen (11). Tierversuche haben kürzlich bestätigt, dass Aufheizung stattfindet; allerdings sind die Temperaturanstiege deutlich niedriger (maximal 20 °C) als in vitro und führen nicht zu histologisch verifizierbaren Gewebsveränderungen (14). Da nur eine kleine Zahl von Tieren untersucht ist (n=9) und der Aufheizeffekt beträchtlich variiert, sind negative Ausreißer nicht ausgeschlossen.

Dieser Vorbehalt ist gegenwärtig nicht auszuräumen und begründet, warum **MR-kompatible Implantate** entwickelt werden. Damit endet dann auch die unbefriedigende Situation, dass Schrittmacher- und ICD-Hersteller nicht für die Standfestigkeit ihrer elektronischen Produktkomponenten garantieren können. Für bestehende Systeme ist nach Datenlage das Gefährdungspotential nicht unvertretbar hoch; da die Aufheiztests im Tierversuch mit 1,5-Tesla-Geräten durchgeführt wurden, lässt sich die früher eingehaltene Begrenzung auf 0,5-Tesla-Geräte (17) nicht mehr rechtfertigen.

Tabelle 7.**3** gibt eine Übersicht über die wichtigsten Störquellen in Haushalt, Umwelt, auf Reisen, in der Kommunikationstechnik und in medizinischer Umgebung.

Tabelle 7.**3** Mögliche Störeinflüsse auf aktive Implantate

Einwirkung	V	R	Hinweise und Vorkehrungen
Haushalt			
Mikrowelle	+		Transformator kann bei Abstand < 50 cm stören
Ceran-/Halogenkochfeld	+		Normale Wärmeerzeugung mit Heizdrähten
Induktionskochfeld		(+)	Gebrauchsanleitung muss Ungefährlichkeit bestätigen
Einbruchs-Alarmanlage	+		Infrarot- oder Ultraschallsensoren, ungefährlich
Rasierapparat		(+)	Risiko bei älteren Modellen; Herstelleranfrage nötig
Heizdecke		(+)	Herstelleranfrage nötig
Trimmgerät (Ergometer)	+		
Massageliege	+		Beschleunigungssensoren für (R)-Funktion beachten
Elektrische Gartengeräte (Heckenschere, Rasenmäher)	+		
Infrarot-Fernbedienung	+		
Magnete		+	Modeschmuck, Namensschilder; magnetostatische Wirkung
Bohrmaschine		+	Position nahe der Brust vermeiden
Elektroschweißgerät (Punktschweißen, Schutzgas)		+	Getaktete Magnetfelder oder elektromagnetische Impulse unterschiedlicher Form sind kritische Störquellen; ggf. Berufsumfeldprüfung veranlassen
Umwelt			
Diebstahlsicherungsanlagen	+		s. Text
Trafostation im Wohngebiet	+		
Hochspannungsleitung	+		s. Text
Mobilfunkantenne	+		Jenseits 5 m Abstand keine Gefahr
Fernsehumsetzer	+		Absperrung verhindert Aufenthalt vor Sendeelement
Radarsender	+		Impulse hoher Energie nicht in Bodennähe
Rundfunksender		+	Lang-, Mittel- und Kurzwellensender (mehrere verbundene Sendemasten) mit hoher Ausgangsleistung sind zu meiden (Warnschilder); Vorbeifahren im Auto wegen der Karosserie-Abschirmung gefahrlos
Elektrischer Schlag (Teppich)	+		

Fortsetzung siehe nächste Seite →

Tabelle 7.3 Fortsetzung

Einwirkung	V	R	Hinweise und Vorkehrungen
Stromunfall (220-V-Netz)		+	Gefährdung unabhängig vom Implantat
Elektrischer Weidezaun		+	Störung durch elektrische Hochspannung, auch ohne Berührung, Mindestabstand 1 m
Gewitter		+	Gefährdung unabhängig vom Implantat
Reisen			
Auto: Infrarotschlüssel	+		
Airbag	+		Für Implantatträger keine Nutzungsbeschränkung
Sicherheitsgurt	+		Für Implantatträger keine Nutzungsbeschränkung
Verkehrsradar	+		Sendeleistung der Geräte zu schwach
GPS-Navigation	+		GPS-Geräte arbeiten nur als Empfänger
Zündanlage		(+)	Nur beim Vornüberbeugen über den Motor
Eisenbahn	+		In Deutschland keine Gefahr, im Ausland ?
Flugreisen	+		Waffensuchgeräte (Gates, Handgeräte) ungefährlich; Implantat wird aber erkannt, deshalb Ausweis vorzeigen; im Flugzeug keine Gefahr
Rolltreppen, Lift	+		
Fallschirmspringen	+		
Ballonfahrt		+	Gefährdung v.a. durch starke Radarsender
Tauchsport		+	Implantate nicht druckresistent; Tiefe max. 5 m
Kommunikation			
Telefon (Festnetz), inklusive schnurlose Geräten	+		Wegen zu geringer Sendeleistung keine Störung
Mobiltelefon, D-Netz		+	s. Text
E-Netz, UMTS	+		s. Text
Amateurfunk: CB, Kurzwelle		(+)	Bei hoher Sendeleistung (Kurzwelle) Abstand halten
Computerarbeitsplatz	+		
Fernseher	+		
Infrarot- und Funkkopfhörer	+		
Lautsprecher		+	Magnet bei räumlicher Nähe zum Implantat riskant
Hörkissen		+	Magnet bei räumlicher Nähe zum Implantat riskant
Rock- und Techno-Konzerte		(+)	Frequenzadaption durch Bass-Vibrationen aktivierbar
Medizinische Umgebung			
Ultraschall	+		Wegen möglicher thermischer Effekte Abstand zum Implantat 10 cm
Gleichstrom (Iontophorese, Stangerbad	+		
Apparative Massagen	+		
Thermotherapie	+		Ausgeschlossen: Diathermie
Phototherapie	+		
Laser-Licht-Applikationen	+		
Infrarotlicht	+		
Niederfrequenztherapie (Reizstrom, Schmerzstimulation, Elektroakkupunktur)		+	Unterschiedliche Spannungsstärke; Anwendung möglich, wenn Implantat außerhalb des Volumens zwischen den Elektroden liegt; nur unipolare Systeme betroffen, EKG- und Pulskontrolle obligat
Hochfrequenztherapie, Kurzwellenbehandlung		+	Ungerichtete Strahlung, Gefährdung selbst bei Betreten des Anwendungsraums, Abstand > 2 m

Fortsetzung siehe nächste Seite →

Tabelle 7.3 Fortsetzung

Einwirkung	V	R	Hinweise und Vorkehrungen
TENS, Muskelstimulation		+	Häusliche Anwendung möglich, wenn (1) Mindestabstand zum Implantat 70 cm, (2) TENS-Frequenz > 70 Hz, (3) Testung ohne Störung im EKG
Elektrokrampftherapie		+	Höhere Intensität als Reizstrom, nur unipolare Systeme betroffen, EKG- und Pulskontrolle obligat
Elektrochirurgie		+	s. Text
Hochfrequenzstromablation		+	In EP-Umgebung dank EKG-Kontrolle sicher, Reizschwellenüberprüfung nach Applikation
DC-Schock		+	Bei Parallelausrichtung der Schock-Paddles Zerstörung von Bauteilen (v.a. der Zener-Diode) wahrscheinlich; anteroposteriore Ausrichtung der Flächenelektroden empfohlen, aber nicht ganz komplikationsfrei; wegen der Gefahr der (meist vorübergehenden) Reizschwellenerhöhung vor Schock Stimulationsparameter auf »high output« programmieren; danach Reizschwellenkontrollen
Röntgen-Diagnostik	+		Keine Nebenwirkung inklusive CT
Strahlentherapie		+	Kumulativ zerstörerische Wirkung auf CMOS-Bauteile ab 10 Gy; falls möglich, Bleiabdeckung des Implantats; sonst Verlagerung nach kontralateral
Lithotripsie		(+)	Druckeinwirkung und elektromagnetische Störsignale nach Lichtbogenentladung; bei abdomineller Position des Implantats kontraindiziert; sonst Risikominderung durch Programmierung auf VVT und EKG-Triggerung des Lithotripters; Rate-Response ausschalten
Vitalitätsprüfung (Zahn)		+	Inhibition von Schrittmachern abhängig von der Frequenz der Prüfpulse

V = verträglich; R = Risiko

Gesetzliche Regelungen

Der Schutz des Patienten ist auch öffentliches Anliegen. Mit dem Medizinproduktegesetz (MPG) ist die europäische Active Implantable Medical Devices Directive (AIMDD) in nationales Recht überführt und durch Verordnungen (Medizinprodukteverordnung, MPV; Medizinprodukte-Betreiber-Verordnung, MPBetreibV; Medizinprodukte-Sicherheitsplanverordnung, MPSV) ergänzt worden. Die Vorschriften begründen eine Dualität zwischen dem Vorgang, das aktive Implantat in den Verkehr zu bringen (europäisch einheitlich geregelt – nach außen dokumentiert durch das CE-Zeichen) und zum anderen dem (national geregelten) „Errichten, Betreiben und Anwenden" des Medizinprodukts. Für die tägliche Arbeit sind folgende Bestimmungen wichtig (16):

➤ Der Anwender kann darauf vertrauen, dass ein Gerät, welches das CE-Zeichen trägt (oder in Gebrauchsanleitung oder Verpackung durch das CE-Zeichen begleitet wird) durch eine neutrale Stelle die Produktprüfung und die Zertifizierung des Qualitätsmanagements erfahren hat, unter dem das Produkt entwickelt, gefertigt und endgeprüft wird.
➤ Wenn ein Anwender ein Medizinprodukt in Betrieb nimmt, betreibt oder anwendet, obwohl er Mängel vermutet oder den begründeten Verdacht hat, damit Sicherheit und Gesundheit von Patienten, Anwendern oder Dritten zu gefährden, so wird er nach MPG bestraft (Freiheitsstrafe bis zu 5 Jahren oder Geldstrafe).
➤ Ordnungswidrig handelt (und wird mit einer Geldbuße bis 25.000 belegt), wer ein Medizinprodukt in Betrieb nimmt, betreibt oder anwendet, dessen Verfallsdatum überschritten ist, oder wer einer Rechtsverordnung (z.B. MPBetreibV oder MPSV) zuwider handelt.
➤ Gegen die MPBetreibV verstößt, wer Medizinprodukte betreibt oder anwendet, ohne die erforderliche Ausbildung, Kenntnis oder Erfahrung zu besitzen, die unter dem Begriff „Sachkunde" zusammengefasst, aber nicht näher spezifiziert ist.
➤ Nach MPSV verhält sich ordnungswidrig, wer der zuständigen Bundesbehörde (BfArM) Vorkommnisse nicht mitteilt, die im Rahmen der Behandlung von mit Medizinprodukten versorgten Patienten bekannt werden. Die Anschrift der Behörde ist:

Bundesinstitut für Arzneimittel
und Medizinprodukte (BfArM)
Friedrich-Ebert-Allee 38
53113 Bonn
E-mail: Medizinprodukte@bfarm.de
Tel.: 0228/2075384, Fax: 0228/2075300,
Hotline 0228/12–9997
Für die Meldung ist ein Formular vorgesehen, das aus dem Internet heruntergeladen werden kann: http:/www.dimdi.de/de/mpg/recht/index.htm

➤ Beim Betreiben von aktiven Implantaten erlegt die Medizinprodukte-Betreiber-Verordnung dem Arzt eine Reihe von **Pflichten** auf:
- **Übergabe/Einweisung**: Der ersten Inbetriebnahme eines Medizinprodukts geht die Herstellerfunktionsprüfung vor Ort und die Herstellereinweisung anhand der Gebrauchsanleitung voraus. Beides ist zu dokumentieren und vorzugsweise im Medizinproduktebuch abzulegen.
- **Bestandsverzeichnis/Medizinproduktebuch**: Für alle nicht implantierbaren Geräte ist ein Kataster anzulegen, das Bezeichnung, Art und Typ mit Seriennummer, Anschaffungsjahr und innerbetriebliche Identifikationsnummer enthält. Im Zusammenhang mit aktiven Implantaten betrifft dies z.B. die Programmiergeräte oder den „Pacing System Analyzer" (PSA), der zur intraoperativen Messung von kardialen Signalen und Reizschwellen verwandt wird. Das Medizinproduktebuch stellt die gesammelte Ablage aller Unterlagen dar, die während der Nutzungsdauer eines Geräts anfallen und muss folgende Angaben enthalten:
die Bezeichnung und Identifikation des Geräts, Nachweise über die Funktionsprüfung und Einweisung inklusive Zeitpunkt und eingewiesenen Personen, die Ergebnisprotokolle der messtechnischen (MTK) und sicherheitstechnischen Kontrollen (STK) sowie der Instandhaltungen, aus denen Datum und Personen, die diese Aktivitäten durchgeführt haben, hervorgehen, und die Art und Folgen von Funktionsstörungen und Bedienungsfehlern, sowie erfolgte Vorkommnismeldungen zu entnehmen sind.
Das Medizinproduktebuch ist 5 Jahre nach Außerbetriebnahme des Geräts aufzubewahren; es muss während der Arbeitszeit zugänglich sein, während die Gebrauchsanweisung jederzeit einzusehen ist.
- **Instandhaltung/Wartung**: Sie darf nur von weisungsunabhängigen, sachkundigen Personen durchgeführt werden und bedarf einer sicherheitstechnischen Abschlussprüfung.
- **Sicherheitstechnische Kontrollen/Messtechnische Kontrollen**: Die Intervalle werden durch Hersteller und Zulassungsstelle im Rahmen der Produktzulassung festgelegt und sind der Gebrauchsanweisung zu entnehmen. Längste Intervalle sind 2 Jahre. STK-Protokolle unterliegen einer Aufbewahrungspflicht. Kontrollierte Geräte werden durch Aufkleber gekennzeichnet. Verfügt das Gerät über eine Messeinrichtung, so bedarf es zusätzlich der messtechnischen Kontrolle durch Mitarbeiter zugelassener Einrichtungen (z.B. Eichamt). Das Datum der letzten MTK kann einem Aufkleber am Gerät entnommen werden. Der Betrieb außerhalb der Fehlergrenzen der Messeinrichtung stellt eine Ordnungswidrigkeit dar.
- **Vorkommnismeldungen**: Adressat sind das BfArM oder (für Angehörige der Heilberufe) Kommissionen oder andere „zuständige Einrichtungen". Meldungen werden ausgelöst durch jede Funktionsstörung, jede Änderung der Merkmale oder Leistungen des Geräts, jede unsachgemäße Kennzeichnung oder Gebrauchsanweisung, die zum Tod oder zu einer schwerwiegenden Verschlechterung des Gesundheitszustandes von Patienten, Beschäftigten oder Dritten geführt hat oder hätte führen können.
Chirurgische Eingriffe im Zusammenhang mit diesen Vorkommnissen sind immer meldepflichtig.
- **Schriftliche Patienteninformation**: Jedem Patienten ist nach Implantation im Rahmen eines Gesprächs vor Entlassung aus der Behandlung eine schriftliche Patienteninformation auszuhändigen. Darin kann er sicherheitsrelevante Verhaltensanweisungen, z.B. bei elektromagnetischen Störbeeinflussungen in allgemeinverständlicher Form nachlesen. Außerdem müssen diese Informationen Angaben enthalten, welche Maßnahmen bei einem Vorkommnis mit dem Implantat zu treffen sind und in welchen Fällen der Arzt aufgesucht werden sollte. Darüber hinaus sind der Name des Patienten, Bezeichnung, Art, Typ und Seriennummer des Implantates, die Herstellerfirma, das Datum der Implantation mit dem Namen des Implanteurs sowie die Ergebnisse der jeweiligen Nachsorge mit dem Zeitpunkt des nächsten Follow-up zu dokumentieren und der Patienteninformation beizufügen. Dazu dient vorzugsweise der Patientenausweis.
Weil ein fehlender Nachweis eine Ordnungswidrigkeit darstellt, wird empfohlen, sich die Information vom Patienten bestätigen zu lassen und in der Patientenakte zu dokumentieren.
- **Patientendatei**: Um Patienten identifizieren zu können und sicherzustellen, dass sie erreicht werden können, sind Aufzeichnungen zu führen und aktuell zu halten, welche Patientennamen, Geburtsdatum und aktuelle Anschrift, Implantationsdatum, Typ und Seriennummer des Implantats sowie den Verantwortlichen für das Inverkehrbringen (Hersteller) enthalten. Die Patientendatei unterliegt einer Aufbewahrungsdauer von 20 Jahren.

Literatur

1. Bauer A, Schoels W. Risiken bei asynchroner Ventrikelstimulation. Herzschr Elektrophys 2004;15:22–26.
2. Bossert TT. Gewährleisten Normen den Schutz von Herzschrittmacherpatienten? Herzschr Elektrophys 2004; 15: 3–8.
3. CEN/CENELEC (Commission Européenne de Normalisation/Cimmission Europeéenne de Normalisation Electrotechnique et Electronique. EN 45502-2-1: 2003 – Active implantable medical devices Part 2-1: Particular requirements for active implantable medical devices intended to treat bradyarrhythmia (cardiac Pacemakers) – Central Secretariat: rue de Stassart 35, B-1050 Brussels 2003.
4. Deutsche elektrotechnische Kommission im DIN und VDE.E DIN VDE 0848-3-1: 2004. Sicherheit in elektrischen,

magnetischen und elektromagnetischen Feldern – Teil 3-1: Schutz von Personen mit aktiven Implantaten im Frequenzbereich 0 Hz bis 300 GHz. VDE-Verlag GmbH, 10625 Berlin 2004.
5. Duru F, Luechinger R, Scheidegger MB, Luscher TF, Boesiger P, Candinas R. Pacing in magnetic resonance imaging environment: clinical and technical considerations on compatibility. Eur Heart J 2001; 22: 113–124.
6. Hayes DL, Wang PJ, Reynolds DW, et al. Interference with cardiac pacemakers by cellular telephones. N Engl J Med 1997; 336: 1473–1479.
7. Irnich W. Advisory information from Vitatron. Pacing Clin Electrophysiol 2002; 25: 128
8. Irnich W. Electronic security systems and active implantable medical devices. Pacing Clin Electrophysiol 2002; 25: 1235–1258.
9. Irnich W. Störbeeinflussung von implantierbaren Schrittmachern und Defibrillatoren. Herzschr Elektrophys 2004; 15: 9–21.
10. Irnich W, Batz L, Müller R, Tobisch R. Störbeeinflussung von Herzschrittmachern durch Mobilfunkgeräte. Herzschrittmacher 1995; 15: 5–20/-45–49.
11. Luechinger R, Duru F, Scheidegger M, Lüscher TF, Boesiger P, Candinas R. Heating effects of magnetic resonance imaging on pacemaker leads: Effect of lead types, lead positioning and reproducibility of findings. Pacing Clin Electrophysiol 1999; 22: 717 (abst.)
12. Luechinger R, Duru F, Scheidegger MB, Boesiger P, Candinas R. Force and torque effects of a 1.5-Tesla MRI scanner on cardiac pacemakers and ICDs. Pacing Clin Electrophysiol 2001; 24: 199–205.
13. Luechinger R, Duru F, Zeijlemaker VA, Scheidegger MB, Boesiger P, Candinas R. Pacemaker reed switch behavior in 0.5, 1.5, and 3.0 Tesla magnetic resonance imaging units: are reed switches always closed in strong magnetic fields? Pacing Clin Electrophysiol 2002; 25: 1419–1423.
14. Luechinger R, Zeijlemaker VA, Pedersen EM, et al. In vivo heating of pacemaker leads during magnetic resonance imaging. Eur Heart J 2005; 26: 376–383.
15. Nowak B, Schulte B, Fach WA, Voigtländer T, Kreuzer J. Störbeeinflussung von Schrittmachern und ICDs durch Mobiltelefone. Herzschr Elektrophys 2004; 15: 47–54.
16. Ritscher H. Das neue Medizinproduktegesetz. Herzschr Elektrophys 2004; 15: 82–87.
17. Sommer T, Vahlhaus C, Lauck G, et al. MR imaging and cardiac pacemakers: in-vitro evaluation and in-vivo studies in 51 patients at 0.5 T. Radiology 2000; 215: 869–879.
18. Vitatron B.V. Advisory information from Vitatron (Bull Stim 31.12.2000). Pacing Clin Electrophysiol 2001; 24: 1454.

8 Indikationen zur Defibrillatortherapie

J. Carlsson

Das Wichtigste in Kürze

Das Ziel der ICD-Therapie ist, einen vorzeitigen arrhythmogenen Tod von Patienten zu verhindern, die ansonsten eine gute Lebenserwartung haben, da sie ein Tod aus sonstigen kardiovaskulären oder nichtkardiovaskulären Ursachen nicht aktuell oder kurz- bis mittelfristig absehbar bedroht. Dabei muss ihr arrhythmogenes Risiko hoch genug sein, die Risiken und Kosten der ICD-Therapie zu rechtfertigen. Die Indikation zur ersten Implantation eines ICD war – neben wissenschaftlichen Motiven – der zweimalig überlebte plötzliche Herztod einer Patientin. Seit dieser Erstbeschreibung des humanen klinischen Einsatzes der ICD-Therapie 1980 vergingen 5 Jahre bis zur offiziellen Zulassung kommerzieller Aggregate in den USA und 1991 wurden erste Leitlinien zur ICD-Implantation publiziert.

In den letzten zwei Jahrzehnten etablierte sich die ICD-Therapie, während sich die alleinige medikamentöse antiarrhythmische Therapie im Indikationsgebiet ventrikulärer Arrhythmien als bestenfalls nutzlos erwies. Die Entwicklung der Indikationen zur ICD-Therapie ging dabei von der Rezidivprophylaxe nach überlebtem plötzlichen Herztod über nicht medikamentös supprimierbare ventrikuläre Tachykardien hin zur rein prophylaktischen Therapie bei schlechter linksventrikulärer Funktion nach Myokardinfarkt. Die nationalen und internationalen Leitlinien reflektieren mit zeitlicher Verzögerung dabei die Ergebnisse der randomisierten Studien.

■ Plötzlicher Herztod

Die prinzipielle Indikation des implantierbaren Cardioverter-Defibrillators (ICD) ist die Verhinderung des plötzlichen Herztodes (selbst in der deutschen Literatur häufig als SCD abgekürzt: sudden cardiac death). Der plötzliche Herztod ist **definiert** als ein natürlicher Tod kardialer Genese, der durch plötzlichen Bewusstseinsverlust ≤1 h nach Symptombeginn gekennzeichnet ist. In Langzeit-EKG-Untersuchungen während plötzlichen Herztodes ließ sich in 84% der Fälle eine ventrikuläre Tachyarrhythmie (gewöhnlich Kammerflimmern sekundär nach initialer Kammertachykardie) und in 16% eine Bradyarrhythmie dokumentieren (8).

Offensichtlich ist ein ICD in der Lage, das gesamte Spektrum dieser zum plötzlichen Herztod führenden Arrhythmien zu behandeln (22, 31, 33, 39, 56), während er andererseits durch spezielle Pacing-Algorithmen nur mäßig effektiv ist, dem Auftreten dieser Arrhythmien vorzubeugen (107). **Epidemiologisch** betrachtet ist der plötzliche Herztod eine Rarität bis zum 35. Lebensjahr (Inzidenz 0,001% Jahr), auch wenn er naturgemäß in dieser Altersgruppe größte Aufmerksamkeit erfährt. Häufig sind in diesen Fällen genetische Erkrankungen ursächlich für den plötzlichen Herztod:

- Hypertrophe Kardiomyopathie,
- Long-QT-Syndrom und
- Brugada-Syndrom.

Bei Erwachsenen über 35 Jahre steigt die Inzidenz auf bis zu 0,2% pro Jahr an, und das Spektrum zugrunde liegender Erkrankungen wandelt sich: Die **koronare Herzkrankheit** dominiert mit bis zu 80% der Fälle, während ein anderer großer Anteil von 10–15% auf nicht-ischämischen Kardiomyopathien – dominiert von dilatativer Kardiomyopathie – basiert (17, 54, 76, 77).

In Deutschland sterben jährlich etwa 390 000 Menschen an Herz-Kreislauferkrankungen, davon bis zu 40% plötzlich. Ferner ist der plötzliche Herztod in mindestens 30% das erste Symptom einer koronaren Herzkrankheit, in einem weiteren Drittel ist zwar eine koronare Herzkrankheit bekannt, jedoch besteht kein weiterer Hinweis auf ein erhöhtes arrhythmogenes Risiko. Diese Tatsachen (Abb. 8.1) illustrieren, dass aus bevölkerungsmedizinischer Sicht der ICD das Gesamtproblem des plötzlichen Herztodes nicht zu lösen vermag, auch wenn die derzeitigen Implantationszahlen verdoppelt oder verdreifacht würden (23, 76, 77).

Damit wird die Erkennung und Risikostratifizierung vom plötzlichen Herztod bedrohter Individuen zur Hauptfrage der ICD-Implantationsindikation.

Im Folgenden soll jedoch nicht auf die Vor- und Nachteile von Risikostratifizierungsmethoden eingegangen werden, sondern es werden die etablierten Indikationen zur ICD-Therapie ausgehend von klinischen Studien (Tab. 8.1) und mündend in klinische Leitlinien dargestellt. Historisch nahm die ICD-Therapie ihren Anfang bei Patienten mit dem höchsten Risiko für den plötzlichen Herztod, nämlich solchen, die dieses Ereignis mindestens einmal überlebt hatten.

■ Historische Entwicklung der Indikationen

Die Überlebensraten nach plötzlichem Herztod in und außerhalb des Krankenhauses sind mit 2–10% äußerst gering (77). Die Patienten, die ein solches Ereignis überlebt haben, stehen unter einem hohem Rezidivrisiko (63, 73, 101, 106). Der erste Mensch, dem im Februar

Tabelle 8.1 Die ICD-Studien

Akronym	Studienname	Publikationsjahr	Literatur
AVID	Antiarrhythmic Versus Implantable Defibrillator	1997	4, 34, 101
CABG Patch	Coronary Artery Bypass Graft Patch Trial	1997	11
CASH	Cardiac Arrest Study Hamburg	2000	63
CAT	Cardiomyopathy Trial	2002	5
CIDS	Canadien Implantable Defibrillator Study	2000	73
COMPANION	Comparison of Medical therapy, pacing and defibrillation in heart failure	2004	15
MADIT	Multicenter Automatic Defibrillator Trial	1996	71
MADIT II	Multicenter Automatic Defibrillator Trial II	2002	73
MUSTT	Multicenter Unsustained Tachycardia Trial	1999	19, 20
AMIOVIRT	Amiodarone versus Implantable Defibrillator in Patients with Nonischemic Cardiomyopathy and Asymptomatic Nonsustained Ventricular Tachycardia	2003	98
BEST-ICD	Betablocker Strategy plus Implantable Cardioverter Defibrillator Trial	–*	(87)
DEFINITE	Defibrillators in Non-Ischemic Cardiomyopathy Treatment Evaluation	2004	57
DINAMIT	Defibrillators in Acute Myocardial Infarction Trial	2004	51, 52
MAVERIC	Midlands Trial of Empirical Amiodarone versus Electro-physiology-guided Interventions and Implantable Cardioverter-Defibrillators	1998	80
SCD-HeFT	Sudden Cardiac Death in Heart Failure Trial	2005	6
ABCD	Alternans Before Cardioverter Defibrillator	–	–

* Studienergebnisse bisher nur auf Kongressen vorgestellt, nicht formal publiziert.

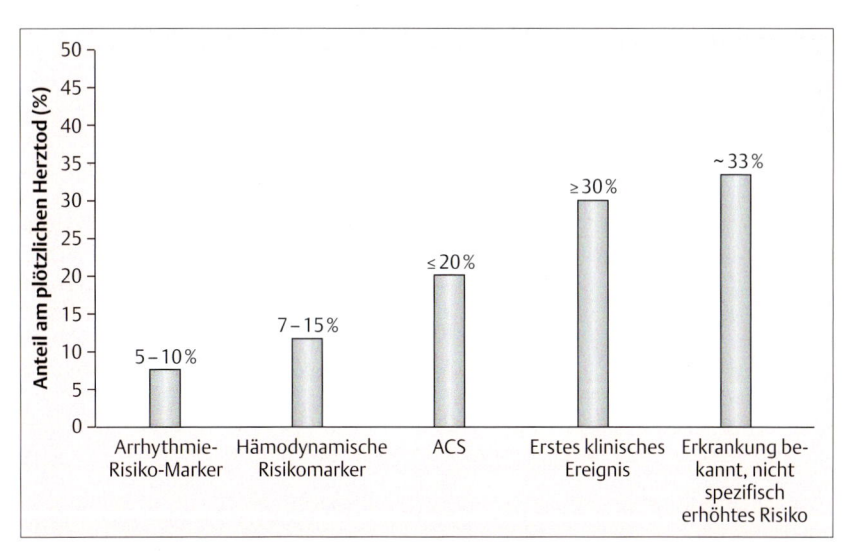

Abb. 8.1 Die Abbildung (modifiziert nach 77) zeigt den klinischen Status von Opfern des plötzlichen Herztodes und illustriert die Schwierigkeit, diese durch spezifische präventive Maßnahmen zu erreichen. Fast zwei Drittel der Fälle ereignen sich entweder als erstes klinisches Ereignis oder in Patienten mit bekannter Grundkrankheit (i.d.R. KHK), aber ohne spezifische arrhythmische Risikomarker, die zur Erwägung einer ICD-Implantation hätten führen können.
Lediglich die 5–10 % mit arrhythmischen Risikomarkern (z.B. ventrikuläre Tachykardie, überlebter plötzlicher Herztod) sind einer ICD-Therapie gut zugänglich. Ob die Gruppe der Patienten mit hämodynamischen Risikomarkern (z.B. Ejektionsfraktion ≤ 30 % wie in MADIT-II) ohne Weiteres zur ICD-Implantation qualifiziert, befindet sich in der aktuellen Diskussion.

1980 ein ICD implantiert wurde, war entsprechend eine Frau aus Kalifornien, die wiederholt Episoden von Kammerflimmern gehabt hatte (69).

Seit der grundsätzlichen Konzeption des ICD in den 1960er Jahren und den tierexperimentellen Voraussetzungen in den 1970er Jahren durch M. Mirowski (1924–1990) war damit die erste Indikation geschaffen, von der die weitere Entwicklung ihren Ausgang nahm: **Sekundärprophylaxe des plötzlichen Herztodes**.

1985 wurde die ICD-Implantation von der FDA akzeptiert mit der Indikation des zweimalig überlebten plötzlichen Herztodes. Erst ab der Mitte der 1990er Jahre wurden dann die ersten randomisierten Studien publiziert (Tab. 8.2), die die Indikation der Sekundärprophylaxe erhärteten. Die Ausdehnung der ICD-Therapie auf die **Primärprophylaxe des SCD** ist eine Entwicklung der späteren 1990er Jahre, die 2002 in der Publikation der MADIT-II Studie (73) und der folgenden Debatte hierüber gipfelte.

Die Publikation der SCD-HeFT Ergebnisse (6) wird die Debatte um die Kosten dieser Therapieform weiter anheizen. Die Leitlinien nationaler und internationaler Gesellschaften folgen hierbei in immer kürzeren Abständen der Publikation weiterer Studien und den Marktkräften des medizinisch-industriellen Komplexes, der beispielhaft im Bereich der ICD-Therapie arbeitet.

Studien zur Sekundärprophylaxe

Sowohl in den folgenden Studien (Tab. 8.2) als konsekutiv auch in den Leitlinien zur ICD-Implantation werden Patienten mit transienten oder korrigierbaren Ursachen für ihre ventrikuläre Tachyarrhythmie ausgeschlossen und werden mit einer Klasse-III-Indikation belegt (63, 73, 101, 106, 46, 47). Als solche gelten

- Elektrolytstörungen (Hypokaliämie, Hypomagnesiämie),
- proarrhythmische Medikamente,
- Traumata und
- myokardiale Ischämien.

Auch wenn in der Version der amerikanischen Richtlinien von 2002 eine geringe Modifikation mit Hinblick auf Elektrolyte erfolgte (46, 47), wird diesen Patienten weiterhin eine ICD-Therapie vorenthalten. Die Datenbasis für dieses Vorgehen ist nicht allzu groß. Retrospektive Analysen haben vielmehr gezeigt, dass diese Patienten im Verlauf nicht nur eine sehr hohe Gesamtmortalität haben (108), sondern auch ein hohes Rezidivrisiko für einen erneuten plötzlichen Herztod (62).

Insbesondere die akute myokardiale Ischämie als reversible Ursache für ventrikuläre Tachyarrhythmien ist im Einzelfall schwer zu diagnostizieren bzw. auszuschließen. Erhöhungen kardialer Marker nach prolongierter Wiederbelebung und häufigen Defibrillationen sind auch im Zeitalter kardialer Troponine nicht immer zweifelsfrei zu interpretieren.

Ein britisches Register im Bereich der Sekundärprophylaxe, MAVERIC, wird hier nicht detailliert erwähnt, da es sich nicht um eine randomisierte Studie, sondern ein Register zum Ressourcenverbrauch handelte (80).

Utrecht Studie

Die erste Studie zur Sekundärprophylaxe wurde 1995 von Wever et al. publiziert (105) und wird – es fehlt ein Akronym – häufig als Utrecht Studie zitiert. Es wurden 60 Patienten, die einen plötzlichen Herztod überlebt hatten, randomisiert zu ICD-Therapie oder einem komplexen „konservativen" Therapiealgorithmus, der Antiarrhythmika und Ablationsbehandlung beinhaltete. Die Gesamtmortalität während der Nachbeobachtung wurde dabei signifikant durch die ICD-Therapie gesenkt (Tab. 8.2).

Von Bedeutung ist, dass die medikamentöse Standardtherapie in dieser 1989 begonnenen Studie optional sämtliche Antiarrhythmika enthielt und dass zumeist noch transthorakal-implantierbare Systeme verwendet wurden.

Die Grundkrankheiten der Patienten fasst Tabelle 8.3 zusammen.

Tabelle 8.2 Die Sekundärpräventionsstudien

Studie	n	Alter (Jahre)	LVEF (%)	FU (Monate)	Kontrolltherapie	Mortalität ICD	Mortalität Kontrolle	P
Wever (105)	60	58	30	27	STD	14	35	0,02
AVID (100)	1016	65 ± 10	35	18 ± 12	Amiodaron Sotalol	24,0	15,8	0,02
CIDS (72)	669	64 ± 9	34	36	Amiodaron	29,6	25,3	0,14
CASH (62)	288	58 ± 11	45	57 ± 34	Amiodaron Metoprolol	44,4	36,4	0,08

STD = Standardtherapie (s. Text); LVEF = linksventrikuläre Ejektionsfraktion; FU = Follow-up

Tabelle 8.3 Grundkrankheiten in den ICD-Studien zur Sekundärprävention

	AVID (101)	CASH (63)	CIDS (73)58	Wever (106)
KHK	81%	75%	82,5%	100%
Z.n. Infarkt	67%	51%	77%	100%
DCM	n.a.	12%	9,5%	–
Keine Herzerkrankung	n.a.	10%	2,8%	–
Andere	n.a.	4%	5,2%	–

Tabelle 8.4 Metaanalyse der ICD-Therapie zur Sekundärprävention des plötzlichen Herztodes (65)

Studie	ICD Tod/Gesamt	Kontrolle Tod/Gesamt	RR (95% KI)
Wever (106)	4/29	11/31	0,39 (0,14–1,08)
AVID (101)	80/507	122/509	0,66 (0,51–0,85)
CASH (63)	36/99	84/189	0,82 (0,60–1,11)
CIDS (73)	83/328	98/331	0,85 (0,67–1,10)
GESAMT	203/963	315/1060	0,75 (0,64–0,87)

Etwa 80% dieser Patienten hatten als Grundkrankheit eine koronare Herzkrankheit (AVID 82%; CASH 73%; CIDS 83%).

AVID

Die Antiarrhythmics versus Implantable Defibrillators (AVID) Studie randomisierte 1016 Patienten mit überlebten anhaltenden, symptomatischen ventrikulären Tachyarrhythmien zu entweder ICD- oder antiarrhythmischer Therapie, die zumeist aus Amiodaron bestand (4, 16, 34, 101). Die Studie wurde vorzeitig abgebrochen, als die relative Mortalitätsreduktion 29% in der ICD-Gruppe betrug.

CASH

Die Cardiac Arrest Study Hamburg (CASH) randomisierte 288 Patienten mit überlebtem plötzlichen Herztod bei dokumentiertem Kammerflimmern (63). Der ICD-Therapie gegenübergestellt wurden 3 medikamentöse Gruppen mit Amiodaron, Metoprolol und Propafenon. Die letztere Therapie wurde vorzeitig abgebrochen wegen erhöhter Mortalität.

Insgesamt wurde in dieser Studie mit 44% ein hoher Anteil transthorakal implantierter Systeme verwendet verglichen mit 5% in AVID und 10% in CIDS. Ein weiterer Unterschied zu den anderen Studien lag in der mit 45±18% hohen Ejektionsfraktion. Insgesamt fand sich eine 23%ige Risikoreduktion bezüglich der Gesamtmortalität für die ICD-Therapie verglichen mit der antiarrhythmischen Behandlung. Dieses Ergebnis war statistisch nicht signifikant.

CIDS

Die Canadian Implantable Defibrillator Study (CIDS) randomisierte 659 Patienten zu ICD- oder Amiodarontherapie (27, 95). Die Patienten konnten eingeschlossen werden, wenn eines der folgenden Kriterien erfüllt war: überlebter plötzlicher Herztod, anhaltende ventrikuläre Tachykardien, Synkope mit eingeschränkter Ejektionsfraktion und induzierbarer ventrikulärer Arrhythmie.

Es konnte eine 20%ige relative Risikoreduktion (Gesamtmortalität) durch ICD-Therapie gezeigt werden, die jedoch nicht statistische Signifikanz erreichte.

Metaanalyse der Sekundärpräventionsstudien

Insgesamt sind 3 Metaanalysen zur Sekundärprävention vorgestellt worden (28, 37, 65). Tabelle 8.4 zeigt die Metaanalyse von Lee et al. (65). Grundsätzlich wird die Mortalität um knapp ein Drittel bei Patienten mit überlebtem plötzlichen Herztod durch die ICD-Therapie gesenkt. Ohne dass an der Signifikanz solcher Ergebnisse gezweifelt werden könnte, muss doch angemerkt werden, dass z.B. in der AVID-Studie der mittlere Überlebensvorteil durch den ICD versus medikamentöser Therapie bei 3,2 Monaten während 3-jähriger Nachbeobachtung lag (75) und in der Metaanalyse von AVID, CASH und CIDS das Überleben durch ICD-Therapie um im Mittel 4,4 Monate über eine Beobachtungszeit von 6 Jahren verlängert wurde (28). Allerdings bestand zu diesem Zeitpunkt noch keine Konvergenz der Überlebenskurven, auf der anderen Seite dürften die wesentlichen Langzeitprobleme der ICD-Therapie auch erst später auftreten.

Eine **Subgruppenanalyse** dieser 3 Studien ergab, dass insbesondere Patienten mit einer EF ≤ 35 % von der ICD-Therapie profitierten (28).

> **Kurzgefasst:** Die ICD-Therapie im Sinne einer Sekundärprophylaxe nach überlebtem plötzlichem Herztod oder nach anhaltenden, klinisch signifikanten ventrikulären Tachyarrhythmien ist unabhängig von der kardiovaskulären Grundkrankheit indiziert. Nur eine deutlich reduzierte Lebenserwartung aus anderer Ursache oder der Patientenwunsch können gegen die ICD-Implantation sprechen.

Studien zur Primärprophylaxe

Die Basis der Primärprophylaxe des plötzlichen Herztodes ist aus epidemiologischer, bevölkerungsmedizinischer Sicht die Prophylaxe der koronaren Herzkrankheit (76, 77). Die nächste Ebene ist dann die optimale medikamentöse und interventionelle Therapie der koronaren Herzkrankheit und des akuten Myokardinfarkts. Darauf aufbauend erfolgt im Weiteren die Definition von Patientenkollektiven, die ein ausreichend hohes Risiko für den SCD haben, um von einer ICD-Implantation zu profitieren (79). Diese klinische Risikodefinition hat sich von Studie zu Studie vereinfacht, um dann in MADIT II (73) und in SCD-HeFT (6) ganz ohne Arrhythmiekriterien auszukommen (Tab. 8.5).

Vor einer Zusammenfassung der entsprechenden Studien (Tab. 8.6) sind noch zwei Feststellungen wichtig:

1. Eine medikamentös-antiarrhythmische Prophylaxe des SCD im Sinne einer gleichzeitigen Senkung der Gesamtmortalität existiert derzeit – mit Ausnahme der Betablockertherapie – nicht. Diese Feststellung gilt für die Mehrzahl der SCD-gefährdeten Patienten, nämlich für die mit einer KHK. In SCD-HeFT war Amiodaron auch in der Gruppe der Patienten mit nicht-ischämischer Genese ihrer LV-Dysfunktion nicht in der Lage, ihr Überleben – verglichen mit Plazebo – zu verbessern.

Tabelle 8.5 Entwicklung der Indikationsparameter zur Primärprävention des SCD bei KHK Patienten

Jahr	Studie	Indikations/Einschlusskriterien
1996	MADIT (71)	Z.n. MI (≥ 3 Wochen), EF ≤ 35 %, nsVT, induz. VT/VF nicht supprimierbar durch Procainamid
1997	CABG Patch (11)	Notwendige Bypass-OP, EF ≤ 35 %, pos. Spätpotential-EKG
1999	MUSTT (19, 20)	Ns VT, EF ≤ 40 %, induzierbare VT/VF
2002	MADIT II (73)	Z.n. MI (≥ 1 Monat), EF ≤ 30 %
2004	DINAMIT (52)	Z.n. MI (Tag 6–40), EF ≤ 35 %, pathologische Herzfrequenzvariabilität oder erhöhte Herzfrequenz
2005	SCD-HeFT (6)	NYHA II–III, LVEF ≤ 35 %

* Das Jahr bezeichnet die Publikation.

Tabelle 8.6 Die Primärpräventionsstudien mit Einschluss von KHK-Patienten

Studie	n	Alter (Jahre)	LVEF (%)	FU (Monate)	Kontrolltherapie	Mortalität ICD	Mortalität Kontrolle	P
MADIT (71)	196	63 ± 9	26	27	K	38,6	15,7	0,009
MADIT II (72)	1232	64 ± 10	23	20	K	19,8	14,2	0,007
CABG Patch (11)	900	64,9	27	32 ± 16	Kein ICD	21,3	22,2	0,64
MUSTT (19, 20)	704	66,5	29,5	39	Keine AA / AA	22,2	44,8 / 60,2	0,001
DINAMIT (51, 52)	674	n.a.	28	30	OMT	18,7	17,0	0,66
SCD-HeFT* (6)	2521	60	25	45	Plazebo / Amiodaron	22,0	28,8 / 28,4	0,007

* Für SCD-HeFT werden die Daten für die Gesamtpopulation angegeben, die zu 48 % aus DCM Patienten bestand.
OMT = optimale medikamentöse Therapie; LVEF = linksventrikuläre Ejektionsfraktion; FU = Follow-up; K = konventionell (s. auch Text); AA = Antiarrhythmika

Einzelne medikamentöse Therapien ohne direkt antiarrhythmischen Effekt sind wirkungsvoll in der Primärprophylaxe des plötzlichen Herztodes: Hierzu zählen Aldosteronantagonisten und ACE-Hemmer (83).
2. Während in der Sekundärprophylaxe trotz überwiegenden Einschlusses von Patienten mit koronarer Herzkrankheit ein ausreichender Nutzen der ICD-Therapie auch bei anderen Ätiologien angenommen wird, so können mindestens die Studienresultate in der Primärprophylaxe nicht für alle Grundkrankheiten generalisiert werden, wobei die Resultate von SCD-HeFT einen Nutzen der ICD-Therapie auch für DCM-Patienten versprechen.

Koronare Herzkrankheit

Sechs der 7 Studien zur Primärprophylaxe bei KHK-Patienten schlossen entweder ausschließlich (MADIT, MADIT II, BEST+ICD, DINAMIT) oder überwiegend (CABG Patch zu 83 %, MUSTT zu 95 %) Patienten mit Zustand nach Herzinfakt ein. SCD-HeFT als siebte Studie zur Primärprävention muss aufgrund des Einschlusses sowohl der KHK als auch der DCM unter beiden Erkrankungen aufgeführt werden (Tab. 8.7).

Der Zeitpunkt des stattgehabten Infarkts variierte bei den KHK-Studien zwischen mindestens 5 Tagen bis zu maximal vielen Jahren! **Zwei Gruppen von Studien** können dabei unterschieden werden:

➤ Solche, die Patienten in der Frühphase nach Infarkt einschließen (BEST+ICD, DINAMIT) und
➤ solche, die Patienten in der chronischen Phase rekrutierten (MADIT, MADIT II, CABG Patch, MUSTT). In diesen konnten zwischen dem Infarkt und dem Studieneinschluss Jahre vergehen.

Die der ICD-Therapie gegenübergestellte Kontrollgruppe erhielt in diesen Studien uneinheitlich entweder keine spezifische Therapie (über die Basistherapie der KHK hinaus) oder eine medikamentöse antiarrhythmische Behandlung.

MADIT

Die Einschlusskriterien von MADIT (71) finden sich in Tabelle 8.5. In MADIT war die Induzierbarkeit in der elektrophysiologischen Untersuchung (EPU) noch Bestandteil der Einschlussvoraussetzungen. Patienten mit Zustand nach Herzinfarkt konnten auch nur dann eingeschlossen werden, wenn sich die Induzierbarkeit nicht mit Procainamid unterdrücken ließ. Zwei Dinge waren – außer der 54 %igen Mortalitätsreduktion durch ICD – bemerkenswert: Nicht nur der arrhythmische Tod, sondern auch sämtliche andere Todesarten waren in der ICD-Gruppe reduziert. Weiterhin war kritisch anzumerken, dass die medikamentöse Standardtherapie in zu geringen Prozentzahlen Betablocker und ACE-Hemmer einschloss.

CABG-Patch

Als Arrhythmiekriterium wurde in der CABG-Patch Studie (11, 12) ein positives Signalmittelungs-EKG gewählt. Weiterhin mussten diese Patienten einer notwendigen CABG-OP unterzogen werden. Im OP erfolgte dann die Randomisierung zu ICD oder konventioneller Therapie. Nach einer Nachbeobachtungszeit von knapp 3 Jahren zeigte sich kein signifikanter Unterschied zwischen den Gruppen bezüglich ihrer Mortalität.

Ein „Problem" dieser Studie war ihre geringe Mortalität: Nach 2 Jahren betrug die Mortalität in der Kontrollgruppe nur 18 % und nur 13 %, wenn die 30-Tage Mortalität durch die OP abgezogen wird! Zum Vergleich: In MUSTT (19, 20) betrug die 2-Jahresmortalität in der Kontrollgruppe 51 %, in MADIT 54 % (71). Ferner wurde ein 10 %iges Crossover von der Kontrollgruppe zur ICD-Therapie konstatiert.

Tabelle 8.7 Grundkrankheiten in den ICD-Studien zur Primärprävention

	CABG Patch (11)	MADIT (71)	MADIT II (73)	MUSTT (19, 20)	CAT (5)	AMIOVIRT (98)	DEFINITE (57)
KHK	100 %	100 %	100 %	100 %	–	–	–
Z.n. Infarkt	83 %	100 %	100 %	95 %	–	–	–
DCM	-	-	–	–	100 %	100 %	100 %

	SCD-HeFT (6)	DINAMIT (50, 51)	BEST +ICD (87)
KHK	52 %	100 %	100 %
Z.n. Infarkt	n.a.	100 %	100 %
DCM	48 %	–	–

MUSTT

Die MUSTT-Population (19, 20, 21, 44) war sehr ähnlich den Patienten der ersten MADIT-Studie (71). Es handelte sich nicht um eine reine ICD-Studie, jedoch konnte ein Vergleich in der elektrophysiologisch geführten Gruppe vorgenommen werden zwischen der ICD-Behandlung und einer antiarrhythmischen Therapie.

Allerdings erfolgte keine Randomisierung zu diesen Therapieformen, sondern eine klinisch-ärztliche Entscheidung! Patienten (n = 2202) wurden einer elektrophysiologischen Untersuchung unterzogen und die nicht-induzierbaren (n = 1435) wurden in einem Register nachverfolgt. Die induzierbaren (n = 767) wurden randomisiert (n = 704) zu keiner Therapie (n = 353) oder zu elektrophysiologisch gesteuerter Behandlung (n = 351). Von letzterer Gruppe erhielten 158 einen ICD und 161 eine EPU-gesteuerte antiarrhythmische Behandlung.

Die Ergebnisse (Tab. 8.6) waren der wohl letzte Schlag gegen die EPU-gesteuerte Gabe von Antiarrhythmika, da die Patienten ohne Therapie eine geringere Mortalität hatten (48%) als die mit großem Aufwand antiarrhythmisch behandelten Studienteilnehmer (55%). Der Erfolg des ICD war wiederum überwältigend mit einer hoch signifikanten Mortalitätsreduktion.

MADIT-II

Hier waren 1232 Postinfarktpatienten mit einer schwer reduzierten Pumpfunktion (Ejektionsfraktion ≤ 30%) erstmals ohne weitere arrhythmische Risikoindikatoren zu medikamentöser (n = 490) oder ICD-Therapie (n = 742) randomisiert worden (73). Die ICD-Therapie führte zu einer 31%igen Senkung der Gesamtletalität, jedoch auch zu einer erhöhten Rate an notwendiger Krankenhausbehandlung wegen Herzinsuffizienz (Madit-II-Debatte).

Verglichen mit der ersten MADIT-Untersuchung hatte nun auch ein hoher Patientenanteil eine gute medikamentöse Therapie mit ACE-Hemmer, Betablocker und Statinen. Bei fast 90% der Patienten lag der stattgehabte Myokardinfarkt länger als 6 Monate zurück, im Mittel waren zwischen Infarkt und ICD-Implantation/Randomisierung 1,5 Jahre vergangen. Ferner musste eine Bypass-Operation (knapp 60% der Patienten) mindestens 3 Monate zurückliegen. Subgruppenanalysen ergaben besondere Vorteile der ICD-Therapie für Patienten < 60 Jahre, mit einer EF < 25% und einer QRS-Dauer > 150 ms.

BEST+ICD

Die Beta Blockers Strategy plus Implantable Cardioverter Defibrillator in High Risk Post MI Patients Studie (BEST+ICD) zielte – ähnlich wie DINAMIT – auf Patienten, die erst kürzlich einen Myokardinfarkt erlitten hatten (5–30 Tage vor Studienrandomisierung). Weitere Einschlusskriterien waren eine EF ≤ 35% und mindestens eines von mehreren Arrhythmiekriterien:

- VES > 10/h,
- verminderte Herzfrequenzvariabilität und/oder
- Spätpotentiale.

Die Randomisierung erfolgte zu konventioneller Therapie + Betablocker oder zu konventioneller Therapie + Betablocker + ICD. Ursprünglich berechnet war die Studie auf 1200 Patienten, wurde aber nach 138 Patienten bereits vorzeitig unter dem Eindruck der MADIT-II-Resultate abgebrochen. Bis zu diesem Zeitpunkt hatten sich keine Unterschiede zwischen den Therapien gezeigt. Die Studie ist bis heute nicht publiziert (87) und daher ein Beispiel für die Unterrepräsentierung negativer Resultate in der wissenschaftlichen Literatur.

DINAMIT

Ähnlich wie BEST+ICD war die deutsche DINAMIT-Studie (51, 52) ausgerichtet auf Patienten mit kürzlich stattgehabtem Myokardinfarkt. Die zusätzlichen Arrhythmie(marker)-kriterien finden sich in Tabelle 8.6. Die prozentuale Gesamtmortalität/Jahr unterschied sich nicht signifikant zwischen der ICD-Gruppe und der Kontrollgruppe mit optimaler medikamentöser Therapie (7,5% versus 6,9%; p = 0,66). Schwer zu erklären dürfte sein, dass nicht-arrhythmischer Tod signifikant häufiger in der ICD-Gruppe zu verzeichnen war (6,1%/Jahr versus 3,5%/Jahr; p = 0,016).

> Die frühe Implantation eines ICD nach Infarkt erscheint damit nicht indiziert, doch wird die Wahl des besten Zeitpunkts der ICD-Implantation nach Myokardinfarkt weiter diskutiert werden müssen, und das Management solcher Hochrisikopatienten ist weiter ungeklärt.

SCD-HeFT

In der SCD-HeFT-Studie (6) waren 2521 Patienten eingeschlossen, 52% davon hatten eine KHK, 48% eine DCM. Die Patienten hatten eine klinisch manifeste Herzinsuffizienz NYHA II und III und eine EF ≤ 35%. Ähnlich wie MADIT-II ermöglichte auch diese Studie den Patienteneinschluss ohne Arrhythmiekriterien.

Die Randomisierung erfolgte zu konventioneller Therapie + Plazebo, konventioneller Therapie + Amiodaron (doppelblind) oder konventioneller Therapie + ICD. Nach einem medianen Follow-up von 45,5 Monaten ergab sich ein hoch signifikanter Überlebensvorteil durch ICD-Therapie (RR 0,77; 0,62–0,96). Die Amiodarontherapie, die gegenüber Plazebo keine Vorteile brachte, dürfte damit endgültig für diesen Patientenkreis und in der Prophylaxe des plötzlichen Herztodes ausgedient haben. Am Ende der Studie waren in der ICD-Gruppe 182 (22%) Tote, in der Amiodarongruppe 240 Tote (28%) und in der Plazebogruppe 244 Tote (29%) festzustellen.

Soweit Subgruppenanalysen zur Verfügung stehen, ergab sich ein besonderer Vorteil für Patienten mit EF ≤ 30%, QRS-Breite ≥ 120 ms und Patienten unter Betablockade. Zwischen ischämischer und nicht-ischämischer Genese der Kardiomyopathie scheint kein Unterschied zu bestehen.

MIRACLE ICD and COMPANION

Beide Studien (1, 109, 15) beschäftigen sich mit der Kombination der biventrikulären Stimulation mit der ICD-Therapie (64, 105). Letztere Studie ist bisher nicht publiziert, sondern nur auf Kongressen präsentiert worden (15). Zielgruppe sind daher Patienten mit Herzinsuffizienz und QRS-Verlängerung ≥ 120 ms (COMPANION) bzw. ≥ 130 ms (MIRACLE). Beide Studien schlossen sowohl ischämische als auch nicht ischämische Kardiomyopathien ein (45 % in COMPANION, 31 % in MIRACLE).

Bis zum vorzeitigen Abbruch der COMPANION-Studie hatte nur der ICD-Arm einen signifikanten Überlebensvorteil gegenüber optimaler medikamentöser Therapie gezeigt, nicht jedoch die reine biventrikuläre Stimulation. Eine allgemeine Indikationsstellung kann derzeit für diese komplexe Therapieform noch nicht formuliert werden.

Die MADIT-II-Debatte

> Das Hauptproblem der Indikationsstellung zur primärprophylaktischen ICD-Therapie bleibt weiter die klinische Risikodefinition und -stratifizierung der gefährdeten Patienten (13, 31, 33).

Hier hat die MADIT-II-Studie zu grundsätzlichen und teils aufgeregten Diskussionen geführt (70, 88). **Kontroversen** oder Diskussionsbedarf bestehen u.a. in folgenden Punkten:

➤ Wie bewertet man eine number needed to treat (NNT) von 18 bei dieser Therapie? Das heißt, es müssen 18 Patienten einen ICD erhalten, um im Verlaufe von 2 Jahren ein Leben zu retten. Für die Primärprävention, die nur EPU-positive Patienten erfasst, beträgt diese Zahl nach Ezekowitz et al. nur 4 (37, 88). Es liegen noch keine formalen Kosten-Effizienz-Analysen für diese Studien vor, jedoch ist von ungefähr 200 000 $/gerettetes Lebensjahr auszugehen (88).

➤ Müssen vor einer Umsetzung in die tägliche Praxis weitere Studien abgewartet werden? Mit diesem Argument wurde der „MADIT-II-Indikation" von AHA/ACC/NASPE und ESC nur eine Klasse IIa eingeräumt und nicht I (47, 84). Nun liegt SCD-HeFT vor (6), und wird die Diskussion um die finanziellen Implikationen dieser Indikation noch verschärfen. Wissenschaftliche Fragen treten eindeutig in den Hintergrund.

➤ Kann das Gesundheitswesen sich eine Umsetzung dieser Studienergebnisse leisten (vergleiche auch Frage der Kosteneffizienz) (37, 49)? Die ohnehin problematischen Gesundheitsetats dürften eine breite Umsetzung der Primärprävention nicht zulassen. Eine verlässliche Schätzung der Gesamtkosten liegt jedoch nicht vor.

➤ Können weitere Risikofaktoren in dieser Population herausgearbeitet werden, die zu einer besseren Definition der zu behandelnden Patienten führen (z.B. QRS-Breite)? So hat Center of Medicare and Medicaid Services (CMS) die Bezahlung für dieses Patientenkollektiv begrenzt auf solche mit einer QRS-Breite von > 120 ms, da dieses Vorgehen die NNT verringert (88). Hier sind weitere Bemühungen einer besseren Risikostratifizierung mindestens aus finanziellen Gründen dringend wichtig!

➤ In MADIT-II wurde eine Erhöhung der Hospitalisation in der ICD-Gruppe (14,9 % versus 19,9 %) aufgrund von Herzinsuffizienz beobachtet (73). Allerdings ist hierzu kritisch zu bemerken, dass in MADIT-II eine VVI Stimulation von 70/min gewählt wurde und so 92 % der Patienten chronisch rechtsventrikulär (!) stimuliert worden sind (Aggregatauswahl). Diese Tatsache kann zum erhöhten Auftreten einer hospitalisationsbedürftigen Herzinsuffizienz geführt haben (32).

> **Kurzgefasst:** Patienten im chronischen Stadium nach Infarkt und eingeschränkter LV-Funktion, die induzierbare, anhaltende ventrikuläre Tachyarrhythmien haben, benötigen einen ICD. Bei solchen Patienten mit einer EF ≤ 30 % besteht eine ICD-Indikation ohne weitere Arrhythmiekriterien. Gleiches gilt für Patienten mit einer EF ≤ 35 % und Zeichen der Herzinsuffizienz NYHA II/III. Voraussetzung für diese Indikationen ist, dass ein Infarkt mindestens 1 Monat zurückliegt und eine koronare Revaskularisation mindestens 3 Monate. In jedem Fall ist die optimale medikamentöse Herzinsuffizienztherapie inklusive Betablocker immer Voraussetzung. Im Falle o.g. Kriterien sollte bei zusätzlichem Vorliegen einer QRS-Breite von > 120 ms und NYHA III/IV die Indikation zur Kombination ICD/biventrikuläres pacing geprüft werden. Im Gegensatz dazu besteht akut nach Myokardinfarkt keine Indikation zur ICD-Implantation.

Nicht-ischämische Kardiomyopathie

Die zweite große Gruppe der durch den plötzlichen Herztod gefährdeten Patienten wird durch die nicht-ischämische dilatative Kardiomyopathie gebildet. Die Risikostratifizierung in diesen Patienten ist schwierig (45, 55), programmierte Ventrikelstimulation ist wenig hilfreich, und nicht-anhaltende ventrikuläre Tachykardien sind sehr häufig zu beobachten. Die medikamentöse Prophylaxe des SCD mit Amiodaron auf der anderen Seite ist unzureichend belegt.

Die bisher veröffentlichen Studien (Tab. 8.8) sind sehr heterogen in ihren Ergebnissen, jedoch deuten DEFINITE und SCD-HeFT darauf hin, dass auch diese Patientenkollektive einen Mortalitätsvorteil durch ICD-Therapie erfahren. Auch die COMPANION-Studie gehört mit 45 % nicht-ischämischen Kardiomyopathien in diese Rubrik, jedoch sind die bisherigen Ergebnisse nicht ausreichend für endgültige Schlussfolgerungen.

Tabelle 8.8 ICD-Therapie bei nicht-ischämischer Kardiomyopathie

Studie	Mittlere LVEF (%)	Follow-up (Monate)	ICD Tod/Gesamt	Kontrolle Tod/Gesamt	p
CAT (5)	24	66 ± 26	4/50	2/54	0,6
DEFINITE (57)	21	26 ± 4	23/229	33/229	0,06
AMIOVIRT (98)	23	24 ± 16	6/51	7/52	0,8

Die Kontrollgruppe wurde in CAT ohne standardisierte Therapie behandelt, in DEFINITE mit optimaler antikongestiver Therapie und in AMIOVIRT mit Amiodaron. AMIOVIRT war vorzeitig abgebrochen worden wegen statistischer Aussichtslosigkeit. Bezügl. der SCD-HeFT Resultate bei Patienten mit DCM s. Text.

CAT

Der sehr kleine, deutsche Cardiomyopathy Trial (CAT) randomisierte 104 Patienten mit kürzlich (< 9 Monate) diagnostizierter DCM zu medikamentöser Therapie oder ICD-Implantation (5). Ähnlich wie in AMIOVIRT war die Mortalität deutlich geringer als angenommen und es konnte nach im Mittel 22,8 ± 4,3 Monaten keine signifikante Differenz im Überleben zwischen den beiden Gruppen festgestellt werden.

AMIOVIRT

AMIOVIRT randomisierte 103 Patienten mit DCM, einer EF ≤ 35 % und nicht-anhaltenden ventrikulären Tachykardien zu entweder Amiodaron oder ICD-Therapie (98). Die Mortalität im Verlauf war so gering – die 3-Jahres Gesamtmortalität betrug 12 % in der Amiodaron-Gruppe, 13 % in der ICD-Gruppe –, dass die Studie vorzeitig abgebrochen wurde. In der Beobachtungszeit von im Mittel 2,0 ± 1,3 Jahren fand sich kein statistisch signifikanter Unterschied zwischen den beiden Behandlungsgruppen.

DEFINITE

Ähnlich den beiden kleineren Studien, CAT und AMIOVIRT, war in DEFINITE die beobachtete Mortalität in der Kontrollgruppe geringer als die erwartete: Sie betrug nach 2 Jahren 14,1 % und unterschied sich tendenziell, aber nicht signifikant von der der ICD-Gruppe (7,9 %; p = 0,08). In diese Studie waren 458 Patienten mit DCM, einer EF ≤ 35 %, NYHA I-IIII und nicht-anhaltenden ventrikulären Tachykardien eingeschlossen worden (57).
Die Randomisierung erfolgte zu optimaler medikamentöser Therapie (Betablocker und ACE-Hemmer) oder optimaler Medikation plus ICD. Die mittlere EF betrug 21 %, das mittlere Alter lag bei 58 Jahren. Das Studiendesign erforderte einen p-Wert von 0,0367, um Signifikanz zu zeigen; Ziel war eine relative Mortalitätssenkung durch ICD-Therapie von 50 % gewesen. Das Resultat entsprach einer 34 %igen Mortalitätssenkung. Etwas verwirrende Subgruppenanalysen sprachen zum einen für einen besonderen Benefit bei Patienten mit höherer EF und auch Patienten mit höherem NYHA-Stadium. Wie diese Resultate zu erklären sind, bleibt abzuwarten.

SCD-HeFT

Wesentlicher Befund der Studie an 2521 Patienten mit ischämischer (52 %) und nicht-ischämischer Kardiomyopathie (48 %) ist, dass Amiodaron bei einer Ejektionsfraktion ≤ 35 % in der Prävention des plötzlichen Herztodes wertlos ist. Allerdings sind Einzelanalysen bisher nicht zugänglich (6). Gegenüber Plazebo bewirkte der einfache „Shock-only"-Einkammer-ICD eine signifikante Reduktion der Gesamttodesrate (RR = 0,77 [95 %-Konfidenzintervall 0,62–0,96]).
Patienten mit nicht-ischämischer Kardiomyopathie (DCM) hatten einen ähnlichen Überlebensvorteil durch ICD-Therapie wie KHK Patienten (ICM), jedoch verfehlte die Studie bei gesonderter Analyse beider Gruppen jeweils die Signifikanz (DCM: RR = 0,73 [0,50–1,07]; p = 0,06; ICM: RR = 0,79 [0,76–1,04]; p = 0,05).
Abweichend von der Regel, dass der Therapieeffekt mit dem Schweregrad der Herzinsuffizienz zunimmt, konnte die Studie für Patienten im NYHA-Stadium II sehr wohl (RR = 0,54 [0,40–0,74]; p < 0,001), für solche im Stadium III jedoch keinen Prognosevorteil (RR = 1,16 [0,84–1,61]; p = 0,30) zeigen.
Die Kombination von Amiodaron und Betablocker erwies sich keinesfalls als prognostisch besonders günstig. Patienten mit einer QRS-Dauer von ≥ 120 ms profitierten besonders.

> **Kurzgefasst:** Aufgrund der SCD-HeFT Daten kann vorläufig die Indikation zur ICD-Therapie bei Patienten mit nicht-ischämischer Kardiomyopathie, EF ≤ 35 % und NYHA-Stadium II/III formuliert werden. Weitere Studien, welche diese Einschätzung bestätigen könnten, sind nicht in Sicht. Die Diskussion in Fachgremien bleibt abzuwarten.

Metaanalyse der Primärpräventionsstudien

Zwei Metaanalysen zur Primärprävention liegen vor (37, 65). Verglichen mit den Sekundärpräventionsstudien zeigt sich eine höhere relative Mortalitätssenkung durch primärpräventive ICD-Therapie. Allerdings beruht das Ergebnis der Primärprävention weit mehr auf den Charakteristika der untersuchten Population als das in der Sekundärprävention der Fall ist.

Damit ist der Nutzen einer Metaanalyse aller Studien für die tägliche Praxis begrenzt, denn die untersuchten Patientenkollektive lassen sich nicht vergleichen und führen auch zu heterogenen Ergebnissen. So ist auch der Einschluss von CAT wenig hilfreich, weil darin eine ätiologisch andere Population untersucht wurde (Tab. 8.9).

Andere Erkrankungen

Ventrikuläre Arrhythmien und plötzlicher Herztod sind außer mit KHK und DCM mit verschiedenen kongenitalen und erworbenen Erkrankungen assoziiert (Tab. 8.10).

Der Task Force Report „Sudden cardiac death" der Europäischen Gesellschaft für Kardiologie fasst sehr lesenswert die Literatur zu sämtlichen Erkrankungen zusammen, die mit dem plötzlichen Herztod assoziiert sind (82).

In unterschiedlichem Ausmaß kann im Falle dieser Syndrome und Erkrankungen die Indikation zur ICD-Implantation im Sinne einer Primärprophylaxe bestehen. Jedoch ist aufgrund der relativen Seltenheit dieser Konditionen und der in der Praxis häufig schon durchgeführten ICD-Therapie die Durchführung randomisierter Studien nicht zu erwarten. Im Grunde gilt für diese Erkrankungen – HOCM, Long-QT-Syndrom, Arrhythmogene rechtsventrikuläre Dysplasie, Brugada-Syndrom, idiopathisches Kammerflimmern, (operierte) kongenitale Herzerkrankungen, Sarkoidose, Chagas-Erkrankung – Folgendes in ähnlicher Weise:

➤ Die **Sekundärprophylaxe** ist indiziert. Das heißt, eine ICD-Implantation ist notwendig bei überlebtem plötzlichen Herztod, anhaltenden, symptomatischen und asymptomatischen ventrikulären Arrhythmien und Synkopen unklarer Genese mit induzierbarer ventrikulärer Tachyarrhythmie. Im Falle einer Synkope unklarer Genese sollte trotz negativer EPU bei

Tabelle 8.9 Metaanalyse der ICD-Therapie zur Primärprävention des plötzlichen Herztodes (65)

Studie	ICD Tod/Gesamt	Kontrolle Tod/Gesamt	RR (95 % KI)
CABG Patch (11)	102/446	96/454	1,08 (0,85–1,38)
MADIT (71)	15/95	39/101	0,41 (0,24–0,69)
MADIT II (73)	105/742	97/490	0,71 (0,56–0,92)
MUSTT (19, 20)	35/161	255/537	0,46 (0,34–0,62)
CAT (5)	13/50	17/54	0,83 (0,45–1,52)
GESAMT	270/1494	504/1636	0,66 (0,46–0,96)

Tabelle 8.10 Auswahl kongenitaler und erworbener Erkrankungen, die mit einem erhöhten Risiko für ventrikuläre Arrhythmien und den plötzlichen Herztod einhergehen.

Erkrankung	Literatur
HOCM	9, 68, 89
Long-QT-Syndrom	58, 61, 89, 110
Brugada-Syndrom	67, 83, 89
Sarkoidose	81
Arrhythmogene rechtventrikuläre Dysplasie	30, 99
Herzklappenerkrankungen	82
(operierte) angeborene Herzfehler	94
idiopathisches Kammerflimmern	82
Myokarditis	82
Warteliste zur Herztransplantation	36

Gemessen an der KHK und der DCM handelt es sich um seltene Konditionen, die zusammen < 10 % der ICD-Implantationen ausmachen. Die Durchführung randomisierter Studien zur ICD-Therapie (versus Kontrollbehandlung) in diesen Kollektiven ist nicht zu erwarten (38). Die Sekundärprophylaxe gilt als indiziert, die Primärprävention kann individuell angebracht sein, aber eine generelle Indikation zur ICD-Therapie als Primärprophylaxe des plötzlichen Herztodes besteht keinesfalls.

hoher Wahrscheinlichkeit einer arrhythmogenen Genese die ICD-Implantation durchgeführt werden.
➤ Die Primärprophylaxe des plötzlichen Herztodes kann individuell durch ICD-Implantation erfolgen, soweit individuelle Risikoabschätzung unter Beachtung besonders auch der Familienanamnese dies sinnvoll erscheinen lassen.
➤ Für eine generelle Primärprävention des plötzlichen Herztodes durch ICD-Therapie besteht bei diesen Erkrankungen derzeit keine Indikation.

Synkope

Die Synkope ist ein häufiges Symptom, dass sich in Abhängigkeit von der kardialen Grundkrankheit und der Pumpfunktion unterschiedlich häufig auf ventrikuläre Tachyarrhythmien zurückführen lässt. Die Synkope unklarer Genese ist bei Induzierbarkeit anhaltender, hämodynamisch kompromittierender ventrikulärer Arrhythmien in der EPU eine Klasse-I-Indikation zur ICD-Implantation. Die Leitlinien verzeichnen hier den Zusatz: wenn medikamentöse Therapie ineffektiv, nicht toleriert oder nicht bevorzugt wird. Angesichts der Datenlage ist völlig unklar, welcher Arzt oder Patient eine antiarrhythmische Therapie in diesen Fällen bevorzugen würde!

Gemäß der Leitlinien ist eine Synkope noch unter folgenden Umständen die Indikation zur ICD-Implantation: Rezidivierende Synkope unklarer Genese bei Patienten mit reduzierter Pumpfunktion und induzierbaren (auch nicht-anhaltende!) ventrikulären Tachyarrhythmien, wenn andere Synkopenursachen ausgeschlossen worden sind. Ferner Synkope unklarer Genese bei Brugada-Syndrom und positiver Familienanamnese.

> **Kurzgefasst:** Bei anderen Erkrankungen als KHK und nicht-ischämischer Kardiomyopathie ist die primärprophylaktische ICD-Implantation eine Einzelfallentscheidung, die auf den individuell vorliegenden Risikokriterien des Patienten beruht. Andererseits ist bei Patienten mit Synkopen unklarer Genese bei induzierbarer anhaltender ventrikulärer Tachyarrhythmie die Indikation zur ICD-Implantation im Sinne einer Sekundärprophylaxe zu stellen.

■ Leitlinien zur Indikationsstellung

Entsprechend anderen klinischen Diagnose- und Therapieverfahren wurden auch für die ICD-Implantation von den kardiologischen Fachgesellschaften Leitlinien zur ICD-Implantation und Indikationsstellung erarbeitet (46, 47, 48, 50, 78, 84, 100). Diese müssen im Zusammenhang gesehen werden mit Leitlinien zu verwandten Themen wie Synkopendiagnostik, elektrophysiologischer Diagnostik/Therapie und plötzlicher Herztod.

Obwohl die wissenschaftliche Evidenz universal ist, weisen die nationalen Leitlinien verschiedener Länder größtenteils Nuancen, selten auch größere Diskrepanzen auf (97). So wird, im Gegensatz z.B. zu den USA, in Schweden die „MADIT-II-Indikation" im nationalen System des „prioriterings" praktisch ausgeschlossen (25). Dieses hat seine Begründung darin, dass in diesen Leitlinien die finanzielle Realität des Gesundheitswesens aktiv einbezogen wird, wohingegen in anderen Ländern dieses vehement abgelehnt wird und die Leitlinien als rein wissenschaftliches Projekt und Zielvorstellung betrachtet werden.

Die Leitlinien bedürfen der ständigen Aktualisierung entsprechend neuer wissenschaftlicher Erkenntnisse. Naturgemäß besteht zwischen wissenschaftlicher Erkenntnis und Formulierung der Leitlinien eine zeitliche Verzögerung, so dass z.B. in Deutschland die letzte Leitlinie der Deutschen Gesellschaft für Kardiologie aus dem Jahre 2000 stammt (50) und wesentliche neue Ergebnisse der kardiologischen Forschung zum Zeitpunkt der Formulierung dieser Übersicht nicht berücksichtigt sein können.

Nach amerikanischem Vorbild (Tab. 8.11) verwenden auch die deutschen Leitlinien die Einteilung der Empfehlungen in Klasse I–III und der Güte der medizinischen Erkenntnisse („level of evidence") in A-C (50, 103). Die deutschen Leitlinien (Tab. 8.12) sind nicht wie die amerikanischen nach Klassifizierung geordnet, sondern nach klinischem Szenario. Wesentliche inhaltliche Unterschiede – außer denen, die auf der z.Zt. fehlenden Aktualität der deutschen Leitlinie beruhen – bestehen nicht.

> Im **klinischen Alltag** ist zu beachten, dass die ICD-Implantation oder Nicht-Implantation eine individuelle Entscheidung ist, die dem einzelnen Patienten gerecht werden muss. Aufgrund der z.T. sehr spezifischen Ein- und Ausschlusskriterien auch der Studien, findet sich der einzelne Patient auch nicht immer genau im Raster der Leitlinien wieder. Individuelle Fehlentscheidungen sind im Übrigen auch unter Beachtung von Leitlinien möglich (24).

Auf die juristische Bedeutung von Leitlinien im Zusammenhang mit der ICD-Indikationsstellung und Implantation sei hiermit hingewiesen (14). Ohne Zweifel besteht aber sowohl bei richtliniengemäßen als auch -widersprechenden klinischen Entscheidungen die wesentliche Pflicht der Dokumentation der Entscheidungsargumentation und die Information des Patienten darüber.

■ Realität

Während die Übereinstimmung der verschiedenen nationalen Leitlinien zur Indikation der ICD-Therapie westlicher Gesellschaften sehr groß ist, zeigt die Realität frappante Unterschiede: So beträgt die Implantationsrate in den USA mehr als 200/1 Mill. Einwohner und in europäischen Ländern zwischen < 10 bis > 80/1 Mill. Einwohner (42, 66, 93). Dabei liegt in Europa Deutschland an der Spitze. Aber auch innerhalb einzelner Länder bestehen regional große Unterschiede: Im Jahre

Tabelle 8.11 Indikationen zur ICD-Implantation in enger Anlehnung an die ACC/AHA/NASPE 2002 Leitlinien (47).

Klasse I
Der Nutzen einer ICD-Implantation übersteigt deutlich das Risiko. Dieses beruht auf wissenschaftlicher Evidenz und/oder allgemeiner Übereinstimmung. Weitere Studien sind nicht erforderlich.
Die ICD-Implantation sollte erfolgen. („level of evidence" A-C)

Empfehlungen von 1998	Änderungen 2002	Kommentar
1. Herzstillstand aufgrund von VF oder VT, nicht basierend auf einer transienten oder reversiblen Ursache (A)	–	–
2. Spontane anhaltende VT (B)	2. Spontane anhaltende VT in Assoziation mit organischer Herzkrankheit (B)	VT bei Pat. ohne Herzerkrankung kann gewöhnlich durch Pharmaka oder Ablation therapiert werden
3. Synkope unklarer Ätiologie mit in der EPU auslösbarer hämodynamisch signifikanter Arrhythmie (anhaltende VT oder VF) im Falle von ineffektiver/nicht tolerierter/nicht gewünschter Pharmakotherapie (B)	–	–
4. Nicht-anhaltende VT bei KHK, Z.n. MI, LV-Dysfunktion und bei EPU induzierbarem VF oder anhaltender VT, die durch Klasse I AA nicht supprimierbar sind (B)	4. Nicht-anhaltende VT bei KHK, Z.n. MI, LV-Dysfunktion und bei EPU induzierbarem VF oder anhaltender VT, die durch Klasse I AA nicht supprimierbar sind (A)	„Level of evidence" durch neue Studien () von B nach A verändert
	5. Spontane anhaltende VT bei Patienten ohne organische Herzerkrankung, anders nicht behandelbar (C)	Neue Empfehlung, vergl. auch 2. Gilt nur im Falle, dass andere Therapien (Pharmaka, Ablation) versagen

Klasse IIa
Der Nutzen einer ICD-Implantation übersteigt das Risiko, weitere Studien mit speziellen Fragestellungen sind erforderlich.
Die ICD-Implantation ist angemessen. („level of evidence" A–C)

Empfehlungen von 1998	Änderungen 2002	Kommentar
	1. Patienten mit EF ≤ 30%, mindestens 1 Monat nach MI oder 3 Monate nach CABG (B)	Neue Empfehlung basierend auf den Ergebnissen von MADIT II (). Die Meinung des Komitees war, dass eine weitere Risikostratifizierung dieser Population notwendig ist. Zur Diskussion s. auch Text.

Klasse IIb
Der Nutzen einer ICD-Implantation übersteigt das Risiko oder gleicht dem Risiko. Weitere Studien sind erforderlich. Zusätzliche Registerdaten sind hilfreich.
Die ICD-Implantation ist nicht unangemessen. („level of evidence")

Empfehlungen von 1998	Änderungen 2002	Kommentar
1. Herzstillstand, der wahrscheinlich auf VF beruht und wenn EPU aus medizinischen Gründen nicht durchführbar ist (C)	–	–
2. Anhaltende ventrikuläre Tachyarrhythmien, die zu schweren Symptomen führen in Patienten, die auf HTX warten (C)	2. Anhaltende ventrikuläre Tachyarrhythmien, die zu schweren Symptomen (z.B. Synkope) führen in Patienten, die auf HTX warten (C)	Synkope wurde als Beispiel für „schwere Symptome" angefügt.
3. Familiäre/genetisch bedingte Erkrankungen oder Dispositionen, die ein hohes Risiko für lebensbedrohliche Arrhythmien bedeuten, z.B. Long-QT-Syndrom, HOCM (B)	–	–

Fortsetzung siehe nächste Seite →

Tabelle 8.11 Fortsetzung

Empfehlungen von 1998	Änderungen 2002	Kommentar
4. Nicht-anhaltende VT bei KHK, Z.n. MI, LV-Dysfunktion und bei EPU induzierbarem VF oder anhaltender VT (B)	–	–
5. Rezidivierende Synkopen unklarer Genese bei Patienten mit LV-Dysfunktion und in der EPU induzierbaren ventrikulären Arrhythmien, wenn andere Synkopenursachen ausgeschlossen sind (C)	–	–
	6. Synkope unklarer Genese oder Familienanamnese unerklärten plötzlichen Herztodes in Assoziation mit EKG-Zeichen des Brugada-Syndroms (C)	Neue Empfehlung für Patienten mit Brugada-Syndrom und Synkope oder positiver Familienanamnese für den plötzlichen Herztod.
	7. Synkope in Patienten mit fortgeschrittener Herzerkrankung, bei denen gründliche invasive und nicht-invasive Untersuchungen keine Ursache finden konnten (C)	Neue Empfehlung basierend auf klinischer Erfahrung und Konsensus unter Experten. Die arrhythmische Genese der Synkope bei diesen Patienten erscheint ausreichend wahrscheinlich, um eine ICD-Implantation zu rechtfertigen.

Klasse III
Das Risiko einer ICD-Implantation übersteigt den Nutzen oder gleicht dem Nutzen.
Weitere Studien sind nicht erforderlich.
Die ICD-Implantation ist nicht angemessen. („level of evidence")

Empfehlungen von 1998	Änderungen 2002	Kommentar
1. Synkope unklarer Genese in einem Patienten ohne in der EPU induzierbare ventrikuläre Tachykardiearrhythmie (C)	1. Synkope unklarer Genese in einem Patienten ohne in der EPU induzierbare ventrikuläre Tachykardie-arrhythmie und ohne organischer Herzerkrankung (C)	Ausschluss von Patienten, die unter IIb/7 aufgeführt sind
2. Unaufhörliche VT oder VF (C)	–	–
3. VF oder VT induziert durch Arrhythmien, die einer chirurgischen oder Ablationstherapie zugänglich sind: atriale Arrhythmien bei WPW-Syndrom, RVOT VT, idiopathische LV-VT, faszikuläre VT (C)	–	–
4. Ventrikuläre Tachyarrhythmien, die auf transienten oder reversiblen Ursachen beruhen (z.B. AMI, Elektrolytstörungen, Pharmaka, Traumata) (C)	4. Ventrikuläre Tachyarrhythmien, die auf transienten oder reversiblen Ursachen beruhen (z.B. AMI, Elektrolytstörungen, Pharmaka, Traumata), sofern Korrektur möglich erscheint und das Risiko für weitere Ereignisse dadurch verringert werden kann (B)	Veränderung wurde vorgenommen im Hinblick auf Patienten mit organ. Herzerkrankungen, die ventrikuläre Arrhythmien bei Elektrolytstörungen erleiden, die aber trotzdem unter einem hohen Rezidivrisiko leiden und von ICD-Therapie profitieren könnten
5. Psychiatrische Erkrankungen, die entweder durch ICD-Implantation aggraviert werden können, bzw. ein systemisches Follow-up verhindern können (C)	–	–
6. Schwere Erkrankungen im Terminalstadium, die eine Lebenserwartung von <6 Monaten erwarten lassen (C)	–	–
7. Patienten mit KHK und LV-Dysfunktion und path. Verlängerter QRS Dauer bei Fehlen spontaner oder induzierbarer anhaltender oder nicht-anhaltender VT,		

Tabelle 8.11 Fortsetzung

Empfehlungen von 1998	Änderungen 2002	Kommentar
die einer Bypass-OP unterzogen werden. (B)		
8. Pat. im Stadium NYHA IV, die medikamentös austherapiert sind und nicht HTX Kandidaten sind (C)	–	–

Die Übersetzung der internationalen Einteilung der Evidenzklassifikation erfolgte nach (103). Die deutschen Leitlinien aus dem Jahre 2000 (50) werden im Text kommentiert.

Tabelle 8.12 Die Leitlinien zur ICD-Implantation der Deutschen Gesellschaft für Kardiologie (50)

	Indikationsklasse		
	I	II	III
	etabliert	möglich	nicht indiziert
Herz-Kreislauf-Stillstand			
VT/VF dokumentiert	A		
➤ einmalige/vermeidbare Ursache			C
➤ akuter Myokardinfarkt < 48 STD.			C
➤ WPW-Syndrom			C
VT/VF nicht dokumentiert			
➤ Defibrillation erfolgreich	B		
➤ VT/VF induzierbar	B		
Ventrikuläre Tachykardie			
mit hämodynamischer Wirksamkeit (Schock, Synkope)	A		
ohne hämodynamische Wirksamkeit			
➤ Ejektionsfraktion < 35–40 %	B		
➤ Ejektionsfraktion > 35–40 %		B	
Unaufhörlich			C
nicht anhaltend			
➤ Ejektionsfraktion ≤ 35–40 % nach Myokardinfarkt, induzierbar, nicht supprimierbar	B		
➤ Ejektionsfraktion > 35–40 % nach Myokardinfarkt, induzierbar, supprimierbar, kein ausgeprägtes Risikoprofil für plötzlichen Herztod		B	C
Idioventrikulärer Rhythmus			C
Idiopathisch			C
Synkope ohne dokumentierte ventrikuläre Tachyarrhythmie nach vorherigem Ausschluss anderer Ursachen			
VT/VF induzierbar			
➤ Ejektionsfraktion ≤ 40 %	B		
➤ Ejektionsfraktion > 40 %		C	
VT/VF nicht induzierbar			
➤ Ejektionsfraktion < 40 %		C	
➤ Ejektionsfraktion > 40 %			C
Asymptomatischer Risikopatient			
Postinfarktpatient mit Spätpotential im signalgemittelten EKG, Ejektionsfraktion ≤ 35 % und geplanter ACB-Operation	A		
Patient mit DCM, Ejektionsfraktion < 30 %, NYHA I–III		B	
Patient mit einer Familienanamnese für plötzlichen Herztod, insbesondere in Zusammenhang mit genetisch mitbestimmten Krankheitsbildern, wie z.B. hypertrophischer Kardiomyopathie, QT-Intervall Syndrom oder Brugada-Syndrom		C	

VT: Kammertachykardie, VF: Kammerflimmern, DCM: dilatative Kardiomyopathie, ACB: aortokoronare Bypass-Operation

2000 lag in Deutschland die ICD-Implantationsrate zwischen 42 (Thüringen) und 109 (Hamburg)/1 Mill. Einwohner.

Innerhalb Europas zeigen sich dabei durchaus bemerkenswerte Phänomene: So liegt Frankreich im Bereich der Schrittmacherimplantationsraten an der Spitze, aber im Bereich der ICD-Therapie am unteren Ende. Die Daten sprechen nicht dafür, dass eine unterschiedliche Inzidenz des plötzlichen Herztodes für diese Differenzen verantwortlich ist.

Die Ausbildung und der Fortbildungsstand der Ärzte und eine Vielzahl nicht-medizinischer Gründe – ethisch, politisch und philosophisch – dürfte zu diesen Unterschieden führen, allen voran jedoch ökonomische Faktoren.

Wie in anderen Gebieten kardiovaskulärer Therapie auch, findet sich auf dem Gebiet der ICD-Therapie die Tendenz auf der einen Seite, die Applikationen dieser Behandlungsform immer weiter zu fassen, auf der anderen Seite herrscht jedoch eine deutliche Unterversorgung im Bereich der lange etablierten Indikationen (90). So wird heute MADIT-II oder SCD-HeFT diskutiert, während nicht einmal die Grundsätze zur Sekundärprophylaxe ausreichend in die Praxis umgesetzt werden (90).

■ Spezielle Probleme der Indikationsstellung

Untersuchungen vor Indikationsstellung

Die deutschen Leitlinien sind bezüglich notwendiger Untersuchungen vor Implantation unpräzise (50). Es muss auch unterschieden werden zwischen notwendigen Untersuchungen zur Indikationsstellung und notwendigen Untersuchungen vor Implantation. Letztere können z.B. die Aggregatauswahl und Programmierung betreffen (10, 18, 29, 32, 43, 60; Kapitel 10). Erstere richten sich vornehmlich nach den klinischen Begleitumständen und erfordern lediglich die Anwendung klinischen Sachverstandes.

Eine kardiologische Basisuntersuchung ist immer Pflicht: Anamnese (besonderes Augenmerk auf die genauen Umstände ggf. stattgehabter arrhythmischer Ereignisse/Synkopen), körperliche Untersuchung, Ruhe-EKG, Langzeit-EKG, Echokardiogramm. In der Mehrzahl der Fälle ist eine Koronarangiographie notwendig, u.a. um einen Revaskularisationsbedarf festzustellen, der eine ICD-Implantation ggf. erübrigt (CABG-Patch Kriterien). Selbstverständlich ergibt eine Koronarangiographie bei einem 20-jährigen Patienten mit Brugada-Syndrom und Synkopen keinen Sinn, jedoch sollte bei dem sehr geringen Risiko einer Angiographie einerseits und den langfristigen Implikationen einer ICD-Therapie andererseits die Indikationsstellung hierzu großzügig erfolgen.

So hatte der Autor einmal einen 24-jährigen Patienten, der beim Spinning aufgrund einer ventrikulären Tachykardie plötzlich bewusstlos wurde. Es handelte sich um einen trainierten Sportler, der bis dahin völlig asymptomatisch gewesen war. Die Koronarangiographie zeigte dann eine schwerste 3-Gefäß-KHK mit CABG-Notwendigkeit, wodurch allerdings eine ICD-Implantation nicht vermieden werden konnte, da eine elektrophysiologische Untersuchung (EPU) vor und nach CABG hämodynamisch signifikante ventrikuläre Tachykardien auslösen konnte.

Die **invasive elektrophysiologische Untersuchung** (EPU) – sofern sie die Indikationsstellung und nicht die Aggregatauswahl betrifft – ist heute von geringerer Bedeutung. Zum einen hat sich die EPU-gesteuerte Antiarrhythmikatherapie (über die früher ganze Bücher geschrieben worden sind) als gefährlicher Unsinn herausgestellt. Zum anderen werden die meisten Indikationen zur ICD-Therapie heute klinisch gestellt und nicht durch EPU. Im Bereich der Sekundärprophylaxe ist die EPU ohnehin ohne Bedeutung (63, 16). Und während eine positive EPU dem Arzt eine große Hilfe im Patientenmanagement sein kann, ist eine negative EPU mit großen Unsicherheiten belastet. Eine Analyse von MUSTT zeigte, dass nicht-induzierbare Patienten (die in einem Register weiterverfolgt und nicht in die Studie eingeschlossen worden waren) mit einer Ejektionfraktion von < 30 % eine nahezu identische Mortalität hatten wie induzierbare Patienten mit einer Ejektionsfraktion zwischen 30 und 40 % (20).

Obwohl um die Ergebnisse des Induzierbarkeit oder Nichtinduzierbarkeit in MADIT-II großes Aufheben gemacht wurde, war die Studie leider nicht adäquat konzipiert, um die Bedeutung der EPU letztendlich zu klären (88).

> ! Nach MADIT-II und SCD-HeFT erscheint eine EPU in Patienten mit einer EF ≤ 35 % (30 %) für die Indikationsstellung zur ICD-Therapie entbehrlich. Die Bedeutung einer negativen EPU bei Patienten mit relativ erhaltener Pumpfunktion (EF ≥ 35/40 %) ist derzeit letztlich ungeklärt.

Im Bereich der idiopathischen dilatativen Kardiomyopathie ist die EPU bedeutungslos in der Risikostratifizierung, jedoch sind auch nicht-invasive Risikomarker wie Spätpotential-EKG, Baroreflex-Sensitivität, Herzfrequenzvariabilität und T-Wellen-Alternans nicht hilfreich in klinischen Entscheidungen (45).

Vielmehr erscheint sowohl nach Registerstudien (45) als auch nach SCD-HeFT (6) die **Ejektionsfraktion** auch bei diesen Patienten der entscheidende Risikomarker zu sein. Im Bereich der KHK erscheint von diesen Untersuchungen nur der T-Wellen-Alternans von Bedeutung zu sein, insbesondere hat dieser einen hohen negativ-prädiktiven Wert. Jedoch existiert keine Indikation zur ICD-Therapie, die allein auf den Ergebnissen solcher nicht-invasiver Untersuchungen basiert. Die EPU hingegen könnte ihre Bedeutung im Bereich der Synkope unklarer Genese bei Herzkranken und im Bereich der KHK, klinisch nicht-anhaltenden VTs und einer Ejektionsfraktion > 35 % behalten. Insbesondere erscheint die **Kombination aus EPU und Untersuchung auf T-Wellen Alternans** klinisch aussichtsreich.

Ersatzgerät bei Batterieerschöpfung trotz fehlender Arrhythmieepisode

Gelegentlich erhebt sich die klinische Frage, ob bei herkömmlicher Austauschindikation eines ICD – in der Regel Batterieerschöpfung – bei Patienten ohne stattgehabte Tachyarrhythmieepisode während der Zeit der Funktionsdauer des ersten Systems eine solche Neuimplantation vorgenommen werden soll. Die Literatur zu diesem Thema ist spärlich, und die Leitlinien geben keine Hilfe. Es ist jedoch natürlich, dass ein Patient, der 4–6 Jahre ohne Therapieabgabe lebte, nach der Notwendigkeit eines Ersatzgeräts fragt, besonders dann, wenn hinzukommende Elektrodenprobleme eine Reoperation größeren Ausmaßes notwendig machen.

In einer frühen Arbeit von Tschou et al. fanden sich nach Ablauf von fünf Jahren immerhin 31% (von 184 Patienten), die keine adäquate Therapieabgabe hatten (102). Andererseits fand sich eine bimodale Verteilung adäquater Therapieabgaben mit Häufung in den ersten 2 Jahren und im 5. Jahr nach Implantation. In einer Arbeit der Arbeitsgruppe von Neuzner wurden Patienten vor und nach Generatorwechsel untersucht (35). Immerhin 6/62 Patienten hatten ihre erste Therapieabgabe nach Generatorwechsel.

> Diese Daten sprechen für einen Generatorwechsel, selbst wenn in der Zeit des ersten Systems keine adäquate Therapieabgabe erfolgte und die primäre Indikationsstellung sich nicht retrospektiv als falsch erweist.

Selbstverständlich sind individuelle Verläufe denkbar, die eine andere Risiko-Nutzen-Abwägung erfordern, z.B. bei notwendigen Elektrodenextraktionen/-neuimplantationen und deutlich verbesserter LV-Funktion seit Erstimplantation.

Alter, Geschlecht und Rasse

Die Frage des **Alters** wird in Leitlinien nicht explizit angesprochen. Andererseits verlangt der gesunde Menschenverstand die Einbeziehung des Alters des Patienten in die Indikationsstellung zur ICD-Implantation. Der ärztliche Hinweis, dass das kalendarische Alter des Patienten nicht Ausschlag gebend ist, sondern vielmehr sein biologisches Alter, ist möglicherweise bei 90-Jährigen und prophylaktischer ICD-Indikation nicht mehr ausreichend. Andererseits waren in den USA im Jahre 1999 37,3% (von 465 000 plötzlichen kardialen Todesfällen außerhalb des Krankenhauses und in Notaufnahmen) der Gestorbenen > 85 Jahre alt. Weitere 28,4% waren zwischen 75 und 84 Jahre alt (96).

Diese Tatsache und die weitere Altersentwicklung westlicher Gesellschaften macht eine Diskussion des Altersaspekts mindestens im Bereich der Primärprävention notwendig (7). So hatte MADIT-II keine obere Altersgrenze und immerhin bei 12 Patienten wurde im Verlauf der Studie der ICD aufgrund terminaler Erkrankung deaktiviert (73). Andererseits ergab eine Substudie an Patienten ≥ 75 Jahre einen gleichen Überlebensvorteil für diese Patienten wie für die < 75 Jahre (53).

Ohne Zweifel werden jedoch die ökonomischen Implikationen einer Umsetzung der SCD-HeFT Resultate in die Praxis auch die Altersdiskussion wieder beleben. Die Altersspanne der in SCD-HeFT eingeschlossenen Patienten betrug 19–90 Jahre! Bedenkt man, dass die mittlere Verlängerung des Lebens durch prophylaktische ICD-Implantation bei ungefähr 3–5 Monaten über knapp 4 Jahre gelegen hat (eigene Berechnung auf Basis vorläufiger Daten), wird diese Therapieform bei den sehr alten Patienten doch relativiert. Zum Vergleich: In MADIT-II lag die mittlere Lebensverlängerung über 3 Jahre bei < 2 Monate (88), in AVID – also einer Sekundärpräventionsstudie – bei 3,2 Monaten über 3 Jahre (75).

Eine **geschlechtsbezogene ICD-Indikation** existiert nicht. Aus epidemiologischer Sicht ist zu beachten, dass der SCD bei Frauen deutlich seltener ist als bei Männern: Frauen haben nur etwa 30% der SCD-Rate von Männern (2, 59). Ihre Repräsentation in ICD-Studien ist jedoch weit unterproportional. Dieses Phänomen ist aus allen Gebieten klinisch-kardiovaskulärer Studien bekannt. Es gibt jedoch keine Hinweise auf eine geringere Effektivität der ICD-Therapie bei Frauen verglichen mit Männern.

Gleiches gilt wahrscheinlich für unterschiedliche **Rassen**. Farbige sind sowohl im Bereich klinischer ICD-Studien unterrepräsentiert als auch bei tatsächlichen Implantationsraten in der Praxis (3). Hinweise auf eine unterschiedliche Effektivität der ICD-Therapie in Hinsicht auf verschiedene Rassen bestehen nicht, allerdings liegen selbst für Schwarzamerikaner keine ausreichenden Daten vor.

Indikation zur ICD-Deaktivierung oder -Explantation

Die permanente Deaktivierung eines ICD als Maßnahme gegen unerwünschte Schocks – adäquat und inadäquat – ist dann indiziert, wenn der Patient, bzw. sein rechtlicher Vertreter, es wünscht. Es ist für den Patienten ethisch und rechtlich zulässig, jede medizinische Therapie abzulehnen oder abzubrechen. Ohne Zweifel handelt es sich hierbei um eine seltene Indikation, die streng individuell zu stellen ist. In der Regel dürfte es sich um Patienten handeln, die an einer schweren Krankheit im Terminalstadium leiden, und die den plötzlichen Herztod als Erlösung empfinden.

Hierbei handelt es sich eindeutig nicht um Euthanasie oder um ärztliche Hilfe zum Suizid. Das Vorhandensein einer behandelbaren klinischen Depression als Grundlage des Patientenwunsches muss selbstverständlich ausgeschlossen sein. Die Literatur zu diesem Thema ist nahezu nicht existent und die Guidelines erwähnen die Indikation zur Deaktivierung nicht ausdrücklich. Eine retrospektive Arbeit aus der Mayo Clinic fand in den Jahren 1996–2002 lediglich einen terminal kranken Patienten, bei dem eine ICD-Therapie durch Deaktivierung seines Aggregats beendet wurde (74). Ein weiterer Einzelfallreport (85) schildert einen multimorbiden 67-jährigen Patienten, der mit seinem Wunsch der ICD-Deaktivierung zunächst auf Ignoranz und Unverständnis stößt.

Häufiger als diese Fälle scheinen psychiatrische Komplikationen bei ICD-Patienten zu sein, die auch zur Explantation des Aggregats führen können (26, 104). Inwieweit die zunehmende ICD-Implantation bei schwerster, austherapierter Herzinsuffizienz häufiger einmal zu dem Patientenwunsch der ICD-Deaktivierung, geleitet von niedriger Lebensqualität und häufiger Hospitalisation, führt, bleibt abzuwarten. In MADIT-I wurden 2 (2,2 %) und in MADIT-II 12 Aggregate (1,6 %) bei terminaler Erkrankung deaktiviert (71, 73). Ärzte, die Patienten mit ICD betreuen, sollten jedoch auf Gespräche über dieses Thema prinzipiell vorbereitet und offen sein.

Die Explantation eines ICD-Systems aus medizinischen Gründen beruht häufig auf Herztransplantation oder auf Infektionen (41). Im Falle transvenöser Systeme ist eine Reimplantation ggf. nach einer längeren Periode antibiotischer Therapie, telemetrischer Krankenhausüberwachung und eventuellen Seitenwechsels kein wesentliches Problem mehr. Alte epikardiale Systeme bedingten in diesen Fällen selbstverständlich andere Nutzen-Risiko-Abwägungen (41).

Die Hauptfrage bei der Diskussion permanenter Explantation dürfte immer die Härte der Indikation zur primären Implantation sein. Diese muss dann gegenübergestellt werden dem operativen Risiko der Reimplantation. Natürlich sind besonders im Falle präventiver Indikation, verbesserter LV-Funktion und/oder stattgehabter Bypassoperation auf der einen Seite und einem chronisch-infizierten System auf der anderen Seite individuelle Fälle denkbar, die eine permanente Explantation bei geringem Risiko ermöglichen sollten. Trotz des Versuches aus der vorhandenen, inhomogenen Literatur Kriterien für ein solches Vorgehen herauszuarbeiten (41) muss es bei einer streng individuellen Indikationsstellung bleiben, da prinzipiell ein „second-guessing the past" im Falle der ICD-Therapie zu hohe Risiken birgt (91).

■ Ausblick

Seit Beginn der klinischen ICD-Therapie 1980 hat sich – basierend auf einer ausgezeichneten Datengrundlage – das Indikationsspektrum kontinuierlich von der Sekundär- zur Primärprävention des plötzlichen Herztodes erweitert. Erstmals scheint jetzt nach Publikation der SCD-HeFT-Resultate nicht nur die Primärprävention bei KHK, sondern auch bei DCM als indiziert. Im Bereich der Primärprävention war eine Evolution der Indikationskriterien zu beobachten: weg von Arrhythmien – klinisch oder induziert – hin zur Ejektionsfraktion und dem klinischen Kriterium der Herzinsuffizienz. Die weitere Entwicklung der Indikationsstellung bei selteneren Erkrankungen wird Beobachtungsstudien vorbehalten bleiben.

Einer der Pioniere der Schrittmachertherapie, Seymour Furman, hat in einem Editorial der von ihm herausgegebenen Zeitschrift PACE über die Zukunft des Schrittmachers spekuliert (40). Ausgehend von der Überlegung, dass viele Schrittmacherpatienten im weiteren Verlauf ventrikuläre Arrhythmien und/oder eine Herzinsuffizienz entwickeln und konsekutiv am plötzlichen Herztod versterben, sieht er die Möglichkeit, dass **jeder Schrittmacher mit Defibrillationsfunktion** ausgestattet werden könnte.

Eine weitere Entwicklung der Indikationen liegt in der biventrikulären Stimulation in Kombination mit dem ICD. Die Daten der COMPANION-Studie deuten an, dass die biventrikuläre Stimulation zu besserem Überleben führt, wenn sie mit der Defibrillationsfunktion gekoppelt ist, auch wenn die statistische Signifikanz dafür noch fehlt. Hier treffen sich dann die Vision Furmans, das in SCD-HeFT verwendete klinische Kriterium Herzinsuffizienz und die biventrikuläre Stimulation: in der umfassenden Verwendung des Defibrillators als Schrittmacher, Defibrillator und Herzinsuffizienztherapie.

Ist die Zukunftsvision des Seymour Furman vielleicht realistischer, als man beim ersten Nachdenken meinen könnte? Andererseits ist aufgrund begrenzter Ressourcen eine offene Diskussion der finanzierbaren Indikationen unabwendbar. Mindestens solange diese nicht geführt wird, ist es ärztliche Aufgabe, die Vielzahl medizinischer *evidence-based* Indikationen dem individuellen Patienten nicht vorzuenthalten.

Literatur

1. Abraham WT, Fisher WG, Smith AL, et al. for the MIRACLE study group: Cardiac resynchronization in chronic heart failure. N Engl J Med 2002; 346: 1845–1853.
2. Albert C, Chae C, Grodstein S, et al. Prospective study of sudden cardiac death among women in the United States. Circulation 2003; 107: 2096–2101.
3. Alexander M, Baker L, Clark C, et al. Management of ventricular arrhythmias in diverse populations in California. Am Heart J 2002; 144: 431–9.
4. Anderson JL, Hallstrom AP, Epstein AE, et al. and the AVID investigators. Design and results of the antiarrhythmics vs implantable defibrillators (AVID) registry. Circulation 1999; 99: 1692–1699.
5. Bänsch D, Antz M, Boczor S, et al. Primary prevention of sudden cardiac death in idiopathic dilated cardiomyopathy: the cardiomyopathy trial (CAT). Circulation 2002; 105: 1453–8.
6. Bardy GH, Lee KL, Mark DB, et al. Sudden Cardiac Death in Heart Failure Trial (SCD-HeFT) Investigators. Amiodarone or an implantable cardioverter-defibrillator for congestive heart failure. N Engl J Med 2005; 352: 225–37.
7. Basta LL. Routine implantation of cardioverter/defibrillator devices in patients aged 75 years and older with prior myocardial infarction and left ventricular ejection fraction >30: antagonists viewpoint. Am J Geriatr Cardiol 2003; 12: 363–5.
8. Bayes de Luna A, Coumel P, Leclercq JF. Ambulatory sudden cardiac death: mechanism of production of fatal arrhythmia on the basis of data from 157 cases. Am Heart J 1989; 117: 151–159.
9. Begley DA, Mohiddin SA, Tripodi D, Winkler JB, Fananapazir L. Efficacy of implantable cardioverter defibrillator therapy for primary and secondary prevention of sudden cardiac death in hypertrophic cardiomyopathy. Pacing Clin Electrophysiol 2003; 26: 1887–96.

10. Best PJM, Hayes DL, Stanton MS. The potential usage of dual chamber pacing in patients with implantable cardioverter defibrillator. Pacing Clin Electrophysiol 1999; 22: 79–85.
11. Bigger JT, for the coronary artery bypass graft (CABG) patch trial investigators: Prophylactic use of implanted cardiac defibrillators in patients at high risk for ventricular arrhythmias after coronary-artery bypass graft surgery. N Engl J Med 1997; 337: 1569–1575.
12. Bigger JT, Whang W, Rottman JN, et al. Estes NAM: Mechanisms of death in the CABG patch trial. A randomized trial of implantable cardiac defibrillator prophylaxis in patients at high risk of death after coronary artery bypass graft surgery. Circulation 1999; 99: 1416–1421.
13. Bigger JT: Expanding indications for implantable cardiac defibrillators. N Engl J Med 2002; 346: 931–933.
14. Böcker D, Gradaus R, Kobe J, Wollmann CG, Breithardt G. Legal implications of pacemaker and defibrillator guidelines. Card Electrophysiol Rev 2003; 7: 33–5.
15. Bristow MR, Saxon LA, Boehmer J, et al. Comparison of Medical Therapy, Pacing, and Defibrillation in Heart Failure (COMPANION) Investigators. Cardiac-resynchronization therapy with or without an implantable defibrillator in advanced chronic heart failure. N Engl J Med. 2004; 350: 2140–50.
16. Brodsky MA, Mitchell LB, Halperin BD, Raitt MH, Hallstrom AP. Prognostic value of baseline electrophysiologic studies in patients with sustained ventricular tachyarrhythmia: the Antiarrhythmics versus implantable defibrillators (AVID) trial. Am Heart J 2002; 144: 478–84.
17. Burkhard-Meier C, Hoppe UC. Primärprävention des plötzlichen Herztodes. Dtsch Med Wschr 2003; 128: 2547–2552.
18. Butter C, Meisel E, Tebbenjohanns J, et al. Transvenous biventricular defibrillation halves energy requirements in patients. Circulation 2001; 104: 2533–2538.
19. Buxton AE, Lee KL, Fisher JD, Josephson ME, Prystowsky EN, Hafley G, for the multicenter unsustained tachycardia trial investigators: A randomized study of the prevention of sudden death in patients with coronary artery disease. N Engl J Med 1999; 341: 1882–1890.
20. Buxton AE, Lee KL, DiCarlo L, et al. for the multicenter unsustained tachycardia trial investigators: Electrophysiologic testing to identify patients with coronary artery disease who are at risk for sudden death. N Engl J Med 2000; 342: 1937–1945.
21. Buxton AE, Lee KL, Hafley GE, et al. Relation of ejection fraction and inducible ventricular tachycardia to mode of death in patients with coronary artery disease: an analysis of patients enrolled in the Multicenter Unsustained Tachycardia Trial. Circulation 2002; 106: 2466–72.
22. Buxton AE. The clinical use of implantable cardioverter defibrillators: Where are we now? Where should we go? Ann Intern Med 2003; 138: 512–514.
23. Callans DJ. Management of the patient who has been resuscitated from sudden cardiac death. Circulation 2002; 105: 2704–2707.
24. Carlsson J. A useless error? Lancet 2004; 364: 1553.
25. Carlsson J. Prioritätenlisten als „aktive" Rationierung. Dt Ärzteblatt 2004; 102: A264-A265.
26. Cervini P, Newman D, Dorian P, Edwards J, Greene M, Bhalerao S. Folie a deux: an old diagnosis with a new technology. Can J Cardiol 2003; 19: 1539–1540.
27. Connolly SJ, Gent M, Roberts RS, et al. for the CIDS Investigators: Canadien implantable defibrillator study (CIDS). A randomized trial of the implantable cardioverter defibrillator against amiodarone. Circulation 2000; 101: 1297–1302.
28. Connolly SJ, Hallstrom AP, Cappato R, et al. Meta-analysis of the implantable cardioverter defibrillator secondary prevention trials. AVID, CASH and CIDS studies: Antiarrhythmics vs implantable defibrillator study. Cardiac arrest study Hamburg. Canadien implantable defibrillator study. Eur Heart J 2000; 21: 2071–2078.
29. Cooper JM, Katcher MS, Orlov MV. Implantable devices for the treatment of atrial fibrillation. N Engl J Med 2002; 346: 2062–2068.
30. Corrado D, Leoni L, Link MS, et al. Implantable cardioverter-defibrillator therapy for prevention of sudden death in patients with arrhythmogenic right ventricular cardiomyopathy/dysplasia. Circulation 2003; 108: 3084–91.
31. Crystal E, Connolly SJ. Evolution of the implantable cardioverter defibrillator. Lancet 2002; 359: 1362–1363.
32. The DAVID Trial Investigators. Dual-chamber pacing or ventricular backup pacing in patients with an implantable defibrillator. The dual chamber and VVI implantable defibrillator (DAVID) trial. J Am Med Ass 2002; 288: 3115–3123.
33. DiMarco JP. Implantable Cardioverter-Defibrillators. N Engl J Med 2003; 349: 1836–47.
34. Domanski MJ, Sakseena S, Epstein AE, et al. for the AVID Invesigators. Relative effectiveness of the implantable cardioverter-defibrillator and antiarrhythmic drugs in patients with varying degrees of left ventricular dysfunction who have survived malignant ventricular arrhythmias. J Am Coll Cardiol 1999; 34: 1090–5.
35. Dürsch M, Pitschner HF, Schwarz T, et al. Therapie mit implantierbaren Kardioverter/Defibrillatoren: Ist ein Austausch des Impulsgenerators bei Batterieerschöpfung auch ohne stattgehabte Tachyarrhythmieepisode notwendig? Z Kardiol 1998; 87: 32–37.
36. Ermis C, Zadeii G, Zhu AX, et al. Improved survival of cardiac transplantation candidates with implantable cardioverter defibrillator therapy: role of beta-blocker or amiodarone therapy. J Cardiovasc Electrophysiol 2003; 14: 578–583
37. Ezekowitz JA, Armstrong PW, McAlister FA. Implantable cardioverter defibrillators in primary and secondary prevention: A systematic review of randomized, controlled trials. Ann Intern Med 2003; 138: 445–452.
38. Exner DV, Klein GJ. Do we need a randomized trial of defibrillator therapy in every subset of patients with increased risk of sudden death? J Cardiovasc Electrophysiol 2003; 14: 574–577.
39. Friedman PL, Stevenson WG: Unsustained ventricular tachycardia – to treat or not to treat. N Engl J Med 1996; 335: 1984–1985.
40. Furman S. The future of the pacemaker. Pacing Clin Electrophysiol 2002; 25: 1–2.
41. Geist M, Newman D, Greene M, Paquette M, Dorian P. Permanent explantation of implantable cardioverter defibrillators. Pacing Clin Electrophysiol 2000; 23: 2024–2029.
42. Glikson M, Friedman PA. The implantable cardioverter defibrillator. Lancet 2001; 357: 1107–1117.
43. Gold MR, Sulke N, Schwartzman DS, Mehra R, Euler DE, for the worldwide Jewel AF-only investigators: Clinical experience with a dual-chamber implantable cardioverter defibrillator to treat atrial tachyrrhyhmias. J Cardiovasc Electrophysiol 2001; 12: 1247–1553.
44. Gomes JA, Cain ME, Buxton AE, Josephson ME, Lee KL, Hafley GE. Prediction of long-term outcomes by signal-averaged electrocardiography in patients with unsustained ventricular tachycardia, coronary artery disease, and left ventricular dysfunction. Circulation 2001; 104: 436–441.
45. Grimm W, Christ M, Bach J, Müller HH, Maisch B. Noninvasive arrhythmia risk stratification in idiopathic dilated cardiomyopathy: results of the Marburg cardiomyopathy study. Circulation 2003; 108: 2883–41.
46. Gregoratos G, Cheitlin MD, Conill A, et al. ACC/AHA guidelines for implantation of cardiac pacemakers and antiarrhythmic devices: a report of the American College of Cardiology/American Heart Association task force on practice guidelines (committee on pacemaker implantation). J Am Coll Cardiol 1998; 31: 1175–1209.

47. Gregoratos G, Cheitlin MD, Conill A, et al. ACC/AHA/NASPE 2002 guideline update for implantation of cardiac pacemakers and antiarrhythmic devices: a report of the American College of Cardiology/American Heart Association task force on practice guidelines. Circulation 2002; 106: 2145–2161.
48. Hauer RN, Aliot E, Block M, et al. European Society of Cardiology. Working Group on Arrhythmias and Working Group on Cardiac Pacing Indications for implantable cardioverter defibrillator (ICD) therapy. Study Group on Guidelines on ICDs of the Working Group on Arrhythmias and the Working Group on Cardiac Pacing of the European Society of Cardiology. Eur Heart J 2001; 22: 1074–81.
49. Hlatky MA, Bigger T: Cost-effectiveness of the implantable cardioverter-defibrillator? Lancet 2001; 357: 1817–1818.
50. Hohnloser SH, Andresen D, Block M, et al. Guidelines for implantation of automatic cardioverter/defibrillators. Z Kardiol 2000; 89: 136–143.
51. Hohnloser SH, Connolly SJ, Kuck KH, et al. The defibrillator in acute myocardial infarction trial (DINAMIT): study protocol. Am Heart J 2000; 140: 735–739.
52. Hohnloser SH, Kuck KH, Dorian P, et al. DINAMIT Investigators Prophylactic use of an implantable cardioverter-defibrillator after acute myocardial infarction. N Engl J Med 2004; 351: 2481–8.
53. Huang DT, Sesselberg H, Salam T, et al. Survival benefits associated with defibrillator implant in elderly patients enrolled in MADIT II. Circulation. 2003; 108(Suppl IV): IV-386. Abstract 1790.
54. Huikuri HV, Castellanos A, Myerburg RJ: Sudden death due to cardiac arrhythmias. N Engl J Med 2001; 345: 1473–1482.
55. Jayachandran JV, Zipes DP. Say no to primary prophylaxis with cardioverter-defibrillators in asymptomatic nonischemic dilated cardiomyopathy? J Am Coll Cardiol 2003; 41: 1713–5.
56. Kadish A. Primary prevention of sudden death using ICD therapy: incremental steps. J Am Coll Cardiol 2002; 39: 788–789.
57. Kadish A, Dyer A, Daubert JP, et al. Defibrillators in Non-Ischemic Cardiomyopathy Treatment Evaluation (DEFINITE) Investigators. Prophylactic defibrillator implantation in patients with nonischemic dilated cardiomyopathy. N Engl J Med. 2004; 350: 2151–8.
58. Kahn IA. Long QT syndrome: diagnosis and management. Am Heart J 2002; 143: 7–14.
59. Kannel WB, Wilson PWF, DÁgostino RB, et al. Sudden coronary death in women. Am Heart J 1998; 136: 205–212.
60. Kass DA. Pathophysiology of physiologic cardiac pacing. Advantages of leaving well enough alone. J Am Med Ass 2002; 288: 3159–3161.
61. Kaufman E. Saving lives in congenital long QT syndrome: Who benefits from implantable cardioverter defibrillator therapy? J Cardiovasc Electrophysiol 2003; 14: 342–343.
62. Kliegel A, Eisenburger P, Sterz F, et al. Survivors of ventricular tachyarrhythmias due to a transient or reversible disorder have a high recurrence rate of lethal cardiac events. Resuscitation 2002; 54: 237–243.
63. Kuck KH, Cappato R, Siebels J, Rüppel R, for the CASH Investigators.: Randomized comparison of antiarrhythmic drug therapy with implantable defibrillators in patients resuscitated from cardiac arrest. The cardiac arrest study Hamburg (CASH). Circulation 2000; 102: 748–754.
64. Leclercq C, Kass D. Retiming the failing heart: principles and current clinical status of cardiac resynchronization. J Am Coll Cardiol 2002; 39: 194–201.
65. Lee DS, Green LD, Liu PP, et al. Effectiveness of implantable defibrillators for preventing arrhythmic events and death. A meta-analysis. J Am Coll Cardiol 2003; 41: 1573–82.
66. Lehmann MH, Saksena S. Implantable cardioverter defibrillators in cardiovascular practice: report of the policy conference of the North American Society of Pacing and Electrophysiology. Pacing Clin Electrophysiol 1991; 14: 969–979.
67. Littmann L, Monroe MH, Kerns WP, Svenson RH, Gallagher JJ. Brugada syndrome and „Brugada sign": clinical spectrum with a guide for the clinician. Am Heart J 2003; 145: 768–78.
68. Maron BJ, Shen WK, Link MS, et al. Efficacy of implantable cardioverter-defibrillators for the prevention of sudden death in patients with hypertrophic cardiomyopathy. N Engl J Med 2000; 342: 365–73.
69. Mirowski M, Reid P, Mower M, et al. Termination of malignant ventricular arrhythmias with an implanted automatic defibrillator in human beings. N Engl J Med 1980; 303: 322–324.
70. Morgan JM. The MADIT II and COMPANION studies: will they affect uptake of device treatment? Heart 2004; 90: 243–245.
71. Moss AJ, Hall J, Cannom DS, et al. for the multicenter automatic defibrillator implantation trial investigators. Improved survival with an implantable defibrillator in patients with coronary artery disease at high risk for ventricular arrhythmia. N Engl J Med 1996; 335: 1933–1940.
72. Moss AJ. Implantable cardioverter efibrillator therapy. The sickest patients benefit the most. Circulation 2000; 101: 1638–1640.
73. Moss AJ, Zareba W, Hall WJ, for the multicenter automatic defibrillator implantation trial II investigators. Prophylactic implantation of a defibrillator in patients with myocardial infarction and reduced injection fraction. N Engl J Med 2002; 346: 877–883.
74. Mueller PS, Hook CC, Hayes DL. Ethical analysis of withdrawal of pacemaker or implantable cardioverter-defibrillator support at the end of life. Mayo Clin Proc 2003; 78: 959–63.
75. Myerburg RJ, Castellanos A. Clinical trials of implantable defibrillators. N Engl J Med 1997; 337: 1621–1623.
76. Myerburg RJ, Mitrani R, Interian A, Castellanos A. Interpretation of outcomes of antiarrhythmic clinical trials. Design features and population impact. Circulation 1998; 97: 1514–1521.
77. Myerburg RJ. Sudden cardiac death: exploring the limits of our knowledge. J Cardiovasc Electrophysiol 2001; 12: 369–381.
78. National Institute for Clinical Excellence: Guidance on the use of implantable cardioverter defibrillators for arrhythmias. September 2000: 22392 10k 1p Sept 00(ABA); www.nice.org.uk
79. Nisam S, Farre J. Is prophylaxis the best use of the ICD? Eur Heart J 2002; 23: 700–705.
80. Pathmanathan RK, Lau EW, Cooper J, et al. Potential impact of antiarrhythmic drugs versus implantable defibrillators on the management of ventricular arrhythmias: the Midlands trial of empirical amiodarone versus electrophysiologically guided intervention and cardioverter implant registry data. Heart. 1998; 80: 68–70.
81. Paz HL, McCormic DJ, Kutalek SP, Patchefsky A. The automated implantable cardiac defibrillator: prophylaxis in cardiac sarcoidosis. Chest 1994; 106: 1603–7.
82. Priori SG, Aliot E, Blomström-Lundqvist C, et al. Task force report on sudden cardiac death of the European Society of Cardiology. Eur Heart J 2001; 22: 1374–1450.
83. Priori SG, Napolitano C, Gasparini M, et al. Natural history of Brugada syndrome: insights for risk stratification and management. Circulation 2002; 105: 1342–7.
84. Priori SG, Aliot E, Blomstrom-Lundqvist C, et al. Update of the guidelines on sudden cardiac death of the European Society of Cardiology. Eur Heart J 2003; 24: 13–15.
85. Quill TE, Barold SS, Sussman BL. Discontinuing an implantable cardioverter defibrillator as a life-sustaining treatment. Am J Cardiol 1974; 74: 205–207.

86. Rankovic V, Karha J, Passman R, Kadish AH, Goldberger JJ. Predictors of appropriate implantable cardioverter-defibrillator therapy in patients with idiopathic dilated cardiomyopathy. Am J Cardiol 2002; 89: 1072–1076.
87. Raviele A. BEST-ICD. Resultate präsentiert auf den 24.NASPE Scientific Sessions, Washington, 21.05.2003.
88. Reynolds MR, Josephson ME. MADIT II debate: Risk stratification, costs, and public policy. Circulation 2003; 108: 1779–1783.
89. Roden DM. The problem, challenge and opportunity of genetic heterogeneity in monophasic diseases predisposing to sudden death. J Am Coll Cardiol 2002; 40: 357–9.
90. Ruskin JN, Camm AJ, Zipes DP, Hallstrom AP, McGrory-Usset ME. Implantable cardioverter defibrillator utilization based on discharge diagnoses from Medicare and managed care patients. J Cardiovasc Electrophysiol 2002; 13: 38–43.
91. Schoenfeld MH. Deciding against defibrillator replacement: second-guessing the past? Pacing Clin Electrophysiol 2000; 23: 2019–21.
92. Schwartz PJ, Breithardt G, Howard AJ, Julian DG, Rehnqvist Ahlberg N. The legal implications of medical guidelines – a Task Force of the European Society of Cardiology. Eur Heart J 1999; 20: 1152–57.
93. Seidl K, Senges J. Geographic differences in implantable cardioverter defibrillator usage. J Cardiovasc Electrophysiol 2002; 13 (Suppl): S100-S105.
94. Shannon K. Use of implantable cardioverter-defibrillators in pediatric patients. Curr Opin Cardiol 2002; 17: 280–2.
95. Sheldon R, Connolly SJ, Krahn A, Roberts R, Gent M, Gardner M, on behalf of the CIDS investigators: Identification of patients most likely to benefit from implantable cardioverter-defibrillator therapy. The Canadien implantable defibrillator study. Circulation 2000; 101: 1660–1664.
96. State-specific mortality from sudden cardiac death – United States, 1999. MMWR Morb Mortal Wkly Rep 2002; 51: 123–6.
97. Steinbeck G. Evolution of implantable cardioverter defibrillator indications – comparison of guidelines in the United States and Eurupe. J Cardiovasc Electrophysiol 2002; 13 (suppl):S 96–9.
98. Strickberger SA, Hummel JD, Bartlett TG, et al. for the AMIOVIRT Investigators. Amiodarone versus implantable cardioverter-defibrillator: randomized trial in patients with nonischemic dilated cardiomyopathy and asymptomatic nonsustained ventricular tachycardia – AMIOVIRT. J Am Coll Cardiol 2003; 41: 1707–12.
99. Tavernier R, Gevaert S, De Sutter J, et al. Long term results of cardioverter defibrillator implantation in patients with right ventricular dysplasia and malignant ventricular tachyarrhythmias. Heart 2001; 85: 53–6.
100. Task force of the working groups on cardiac arrhythmias and cardiac pacing of the European Society of Cardiology. Guidelines for the use of implantable cardioverter defibrillators. Eur Heart J 1992; 13: 1304–1310.
101. The Antiarrhythmics versus implantable defibrillators (AVID) investigators: A comparison of antiarrhythmic-drug therapy with implantable defibrillators in patients resuscitated from near-fatal ventricular arrhythmias. N Engl J Med 1997; 337: 1576–1583.
102. Tschou P, Axtell K, Anderson AJ, et al. When is it safe not to replace an implantable cardioverter defibrillator generator? Pacing Clin Electrophysiol 1991; 14: 1875–80.
103. Trappe HJ. Leitlinien der Deutschen Gesellschaft für Kardiologie – Herz- und Kreislaufforschung. Editorial. Z Kardiol 2003; 92: 689–693.
104. Vlay SC, Olson LC, Fricchione GL, Friedman R. Anxiety and anger I patients with ventricular tachyarrhythmias. Responses after automatic internal converter defibrillator implantation. Pace Clin Electrophysiol 1989; 12: 366–373.
105. Werling C, Weisse U, Siemon G, et al. Biventricular pacing in patients with ICD: how many patients are possible candidates? Thorac Cardiovasc Surg 2002; 50: 67–70.
106. Wever EFD, Hauer RNW, van Capelle FJL, et al. Randomized study of implantable defibrillator as first-choice therapy versus conventional strategy in postinfarct sudden death survivors. Circulation 1995; 91: 2195–2203.
107. Wietholt D, Kuehlkamp V, Meisel E, et al. Prevention of sustained ventricular tachyarrhythmias in patients with implantable cardioverter-defibrillators. The PREVENT study. J Interv Card Electrophysiol 2003; 9: 383–389.
108. Wyse DG, Friedman PL, Brodsky MA, et al. Life-threatening ventricular arrhythmias due to transient or correctable causes: high risk for death in follow-up. J Am Coll Cardiol 2001; 38: 1718–24.
109. Young JB, Abraham WT, Smith AL, et al. Combined cardiac resynchronization and implantable cardioversion defibrillation in advanced chronic heart failure: The MIRACLE ICD trial. JAMA 2003; 289: 2685–2694.
110. Zareba W, Moss AJ, Daubert JP, Hall WJ, Robinson JL, Andrews M. Implantable cardioverter defibrillator in high-risk long-QT syndrome patients. J Cardiovasc Electrophysiol 2003; 14: 337–341.
111. Zipes DP. Implantable cardioverter-defibrillator. Lifesaver or a device looking for a disease? Circulation 1994; 89: 2934–2936.
112. Zivin A, Bardy GH. Implantable defibrillators and antiarrhythmic drugs in patients at risk for lethal arrhythmias. Am J Cardiol 1999; 84: 63R-68R.

9 Grundlagen von Defibrillation und antitachykarder Stimulation

Defibrillation

S. Accinelli, B. Schubert, S. Hahn,
R. Willems und G. Fröhlig

Das Wichtigste in Kürze

Bei Kammerflimmern erzeugen Defibrillatoren ein elektrisches Feld, das erregbares Ventrikelmyokard einheitlich depolarisiert und die Refraktärität bereits erregter Zellen soweit verlängert, dass die Fortleitung von Flimmerwellen blockiert und Kammerflimmern terminiert wird. Bedingung ist, dass trotz inhomogener Feldverteilung eine „abgestufte Antwort" regionaler Myokardbezirke vermieden und überall die „obere Vulnerabilitätsgrenze" erreicht wird, jenseits derer die Schockeinwirkung neue Wellenfronten nicht entstehen lässt.

Die Beziehung zwischen Stärke des Schocks und Defibrillationserfolg gehorcht nicht einer singulären Schwellenbedingung, sondern folgt einer S-förmigen Wahrscheinlichkeitsfunktion, die sich nur mit sehr hohen Feldstärken der 100 %-Marke annähert. Wesentliche Einflussfaktoren sind die Elektrodenkonfiguration (single-, dual coil, hot can), die Morphologie des Schockimpulses (Tilt, Pulsbreite, mono- oder biphasische Charakteristik) und individuelle Faktoren (linksventrikuläre Masse, Ischämie, Medikation).

Epikardiale Systeme sind historisch, allenfalls die Alternative bei venösen Implantationshindernissen; wegen ihrer überlegenen Komplikationsstatistik ist die endokardiale Sondenanordnung die Voraussetzung auch für primärpräventive Behandlungsstrategien.

Kammerflimmern und ventrikuläre Defibrillation

Kammerflimmern (VF) ist eine völlig desorganisierte Rhythmusstörung der Ventrikel. Elektrokardiographisch ist es durch ein scheinbar verrauschtes, niederamplitudiges Signal ohne diskret erkennbare QRS-Komplexe gekennzeichnet. Zugrunde liegen multiple elektrische Erregungsfronten, die zufällig und scheinbar zusammenhanglos innerhalb des Kammermyokards kreisen. Die Desorganisation während VF führt zur elektromechanischen Entkopplung und zum Verlust einer geordneten ventrikulären Kontraktion. Die Folgen sind das Versiegen jeder Pumpleistung des Herzens und der hämodynamische Zusammenbruch.

Kammerflimmern ist eine schwerwiegende Arrhythmie, die ohne sofortige Therapie zum irreversiblen Schaden an Hirn und Herz und binnen Minuten zum Tod führt. Kammerflimmern ist für 75–85 % aller plötzlichen Todesfälle bei Menschen mit kardialen Erkrankungen verantwortlich.

Die häufigste **Ursache** für Kammerflimmern ist der Myokardinfarkt; die Liste von Umständen, die sonst zu dieser fatalen Arrhythmie führen können, umfasst:

- neben akuten auch zurückliegende Herzinfarkte,
- die akute Myokardischämie,
- kongenitale Anlagestörungen des Herzens,
- Erkrankungen des Herzmuskels (Kardiomyopathien),
- genetische Störungen (Long QT-, Brugada-Syndrom),
- Elektrolytverschiebungen (Hypokaliämie, Effekte von Natrium- oder Kaliumkanalblockern, Diuretika), Störungen des Säure-Basen-Haushalts,
- Elektrounfälle oder direktes Herztrauma, und
- Ertrinken.

Kammerflimmern ist ein medizinischer Notfall; um das Leben zu retten, müssen sofort Maßnahmen zur kardiopulmonalen Reanimation eingeleitet werden. Dies geschieht mittels externem oder internem Defibrillator, welcher transthorakal oder von innerhalb des Herzens einen elektrischen Schock abgibt und Kammerflimmern terminiert. Um den wiederhergestellten Rhythmus und die hämodynamische Funktion zu stabilisieren, sind oft begleitende Akutmaßnahmen im Rahmen der kardiopulmonalen Reanimation notwendig. Nach erfolgreicher Rhythmuskonversion muss nach Ursachen der Rhythmusstörung gefahndet werden, um neuerlichen Episoden vorbeugen zu können.

Historischer Hintergrund

Kammerflimmern wurde erstmalig von Ludwig und Hoffa im Jahre 1849 beschrieben. 1888 notierte der Kliniker MacWilliam, dass Kammerflimmern die Ursache des plötzlichen Herztodes sein könnte und begründete so die Idee der Defibrillation (15). Elf Jahre später entdeckten Prevost und Batelli, dass Kammerflimmern unterbrochen werden konnte, wenn man auf das Herz eines Tieres eine hohe elektrische Spannung einwirken ließ. Die erste klinische Erfahrung **mit externen** Defibrillatoren begann im Jahre 1932 mit Kouwenhoven (20, 27). Die erste erfolgreiche Defibrillation eines menschlichen Herzens wurde aber erst 1947 durch Beck, einen Chirurgen aus Cleveland, mitgeteilt (16).

1956 führte Zoll die erste erfolgreiche externe Defibrillation am geschlossenen Thorax eines Menschen durch (50).

Die frühen Konzepte elektrischer Defibrillation nutzten haushaltsüblichen 60 Hz-Wechselstrom, der mittels Step-up-Transformator auf höhere Spannungen gebracht wurde. Aus Gründen der Portabilität wurden in den 1950er Jahren Gleichstrom-Defibrillatoren entwickelt und deren höhere Effektivität belegt.

Der erste **tragbare** Defibrillator wurde an der Johns Hopkins-Universität entwickelt. Über eine Entladedauer von 14 ms sah er Schocks mit einer positiven und einer negativen Phase von je 100 Joules (J) vor. Mit Zubehör wog die Einheit nur 50 amerikanische Pfund (22,5 kg), während das Gewicht eines Standard-Defibrillators typischerweise bei mehr als 250 Pfund lag (112,5 kg). Das System wurde nur kurz in der Elektrogeräte-Industrie vermarktet. Fortschritte in der Technologie elektrischer Komponenten ermöglichten schließlich batteriebetriebene **Gleichstrom-Defibrillatoren**.

1966 konnten Pantridge und Geddes (Belfast) berichten, dass die Nutzung solcher Geräte durch eine koronare Rettungseinheit das Überleben nach Herzstillstand außerhalb des Krankenhauses verbesserte (34). Über die nächsten 20 Jahre gewann die Schocktherapie Akzeptanz.

Erste Prototypen **automatischer externer Defibrillatoren** (AED) wurden zwischen 1974 und 1980 durch Diack, Rullman, Welborn und andere entwickelt und kommerziell ab Mitte der 1970er Jahre vertrieben.

Der **implantierbare Kardioverter-Defibrillator** (ICD) wurde von Mirowski konzipiert und 1980 erstmalig einem Menschen implantiert (29). Dieser ICD wog etwa 250 g. Technologischer Fortschritt hat ICDs seither wesentlich kleiner werden lassen und mit hoch entwickelten Mikrocomputern ausgestattet, die eine große Spannbreite ventrikulärer Arrhythmien behandeln können. Viele Studien wie MADIT, MUSTT, AVID, MADIT II und SCD-HeFT (Kapitel 8 ICD-Indikationen) haben eine statistisch signifikante Verbesserung des Überlebens durch ICD-Therapie belegt. Die Bedeutung dieser Therapieform ist an gegenwärtig 100.000 Implantationen jährlich abzulesen.

Die Mehrzahl plötzlicher Herztodesfälle infolge Kammerflimmerns ereignet sich ohne Vorwarnung in Populationen mit scheinbar niedrigem Risiko. Erfolgreiche Wiederbelebung außerhalb der Klinik ist selten; das Überleben nach dokumentiertem Kammerflimmern variiert zwischen 4 und 32 % (14) und hängt von der Verfügbarkeit einer Schock-Ausrüstung an Orten außerhalb des Krankenhauses und von der Reaktionszeit der Rettungsteams ab, die mit der Verkehrsbelastung in großen Städten zunimmt. Für Patienten, die dennoch erfolgreich reanimiert werden, beträgt das Risiko eines Arrhythmie-Rezidivs im nächsten Jahr 25–30 % (1).

Grundlagen

Elektrophysiologie des Kammerflimmerns

Monomorphe Kammertachykardien entstehen unter Bedingungen, die eine rasche, immer wiederkehrende Aktivierung des Ventrikels durch eine einzige Erregungsfront erlauben. Sie können aus

➤ abnormer Automatie ventrikulärer Zellen,
➤ getriggerter Aktivität oder
➤ ventrikulären Reentry-Kreisen entstehen.

Kammerflimmern ist eine besonders maligne Form der Tachykardie, bei der die elektrische Aktivität der Ventrikel in viele Erregungsfronten zersplittert wird. **Elektrokardiographisch** imponiert VF gewöhnlich als niederamplitudiges, fragmentiertes Signal ohne erkennbare QRS-Komplexe, dessen Morphologie sich stets wandelt und Frequenzen jenseits 250–300 min^{-1} aufweist (Abb. 9.1). Die fragmentierte Erregung der Ventrikel lässt einzelne Myokardabschnitte unkoordiniert arbeiten und keine wirksame Kontraktion mit Auswurf von Blut mehr zustande kommen.

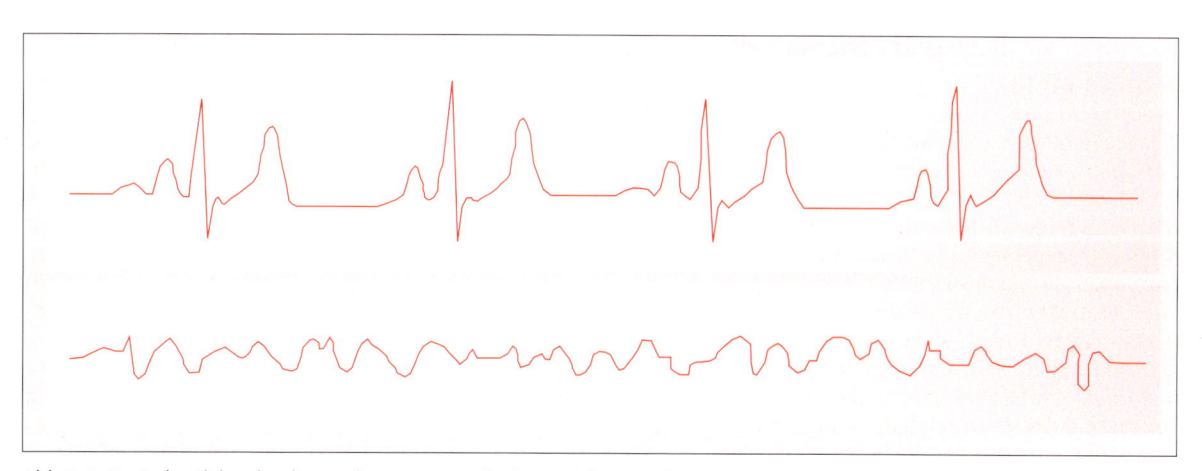

Abb. 9.1 Typische Elektrokardiographie von Sinusrhythmus (oben) und Kammerflimmern (unten).

In den 1940er Jahren beschrieb Wiggers **4 Phasen des Kammerflimmerns** (45):

1. die „**undulatorische**" Phase beginnt mit den ersten wenigen Zyklen (1–2 s) und stellt den Übergang von Sinusrhythmus zu Kammerflimmern dar. Diese Phase kann mit einer oder einigen Depolarisationen beginnen, die noch eine bescheidene Kontraktion des Ventrikels erlauben. In diesem Stadium könnte ein normaler Rhythmus relativ leicht wiederhergestellt werden, doch ist der Zeitraum zu kurz, um als Gelegenheit genutzt zu werden.
2. Die ersten schnellen Aktionen lassen das Aktionspotential kürzer und die Leitungsgeschwindigkeit geringer werden mit der Folge, dass die Erregungsfront degeneriert. Die „**konvulsive**" Phase stellt demnach die initiale Auftrennung in viele kleine Einzelerregungen dar; sie dauert 30–40 s.
3. Mit Ausbildung einer Ischämie verlangsamt sich die Erregungsleitung noch mehr, und die Aufsplitterung der Erregung schreitet fort. Die kleinen Depolarisationswellen beginnen langsamer um den Ventrikel zu wandern und leiten das „**tremulous**" (Zitter-) Stadium ein, das 2–3 min dauert. Während dieser Phase können Defibrillationsversuche erfolgreich sein, doch sind Wiederbelebungsmaßnahmen und medikamentöse Interventionen nötig, um den Patienten zu stabilisieren.
4. Nach etlichen Minuten des Kammerflimmerns bilden sich schließlich die metabolischen Folgen der Ischämie aus und verlangsamen die Erregungsleitung bis zu einem Punkt, an dem das Ventrikelmyokard nicht länger so viele Erregungswellen unterhalten kann. Die Erregungsfronten vereinigen sich, werden noch langsamer und enden im „**atonischen**" Stadium, das bald keine elektrische Aktivität mehr zulässt.

Holter-Aufzeichnungen zur Zeit des plötzlichen Herztodes zeigen gewöhnlich den Stadienablauf, wie er von Wiggers beschrieben wurde.

Mechanismen der Defibrillation

Grundsätzlich ist Ziel eines Defibrillationsschocks, die Ventrikel mit einem elektrischen Feld zu überziehen, das ihre zellulären Aktionspotentiale verändert, die weitere Ausbreitung von Flimmerwellen blockt und mit der nächsten Sinuserregung die physiologische Aktivierung der Kammern ermöglicht. Als erster forderte Wiggers, das gesamte Myokard zu depolarisieren und so sämtliche Flimmerwellen auszulöschen. In den 1970er Jahren schlug Mower vor, dass nur ein kritischer Teil des Myokards (die „**kritische Masse**") depolarisiert werden müsse, weil kleine Regionen von Herzmuskulatur Flimmern nicht unterhalten könnten (30).

Kürzlich jedoch zeigte Zhou, dass nach einem Elektroschock weniger als 10% der Myokardmasse neuerliches Kammerflimmern initiieren und – vielleicht noch bedeutsamer – dass diese neue Erregungsfront durch den Schock selbst ausgelöst sein könnte (48). Falls also überhaupt eine kritische Masse für die Defibrillation existiert, so müsste sie schon einen sehr hohen Prozentsatz des Herzens umfassen, oder die komplette Depolarisation könnte notwendige, wenn auch nicht immer ausreichende Bedingung erfolgreicher Defibrillation sein.

Da während Kammerflimmerns eine große Zahl von Erregungswellen sich über die Ventrikel ausbreiten und in der Lage sind, nicht mehr refraktäre Muskelbezirke stets von Neuem zu depolarisieren, ist zu erwarten, dass die große Mehrheit ventrikulärer Zellen sich in erregtem oder refraktärem Zustand befindet und durch einen elektrischen Impuls nicht unmittelbar depolarisiert werden kann. Auch wenn ein elektrischer Stimulus (oder Schock) refraktäre Zellen während Flimmerns nicht depolarisiert, so wird ihre Refraktärität verlängert (5, 12, 13, 23) und die Leitung von Flimmerwellen damit blockiert.

Ein Elektroschock, der zum Herzen oder Thorax abgegeben wird, produziert kein perfekt uniformes Feld. Myokard in Regionen höherer Feldstärke (typischerweise nahe der Defibrillationselektrode) wird deshalb größere Effekte bei De- und Repolarisation aufweisen, als das Zellen im schwächeren elektrischen Feld tun. Die Variabilität der zellulären Antwort in einem inhomogenen Schockfeld wird als „**graded response**" bezeichnet (25).

Die **abgestufte Antwort auf einen Elektroschock** kann Bedingungen herbeiführen, unter denen der Schock alle bestehenden Flimmerwellen stoppt, jedoch neue Wellenfronten erzeugt und die Defibrillation letztlich scheitern lässt (44). Wiggers und Wegria haben gezeigt, dass Kammerflimmern sich induzieren ließ, wenn ein elektrischer Stimulus (oder Schock) in die Repolarisationsphase normaler Sinusaktionen (der so genannten „vulnerablen Phase") abgegeben wurde. Erreichte der Schock jedoch eine bestimmte Schwellenstärke, so löste er kein Flimmern mehr aus. Der Befund wird mit dem **Begriff der oberen Vulnerabilitätsgrenze** („upper limit of vulnerability", ULV) beschrieben. In den 1980er Jahren erweiterte Chen das Konzept (10) und forderte, dass ein Defibrillationsschock stark genug sein (jenseits des ULV liegen) müsse, um existierende Erregungswellen zu blockieren und neue nicht entstehen zu lassen.

> Die Hypothese von der oberen Vulnerabilitätsgrenze hat auch praktisch klinische Bedeutung, weil sie eine Methode zur Testung der Schockeffektivität begründet, die ohne Induktion von Kammerflimmern auskommt (9).

Da Kammerflimmern aus vielen Erregungsfronten besteht, die sich in stetig wechselnder Konfiguration fortpflanzen, wird die kardiale Defibrillationsantwort von einem zum anderen Schock variieren. Defibrillation ist deshalb kein stetiger Prozess. Der Schock, welcher eine erste Flimmerepisode konvertiert, mag bei der zweiten ineffektiv sein und – umgekehrt – kann ein Schock das Flimmern beim ersten Versuch nicht, beim zweiten jedoch erfolgreich terminieren.

Die Beziehung zwischen Stärke des Schocks und Defibrillationserfolg beschreibt denn auch eine „Dose-response"-Kurve oder **„Wahrscheinlichkeitsfunktion"**, die für die Schockanwendung einen S-förmigen Verlauf aufweist. Sehr schwache Schocks besitzen danach kaum eine Konversions-Chance, ab einem bestimmten Schwellenwert steigt die Erfolgswahrscheinlichkeit steil an, und nur mit sehr hohen Feldstärken nähert sich die Effektivitätserwartung der 100%-Marke an.

> Für die interne Defibrillation mittels ICD bietet eine Schockenergie von 20 J für ≥ 99% der Patienten eine Konversions-Wahrscheinlichkeit nahe 100%, so dass ein Gerät, dessen maximale Schockenergie 30 J beträgt, die üblicherweise geforderte „Sicherheitsmarge" von 10 J einhält.

Defibrillationsschocks extremer Stärke garantieren den Schockerfolg nicht unbedingt. Wie Schuder gezeigt hat (39), gilt dies v.a. für die externe Defibrillation. Die nahe liegende Begründung ist eine Überstimulation der Zellen, die im Bereich höchster Feldstärke vom Schock erfasst werden und Schädigungen erfahren, welche von funktionellen Störungen bis zur „Elektroporation" von Zellen reichen (2, 24, 26, 41). Abhängig von der Schockstärke kann die Zelldysfunktion vorübergehend oder irreversibel sein und zum Zelltod führen.

Kritische Bedingungen erfolgreicher Defibrillation

Für Patienten, die außerhalb des Krankenhauses eine Episode von Kammerflimmern erfahren, bestimmt die **Dauer** bis zur kardiopulmonalen Reanimation (CPR) die Prognose. Nach Studiendaten reduziert sich die Wahrscheinlichkeit einer erfolgreichen CPR mit jeder Minute um etwa 10% (8).

Bei der externen Defibrillation beweist anteroposteriore Orientierung der Flächenelektroden hohe Effektivität, ist in der Ausführung aber unpraktisch. Alternativ kommt die Anordnung des Schockvektors von anterior nach linkslateral oder von rechts-subklavikulär nach linkssternal in Betracht. Abhängig von der individuellen Patientencharakteristik in Anatomie und kardialer Pathologie mag eine Anordnung besser als die andere sein.

Für die interne Defibrillation mittels ICD ist ein bedeutsamer Faktor die **Elektrodenposition** (s.u.). Dabei sollte die rechtsventrikuläre Sonde so tief wie möglich zur Spitze der Kammer vorgeschoben (35) oder (nach einigen Studien) entlang des anterioren Septums platziert werden (17).

Ganz offensichtlich determiniert die **Schockstärke** den Defibrillationserfolg. Warum dieser nicht durch einen festen Schwellenwert für die Impulsstärke definiert ist, sondern der bereits beschriebenen sigmoidalen Wahrscheinlichkeitsfunktion folgt (Mechanismen der Defibrillation), ist nicht völlig geklärt. Allerdings können einige Faktoren benannt werden, welche neben der Impulsstärke die Konversionsrate bestimmen und intrinsischer oder extrinsischer Natur sein können:

Als **„intrinsische" Faktoren** können solche verstanden werden, die mit dem implantierten ICD-System zusammenhängen. Dies sind:

- Typ, Anzahl, Größe, Material, Geometrie und Lokalisation der Defibrillationselektroden im bzw. am Herzen,
- die Defibrillationskonfiguration, welche den Schockvektor bestimmt und das Aggregatgehäuse als Elektrode nutzt oder nicht einbezieht und
- die Morphologie und Polarität des Defibrillationsschocks.

Unter **„extrinsisch"** können solche Faktoren zusammengefasst werden, welche vom individuellen Patienten vorgegeben sind oder mit den Umständen zusammenhängen, die eine Defibrillation begleiten:

- Alter und Geschlecht,
- Herzgröße und Körpergewicht,
- zugrunde liegende Herzkrankheit,
- Ejektionsfraktion der linken Kammer,
- NYHA-Klasse,
- metabolischer oder Elektrolytstatus,
- autonomer Status,
- pharmakologische Begleittherapie und
- Zeitintervall zwischen Flimmerbeginn und erstem Schock.

Einige dieser Einflussfaktoren sollen im Folgenden eingehender betrachtet werden.

Defibrillationskonfiguration und Schockvektor

Eine effektive Defibrillation setzt voraus, dass elektrische Energie in Form von Hochspannungsschocks möglichst ungehindert auf das Herz einwirken kann. Solche Schocks erfordern Elektroden, die hohe Ströme leiten und über das Herz verteilen können.

Epikardiale Systeme: Frühe ICD-Systeme nutzten epikardiale, aus einem Drahtgeflecht bestehende, auf der Rückseite isolierte Patch-Elektroden, die per Sternotomie, lateraler Thorakotomie oder subxiphoidalen Zugang implantiert wurden. Die Flächenelektroden wurden anteroposterior oder in einer Kombination aus rechts- und linksventrikulär-lateralem Patch (Abb. 9.2) angeordnet. Allerdings legen einige Studien nahe, dass die apikobasale Ausrichtung der Elektroden zwischen linksventrikulärer Spitze und rechtsventrikulärer Basis das Kammerseptum besser einbezieht und den Energiebedarf für die Defibrillation mindert.

Hauptvorteil des epikardialen Zugangs ist der geringe Übertragungswiderstand zwischen Flächenelektroden und großen Teilen des Herzens, Hauptnachteil sind die bedeutsame Morbidität und perioperative Mortalität (4,1%), welche den chirurgischen Eingriff belasten (49). Er beschränkt sich deshalb auf Situationen, bei denen Implantationshindernisse einem transvenösen Vorgehen entgegenstehen oder aus anderen Gründen ein Eingriff am offenen Thorax durchgeführt wird.

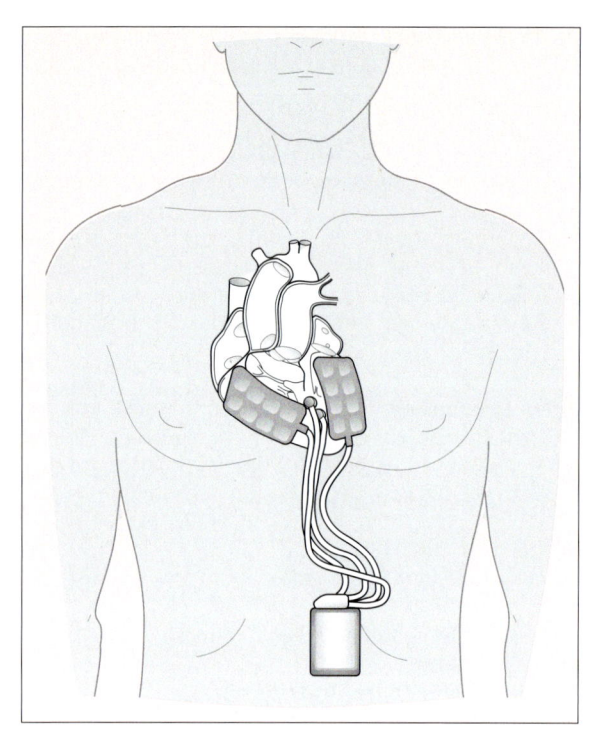

Abb. 9.2 Epikardiale Patch-Elektroden mit Positionierung an rechts- und linksventrikulärer Seitenwand.

Endokardiale/Non-Thorakotomie-Systeme: Eine bedeutende Einzelentwicklung in der Geschichte der ICD-Therapie war die Konstruktion von Defibrillationselektroden, die man transvenös endokardial implantieren konnte. Solche Systeme reduzierten Morbidität und Mortalität des Therapieverfahrens dramatisch und machten es zu einer realistischen Option für große Patientengruppen.

Ähnlich einer Schrittmacherimplantation sieht das Verfahren den Zugang über die V. cephalica oder subclavia und die Positionierung einer Defibrillationssonde im rechten Ventrikel vor. ICD-Sonden sind mit einer einzigen Schockwendel für die Platzierung im rechten Ventrikel erhältlich, oder sie tragen eine zweite weiter proximal, die typischerweise im rechten Vorhof, in der V. cava superior oder subclavia positioniert wird. Eine kleine Spitzenelektrode oder die Dipolanordung ähnlich bipolaren Schrittmachersonden („true bipolar") dienen der Wahrnehmung und der antibradykarden Stimulation.

Um ausreichende Feldstärken in allen Ventrikelabschnitten (einschließlich des Septums, der Herzspitze und der linken Kammer) zu erzeugen und mit einem energetischen Mindestaufwand die höchstmögliche Defibrillationseffektivität zu erreichen, ist die Positionierung der Schockwendel bedeutsam.

Die Lokalisation der Wendel(n) in rechtem Ventrikel (und obererer V. cava) resultiert in einer ziemlich uneinheitlichen Feldverteilung, welche den rechten Ventrikel bevorzugt und die Spitze sowie laterale Abschnitte der linken Kammer am wenigsten erreicht. Um dennoch für sichere Defibrillation zu sorgen, ist es wichtig, die Sonde möglichst tief in die Spitze der rechten Kammer zu platzieren, weil bereits die Lageänderung um einen Zentimeter den Energiebedarf um 30–50 % variieren kann (43). Bei hoher Defibrillationsschwelle (DFT) während Implantation sollte deshalb ein Versuch zur Repositionierung der Sonde erster Verbesserungsansatz sein. Als erfolgreich wird dabei eine Technik beschrieben, welche die Sonde entlang des anterioren Septums platziert (46).

Bei unzureichender DFT kann mit zusätzlichen subkutanen oder Koronarsinus-Elektroden versucht werden, das elektrische Feld in Richtung des linken Ventrikels auszudehnen und so die Defibrillationsschwelle zu reduzieren.

Hot-can-Konfiguration: Nahezu alle heute implantierten ICD-Systeme nutzen dagegen ein elektrisch aktives Aggregatgehäuse („hot can"), das in pektoraler Position die Defibrillationsschwellen deutlich mindert (4, 18).

Grundsätzlich bieten „Hot can"-Systeme 2 Konfigurationsmöglichkeiten (Abb. 9.3): eine „Single-coil"-Sonde mit dem Schockvektor von rechtsventrikulär zum ICD-Gehäuse (als „unipolar" bezeichnet) und eine „Dual-coil"-Sonde mit dem Defibrillationsfeld zwischen rechtem Ventrikel, V. cava superior und Gehäuse („Triad"-Konfiguration). Sorgfältig kontrollierte Tierversuche ermittelten das letztgenannte System als energetisch günstigste Schockkonfiguration, während die unipolare Anordnung einen etwa 25–30 % höheren Energiebedarf aufweist (37).

Variationen der genannten Grundtypen betreffen die Polarität der Schockkonfiguration und die anatomische Platzierung des ICD-Aggregats. Die meisten ICD-Systeme sind auf eine Polung voreingestellt, welche die rechtsventrikuläre (RV) Schockwendel als Kathode sowie die Wendel in der oberen Hohlvene und/oder das Gehäuse als Anode nutzt.

Es ist gezeigt worden, dass die **Polaritätsumkehr** (mit der RV-Sonde als Anode) den Energiebedarf für die Defibrillation senken kann (31). Dies scheint v.a. für ältere Systeme mit „monophasischer" Impulsform, aber auch für neuere Systeme mit „biphasischer" Impulsmorphologie zu gelten. Da die Polaritätsumkehr mittels Programmierung sehr einfach zu bewerkstelligen ist, wird sie häufig als erste Maßnahme eingesetzt, wenn der Patient eine inakzeptabel hohe Defibrillationsschwelle aufweist.

Gelegentlich muss der ICD aus anatomischen Gründen oder auf Patientenwunsch **rechtspektoral** implantiert werden. Kohortenstudien deuten darauf hin, dass diese Konfiguration einen 30 % höheren Energieeinsatz fordert, als wenn das Aggregat auf der linken Seite platziert wäre (36), doch ist dies in der Mehrzahl der Patienten akzeptabel.

Morphologie der Schockimpulse

Die elektrischen Schocks, welche ein ICD abgibt, werden durch Kondensatorentladung generiert. Die Spannung des Kondensators folgt während der Entladung bekannten physikalischen Gesetzen. Die Zeitkonstante

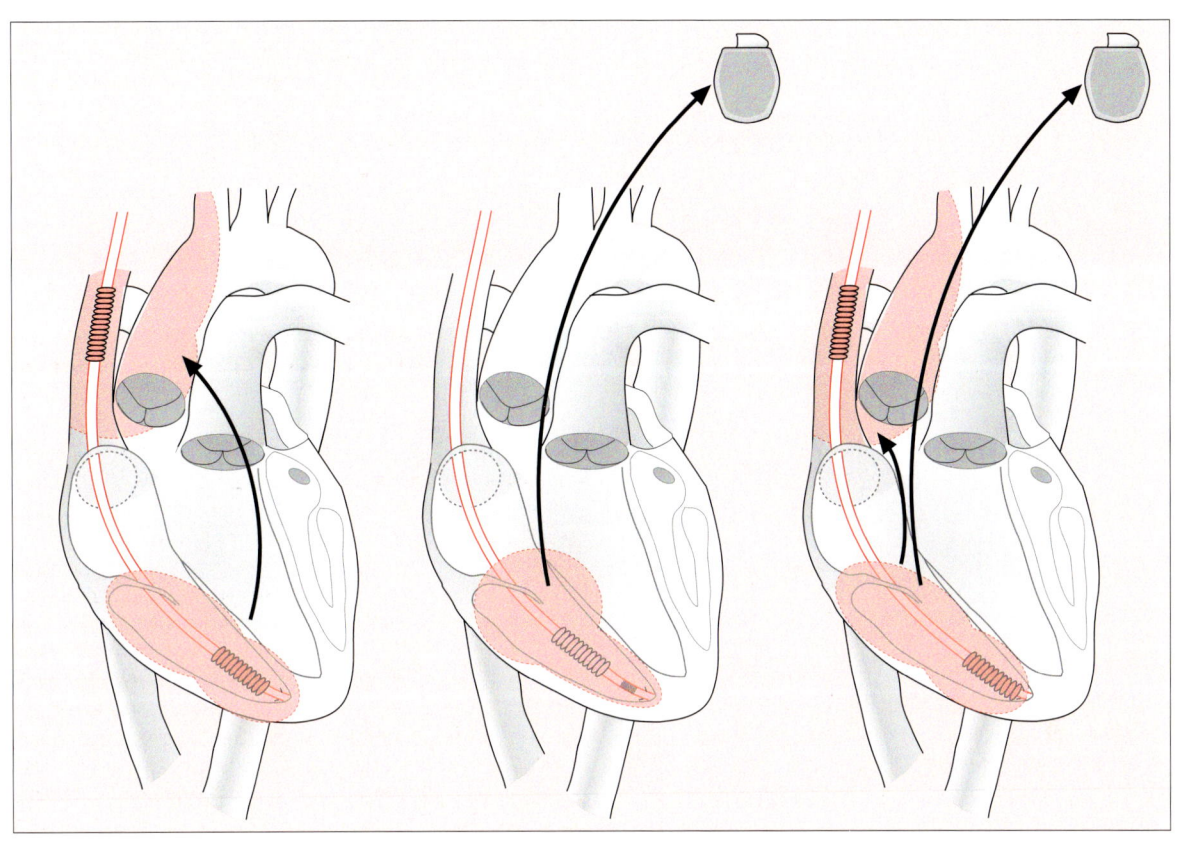

Abb. 9.3 Schockkonfigurationen transvenöser ICD-Systeme. Links: Dual-coil-System mit „cold can"; Mitte: Single-coil-Sonde mit „hot can" (so genanntes unipolares System); rechts: Dual-coil-Anordnung mit „hot can" (TRIAD). Die Anordnung der Pall-Sense-Elektroden ist „true bipolar" (Mitte), sonst „integrated bipolar".

des exponentiellen Spannungsabfalls (τ) hängt von der Kapazität des Schockkondensators (C) und der Impedanz im Entladekreis (R) ab:

$$\tau = R \times C$$

Änderungen von Kapazität oder Impedanz bewirken einen schnelleren oder langsameren Spannungsabfall bei der Entladung (Abb. 9.4). Physikalische Grenzen der Kondensatortechnologie und die räumliche Begrenzung innerhalb eines ICD-Gehäuses lassen den Schockkondensator eine Spannung von maximal 750–800 V erreichen. Um Energie in der Größenordnung von 30 J speichern zu können, benötigt man eine Kondensatorkapazität von 100–125 μF.

Frühe Schockexperimente, die Schuder mit Impulsen aus Kondensatorentladungen vornahm, haben gezeigt, dass der vorzeitige Abbruch der Entladung („truncation") eine sehr viel bessere Schockeffektivität ergab, als wenn man die Kondensatorladung ganz abfließen ließ (40). Mögliche Erklärungen könnten sein, dass

➤ lange Pulse (jenseits etwa 20 ms) den Energiebedarf unnötig erhöhen oder dass
➤ niedrige Spannungen, die für eine ganze Weile auf das Herz einwirken, Flimmern reinitiieren können.

Schockimpulsformen mit unterbrochener Entladecharakteristik können in einem ICD durch Vorgabe der Entladezeit („fixed time"; [ms]) oder der Spannung verwirklicht werden, bei der die Entladung endet („fixed tilt") (Abb. 9.5). Der Tilt ist definiert als Spannungsdifferenz zwischen Beginn und Ende der Kondensatorentladung, bezogen auf die Anfangsspannung:

$$T = (V_{init} - V_{trunc})/V_{init}$$

Dabei bedeutet T den Tilt, V_{init} die Anfangs- und V_{trunc} die Spannung beim Abbruch des Pulses. Gebräuchlich ist die Angabe in %. Bei „fixed tilt" variiert die Entladezeit mit der Impedanz des Schocksystems, davon unabhängig bleibt die abgegebene Ladung jedoch konstant. Mit „fixed time" bleibt die Impulsbreite konstant, doch variieren mit der Schockimpedanz die Steilheit der Entladungskurve und damit auch die abgeflossene Ladungsmenge.

> Alle modernen ICDs arbeiten mit „fixed tilt", auch wenn manche Geräte andere Programmierungen der Schockform erlauben.

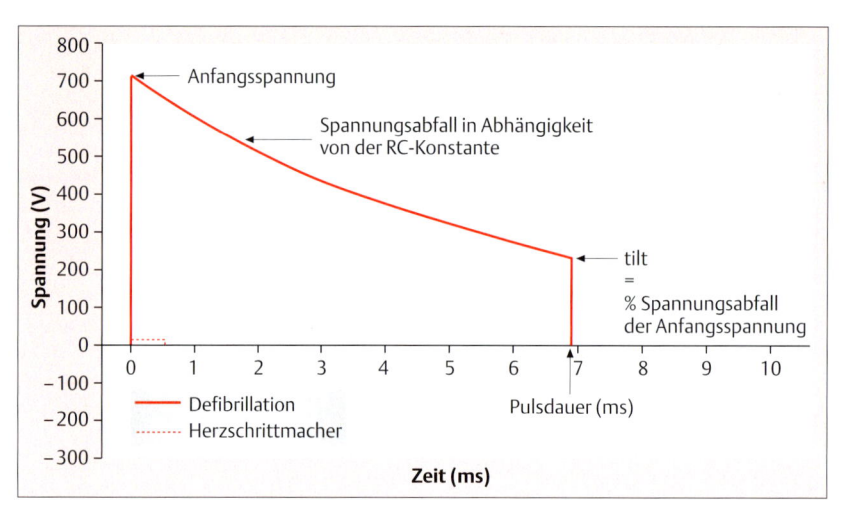

Abb. 9.4 Exponentielle Spannungscharakteristik bei einer Kondensatorentladung; aus (6), RC-Konstante = Zeitkonstante errechnet sich aus Widerstand (R) und Kapazität des Kondensators (C).

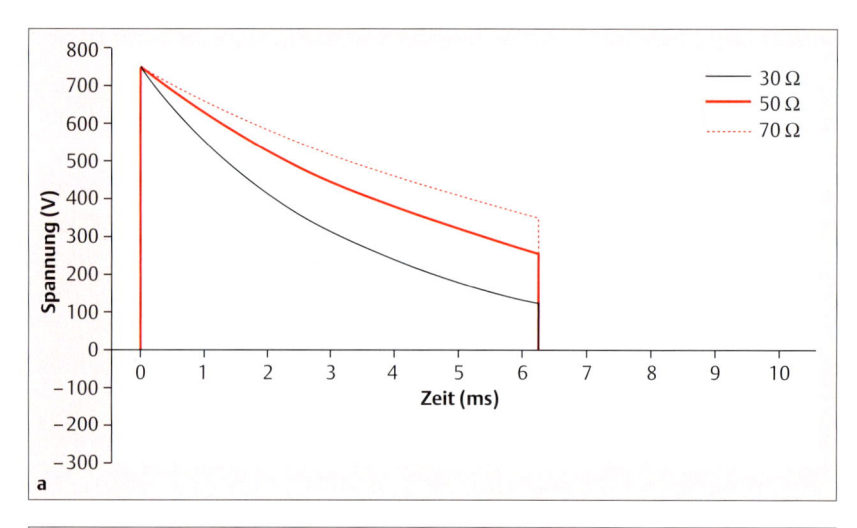

Abb. 9.5 Festlegung der Schockimpuls-Charakteristik mit „fixed time" (**a**) oder „fixed tilt" (**b**); aus (6).

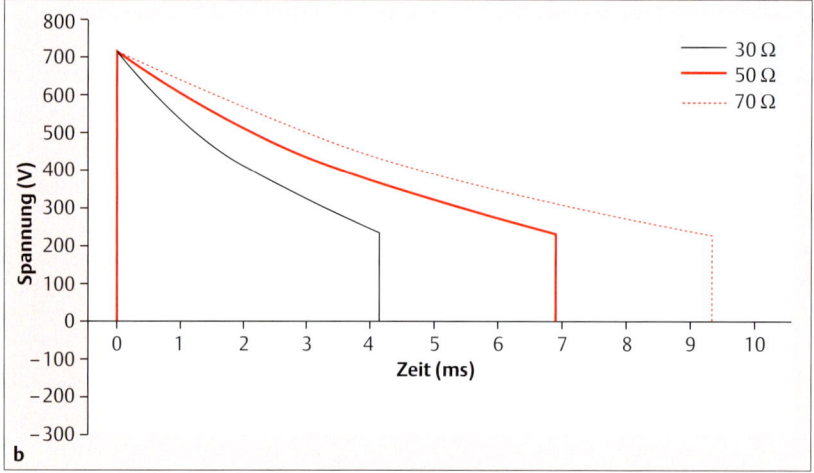

Monophasische Schockimpulse: Die einfachste Schockform ist ein monophasischer Impuls, der zwischen Start und Stopp der Entladung keine Unterbrechung oder Polaritätsumkehr erfährt (Abb. 9.4–9.6). Monophasische Impulse reichten in frühen ICD-Systemen mit epikardialen Patches aus. Mit der Einführung endokardialer Sondensysteme stieg die geforderte Impulsstärke jedoch sprunghaft an, so dass monophasische Schocks bei bis zu 25 % der Patienten ineffektiv blieben. Demgegenüber reduzierten biphasische Impulsformen den

Energiebedarf signifikant (um 30–50 %) und versprechen heute mit rein endokardialer Sondenanordnung für fast alle Patienten Defibrillationssicherheit.

Biphasische Schockimpulse: Ein biphasischer Impuls ist eine Kondensatorentladung, die in zwei Teile entgegengesetzter Polarität aufgespalten ist. Die erste Phase ist einem monophasischen Puls in Amplitude, Tilt und Dauer vergleichbar; mit Abbruch der Entladung werden die elektrischen Verbindungen im Systems sehr schnell (in weniger als 1 ms) umgepolt und die zweite Phase ausgelöst.

❗ Alle modernen ICDs benutzen solche biphasischen Schocks (Abb. 9.**6**).

Es wird allgemein angenommen, dass die Schockform dann am effektivsten ist, wenn die erste Phase länger als die zweite dauert, und dass die Polarität der ersten Phase nur dann bedeutsam ist, wenn sie über mehr als 10 ms ausgedehnt wird (38). Ob getrennte Kondensatoren benutzt werden, um die beiden Phasen unabhängig voneinander in Pulsbreite und Amplitude manipulieren zu können, macht dabei keinen wesentlichen Unterschied. Alle ICD-Systeme verwenden deshalb Einzelkondensatoren, die zu Beginn der zweiten Entladungsphase die gleiche Spannung wie am Ende der ersten aufweisen.

Die Kapazität des Kondensators bestimmt die Steilheit des exponentiellen Spannungsabfalls und die Impulsbreite (Abb. 9.**7**). Da die Defibrillation einer ähnlichen Reizzeit-Spannungskurve folgt wie die Stimulationsimpulse eines Schrittmachers, braucht man bei kürzerer Impulsbreite höhere **Spannungen** und umgekehrt (Abb. 9.**8a**). Die Kurve beschreibt für sehr lange Pulsbreiten einen asymptotischen Verlauf zur Zeitachse und markiert dabei die Mindestspannung, die für Reizantwort oder Schockerfolg notwendig ist.

Die Beziehung zwischen Reizzeit und **Energie** zeigt dagegen einen mehr parabolischen Verlauf mit hohem Energiebedarf bei sehr kurzer Pulsbreite, einem Minimum bei mittlerer und wieder ansteigender Energie bei langer Entladezeit (Abb. 9.**8b**). Für monophasische Impulsformen kann diese Charakteristik steile Flanken aufweisen, wobei das Energieminimum bei einer Pulsbreite von 0,5–2,0 ms liegt. Daher rührt die Empfeh-

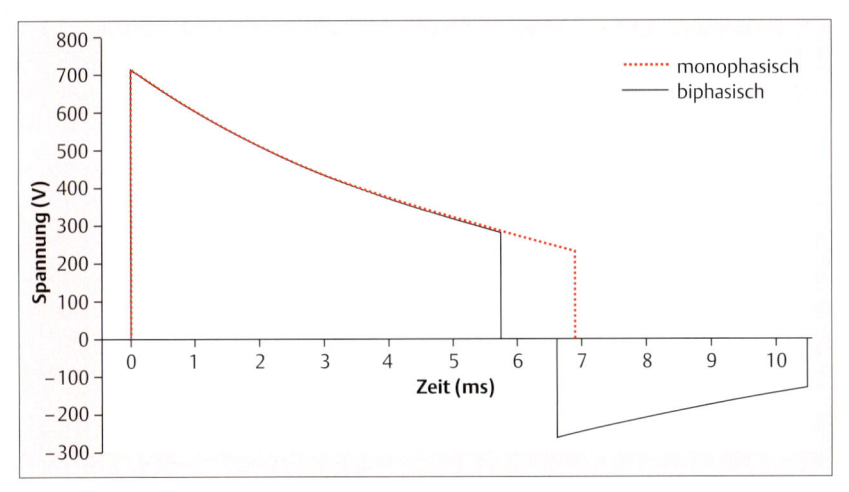

Abb. 9.6 Biphasischer (schwarz) und monophasischer (rot) Schockimpuls; aus (6).

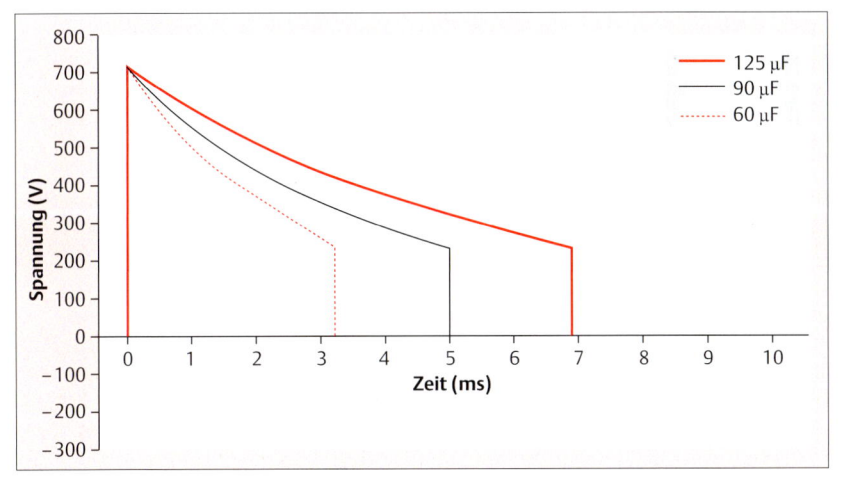

Abb. 9.7 Abhängigkeit der Steilheit der Entladekurve und der Pulsdauer von der Kapazität des Schockkondensators, aus (6)

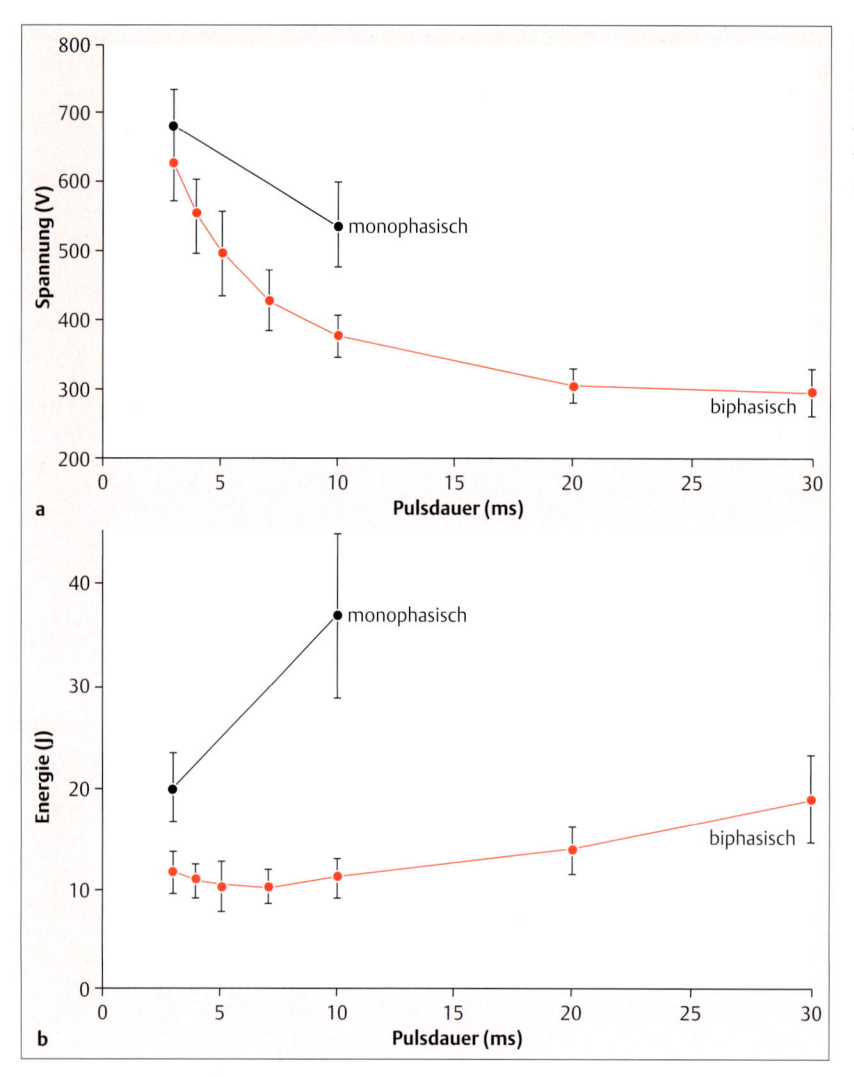

Abb. 9.8a, b Abhängigkeit von Spannung (**a**) und Energie (**b**) von der Pulsdauer für die Defibrillation beim Schwein; dargestellt sind die Verhältnisse für biphasische (80% Tilt) und monophasische Entladung (60% Tilt).

lung, beim Design von ICDs kleine Kondensatoren (< 100 μF) mit hoher Anfangsspannung (> 800 V) vorzusehen.

Für biphasische Schockformen wird jedoch eine sehr viel flacher verlaufende Funktion zwischen Pulsbreite und abgegebener Energie beschrieben, die erst jenseits 20 ms merklich ansteigt (22). So haben denn auch klinische Studien gezeigt, dass ICD-Systeme mit einer Kondensatorkapazität von 300–500 μF, 35–50 % niedrigerer Spannung und vergleichbarer Energie ein hoch effektives Schockverhalten aufweisen können. Heute verfügen kommerziell angebotene ICDs über Kondensatoren mit Kapazitäten um 100–170 μF und Spitzenspannungen von 650–830 Volt.

Künftige Entwicklungen bei Schockkonfiguration und Pulsform: Es gibt einige klinische Forschungsansätze, welche die Defibrillationsschwelle weiter zu senken und die Defibrillationsschockeffektivität und -sicherheit zu erhöhen suchen. Dies gilt etwa für triphasische Impulsformen, die nach einzelnen Mitteilungen weniger Myokardschäden als biphasische Schocks verursachen sollen (21). Die Effektivität triphasischer Entladungen hängt von der Dauer der einzelnen Phasen und der Elektrodenpolarität ab.

Der erfolgreiche Einsatz linksventrikulärer Sonden in der Resynchronisationstherapie nährt Überlegungen, linksventrikuläre Sonden auch für Zwecke jenseits der Stimulation einzusetzen. Eine Anwendungsmöglichkeit könnte die interne Defibrillation sein. Mit Prototypen einer linksventrikulären Defibrillationssonde und einem TRIAD-System wurde gezeigt, dass biventrikuläre Defibrillation den Energiebedarf unter bestimmten Bedingungen halbieren kann (7).

Andere (extrinsische) Faktoren

Klinische Faktoren können nur sehr begrenzt zur Vorhersage der zu erwartenden DFT und zur Identifizierung solcher Patienten genutzt werden, die eine hohe DFT haben. In einer multivariaten Analyse ist die links-

ventrikuläre Masse als einziger unabhängiger Prädiktor identifiziert worden, der allerdings nur für <5% der Variabilität der gemessenen DFT verantwortlich war (19).

Der Zusammenhang zwischen DFT und Ischämie ist von verschiedenen Autoren untersucht worden. In experimentellen Arbeiten war der Energiebedarf für die Beendigung von spontanem Kammerflimmern während akuter ventrikulärer Ischämie höher als der Energiebedarf zur Beendigung von elektrisch ausgelöstem Kammerflimmern (33).

In einer neueren experimentellen Arbeit wurde gezeigt, dass eine **transiente Myokardischämie** die Defibrillationsschwellen erheblich erhöhen kann (3).

Patienten mit ICDs benötigen nicht selten eine **antiarrhythmische Therapie**, um die Zahl von Arrhythmie-Episoden mit Schock zu reduzieren. Vornehmlich in der Sekundärprophylaxe zeigt die kürzlich vorgestellte OPTIC-Studie eine Reduktion des Schockrisikos durch Sotalol (um 39%) und durch Amiodaron in Kombination mit Betablockern (um 73%) gegenüber einer alleinigen betablockierenden Therapie (11). Die eingesetzten Pharmaka vermögen die kardiale Elektrophysiologie und damit auch den Energiebedarf für eine erfolgreiche Defibrillation zu verändern.

> Kombinationen aus Antiarrhythmika können Wechselwirkungen zwischen den Einzelsubstanzen hervorrufen, welche den Einfluss auf die Defibrillationsschwelle nur schwer voraussagen lassen. Kliniker sollten sich dieses Risikos stets bewusst sein.

Es gibt einige Hinweise, nach denen Änderungen der Membranleitfähigkeit für Natrium- oder Kaliumionen den elektrophysiologischen Zustand der Zelle so verändern, dass auch die interne Defibrillationsschwelle davon betroffen wird. Da es während Flimmerns schwierig ist, die myokardiale Elektrophysiologie (ventrikuläre Leitungs- und Refraktärzeiten) und ihre Modifikation durch Pharmaka zu quantifizieren, gelingt es auch kaum, deren Wirkung auf die DFT zu prognostizieren.

Lidocain ist ein fast reiner Natriumkanal-Blocker, der die Schwellenwerte zur Defibrillation anhebt. Der exakte Mechanismus ist unbekannt, wird aber auf die Leitungsverzögerung durch Lidocain zurückgeführt. Allerdings nehmen DFT-Erhöhungen, wie sie mit niedrigen Dosen beobachtet werden, unter Dosissteigerung nicht weiter zu (42).

Kombiniert man Lidocain dann noch mit dem Kaliumkanal-Blocker **Cäsiumchlorid**, so findet man eine additive Wirkung auf die Leitungsgeschwindigkeit, doch wird die negative Wirkung des Lidocain auf die DFT völlig aufgehoben.

Amiodaron wird oft zur Behandlung von ICD-Patienten eingesetzt (28). Dennoch bestehen zu seinen Wirkungen auf die Defibrillationsschwelle viele offene Fragen (47). In frühen Studien mit monophasischen Schocks wurden teils Schwellenerhöhungen, teils überhaupt keine Effekte beobachtet. Einige neuere, unkontrollierte Studien mit moderner biphasischer Technik ergaben keine unterschiedliche Defibrillationsschwelle mit und ohne Amiodaron. Allerdings wurde über späte Schwellenanstiege bei chronischer Amiodaron-Behandlung berichtet, welche durchschnittlich 2–3 Monate nach Therapiebeginn gemessen wurden. Auch nach oraler Amiodaron-Aufsättigung unter stationären Bedingungen wurden erhöhte DFTs mit biphasischen Schocks beobachtet (32). Bei der oben zitierten OPTIC-Studie war auch der Einfluss von Sotalol und Amiodaron auf die Defibrillationsschwelle Gegenstand der Untersuchung; Daten dazu stehen aus.

Literatur

1. Survivors of out-of-hospital cardiac arrest with apparently normal heart. Need for definition and standardized clinical evaluation. Consensus Statement of the Joint Steering Committees of the Unexplained Cardiac Arrest Registry of Europe and of the Idiopathic Ventricular Fibrillation Registry of the United States. Circulation 1997; 95: 265–272.
2. Al Khadra A, Nikolski V, Efimov IR. The role of electroporation in defibrillation. Circ Res 2000; 87: 797–804.
3. Anastasiou-Nana MI, Tsagalou EP, Charitos C, et al. Effects of transient myocardial ischemia on the ventricular defibrillation threshold. Pacing Clin Electrophysiol 2005; 28: 97–101.
4. Bardy GH, Yee R, Jung W. Multicenter experience with a pectoral unipolar implantable cardioverter-defibrillator. Active Can Investigators. J Am Coll Cardiol 1996; 28: 400–410.
5. Blanchard SM, Ideker RE. Mechanisms of electrical defibrillation: impact of new experimental defibrillator waveforms. Am Heart J 1994; 127: 970–977.
6. Block M, Breithardt G. Optimizing defibrillation through improved waveforms. Pacing Clin Electrophysiol 1995; 18: 526–538.
7. Butter C, Meisel E, Tebbenjohanns J, et al. Transvenous biventricular defibrillation halves energy requirements in patients. Circulation 2001; 104: 2533–2538.
8. Callans DJ. Out-of-hospital cardiac arrest–the solution is shocking. N Engl J Med 2004; 351: 632–634.
9. Chen PS, Feld GK, Kriett JM, et al. Relation between upper limit of vulnerability and defibrillation threshold in humans. Circulation 1993; 88: 186–192.
10. Chen PS, Shibata N, Dixon EG, Martin RO, Ideker RE. Comparison of the defibrillation threshold and the upper limit of ventricular vulnerability. Circulation 1986; 73: 1022–1028.
11. Connolly SJ, Hohnloser S, Dorian P, et al. Optimal Pharmacological Therapy in Implantable Cardioverter Defibrillator Patients (OPTIC) trial. American College of Cardiology Annual Scientific Session 2005; March 6–9, 2005; Orlando, Florida Late Breaking Clinical Trials I.
12. Daubert JP, Frazier DW, Wolf PD, Franz MR, Smith WM, Ideker RE. Response of relatively refractory canine myocardium to monophasic and biphasic shocks. Circulation 1991; 84: 2522–2538.
13. Dillon SM. Optical recordings in the rabbit heart show that defibrillation strength shocks prolong the duration of depolarization and the refractory period. Circ Res 1991; 69: 842–856.
14. Eckstein M, Stratton SJ, Chan LS. Cardiac Arrest Resuscitation Evaluation in Los Angeles: CARE-LA. Ann Emerg Med 2005; 45: 504–509.
15. Fye WB. Ventricular fibrillation and defibrillation: historical perspectives with emphasis on the contributions of John MacWilliam, Carl Wiggers, and William Kouwenhoven. Circulation 1985; 71: 858–865.
16. Geddes LA. Electrical ventricular defibrillation. Med Prog Technol 1976; 4: 27–30.

17. Giudici MC, Barold SS, Paul DL, Schrumpf PE, Van Why KJ, Orias DW. Right ventricular outflow tract placement of defibrillation leads: five year experience. Pacing Clin Electrophysiol 2004; 27: 443–446.
18. Haffajee C, Martin D, Bhandari A, Bardy GH, DeSouza C, Kühlkamp V, Church T. A multicenter, randomized trial comparing an active can implantable defibrillator with a passive can system. Jewel Active Can Investigators. Pacing Clin Electrophysiol 1997; 20: 215–219.
19. Hodgson DM, Olsovsky MR, Shorofsky SR, Daly B, Gold MR. Clinical predictors of defibrillation thresholds with an active pectoral pulse generator lead system. Pacing Clin Electrophysiol 2002; 25: 408–413.
20. Hooker DR, Kouwenhoven WB, Langworthy OR. The effect of alternating electrical currents on the heart. Am J Physiol 1933; 103: 444
21. Huang J, KenKnight BH, Rollins DL, Smith WM, Ideker RE. Ventricular defibrillation with triphasic waveforms. Circulation 2000; 101: 1324–1328.
22. Huang J, KenKnight BH, Walcott GP, Rollins DL, Smith WM, Ideker RE. Effects of transvenous electrode polarity and waveform duration on the relationship between defibrillation threshold and upper limit of vulnerability. Circulation 1997; 96: 1351–1359.
23. Jones JL, Jones RE, Milne KB. Refractory period prolongation by biphasic defibrillator waveforms is associated with enhanced sodium current in a computer model of the ventricular action potential. IEEE Trans Biomed Eng 1994; 41: 60–68.
24. Jones JL, Proskauer CC, Paull WK, Lepeschkin E, Jones RE. Ultrastructural injury to chick myocardial cells in vitro following „electric countershock". Circ Res 1980; 46: 387–394.
25. Karagueuzian HS, Chen PS. Cellular mechanism of reentry induced by a strong electrical stimulus: implications for fibrillation and defibrillation. Cardiovasc Res 2001; 50: 251–262.
26. Koning G, Veefkind AH, Schneider H. Cardiac damage caused by direct application of defibrillator shocks to isolated Langendorff-perfused rabbit heart. Am Heart J 1980; 100: 473–482.
27. Kouwenhoven WB. The development of the defibrillator. Ann Intern Med 1969; 71: 449–458.
28. Kühlkamp V, Mewis C, Suchalla R, Mermi J, Dornberger V, Seipel L. Effect of amiodarone and sotalol on the defibrillation threshold in comparison to patients without antiarrhythmic drug treatment. Int J Cardiol 1999; 69: 271–279.
29. Mirowski M, Reid PR, Mower MM, et al. Termination of malignant ventricular arrhythmias with an implanted automatic defibrillator in human beings. N Engl J Med 1980; 303: 322–324.
30. Mower MM, Mirowski M, Spear JF, Moore EN. Patterns of ventricular activity during catheter defibrillation. Circulation 1974; 49: 858–861.
31. Neuzner J, Pitschner HF, Schwarz T, Dursch M, Schlepper M. Effects of electrode polarity on defibrillation thresholds in biphasic endocardial defibrillation. Am J Cardiol 1996; 78: 96–97.
32. Nielsen TD, Hamdan MH, Kowal RC, Barbera SJ, Page RL, Joglar JA. Effect of acute amiodarone loading on energy requirements for biphasic ventricular defibrillation. Am J Cardiol 2001; 88: 446–448.
33. Ouyang P, Brinker JA, Bulkley BH, Jugdutt BI, Varghese PJ. Ischemic ventricular fibrillation: the importance of being spontaneous. Am J Cardiol 1981; 48: 455–459.
34. Pantridge JF, Geddes JS. A mobile intensive-care unit in the management of myocardial infarction. Lancet 1967; 2: 271–273.
35. Rashba EJ, Bonner M, Wilson J, Shorofsky SR, Peters RW, Gold MR. Distal right ventricular coil position reduces defibrillation thresholds. J Cardiovasc Electrophysiol 2003; 14: 1036–1040.
36. Roberts PR, Allen S, Betts T, et al. Increased defibrillation threshold with right-sided active pectoral can. J Interv Card Electrophysiol 2000; 4: 245–249.
37. Roberts PR, Allen S, Smith DC, et al. A systematic evaluation of conventional and novel transvenous pathways for defibrillation. J Interv Card Electrophysiol 1999; 3: 231–238.
38. Schauerte PN, Ziegert K, Waldmann M, et al. Effect of biphasic shock duration on defibrillation threshold with different electrode configurations and phase 2 capacitances: prediction by upper-limit-of-vulnerability determination. Circulation 1999; 99: 1516–1522.
39. Schuder JC, Rahmoeller GA, Nellis SH, Stoeckle H, Mackenzie JW. Transthoracic ventricular defibrillation with very high amplitude rectangular pulses. J Appl Physiol 1967; 22: 1110–1114.
40. Schuder JC, Stoeckle H, West JA, Keskar PY. Transthoracic ventricular defibrillation in the dog with truncated and untruncated exponential stimuli. IEEE Trans Biomed Eng 1971; 18: 410–415.
41. Tung L. Detrimental effects of electrical fields on cardiac muscle. Proc IEEE 1996; 84: 366–378.
42. Ujhelyi MR, Sims JJ, Miller AW. High-dose lidocaine does not affect defibrillation efficacy: implications for defibrillation mechanisms. Am J Physiol 1998; 274: H1113-H1120.
43. Usui M, Walcott GP, KenKnight BH, et al. Influence of malpositioned transvenous leads on defibrillation efficacy with and without a subcutaneous array electrode. Pacing Clin Electrophysiol 1995; 18: 2008–2016.
44. Walcott GP, Walcott KT, Knisley SB, Zhou X, Ideker RE. Mechanisms of defibrillation for monophasic and biphasic waveforms. Pacing Clin Electrophysiol 1994; 17: 478–498.
45. Wiggers CJ. The physiologic basis for cardiac resuscitation from ventriclar fibrillation – method for serial defibrillation. Am Heart J 1940; 20: 413
46. Winter J, Zimmermann N, Lidolt H, et al. Optimal method to achieve consistently low defibrillation energy requirements. Am J Cardiol 2000; 86: K71-K75.
47. Zhou L, Chen BP, Kluger J, Fan C, Chow MS. Effects of amiodarone and its active metabolite desethylamiodarone on the ventricular defibrillation threshold. J Am Coll Cardiol 1998; 31: 1672–1678.
48. Zhou X, Daubert JP, Wolf PD, Smith WM, Ideker RE. Epicardial mapping of ventricular defibrillation with monophasic and biphasic shocks in dogs. Circ Res 1993; 72: 145–160.
49. Zipes DP, Roberts D. Results of the international study of the implantable pacemaker cardioverter-defibrillator. A comparison of epicardial and endocardial lead systems. The Pacemaker-Cardioverter-Defibrillator Investigators. Circulation 1995; 92: 59–65.
50. Zoll PM, Linenthal AJ, Gibson W, Paul MH, Norman LR. Termination of ventricular fibrillation in man by externally applied electric countershock. N Engl J Med 1956; 254: 727–732.

Antitachykarde Stimulation

J. Jung

Das Wichtigste in Kürze

Die Einführung der antitachykarden Stimulation im Jahre 1988 hat zu einer erheblich gesteigerten Akzeptanz der ICD-Therapie geführt, da aufgrund der für den Patienten meist nicht spürbaren Terminierung einer Kammertachykardie durch eine antitachykarde Stimulation schmerzhafte Schockabgaben verhindert werden können. Weiterhin kann die Arrhythmie bei effektiver antitachykarder Stimulation schnell terminiert werden, noch bevor der Patient aus hämodynamischen Gründen symptomatisch wird. Außerdem hat das Einsparen von Schockabgaben positive Auswirkungen auf die Lebensdauer der Batterie.

Historische Entwicklung

Die antitachykarde Stimulation wurde als nicht-pharmakologisches Therapieprinzip zunächst in antitachykarde Schrittmachersysteme implementiert. Diese speziellen Schrittmachersysteme kamen bei Patienten mit häufig wiederkehrenden medikamentenrefraktären supraventrikulären Tachykardien zum Einsatz. So konnten hiermit Patienten mit AV-nodalen Reentrytachykardien oder WPW-Syndrom mit begrenztem Erfolg behandelt werden.

Von Nachteil bei der klinischen Anwendung antitachykarder Schrittmachersysteme ist das Risiko der Induktion von Vorhofflimmern bzw. der Induktion ventrikulärer Tachyarrhythmien bei Dislokation der Schrittmacherelektrode in den Ventrikel. Durch die Entwicklung der Katheterablation als kurative Therapieoption bei diesen Patienten wurde das Konzept der antitachykarden Schrittmachersysteme wieder verlassen. Erst mit der Weiterentwicklung der **implantierbaren Defibrillatoren** wurde die antitachykarde Stimulation wieder aufgegriffen und ist heute in der modernen Defibrillatortherapie nicht mehr wegzudenken.

Prinzip der antitachykarden Stimulation

Der monomorphen Kammertachykardie liegt meist ein Wiedereintrittskreis zu Grunde. Dieser Reentry-Kreis befindet sich häufig in der Infarktrandzone nach einem durchgemachten Myokardinfarkt. Voraussetzung für das Zustandekommen eines Reentry-Kreises ist eine inhomogene Leitung mit unterschiedlichen Leitungsgeschwindigkeiten und unterschiedlichen Refraktärperioden.

Es liegt zum einen eine Bahn mit langsamer Leitungsgeschwindigkeit mit einer kurzen Refraktärzeit und zum anderen eine parallel leitende Bahn mit schneller Leitungsgeschwindigkeit und langer Refraktärzeit vor. Diese elektrophysiologischen Unterschiede führen bei Einfallen einer vorzeitigen Erregung zu einem unidirektionalen Block in der schnell leitenden Bahn, der den Reentry-Mechanismus erst ermöglicht (Abb. 9.**9a–c**).

Ein unidirektionaler Block bedeutet, dass die Erregungsausbreitung in eine Richtung verhindert wird, in die entgegengesetzte Richtung über den gleichen Leitungsweg jedoch noch möglich ist. Es handelt sich hierbei um einen funktionellen Block, der nur unter bestimmten Bedingungen auftritt. Die **Determinanten des Reentry** sind

- die Leitungsgeschwindigkeit,
- die Refraktärzeit und
- die Wellenlänge der Erregungsfront.

Die Wellenlänge errechnet sich aus dem Produkt von Refraktärzeit und Leitungsgeschwindigkeit.

Damit der Wiedereintrittskreis bestehen kann, muss die kreisende Erregungsfront auf nicht refraktäres Gewebe, die so genannte „erregbare Lücke", treffen (Abb. 9.**10**).

> Das Prinzip der antitachykarden Stimulation beruht auf einer Penetration elektrischer Impulse in die erregbare Lücke des Wiedereintrittskreises, so dass die Erregungsfront der Kammertachykardie auf refraktäres Gewebe trifft und damit erlischt.

Die **Effektivität der antitachykarden Stimulation** wird durch folgende Einflussfaktoren beeinflusst:

- Nähe des Stimulationsortes zum Wiedereintrittskreis,
- Zykluslänge der Kammertachykardie und
- Größe der erregbaren Lücke.

Weit vom Stimulationsort gelegene Reentry-Kreise, schnelle Kammertachykardien und eine kleine erregbare Lücke vermindern die Effektivität der antitachykarden Stimulation. Zur antitachykarden Stimulation werden kurze Salven von Schrittmacherimpulsen abgegeben mit einer Zykluslänge, die 10–20 % unter der der Kammertachykardie liegen (Abb. 9.**11**). In der Regel werden mehre Versuche und eine zunehmende Anzahl der Impulse programmiert, um die Wahrscheinlichkeit der Terminierung der ventrikulären Tachykardie zu erhöhen.

Die Voltage muss bei der antitachykarden Stimulation ausreichend hoch (meist 7,5 V) programmiert sein, um eine effektive Stimulation gewährleisten zu können.

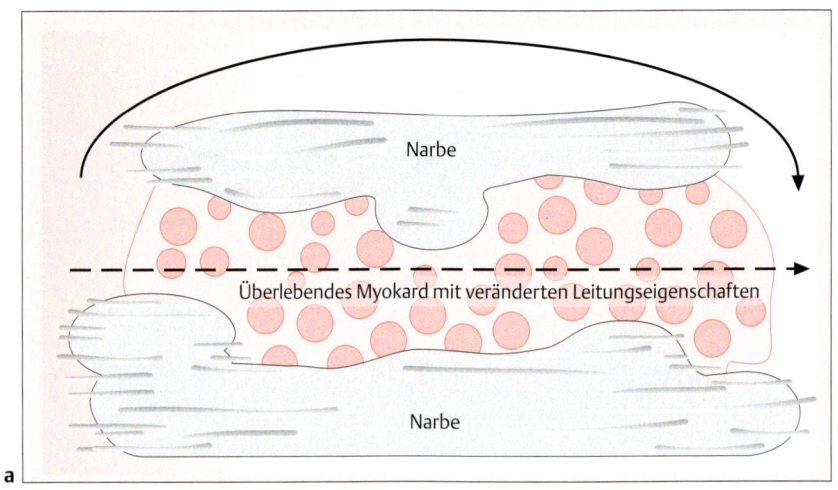

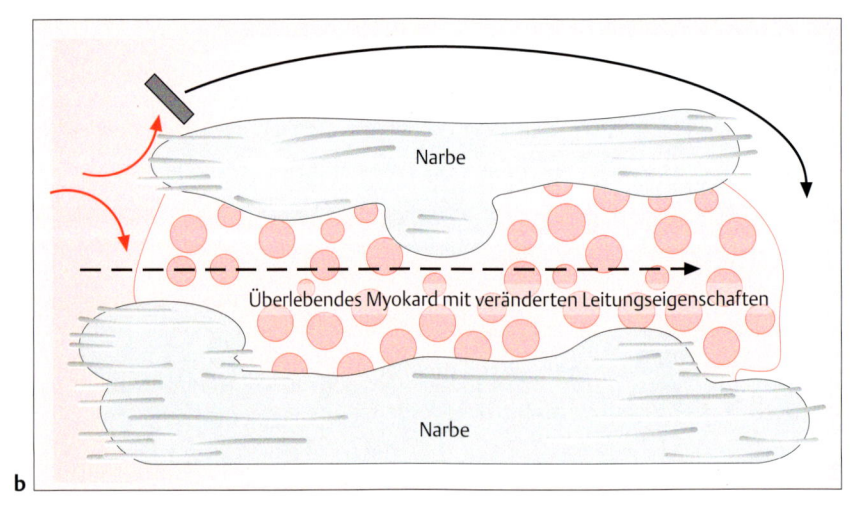

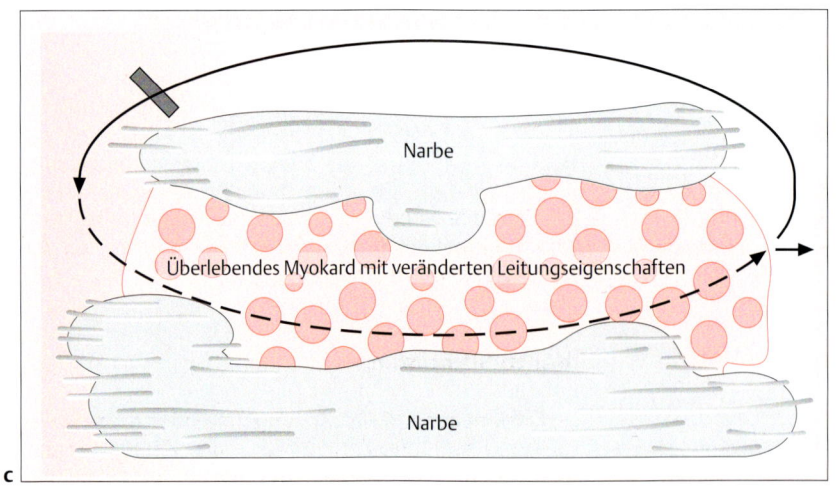

Abb. 9.9a–c Entstehung eines Reentry-Kreises.
a Elektrische Leitung parallel über Myokard mit physiologischen Leitungseigenschaften (durchgezogener Pfeil) und über ein Areal mit verzögerter Leitung (gestrichelter Pfeil).
b Ein vorzeitig einfallender Impuls (rote Pfeile) trifft im Myokard auf refraktäres Gewebe, so dass ein unidirektionaler Block (schwarzer Balken) entsteht und die Erregungsfront über das Areal mit verzögerter Leitung weitergeleitet wird.
c Nach Passage des Areals mit verzögerter Leitung erreicht die Erregungsfront nicht mehr refraktäres Myokard und kann in entgegengesetzter Richtung weitergeleitet werden und so den Reentry-Kreis schließen.

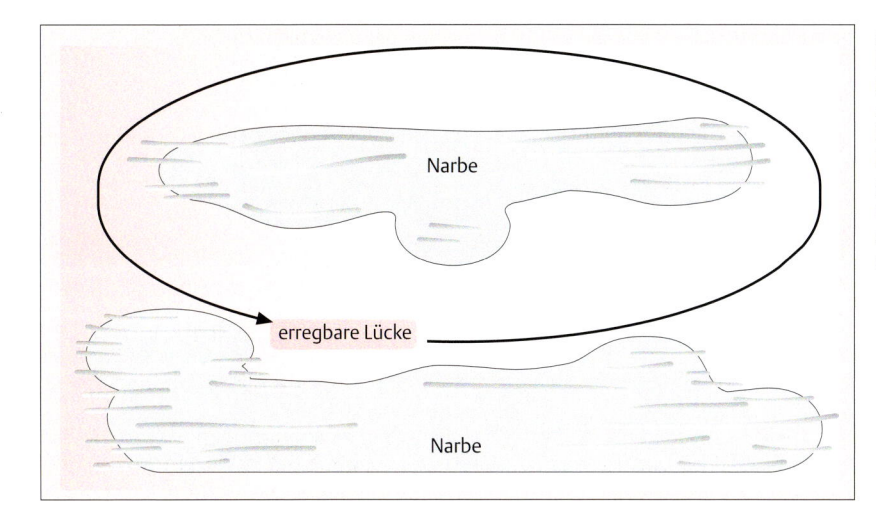

Abb. 9.10 Schematische Darstellung eines Wiedereintrittskreises (Pfeil) in der Infarktrandzone, der eine Kammertachykardie unterhält. Durch elektrische Stimulation des Myokards kann die erregbare Lücke geschlossen werden, so dass die Erregungsfront der Kreiserregung auf refraktäres Gewebe trifft und somit erlischt.

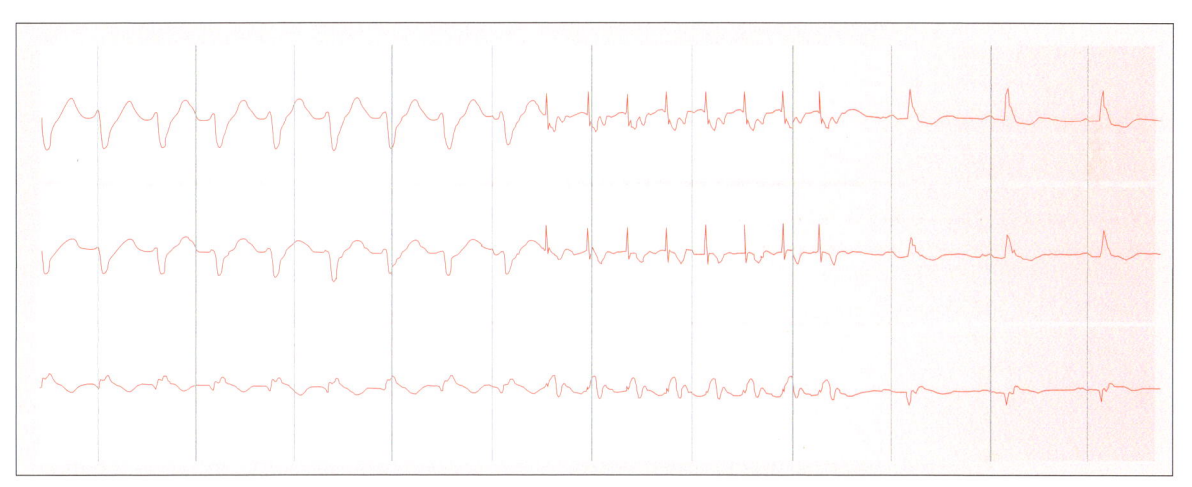

Abb. 9.11 Terminierung einer langsamen ventrikulären Tachykardie mit einer Burst-Stimulation mit 8 Impulsen.

Antitachykarde Stimulationsformen

Zur Überstimulation von Reentry-Tachykardien stehen unterschiedliche Verfahren zur Verfügung:

Burst-Stimulation

Bei dieser Stimulationsform werden das Stimulationsintervall, das Kopplungsintervall und die Anzahl der Stimulationsimpulse programmiert. Das Stimulationsintervall wird aus einem programmierten Prozentsatz der Zykluslänge der Kammertachykardie errechnet. Das Intervall zwischen den Stimulationsimpulsen innerhalb einer Impulsserie bleibt konstant (Abb. 9.12).

Es werden in der Regel mehrere Versuche programmiert, wobei die Anzahl der Stimulationsimpulse von Versuch zu Versuch zunimmt.

Ramp-Stimulation

Es wird neben der Anzahl der Stimulationsimpulse ein Intervall programmiert, um das sich die Zykluslänge von Stimulus zu Stimulus innerhalb einer Stimulation verkürzt (Abb. 9.13). Das erste Stimulationsintervall innerhalb eines Stimulationsversuchs wird mit einem programmierbaren Prozentsatz der aktuellen ventrikulären Tachykardie abgegeben.

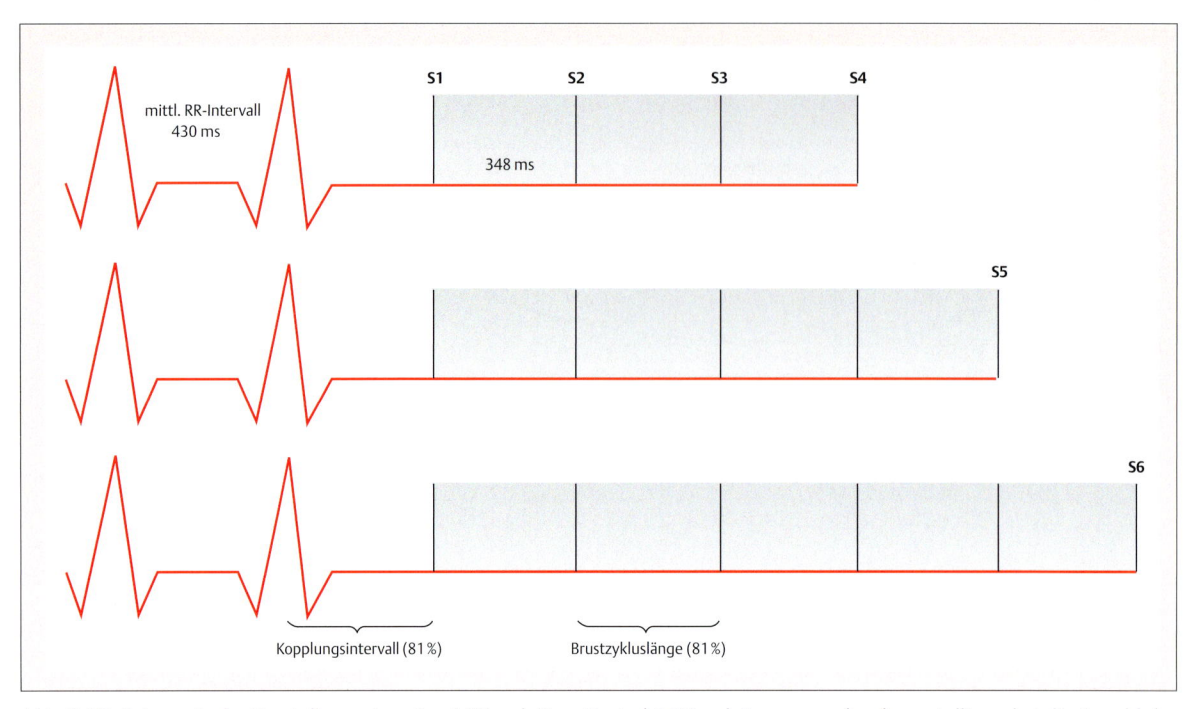

Abb. 9.12 Schematische Darstellung einer Burst-Stimulation. Es sind 3 Stimulationsversuche dargestellt, wobei die Anzahl der Stimulationsimpulse (s) von Versuch zu Versuch um 1 zunimmt. Es werden bis zu 6 Impulse gleicher Zykluslänge abgegeben. Die Burst-Zykluslänge ist frei programmierbar und wurde in diesem Beispiel auf 81 % der mittleren Zykluslänge der detektierten Kammertachykardie gesetzt. Das Kopplungsintervall (in diesem Beispiel ebenfalls 81 % der Zykluslänge der Kammertachykardie) kann ebenfalls programmiert werden.

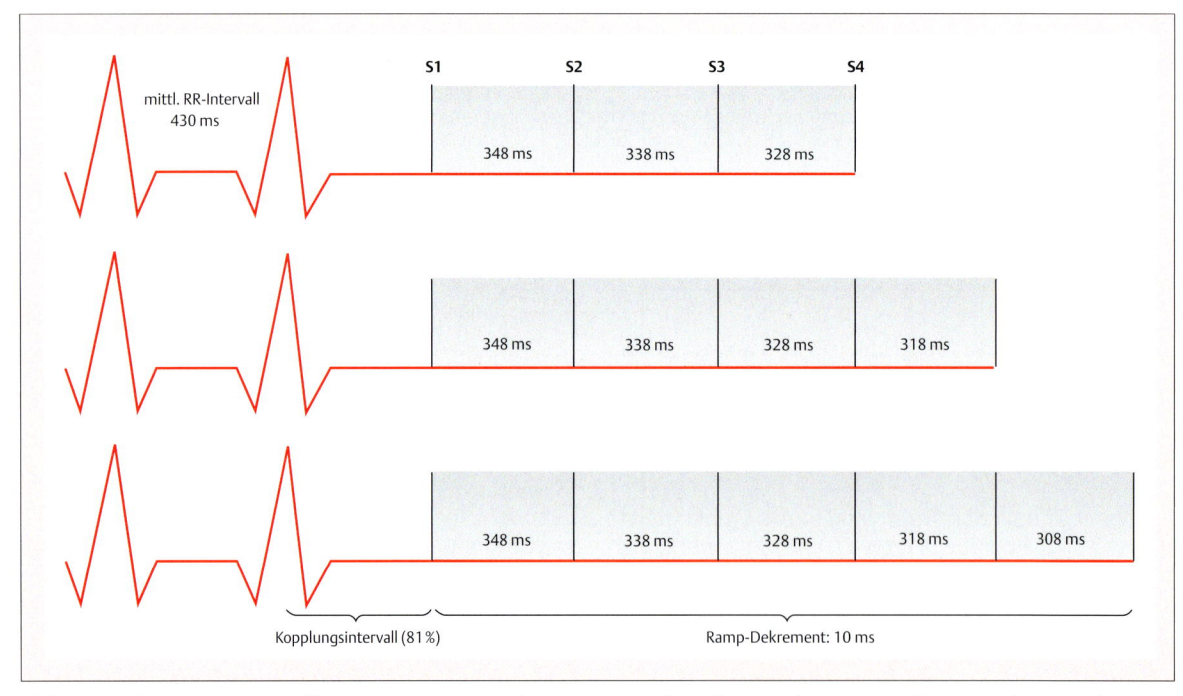

Abb. 9.13 Schematische Darstellung einer Ramp-Stimulation. Dargestellt sind 3 Stimulationsversuche. Es werden zunächst 4 Impulse mit sich von Impuls zu Impuls verkürzender Zykluslänge abgegeben. Die Verkürzung der Stimulationsintervalle innerhalb einer Impulsserie wird durch ein programmiertes Ramp-Dekrement (in diesem Beispiel 10 ms) vorgegeben. Die Anzahl der Impulse nimmt von Versuch zu Versuch um 1 zu.

Scan-Stimulation

Hierbei handelt es sich um eine Stimulation, bei der das Startintervall zwischen einzelnen Versuchen verkürzt wird. Die Abnahme der Zykluslänge der Stimulationsimpulse von Impulsserie zu Impulsserie kann als Dekrement frei programmiert werden. Ein Scan-Schema kann sowohl mit einer Burst-Stimulation (Abb. 9.**14**) als auch mit einer Ramp-Stimulation (Abb. 9.**15**) kombiniert werden.

> Bei allen Stimulationsmodi wird in der Regel ein Mindestintervall für das Stimulationsintervall (z.B. 200 ms) vorgegeben, um eine Akzeleration der Arrhythmie mit Degeneration in Kammerflimmern zu vermeiden.

Die vorgestellten Stimulationsmodi sind hinsichtlich ihrer **Effektivität** prinzipiell vergleichbar (3), so dass die initiale Programmierung in Abhängigkeit von der persönlichen Präferenz des Arztes erfolgen kann. Man kann unabhängig von dem programmierten Stimulationsmodus von einer Konversionsrate von 78–96 % ausgehen (3, 4, 5, 7, 8, 9, 12). In 2–5 % kommt es bei antitachykarder Stimulation zu einer Akzeleration der Kammertachykardie bzw. zu einer Degeneration in Kammerflimmern (4, 9, 12).

Im Rahmen einer multivariaten Analyse zur Effektivität der antitachykarden Stimulation konnten eine Sinustachykardie unmittelbar vor Beginn der Kammertachykardie und eine fehlende Betablockertherapie als unabhängige **Einflussfaktoren** für eine frustrane antitachykarde Stimulation identifiziert werden (5).

Prädiktoren für eine Akzeleration der ventrikulären Tachykardie durch eine antitachykarde Stimulation sind eine Zykluslänge der Kammertachykardie unter 300 ms und eine kurzes Kopplungsintervall unter 81 % der Zykluslänge der Kammertachykardie (2).

Bei einigen Herstellern (z.B. Biotronik, Medtronic) kann ein Modus programmiert werden, der die Effektivität der antitachykarden Stimulation überwacht und ineffektive ATP-Versuche überspringt bzw. deaktiviert („ATP-Optimierung" oder „Smart-Modus"). Hierdurch kann eine automatische Optimierung der antitachykarden Stimulation erfolgen.

Empirische versus elektrophysiologisch geführte antitachykarde Stimulation

Die Vorstellung, dass die antitachykarde Stimulation durch eine Austestung im Rahmen einer elektrophysiologischen Untersuchung effektiver gemacht werden kann, hat sich in der klinischen Anwendung nicht bewahrheitet (9). Hierfür können im Wesentlichen zwei Gründe angeführt werden:

➤ Zum einen unterscheiden sich beim individuellen Patienten spontane Kammertachykardien hinsichtlich Morphologie und Zykluslänge z.T erheblich von in der elektrophysiologischen Untersuchung induzierten Kammertachykardien. In einer Vergleichsuntersuchung an 19 Patienten mit induzierbaren Kammertachykardien lag in 68 % bei spontanen aufgetre-

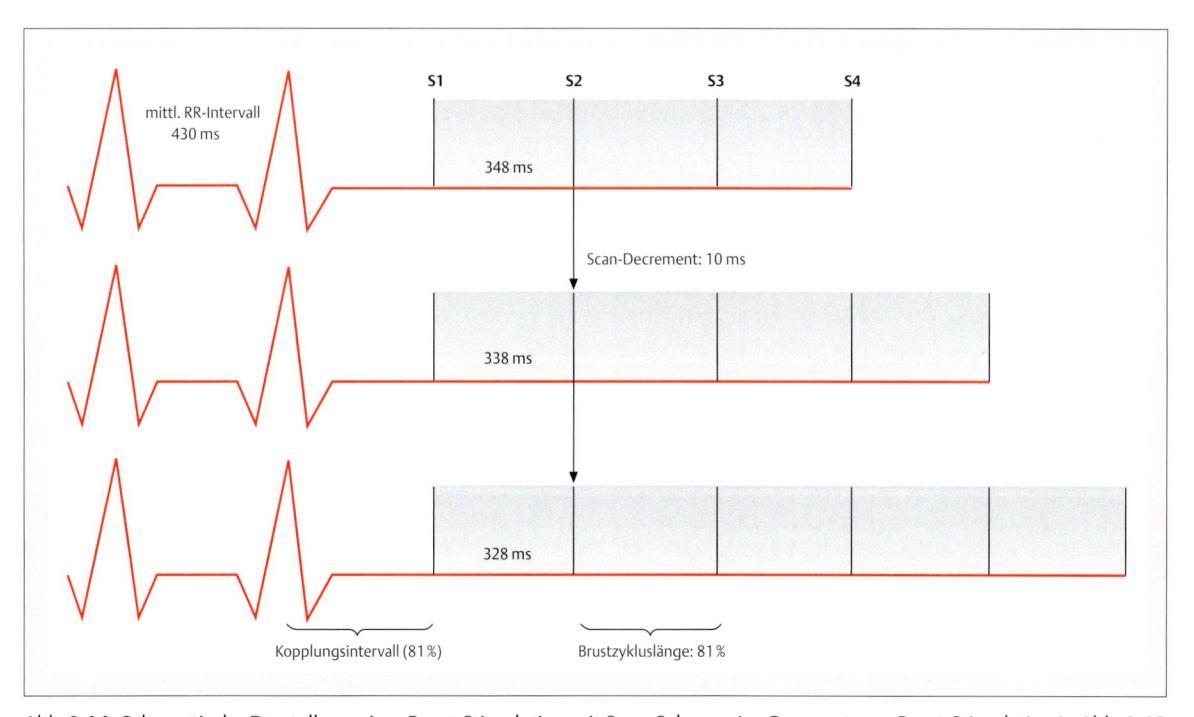

Abb. 9.**14** Schematische Darstellung einer Burst-Stimulation mit Scan-Schema. Im Gegensatz zur Burst-Stimulation in Abb. 9.**12** wird hier die Burst-Zykluslänge der Impulsserie um ein programmierbares Dekrement (in diesem Beispiel 10 ms) verkürzt.

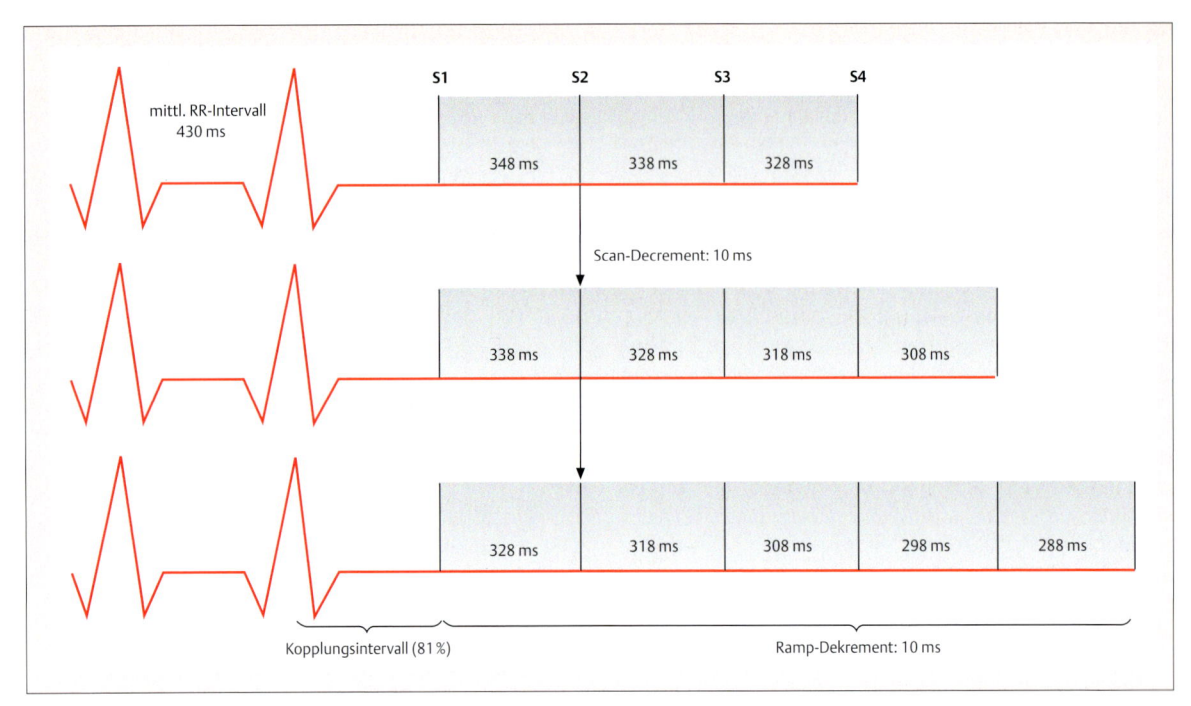

Abb. 9.15 Schematische Darstellung einer Ramp-Stimulation mit Scan-Schema. Im Gegensatz zur Ramp-Stimulation in Abb. 9.**13** wird hier das Startintervall der Impulsserie um ein programmierbares Dekrement (in diesem Beispiel 10 ms) verkürzt. Im Vergleich zur konventionellen Ramp-Stimulation (Abb. 9.**13**) wird durch das Scan-Schema mit wesentlich kürzeren Zykluslängen stimuliert. Hieraus resultiert eine aggressivere antitachykarde Stimulation, die mit einem höheren Risiko der Akzeleration der Kammertachykardie vergesellschaftet sein kann.

tenen ventrikulären Tachykardien eine unterschiedliche Morphologie mit längerer Zykluslänge vor (7).
- Zum anderen lässt sich bei einem Teil der Patienten mit Indikation zur ICD-Therapie im Rahmen einer programmierten Ventrikelstimulation keine Kammertachykardie induzieren, obwohl im Verlauf ventrikuläre Tachykardien auftreten.

Im prospektiven Vergleich von empirischer und getesteter antitachykarder Stimulation an 200 ICD-Trägern waren 90 % der Kammertachykardien mit empirischer Programmierung und 95 % der Kammertachykardien mit getesteter Programmierung terminiert worden (p < 0,01) (9). Bezogen auf den individuellen Patienten war die Erfolgsrate der antitachykarden Stimulation in beiden Gruppen vergleichbar (82 % in der Testgruppe vs. 85 % in der empirisch programmierten Gruppe; p = ns).

In beiden Gruppen konnten bei jeweils mehr als 60 % der untersuchten Patienten mindestens 90 % der auftretenden spontanen Kammertachykardien terminiert werden. Die empirische Programmierung der antitachykarden Stimulation stellt somit eine praktikable und sichere Verfahrensweise dar. In Einzelfällen kann dennoch eine **Überprüfung der Effektivität** der antitachykarden Stimulation notwendig sein:

- Beobachtete Proarrhythmie durch antitachykarde Stimulation,
- häufige ineffektive antitachykarde Stimulation und
- relevante Änderung der Stimulationsreizschwelle.

! Das empirisch programmierte Stimulationsschema muss im Rahmen der Nachsorge ständig hinsichtlich seiner Effektivität evaluiert werden und ggf. an die Arrhythmie des individuellen Patienten angepasst werden.

Antitachykarde Stimulation bei schnellen Kammertachykardien

Da die Wahrscheinlichkeit der Akzeleration der Kammertachykardie mit zunehmender Frequenz der Arrhythmie zunimmt und durch eine frustrane antitachykarde Stimulation eine Schockabgabe verzögert werden kann, wird im klinischen Alltag häufig die oberste Therapiezone mit alleiniger Schockabgabe („VF-Zone") ab einer Frequenz von 200 min^{-1} programmiert.

Bei bis zu 54 % der mit einem ICD versorgten Patienten muss jedoch mit dem Auftreten von schnellen Kammertachykardien einer Frequenz über 200 min^{-1} gerechnet werden, die potentiell einer schmerzlosen Überstimulation zugänglich sind (9).

In einer Untersuchung an 20 Patienten konnten im Rahmen des Krankenhausentlassungstests nach ICD-Implantation 55 % der induzierten schnellen Kammertachykardien mit Zykluslängen zwischen 220 und 300 ms mit einer einzigen Burst-Stimulation beendet werden (11). Der Stimulationsversuch führte unabhängig vom Stimulationsergebnis nicht zu einer Synkope während der schnellen Kammertachykardie.

In einer prospektiven Untersuchung an 220 ICD-Patienten wurden zwei Versuche einer Burst-Stimulation innerhalb einer Therapiezone mit einer Detektionsfrequenz zwischen 188 und 250 min^{-1} programmiert (10). Bei 25 % der Patienten traten schnelle Kammertachykardien auf. Die Erfolgsrate der antitachykarden Stimulation dieser ventrikulären Tachykardien lag bei 89 %. Eine Akzeleration wurde bei 4 % der behandelten schnellen Kammertachykardien beobachtet.

In einer anderen Untersuchung an 200 Patienten mit ICD konnten 81 % der schnellen Kammertachykardien mit einer Frequenz zwischen 200 min^{-1} und 250 min^{-1} mit maximal 3 Versuchen einer Ramp-Stimulation terminiert werden (9).

Eine Behandlung schneller Kammertachykardien mittels antitachykarder Stimulation ist in einem hohen Prozentsatz möglich. Die Detektionsgrenzen für die einzelnen Therapiezonen des ICDs sollten in der praktischen Anwendung jedoch individuell für den einzelnen Patienten festgelegt werden, und zwar in Abhängigkeit von

- der Klinik,
- dem Ausmaß der linksventrikulären Funktionseinschränkung und
- der hämodynamischen Toleranz der ventrikulären Tachykardien.

Stimulationsort

Bei Patienten, die mit einem Resynchronisationssystem mit ICD-Back-up versorgt werden, kann die antitachykarde Stimulation prinzipiell biventrikulär bzw. über die LV-Elektrode erfolgen. Über den Einfluss des Stimulationsorts auf den Erfolg der antitachykarden Stimulation liegen widersprüchliche Ergebnisse vor (1, 6):

In einer Untersuchung an 119 Patienten, die mit einem ICD mit biventrikulärer Stimulation versorgt wurden, war die antitachykarde Stimulation von induzierten Kammertachykardien bei biventrikulärer und rechtsventrikulärer Stimulation beim ersten Stimulationsversuch gleich effektiv (1).

Eine prospektive Untersuchung an 81 Patienten zeigte, dass die Konversionsrate von spontanen Kammertachykardien bei biventrikulärer antitachykarder Stimulation höher als bei rechtsventrikulärer antitachykarder Stimulation ist (6).

Zur abschließenden Beurteilung der Effektivität der antitachykarden links- bzw. biventrikulären Stimulation im Vergleich zur konventionellen rechtsventrikulären Stimulation müssen weitere prospektive Studien abgewartet werden.

Literatur

1. Bocchiardo M, Achtelik M, Gaita F, et al. VENTAK CHF/CONTAK CD Investigators. Efficacy of biventricular sensing and treatment of ventricular arrhythmias. Pacing Clin Electrophysiol. 2000; Nov; 23(11 Pt 2): 1989–91.
2. Fiek M, Hoffmann E, Dorwath U, Müller D, Steinbeck G. Long-term efficacy of antitachycardia pacing for treatment of ventricular tachycardia in patients with implantable cardioverter defibrillator. Z Kardiol 1999; 88: 815–822.
3. Gillis AM, Leitch JW, Sheldon RS, et al. A prospective randomized comparison of autodecremental pacing for burst pacing in device therapy for chronic ventricular tachycardia secondary to coronary artery disease. Am J Cardiol 1993; 72: 1146–1151.
4. Gross-Meininghaus D, Siebels J, Wolpert C, et al. Efficacy of antitachycardia pacing confirmed by stored electrograms. A retrospective study of 613 stored electrograms in implantable defibrillators. Z Kardiol 2002; 91: 396–403.
5. Koukam C, Lauwerier B, Klug D, et al. Effect of elevated heart rate preceeding the onset if ventricular tachycardia on antitachycardia pacing effectiveness in patients with implantable cardioverter defibrillators. Am J Cardiol 2003; 92: 26–32.
6. Kühlkamp V; InSync 7272 ICD World Wide Investigators. Initial experience with an implantable cardioverter-defibrillator incorporating cardiac resynchronization therapy. J Am Coll Cardiol. 2002; 39(5): 790–7.
7. Manahan KM, Hadjis T, Hallet N, Casavant D, Josephson ME. Relation of induced to spontaneous ventricular tachycardia from analysis of stored far-field implantable defibrillator electrograms. Am J Cardiol 1999; 83: 349–353.
8. Porterfield JG, Porterfield LM, Smith BA, Bray L, Voshage L, Martinez A, and the VENTAK PRx phase I investigators. Conversion rates of induced versus spontaneous ventricular tachycardia by a third generation cardioverter defibrillator. PACE 1993; 16: 170–173.
9. Schaumann A, zur Mühlen F, Herse B, Gonska BD, Kreuzer H. Empirical versus tested antitachycardia pacing in implantable cardioverter defibrillators. A prospective study in 200 patients. Circulation 1998; 97: 66–74.
10. Wahten MS, Sweeney MO, DeGroot PJ, et al. for the painFREE investigators. Shock reduction using antitachycardia pacing for spontaneous rapid ventricular tachycardia in patients with coronary artery disease. Circulation 2001; 104: 796–801.
11. Weber M, Block M, Bänsch D, et al. Antitachycardia pacing for rapid VT during ICD charging: a method to prevent ICD shocks. PACE 2002; 24: 345–351.
12. Wietholt D, Block M, Isbruch F, et al. Clinical experience with antitachycardia pacing and improved detection algorithms in a new implantable cardioverter-defibrillator. J Am Coll Cardiol 1993; 15: 885–894.

ICD-Detektionsalgorithmen

W. Koglek, J. Brandl

Das Wichtigste in Kürze

Noch immer gehört die inadäquate Schockabgabe zu den häufigsten unerwünschten Ereignissen in der ICD-Therapie. Ziel eines Detektionsalgorithmus ist deshalb nicht nur, lebensbedrohliche ventrikuläre Arrhythmien sicher zu erkennen (Sensitivität), sondern auch, inadäquate Therapieeinsätze zu vermeiden (Spezifität). Grundlegende Voraussetzung dafür ist die exakte Detektion intrakardialer Signale, die zwischen ventrikulären und atrialen Ereignissen diskriminiert und Störsignale wie T-Wellen und Myosignale ausblendet.

Während anfänglich Einkammer-ICD-Systeme nur ventrikuläre Ereignisse zur Therapieentscheidung nutzen konnten, verfügen Zweikammer-Defibrillatoren über atriale und ventrikuläre Wahrnehmung und damit über bessere Möglichkeiten, zwischen ventrikulärer und supraventrikulärer Tachykardie zu unterscheiden. Mit Erhöhung der Spezifität konnte die Zahl inadäquater Therapien vermindert werden.

Nicht abschließend gelöst ist die Differenzierung folgender Rhythmusstörungen: Vorhofflimmern mit pseudoregelmäßiger Überleitung oder atrialem Undersensing, ventrikuläre Tachykardien (VT) mit retrograder VA-Leitung, Sinustachykardien mit AV-Block I. Grades, supraventrikuläre Tachykardien (SVT) mit atrialem Undersensing, sofern die Kammerfrequenz in der Flimmerzone detektiert wird.

Trotz der Verbesserungen durch die Zweikammer-Technik bleibt das **Problem inadäquater VT-Detektion** und -Therapie deshalb bestehen und kann durch Ausnützung aller Programmieroptionen nur minimiert werden.

Wahrnehmungsfunktion

Aufgabe eines ICDs ist die Erkennung und Therapie von lebensbedrohlichen ventrikulären Arrhythmien. Um dieser Anforderung gerecht zu werden, ist die sichere Erkennung der intrakardialen Signale nötig. Die Wahrnehmungsfunktion entscheidet also mit über die Qualität des Detektionsalgorithmus. Um inadäquate Therapien zu vermeiden, muss zwischen ventrikulären und atrialen Signalen unterschieden und die Wahrnehmung von Störsignalen wie T-Wellen, Myosignalen, Fernfeld-R-Wellen und externen Störquellen verhindert werden. Dass dies in der Vergangenheit nicht immer gelang und auch heute nicht endgültig gelöst ist, belegt eine Quote inadäquater Schockabgaben, die in der Literatur mit 10–41 % angegeben wird (3, 4, 7, 12, 13, 17).

Werden unter Sinusrhythmus Kammersignale mit hohen Amplituden (> 7 mV) und einer guten slew rate (0,5–3,0 V/s) wahrgenommen, können die Signale unter Kammerflimmern dramatisch einbrechen und sollten trotzdem sicher erkannt werden (Abb. 9.**16**). Dasselbe gilt für die atriale Wahrnehmung bei Zweikammer-ICDs, wenn unter Vorhofflimmern das atriale Signal von 2–3 mV auf 0,2 mV abfällt und die slew rate entsprechend klein wird. Eine primär hochempfindliche Einstellung würde auf der einen Seite die Detektionssicherheit erhöhen, auf der anderen Seite Oversensing heraufbeschwören und inadäquate Schocks ermöglichen.

> Die Forderung, über alle Bereiche ausreichende Wahrnehmungsempfindlichkeit vorzuhalten und gleichzeitig die Fehlwahrnehmung von Störsignalen zu mindern, wird von speziellen Detektionsalgorithmen mit automatischer Anpassung der Wahrnehmungsempfindlichkeit erfüllt.

Blanking- und Refraktärzeiten

Ausblendzeiten werden auch als absolute Refraktärzeiten des atrialen und ventrikulären Wahrnehmungskreises bezeichnet. Signale, die während dieser Periode auftreten, werden **vom Wahrnehmungsverstärker ignoriert**.

Ausblendzeit nach Stimulation: Damit vermeidet man die Wahrnehmung (Oversensing) der induzierten Kammerdepolarisation, von Nachpotentialen und T-Wellen. In der Regel ist die Ausblendzeit nach Stimulation im Vorhof (Zweikammer-ICD) und in der Kammer programmierbar (120–470 ms). Die werksseitigen Einstellungen sind eher kurz, um bei hohen Stimulationsfrequenzen die Detektion von VTs oder Kammerflimmern (VF) nicht zu beschränken. Damit der Stimulationsimpuls in der jeweils anderen Kammer nicht wahrgenommen wird, muss der nicht stimulierende Kanal für kurze Zeit ausgeblendet werden (Crossblanking).

Blankingzeit nach Wahrnehmung: Nach einem wahrgenommenen Ereignis wird ebenfalls eine Ausblendzeit gestartet, um eine Doppelwahrnehmung (double sensing) von Kammerkomplexen oder Polarisationssignalen zu verhindern. Diese Ausblendzeit beträgt ca. 120 ms und ist meist nicht programmierbar.

Automatische Wahrnehmungsanpassung

Bei herkömmlichen antibradykarden Schrittmachern werden Wahrnehmungsverstärker mit fix programmierbaren Empfindlichkeiten verwendet, weil die Signalhöhe (besonders der Kammern) nicht übermäßig schwankt. ICDs sollen gegenüber hohen Kammersignalen bei normalem Herzrhythmus nicht unnötig empfindlich, bei Kammertachykardien oder -flimmern dagegen sensitiv genug sein, um auch kleinste Ventrikelsignale erkennen zu können. Automatische Wahrnehmungsfunktionen dienen der Anpassung an die unterschiedlichen Signalstärken. Dafür gibt es **verschiedene Methoden**:

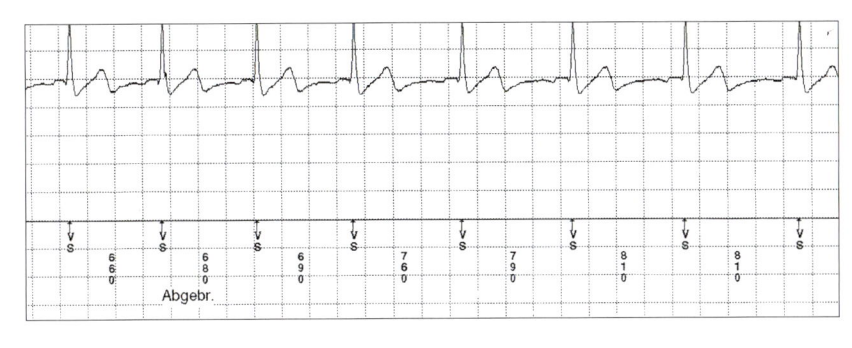

Abb. 9.16 Bipolares, rechtsventrikuläres Elektrogramm (V-EGM), obere Ableitung R-Wellen unter Sinusrhythmus, untere Ableitung ventrikuläre Signale bei Kammerflimmern. Bei den ventrikulären Flimmersignalen ist ein deutlicher Abfall der Amplituden und der slew rate sichtbar, trotzdem werden alle Signale wahrgenommen (VS = ventrikuläres Sensing).

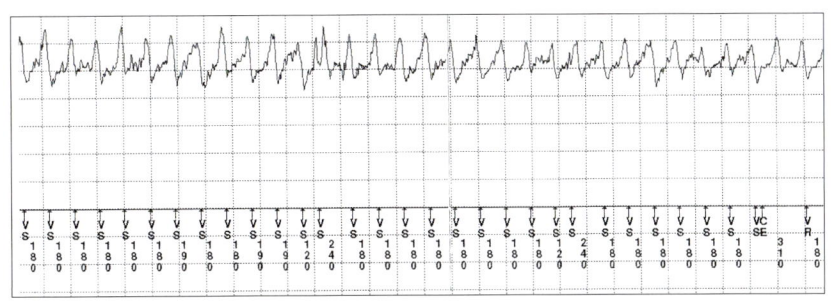

- Der Eingangsverstärker passt sich automatisch an die variierenden Signale an (automatic gain control). Bei dieser Funktion handelt es sich um ein Feedback-System, das unabhängig von der Höhe des detektierten Herzsignals (R-Welle) die Amplitude des Ausgangssignals hinter dem Wahrnehmungsverstärker konstant zu halten versucht. Unter- oder überschreiten die kardialen Signale ein bestimmtes Level, ändert sich die Verstärkung des Eingangssignals, die Schwelle für die Signalwahrnehmung nach Filter und Gleichrichter bleibt dagegen konstant (Abb. 9.17). Dies hat den theoretischen Nachteil, dass alle eingehenden Signale (Störsignale) verstärkt und erst im Filter oder Gleichrichter verarbeitet werden.
- Eine zweite Möglichkeit automatischer Wahrnehmungsanpassung ist die selbsttätige Variation der Empfindlichkeitsschwelle (automatic sensitivity control, auto-adjust threshold). Der prinzipielle Unterschied zur Verstärkeranpassung liegt darin, dass die Empfindlichkeitsanpassung die Schwelle für das bereits gefilterte und gleichgerichtete Signal regelt (Abb. 9.17) und Störsignale damit theoretisch weniger begünstigt werden. Firmenabhängig gibt es unterschiedliche Algorithmen, die sich im Detail und in der Einstellungsmöglichkeit unterscheiden. Die Grundfunktion des Algorithmus ist relativ einheitlich; dabei ist zwischen der Wahrnehmungsanpassung nach Sensing und nach Stimulation zu unterscheiden.

Wahrnehmungsanpassung nach Sensing: Die von den Elektroden eingehenden Signale werden immer gleich verstärkt, gefiltert, gleichgerichtet und die Amplitude vermessen. Je nach Signalamplitude passt sich automa-

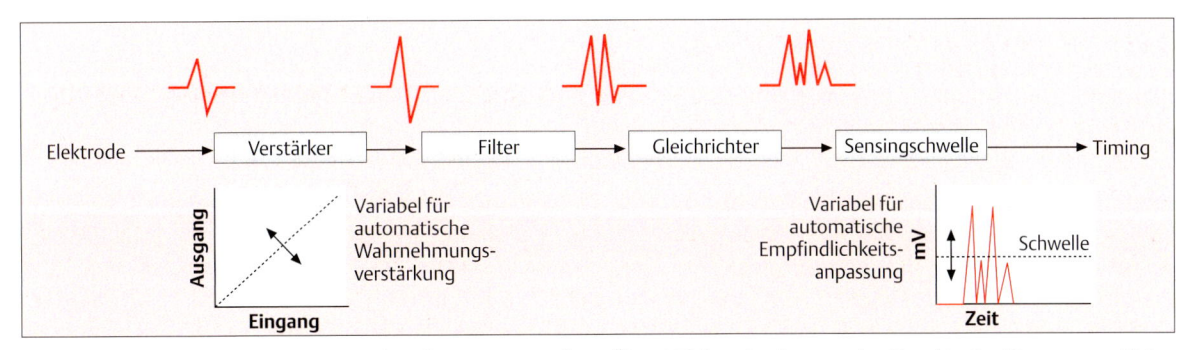

Abb. 9.17 Blockschaltbild eines ICD-Wahrnehmungsverstärkers. Über 2 Elektroden kommt das Signal in den Eingangsverstärker und wird für die weitere Verarbeitung aufbereitet. Anschließend passiert das Signal den Bandpassfilter, um T-Wellen, Myosignale und Interferenzsignale zu reduzieren, der Gleichrichter hebt danach die unterschiedlichen Polaritäten auf. Übersteigt die Spannung des gleichgerichteten Signals die Sensingschwelle, gilt das Signal als wahrgenommen und führt zur entsprechenden Timerfunktion.

tisch die Empfindlichkeit an, diese beträgt 75 % oder 50 % (je nach Algorithmus und Programmierung) der gemessenen Amplitude.

Ein **Beispiel** zur Verdeutlichung: Wird ein Signal mit 5 mV gemessen, stellt sich die Empfindlichkeit auf 3,75 mV bzw. 2,5 mV ein. Danach nimmt die Empfindlichkeit linear zu (der nummerische Wert nimmt ab; „decay"), bis die maximale, programmierbare Empfindlichkeit (z.B. 0,3 mV) erreicht ist. Die Abklingzeit bis zur maximalen Sensitivität variiert je nach Algorithmus zwischen 312 und 450 ms. Damit wird die Empfindlichkeit den unterschiedlichen Signalamplituden angepasst, so dass sie bei höherer Amplitude ab- und bei niedriger zunimmt.

Abhängig vom ICD-Typ kann durch Programmierung oder Algorithmus eine Mindest-Empfindlichkeitsstufe festgelegt sein: beträgt diese 3 mV und die gemessene R-Wellen-Amplitude 7 mV, so startet die Empfindlichkeit bei 3 mV. Wird bei der gleichen Einstellung eine R-Welle von 4 mV gemessen, so startet die Empfindlichkeit (wie oben beschrieben) bei 50 % der Amplitude (2 mV) und beginnt von dort mit dem linearen Anstieg bis zur maximalen Empfindlichkeit (Abb. 9.**18**).

Erfolgt die Festlegung der minimalen Empfindlichkeit automatisch über den Algorithmus, wird sie bei größeren R-Wellen Amplituden auf den 8-fachen Wert der programmierten maximalen Empfindlichkeit begrenzt. Dies bedeutet, dass bei einer maximal eingestellten Empfindlichkeit von 0,3 mV die minimale Empfindlichkeit (0,3 × 8) bei 2,4 mV liegt (Abb. 9.**19**). Die atriale Empfindlichkeitsautomatik arbeitet nach dem gleichen Prinzip, jedoch mit einer Abklingzeit von 200 ms.

Anhand eines praktischen **Beispiels** wird die Anpassung der Wahrnehmungsempfindlichkeit bei **T-Wellen-Oversensing** dargestellt (Abb. 9.**20**): Einem 63-jährigen Patienten wurde wegen Kammertachykardien bei einer linksventrikulären EF von 35 % ein VVI-ICD (Photon μVR St. Jude Medical) implantiert. Die maximale Wahrnehmungsempfindlichkeit wurde auf 0,3 mV programmiert, der Startwert betrug 62,5 % der gemessenen R-Welle (5 mV). Die ventrikuläre Refraktärzeit nach Stimulation war auf 250 ms eingestellt, die Grundfrequenz auf 40 min^{-1} und die Ausgangsamplitude auf 2,5 V bei einer Impulsdauer von 0,5 ms. Bei der Nachkontrolle berichtete der Patient über einen Schock. Das gespeicherte EGM zeigte eine Entladung bei intermittierendem T-Wellen-Oversensing, das während Sinustachykardie (110 min^{-1}) etwa 200 ms nach dem Ventrikelsignal auftrat. Damit wurden die Detektionskriterien erfüllt und triggerten die Defibrillation.

Um das T-Wellen-Oversensing mit inadäquatem Schock zu vermeiden, stehen mehrere Möglichkeiten zur Verfügung:

➤ Die Anhebung der prozentualen Empfindlichkeit, bezogen auf die gemessene R-Welle, von 62,5 % auf 75 % (Ausgangswert der Empfindlichkeitszunahme, Abb. 9.**21a**).
➤ Die Einstellung einer Verzögerung für den Beginn Empfindlichkeitszunahme (delay decay; Abb. 9.**21b**).
➤ Eine Umprogrammierung der maximalen Empfindlichkeit von 0,3 mV auf einen nummerisch höheren Wert.

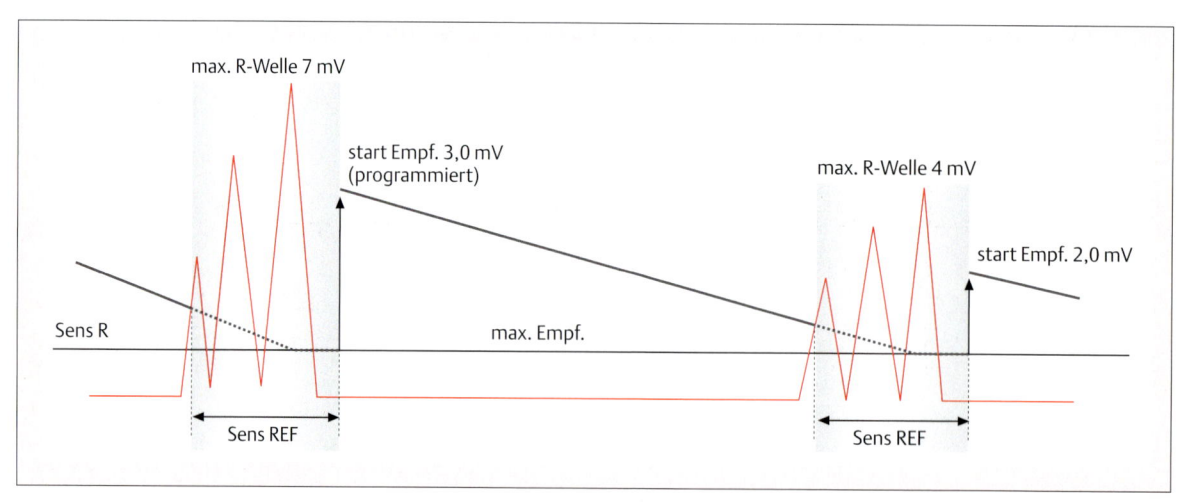

Abb. 9.**18** Automatische Empfindlichkeitsanpassung (automatic sensitivity control). Nach Wahrnehmung der R-Welle (Sens R) wird die Refraktärzeit nach Wahrnehmung gestartet (Sens REF). Die Messung der maximalen R-Welle (7 mV) erfolgt innerhalb der Refraktärzeit. Ist die programmierte Empfindlichkeit höher (nummerisch kleiner) als 50 % der gemessenen R-Welle (3,5 mV), beginnt der Start der neuen Empfindlichkeit (start Empf.) mit dem programmierten Wert (3,0 mV). Während des linearen Anstiegs der Empfindlichkeit wird kurz vor Erreichen der maximalen Empfindlichkeit eine neue R-Welle wahrgenommen. Die maximal gemessene R-Welle beträgt 4 mV, somit startet die neue Empfindlichkeit mit 2 mV (50 %).

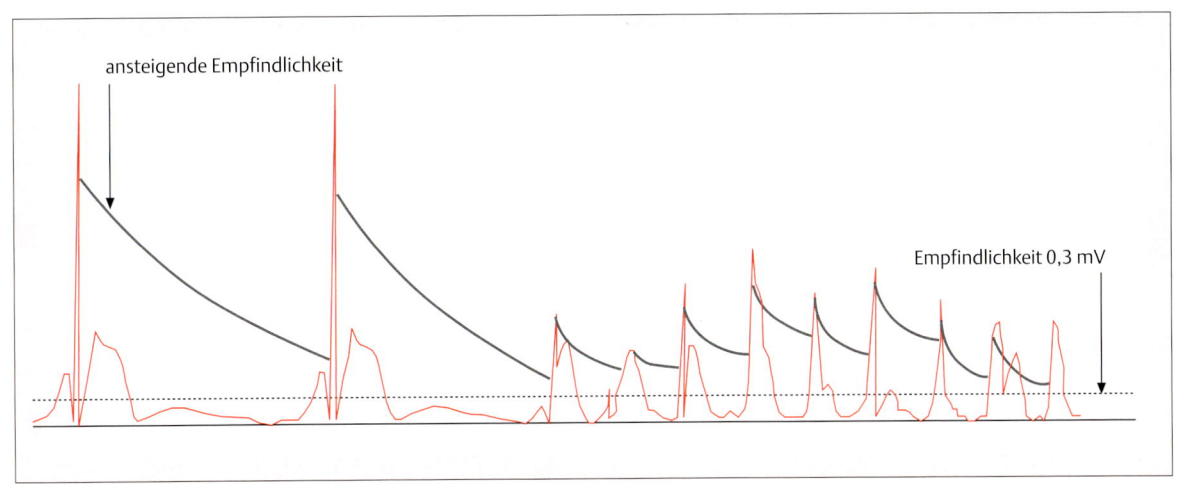

Abb. 9.19 Schematische Darstellung der Empfindlichkeitsanpassung bei Auftreten von spontanem Kammerflimmern. Prozessiertes intrakardiales Signal nach Filterung und Gleichrichtung.

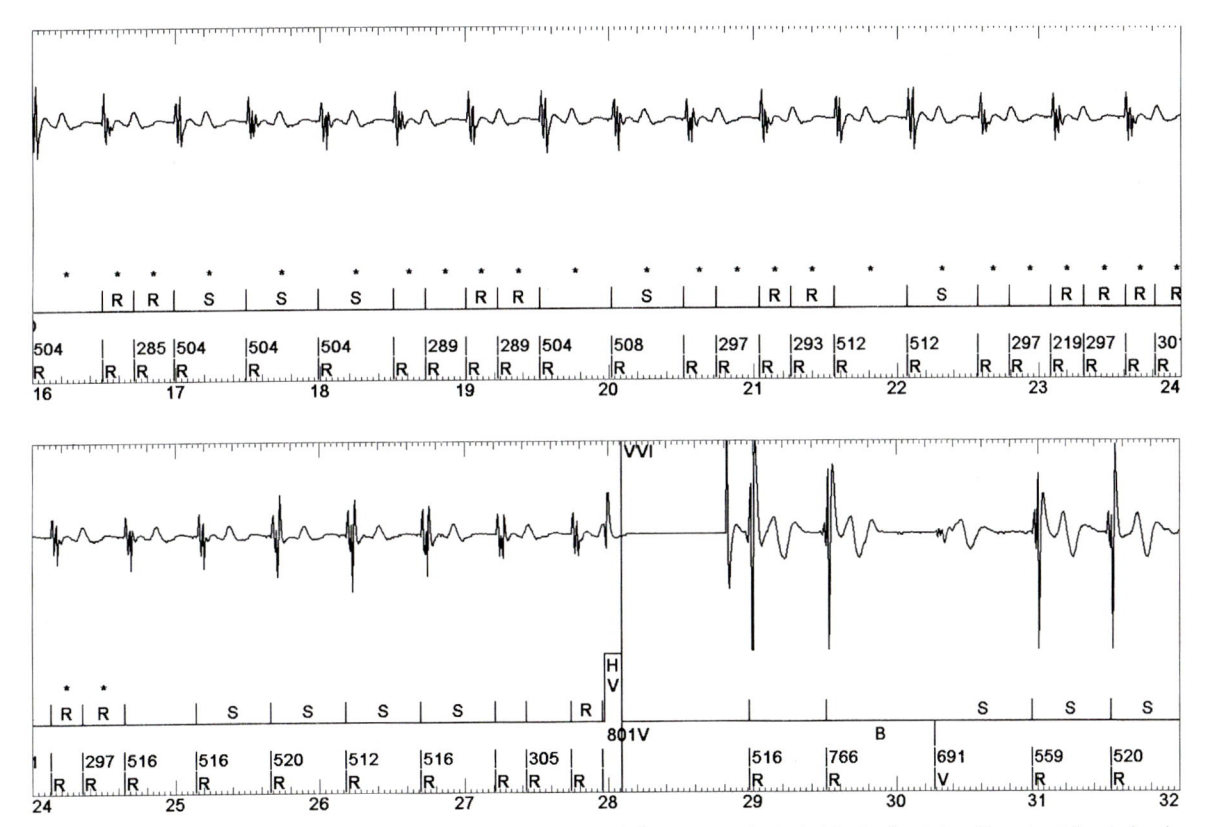

Abb. 9.20 Speicher-EGM-Ausschnitt von einem Einkammer-ICD (Photon μVR St. Jude Medical) mit inadäquater Schockabgabe (HV), bei T-Wellen-Oversensing. Die gesamte Speicherdauer des EGM beträgt 40 s, die Schockabgabe mit 801 V erfolgt 28 s nach Beginn der Registrierung.

Alle drei Möglichkeiten können zur Problemlösung führen, sollten jedoch nur einzeln angewandt werden, denn jede einzelne Änderung kann sich auf die Detektion von Kammerflimmern auswirken.

Beide Einstellmöglichkeiten in Abb. 9.21 sind in der Lage, das T-Wellen-Oversensing zu verhindern, jedoch ist Vorsicht geboten, weil sich damit die Wahrnehmungsempfindlichkeit ändert und die VF-Detektion beeinträchtigt werden kann. Jede Änderung sollte deshalb Anlass sein, einen VF-Erkennungstest durchzuführen.

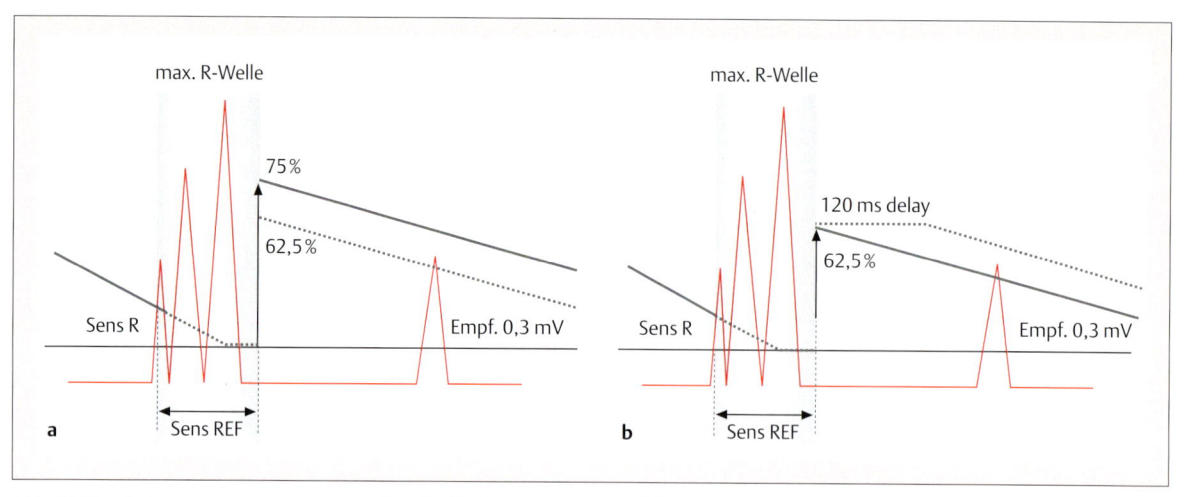

Abb. 9.21a Anhebung der prozentualen Empfindlichkeit, bezogen auf die gemessene R-Welle, von 62,5 % auf 75 %;
b Verzögerung des Beginns der Empfindlichkeitszunahme (delay decay) um 120 ms; beide Maßnahmen würden das T-Wellen-Oversensing vermeiden (gestrichelter Empfindlichkeitsverlauf). Zu beachten ist, dass sich in jedem Fall die Wahrnehmungsempfindlichkeit ändert und damit ein VF-Erkennungstest notwendig wird.

Detektionsalgorithmen

Initiale Erkennung – Frequenzkriterium

ICDs verfügen meist über **3 verschiedene Detektions- und Therapiezonen**, um angemessen und auf die jeweilige Rhythmusstörung abgestimmt reagieren zu können (Abb. 9.22). Jede Zone stellt einen Bereich verschiedener Herzfrequenzen dar. Die programmierte Frequenz (z.B. 150 min^{-1} = 400 ms) bestimmt das minimale Intervall, das von der ventrikulären Zykluslänge (R-R-Intervall) unterschritten werden muss, um für die jeweilige Zone klassifiziert zu werden. Die fortlaufend gemessenen ventrikulären Zykluslängen (R-R-Intervalle) werden den entsprechenden Zonen zugeordnet.

- Die **erste Zone** wird bei Bedarf für langsame ventrikuläre Tachykardien (VT, Zone A, VT1-Zone),
- die **zweite** für schnelle ventrikuläre Rhythmen (FVT, Zone B, VT-Zone) und
- die **dritte** für Kammerflimmern (VF, Flimmerzone, VF-Zone) verwendet.

Für die einzelnen Zonen können unabhängig verschiedene Therapieformen (antitachykarde Stimulation, Kardioversion, Defibrillation) gewählt werden. Zwischen den Zonen können sich die Detektionsalgorithmen in Sensitivität und Spezifität unterscheiden. Für die Erkennung und Klassifizierung einer hämodynamisch stabilen, langsamen Kammertachykardie (slow VT) ist eine hohe Spezifität von Vorteil, weil die Verwechslung mit beschleunigten Sinusrhythmen inadäquate Schocks zur Folge hätte. Für die Detektion von Kammerflimmern wird größtmögliche Sensitivität benötigt, weil ausbleibende Wahrnehmung (Underdetection) fatale Folgen hätte.

Je nach Hersteller tragen die Detektionszonen unterschiedliche Bezeichnungen, sind funktionell jedoch vergleichbar.

Auswahl und Programmierung der Frequenz-Detektionszonen

Zahl und Zuschnitt der gewählten Detektionszonen sind von der Arrhythmieform des Patienten abhängig und sollten sich grundsätzlich auf den wirklichen Bedarf beschränken.

Die **Wahl nur einer Detektionszone** ist bei Patienten sinnvoll, die ausschließlich Kammerflimmern oder hämodynamisch nicht tolerierte schnelle VTs aufweisen. Bei Programmierung der VF-Zone ist eine Sicherheitsmarge zwischen dem gewählten VF-Intervall und dem vom Detektionsalgorithmus tatsächlich festgestellten R-Wellen-Intervall bei Kammerflimmern einzukalkulieren. Typisch für den X-aus-Y-Erkennungsalgorithmus ist die Detektion von 70–80 % der Flimmerintervalle, weil Undersensing einzelner Ventrikelsignale kaum vermeidbar ist. In mehr als 99,5 % der Episoden von Kammerflimmern liegen 75 % der Flimmerintervalle unter 200 ms (19), so dass die Einstellung der VF-Zone auf 270 ms ausreichende Sicherheit bietet. Selbstverständlich sind Überlappungen mit schnellen Sinustachykardien zu berücksichtigen.

Für Patienten, bei denen auch ventrikuläre Tachykardien auftreten, ist eine **Zweizonen-Einstellung** notwendig. Zu beachten ist, welcher Detektionsalgorithmus Verwendung findet. Bei konsekutiver Intervallzählung sollte das Detektionsintervall die Tachykardie-Zykluslänge um etwa 40 ms übersteigen. Eine adäquate Breite der Detektionszone verhindert, dass stark

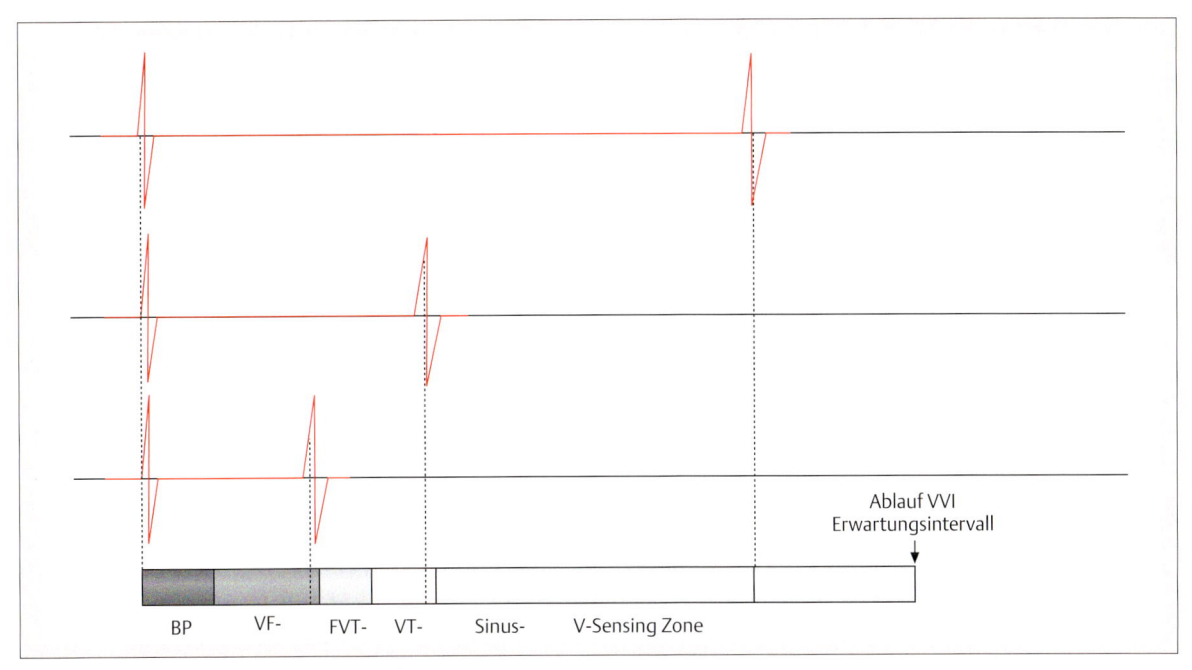

Abb. 9.22 Frequenz-Detektionszonen mit zugehörigen Intervallen: Ventrikuläre Flimmerzone (VF): 300 ms; Zone schneller ventrikulärer Tachykardien (FVT): 380 ms; ventrikuläre Tachykardiezone (VT): 450 ms. BP = Blankingzeit nach ventrikulärer Wahrnehmung: 120 ms.

variierende Zykluslängen die Zähler zurückstellen und eine Fehldetektion der VT verursachen. Dies gilt auch für Algorithmen, die ein kombiniertes Zählkriterium verwenden.

Die **Aktivierung aller drei Detektionszonen** bleibt Patienten mit komplexen Rhythmusstörungen vorbehalten. Dies gilt etwa, wenn zwei unterschiedliche VTs unterschiedliche ATP-Therapie benötigen. Dies gilt auch für schnelle, mit ATP terminierbare ventrikuläre Tachykardien (fast ventricular tachykardia FVT), deren Zykluslänge mit der Flimmer-Detektionszone überlappt und eine zusätzliche Detektionsmöglichkeit benötigt. Bei dieser Option, FVT-Detektion über VF-Counting, wird für die FVT-Zone (fast tachycardia interval, FTI) eine kürzere Zykluslänge als für die VF-Detektionszone eingestellt (9).

Die **Detektionszone für niedrige Herzfrequenzen** kann als reine Monitor-Zone genutzt werden, wenn die Detektion aktiviert und die Therapie deaktiviert ist. Bei dieser Einstellung kann es zur Interaktion zwischen den Zählern in der Monitor- und der nächst höheren Detektionszone kommen. Dies ist dann der Fall, wenn der Zähler in der höhergelegenen Zone durch ein einzelnes längeres Intervall, das in die Monitorzone fällt, auf Null gestellt wird.

> Diese Interaktion kann die Zahl der gültigen Intervalle in der höheren Zone mindern, die Befriedigung des Zählerkriteriums verzögern und damit die Therapie verspätet einsetzen lassen (19).

Frequenzbasierte Algorithmen zur Detektion von Kammerflimmern

Unabhängig von der verwendeten Sensing-Technik (automatic gain control oder automatische Wahrnehmungsanpassung) lässt sich Undersensing bei Kammerflimmern nicht vollständig vermeiden. Die Frequenz-Detektionsalgorithmen müssen deshalb einen gewissen Grad von Undersensing tolerieren. Die verwendeten Algorithmen unterscheiden sich zwar herstellerspezifisch, sind in der Funktion und im Grad der Zuverlässigkeit jedoch ähnlich.

Zur Anwendung kommen

➤ die so genannten X-aus-Y-Kriterien,
➤ die X%-aus-Y-Kriterien oder
➤ Durchschnittsintervall-Kriterien.

Erfolgt eine kontinuierliche Messung des R-R-Intervalls und ist das gemessene Intervall kürzer als das programmierte ventrikuläre Flimmer(VF-)Intervall, wird der VF-Zähler um 1 erhöht, bis die vorgegebene Anzahl X (z.B. 12) der zu detektierenden Intervalle erreicht ist. Damit sind die VF-Kriterien für den ICD erfüllt und es wird die erste programmierte Therapie eingeleitet. Zusätzlich zur geforderten Zahl tachykarder Intervalle existiert noch ein gleitendes VF-Wahrnehmungsfenster, dessen Weite über eine programmierbare Anzahl beobachteter Zyklen festgelegt wird (Y; z.B. 16).

Kommt es bei der konsekutiven Messung der R-R Intervalle zum Undersensing von ein oder zwei Intervallen werden die VF-Kriterien ebenfalls erfüllt, wenn X (z.B. 12) Zyklen innerhalb des Wahrnehmungsfensters

(Y = 16 Zyklen) den VF-Zähler um 1 erhöhen (X-aus-Y-Kriterium) (Abb. 9.23). Das zur Diagnose einer Tachykardie geforderte X-aus-Y-Kriterium kann programmiert werden (18/24, 24/32, 30/40); das Verhältnis von 75 % zwischen X und Y bleibt dabei konstant.

Das X-aus-Y-Kriterium wird in ein reines X-Zähler-Kriterium überführt, wenn X konsekutive RR-Intervalle in der Flimmerzone gezählt werden. Wenn z.B. das Kriterium 8 (X) aus 12 (Y) zur Anwendung kommt und 8 aufeinander folgende Zyklen in der VF-Zone liegen, gilt das Kriterium bereits als erfüllt. Herstellerspezifisch (Biotronik) ist zu beachten, dass die Anzahl der X Intervalle zur VF-Detektion kleiner als die Anzahl der X Intervalle in den VT-Zonen gewählt ist, um die Detektionspriorität (Sensitivität) für Kammerflimmern zu erhöhen.

Das X-aus-Y-Kriterium kann durch eine Funktion erweitert werden, die nach Bestätigung der Tachykardie die Therapie für einen programmierbaren Zeitraum zurückhält und während dieser „Anhaltedauer" das X-aus-Y-Kriterium weiter überprüft. Ist das X-aus-Y-Kriterium erfüllt (8 aus 10), startet der Zeitgeber für die Anhaltedauer (z.B. 2 s). Erst wenn bis zum Ablauf dieser Zeit das Tachykardie-Kriterium erfüllt bleibt, wird die Therapie eingeleitet (Abb. 9.24). Ist der letzte Zyklus vor Ablauf des Zeitgebers länger als das Tachykardie-Intervall, wird die Therapie zurückgehalten. Sind weniger als 6 R-R Intervalle länger als das Detektionsintervall, wird der Zeitgeber für die Anhaltedauer auf Null gestellt und startet wieder, wenn das X-aus-Y-Kriterium erfüllt ist.

Ein anderer Detektionsalgorithmus bestimmt das aktuelle R-R Intervall und vergleicht es mit dem durchschnittlichen Intervall, das aus der aktuellen und den drei vorausgehenden Zykluslängen durch Mittelwertbildung errechnet wird. Wenn das aktuelle Intervall und der neue Mittelwert kleiner als das Detektionsintervall sind, wird der Flimmerzähler (VF-Zähler) um eins erhöht. Erreicht der VF-Zähler einen programmierbaren Mindestwert (8, 12, 16), so wird die Therapie eingeleitet (Abb. 9.25).

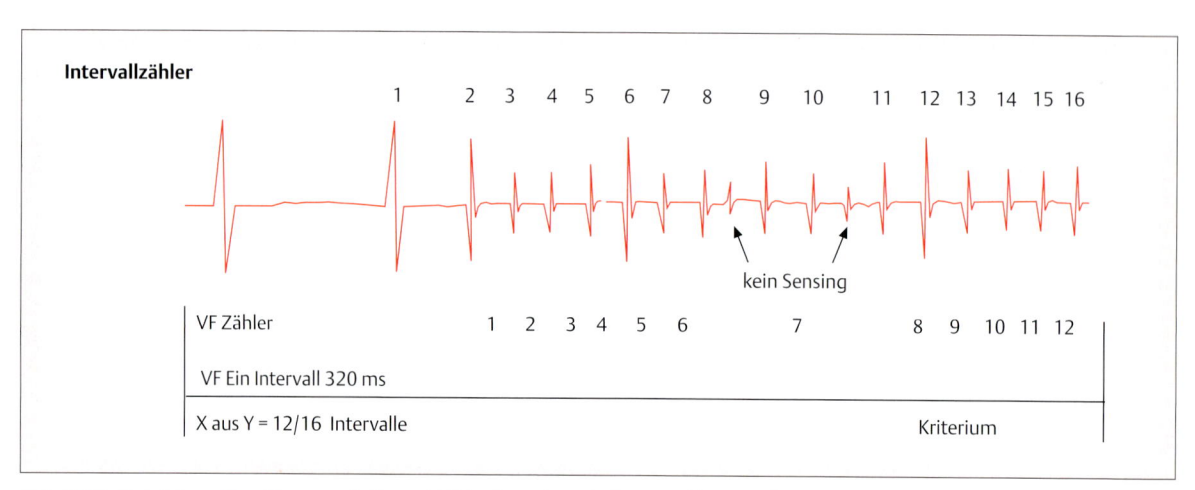

Abb. 9.23 Detektionsalgorithmus mit X-aus-Y-Kriterium; innerhalb 16 Zyklen werden 12 in der Flimmerzone detektiert, damit ist das Kriterium für VF erfüllt und die Therapie wird eingeleitet.

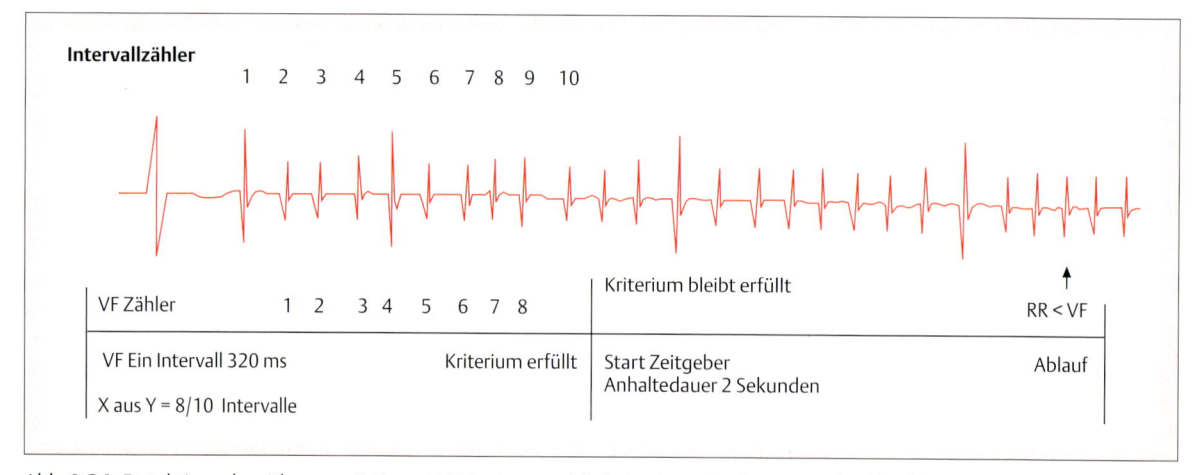

Abb. 9.24 Detektionsalgorithmus mit X-aus-Y-Kriterium und Anhaltedauer-Funktion. Nach Ablauf des Zeitgebers (2 s) liegt das letzte R-R Intervall innerhalb der VF-Zone, so dass die Therapie eingeleitet wird.

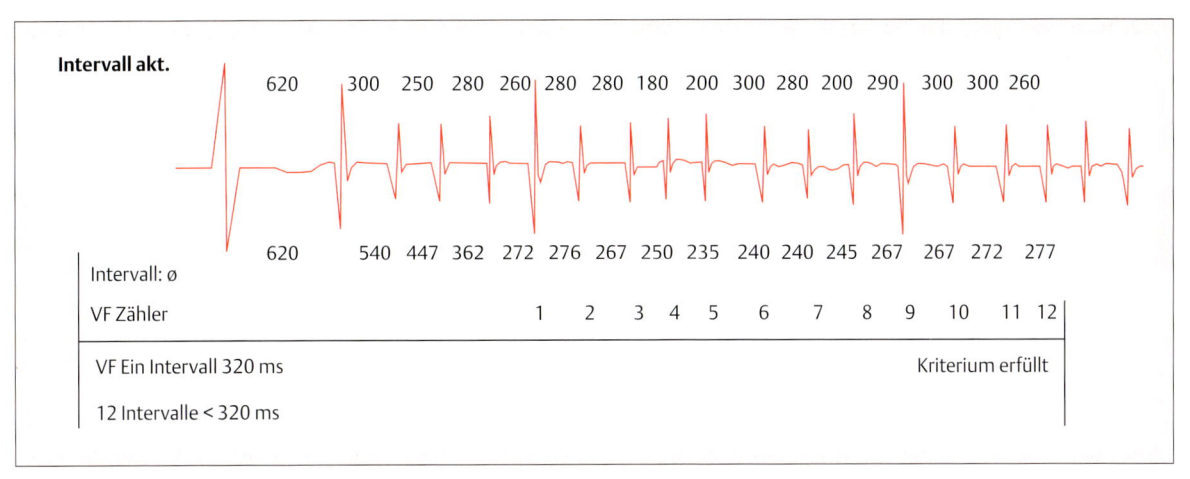

Abb. 9.25 Detektionsalgorithmus mit Vergleich des Intervallmittelwerts (im Durchschnitt) und des aktuellen R-R-Intervalls mit dem programmierten Tachykardie-Erkennungsintervall. Aus dem aktuellen und drei vorausgehenden Intervallen wird ein gleitender Mittelwert errechnet. Wenn der neue Mittelwert und das aktuelle Intervall kleiner als das Detektionsintervall sind, wird der VF Zähler um eins erhöht.

Ventrikuläre Tachykardie-Detektionsalgorithmen

Für die VT-Zonen 1 (VT, Zone A, VT1-Zone) und 2 (FVT, Zone B, VT-Zone) kommen entweder die gleichen Detektionskriterien (z.B. X aus Y, durchschnittlicher R-R-Intervall) wie zur VF-Erkennung zur Anwendung, oder ihre Zählerfunktion nutzt andere Regeln, als sie bisher dargestellt wurden, um die Spezifität der Arrhythmiediagnostik zu erhöhen.

Für die VF-Zone ist typisch, dass die Zähler bei jedem Ereignis um maximal 1 erhöht oder reduziert werden. VT-Zähler können dagegen durch einen einzigen Zyklus, der länger als das Tachykardiekriterium ist, vollständig auf Null zurückgesetzt werden. Umgekehrt bedeutet dies, dass die geforderte Zahl an Intervallen **konsekutiv** in die programmierte VT-Zone fallen muss, um letztlich das Zählerkriterium befriedigen zu können.

Vorteilhaft ist diese Methode, wenn es um die Unterscheidung zwischen schneller Ventrikelantwort bei Vorhofflimmern mit wechselnden, z.T. auch langen RR-Intervallen einerseits und einer stabilen monomorphen VT andererseits geht (1). Nachteilig ist sie bei VTs mit variablen R-R Intervallen. Fällt ein sehr kurzes R-R-Intervall in die VF-Zone, wird der Zähler nicht zurückgestellt, sondern nur zeitweise suspendiert.

Algorithmen zur Detektionsverbesserung

Die Schilderung der Zählerfunktion macht deutlich, dass sie allein zur Diskriminierung zwischen lebensbedrohlichen und weniger gefährlichen Rhythmusstörungen nicht ausreicht. Algorithmen zur Detektionsverbesserung (enhanced detection criteria) haben deshalb zum Ziel, therapiepflichtige und nicht interventionsbedürftige (meist supraventrikuläre) Arrhythmien zu unterscheiden:

➤ **Therapiepflichtig** sind monomorphe und polymorphe VTs, VTs mit retrograder Leitung, VTs mit gleichzeitiger atrialer Tachykardie (duale Tachykardie).
➤ **Nicht interventionsbedürftig** sind SVT, Vorhofflimmern, Vorhofflattern, Sinustachykardien, AVNRT, WPW-Tachykardien.

Den verschiedenen Algorithmen ist gemeinsam, dass die programmierbare untere Grenze der Detektionszone überschritten und vor Therapieabgabe das Kriterium der Kammertachykardie erfüllt sein muss. Mit Hilfe solch erweiterter Erkennungskriterien (sudden onset und stability) wurde der Anteil inadäquater Therapieeinsätze deutlich gesenkt, aber auch die Sensitivität bei der VT-Erkennung auf 90% reduziert (3, 7, 13, 17). Weitere Zusatzkriterien, wie die „sustained rate duration" konnten die Sensitivität wieder auf nahezu 100% anheben, doch ging dies zu Lasten der Spezifität. Im Ergebnis ist bei diesem Rüstzeug mit einer 10%-igen Inzidenz inadäquater Therapien bei SVTs zu rechnen.

Auswahl und Kombination von Algorithmen zur Detektionsverbesserung sollten die individuelle ventrikuläre Rhythmusstörung und Algorithmus-bezogene Interaktionen berücksichtigen. Zu nennen sind:

Rate Stability (Frequenzstabilität, R-R Intervallstabilität)

Es wird die Variabilität des R-R-Intervalls gemessen. Bei Überschreiten einer definierten Schwankungsbreite wird die Rhythmusstörung als SVT klassifiziert und keine Therapie in der VT-Zone eingeleitet. Herstellerspezifisch kann der Stabilitätsalgorithmus auf die unterste VT-Zone begrenzt (Guidant) oder über 2 VT-Zonen aktiv sein (Medtronic VT FVT via VT). Es können auch eigene SVT-Unterscheidungszonen programmierbar sein (St. Jude Medical), deren untere Grenze durch die VT-

Zone A vorgegeben und deren oberes Limit bis zur Flimmerdetektionszone einstellbar ist.

Abb. 9.**26** zeigt den Algorithmus von **St. Jude Medical**. Der Messbereich ist auf 12 Intervalle eingestellt, die Variabilitätsgrenze der einzelnen R-R-Intervalle (Delta) beträgt 50 ms, die VT-Zone A beginnt bei 535 ms, die Frequenzbegrenzung der oberen SVT-Zone ist bei 200 ms festgelegt. Aus den 12 Intervallen werden das zweitkürzeste und das zweitlängste Intervall ermittelt. Ist die Differenz aus den beiden Intervallen (60ms) größer als Delta (50ms), wird der Rhythmus als instabil (vermutlich supraventrikulären Ursprungs) klassifiziert und die Therapie ausgesetzt. Der Intervallstabilitäts-Algorithmus wird fortgesetzt, bis das Kriterium VT erreicht oder nach einer programmierbaren Zeitspanne („andauernd hohe ventrikuläre Frequenz") die Therapie erzwungen wird.

Der Intervallstabilitäts-Algorithmus von **Guidant** berechnet aus der Differenz aufeinander folgender R-R-Intervalle einen Durchschnittswert und klassifiziert anhand eines Limits für diesen Wert den Rhythmus als stabil oder instabil (Abb. 9.**27**). Wird die Therapie wegen „Instabilität" inhibiert, setzt der Algorithmus die Analyse fort, solange das Frequenzkriterium (VT-Zähler) erfüllt ist. Eine Therapie wird dann eingeleitet, wenn die berechnete Variabilität des R-RIntervalls kleiner als der programmierte Wert ist.

Wie auch bei anderen Herstellern wird dieser Algorithmus in erster Linie zur Erkennung von Vorhofflimmern benutzt. Bei Guidant kann das Stabilitätskriterium aber auch zur Unterscheidung von monomorphen und polymorphen Tachykardien herangezogen werden, um die Art der Intervention (Schock bei Instabilität) zu steuern.

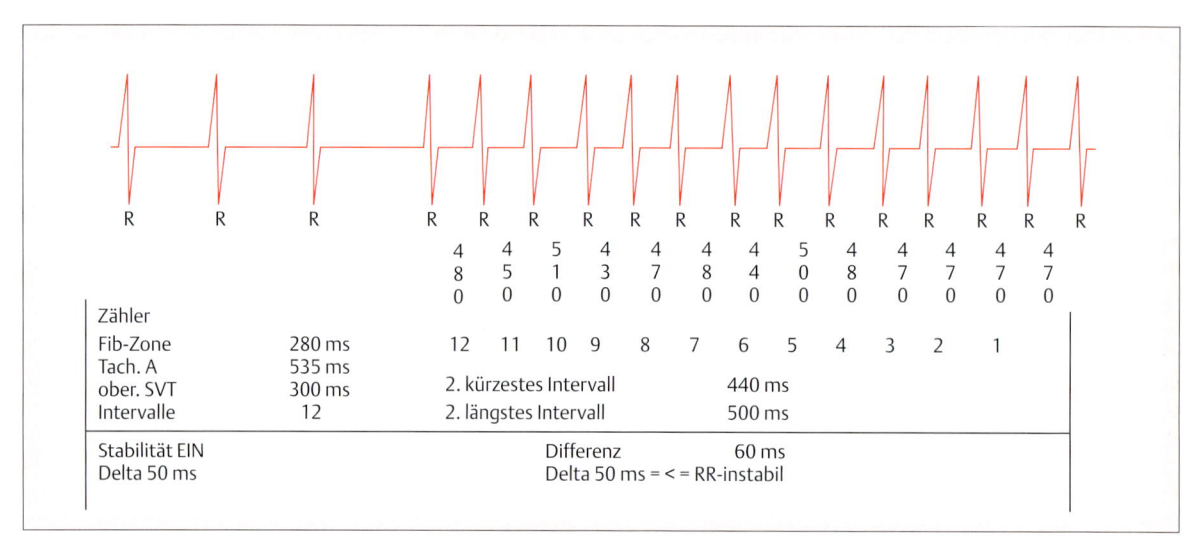

Abb. 9.**26** R-R-Intervallstabilitäts-Algorithmus (St. Jude Medical); über 12 Intervalle wird das zweitkürzeste und das zweitlängste Intervall ermittelt; ist die Differenz aus beiden Intervallen größer als das programmierte Intervalldelta, so wird der Rhythmus als „instabil" bewertet (Tach.A = VT-Zone A, ober. SVT = Begrenzung der oberen SVT-Zone).

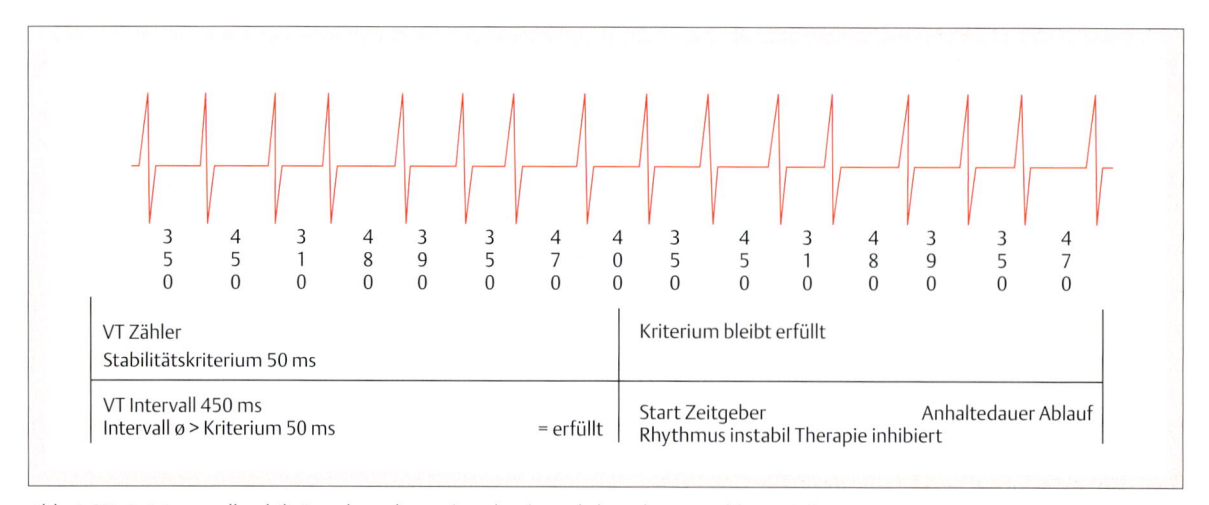

Abb. 9.**27** R-R-Intervallstabilitäts-Algorithmus (Guidant): nachdem der VT-Zähler gefüllt und die Dauer für die Stabilitätsanalyse gestartet ist, wird über die gesamte Dauer die durchschnittliche Differenz der R-R-Intervalle berechnet; am Ende der Dauer wird die mittlere Differenz mit dem eingestellten Kriterium (50 ms) verglichen; ist sie größer als das Stabilitätskriterium, wird der Rhythmus als instabil erkannt und die Therapie inhibiert.

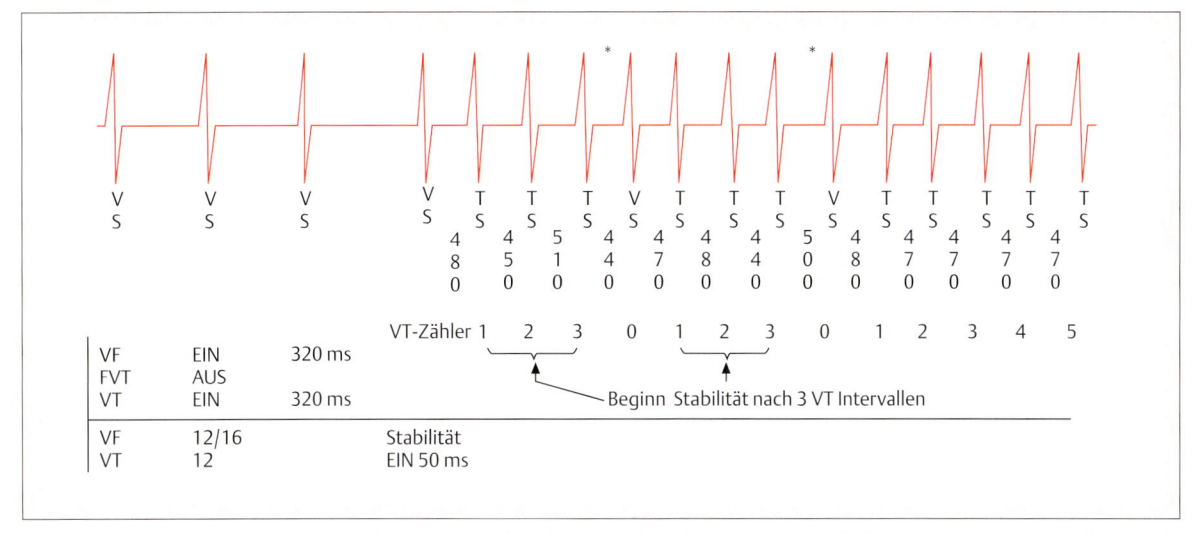

Abb. 9.**28** Stabilitätsalgorithmus (Medtronic): nachdem der VT-Zähler den Wert 3 erreicht hat, beginnt der Intervallvergleich; das vierte Intervall weicht von einem der drei vorausgehenden Intervalle um ≥ 50 ms ab und wird deshalb als instabil erklärt (*). Der VT-Zähler wird auf Null gestellt und das vierte (instabile) Intervall mit dem Marker VS (ventrikuläres Sensing) gekennzeichnet. TS = Sensing in der Tachy-Zone.

Bei **Medtronic** arbeitet der Stabilitätsalgorithmus über den Intervallvergleich. Ist dieser Algorithmus aktiviert, wird ein Intervall als instabil erklärt, wenn es sich von einem der drei vorausgehenden Intervalle um mehr als den programmierten Wert unterscheidet. Der Intervallvergleich beginnt erst, nachdem der VT Zähler den Wert 3 erreicht hat. Wird das Intervall als instabil gewertet, erfolgt die Rückstellung des VT-Zählers auf Null. Ist der VT-Zähler erneut bei 3 angelangt, wiederholen sich Messvorgang und Intervallvergleich (Abb. 9.**28**).

Auch bei **Biotronik** arbeitet der Stabilitätsalgorithmus mit Intervallvergleich. Da er als Zusatz zum Hochfrequenzkriterium genutzt wird, müssen die analysierten Intervalle in der VT-Zone liegen. Der Stabilitätsbereich beträgt 24%, wobei die frequenzbezogene Abweichung nach oben und unten jeweils 12% betragen darf. Die Stabilitätsbewertung des einzelnen RR-Intervalls erfolgt im Vergleich mit dem Durchschnittsintervall der drei vorhergehenden Zyklen. Für alle folgenden VT-Intervalle muss die Stabilitätsbedingung erfüllt bleiben. Wenn in der Folge auch nur ein Intervall die Bedingung verletzt, erfolgt Rückstellung (reset) des VT-Zählers. Das Stabilitätskriterium wird nur bei der Initialdetektion angewandt.

Rate-Stability-Programmierung

Der Stabilitätsalgorithmus bietet sich bei Patienten mit hämodynamisch stabiler monomorpher VT an, um die Spezifität der Tachykardiedetektion zu erhöhen. Dies gilt v.a. in solchen Fällen, in denen auch das Risiko atrialer Arrhythmien besteht und die hochfrequente Kammerantwort die VT-Zone erreichen kann.

Sudden Onset, Akzeleration (plötzlicher, abrupter Frequenzanstieg)

Der Algorithmus überprüft, ob der ventrikuläre Frequenzanstieg in die VT-Zone allmählich (physiologische Sinustachykardie) oder abrupt (VT) erfolgt (Abb. 9.29).

Prinzipiell berechnen die unterschiedlichen Algorithmen die Dauer des Übergangs von der niedrigen zur hohen Kammerfrequenz. Dabei gibt es folgende Unterschiede:

Der **Algorithmus von Medtronic** analysiert 8 Intervalle (8, 7, 6, 5, 4, 3, 2, 1). Er berechnet das Intervallmittel der letzten 4 Intervalle (4, 3, 2, 1) und vergleicht es mit dem Intervallmittel der vorausgegangenen 4 Intervalle (8, 7, 6, 5). Das Sudden-Onset-Kriterium (VT) ist dann erfüllt, wenn das Mittel der letzten 4 Intervalle kleiner ist als 81% des Mittels der vorausgegangenen 4 Intervalle.

Dazu ein **Beispiel**: Das Onset-Kriterium ist auf 81% programmiert, die Intervalle 8 bis 5 (750, 750, 750, 750 ms) betragen im Mittel 750 ms, 81% davon entsprechen etwa 610 ms. Das Mittel der nächsten 4 Intervalle (740, 590, 420, 410) liegt bei 540 ms, also eindeutig unter 610 ms. Das Sudden-Onset-Kriterium ist damit erfüllt und die VT bestätigt. Das Kriterium findet bei der VF-Detektion keine Anwendung und wird auch nicht zur Redetektion einer VT genutzt.

St. Jude verwendet kein prozentuales Onset-Kriterium, sondern einen programmierbaren Absolutwert für das „onset-Delta" zweier Zykluslängen. Wird Delta überschritten, erkennt der Algorithmus auf VT, sonst liegt

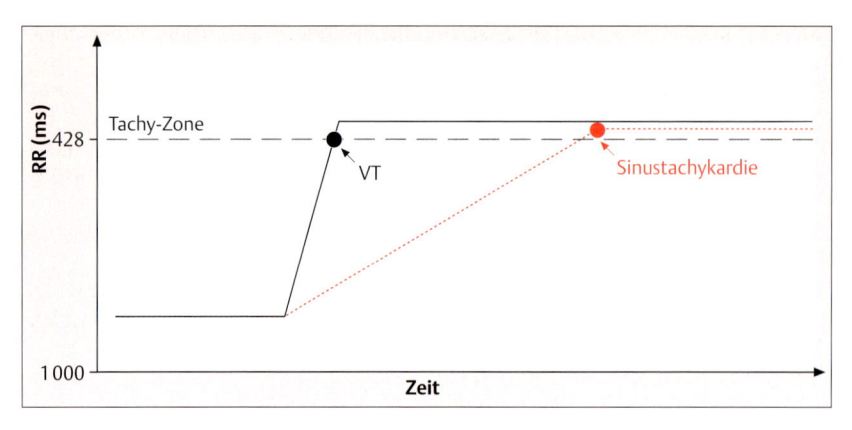

Abb. 9.29 Sudden-Onset-Prinzip: die abrupte Abnahme des R-R-Intervalls bis zur Tachykardiezone wird als VT-Kriterium gewertet, eine sukzessive Verkürzung des R-R-Intervalls kennzeichnet eine Sinustachykardie.

eher eine supraventrikuläre Rhythmusstörung vor. Nach Erreichen der VT-Zone A werden 4 aus 8 vorausgehenden Intervallen (8, 6, 4, 2) mit dem Intervall in der VT-Zone A verglichen und jeweils die Differenz berechnet. Liegt der größte Wert der Einzeldifferenz über dem programmierbaren Onset-Delta (z.B. 200 ms), so ist das Sudden-Onset-Kriterium erfüllt und die entsprechende Therapie wird eingeleitet.

Zur Verdeutlichung ein **Beispiel**: Die VT-Zone A beginnt bei 430 ms, onset Delta ist mit 200 ms voreingestellt, das erste R-R-Intervall in der VT Zone beträgt 428 ms. Aus den vorangehenden 8 Intervallen werden die Zykluslängen 8, 6, 4 und 2 mit 758 ms, 750 ms, 754 ms, und 755 ms bestimmt. Rechnerisch ergeben die Einzeldifferenzen: 758–428 = **330 ms**, 750–428 = 322 ms, 754–428 = 326 ms, 755–428 = 327 ms. Der größte Differenzbetrag (**330 ms**) übertrifft das Onset-Delta von 200 ms, belegt den plötzlichen Frequenzsprung und unterstützt die Diagnose einer VT.

Bei **Biotronik** wird das Onset-Kriterium erfüllt, wenn folgende Bedingungen gegeben sind:

▶ Das aktuelle RR-Intervall muss in der VT1-Zone liegen. Gegenüber dem letzten RR-Mittelwert weist das Intervall eine Verkürzung um die programmierte prozentuale Onsetdistanz (20%) auf. Der RR-Mittelwert wird aus den 4 vorausgehenden Einzelintervallen ($[RR_{n5} + RR_{n4} + RR_{n3} + RR_{n2}]/4$) gebildet, die beiden aktuellen Intervalle (RR_{n1}, RR) sind davon ausgenommen.
▶ Auf das erste RR-Intervall (RR_{n1}), das die prozentuale Onset-Distanz überspringt, muss ein Intervall (RR) folgen, das innerhalb der VT1-Zone liegt.

Sudden-Onset, Programmierung

Der Onset-Algorithmus sollte bei Patienten mit einer hämodynamisch stabilen monomorphen VT aktiviert werden, bei denen Sinustachykardien zu erwarten sind, welche die VT-Zone erreichen.

EGM-Breite, QRS-Morphologie

Eine weitere Möglichkeit zur Diskriminierung zwischen VT und SVT ist die morphologische Analyse der QRS-Komplexe. Grundannahme ist dabei, dass sich atrioventrikulär normal übergeleitete Kammerkomplexe während Sinusrhythmus und SVT stark ähneln, während Tachykardien ventrikulären Ursprungs eine veränderte Morphologie aufweisen. Grund dafür sind mögliche Vektoränderungen und die verlangsamte Erregungsausbreitungsgeschwindigkeit (QRS-Breite).

Im Oberflächen-EKG sind solch morphologische Unterschiede zwischen supraventrikulären und ventrikulären Rhythmen deutlich zu sehen. Die bipolare Ableitung des intrakardialen Elektrogramms (EGM) erzeugt dagegen vorwiegend ein Nahfeldsignal, das die Unterschiede nicht so deutlich werden lässt. Deshalb kommt der Signalaufbereitung, Vermessung und Berechnung bestimmter Kenngrößen eine besondere Bedeutung zu.

Bei den ersten Algorithmen wurde nur die EGM-Breite während Sinusrhythmus und Tachykardie gemessen, die Diskriminierung erfolgte über ein programmierbares Kriterium für die Signalanstiegsgeschwindigkeit (slew rate) (8). Die EGM-Breite wies eine begrenzte Spezifität bei bestehenden oder frequenzabhängig auftretenden Schenkelblockierungen auf und war empfindlich gegenüber Änderungen der Depolarisationsgeschwindigkeit (und damit der slew rate).

Die aktuellen Algorithmen zur Auswertung der EGM-Morphologie verwenden Referenzkomplexe, die während Sinusrhythmus mit intrinsischer AV-Überleitung im ICD-Speicher abgelegt werden. Ist während einer Tachykardie-Episode der Morphologie-Algorithmus für die SVT-Diskriminierung aktiviert, so erfolgt der Vergleich des aktuellen EGMs mit dem hinterlegten Musterkomplex. Abhängig vom verwendeten Algorithmus und der Programmvorgabe für das geforderte Maß an Übereinstimmung wird das aktuelle EGM als gleich oder ungleich dem Musterkomplex eingestuft.

Wird eine bestimmte Mindestanzahl von EGM-Komplexen (z.B. 3) in einer Sequenz von 8 Komplexen als „gleich" klassifiziert, so entscheidet der Algorithmus auf SVT, setzt die VT-Detektion aus und inhibiert die Therapie.

Wavelet-Dynamik-Diskriminations-Kriterium

Um unterschiedliche Gegebenheiten wie Signalamplitude, Signalqualität, Fernfeld- und Nahfeldsignal berücksichtigen zu können, sind per Programm verschiedene intrakardiale EGM-Ableitungen wählbar. Die EGM-Ableitung 2 liefert beim Wavelet-Algorithmus von Medtronic die Grundlage zur Konfigurationsanalyse (QRS waveforms). Jeder einzelne Kammerkomplex wird einem mathematischen Vergleich mit dem Musterkomplex unterzogen. Ergibt die Analyse ausreichende Übereinstimmung, wird dies als template match gewertet. Weicht der Kammerkomplex vom Musterkomplex ab, lautet die Klassifizierung „no match".

Das Mindestmaß für die Übereinstimmung zwischen Prüf- und Musterkomplex ist „match threshold", die über einen prozentualen Wert zwischen 40 und 97 % durch Programmierung festgelegt wird und nominal 70 % beträgt. Niedrigere Werte erlauben beträchtliche Abweichungen vom Musterkomplex, ohne dass auf „ungleich" entschieden und eine VT diagnostiziert wird. Für die Detektion ventrikulärer Tachykardien bedeutet dies erhöhte Spezifität um den Preis, dass eine tatsächliche VT nicht als solche erkannt wird (mindere Sensitivität). Werte über 70 % erhöhen umgekehrt die Sensitivität und reduzieren die Spezifität. Die Anzahl übereinstimmender Komplexe innerhalb der letzten 8 Zyklen ergibt einen Übereinstimmungswert (match score), der letztlich zur Diskriminierung zwischen supraventrikulären und ventrikulären Tachykardien herangezogen wird.

Die Erstellung des Musterkomplexes (template) kann automatisch (auto collection) oder manuell über den „Wavelet.-Test" erfolgen. Der Wavelet-Algorithmus lässt sich auch als reine Monitorfunktion (Monitor Option) aktivieren, welche die EGM-Komplexe speichert, die Analyse durchführt, aber keine Therapieentscheidung trifft. Die Speicherdaten können dazu dienen, erst die Wirkweise des Algorithmus zu überprüfen, bevor er endgültig aktiviert wird.

Eine Therapie wird vom Wavelet-Algorithmus dann zurückgehalten, wenn die folgenden Kriterien erfüllt sind:

➤ Der Algorithmus ist aktiviert.
➤ Mindestens 3 aus den letzten 8 EGM-Komplexen entsprechen prozentual dem Musterkomplex (Match).
➤ Das mediane V-V-Intervall ist kleiner als das VT-Intervall und innerhalb der SVT-Zone.

Ein **Beispiel** für die Funktion des Wavelet-Algorithmus ist in Abb. 9.30 dargestellt. Die ventrikuläre Frequenz liegt in der Tachykardiezone (VT-Intervall). Nachdem der VT-Zähler die Stufe 3 erreicht hat, beginnt der Vergleich der Kammerkomplexe. Der prozentuale Vergleichswert (match threshold) ist auf 70 % programmiert. Sechs aus acht Kammerkomplexen stimmen prozentual mit dem Musterkomplex überein. Die Tachykardie wird durch den Wavelet-Algorithmus als SVT klassifiziert und die Therapie inhibiert.

MD-Diskriminierungs-Algorithmus

Der Morphologie-Diskriminierungs(MD)-Algorithmus von St. Jude erstellt durch digitale Signalaufbereitung und Vermessung des EGM-Komplexes einen Musterkomplex unter Sinusrhythmus. Musterkomplexe lassen sich vom Anwender erstellen und validieren, sie kön-

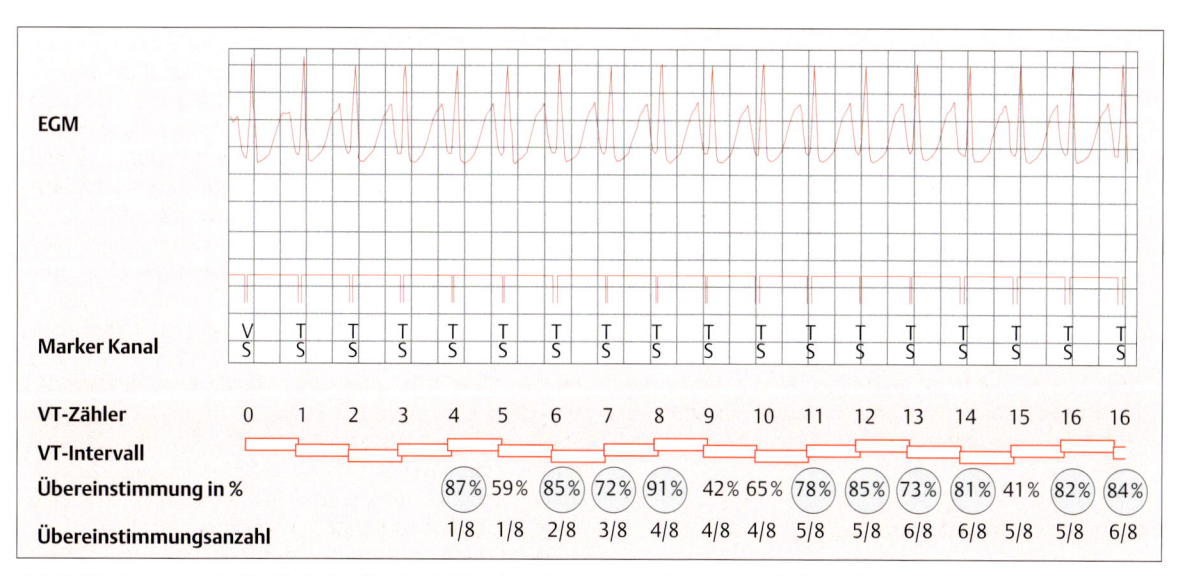

Abb. 9.**30** Supraventrikuläre Tachykardie, durch Wavelet erkannt mit Inhibition ventrikulärer Therapie. Die ventrikuläre Frequenz liegt in der Tachykardiezone (VT Intervall), der prozentuale Vergleichswert (Match Threshold) liegt bei 70 %. Sechs aus acht Kammerkomplexen (6/8) stimmen prozentual mit dem Musterkomplex überein.

nen aber auch automatisch vom ICD eingelesen und in regelmäßigen zeitlichen Abständen, die zwischen 8 Stunden und 30 Tagen programmierbar sind, aktualisiert werden. Der ICD vergleicht jeden wahrgenommenen EGM-Komplex mit dem gespeicherten Musterkomplex (template-matching) und berechnet den prozentualen Gleichheitswert. Die Analyse der Komplexe nutzt die Anzahl der Elektrogrammauslenkungen (EGM-Spitzen), deren Sequenz und die Polarität der größten Auslenkung. Für jede EGM-Auslenkung werden Amplitude und Flächeninhalte berechnet (Abb. 9.31).

Der Schwellenwert für die prozentuale Übereinstimmung ist zwischen 30 und 95 % programmierbar (Nominalwert 60 %). Wird der programmierte prozentuale Wert für die Güte der Übereinstimmung erreicht oder überschritten, wird dies als Match gewertet. In einem Morphologie-Fenster (template match window) werden 8 konsekutive Komplexe klassifiziert. Um die Episode als SVT zu identifizieren, muss im Morphologie-Fenster eine Mindestzahl von Match-Komplexen gefunden werden, die abhängig von der Programmierung zwischen 4 und 8 liegen kann. Nominaleinstellung ist 5 aus 8.

Ein **Beispiel** für die Bewertung des MD-Algorithmus findet sich in Abb. 9.32. Es besteht eine atriale Tachyarrhythmie mit wechselnder AV-Überleitung. Bis auf einen Komplex (mit X gekennzeichnet) wird für alle Aktionen Übereinstimmung mit dem Musterkomplex (✔) festgestellt. Die prozentuale Übereinstimmung von Prüf- und Musterkomplexen beträgt zwischen 80 und 100 % und übersteigt damit den programmierten Schwellenwert von 60 %.

Andauernd hohe ventrikuläre Frequenz

Der Algorithmus ermöglicht eine Therapie, wenn die Tachykardie über einen programmierbaren Zeitrahmen andauert, obwohl nach anderen Kriterien (Onset, Stabilität) eine SVT vorliegt und die Therapie vorerst inhibiert ist. Von Vorteil ist dies, wenn eine Fehlklassifikati-

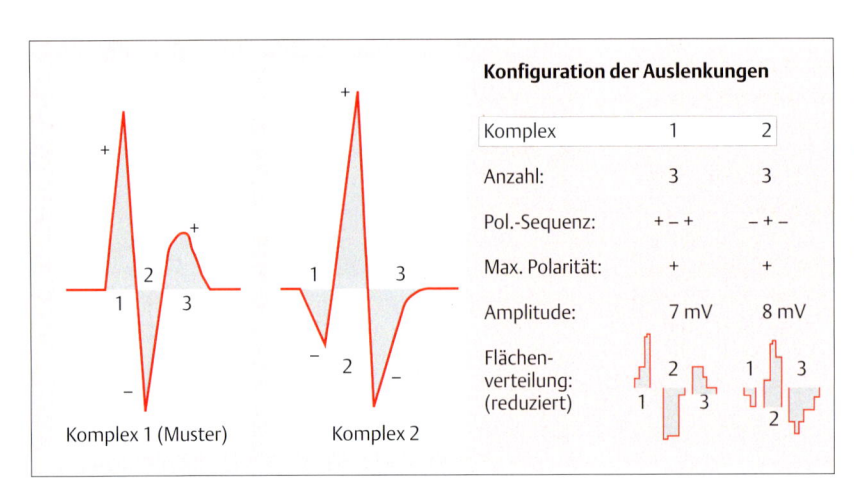

Abb. 9.31 Morphologiediskriminierung, St. Jude Medical, Vergleich der Komplexe 1 und 2 nach der Zahl der Auslenkungen, der Polaritätssequenz (positiv, negativ), der maximalen Polarität (positiv, negativ), der Amplitude (mV) und der Verteilung der Flächeninhalte (1, 2, 3).

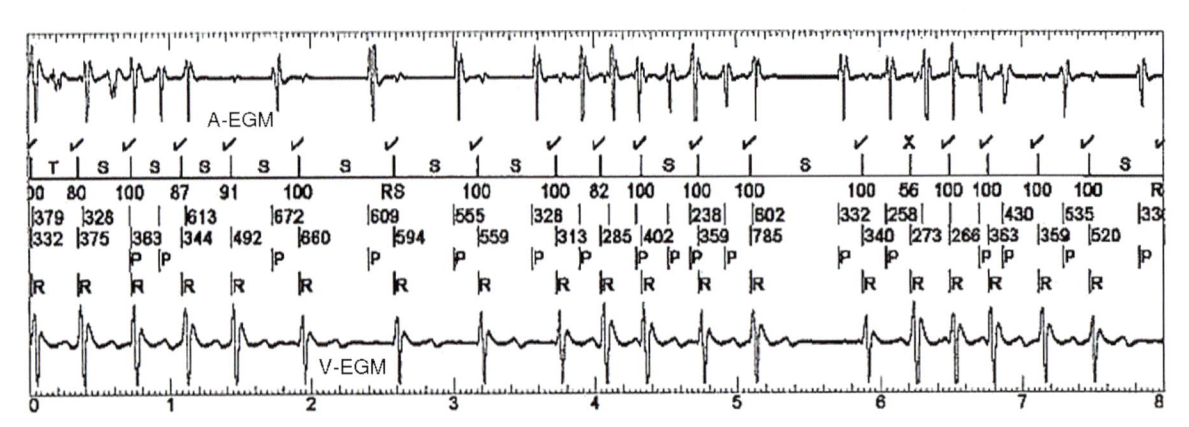

Abb. 9.32 Atriale Tachyarrhythmie mit inkonstanter AV-Überleitung. Der MD-Algorithmus bestätigt 80–100 %ige Übereinstimmung zwischen Prüf- und Musterkomplexen (✔). X = No Match, S = Sinusrhythmus, SR = Return to Sinus (Sinusrhythmus), T = Tachykardie, P = P-Welle, R = R-Welle.

on vorliegt oder wenn sich eine Kammertachykardie aus einem Rhythmus entwickelt, der nach Onset-Kriterium zuvor als SVT erkannt wurde. Der Algorithmus steht nur zur Verfügung, wenn Algorithmen zur Detektionsverbesserung programmiert sind. Zur Einstellung steht ein relativ großer Zeitrahmen, vom Sekunden- bis in den zweistelligen Minutenbereich zur Verfügung. Je nach Hersteller wird die Funktion unterschiedlich benannt.

Dauerhochfrequenz-Kriterium bzw. Safety-Timer (Biotronik)

Der Safety-Timer wird nach Detektion von zwei konsekutiven VT-Intervallen gestartet. Ist bis zum Ablauf des Timers keine Terminierungsbedingung erfüllt, wird die Redetektion gestartet. Diese soll feststellen, in welcher VT-Zone sich der Rhythmus befindet und welche Therapiesequenz gestartet werden soll. Inhibierende Zusatzkriterien finden dabei keine Anwendung. Eine Rückstellung des Timers erfolgt immer dann, wenn eine Spontanterminierung stattfindet oder trotz inhibierender Kriterien eine Initialdetektion stattgefunden hat. Der Timer wird für die beiden Tachyzonen (VT 1, VT 2) gemeinsam definiert.

Die Anwendung erfolgt nur im Zusammenhang mit der Initialdetektion, nicht jedoch bei Redetektion.

Maximum Time to Diagnosis (MTD), Maximum Time to Fib Therapy (MTF) (St. Jude Medical)

Die Sicherheitstimer MTD und MTF dienen unterschiedlichen Funktionen. MTD definiert die maximale Zeit, welche eine Tachyarrhythmie andauern kann, ohne dass eine Therapie erfolgt. MTF definiert die maximale Zeit bis zur zwangsweisen Abgabe einer Flimmertherapie.

➤ Der MTD-Timer steht nur zur Verfügung, wenn mindestens ein SVT-Diskriminator aktiviert ist. Er ist von 20 s bis 60 min programmierbar und wird gestartet, wenn das durchschnittliche RR-Intervall in die unterste VT-Zone mit aktivierter Therapie (Tach-A- oder Tach-B-Zone) fällt. Bleibt dieses Kriterium erfüllt, wird nach Ablauf des Timers die programmierte Therapie (ATP oder Schock) ausgelöst.
➤ Für den MTF-Timer ist das Detektionsintervall programmierbar und kann sich von der untersten VT-Zone bis zur Flimmerzone erstrecken. Der MTF-Timer kann auch ohne zusätzliche SVT Diskriminatoren aktiviert werden. In diesem Fall startet der MTF-Timer mit dem ersten RR-Durchschnittsintervall, das kürzer als das MTF-Intervall ist. Besteht die Diagnose einer Tachykardie weiter und der Timer läuft ab, wird eine Flimmertherapie gestartet, sofern der Rhythmus in der Tach-B- oder Flimmerzone liegt. Befindet sich der Rhythmus in der Tach-A-Zone, wird vor der Therapieabgabe die Bigeminus-Analyse durchgeführt. Sind dagegen SVT-Diskriminatoren aktiv, so startet der MTF-Timer, sobald das Diagnose- und erste Durchschnittsintervall kürzer als das MTF-Intervall ist.
➤ Wird der MTF-Timer in Kombination mit dem MTD-Timer verwendet, erfolgt der Start des MTF-Timers nach der ersten Tachykardiediagnose oder spätestens nach Ablauf des MTD-Timers. Beide Timer werden durch die Sinus-Redetektion gestoppt. Bei der Flimmer-Redetektion ist die nächste Therapieabgabe unabhängig vom MTF-Timer.

High Rate Timeout (Medtronic)

Ist High Rate Timeout auf eine bestimmte Zeitspanne eingestellt (20 s bis 60 min, nominal: AUS), wird der Timer gestartet, wenn VF, FVT oder VT detektiert, das Wavelet-, Onset- oder Stabilitäts-Kriterium erfüllt wurden. Der Timer läuft so lange, bis die folgenden Ereignisse auftreten:

➤ die programmierte Zeit läuft ab,
➤ bei aktiven SVT-Kriterien wird eine VT-, FVT- oder VF-Episode detektiert,
➤ die hohe Frequenz wird durch das Gerät nicht mehr bestätigt.

! Hat der Timer das Ende der programmierten Dauer erreicht, werden alle SVT-Detektionskriterien deaktiviert und bleiben inaktiv, bis eine VT-, FVT- oder VT-Episode detektiert und therapiert wurde.

Sustained Rate Duration SRD (Guidant)

Nach Erfüllung der VT-Kriterien wird die Anhaltedauer gestartet und eine Bewertung der Inhibitorkriterien (Onset, Stabilität) vorgenommen. Ist die Anhaltedauer abgelaufen und die Therapie zurückgehalten, wird der SRD-Timer gestartet. Die Stabilitätsanalyse wird weitergeführt, löst bei positiven Kriterien die Therapie aus und stellt den SRD-Timer zurück. Läuft der SRD-Timer (z.B. nach 30 s) ab, wird unmittelbar danach die Therapie abgegeben. Falls die Programmoption „Schock wenn instabil" gewählt wurde, findet der SRD-Parameter keine Anwendung. Es besteht jedoch die Möglichkeit, einen unabhängigen SRD-Wert zu programmieren, der nach Schockabgabe aktiv wird (Post-Schock-SRD-Wert).

Post-Schock-Wahrnehmung und Redetektionsalgorithmen

Nach Schockabgabe kommt der Wahrnehmungsfähigkeit in der Kammer besondere Bedeutung zu:

➤ Erfolgreiche Therapie, also Terminierung der Tachykardie gilt es zu bestätigen und
➤ Fortbestehen oder Konversion (ATP) der Tachyarrhythmie müssen exakt festgestellt werden.

Während die ersten implantierbaren ICDs für Schockabgabe und Wahrnehmung das gleiche Elektrodenpaar benutzten, kommen heute Geräte mit separater oder integrierter bipolarer Wahrnehmungselektrode zum Einsatz. Vor allem die „Dedicated bipolar"-Konfiguration hat den Vorteil, dass sie nach dem Schock nicht direkt dem Myokard in Kontakt steht, das soeben die Hochspannungsanwendung erfahren hat. Nach Hochvolt-Entladung finden sich an den Schockelektroden beträchtliche Veränderungen der Wahrnehmungssignale, während separate Wahrnehmungselektroden nur minimale Signaländerungen zeigen (18). Auch Polarisationseffekte, die bei Schockabgabe auf den Elektroden entstehen, beeinträchtigen die Wahrnehmungsfunktion.

Um Polarisationseffekte abklingen zu lassen, startet nach jedem Schock eine **Blankingzeit**, die bis zu 1 s dauern kann. Während dieser Periode findet ventrikuläre Wahrnehmung nicht statt. Alternativ kann die VT-Detektion für eine definierte Anzahl von Ereignissen oder für eine feste Zeitspanne ausgesetzt werden.

Für die VT/VF-Redetektion kommen die gleichen Algorithmen (X aus Y und andere) wie zur Initialerkennung zum Einsatz. Wurde mit einer Schocktherapie begonnen, sind nachfolgende Therapieformen ebenfalls Schocks. Um schockinduziertes Vorhofflimmern mit schneller Überleitung zu erkennen und einen zweiten, unerwünschten Schock zu vermeiden, können zusätzliche Post-Schock-Kriterien (Stabilität, A-Fib Frequenzschwelle, ventrikuläre Frequenz versus atriale Frequenz [V>A]) geprüft werden, deren Funktion den Kriterien bei Initialdetektion entsprechen.

> Der Therapieerfolg wird bestätigt, wenn post Schock eine vorgegebene Zahl von RR-Intervallen in die Sinuszone fallen. Für die Redetektion nach ATP können die Tachykardiekriterien in den einzelnen VT-Zonen auf weniger RR-Intervalle (kleinere Zählerwerte) programmiert werden, um eine schnelle Nachfolgetherapie zu ermöglichen.

Algorithmen der Zweikammer-ICD-Systeme

Mit Einführung der Zweikammer-ICDs stehen nicht nur typische Funktionen antibradykarder Stimulation (Mode Switch, AV-Hysterese u.a.), sondern auch neue Algorithmen für die VT/SVT-Diskrimination zur Verfügung. Die zusätzliche Information über den atrialen Rhythmus sollte grundsätzlich die Detektion vorhofbeteiligender Arrhythmien verbessern und die Inzidenz inadäquater Therapien mindern. Die sehr unterschiedlichen Konzepte und Algorithmen haben spezifische Stärken und Schwächen, deren Kenntnis für den gezielten Einsatz von Vorteil ist.

SMART Detection-Algorithmus (Biotronik)

Wird der ventrikuläre Rhythmus (das R-R Intervall) primär in der VF-Zone detektiert, gilt ausschließlich das X-aus-Y-Kriterium (z.B. 8 aus 12) und der Algorithmus wird gar nicht erst aktiv. Außerhalb der Flimmerzone führt SMART eine getrennte Analyse der Vorhof- und Kammeraktion durch und setzt diese stufenweise in Relation zueinander. Nach Detektion in der VT-Zone werden zunächst die durchschnittlichen atrialen und ventrikulären Zykluslängen (4 Intervalle) bestimmt.

➤ Zeigt der Vergleich in der Kammer ein kürzeres Intervall als im Vorhof (**RR < PP**), wird auf Kammertachykardie entschieden, der VT Zähler um 1 erhöht oder bei vollem Zähler die Therapie ausgelöst (Abb. 9.**33A**). Als VT-Zähler dient ein Vorwärts-Rückwärts-Zähler, der von jedem VT-klassifizierten Intervall um 1 erhöht, sonst um einen Wert zwischen 1/4 und 1 vermindert wird. Erst wenn der Zähler das programmierte Limit (z.B. 12) erreicht hat, startet die Therapie (2).

➤ Zeigt der Intervallvergleich längere Zyklen in der Kammer als im Vorhof (**RR > PP**), erfolgt in der nächsten Stufe die RR-Stabilitätsmessung. Wird das RR-Intervall als instabil bewertet, ist das Kriterium für eine SVT erfüllt und der VT-Zähler wird um 1 zurückgesetzt. Nach Feststellung einer stabilen Tachykardie wird auf Multiplizität zwischen atrialer und ventrikulärer Frequenz geprüft, die im positiven Fall (z.B. 2:1- oder 3:1-Überleitung bei Vorhofflattern) die Diagnose SVT begründet und den VT-Zähler (Abb. 9.**33B**) dekrementiert, bei negativer Entscheidung auf VT erkennen lässt, den Zähler hochstellt oder bei Erreichen des Zählerkriteriums eine Therapie auslöst.

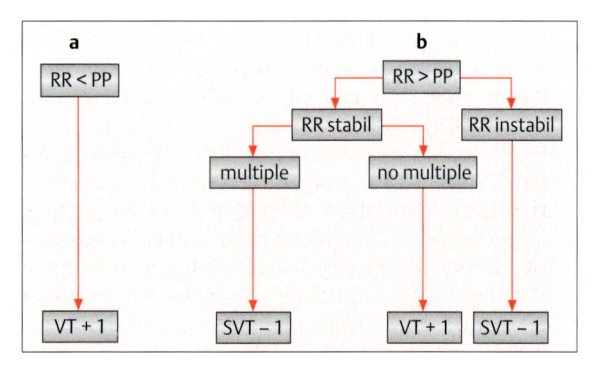

Abb. 9.**33** SMART-Algorithmus, Ablaufdiagramm. A: das ventrikuläre Intervall (RR) ist kleiner als das Vorhofintervall (PP), der VT-Zähler wird um 1 erhöht. B: Das RR-Intervall ist kleiner als das PP-Intervall, RR wird als stabil bewertet, bei ganzzahliger (2:1-, 3:1-) Assoziation zwischen Vorhof- und Kammerereignissen („multiple") wird auf SVT entschieden und der VT-Zähler um 1 reduziert (VT-1). Liegt keine Multiplizität („no multiple") vor, wird auf VT entschieden und der VT-Zähler um 1 erhöht. Ist das RR-Intervall instabil, wird ebenfalls auf SVT entschieden und der VT-Zähler reduziert.

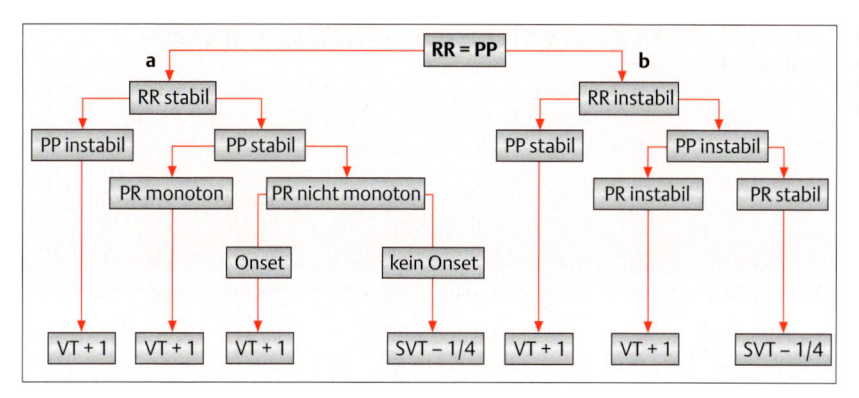

Abb. 9.34 SMART-Algorithmus, Ablaufdiagramm. Das ventrikuläre Intervall ist gleich dem Vorhofintervall (RR = PP). Einzelheiten s. Text.

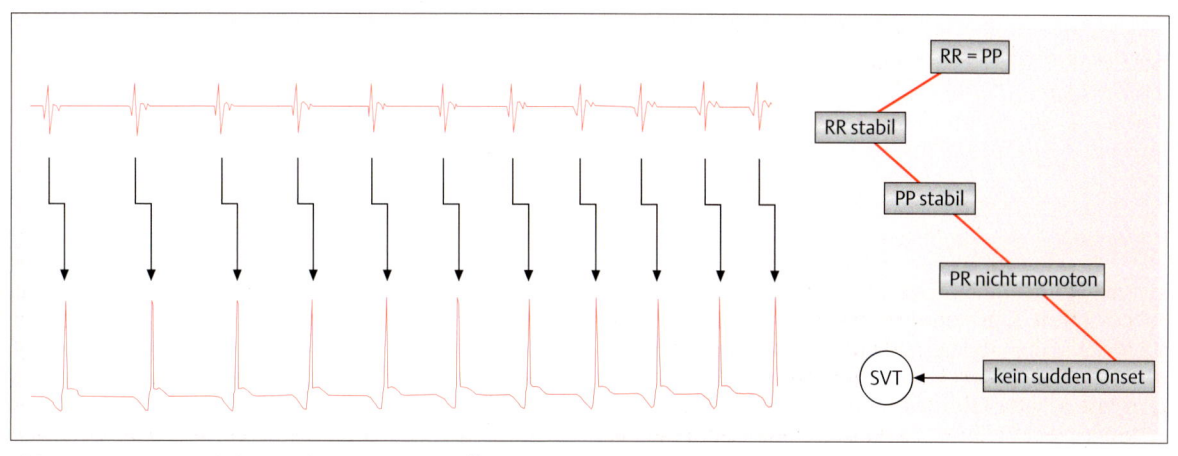

Abb. 9.35 Supraventrikuläre Tachykardie mit 1:1-Überleitung und sukzessivem Frequenzanstieg. RR ist gleich PP, RR und PP stabil, die AV-Überleitung (PR) wird als nicht monoton eingestuft. Der Onset-Algorithmus erkennt keinen plötzlichen Frequenzanstieg; erkennt auf SVT.

➤ Zeigt der Vergleich der durchschnittlichen Intervalle zwischen Vorhof und Kammer keinen Unterschied (**RR = PP**), wird die Kammer- und Vorhofstabilität geprüft. Liegt ein stabiles Kammer- bei instabilem Vorhofintervall vor, wird dies als ventrikuläre Tachykardie eingestuft und der VT Zähler um 1 erhöht (Abb. 9.**34A**).
Bei gleichen Voraussetzungen (RR = PP), aber stabilen PP-Intervallen erfolgt die Prüfung der atrioventrikulären Assoziation anhand der PR-Monotonie. Diese liegt dann vor, wenn PR sich über 4 konsekutive Intervalle verlängert oder verkürzt (monotone Verlängerung, Verkürzung). Wird PR als monoton eingestuft, erhöht dies den VT Zähler um 1 (Abb. 9.**34A**), mit Erreichen des Zählerkriteriums wird die vorgesehene Therapie abgegeben.

Unter den Voraussetzungen [RR = PP, RR und PP stabil, PR nicht monoton] wird das Sudden-Onset-Kriterium geprüft. Plötzlicher Frequenzanstieg bestätigt eine VT und erhöht den Zähler, allmähliche Frequenzerhöhung spricht für eine SVT und stellt den Zähler um einen 1/4 Punkt zurück (Abb. 9.**34A**). Zeigt die RR-Intervallbewertung instabile Zykluslängen, so entscheidet ein stabiles Vorhofintervall (PP) für die Unabhängigkeit beider Rhythmen und damit für eine VT (Abb. 9.**34B**). Sind Kammer- und Vorhofintervall instabil, wird zusätzlich die Vorhof-Kammer Beziehung (PR) bewertet, bei instabiler PR-Beziehung auf VT erkannt, bei stabiler Beziehung auf SVT entschieden (Abb. 9.**34B**).

In den Abbildungen 9.**35** und 9.**36** sind EKG-Beispiele mit der entsprechenden Algorithmusbewertung dargestellt.

PARAD und PARAD + Algorithmus (Ela Medical)

Die fortlaufende Analyse der RR-Intervalle ordnet den aktuellen Rhythmus

➤ entweder unterhalb der VT-Zone (LR), oder
➤ innerhalb der VT-Zone, jedoch unter der VF Zone oder
➤ in der VF-Erkennungszone ein.

Liegt die Mehrheit der erkannten RR-Intervalle innerhalb der VT-Zone, wird im ersten Schritt die ventrikuläre Stabilität analysiert (Abb. 9.**37**, Schritt 1). Dazu wird das Histogramm der Zykluslängen ausgewertet und die Häufigkeit des meistbestimmten RR-Intervalls

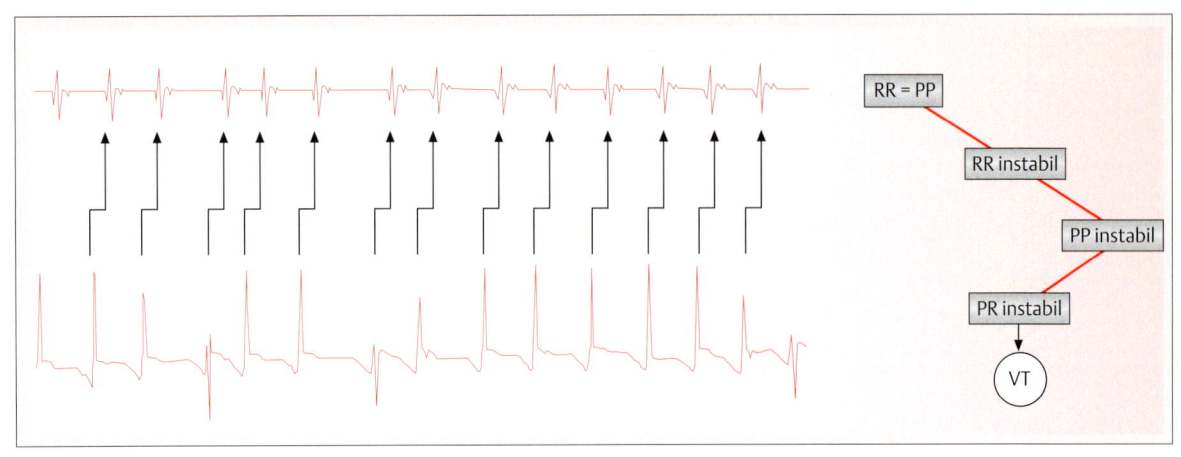

Abb. 9.36 Polymorphe, ventrikuläre Tachykardie; RR ist gleich PP, RR und PP sind instabil, die AV-Überleitung (PR) wird ebenfalls als instabil erkannt und führt zur Füllung des VT-Zählers mit anschließender Therapie.

(RR-Peak) mit der Gesamtzahl der Intervalle verglichen. Ist RR-Peak ≥75% von RR-gesamt, so wird der Rhythmus als stabil (VT) bewertet, sonst Vorhofflimmern (AF) diagnostiziert. Nach Bestätigung der Stabilität wird die PR-Assoziation geprüft (Abb. 9.37, Schritt 2). Dies erfolgt über den Vergleich der RR-Peak- und der PR-Peak-Histogramme. Ist PR-Peak ≤75% von RR-Peak, liegt keine AV-Assoziation vor.

Falls in den letzten 24 Intervallen kein langer ventrikulärer Zyklus vorkommt (VTLC, Abb. 9.37, Schritt 2), wird dann auf VT erkannt und die vorgesehene Therapie ausgelöst, während die Wahrnehmung eines langen ventrikulären Zyklus zur Diagnose Vorhofflimmern führen und die Therapie inhibieren würde. Liegt eine PR-Assoziation vor (PR-Peak >75% PR-gesamt) und weist diese ein Verhältnis von N:1 auf, so wird Vorhofflattern diagnostiziert (Abb. 9.37, Schritt 3). Besteht eine PR-Assoziation im Verhältnis 1:1, prüft der Algorithmus als nächstes die Akzeleration (Abb. 9.37, Schritt 4).

Als plötzlich wird der Frequenzanstieg dann eingestuft, wenn die verkürzten Intervalle in der Detektionszone mindestens 25% kleiner als das vorangegangene Intervall sind. Sonst liegt graduelle Akzeleration vor, die typisch für eine Sinustachykardie ist (Abb. 9.37, Schritt 4). Für den Fall der plötzlichen Akzeleration wird im nächsten Schritt untersucht, ob die Tachykardie atrialen oder ventrikulären Ursprungs ist (Abb. 9.37, Schritt 5). Findet sich in einem Zeitfenster von 31–313 ms vor dem kurzen ventrikulären Intervall ein Vorhofereignis, so wird eine atriale Tachykardie diagnostiziert, andernfalls wird ein ventrikulärer Ursprung der Rhythmusstörung angenommen und die programmierte Therapie ausgelöst.

PARAD– und PARAD+-Algorithmus unterscheiden sich in der VTLC-Funktion, die anhand eines einzigen langen Ventrikelintervalls innerhalb der letzten 24 Zyklen zwischen Vorhofflimmern und VT entscheidet und frühzeitig eine Therapie ermöglicht. Da dieser Schritt besonders für Patienten mit intermittierendem Vorhofflimmern bedeutsam ist, kann bei fehlender Flimmeranamnese auch der PARAD-Algorithmus gewählt werden.

Klinische Untersuchungen bescheinigen den PARAD- und PARAD+-Algorithmen eine hohe Sensitivität für VT/VF und eine Spezifität von 92% bei der Rhythmusklassifikation (6,16).

In der Episoden-Dokumentation wird auch die Klassifizierung der Rhythmusstörung durch den PARAD-Algorithmus dargestellt. Dies ist aus Abb. 9.38 ersichtlich, in der eine duale Tachykardie (VT + SVT) korrekt diagnostiziert wird. Über die Diskriminatoren wird mehrheitlich auf VT entschieden und die Therapie eingeleitet. Der RR-Stabilitäts-Algorithmus stellt einen stabilen Kammerrhythmus fest, dies bedeutet VT. Die Analyse der Vorhof-Kammer-Beziehung zeigt keine PR-Assoziation, auch dies weist auf eine VT hin. Über die Akzeleration im Vorhof wird ein abrupter Frequenzanstieg festgestellt, dies bedeutet SVT und VT, also duale Tachykardie.

Atrial View und Vector Timing and Correlation (VTC) Algorithmus (Guidant)

Als erster Zweikammeralgorithmus kam der Atrial-View-Algorithmus im Ventak AV zum Einsatz. Dabei werden die Einkammeralgorithmen, Stabilität und Onset-Kriterium durch die zusätzliche Vorhof-Information unterstützt (15). Nach Wahrnehmung schneller Aktivität in einer VT-Zone werden Vorhof- und Kammerfrequenz analysiert. Liegt die ventrikuläre signifikant über der atrialen Frequenz (V>A-Kriterium), wird eine ventrikuläre Tachykardie diagnostiziert. Ist dies am Ende der programmierten Dauer der Fall und liegt die ventrikuläre Frequenz um mindestens 10 min^{-1} über der atrialen, wird sofort die Therapie eingeleitet (Abb. 9.39, Schritt 1). Das V>A-Kriterium hat Vorrang vor allen anderen Entscheidungen.

Falls die ventrikuläre geringer als die atriale Frequenz ist, wird im nächsten Analyseschritt überprüft,

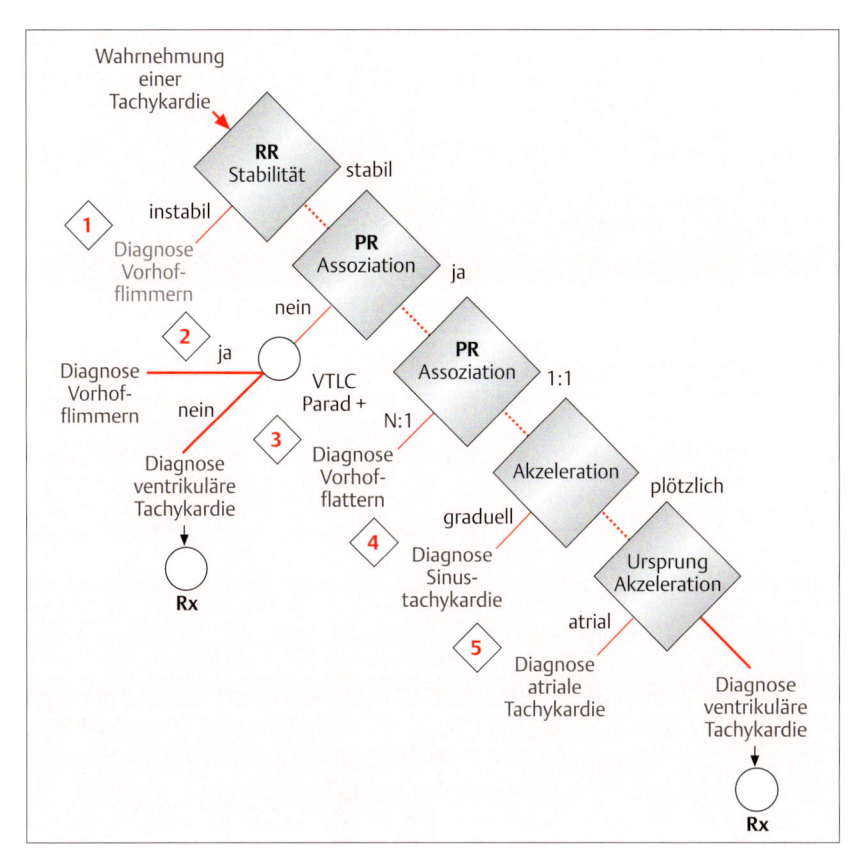

Abb. 9.37 PARAD- und PARAD+-Algorithmus; RR = ventrikuläres Intervall, PR = Vorhof-Kammer-Intervall, VTLC = VT mit Wahrnehmung eines langen Zyklus unter Vorhofflimmern mit schneller und stabiler ventrikulärer Frequenz, Rx = Abgabe der VT-Therapie nach Bestätigung der Dauer.

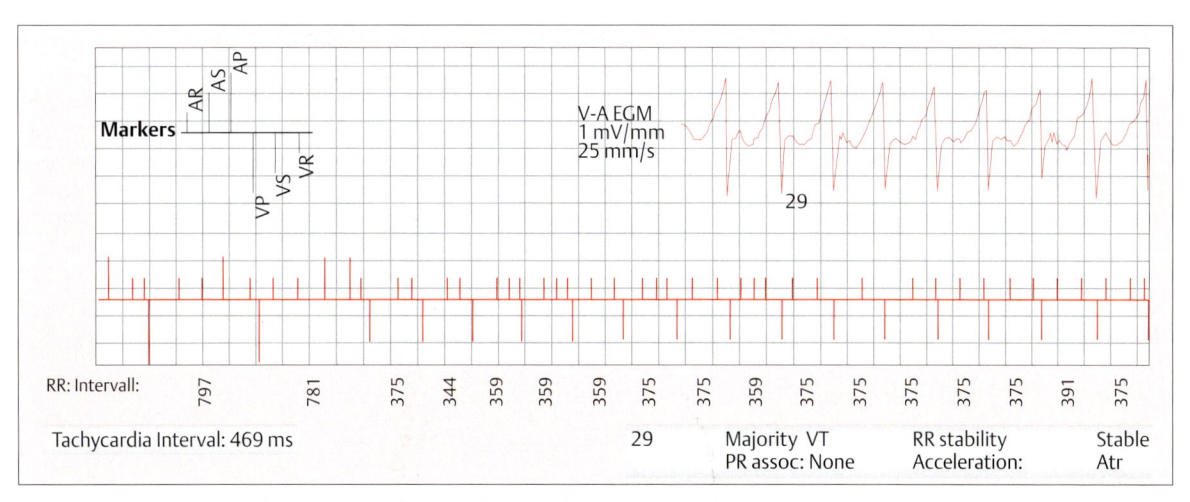

Abb. 9.38 Duale Tachykardie, vom PARAD+-Algorithmus richtig als VT klassifiziert.

ob die atriale Frequenz über der Detektionsschwelle für Vorhofflimmern liegt (Abb. 9.39, Schritt 2). Sofern dies der Fall ist und die ventrikuläre Frequenz als stabil bewertet wird, diagnostiziert der ICD eine VT bei gleichzeitigem Vorhofflimmern und löst die Therapie aus. Liegt die atriale Frequenz über der Flimmergrenze und die ventrikuläre Frequenz wird als instabil bewertet, lautet die Diagnose Vorhofflimmern mit schneller atrioventrikulärer Überleitung und die Therapie wird unterdrückt (Abb. 9.39, Schritt 3).

Besteht weder Vorhofflimmern noch eine Kammerfrequenz oberhalb der Vorhoffrequenz, beginnt die **Analyse der Stabilitäts- und Onset-Kriterien**. Bei Befriedigung des Stabilitäts- und Sudden-Onset-Kriteriums wird eine VT diagnostiziert und die Therapie ausgelöst (Abb. 9.39, Schritt 4). Wird bei stabiler Kammer-

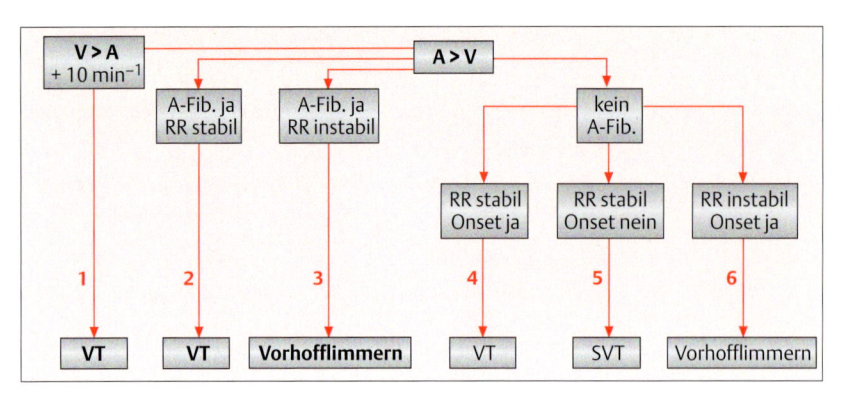

Abb. 9.39 Atrial-View-Algorithmus; V > A = ventrikuläre höher als atriale Frequenz. A > V = atriale höher als ventrikuläre Frequenz. A-Fib. = Vorhofflimmern. RR = ventrikuläres Intervall.

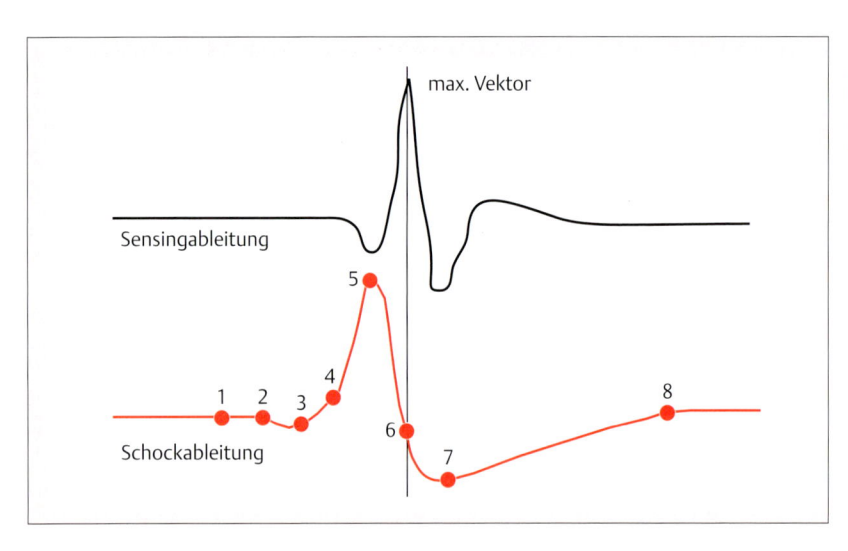

Abb. 9.40 VTC-Algorithmus, EGM der Sensing- und der Schockableitung mit zeitlicher Zuordnung der 8 Messpunkte zum Maximalvektor der Sensingableitung.

frequenz ein allmählicher Frequenzanstieg festgestellt, entscheidet das Gerät auf Sinustachykardie und inhibiert die Therapie (Abb. 9.39, Schritt 5).

Wird die ventrikuläre Frequenz als instabil bewertet und ein plötzlicher Frequenzanstieg festgestellt, entscheidet das System sich für Vorhofflimmern mit intermittierendem atrialen Undersensing (Abb. 9.39, Schritt 6). Findet während der Tachykardie keins der Kriterien eine Bestätigung, so wird auf Sinustachykardie entschieden.

Bei der neueren Generation der Zweikammer-ICDs (Vitality) hat Guidant ein EGM-Morphologie-Kriterium (Vector Timing and Correlation, VTC) in den Rhythm-ID-Algorithmus implementiert. Der **VTC-Algorithmus** nutzt wie andere Morphologiealgorithmen EGM-Unterschiede zwischen Erregungen supraventrikulären und ventrikulären Ursprungs. Da unter bestimmten Voraussetzungen das normale Sinus-EGM dem VT-EGM aber ähnlich sein kann, verwendet der VTC-Algorithmus für die Diskriminierung zwei EGM-Ableitungen. Ein bipolares EGM wird rechtsventrikulär zwischen apikaler Sensingelektrode und Schockwendel (RV Coil) registriert. Die zweite Ableitung erfolgt zwischen den Schockelektroden im rechten Ventrikel (RV Coil) und der V. cava superior (SVC Coil) sowie dem aktiven Gehäuse.

Die beiden Ableitungen unterscheiden sich dadurch, dass die bipolare Sensingelektrode mehr die lokale und die Schockelektrodenableitung mehr die globale elektrische Aktivität des Herzens aufzeichnet (5). Um zwischen supraventrikulärem (SVT) und ventrikulärem Rhythmus (VT) zu unterscheiden, vergleicht der VTC-Algorithmus die Depolarisationsvektoren und Amplituden an 8 verschiedenen Messpunkten. Unter normalem Sinusrhythmus mit stabilen Intervallen werden die Referenzkomplexe ermittelt und dem Maximalvektor der Sensingableitung (Max. Amplitude) zeitlich 8 verschiedene Messpunkte in der Schockableitung zugeordnet (Abb. 9.40).

Die Amplituden der 8 Bezugspunkte werden gemessen, gespeichert und charakterisieren fortan den Musterkomplex. Tritt eine potenzielle Arrhythmie auf, werden im durchlaufenden Fenster 10 Kammerkomplexe nach der gleichen Methode vermessen und die Amplituden der einzelnen Messpunkte über einen Produkt-Korrelationskoeffizient verglichen. Entsprechen mindestens 3 Komplexe dem Sinuskomplex, wird auf SVT entschieden. Werden zu irgendeinem Zeitpunkt der Arrhythmie weniger als 3 korrelierende Sinuskomplexe (≥ 8 anomale Komplexe) im Fenster festgestellt, ergibt sich die Diagnose VT.

Wird der VTC-Algorithmus in Kombination mit dem Zweikammer-Algorithmus verwandt, steht am Beginn ebenfalls die Analyse der ventrikulären- und atrialen Frequenz. Ist die Bedingung V>A erfüllt, wird eine ventrikuläre Tachykardie diagnostiziert. Ist die Frequenz in der Kammer geringer als die im Vorhof und die Frequenzschwelle für AF nicht erreicht, schließt sich die Rhythmusanalyse über VTC an. Liegt dagegen die atriale Frequenz über der Schwelle für Vorhofflimmern, erfolgt die Diagnose über VTC in Kombination mit dem Stabilitätskriterium. Die Therapie wird dann inhibiert, wenn VTC eine hohe Korrelation ergibt oder ein instabiles RR-Intervall vorliegt.

Die ersten Testergebnisse bei den Einkammer- und Zweikammer-ICDs zeigen viel versprechende Ergebnisse (5). Prospektive Daten werden in derzeit laufenden Studien erhoben.

PR Logic (Medtronic Marquis)

Dieser Algorithmus analysiert und klassifiziert supraventrikuläre Rhythmusstörungen anhand zeitlicher Muster, welche von der AV-Überleitung und der Lage der P-Welle(n) innerhalb eines RR-Intervalls abhängen. SVTs lassen sich damit einteilen in:

- Sinustachykardie
- Vorhofflimmern/- flattern und
- andere 1 : 1-SVTs (AVNRT, etc.).

Für den Anwendungsbereich von PR-Logic sind, unabhängig von der VT- oder VF-Zone, eigene Frequenzbereiche einstellbar. Die obere Frequenzgrenze wird dabei vom programmierten SVT-Limit, die untere Grenze durch die VT Erkennungszone (TDI = Tachykardie-Detektions-Intervall) festgelegt. Zur Bewertung der Rhythmusstörung verwendet PR-Logic 6 verschiedene **Kriterien**:

- Kammer- und Vorhoffrequenz,
- Rhythmuszuordnung – Mustererkennung,
- Stabilität (bezeichnet als Regularität) der RR Intervalle,
- AV-Dissoziation,
- AF-Ereigniszähler sowie
- Fernfeld-R-Wellen-Kriterium.

Kammer- und Vorhoffrequenz. PR-Logic kommt nur im ausgewählten Frequenzbereich zur Anwendung. Kammer- und Vorhoffrequenz werden aus je 12 Intervallen bestimmt, indem die RR- und PP-Zykluslängen in aufsteigender Reihenfolge sortiert und das siebte Element jeder Reihe als Median gewertet wird. Der PP-Median dient auch zur Klassifizierung von Vorhofflimmern.

Muster-Zuordnung des Herzrhythmus durch PR-Logic. Um AV-Überleitungszeiten und die Lage der P-Welle(n) innerhalb eines RR-Intervalls zu bestimmen, wird jedes RR-Intervall in 4 Zonen eingeteilt (Abb. 9.**41**). P-Wellen, die in der ersten und vierten Zone auftreten, werden als SVES, AF, Vorhofflattern oder junktionale Rhythmen bewertet. P-Wellen in der zweiten Zone gelten als retrograd zum Vorhof übergeleitete Ventrikelereignisse. Treten die P-Wellen in der dritten Zone auf, wird antegrade Leitung angenommen (Sinusrhythmus, Sinustachykardie) (10).

Die Überleitungsmuster basieren auf Langzeit-EKG-Registrierungen und elektrophysiologischen Aufzeichnungen supraventrikulärer Tachykardien. Zur Klassifizierung der Rhythmusstörung sind 19 verschiedene Muster mit einer bestimmten Codierung im ICD abgespeichert. PR-Logic erstellt für den aktuellen Rhythmus einen Code und vergleicht diesen mit der Codierung der hinterlegten Muster (Abb. 9.**42**) (11).

Regularität (Stabilität) der RR-Intervalle. Analyse der Herzfrequenz und Mustererkennung werden durch eine ventrikuläre Stabilitätsanalyse ergänzt, die in Zusammenhang mit PR-Logic Regularität (ventricular cycle length regularity) genannt wird. Die Regularität wird über die Häufigkeitsverteilung der Zykluslängen in einem Histogramm festgestellt, das aus den letzten 18 RR-Intervallen gebildet wird. Berechnet wird der prozentuale Anteil der beiden am häufigsten vorkommenden RR-Intervalle.

Zur Feststellung einer dualen Tachykardie, beispielsweise, muss die Häufigkeit der beiden RR-Intervalle bei ≥ 75 % liegen. Ohne Verwendung des speziellen AF-Kriteriums wird Vorhofflimmern bei einer Häufigkeit von ≤ 50 % identifiziert. Pseudorhythmisches Vorhofflim-

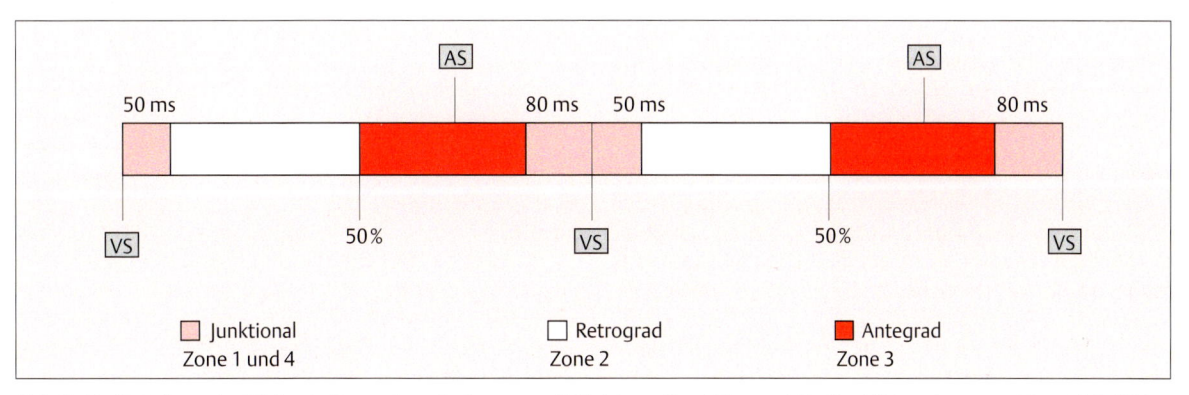

Abb. 9.**41** Einteilung der PR-Logic-Zonen innerhalb von zwei RR-Intervallen. VS = ventrikuläre Wahrnehmung, AS = atriale Wahrnehmung, 50 % = 50 % des RR-Intervalls, teilt die retrograde und die antegrade Zone.

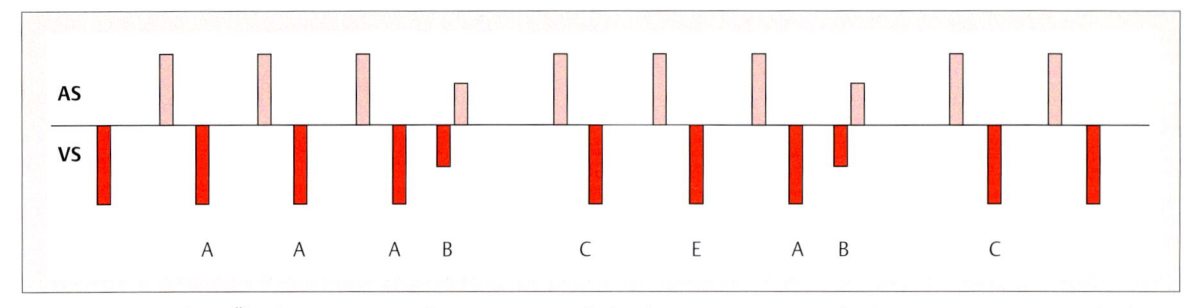

Abb. 9.**42** Beispiel von Überleitungsmustern bei einer Sinustachykardie mit VES. A = Sinusrhythmus, B = VES, C = Sinusrhythmus nach VES, E = Muster C gefolgt von Sinusrhythmus.

mern oder -flattern, das eine höhere Regularität (50–75 %) aufweist, wird über das atriale Flatterkriterium identifiziert, welches unabhängig von der Regularitätsanalyse genutzt wird.

AV-Dissozation. Die Assoziation zwischen Vorhof- und Kammerereignissen wird permanent untersucht. Fehlende AV-Assoziation (AV-Dissozation) wird dann festgestellt, wenn in 4 der letzten 8 RR-Intervalle keine P-Wellen wahrgenommen werden oder wenn der Durchschnittswert der letzten 8 AV-Intervalle vom aktuellen AV-Intervall um mehr als 40 ms abweicht. Das AV-Dissozationskriterium kommt nur bei Prüfung auf duale Tachykardie zur Anwendung.

AF-Ereigniszähler. Vorhofflimmern ist gekennzeichnet durch einen chaotischen atrialen Rhythmus, durch wechselnd schnelle Erregungsleitung zur Kammer und daraus resultierende instabile RR-Intervalle. Entscheidend für die Erkennung von Vorhofflimmern ist die Anzahl der P-Wellen, die in jedem RR-Intervall wahrgenommen wird und die Frequenzdifferenz zwischen Vorhof und Kammer widerspiegelt. Abhängig von dieser Zahl wird ein spezieller AF-Ereigniszähler um eins erhöht, erniedrigt oder nicht verändert. Der AF-Ereigniszähler gilt als erfüllt, sobald der Wert 6 erreicht ist.

Endgültig wird Vorhofflimmern dann identifiziert, wenn der AF-Ereigniszähler erfüllt ist, die atriale Frequenz über der Kammerfrequenz liegt (P-P-Median ≤ 94 % des V-V-Medians), die RR-Regularität < 50 % beträgt und das Fernfeld-R-Wellen-Kriterium negativ ist.

Fernfeld-R-Wellen-Kriterium. Atriale Refraktär- und Ausblendzeiten, wie sie in Schrittmachern üblich sind, limitieren die Wahrnehmung hoher atrialer Frequenzen. Um diese Beschränkung aufzuheben, verzichtet man auf die Anwendung von Refraktär- und Ausblendzeiten, erkauft sich damit jedoch die Anfälligkeit des Vorhofkanals gegenüber Fernfeld-R-Wellen. Abhilfe schafft ein Algorithmus, der ventrikuläre Fernfeld-Wahrnehmung im Vorhof erkennt und ihre Fehlklassifizierung als P-Wellen verhindert.

Das Fernfeld-R-Wellen-Kriterium wird immer dann geprüft, wenn innerhalb eines RR-Intervalls 2 atriale Aktionen wahrgenommen werden. Zwischen Sinusrhythmus mit regelmäßiger Fernfeld-R-Wahrnehmung und Vorhofflattern mit 2:1-Überleitung unterscheidet das Muster der PP-Intervalle. Diese sind bei Vorhofflattern stabil und wechseln bei Sinusrhythmus mit Fernfeld-R-Wahrnehmung ständig zwischen kurz (Fernfeld-R) und lang (normale Sinusaktion).

Das Fernfeld-R-Kriterium verlangt zusätzlich zum Kurz-Lang-Muster, dass die atriale Wahrnehmung am Ende des kurzen Intervalls in ein Zeitfenster fällt, welches von 60 ms vor bis 160 ms nach ventrikulärem Ereignis reicht (Abb. 9.**43**). Sinustachykardie mit Fernfeld-R-Wahrnehmung wird dann diagnostiziert, wenn innerhalb der letzten 12 RR-Intervalle ≥ 4 Fernfeldwahrnehmungen bestätigt werden. Um Fernfeld-R-Wahrnehmung während Vorhofflimmerns oder -flatterns zu bestätigen, müssen aus den letzten 12 Ventrikelintervallen ≥ 10 Fernfeld-R-Wellen identifiziert werden.

Rhythmuszuordnung durch PR-Logic

Mit jedem ventrikulären Ereignis werden die beschriebenen 6 Kriterien neu geprüft, ggf. bestätigt. Der Algorithmus untersucht dann, welchen Herzrhythmus die logische Verknüpfung dieser Kriterien definiert. Prinzipiell müssen die entsprechenden Zähler gefüllt sein und die ventrikuläre Zykluslänge im Anwendungsbereich von PR-Logic liegen, damit die Entscheidung über Zurückhaltung oder Abgabe der Therapie getroffen wird.

Im Ablaufdiagramm der Abb. 9.**44** wird die Interaktion der Detektionskriterien mit dem Funktionsschema des PR-Logic-Algorithmus bei der initialen Detektion dargestellt. Am Beginn steht die Aktualisierung der VT-/VF-Zähler und der verschiedenen Detektionskriterien. Ist keines der VT-/VF-Kriterien erfüllt, erfolgt die Prüfung des nächsten RR-Intervalls. Fällt die Zykluslänge in eine der beiden (VT-/VF) Zonen, wird das Zeitlimit der hohen ventrikulären Frequenz (high rate time out) geprüft. Ist dies nicht erfüllt, wird die Stabilität analysiert und bei instabilem Intervall der VT-Zähler zurückgestellt.

Es folgt die Abfrage, ob der Tachyzähler die nötige Anzahl von Intervallen detektiert hat. Ist der Zähler gefüllt, die ventrikuläre Frequenz nicht höher als dem programmierten SVT-Limit entspricht, und PR-Logic aktiviert, wird mit diesem Algorithmus die Analyse fortgesetzt und die programmierte Therapie eingeleitet (Abb. 9.**45**, 9.**46**).

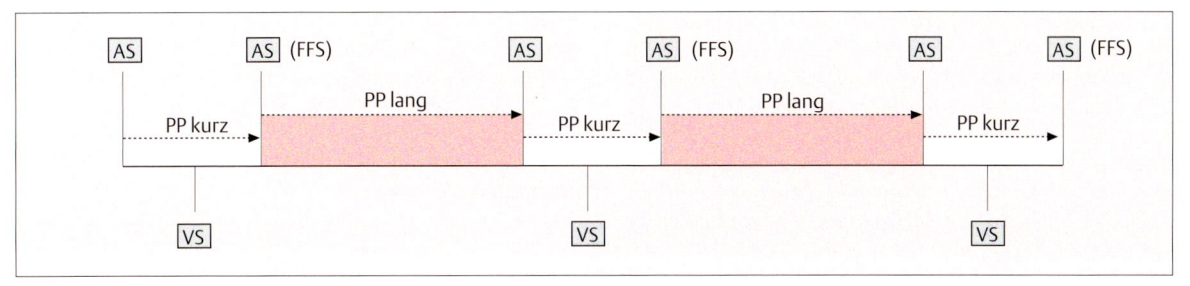

Abb. 9.**43** Schematische Darstellung der Fernfeld-R-Wellen-Identifikation durch PR-Logic. AS = atriale Wahrnehmung, AS (FFS) atriale Wahrnehmung der Fernfeld R-Welle, PP = PP Intervall, VS = ventrikuläre Wahrnehmung.

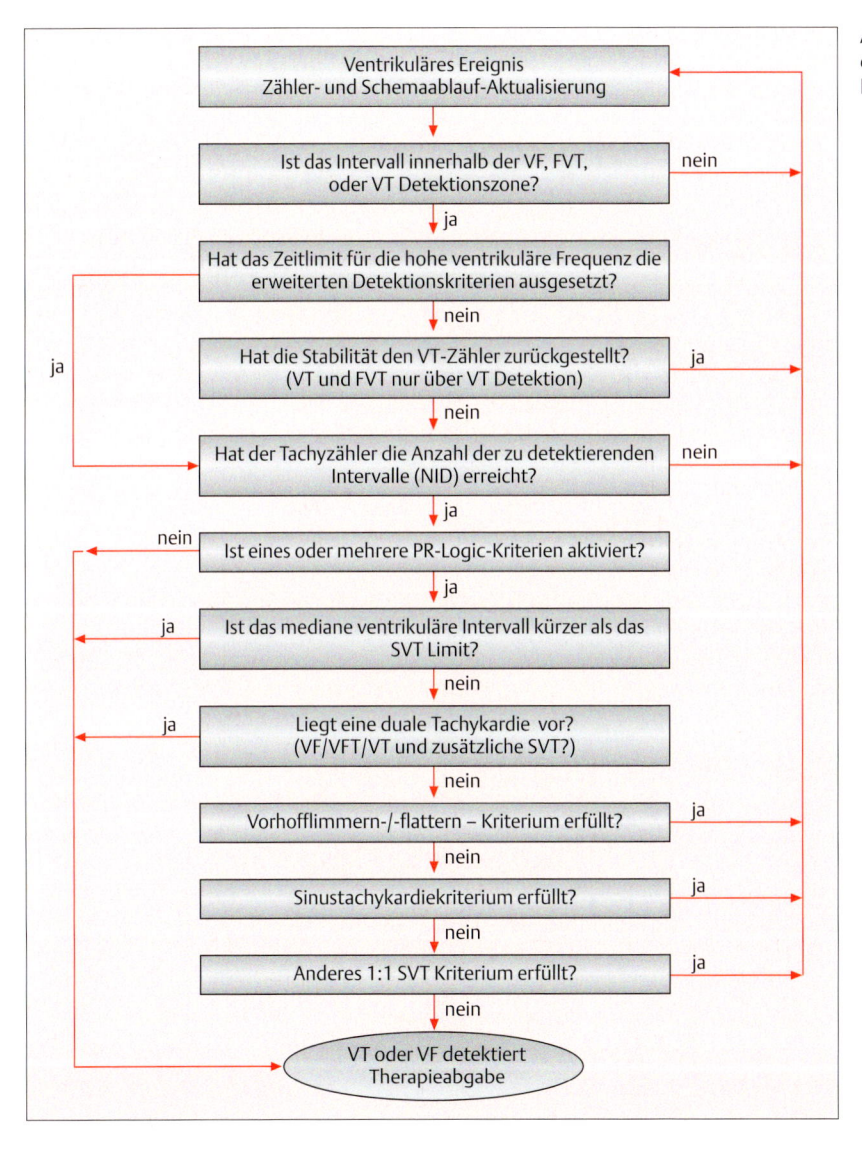

Abb. 9.**44** Schematischer Ablauf der Detektionskriterien mit PR-Logic.

376 9 Grundlagen von Defibrillation und antitachykarder Stimulation

> PR-Logic wird ausschließlich für die initiale Erkennung verwandt. Wurde zuvor bereits eine ventrikuläre Arrhythmie festgestellt, wird vor weiteren Therapiesequenzen PR-Logic nicht mehr aktiviert.

Liegt der ventrikuläre Rhythmus im Anwendungsbereich von PR-Logic, erfolgt zuerst die Prüfung auf das Vorliegen einer dualen Tachykardie. Dabei wird ermittelt, ob gleichzeitig und unabhängig voneinander eine Vorhof- und Kammertachykardie besteht, wie dies z.B. bei VF während einer SVT möglich ist. Wird die duale Tachykardie bestätigt, setzt die ventrikuläre Therapie ein.

Liegt keine duale Tachykardie vor, untersucht PR-Logic, ob die Kriterien für Vorhofflimmern-/flattern erfüllt sind. Ist dies nicht der Fall, wird auf Sinustachykardie oder eine andere 1:1-SVT geprüft. Ist ein SVT-Kriterium erfüllt, erfolgt die Analyse des nächsten RR-Intervalls. Werden die SVT-Kriterien nicht bestätigt, wird auf VT entschieden und die Therapie eingeleitet.

Photon DR (St. Jude)

Wie alle Zweikammer-ICDs nutzt auch der Photon DR die atriale Frequenzinformation, um supraventrikuläre und ventrikuläre Tachykardien möglichst korrekt zu diskriminieren. Supraventrikuläre Tachykardien können in den verschiedenen ventrikulären Tachykardiezonen (Zone A oder B) auftreten oder überlappend in beiden Zonen vorkommen. Deshalb wird der Frequenzbereich zur Identifizierung einer SVT mit einer Zone

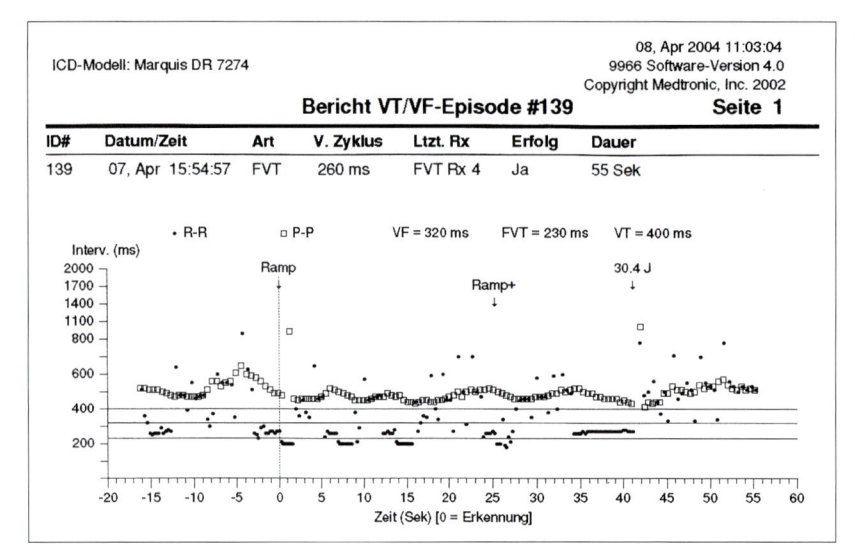

Abb. 9.45 VT/VF-Episodenbericht; Medtronic Marquis DR 7274. Schnelle VT (FVT) mit einer Zykluslänge von 260 ms, erfolgloser Therapieversuch mit Ramp und Ramp+, danach Schockabgabe mit 30,4 J und Terminierung der VT.

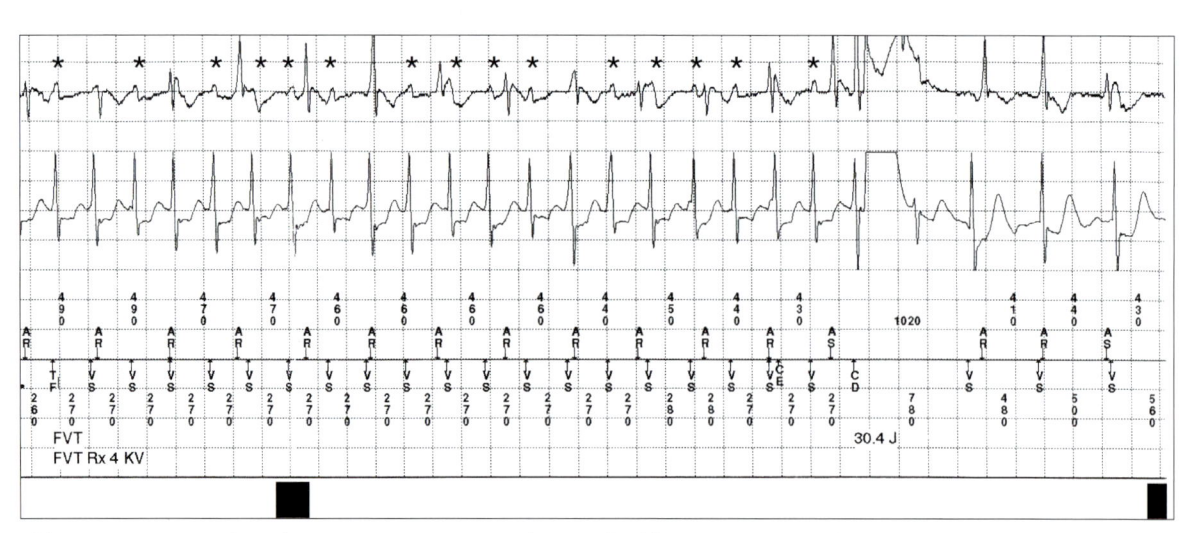

Abb. 9.46 EGM-Beispiel; Medtronic Marquis DR 7274. Oben atriale Ableitung, Mitte ventrikuläre Ableitung, unten Markerkanal. Richtige Detektion und Terminierung einer schnellen VT (FVT) mit einer Zykluslänge von 270–280ms. Die atriale Zykluslänge variiert zwischen 430 und 490ms, die Fernfeldsignale aus der Kammer (*) werden richtigerweise nicht bewertet.

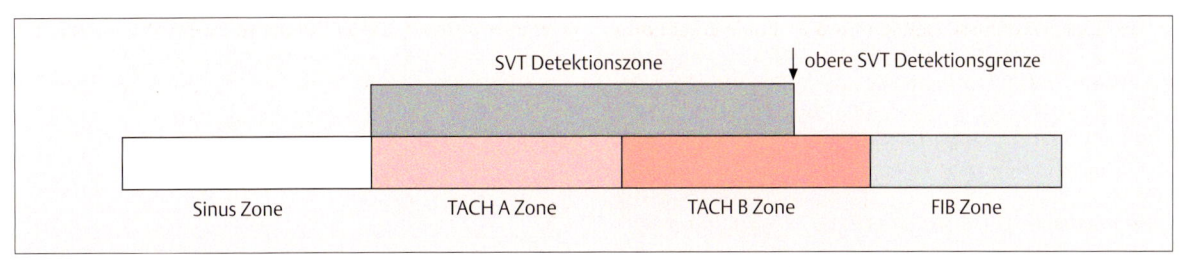

Abb. 9.47 Ventrikuläre Tachykardie- und Flimmerzonen mit überlappender SVT-Detektionszone.

(SVT-Overlap-Zone) festgelegt, welche mit der niedrigsten ventrikulären Tachykardiefrequenz beginnt und mit der programmierbaren oberen SVT-Detektionsgrenze endet. Dabei kann die SVT-Detektionszone beide VT-Zonen teilweise oder gänzlich überlagern, sie kann jedoch nicht in die Flimmerzone reichen (Abb. 9.47).

Die SVT-Detektionsgrenze ist auch dann gültig, wenn alle Therapien in der unteren Tachykardiezone (A) deaktiviert sind. Liegt das ventrikuläre Durchschnittsintervall in einer VT-, jedoch außerhalb der SVT-Detektionszone, wird unmittelbar eine ventrikuläre Tachykardie diagnostiziert und die erste Therapie ausgelöst. Wird die obere SVT-Detektionsgrenze an der niedrigsten Tachykardiefrequenz eingestellt, sind alle SVT-Diskriminatoren deaktiviert. Das Gerät verliert dann die Möglichkeit, bei Rhythmusstörungen atrialen Ursprungs eine VT-Diagnose zu unterdrücken.

Der Photon DR nutzt zur Differenzierung zwischen VT und SVT die folgenden Diskriminatoren:

➤ Rate Branch,
➤ Morphologie,
➤ Sudden Onset,
➤ Intervallstabilität und
➤ AV-Assoziation.

Rate Branch (Frequenz-Aufzweigung). Durch die Konfiguration von Vorhof- und Kammerdetektion wird der Rate Branch-Algorithmus automatisch aktiviert. Liegt der ventrikuläre Rhythmus in der Tachykardiezone, wird die Beziehung zwischen Vorhof- und Kammerfrequenz geprüft. Dazu wird die mittlere atriale und ventrikuläre Frequenz aus dem laufenden Intervall und einer Anzahl vorangegangener Zykluslängen errechnet und verglichen. Der Algorithmus klassifiziert dann die Rhythmen in: V > A (ventrikuläre Frequenz größer als die atriale Frequenz), V = A (ventrikuläre Frequenz gleich der atrialen Frequenz) und V < A (ventrikuläre Frequenz kleiner als die atriale Frequenz).

➤ **V > A.** Nimmt man ventrikuläre Tachykardien mit einer 1:1 retrograden VA-Leitung aus, weisen die meisten VTs unterschiedliche Frequenzen in Vorhof und Kammer auf. In der Regel liegt dabei die ventrikuläre über der atrialen Frequenz (V > A). Wird die Situation V > A vom Gerät bestätigt, kommen keine weiteren SVT-Diskriminatoren zur Anwendung. Es wird umgehend die Diagnose VT gestellt und die Therapie eingeleitet. Ist der ICD auf Zweikammerwahrnehmung programmiert, ist der Frequenzzweig V > A nicht deaktivierbar.

➤ **V = A.** Eine Klassifizierung des Rhythmus V = A erfolgt immer dann, wenn die atriale Frequenz innerhalb eines bestimmten Toleranzbereichs der ventrikulären Frequenz liegt. In diesem Klassifikationssegment stehen das Morphologie- und das Sudden-Onset-Kriterium als zusätzliche Diskriminatoren zur Verfügung, um eine VT mit retrograder 1:1-Leitung von einer Sinustachykardie zu unterscheiden. Der Frequenzzweig V = A kann aktiv oder inaktiv programmiert werden.
Ist er nicht aktiviert und atriale und ventrikuläre Frequenz unterscheiden sich nicht, wird in den Frequenzzweig V > A rückklassifiziert und eine VT diagnostiziert. Dies ist immer dann sinnvoll, wenn die maximal erreichbare Sinusfrequenz des Patienten unterhalb der Tachykardiezone liegt.

➤ **V < A.** Ist die ventrikuläre Frequenz niedriger als die atriale, sieht der Frequenzzweig V < A die SVT-Diskriminatoren „Morphologie" und „Intervallstabilität" zur Bewertung des Rhythmus vor. Besonders beim Auftreten einer ventrikulären Tachykardie während Vorhofflimmerns oder -flatterns sind diese SVT-Diskriminatoren zur Rhythmusdiagnostik geeignet.

Morphologie. Wie bei anderen Anbietern auch nutzt der Morphologiealgorithmus die Unterschiede im EGM supraventrikulären (SVT) und ventrikulären Ursprungs (VT, VF). Das Morphologiekriterium ist bei der klassischen Einkammerwahrnehmung und in den Frequenzzweigen V = A und V < A der Zweikammerwahrnehmung verfügbar. Die Funktionsweise des Algorithmus ist bei den Algorithmen zur Detektionsverbesserung bereits ausführlich dargestellt.

Sudden Onset. Dieser Diskriminator steht bei der Zweikammerwahrnehmung im Frequenzzweig V < A zur Verfügung.

Intervallstabilität. Die Intervallstabilität wird im Frequenzzweig V < A bewertet und nach Erkennung der Tachykardie eingesetzt. Die Programmierung der Intervallstabilität ist neben AUS, EIN und PASSIV auch in Verbindung mit der AV-Assoziation möglich.

AV-Assoziation (AVA). Die AV-Assoziation wird in Verbindung mit der Intervallstabilität eingesetzt und dient als sekundärer Parameter zur Diskriminierung zwischen Vorhofflattern mit regelmäßiger AV-Überleitung und einer ventrikulären Tachykardie.

Die stabilen RR-Intervalle bei Vorhofflattern mit regelmäßiger AV-Überleitung legen zuerst einmal die Diagnose einer VT nahe. Sofern die Prüfung der Intervallstabilität mit AVA programmiert ist, wird deshalb zusätzlich die AV-Assoziation geprüft. Dazu wird eine bestimmte Anzahl von AV-Intervallen als Differenz zwischen wahrgenommenem ventrikulären und vorangehendem atrialen Ereignis bestimmt. Die Stabilität des AV-Intervalls errechnet sich als Differenz (AVA-delta) des zweitlängsten und zweitkürzesten AV-Intervalls. Ist das gemessene AVA-delta größer oder gleich dem vorgegebenen (programmierten) AVA-delta, wird das AV-Intervall als instabil bewertet und die Diagnose VT gestellt.

Ist die Intervallstabilität nur auf EIN (ohne AVA) oder PASSIV programmiert, wird die AVA ebenfalls geprüft, das Ergebnis auch gespeichert, für die Diagnostik aber nicht genutzt.

Ablauf der Zweikammer-Diskriminierung

Liegt der durchschnittliche ventrikuläre Rhythmus im Tachykardiebereich und innerhalb der SVT-Detektionszone, werden atriale und ventrikuläre Frequenzen miteinander verglichen. Nach dem Ergebnis des Vergleichs erfolgt die Zuordnung in die Frequenzzweige (Abb. 9.**48**).

Liegt die ventrikuläre über der atrialen Frequenz, führt dies in den **Zweig V > A** und direkt zur Diagnose einer VT. Die für die Tachykardiezone programmierte Therapie wird umgehend eingeleitet.

Bei gleicher Frequenz in Vorhof und Kammer ist für den weiteren Ablauf die Programmierung des **Zweigs V = A** entscheidend:

- Ist er deaktiviert (AUS), erfolgt die Zuordnung zum Zweig V > A und die Entscheidung für eine VT.
- Bei aktivem V = A-Zweig wird in der AV-Intervallanalyse die AV-Assoziation oder -Dissoziation festgestellt. Findet sich bei aktiver AV-Analyse (AVA EIN) eine AV-Dissoziation, so wird ebenfalls die Diagnose VT gestellt und die Therapie eingeleitet. Liegt eine

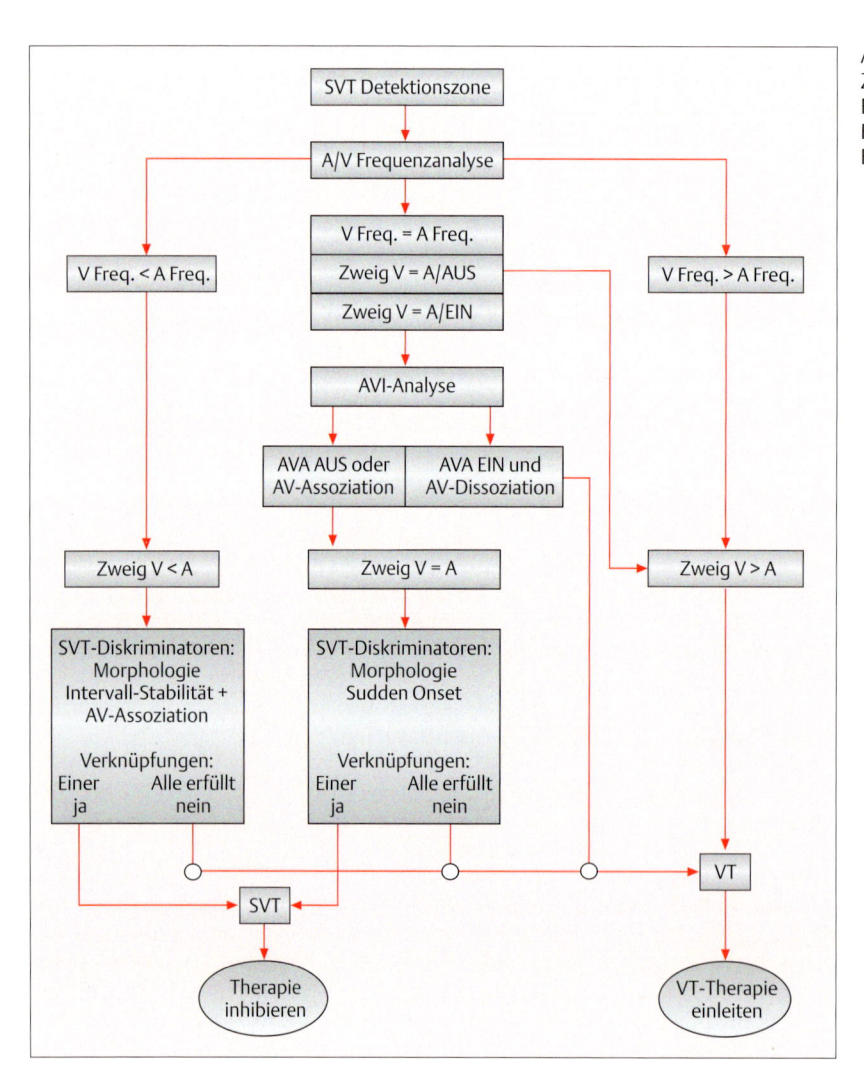

Abb. 9.**48** Ablaufdiagramm der Zweikammerdiskriminierung mit Rate Branch; St. Jude Photon DR. Freq. = Frequenz, Zweig = Frequenzzweig (Rate Branch).

AV-Assoziation vor oder ist die AV-Assoziation nicht aktiv (AVA AUS), erfolgt die Zuordnung in den Frequenzzweig V = A.

Es kommen nun die SVT-Diskriminatoren Morphologie und Sudden Onset zum Einsatz. Das Morphologie-Kriterium prüft die Abweichungen des Kammerkomplexes vom Musterkomplex und diskriminiert so SVT von VT (s. Morphologie-Kriterium bei den Einkammer-Diskriminatoren). Wird über das Morphologie- oder das Sudden Onset-Kriterium eine SVT ausgeschlossen und ist die Verknüpfung auf ein Kriterium beschränkt, bedeutet dies die Bestätigung der ventrikulären Tachykardie mit Therapieeinsatz.

Besteht eine Verknüpfung für beide Kriterien (Alle), so müssen beide eine SVT ausschließen, bevor es zur Einleitung der VT-Therapie kommt. Wird die VT durch keinen der beiden Diskriminatoren bestätigt, entscheidet das System auf SVT und hält die Therapie zurück.

Ergibt der Frequenzvergleich in der Kammer eine niedrigere Frequenz als im Vorhof, führt dies in den Zweig V < A. In der Folge wird der Rhythmus über die SVT-Diskriminatoren Morphologie und [Intervall-Stabilität + AV-Assoziation] zugeordnet. Wenn die Verknüpfung auf „Alle" programmiert ist, müssen auch in diesem Zweig beide SVT-Diskriminatoren die VT bestätigen, um eine Therapie auszulösen. Beschränkt sich die Verknüpfung nur auf einen Parameter, wird die VT-Therapie eingeleitet, sobald einer von beiden die VT identifiziert. Ist dies nicht der Fall, wird auf SVT entschieden und die Therapie inhibiert (14).

Abb. 9.49 zeigt die korrekte Diagnose einer SVT durch den Rate Branch-Algorithmus (Photon DR, St. Jude Medical). Die Frequenzanalyse in der SVT-Detek-

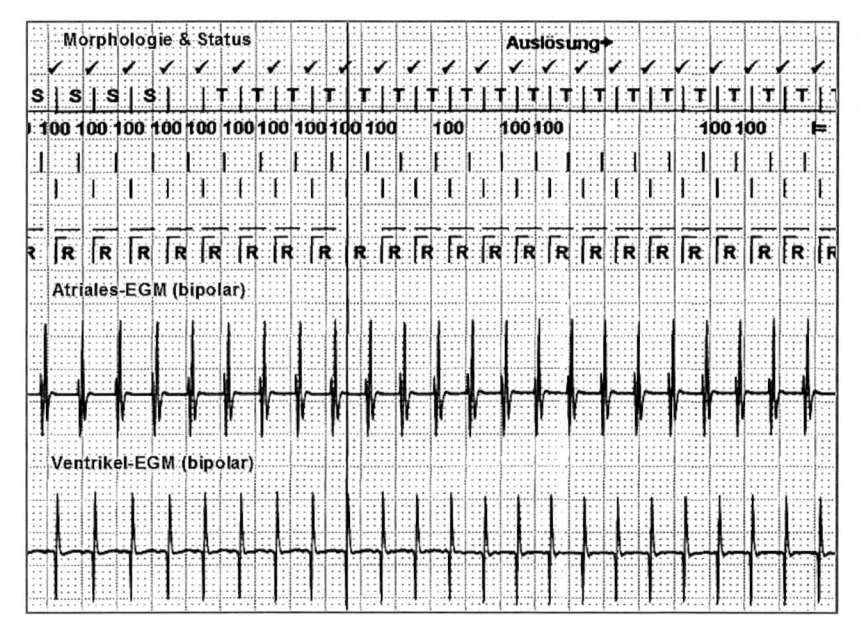

Abb. 9.49 Photon DR, adäquate Erkennung einer SVT mit einer 1:1-Überleitung, mit entsprechender Inhibierung der Therapie. S = Sinus, T = Tachykardie, 100 = 100 % Übereinstimmung der Morphologie.

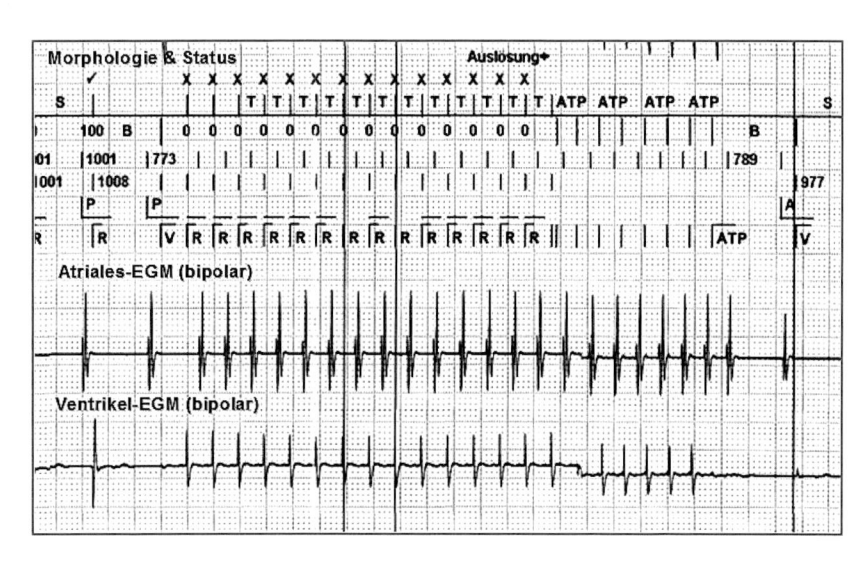

Abb. 9.50 Photon DR, adäquate Erkennung einer VT bei gleichzeitiger Vorhoftachykardie (duale Tachykardie) mit entsprechender Therapieabgabe. S = Sinus, T = Tachykardie, 110 = 100 %, 0 = 0 %(X) Übereinstimmung der Morphologie, ATP = Anti-Tachykarde-Stimulation.

tionszone zeigt für Vorhof und Kammer gleiche Frequenzen (V = A). Dies führt zur AV-Interval- (AVI-) Analyse (Abb. 9.**48**), die bei stabilem AVI auf AV-Assoziation erkennt und die Zuordnung zum V = A-Zweig vornimmt.

Im nächsten Schritt prüfen die SVT-Diskriminatoren Morphologie und Sudden Onset das Vorliegen einer VT. Die „Morphologie" zeigt eine sehr gute Übereinstimmung zwischen Tachykardie- und Referenzkomplex und bestätigt somit keine VT. Sudden Onset stellt keinen plötzlichen Frequenzanstieg fest und schließt damit gleichermaßen die VT aus. Die abschließende Diagnose SVT inhibiert die Therapieabgabe.

Die adäquate Erkennung einer dualen Tachykardie durch den Rate Branch-Algorithmus ist in Abb. 9.**50** dargestellt. Die Frequenzanalyse in der SVT-Detektionszone zeigt für Vorhof und Kammer gleiche Frequenzen (V = A). Dies führt zur AV-Interval(AVI-) Analyse, die bei instabilem AVI auf AV-Dissoziation erkennt und in den Frequenzzweig V=A mündet.

In der Folge prüfen die SVT-Diskriminatoren „Morphologie" und „Sudden Onset", ob eine VT vorliegt. Die „Morphologie" zeigt keine Übereinstimmung zwischen Tachykardie- und Referenzkomplex und bestätigt damit die VT. Die Überprüfung des „Sudden Onset"-Kriteriums zeigt einen plötzlichen Frequenzanstieg und stützt damit ebenfalls die Diagnose einer VT. Die endgültige Entscheidung lautet VT und führt zur erfolgreichen Therapieabgabe (ATP).

> Auch wenn Zwei- gegenüber Einkammer-ICDs mit Informationen über den atrialen Rhythmus die Diskrimination zwischen ventrikulären und supraventrikulären Tachykardien verbessern, bleiben die Detektionsalgorithmen auf adäquate Wahrnehmung angewiesen und weisen unterschiedliche Stärken und Schwächen auf.

Letztlich ist die Anpassung aller relevanten Parameter an das individuelle Rhythmusproblem die Voraussetzung zur Vermeidung oder mindestens Reduktion inadäquater Therapien. Limitationen bei der Diskriminierung zwischen SVT und VT bleiben bestehen, besonders wenn:

➤ die SVT in der VF-Zone liegt,
➤ SVTs mit atrialen Wahrnehmungsproblemen einhergehen, oder
➤ lang anhaltendes, paroxysmales Vorhofflimmern mit pseudoregelmäßiger AV-Überleitung besteht.

Verbesserungen der bestehenden, und neue Algorithmen mit der Möglichkeit einer Anpassungsdynamik könnten inadäquate Therapien weiter reduzieren. Detaillierte Speicherinformationen über das Verhalten des Algorithmus in Kombination mit Programmiervorschlägen würden die Patientennachsorge vereinfachen.

Literatur

1. Anderson M, Murgatroyd F, Hnatkova K, et al. Performance of basic ventricular tachycardia detection algorithms in implantable cardioverter defibrillators: Implications for device programming. PACE 1997; 20: 2975–2983.
2. Biotronik Tachos DR, Manual Tachos_E_A009.pdf
3. Fogoros R, Elson J, Bonnet C. Actuarial incidence of and pattern of occurrence of shocks following implantation of the automatic implantable cardioverter-defibrillator. PACE 1989; 12: 1465–1473.
4. Fromer M, Brachmann J, Block M, et al. Efficacy of automatic multimoda device therapy for ventricular tachyarrhythmias as delivered by a new implantable pacing cardioverter-defibrillator. Circulation 1992; 86: 363–374.
5. Gold M, Shorofsky S, Thompson J, et al. Advanced rhythm discrimination for implantable cardioverter defibrillators using electrogram vector timing and correlation. J Cardiovasc Electrophysiol. 2002; 11: 1092–7.
6. Israel CW, Grönefeld G, Stöppler C et al. Discrimination between ventricular and supraventricular tachycardia by dual chamber cardioverter/defibrillators: Importance of atrial sensing function. PACE 2000; 23.
7. Jenkins J, Caswell S. Detection algorithms in implantable cardioverter defibrillators. Proc IEEE 1996; 84: 428–445.
8. Klingenheben T, Sticherling C, Skupin M, Hohnloser SH. Intracardiac QRS electrogram width – an arrhythmia detection feature for implantable cardioverter defibrillators: Exercise induced variation as a base for device programming. PACE 1998; 21: 1609–1617.
9. Medtronic GEM 7227 Cx, Gebrauchsanweisung 1998.
10. Medtronic InSync III Marquis 7279 Reference Manual.
11. Ritz B, Justen M. Unterscheidung von ventrikulären und supraventrikulären Tachykardien anhand des Diskriminierungsalgorithmus PR Logic im implantierbaren Zweikammer-Kardioverter/Defibrillator Gem DR. Herzschrittmacher 2000; 4: 281–300.
12. Rosenqvist M, Beyer T, Block M et al. Adverse events with transvenous implantable cardioverter-defibrillators. A prospective multicenter study. Circulation 1998; 98: 663–670.
13. Schmitt C, Montero M, Melichereik J. Significance of supraventricular tachyarrhythmias in patients with implanted pacing cardioverter defibrillators. PACE 1994; 17: 295–302.
14. St. Jude Medical, Referenzhandbuch Programmiergerät Model 3510 mit Software Modell 3307 für Atlas, Atlas+, Epic, Epic+, Photon µ und Photon implantierbares Kardioverter-Defibrillator-System, 2003.
15. Sticherling C, Schaumann A, Klingenheben T, Hohnloser SH. First worldwide clinical experience with new dual chamber implantable cardioverter defibrillator. Advantages and complications. The Ventak AV II DR investigators. Europace 1999; 1: 96–102.
16. Stöppler C. Rhythmusklassifizierung in der Defibrillatortherapie: Der PARAD/PARAD+ Algorithmus des implantierbaren Zweikammer-Kardioverters/Defibrillators Defender IV DR. Herzschrittmacher 2000; 3: 222–229.
17. Swerdlow C, Chen P, Kass R, et al. Discrimination of ventricular tachycardia from sinus tachycardia and atrial fibrillation in a tiered-therapy cardioverter-defibrillator. J Am Coll Cardiol 1994; 23: 1342–1355.
18. Winkle RA, Bach SM, Echt DS, et al. The automatic implantable defibrillator: Local ventricular bipolar sensing to detect ventricular tachycardia and fibrillation. Am J Cardiol 1983; 52: 265–270.
19. Wood MA, Swerdlow C, Olson WH. Sensing and arrhythmia detection by implantable device. In Ellenbogen KA, Kay GN, Wilkoff BL (eds): Clinical Cardiac Pacing and Defibrillation Philadelphia, Pennsylvania, W.B. Saunders Company, 2000, 68–126.

10 Welcher Defibrillator für welchen Patienten?

J. Carlsson, A. Erdogan, J. Neuzner

Das Wichtigste in Kürze

Alle auf dem Markt befindlichen Defibrillatoren sind prinzipiell in der Lage, lebensbedrohliche Arrhythmien zu erkennen und zu terminieren. In dieser primären Funktion, der akuten Lebensrettung durch Defibrillation, unterscheidet sich der technisch einfachste und damit preiswerteste Einkammer-VVI-ICD nicht vom teuersten Dreikammer-ICD mit Vorhof-Therapiefunktionen. Im Sinne dieser Definition ist bereits die antitachykarde Stimulation, die in den frühen „Shock-only"-Aggregaten nicht zur Verfügung stand, eine technische Verfeinerung, die nicht mehr unter dem Vorsatz der Lebensverlängerung, sondern der Lebensverbesserung steht.

Die Frage der Aggregatauswahl steht damit fast ausschließlich unter dem Aspekt sekundärer Funktionen der Defibrillatortherapie. Bisher konnte im Vergleich der einfachen ICDs bis hin zu den komplexen Dreikammer-ICD kein Überlebensvorteil für die Patienten gezeigt werden, so dass die wiederholt formulierte Maxime „keep it simple" auch im Bereich der Defibrillatortherapie weiter ihre Berechtigung haben dürfte.

■ Einleitung

Die „Halbwertzeit" neuer ICD-Modelle wird ständig kürzer. Die Industrie versucht, mit immer neueren Programmierfeatures ihrer ICD-Systeme sich gegenüber den Mitanbietern einen Vorteil zu sichern. Dass diese „Verbesserungen" nicht selten den wirklichen klinischen Wert nicht belegen können, ist eine häufig gemachte Erfahrung der vergangenen Jahre. Dabei werden die Aggregate zwar immer kleiner, die Komplexität und der Programmieraufwand jedoch immer größer.

Parallel dazu führen neue Studien zu einer Ausweitung der ICD-Indikationen und damit zwangsläufig zu einer Verlagerung der klinischen Nachkontrollen dieser wachsenden Patientenzahlen in weniger erfahrene Zentren. Sowohl diese Problematik wie medizinische Grundsätze, finanzielle Implikationen und aktuelle Ergebnisse des Sudden Cardiac Death Heart Failure Trials (3) führen zu Überlegungen, dass besonders auch in der Primärprophylaxe wieder einfachere Generatoren ihren Platz finden.

Im Einzelnen sollen folgende 3 Hauptoptionen der Defibrillatortherapie besprochen werden:

➤ der Zweikammer-ICD (versus Einkammer-ICD),
➤ der ICD mit biventrikulärem Pacing und
➤ der ICD mit Vorhoftherapiefunktionen einschließlich des atrialen oder dualen Defibrillators.

Ferner soll ein kurzer Überblick zu Nischen-Indikationen wie dem VDD-ICD und zum als Weste tragbaren ICD gegeben werden. Der Beitrag wird abgeschlossen mit einigen sekundären Kriterien zur Aggregatauswahl (Tab. 10.**1**).

Im Zusammenhang mit der Aggregatauswahl darf nicht vergessen werden, dass mit der Systemwahl die Auswahl der Defibrillationselektrode(n) als äußerst wichtige klinische Entscheidung mitbestimmt wird (Kapitel ICD-Sonden). Eine einfache Überlegung hierzu besagt jedoch, dass die Wahl eines Zweikammer-ICD – mit Ausnahme des VDD-Prinzips – mit 2 zu implantierenden Elektroden einhergeht.

! Dies bedeutet, dass die möglichen Elektrodenkomplikationen, die neben dem Problem der inadäquaten Schocks *den* Pferdefuß der ICD-Therapie im Langzeitverlauf darstellen, erheblich erhöht werden!

■ Zweikammer- versus Einkammer-ICD

Obwohl in erster Linie in den Studien, die die Effektivität der ICD-Therapie in der Sekundär- und Primärprophylaxe gezeigt haben, Einkammersysteme verwendet wurden (nur in der MADIT-II-Studie wurden in der Mehrzahl Zweikammer-ICD-Systeme verwendet), sind in den USA heute die überwiegende Mehrzahl der implantierten Aggregate Zweikammersysteme. Der wichtigste Grund hierfür ist nicht eine herkömmliche Zweikammerschrittmacher-Indikation, die nur in etwa 10–20 % der ICD-Patienten vorliegt (24, 50), sondern der Versuch durch Zweikammer-Detektionsalgorithmen die Häufigkeit inadäquater Schocks zu vermindern (s.a. Detektionsalgorithmen und Inadäquate Therapien).

Inadäquate Schocks sind ein häufiges klinisches Problem in der ICD-Therapie, das mit erheblicher Verminderung der Lebensqualität der Patienten einhergeht (60). Die Häufigkeit dieser inadäquaten Therapieabgaben liegt, abhängig vom Patientenkollektiv, der Zeitdauer der Beobachtungszeit und der Aggregatwahl, zwischen 10 % und 40 % (6, 17, 57).

Bei den **Gründen für inadäquate Schocks** ist zwischen technischer Fehlfunktion und supraventrikulären Tachyarrhythmien mit schneller AV-nodaler Überleitung zu unterscheiden. Erstere sind offensichtlich durch Zweikammer-Detektionsalgorithmen nicht zu beherrschen, während letztere mindestens theoretisch mittels Zweikammer-Arrhythmiedetektion eher zu vermeiden sind als mit unspezifischer Einkammer-Arrhythmiedetektion.

Tabelle 10.1 Optionen, Kriterien und Aspekte in der Aggregatauswahl

Hauptoptionen	Klinische Aspekte
Ein- oder Zweikammer-ICD	➤ Konventionelle Schrittmacherindikation: relevante Sinusbradykardie oder sonstige Sinusknotendysfunktion, höhergradiger AV-Block, ➤ Grunderkrankung: HOCM, Long-QT-Syndrom, Sarkoidose u.a., ➤ Vorhofarrhythmieanamnese und -prognose
ICD mit biventrikulärem Pacing	➤ QRS-Verbreiterung im Sinne eines LSB, höhergradige Herzinsuffizienz trotz optimaler antikongestiver medikamentöser Therapie, Herztransplantation klinisch nicht indiziert/möglich, echokardiographische Kriterien der Asynchronizität, Schrittmacher- und ICD-Indikation
ICD mit Vorhoftherapiefunktion	➤ Vorhofarrhythmieanamnese und -prognose, ➤ Indikation zum Vorhofpacing oder AV-sequentiellem Pacing
Nischenoptionen	
VDD-ICD	Vereinfachte Prozedur mit Möglichkeit der Zweikammerdetektion
Westen-ICD	Herztransplantationswarteliste
Sekundäre Kriterien*	➤ Firmenspezifische Kriterien zur Vermeidung inadäquater Schocks, ➤ Maximalenergie, ➤ Größe/Gewicht, ➤ Preis, ➤ Ladezeit, ➤ Frequenzadaptation

* Eine wirkliche differentialtherapeutische Bedeutung kommt diesen Kriterien mit Hinblick auf individuelle Patienten nicht zu, da die Unterschiede klinisch nicht bedeutend sind.

Eine Arrhythmiedetektion, die nur auf Frequenzerkennung konsekutiver ventrikulärer endokardialer Signale beruht, kann keine methodische Spezifität für die Erkennung ventrikulärer Tachyarrhythmien zeigen. Prinzipiell sind 3 Wege beschritten worden, dieses Problem zu lösen:

➤ 1. Verwendung zusätzlicher Kriterien in Einkammer ICD: Stabilität, Onset, Morphologieanalyse des endokardialen, ventrikulären Signals (7, 10, 18, 19, 29, 31, 64, 65).
➤ 2. Verwendung von anderen Biosignalen: So wurde im ersten von Mirowski und Mower in Hundeversuchen getesteten System der Druck im rechten Ventrikel verwendet als Kriterium, die Schockabgabe bei Druckabfall auszulösen (nach 10). Technische Probleme haben bisher eine Inkorporation solcher Sensoren in kommerzielle Systeme verhindert.
➤ 3. Verwendung von Zweikammer-Detektionsalgorithmen in Zweikammer-ICD, bzw. VDD-Systemen (2, 6, 10, 18, 24, 34, 41, 50, 51, 64, 67).

Letzterer Versuch ist ohne Zweifel theoretisch attraktiv und hat in einzelnen Ländern und Zentren zur Propagierung der Verwendung von Zweikammer-ICD unabhängig von herkömmlichen Pacingindikationen geführt. Bei aller theoretischen Attraktivität dieses Ansatzes ergeben sich jedoch zahlreiche Probleme:

Zum einen verwendet jede Herstellerfirma ihren eigenen, sich ständig weiterentwickelnden Zweikammer-Detektionsalgorithmus, der zumeist hochgradig komplex ist, sich schwerlich mit denen der Konkurrenzfirmen vergleichen lässt und dessen erheblicher Programmieraufwand individuell einer notwendigen Dezentralisierung der klinischen Nachkontrollen entgegen steht. Bezüglich einer detaillierten Darstellung verschiedener solcher Detektionsalgorithmen wird auf das entsprechende Kapitel und die Darstellungen aus der Literatur verwiesen (2, 47, 64).

Zum anderen existieren zahlreiche Publikationen zu jedem einzelnen Zweikammer-Detektionsalgorithmus, jedoch zu wenige randomisierte Untersuchungen, die mit ausreichender methodischer Qualität den Einkammer-ICD mit dem Zweikammer-ICD vergleichen (51).

Zwei solche Untersuchungen – allerdings mit unterschiedlicher Intention und Endpunkten – sind in diesem Zusammenhang zu erwähnen: Der DAVID-Trial (15) und eine Studie von Deisenhofer et al. (17).

Die **„Dual Chamber and VVI Implantable Defibrillator" Studie (DAVID)** war gedacht, die Überlegenheit von Zweikammer-ICD (programmiert als DDDR, Basisfrequenz 70/min) gegenüber Einkammersystemen zu zeigen (implantiert wurde allen Patienten ein Zweikammersystem, später randomisiert programmiert als VVI mit Back-up-Pacing 40/min) (15). Eingeschlossen wurden Patienten mit ICD-, aber ohne herkömmliche Schrittmacherindikation. Hintergrund war u.a. die – krankheits- oder medikamentenbedingte – hohe Rate chronotroper Inkompetenz bei ICD-Patienten und die Tatsache, dass atriale Schrittmacherstimulation die Inzidenz von Vorhofflimmern vermindern kann.

Tatsächlich fand man aber einen eindeutigen und ausgeprägten Trend zu erhöhter Mortalität und Hospitalisierungsnotwendigkeit aufgrund von neu aufgetretener oder verschlechterter Herzinsuffizienz in der Gruppe der Patienten, die zu DDDR 70/min randomisiert worden waren (Tab. 10.**2**). Sowohl die Autoren als auch die zahlreichen Kommentatoren der Studie folgerten, dass offensichtlich die hohe, physiologisch nicht notwendige Rate rechtsventrikulärer Schrittmacherstimulation (56%) über die Erzeugung einer ventrikulären Desynchronisation zur erhöhten Rate von Herzinsuffizienz geführt hat (4, 15, 37).

Tatsächlich korrelierte das klinische Outcome auch in der Gruppe der DDDR-Patienten eng mit der Häufigkeit der rechtsventrikulären Stimulation (15).

Vermutlich der gleiche Mechanismus war auch in MADIT-II (46) zu beobachten und hat zu erhöhter Rate an Krankenhausaufnahmen bei dekompensierter Herzinsuffizienz geführt. Aus den vielen Studien, die den Nutzen der ICD-Therapie gezeigt haben, ist MADIT-II die einzige, die teilweise Zweikammeraggregate verwendet und bei Einkammeraggregaten eine Programmierung auf VVI–70/min durchgeführt hat (46).

In DAVID hat die Programmierung des AV-Intervalls (zumeist programmiert auf 180 ms) in der Regel keine intrinsische Überleitung zugelassen und so zu einer unfreiwilligen „Desynchronisationstherapie" geführt. Wie die Autoren selbst feststellen, besteht natürlich ein Unterschied zwischen der Aussage, dass DDDR-Stimulation für diese Patienten ungünstig ist und der, dass die Vorhofelektrode wertlos ist (15). An der ersten Aussage ist nach allen vorliegenden Daten nicht zu zweifeln, die zweite harrt weiterhin der Bestätigung oder Widerlegung. Leider ist bis heute nichts über inadäquate Schocks in DAVID publiziert worden.

Eine **Studie von Deisenhofer et al.** randomisierte 92 Patienten zur Implantation eines VVI- oder DDD-ICD (17). Das Hauptaugenmerk lag auf der Inzidenz inadäquater Therapieabgaben. Die mittlere Nachbeobachtung dieser Untersuchung betrug nur 7,5 Monate. Insgesamt stellten 73/725 (10%) der behandelten Episoden eine inadäquate Therapieabgabe dar. In der VVI-Gruppe ereigneten sich davon 22 Episoden und in der DDD Gruppe 51 Episoden (p = n.s.).

Bemerkenswert ist, dass sich 32 der 51 Episoden (63%) in der DDD-Gruppe auf intermittierende Wahrnehmungsprobleme der Vorhofelektrode zurückführen ließen, die den Zweikammer-Detektionsalgorithmus versagen ließen (17). Ohne Frage ist diese Frequenz von Problemen der atrialen Elektrode ungewöhnlich hoch, jedoch zeigt die Studie, dass sich nicht alle theoretisch so attraktiven Vorteile der Zweikammerdetektion in der täglichen Praxis einfach umsetzen lassen.

Eine laufende, methodisch interessante Studie, die weiteres Licht in diese Fragen bringen soll, ist die **Dual Chamber & Atrial Tachyarrhythmia Adverse Events Study (DATAS,** 51). Als Endpunkte werden neben Gesamtmortalität und inadäquaten Schocks auch anhaltende atriale Tachyarrhythmien erfasst. Letztere spielen in dieser Studie eine besondere Rolle, da atriale antitachykarde Stimulationsalgorithmen zum Einsatz kommen. Ergebnisse sind nicht vor 2006 zu erwarten (51).

Als **Nachteile der Zweikammersysteme** (Tab. 10.**3**) müssen ergänzend genannt werden:

➤ eine höhere Rate an thrombotischen Komplikationen im Bereich des venösen Gefäßzugangs,
➤ Verringerung der Laufzeit bei unsachgemäßer Programmierung, die zu unnötig häufiger Stimulation führt,
➤ höhere Basiskosten sowie die
➤ Notwendigkeit der Revisionsoperation bei Dislokation der Vorhofelektroden.

Tabelle 10.**2** Ergebnisse der „Dual Chamber and VVI Implantable Defibrillator" Studie (15)

	VVI 40/min (n = 156)	DDDR 70/min (n = 149)
Primärer Endpunkt* (%)	16,1	26,7
Tod (n)	15	23
Hospitalisation (n)	30	43
Ventrikuläres Pacing** (%)	2,9	55,7

Primärer Endpunkt war eine Kombination aus Tod und Hospitalisation aufgrund von Herzinsuffizienz.
* p ≤ 0,3
** p < 0,001

Tabelle 10.3 Vor- und Nachteile des Zweikammer ICD

Vorteile	Nachteile
➤ Erhalt der AV-Synchronizität in Patienten mit relevanter Bradykardie	➤ Inadäquate Programmierung setzt Patienten den Folgen eines chronischen rechtsventrikulären Pacings aus, ohne dass diese einen eigentlichen ventrikulären Pacingbedarf haben
➤ Erhöhte Spezifität der Diagnostik zur Vermeidung inadäquater Therapien	➤ Erhöhte Morbidität operativ, postoperativ und im Follow-up (venöse thrombembolische Komplikationen, Elektrodendislokation)
➤ Möglichkeit spezieller Pacing-Algorithmen zur Prävention/Therapie atrialer Arrhythmien	➤ Erhöhte Kosten, unbewiesene klinische Effekte atrialer Therapien
➤ Erhöhung der diagnostischen Sicherheit im Follow-up	➤ Komplexeres Follow-up

In erfahrenen Zentren sollte unter Zuhilfenahme ergänzender Detektionsparameter der Anteil inadäquater Therapieabgaben bei Einkammersystemen bei < 5 % der Patienten liegen (47). Die verbleibende Gruppe von Problempatienten rechtfertigt nicht die Implantation von Zweikammersystemen mit dem Argument, damit inadäquate ICD-Therapien vermeiden zu können.

Indikation für ein Zweikammersystem

Es lassen sich folgende Bedingungen formulieren, die – außerhalb einer konventionellen antibradykarden atrialen oder AV-sequentiellen Schrittmacherindikation – die Implantation eines Zweikammersystems sinnvoll erscheinen lassen (47):

➤ Patienten mit einer breiten Frequenzüberlappungszone zwischen Sinustachykardien, 1/1-AV-Leitungskapazität (Wenckebachpunkt) und den klinischen Kammertachykardien.

➤ Patienten mit bekannten atrialen Tachyarrhythmien und der Notwendigkeit einer Kombinations-Antiarrhythmika-Therapie (ventrikuläre Arrhythmien).

➤ Patienten mit bekannten paroxysmalen atrialen Tachyarrhythmien, einer Frequenzüberlappungszone zwischen atrialen und ventrikulären Tachykardien und Intoleranz gegenüber notwendigen Medikamenten zur ausreichenden Blockade der AV-Überleitungskapazität.

Differentialtherapeutische Fragen stellen sich natürlich im Zusammenhang mit speziellen Krankheitsbildern. So erscheint aufgrund der klinischen Besonderheiten und der Notwendigkeit der Betablockertherapie im Falle der ICD-Indikation bei Patienten mit Long-QT-Syndrom (38, 70) die Versorgung mit einem Zweikammersystem (Vorhofpacing!) sinnvoll. Die Kombination eines Einkammer-ICD mit einem Vorhofschrittmacher ist heute bei Neuimplantation in diesen Fällen obsolet.

Andere krankheitsspezifische Indikationen zur Zweikammer-ICD-Implantation können nicht als etabliert gelten, auch wenn sich theoretische Argumentationen leicht herleiten ließen. Als Beispiele sind zu nennen: die Neigung zu Vorhofarrhythmien bei Brugada-Syndrom oder die Notwendigkeit der hochdosierten Betablockertherapie bei HOCM (5, 45). Grundsätzlich muss hier eine individualisierte Kosten-Nutzen-Entscheidung getroffen werden.

> **Kurzgefasst:** Prinzipiell sollte die primäre Indikation zur ICD-Implantation die Systemauswahl bestimmen, d.h. ein Patient ohne herkömmliche Zweikammerschrittmacher-Indikation erhält ein Einkammersystem zur Prävention des plötzlichen Herztodes. **Ausnahmen** können sein: Patienten mit bekannten anderen Tachykardien (Sinustachykardie, atriale Tachyarrhythmie) mit breiter Frequenzüberlappungszone zwischen anderer Tachykardie und klinisch bekannter ventrikulärer Tachykardie. Dies setzt eine umfangreiche präoperative Evaluation des Patienten, ggf. unter Einschluss einer elektrophysiologischen Untersuchung voraus. Bei Patienten ohne herkömmliche Zweikammerschrittmacher-Indikation muss bei Implantation eines Zweikammersystems großer Wert auf Programmierungsmodi gelegt werden, die eine unnötige ventrikuläre Stimulation und damit Prognoseverschlechterung vermeiden (langes AV-Intervall, DDI-Modus, MVP™-Modus, AAI-SafeR). Bei Patienten mit höhergradiger Herzinsuffizienz und ventrikulärer Dyssynchronizität stellt die Alternative zum Einkammersystem nicht das Zweikammersystem, sondern der ICD mit biventrikulärer Stimulation dar.

ICD mit biventrikulärem Pacing

Die MADIT-II-Resultate (46) und die bisherigen klinischen Ergebnisse der biventrikulären Stimulation (1, 8, 69) geben Anlass, über die Indikation zum Dreikammer-ICD (oder im Falle permanenten Vorhofflimmerns Zweikammer-ICD mit biventrikulärer Stimulation) nachzudenken. Allerdings scheinen Aussagen wie „der ICD entwickelt sich von einem Instrument zur Beendigung von Kammerflimmern zu einem Gerät zum Management der Herzinsuffizienz" (13) noch spekulativ zu sein, insbesondere da der Beweis einer Lebensverlängerung durch die biventrikuläre Stimulation bisher nur durch eine randomisierte Studie erbracht worden ist (11).

Aus mehreren Gründen ist das Konzept des biventrikulären ICD jedoch attraktiv: Zum einen könnte eine Kombination von biventrikulärer Stimulation mit biventrikulärer Defibrillation neben einer Verbesserung der linksventrikulären Funktion eine Erniedrigung der Defibrillationsschwelle zur Folge haben (9). Dieses rückt die Implantation mit ausschließlich lokaler Anästhesie in greifbare Nähe, da evtl. auf eine DFT-Testung verzichtet werden könnte (13).

Zum anderen verbessert der ICD weder die Lebensqualität noch die Symptome einer Herzinsuffizienz – im Gegenteil: In Madit-II zeigte sich unter rechtsventrikulärer Stimulation in der ICD-Gruppe eine Tendenz zu einer höheren Rate neu aufgetretener und verschlechterter Herzinsuffizienz (46).

Der Coronary Artery Bypass Graft Patch Trial hatte ebenfalls eine tendenziell höhere Rate an Tod durch Herzinsuffizienz und Hospitalisation wegen Herzinsuffizienz in der ICD-Gruppe dokumentiert. Gegen das Argument, dass das Erleben der Herzinsuffizienz durch den ICD erst ermöglicht wird, spricht das Wissen um die negativen Effekte der asynchronen, rechtsventrikulären Stimulation, die zur Aggravation der Herzinsuffizienz beitragen (33). Immerhin 19 % der ICD-Patienten in MADIT II hatten bereits zu Beginn der Studie einen kompletten nativen Linksschenkelblock (46).

Die Arbeitsgruppe von Seidl hat retrospektiv in ihrem Kollektiv von ICD-Patienten bei 10 % eine Indikation zur biventrikulären Stimulation zum Zeitpunkt der ICD-Implantation gefunden (66). Bei weiteren 16 % entwickelte sich eine solche Indikation im Laufe der Nachbeobachtung nach ICD-Implantation (66).

Vor einer definitiven Indikationsempfehlung wäre natürlich eine Studie zu fordern, die bei Patienten mit geeigneten klinischen Kriterien die ICD-Therapie mit biventrikulärer Stimulation mit einer Einkammer-ICD-Therapie vergleicht. Die Durchführung einer solchen Untersuchung ist unwahrscheinlich und bei Patienten mit Schrittmacherindikation unmöglich.

Derzeit kann gefolgert werden, dass bei Patienten mit ausgeprägter Herzinsuffizienz, nativem Linksschenkelblock und herkömmlicher Pacing- und ICD-Indikation ein ICD-System mit biventrikulärer Stimulation implantiert werden sollte. Um die Rate von Therapieversagern möglichst gering zu halten, sind echokardiographische Zusatzkriterien bei der Patientenauswahl und Indikationsstellung hinzuzuziehen (49).

Kurzgefasst: Eine signifikante Mortalitätssenkung durch den ICD mit biventrikulärer Stimulation gegenüber anderen ICD-Systemen ist spekulativ. Angesichts der negativen Effekte einer chronischen rechtsventrikulären Stimulation sollte jedoch bei Patienten mit höhergradiger Herzinsuffizienz, nativem Linksschenkelblock, echokardiographischen Kriterien der Asynchronie und bei solchen mit konventioneller Pacing- und Defibrillatorindikation ein ICD-System mit biventrikulärer Stimulation erwogen werden.

Die Defibrillatorweste

Der als Weste tragbare Defibrillator ist technisch machbar und ist mit sehr begrenzten Patientenzahlen auch auf seine klinische Effektivität geprüft worden (21, 53). Eine theoretische Hauptindikation ist bei Patienten zu sehen, die ein zeitlich begrenztes Risiko haben, am plötzlichen Herztod zu versterben. Hier ist in erster Linie an Patienten zu denken, die auf eine Herztransplantation warten.

Die wissenschaftlichen Daten sind derzeit beschränkt und die Ergebnisse zweier Multicenterstudien mit insgesamt 289 Patienten sind nicht so positiv (21), dass derzeit die Entwicklung einer evidenz-basierten Indikationsstellung erwartet werden kann.

Kurzgefasst: Obwohl der als Weste tragbare Defibrillator technisch machbar ist, kann derzeit keine sichere Indikation für seine Verwendung formuliert werden.

ICD mit Vorhoftherapiefunktion und atrialer Defibrillator

Die große Überschneidung der Patientengruppen mit Vorhofflimmern einerseits und ICD-Indikation andererseits hat Anlass gegeben, präventive Stimulationsverfahren und elektrische Therapien auf Vorhofebene in ICD-Systeme zu inkorporieren. Begründung war nicht nur die große epidemiologische Bedeutung von Vorhofflimmern in ICD-Patientenpopulationen, sondern auch der Zusammenhang zwischen Vorhofflimmern und inadäquaten Therapieabgaben sowie die Beobachtung einer erhöhten Mortalität dieser Patienten (16).

Prinzipiell wäre zu fordern, dass vor der Implementation von komplexen präventiven und therapeutischen Vorhofschrittmacher-Algorithmen in Defibrillatoren der klare Nachweis ihrer Effektivität in Schrittmacheraggregaten und spezifischen Patientenpopulationen zu erbringen ist. Für die diversen Ansätze einer Pacingprävention von Vorhofflimmern gilt derzeit jedoch, dass trotz theoretischer Attraktivität der Konzepte keine Indikation zum klinischen Einsatz jenseits etablierter Schrittmacherindikationen formuliert werden kann. Auch scheinen die bisherigen Effektivitätsangaben dieser Systeme – teilweise methodisch bedingt – übertrieben worden zu sein (25–27).

Die erst kürzlich publizierte **9-Jahres-Erfahrung mit der biatrialen Stimulation** (biatriale Stimulation ist bisher nicht in ICD-Systemen implementiert) bei 86 Patienten belegt beispielhaft die kritische Sicht dieser Verfahren (54). Mit einer problematischen Erfolgsdefinition (nur dokumentierte Arrhythmieepisoden zählten als Rezidiv und ambulantes Monitoring wurde nicht eingesetzt) kam die französische Arbeitsgruppe auf ein Drittel Arrhythmiefreiheit, ein Drittel Progression zu persistierendem Vorhofflimmern und ein Drittel Arrhythmierezidive. Aufgrund von Elektrodenproblemen war in 37 % der Patienten eine Reoperation notwendig.

Überdies wurde der theoretische Ansatz, nämlich dass eine Normalisierung der intra-atrialen Leitungsverzögerung durch biatriale Stimulation Vorhofflimmern seltener macht, fragwürdig: biatriales Pacing war weniger erfolgreich bei Patienten mit einer p-Wellen Dauer von > 160 ms zu Beginn der Therapie (54).

Andere Stimulationsalgorithmen zur Prävention von Vorhofflimmern sind ebenfalls marginal effektiv im Sinne verwendeter Endpunkte. Bisher konnte mit den diversen Algorithmen (Übersicht bei 26, 27) kein klinisch bedeutender Vorteil herausgearbeitet werden.

Ein anderer klinischer Ansatz ist die **Verwendung von Schrittmacheralgorithmen zur Termination von Vorhofflimmern**. Insbesondere die Vorstellung, dass atriale Tachykardien und Vorhofflattern häufig in Vorhofflimmern münden und eine Überstimulation der regelmäßigen Arrhythmien das Auftreten von Vorhofflimmern verhindert, hat zur Produktion entsprechender Schrittmacher (Übersicht über die verwendeten Algorithmen und Prinzipien bei 26, 27) und auch Defibrillatoren geführt (12, 18, 22, 23, 25, 28, 36, 55, 56).

Das **Problem** all dieser Stimulationsmodi ist, dass klinisch bedeutsame Endpunkte bisher nicht untersucht wurden. Die Bedeutung von Endpunkten wie „atrial fibrillation burden", Dauer der Vorhofflimmer-Episoden oder Dauer der „Mode switch"-Episoden sind in Abhängigkeit von der technischen Definition (von Seiten der Aggregate) mehr oder weniger aussagekräftig. Die Untersucher dieser Fragestellungen mussten auch erleben, dass erste Ergebnisse positiv (22) und spätere, umfangreichere Studien negativ waren (23).

Es ist angesichts dieser Datenlage mindestens verwunderlich, dass bereits heute jeder Hersteller von Defibrillatoren Aggregate mit solchen – von Firma zu Firma auf unterschiedlicher „Philosophie" aufbauenden – Vorhofstimulationsalgorithmen anbietet.

Unabhängig von der ICD-Therapie zur Vermeidung des plötzlichen Herztodes hat die Entwicklung eines rein atrialen Defibrillators stattgefunden (12, 14, 45, 61). Während der atriale Defibrillator seine klinische Laufbahn bereits beendet zu haben scheint, wird jetzt der **„duale" Defibrillator** in Kombination mit oben erwähnten präventiven und therapeutischen Vorhofstimulationsmodi diskutiert und implantiert (36, 45, 56, 61). Der intraatriale Defibrillator, der als „stand-alone device" (Metrix, Modell 3000/3020, Fa. InControl/Guidant, St.Paul, MN, USA) implantiert wurde, ist nach zahlreichen Studien nie auf den freien Markt gekommen. Die Zahl der implantierten Geräte dürfte ungefähr mit der Zahl übereinstimmen, die Gegenstand von Veröffentlichungen ist (12).

Auch wenn mit diesem Gerät einiges über paroxysmales Vorhofflimmern gelernt wurde, sind zahlreiche Probleme damit verbunden, die Tabelle 10.**4** zusammenfasst. Darüber hinaus fanden Seidl et al., dass von 694 Patienten ihrer Klinik nur 8 % mögliche Kandidaten für den Defibrillator waren (61).

Ausreichende Erfahrungen mit **atrioventrikulären Defibrillatoren** bleiben abzuwarten. Mehrere solcher Geräte sind auf dem Markt und verbinden verschiedene Stimulationsmodi mit der Defibrillations-/Kardioversionsoption in Vorhof und Kammer. Eine italienische Arbeitsgruppe (56) berichtete über 40 Patienten, die wegen therapieresistenten Vorhofflimmerns ohne ventrikuläre Arrhythmien einen dualen Defibrillator erhielten! In diesem hochselektionierten Krankengut wurde die Lebensqualität gesteigert und die Häufigkeit von Hospitalisationen gesenkt (56). Eine Indikationsempfehlung für diese Systeme kann derzeit daraus nicht abgeleitet werden.

> **Kurzgefasst:** Sowohl präventive als auch therapeutische Vorhofstimulationsverfahren sind derzeit von unsicherem klinischen Wert, so dass ihre Verwendung in ICD-Systemen nicht auf ausreichender Datengrundlage basiert. Allenfalls sind patientenindividuelle Entscheidungen denkbar, die zur Implantation von ICD-Aggregaten auch mit dualer Defibrillationskapazität führen.

Tabelle 10.**4** Auswahl offener Fragen und Probleme im Zusammenhang mit dem atrialen Defibrillator; Erfahrungen mit 179 Patienten (61)

- **Komplikationen**: 19 sondenbedingte Komplikationen, 4 Explantationen bei Therapieversagen, 3 Explantationen bei Batterieerschöpfung/Telemetrieversagen, 8 sonstige Komplikationen (Infektion, Pneuomothorax, Thrombose).
- Spezifität der Vorhofflimmer-Erkennung 100 %, Sensitivität 90 %.
- 121 Patienten (32 % ohne Episoden!) mit 748 Episoden und 2,4 Schocks pro Episode (Sinusrhythmus in 95 %, klinischer Erfolg in 88 %, Frührezidiv in 7 %).
- Zumeist weiter Notwendigkeit der Antiarrhythmikagabe.
- Zumeist weiter Notwendigkeit der Antikoagulation.
- Patienten-aktivierte Therapieabgabe zu wenig erforscht.
- Patientenauswahl klinisch und technisch schwierig (36 % mit zu hoher Defibrillationsschwelle)
- Sicherheit bei hoher Kammerfrequenz unbekannt
- Patiententoleranz bei 3–6 J Schocks ohne sedierende Medikation gering

Der VDD-Defibrillator

Das Konzept eines VDD-Systems ist im Bereich der ICD-Therapie mindestens so attraktiv wie in der Schrittmacherbehandlung. Der offensichtliche Vorteil wäre die Möglichkeit von Zweikammer-Detektionsalgorithmen ohne die Nachteile der separaten Vorhofsonde.

Bei AV-Block mit erhaltenem Sinusrhythmus hat das VDD-System auch in der Schrittmachertherapie keinen Siegeszug angetreten. Das theoretische Problem der späteren Sinusknotenerkrankung spielt bei der Betrachtung des VDD-ICD sicher keine Rolle, doch ist das Problem der langfristigen Stabilität des Vorhofsignals von noch größerer Bedeutung als im Schrittmacherbereich. Ein nicht langzeitstabiles Vorhofsensing schließt die Verwendung von Zweikammer-Detektionsalgorithmen aus.

Rein theoretisch bereits muss die erhöhte Elektrodenkomplexität mit Langzeitproblemen verbunden sein. Hinzu kommt, dass zumindest derzeit die wissenschaftlichen Erfahrungen mit VDD-ICD-Systemen begrenzt sind (48) und prinzipiell gleiche Überlegungen gelten wie für die Abwägung zwischen Ein- und Zweikammeraggregaten und die Prinzipien der Schrittmachertherapie (42).

> **Kurzgefasst:** Eine evidenz-basierte Indikation zur Implantation eines VDD-ICD-Systems kann derzeit nicht formuliert werden.

Richtlinien

Die deutschen Richtlinien zur ICD-Implantation geben keine Hinweise zur Aggregatauswahl (35). Die ACC/AHA/NASPE-Richtlinien machen wenige Bemerkungen zur Frage der Zweikammer-ICD-Implantation und betonen, dass trotz weiter Verbreitung des Zweikammer-ICD seine Überlegenheit gegenüber dem Einkammersystem außerhalb herkömmlicher Schrittmacherindikationen nicht bewiesen ist (30). Ähnliche Zurückhaltung, mit besonderem Hinweis auf die zusätzlichen Komplikationsmöglichkeiten durch die Vorhofelektrode, üben auch die europäischen Richtlinien (32). Auch hier wird betont, dass der klinische Wert von Defibrillatoren mit Vorhoftherapiefunktionen vollkommen unklar ist und die Indikation zur Implantation eines solch komplexen Systems nur individuell in erfahrenen Zentren zu stellen ist (32).

Damit kann festgestellt werden, dass ein großer Teil der heute vorgenommenen Implantationen von komplexen ICD-Systemen nicht eigentlich richtlinienkonform ist und nicht auf Studienresultaten beruht. Andererseits wird interessanterweise – vergleichbar der Schrittmachertherapie – ein Großteil der Programmierfeatures nicht ausgenutzt, so dass Träger solch hochkomplexer Systeme mit Werkseinstellung das Implantationszentrum verlassen.

Sekundäre Kriterien zur Aggregatauswahl

Firmenspezifische Kriterien zur Vermeidung inadäquater Schocks

Bezüglich einer ausführlichen Darstellung der verschiedenen, größtenteils firmenspezifischen Ansätze zur Vermeidung inadäquater Schocks, d.h. zur Differenzierung zwischen supraventrikulären und ventrikulären Tachykardien, sei auf das Kapitel zur Detektion und die Literatur verwiesen (2, 47, 64). Ein Kriterium zur Aggregatauswahl dürften die unterschiedlichen Algorithmen selten darstellen. So ist eine differentialtherapeutische Entscheidung etwa zwischen den QRS-Morphologiekriterien der verschiedenen Firmen kaum möglich (7, 19, 29, 31, 65). Vergleichende Untersuchungen wird es ohnehin nicht geben. Gleiches gilt für die komplexen, firmenspezifischen Arrhythmie-Detektionsalgorithmen, die in Zweikammer-ICDs verwirklicht sind (2, 39, 47, 64).

Aufgrund der Komplexität dieser Algorithmen empfiehlt es sich aus praktischen Gründen eher, dass sich der nicht ausschließlich mit ICD-Therapie befasste Arzt auf eine oder zwei Firmen und damit auf einen oder zwei Algorithmen konzentriert, um diese tatsächlich zu beherrschen und ihre Fallstricke zu kennen. Dies dürfte die Qualität der Nachsorge eher erhöhen als eine Differentialindikation diverser Algorithmen beim einzelnen Patienten.

Maximalenergie

Ebenfalls keiner ausführlichen Diskussion bedarf die Tatsache, dass in seltenen Ausnahmefällen Aggregate verwendet werden müssen, die höhere Maximalenergien liefern, als die meist standardmäßigen 30 Joule. Verschiedene Firmen stellen solche Geräte zur Verfügung. Die Notwendigkeit eines solchen Aggregats ergibt sich erst bei der operativen Testung, nachdem alle sonstigen Möglichkeiten zur Erniedrigung der Defibrillationsschwelle ausgeschöpft sind und weiter keine ausreichende Sicherheitsmarge gewährleistet ist.

Aggregatgröße und -schwere, Ladezeiten

Zu Beginn der ICD-Therapie war die Größe des (abdominal) implantierten Aggregates noch ein gewisses Hindernis: Der so genannte AID-B wog Anfang der 1980-er Jahre 293 g und hatte ein Volumen von 162 cc (10). Die heutigen Defibrillatoren wiegen zwischen ca. 60 g und 90 g mit einem Volumen von 30–60 cc bei einer „Dicke" von 11–13 mm. Natürlich wird man nicht einer schlanken, jungen Frau das größte verfügbare Aggregat implantieren, jedoch ist die Tendenz zu immer kleineren ICDs ohnehin unaufhaltsam. Der firmenseits beworbene „kleinste ICD" spielt differentialtherapeutisch keine Rolle.

Eine weitere Werbegröße sind die Ladezeiten. Tatsächlich können bis zu 3–5 s Unterschied zwischen verschiedenen Aggregaten bei Aufladung auf Maximalenergie bestehen. In seltenen Einzelfällen könnte das theoretisch den Unterschied zwischen Synkope und Nichtsynkope bedeuten. Jedoch ist hier eine angepasste Programmierung von Erkennung und Therapie von ebenso großer Bedeutung.

Preis

Weit größere Bedeutung als die bisher genannten sekundären bis tertiären Kriterien kommt bei der ICD-Auswahl dem Preis eines Aggregats zu. Während ein Einkammer-ICD heute für < 10 000 € erhältlich ist, können komplexe DreikammerAggregate deutlich über 20 000 € kosten. Allerdings variieren die Preise in Abhängigkeit von Zentrum und Abnahmemenge um bis zu 50 %. Einem kleinen Implantationszentrum kann auch nicht empfohlen werden, verschiedene ICDs von 5 verschiedenen Firmen zu verwenden. Dies ist bezüglich Aggregatpreis und Nachsorge nicht kosteneffektiv.

Theoretisch ist bei Preisbetrachtungen auch die Frage der Laufzeit zu beachten. Firmen geben unter bestimmten Bedingungen bis zu 7 Jahre Garantie. Hier können die Produkt- und Performancereports der Firmen eher eine (beschränkte) Hilfe sein als die Hochglanzbroschüren. Wissenschaftliche Literatur im eigentlichen Sinne ist dazu kaum zu finden und publizierte Unterschiede in der Laufzeit beruhen auf Rückrufaktionen einzelner Aggregate und Firmen (20). In der Regel muss die Firma die Kosten ersetzen, „nur" das Reoperationsrisiko trägt der Patient. Eine wirkliche differentialtherapeutische Indikation ist aus den Laufzeiten nicht abzuleiten.

Frequenzadaptation

Für die Verwendung der Frequenzadaptation gelten in ICDs die gleichen Richtlinien wie für Schrittmacher. Das heißt unbedingt auch, dass eine Frequenzadaptation nicht programmiert werden sollte, wenn der Patient sie nicht benötigt.

Einfachheit der Nachsorge

Mit Einfachheit der Nachsorge soll die Möglichkeit bezeichnet werden, Routineabläufe der Nachsorge automatisch ablaufen zu lassen. Die bereits geschilderten Probleme der Nachsorge – steigende Implantationsraten, höhere Komplexität der Aggregate – sollten den Firmen größeren Anreiz bieten, teilautomatisierte Systeme zu produzieren. Die Hersteller haben in der Jagd nach immer neuen Programmierfeatures diesen Aspekt der Systemauswahl nicht ausreichend berücksichtigt.

Teilautomatisierte Systeme mit Eigenkontrolle elektrodenbezogener Messwerte und die Umsetzung von bedarfsinitialisierten Warnfunktionen, z.B. die Patient Alert ™-Funktion von Medtronic, dürften eine wesentliche Hilfe in der Zukunft sein.

■ Ausblick

Während Studienergebnisse die Verbreiterung der ICD-Indikationen mit sich bringen, führt die Industrie immer komplexere ICD-Systeme in den Markt ein. Die medizinische Notwendigkeit besteht jedoch – von Spezialindikationen abgesehen – in einfachen Aggregaten mit der Möglichkeit kosteneffektiver und dezentraler Nachsorge. Auf dem perspektivischen Weg der klinischen Nachsorge hin zum Hausarzt können in der Zukunft automatisierte Kontrollmechanismen (44, 62) Laufzeit und Sicherheit erhöhen, über akustische Signale den Patienten zum Arztbesuch veranlassen (59) und telemedizinische (58) Hilfe leisten.

Auf den „leadless defibrillator" (10) und den perkutan aufladbaren ICD wird noch eine Weile zu warten sein.

Literatur

1. Abraham WT, Fisher WG, Smith AL, et al. for the MIRACLE study group: Cardiac resynchronization in chronic heart failure. N Engl J Med 2002; 346: 1845–1853.
2. Aliot E, Nitzsche R, Ripart A. Arrhythmia detection by dual-chamber implantable cardioverter defibrillators; A review of current algorithms. Europace 2004; 6: 273–86.
3. Bardy GH, Lee KL, Mark DB, et al. Sudden Cardiac Death in Heart Failure Trial (SCD-HeFT) Investigators. Amiodarone or an implantable cardioverter-defibrillator for congestive heart failure. N Engl J Med 2005; 352: 225–37.
4. Barold SS, Herweg B, Gallardo I. Underutilization of the DDIR mode in ICD patients. Pacing Clin Electrophys 2003; 26: 803–4.
5. Begley DA, Mohiddin SA, Tripodi D, Winkler JB, Fananapazir L. Efficacy of implantable cardioverter defibrillator therapy for primary and secondary prevention of sudden cardiac death in hypertrophic cardiomyopathy. Pacing Clin Electrophysiol 2003; 26: 1887–96.
6. Best PJM, Hayes DL, Stanton MS. The potential usage of dual chamber pacing in patients with implantable cardioverter defibrillator. Pacing Clin Electrophysiol 1999; 22: 79–85.
7. Boriani G, Biffi M, Frabetti L, Lattuca JJ, Branzi A. Clinical evaluation of morphology discrimination: an algorithm for rhythm discrimination in cardioverter defibrillators. Pacing Clin Electrophysiol 2001; 24: 994–1001.
8. Bristow MR, Saxon LA, Boehmer J, et al. Cardiac-resynchronization therapy with or without an implantable defibrillator in advanced chronic heart failure. N Engl J Med 2004; 350: 2140–50.
9. Butter C, Meisel E, Tebbenjohanns J, et al. Transvenous biventricular defibrillation halves energy requirements in patients. Circulation 2001; 104: 2533–2538.
10. Cannom DS, Prystowsky EN. Evolution of the implantable cardioverter defibrillator. J Cardiovasc Electrophysiol 2004; 15: 375–385.
11. Cleland JG, Daubert JC, Erdmann E, et al. Cardiac Resynchronization-Heart Failure (CARE-HF) Study Investigators. The effect of cardiac resynchronization on morbidity and mortality in heart failure. N Engl J Med 2005; 352: 1539–49.
12. Cooper JM, Katcher MS, Orlov MV. Implantable devices for the treatment of atrial fibrillation. N Engl J Med 2002; 346: 2062–2068.

13. Crystal E, Connolly SJ. Evolution of the implantable cardioverter defibrillator. Lancet 2002; 359: 1362–1363.
14. Daoud EG, Timmermans C, Fellows C, et al. Initial clinical experience with ambulatory use of an implantable atrial defibrillator for conversion of atrial fibrillation. Circulation 2000; 102: 1407–1413.
15. The DAVID Trial Investigators. Dual-chamber pacing or ventricular backup pacing in patients with an implantable defibrillator. The dual chamber and VVI implantable defibrillator (DAVID) trial. J Am Med Ass 2002; 288: 3115–3123.
16. Deneke T, Lawo T, Gerritse B, Lemke B, for the European GEM DR Investigators. Mortality of patients with implanted cardioverter/defibrillators in relation to episodes of atrial fibrillation. Europace 2004; 6: 151–158.
17. Deisenhofer I, Kolb C, Ndrepepa G, et al. Do current dual chamber cardioverter defibrillators have advantages over conventional single chamber cardioverter defibrillators in reducing inappropriate therapies? A randomiyed, prospective study. J Cardiovasc Electrophysiol 2001; 12: 134–42.
18. DiMarco JP. Implantable Cardioverter-Defibrillators. N Engl J Med 2003; 349: 1836–47.
19. Duru F, Bauersfeld U, Rahn-Schonbeck M, Candinas R. Morphology discriminator feature for enhanced ventricular tachycardia discrimination in implantable cardioverter defibrillators. Pacing Clin Electrophysiol 2000; 23: 1365–74.
20. Ellinor PT, Guy ML, Ruskin JN, McGovern BA. Variability in implantable cardioverter defibrillator pulse generator longevity between manufacturers. Pacing Clin Electrophysiol 2003; 26: 71–5.
21. Feldman AM, Klein H, Tschou P, et al. Use of a wearable defibrillator in terminating tachyarrhythmias in patients at high risk for sudden death: results of WEARIT/BIROAD. Pacing Clin Electrophysiol 2004; 27: 4–9.
22. Friedman PA, Dijkman B, Warman EN, et al. Atrial therapies reduce atrial arrhythmia burden in defibrillator patients. Circulation 2001; 104: 1023–28
23. Friedman PA, Ip JH, Jazayeri M, et al. The impact of atrial prevention and termination therapies on atrial tachyarrhythmia burden in patients receiving a dual-chamber defibrillator for ventricular arrhythmias. J Intern Card Electrophysiol 2004; 10: 103–10.
24. Geelen P, Lorga Filho A, Chauvin M, Wellens F, Brugada P. The value of DDD pacing in patients with an implantable cardioverter defibrillator. Pacing Clin Electrophysiol 1997; 20: 177–81.
25. Gillis AM, Unterberg-Buchwald C, Schmidinger H, et al. Safety and efficacy of advanced atrial pacing therapies for atrial tachyarrhythmias in patients with a new implantable dual chamber cardioverter-defibrillator. J Am Coll Cardiol 2002; 40: 1653–59.
26. Gillis AM. Atrial pacing therapies for prevention of atrial fibrillation in patients with implantable defibrillators. Card Electrophysiol Rev. 2003; 7: 345–7.
27. Gillis AM. Clinical trials of pacing for maintenance of sinus rhythm. J Intervent Card Electrophysiol 2004; 10(suppl 1): 55–62.
28. Gold MR, Sulke N, Schwartzman DS, Mehra R, Euler DE, for the worldwide Jewel AF-only investigators: Clinical experience with a dual-chamber implantable cardioverter defibrillator to treat atrial tachyarrhyhmias. J Cardiovasc Electrophysiol 2001; 12: 1247–1553.
29. Gold MR, Shorofsky SR, Thompson JA, et al. Advanced rhythm discrimination for implantable cardioverter defibrillators using electrogram vector timing and correlation. J Cardiovasc Electrophysiol. 2002; 13: 1092–7.
30. Gregoratos G, Cheitlin MD, Conill A, et al. ACC/AHA/NASPE 2002 guideline update for implantation of cardiac pacemakers and antiarrhythmic devices: a report of the American College of Cardiology/American Heart Association task force on practice guidelines. Circulation 2002; 106: 2145–2161.
31. Grönefeld GC, Schulte B, Hohnloser SH, et al. Morphology discrimination: a beat-to-beat algorithm for the discrimination of ventricular from supraventricular tachycardia by implantable cardioverter defibrillators. Pacing Clin Electrophysiol. 2001; 24: 1519–24.
32. Hauer RN, Aliot E, Block M, et al. European Society of Cardiology. Working Group on Arrhythmias and Working Group on Cardiac Pacing Indications for implantable cardioverter defibrillator (ICD) therapy. Study Group on Guidelines on ICDs of the Working Group on Arrhythmias and the Working Group on Cardiac Pacing of the European Society of Cardiology. Eur Heart J 2001; 22: 1074–81.
33. Healey JS, Crystal E, Connolly SJ. Physiologic pacing: where pacing mode selection reflects the indication. Heart 2004; 90: 593–594.
34. Hintringer F, Schwarzacher S, Eibl G, Pachinger O. Inappropriate detection of supraventricular arrhythmias by implantable dual chamber defibrillators: a comparison of four different algorithms. Pacing Clin Electrophysiol 2001; 24: 835–41.
35. Hohnloser SH, Andresen D, Block M, et al. Guidelines for implantation of automatic cardioverter/defibrillators. Z Kardiol 2000; 89: 136–143.
36. Jung W, Wolpert C, Esmailzadeh B, et al. Clinical experience with implantable atrial and combined atrioventricular defibrillators. J Intern Card Electrophysiol 2000; 4: 185–195.
37. Kass DA. Pathophysiology of physiologic cardiac pacing. Advantages of leaving well enough alone. J Am Med Ass 2002; 288: 3159–3161.
38. Kaufman E. Saving lives in congenital long QT syndrome: Who benefits from implantable cardioverter defibrillator therapy? J Cardiovasc Electrophysiol 2003; 14: 342–343.
39. Kühlkamp V, Wilkoff BL, Brown AB, et al. Experience with a dual chamber implantable defibrillator. Pacing Clin Electrophysiol 2002; 25: 1041–48.
40. Leclercq C, Kass D. Retiming the failing heart: principles and current clinical status of cardiac resynchronization. J Am Coll Cardiol 2002; 39: 194–201.
41. Lee KL, Lau CP. Should all implantable cardioverter defibrillators for ventricular arrhythmias be dual-chamber devices? Curr Cardiol Rep 2001; 3: 447–50.
42. Lamas G, Ellenbogen K, Hennekens CH, Montanez A. Evidence for pacemaker mode selection: from physiology to randomized trials. Circulation 2004; 109: 443–451.
43. Mann DE, Kelly PA, Robertson AD, Otto L, Reiter MJ. Significant differences in charge times among currently available implantable cardioverter defibrillators. Pacing Clin Electrophysiol 1999; 22: 903–7.
44. Marenco JP, Greenfield RA, Massumi A, et al. Use of the AutoCapture pacing system with implantable defibrillator leads. Pacing Clin Electrophysiol 2003; 26: 471–3.
45. Mitchell ARJ, Spurell PAR, Boodhoo LA, Sulke N. Long-term care of the patient with the atrial defibrillator. Am Heart J 2004; 147: 210–217.
46. Moss AJ, Zareba W, Hall WJ, for the multicenter automatic defibrillator implantation trial II investigators. Prophylaktic implantation of a defibrillator in patients with myocardial infarction and reduced injection fraction. N Engl J Med 2002; 346: 877–883.
47. Neuzner J, Sperzel J, Carlsson J, Schulte B. Zweikammer ICD zur Verhinderung von inadäquaten Therapieabgaben: Lohnt sich der Aufwand? Herzschr Elektrophys 2000; 11 (suppl 2): II/24-II/34.
48. Niehaus M, de Sousa M, Klein G, et al. Chronic experiences with a single lead dual chamber implantable cardioverter defibrillator system. Pacing Clin Electrophysiol. 2003; 26: 1937–43.
49. Penicka M, Bartunek J, De Bruyne B, et al. Improvement of left ventricular function after cardiac resynchronization therapy is predicted by tissue Doppler imaging echocardiography. Circulation 2004; 109: 978–83.

50. Proclemer A, Della Bella P, Facchin D et al. Indications for dual-chamber cardioverter defibrillators at implant and at 1 year follow-up: a retrospective analysis in the single-chamber defibrillator era. Europace 2001; 3: 132–5.
51. Quesada A, Almendral J, Arribas F, et al. The DATAS rationale and design: a controlled, randomised trial to assess the clinical benefit of dual chamber (DDED) defibrillator. Europace 2004; 6: 142–150.
52. Raatikainen MJP, Huikuri HV. Management of atrial fibrillation in patients with implantable cardioverter defibrillator. Do all need a dual chamber device? Eur Heart J 2002; 23: 1412–14.
53. Reek S, Geller JC, Meltendorf U, Wollbrueck A, Syzmkiewicy SJ, Klein HU. Clinical efficacy of a wearable defibrillator in acutely terminating episodes of ventricular fibrillation using biphasic shocks. Pacing Clin Electrophysiol 2003; 26: 2016–22.
54. Revault D, Allonnes G, Pavin D, Leclercq C, et al. Long-term effects of biatrial synchronous pacing to prevent drug-refractory atrial tachyarrhythmia: a nine-year experience. J Cardiovasc Electrophysiol 2000; 11: 1081–1091.
55. Ricci R, Pignalberi C, Disertori M, et al. Efficacy of a dual chamber defibrillator with atrial antitachycardia functions in treating spontaneous atrial tachyarrhythmias in patients with life-threatening ventricular tachyarrhythmias. Eur Heart J 2002; 23: 1471–1479.
56. Ricci R, Quesada A, Pignalberi C, et al. Dual defibrillator improves quality of life and decreases hospitalizations in patients with drug refractory atrial fibrillation. J Intern Card Electrophysiol 2004; 10: 85–92.
57. Rinaldi CA, Simon RD, Baszko A, et al. A 17 year experience of inappropriate shock therapy in patients with implantable cardioverter-defibrillators: are we getting any better? Heart 2004; 90: 330–331.
58. Schoenfeld MH, Compton SJ, Mead RH et al. Remote monitoring of implantable cardioverter defibrillator. Pacing Clin Electrophysiol 2004; 27: 757–763.
59. Schulte B, Schwarz T, Sperzel J, Pitschner HF, Klövekorn WP, Neuzner J. Dysfunctions of transvenous cardioverter/defibrillator electrode systems: clinical significance of system integrated diagnosis and measurement function – possibilities of partially automated system control. Z Kardiol 1998; 87: 630–9.
60. Sears SF, Todaro JF, Lewis TS, Sotile W, Conti JB. Examining the psychological impact of implantable cardioverter defibrillators: a literature review. Clin Cardiol 1999; 22: 481–9.
61. Seidl K, Jung W, Schwacke H, et al. Klinische Erfahrungen mit dem implantierbaren atrialen Defibrillator (Atrioverter) bei Patienten mit Vorhofflimmern. Z Kardiol 1999; 88: 574–581.
62. Sperzel J, Pitschner HF, Schwarz T, König A, Zhu Q, Neuzner J. Automatic capture verification in ICD lead systems using intracardiac ventricular evoked response and reduced coupling capacitance. Europace 2003; 5: 83–4.
63. Stein KM, Euler DE, Mehra R, et al. Do atrial tachyarrhythmias beget ventricular tachyarrhythmias in defibrillator recipients? J Am Coll Cardiol 2002; 40: 335–40.
64. Swerdlow CD. Supraventricular tachycardia-ventricular tachycardia discrimination algorithms in implantable cardioverter defibrillators: state-of-the-art review. J Cardiovasc Electrophysiol 2001; 12: 606–12.
65. Swerdlow CD, Brown ML, Lurie K, et al. Discrimination of ventricular tachycardia from supraventricular tachycardia by a downloaded wavelet-transform morphology algorithm: a paradigm for development of implantable cardioverter defibrillator detection algorithms. J Cardiovasc Electrophysiol. 2002; 13: 432–41.
66. Werling C, Weisse U, Siemon G, et al. Biventricular pacing in patients with ICD: how many patients are possible candidates? Thorac Cardiovasc Surg 2002; 50: 67–70.
67. Wilkoff BL, Kühlkamp V, Volosin K, et al. Critical analysis of dual-chamber implantable cardioverter-defibrillator arrhythmia detection: results and technical considerations. Circulation 2001; 103: 381–6.
68. Wilkoff BL. Should all patients receive dual chamber pacing ICDs? The rationale for the DAVID trial. Curr Control Trials Cardiovasc Med 2001; 2: 215–217.
69. Young JB, Abraham WT, Smith AL, et al. Combined cardiac resynchronization and implantable cardioversion defibrillation in advanced chronic heart failure: The MIRACLE ICD trial. JAMA 2003; 289: 2685–2694.
70. Zareba W, Moss AJ, Daubert JP, Hall WJ, Robinson JL, Andrews M. Implantable cardioverter defibrillator in high-risk long-QT syndrome patients. J Cardiovasc Electrophysiol 2003; 14: 337–341.

11 Defibrillatorimplantation

Defibrillatorelektroden

A. Buob, J. Jung

Das Wichtigste in Kürze

Nahezu alle ICD-Patienten können heute mit transvenösen Elektrodensystemen versorgt werden. Im Unterschied zu rein antibradykarden Schrittmachersonden sind transvenöse ICD-Sonden durch die Integration von einer oder zwei Defibrillationselektroden komplexer aufgebaut. Die meisten heutzutage implantierten Sonden besitzen einen mehrlumigen Aufbau und eine Silikonisolierung. Hauptunterschiede bestehen in der Anzahl der Schockwendeln (so genannte Single-coil- oder Dual-coil-Elektroden) sowie in der Art der Wahrnehmung: entweder konventionell bipolar zwischen der Elektrodenspitze und einem weiter proximal gelegenen Ring oder „integriert bipolar" zwischen der Elektrodenspitze und der distalen Schockwendel.

Fehlfunktionen aufgrund von Isolationsdefekten oder Elektrodenbrüchen sind bei ICD-Sonden nicht selten, können die Wahrnehmungsfunktion (Oversensing oder Undersensing), die Stimulations- und auch die Defibrillationsfunktion betreffen und begründen wegen der potentiell schwerwiegenden Konsequenzen oft die Notwendigkeit einer Elektrodenrevision.

Einleitung

ICD-Sonden stellen einen wesentlichen, vielleicht sogar den kritischsten Bestandteil implantierbarer Defibrillationssysteme dar. Im Vergleich zu reinen Schrittmachersonden ist ihr Aufbau durch die zusätzliche Integration von ein bis zwei Defibrillationselektroden komplexer. Daher sind auch mit größerer Häufigkeit Funktionsstörungen zu erwarten. Dazu kommt, dass Fehlfunktionen von ICD-Systemen fast immer potentiell lebensbedrohlich sind:

- **Undersensing** kann die Detektion lebensbedrohlicher Arrhythmien verhindern, eine Störung des hochenergetischen Schockstromkreises zum Verlust effektiver Defibrillationsfunktion führen und
- **Oversensing** inadäquate Therapieabgaben hervorrufen.

Bei nahezu allen Patienten werden heute rein transvenöse Elektrodensysteme für die Implantation verwendet. Dies gilt für Ein-, Zweikammer- und Resynchronisationssysteme, wobei selbst Defibrillationswendeln in linksventrikulären Koronarvenen positioniert wurden (Abb. 11.1).

Die von den verschiedenen Herstellern angebotenen Sonden können sich in einigen wesentlichen Eigenschaften unterscheiden. Eine ideale ICD-Sonde sollte selbstverständlich eine optimale Signalerkennung mit einer möglichst effektiven Defibrillationsfunktion verbinden. Daneben sollte sie durch einfaches Handling kurze Implantationszeiten ermöglichen und eine hohe Langzeitstabilität besitzen. Um dies zu erreichen, muss für jeden Patienten das geeignete Elektrodensystem individuell ausgesucht werden. Neben dem prinzipiellen Aufbau sollen daher im Folgenden auch wesentliche Unterschiede zwischen den einzelnen Sondentypen besprochen werden.

Elektrodenkonfigurationen

Bei mehr als 95 % aller ICD-Patienten kann heute mit einer einzigen transvenösen ICD-Sonde eine ausreichende Schockfunktion, d.h. eine ausreichend niedrige Defibrillationsschwelle (DFT) sichergestellt werden. Die Defibrillation erfolgt in den meisten Fällen über einen Strompfad zwischen einer oder zwei Schockwendeln der ICD-Sonde und dem elektrisch aktiven Gerätegehäuse (Grundlagen der Defibrillation).

Üblicherweise dient die distale, im rechten Ventrikel gelegene Schockwendel als Kathode. Eine mögliche

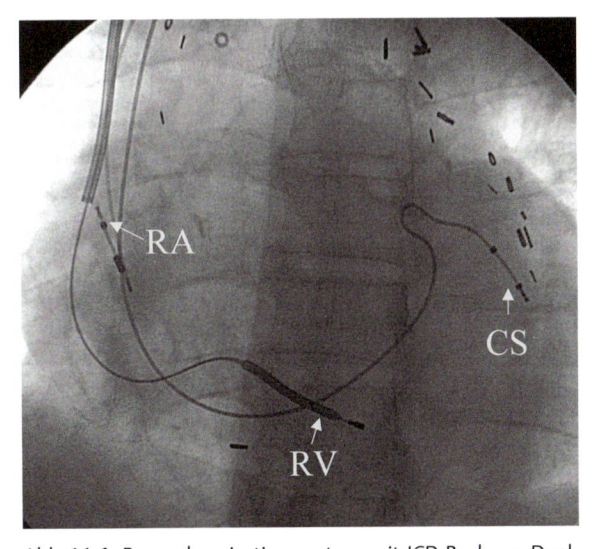

Abb. 11.1 Resynchronisationssystem mit ICD-Back-up. Dual-coil-Elektrode im rechten Ventrikel (RV), Schrittmacherelektrode im rechten Vorhof (RA) und im Koronarvenensinus (CS).

zweite Schockwendel im Bereich der oberen Hohlvene oder des oberen rechten Vorhofes besitzt dann gleich wie das Gerätegehäuse die Funktion der Anode. Bei einigen Herstellern kann die Polarität des Schockvektors umprogrammiert werden. Die ICD-Sonde dient außerdem der Wahrnehmung und Stimulation im rechten Ventrikel. In seltenen Fällen kann es erforderlich sein, eine separate Wahrnehmungs- und Stimulationselektrode in der rechten Kammer zu implantieren, wenn beispielsweise eine ausreichende Wahrnehmung und Stimulation nur in einer atypischen rechtsventrikulären Position sichergestellt werden kann.

Für eine sichere Defibrillationsfunktion ist eine ausreichende Sicherheitsspanne zwischen der maximalen Schockenergie des Aggregats und der (bei Implantation) überprüften Defibrillationsschwelle notwendig. Kann diese Anforderung (in seltenen Fällen) mit der üblichen Elektrodenkonfiguration nicht erfüllt und trotz Modifikation der Elektrodenlage keine ausreichende DFT erreicht werden, bietet sich zur Senkung der Defibrillationsschwelle die Implantation einer zusätzlichen linksthorakalen subkutanen Fingerelektrode (array) an. Bei der Implantation von Zweikammersystemen werden im rechten Vorhof konventionelle Schrittmacherelektroden eingesetzt. Eine Neuentwicklung stellt die von einem Hersteller (Biotronik) angebotene VDD-Elektrode dar. Dabei ist in eine übliche (Single coil-) ICD-Sonde ein atrialer Wahrnehmungsdipol integriert.

Charakteristik unterschiedlicher ICD-Elektroden

Die Unterschiede zwischen den früher und jetzt verwandten rechtsventrikulären ICD-Sonden betreffen v.a. den Aufbau des Sondenkörpers (coaxial vs. mehrlumig), die äußere Isolation (Polyurethan vs. Silikon), die Anzahl der integrierten Schockwendeln (eine oder zwei) und die Wahrnehmungsfunktion (true-bipolar vs. integriert-bipolar). Die Charakteristik gebräuchlicher Sondenmodelle ist in Tab. 11.1 zusammengefasst (7).

Weitere Unterschiede bestehen in der Fixationsmöglichkeit: Wie übliche Schrittmacher werden auch ICD-Sonden mit aktiver und passiver Fixierung angeboten, die mittels feststehender oder ausfahrbarer Schraube und mit Ankern erfolgen kann. Zur Sicherstellung chronisch niedriger Stimulationsreizschwellen werden meistens steroideluierende Elektroden eingesetzt. Andere Konzepte versuchen, dies über eine Veränderung der Oberflächen des Elektrodenkopfes (z.B. fraktale Beschichtung) zu erreichen. Wie bei den Fixierungsmechanismen handelt es sich dabei jedoch nicht um spezifische Eigenschaften von ICD-Sonden, so dass auf das Sondenkapitel im Schrittmacherteil verwiesen wird.

Sondendesign

Coaxiale ICD-Sonden besitzen einen zwiebelschalenartig schichtförmigen Aufbau. Dabei sind konzentrisch von innen nach außen spiralförmige Leiter für die Detektion/Stimulation und für die Defibrillation angeordnet. Zwischen den einzelnen Konduktoren befindet sich jeweils eine eigene Isolationsschicht.

Bei den gegenwärtig verwendeten ICD-Sonden wird jedoch der mehrlumige Aufbau bevorzugt. Hier sind die Leiter für die Detektion, Stimulation und Defibrillation parallel innerhalb eines Elektrodenkörpers angeordnet und jeweils von einer eigenen Isolationsschicht umhüllt (Abb. 11.2). Zur Stabilisierung sind im Elektrodenkörper zusätzlich längs angeordnete Hohlräume enthalten. Vorteile mehrlumiger ICD-Elektroden sind ein geringerer Durchmesser und eine bessere Langzeitstabilität (10).

Tabelle 11.1 Charakteristik verschiedener ICD-Elektroden (nach 7)

Hersteller	Elektrode	Elektrodenkörper	Isolation	Sensing	Anzahl der Schockwendeln
Medtronic	Transvene	coaxial	Polyurethan	bipolar	1
	Sprint	mehrlumig	Silikon	bipolar/integriert bipolar	1/2
CPI/Guidant	Endotak	mehrlumig	Silikon	integriert bipolar	2
	Endurance	mehrlumig	Silikon	integriert bipolar	2
	Reliance	mehrlumig	Silikon	integriert bipolar	1/2
Ventritex/SJM	TVL	coaxial	Silikon	bipolar/integriert bipolar	1
	SPL	mehrlumig	Silikon	integriert bipolar	2
	Riata	mehrlumig	Silikon	bipolar	2
Biotronik	SPS	mehrlumig	Silikon	bipolar	1
	Kainox	mehrlumig	Silikon	bipolar	1/2
	Kentrox	mehrlumig	Silikon	bipolar	1

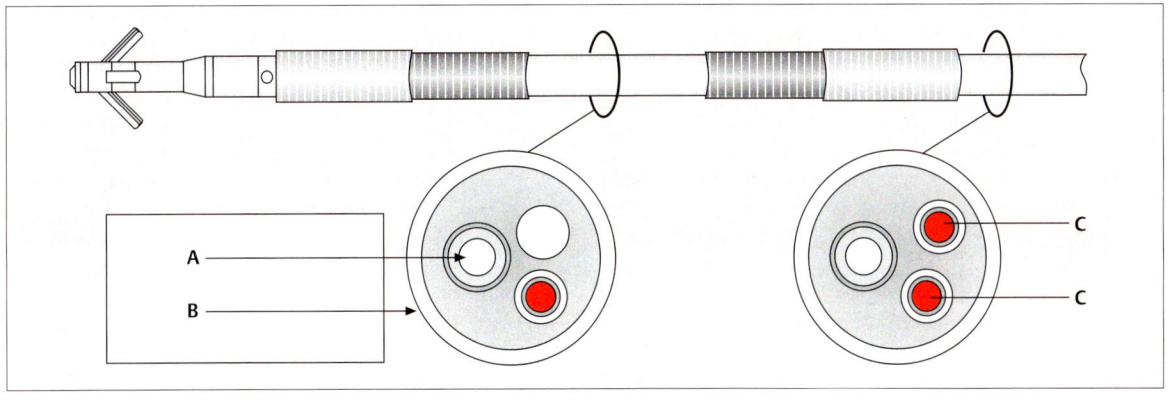

Abb. 11.2 Querschnitte durch eine ICD-Elektrode (Dual coil Elektrode, schematische Darstellung). A. Stimulations-Detektionselektrode; B. Äußere Isolationsschicht; C. Defibrillationselektrode.

Elektrodenisolation

Bei den meisten ICD-Elektroden wird **Silikon** zur Isolierung verwendet. Dabei handelt es sich um ein inertes Material mit einer hohen Biokompatibilität und Flexibilität. Nachteil ist die hohe Empfindlichkeit gegenüber mechanischer Beanspruchung, die zu einem Abrieb äußerer Isolationsschichten schon bei der Implantation führen kann. Ein weiterer Nachteil ist der hohe Reibungskoeffizient, der die Beweglichkeit bei der Einführung in das Gefäß, insbesondere auch entlang einer benachbarten Sonde erschwert.

Polyurethan besitzt einen geringeren Reibungswiderstand, eine höhere Steifigkeit sowie eine höhere Reiß- und Zugfestigkeit. Dies bedingt eine prinzipiell dünnere Isolation und damit einen geringeren Durchmesser von Polyurethansonden. Nachteil dieses Materials ist das so genannte „stress cracking", eine Depolymerisierung bei mechanischer Beanspruchung. Zusätzlich besteht das Problem einer möglichen Oxidation des Materials: Im Rahmen von Entzündungsreaktionen kann aus Makrophagen freigesetztes H_2O_2 durch die Isolation diffundieren, zu einer Radikalfreisetzung aus dem Metall des Leiters führen und letztlich eine Zerstörung der Polyurethanisolation bewirken.

Teilweise werden **Kombinationen aus verschiedenen Materialien** zur Isolation des Sondenkörpers und der einzelnen Leiter verwendet. Dabei kommen zusätzlich auch Fluoropolyene wie zum Beispiel PTFE zum Einsatz. Dieses Material besitzt den Vorteil einer sehr hohen Biokompatibilität, ist jedoch in der Herstellung teuer und aufwändig. Als äußerste Isolationsschicht eingesetzt soll PTFE einen Schutz gegenüber Abrieb bewirken und das Einwachsen (v.a. der Schockwendeln) in das umliegende Gewebe (z.B. obere Hohlvene) verhindern.

Single-coil- vs. Dual-coil-Elektroden

Eine transvenöse Defibrillationssonde kann eine oder zwei Schockwendeln enthalten und wird entsprechend als Single-coil- oder Dual-coil-Elektrode bezeichnet. Eine Single-coil-Sonde bietet neben einer besseren Manövrierbarkeit während der Implantation auch den Vorteil einer einfacheren und sichereren Entfernungsmöglichkeit, die nicht von einer proximal verwachsenen Schockwendel behindert wird.

Eine Dual-coil-Sonde ist komplexer aufgebaut und weist deshalb meist größere Durchmesser auf (Abb. 11.3). Als potentieller Vorteil wird die Verminderung der notwendigen Defibrillationsenergie betrachtet. Für die niedrigere Defibrillationsschwelle ist jedoch weniger der veränderte, bidirektionale Schockvektor, sondern mehr die niedrigere Schockimpedanz verantwortlich zu machen, die zu einer höheren Stromstärke in den betreffenden Myokardarealen führt (4).

Der theoretische Vorteil einer niedrigeren Defibrillationsschwelle wurde jedoch in zwei Untersuchungen mit ICD-Systemen neuerer Generation nicht bestätigt werden, die bei 76 bzw. 83 Patienten zwischen Single- und Dual-coil-Konfigurationen keinen Unterschied in der Defibrillationsschwelle fanden (12, 13). Trotzdem erscheint es durchaus vorstellbar, dass einige Patienten abhängig von der Körpergröße, dem Herzvolumen und der Myokardmasse von einer der beiden Konfigurationen mehr profitieren.

Bipolare versus integriert bipolare Wahrnehmung

Bei Wahrnehmung zwischen der Elektrodenspitze (tip) und einem weiter proximal gelegenen Ring wird wie bei üblicher Schrittmachertechnik von „true bipolar sensing" gesprochen. Sonden mit dieser Konfiguration können eine oder zwei Schockwendeln enthalten, so dass es sich letztlich um tri- oder quadripolare Elektroden handelt.

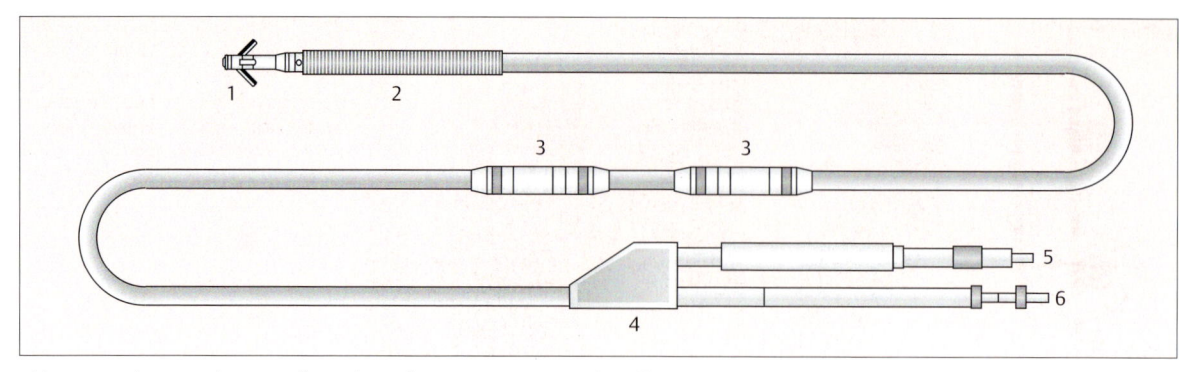

Abb. 11.3 Schematische Darstellung des Aufbaus einer integriert bipolaren Single-coil-Elektrode.
1. Distale Stimulations-Detektionselektrode
2. Defibrillationselektrode und proximale Stimulations-Detektionselektrode
3. Nahtmanschetten
4. Y-Verteiler
5. Stecker der Defibrillationselektrode
6. Stecker der Stimulations-Detektionslelektroden

Als Nachteil dieser Konstruktion wird angesehen, dass die Schockwendel erst in einiger Entfernung zur Sondenspitze angeordnet ist und wegen der Entfernung zur Ventrikelspitze hohe Defibrillationsenergien braucht. Dies kann vermieden werden, indem auf die Ringelektrode verzichtet und die distale Schockwendel in die Wahrnehmungsfunktion eingebunden wird („integrated bipolar sensing"). Die Wahrnehmung erfolgt dann zwischen Elektrodenspitze und distaler Schockwendel.

Solche Modelle bieten den Vorteil eines einfacheren Aufbaus. Außerdem rückt die distale Schockwendel näher an die Sondenspitze, verspricht engeren Kontakt mit dem apikalen oder septalen Myokard und letztlich eine verbesserte Defibrillationsfunktion. Bei älteren Modellen führte jedoch ein zu geringer Abstand zwischen Spitze und Schockwendel zu Sensing-Problemen bei der Redetektion von Kammerflimmern nach erfolglosem Schock (1, 5). Durch eine Verlängerung des Abstandes („pullback") von der Spitze zur distalen Schockwendel konnte dieses Problem jedoch weitgehend behoben werden.

Da die Wahrnehmung über eine „längere Antenne" erfolgt, ist ein weiterer Nachteil der integriert bipolaren Wahrnehmung die größere Anfälligkeit gegen Oversensing von Myopotentialen, T-Wellen, aber auch P-Wellen. Letzteres gilt insbesondere, wenn die Schockwendel nicht gänzlich intraventrikulär positioniert ist (16).

Subkutane Fingerelektroden

Bei einer nicht ausreichend niedrigen Defibrillationsschwelle bietet sich die Möglichkeit der zusätzlichen Implantation einer subkutanen Fingerelektrode (SQ-Array). Diese Elektroden besitzen üblicherweise eine bis drei fingerartig angeordnete Schockcoils, die entlang der Interkostalräume subkutan im Bereich der linkslateralen Thoraxwand eingeführt werden (Abb. 11.4a, b). Die einzelnen Elektrodenfinger werden über ein Verbindungsstück und einen Y-Konnektor mit der proximalen Schockwendel der rechtsventrikulären Sonde parallel geschaltet.

Die Implantation einer subkutanen Fingerelektrode kann in Kombination mit einer rechtsventrikulären Schockelektrode zur signifikanten Senkung der Defibrillationsschwelle führen (6). Vergleichende Untersuchungen zeigen außerdem die Überlegenheit subkutaner Finger- gegenüber Flächenelektroden (Patch) in Bezug auf Defibrillationseffizienz und Komplikationsraten (9).

Die Notwendigkeit des Einsatzes einer solchen Elektrode liegt heute bei deutlich unter 5 % aller Implantationen und ist durch klinische Parameter präoperativ nicht vorhersehbar (15).

Langzeitprobleme bei ICD-Elektroden

Fehlfunktionen chronisch implantierter Sonden sind fast immer durch einen Isolationsdefekt oder den Bruch einer oder mehrerer Konduktoren verursacht. Klinisch lassen sich diese Fehlfunktionen oft nicht sicher unterscheiden, denn beide Ursachen können zu Störungen der Wahrnehmungs-, Stimulations- oder Defibrillationsfunktion führen.

In **Abhängigkeit vom Elektrodentyp** treten bestimmte Defekte bevorzugt auf: Polyurethan zeigt häufiger Defekte der inneren Isolationsschichten. Bei silikonisolierten Sonden findet sich bevorzugt mechanisch verursachter Abrieb mit Defekt der äußeren Isolierung. **Mechanische Faktoren** sind überhaupt Ursache der meisten Elektrodenfehlfunktionen:

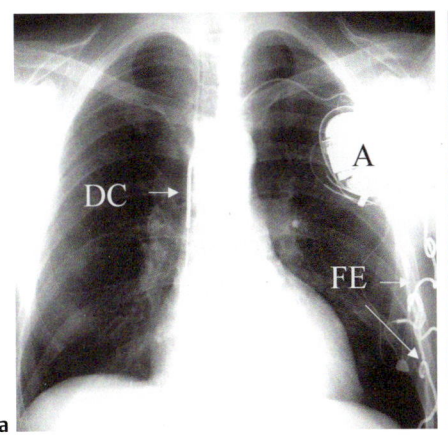

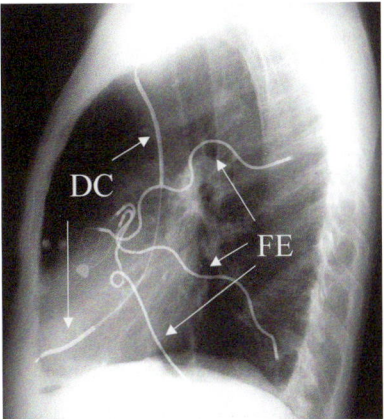

Abb. 11.**4a**, **b** Ein-Kammer-ICD mit SQ-Array. Rechtsventrikuläre Dualcoil-Elektrode (DC), subkutane Fingerelektrode (FE), pektoral implantiertes Aggregat A. Röntgen-Thorax im posterior-anterioren (**a**) und im seitlichen Strahlengang (**b**).

- Reibung am ICD-Gehäuse kann zu Isolationsdefekten der Sonde bis hin zu einem Kurzschluss des Schockstromkreises führen;
- ebenso können kontinuierliche Zugkräfte Isolationsdefekte und die Kompression der Sonde zwischen Klavikel und erster Rippe Elektrodenbrüche („subclavian-crush-syndrome") verursachen.

Um dies zu vermeiden, wird die V. cephalica als Gefäßzugang bevorzugt. Kann diese nicht genutzt werden, ist eine möglichst laterale Punktion der V. subclavia zu empfehlen (Kapitel Implantation).

Die Häufigkeit von Fehlfunktionen war bei epikardial implantierten Elektroden größer als bei transvenösen Sonden. Elektrodenfehlfunktionen zeigten sich auch in Kombination mit abdominell implantierten Aggregaten häufiger als mit pektoraler Platzierung (14). Mit Zunahme der Zeit nach Implantation steigt die Rate an Elektrodenfehlfunktion, allerdings sind Langzeitdaten über die genaue Inzidenz nur schwierig zu erhalten.

Dies liegt zum einen an der relativ kurzen Nachbeobachtungsphase in den bisher veröffentlichten Studien, die häufig nur einen Zeitraum von weniger als 5 Jahren umfassen, zum anderen gibt es mit den meisten gegenwärtig implantierten Sonden nur beschränkte Langzeiterfahrung.

Wiederholt wurde über gehäufte Fehlfunktionen bei älteren, früher häufig implantierten Modellen (Transvene 6884, 6936 und 6966, Medtronic) mit koaxialem Aufbau und Polyurethanisolierung berichtet (2, 8). Dabei wurde als mittlere Zeit bis zur ersten detektierten Fehlfunktion eine Spanne von 4,8 bis 6 Jahren angegeben. Nach 8 Jahren waren nur noch 62% der Sonden voll funktionstüchtig. Störungen manifestierten sich in der Regel durch Oversensing (bei 76%), wobei zwei Drittel der betroffenen Patienten bereits inadäquate Schocks erhalten hatten. Charakteristisch für diese Sondenmodelle ist auch ein Oversensing unmittelbar nach der Schockabgabe (3). Zurückgeführt wurden diese Fehlfunktionen meist auf (innere) Isolationsdefekte.

Auch bei silikonisolierten Sonden älterer Baureihen wurde über eine nicht unerhebliche Häufung von Fehlfunktionen im Langzeitverlauf berichtet (11). Bei einer Untersuchung an 130 Patienten betrug diese 6% innerhalb eines Zeitraumes von nur 2 Jahren. Betroffen waren dabei v.a. ältere Endotaksonden bei abdomineller Aggregatimplantation (Endotak 60–74, CPI/Guidant). In den meisten Fällen zeigte sich der Defekt im proximalen, d.h. aggregatnahen Bereich der Sonde.

Das bei Sondenfehlern meist beobachtete **Oversensing** führt glücklicherweise nicht immer zu inadäquaten Schockentladungen. Oft finden sich nur zahlreiche falsche, nichtanhaltende Arrhythmie-Episoden im EGM-Speicher. Die bei den regulären ICD-Kontrollen bestimmten Signalamplituden, Stimulationsreizschwellen und Stimulationsimpedanzen erweisen sich häufig als nicht geeignet, Isolationsdefekte und Elektrodenbrüche zu erfassen, wenn nur der Schockstromkreis betroffen ist.

Regelmäßige Überprüfung der Defibrillationsfunktion durch Induktion von Kammerflimmern ist aufwändig und mit Risiken verbunden. Die Möglichkeit der „nicht invasiven", unterschwelligen und damit schmerzlosen Bestimmung der Schockimpedanz bei neueren Geräten bietet hier jedoch einen entscheidenden Fortschritt; genauere Daten zur Wertigkeit dieses Parameters für die Überwachung der Langzeitstabilität von ICD-Sonden liegen jedoch noch nicht vor.

Zu beachten ist außerdem, dass die nicht invasive Bestimmung der Schockimpedanz (auch als HV-Impedanz bezeichnet) bei den verschiedenen Herstellern nicht einheitlich erfolgt. So wird beispielsweise bei Medtronic-Aggregaten bis einschließlich der GEM-Baureihe der Messimpuls zwischen der Elektrodenspitze und der Schockwendel abgegeben, so dass bei einem Exit-Block auch keine HV-Impedanz gemessen werden kann.

Literatur

1. Cooklin M, Tummala RV, Peters RW, Shorofsky SR, Gold MR. Comparison of bipolar and integrated sensing for redetection of ventricular fibrillation. Am Heart J 1999; 138: 133–136.

2. Dorwarth U, Frey B, Dugas M, et al. Transvenous defibrillation leads: high incidence of failure during long-term follow-up. J Cardiovasc Electrophysiol 2003; 14: 38–43.
3. Ellenbogen KA, Wood MA, Shepard RK, et al. Detection and management of an implantable cardioverter defibrillator lead failure. J Am Coll Cardiol 2003; 41: 73–80.
4. Gold MR, Olsovsky MR, Pelini MA, Peters RW, Shorofsky SR. Comparison of single- and dual-coil active pectoral defibrillation lead systems. J Am Coll Cardiol 1998; 31: 1391–1394.
5. Goldberger JJ, Horvath G, Donovan D, Johnson J, Challapalli R, Kadish AH. Detection of ventricular fibrillation by transvenous defibrillating leads: integrated versus dedicated bipolar sensing. J Cardiovasc Electrophysiol 1998; 9: 677–688.
6. Gradaus R, Block M, Seidl KH, et al. Defibrillation efficacy comparing a subcutaneous array electrode versus an „active can" implantable cardioverter defibrillator and a subcutaneous array electrode in addition to an „active can" implantable cardioverter defibrillator. J Cardiovasc Electrophysiol 2001; 12: 921–927.
7. Gradaus R, Breithardt G, Böcker D. ICD leads: design and chronic dysfunctions. PACE 2003; 26: 649–657.
8. Hauser RG, Cannom D, Hayes DL, et al. Long-term structural failure of coaxial polyurethane implantable cardioverter defibrillator leads. PACE 2002; 25: 879–882.
9. Kühlkamp V, Dörnberger V, Mewis C, Seipel L. Comparison of the efficacy of a subcutaneous array electrode with a subcutaneous patch electrode, a prospective randomized study. Int J Cardiol 2001; 78: 247–256.
10. Luria DM, Lexvold NY, Rasmussen MJ, et al. Endovascular lead failure: The role of lead body design. PACE 2000; 23: 719 (abstract).
11. Mewis C, Kühlkamp V, Dörnberger V, Mermi J, Seipel L. Hohe Inzidenz von Isolatorbrüchen bei transvenös implantierten Kardioverter-Defibrillatoren. Z Kardiol 1997; 86: 85–94.
12. Rinaldi CA, Simon RDB, Geelen P, et al. A randomized prospective study of single coil versus dual coil defibrillation in patients with ventricular arrhythmias undergoing implantable cardioverter defibrillator therapy. PACE 2003; 26: 1684–1690.
13. Schulte B, Sperzel J, Carlsson J, et al. Dual-coil vs. single-coil active pectoral implantable defibrillator lead systems: defibrillation energy requirements and probability of defibrillation success at multiples of the defibrillation energy requirements. Europace 2001; 3: 177–180.
14. Schwacke H, Drögemüller A, Siemon G, Werling C, Saggau W, Senges J, Seidl K. Komplikationen mit Sonden bei 340 Patienten mit einem implantierbaren Kardioverter/Defibrillator. Z Kardiol 1999; 88: 559–565.
15. Trusty JM, Hayes DL, Stanton MS, Friedman PA. Factors affecting the frequency of subcutaneous lead usage in implantable defibrillators. PACE 2000; 23: 842–846.
16. Weretka S, Michaelsen J, Becker R, et al. Ventricular oversensing: A study of 101 patients implanted with dual chamber defibrillators and two different lead systems. PACE 2003; 26: 65–70.

Chirurgische Aspekte

A. Markewitz

Das Wichtigste in Kürze

Die Implantation eines Kardioverter-Defibrillators (ICD) entspricht in vielen Schritten der Schrittmacherimplantation. Der Schweregrad der zugrunde liegenden kardialen Erkrankung der Patienten, die einen ICD benötigen, ist jedoch fast immer erheblich schwerer, so dass entsprechend höhere Anforderungen an den Ausbildungsstand des Implanteurs gestellt werden müssen. Weiter erfordert die Defibrillationsfunktion sowohl zusätzliche elektrophysiologische Kenntnisse als auch ein anderes Vorstellungsvermögen und bisweilen sehr kreative Lösungen, wenn nach konventionellem Vorgehen die interne Defibrillation mit akzeptablen Energiemengen nicht gelingt. Hautschnitt, venöser Zugang und Sondenpositionierung folgen den bereits bei der Schrittmacherimplantation erwähnten Kriterien.

Allerdings kommt für die Ventrikelsonde aus Gründen der Defibrillationseffektivität nur der Apexbereich des rechten Ventrikels als Position in Frage. Die intraoperativen Messungen beinhalten zusätzlich zur Detektions- und Stimulationsschwellenbestimmung die Überprüfung der Defibrillationsfunktion, die heutzutage auf durchaus unterschiedliche Weise getestet wird. Die Aggregattasche sollte aufgrund der nach wie vor nicht unerheblichen Größe der Aggregate submuskulär angelegt werden.

Einleitung

Chirurgisch lässt sich die Geschichte der ICD-Implantation in 3 Perioden einteilen:

1. Die **Thorakotomie-Ära** (1981–1989) mit epikardialen Stimulations- und Detektionselektroden und epikardialen Defibrillations-Patches. Der Zugang erfolgte über eine mediane Sternotomie, später über einen subxiphoidalen, subcostalen oder linkslateralen Zugang, die Aggregate wurden im oberen linken Quadranten des Abdomens, oberhalb oder unterhalb der Faszie bzw. oberhalb oder unterhalb des M. rectus abdominis implantiert (16, 23, 31, 32).
2. Die **transvenös-abdominelle Ära** (1989–1993) mit transvenöser Sondenimplantation, zuweilen ergänzt durch subkutane Patches, die sich später oft als komplikationsträchtig herausstellten. Wegen ihrer Größe wurden die Aggregate nach wie vor im Abdomen implantiert (2).
3. Die **transvenös pektorale Ära** (1993–heute), bei der die ICD-Aggregate subklavikulär implantiert werden, nachdem sie immer kleiner und doch leistungsfähiger wurden (11, 19–22).

Heute entspricht das chirurgische Vorgehen bei der ICD-Implantation weitgehend dem bei der Schrittmacherimplantation, so dass in diesem Kapitel lediglich die Schritte und Überlegungen bei der ICD-Implantation beschrieben werden, die sich von der Schrittmacherimplantation unterscheiden. Im Übrigen sei auf das entsprechende Kapitel in Teil I sowie die Literatur verwiesen (22).

Auswahl des ICD-Aggregats und der Sonden

ICD-Aggregat

Es gelten die Kriterien aus Kapitel 4, Abschnitt Infrastrukturelle Voraussetzungen. Die heutigen ICDs haben ein Gewicht von ca. 50–80 g und ein Volumen von 30–50 cm^3. Damit liegen die Aggregate immer noch über dem Wert von 25 cm^3, der nach einer großen Übersichtsarbeit als Grenze für die subkutane Taschenpräparation gilt, ohne dass erhöhte Perforationsgefahr in Kauf genommen werden müsste (4). Es bleibt abzuwarten, ob die bereits heute in 15–20 % der Fälle übliche Präparation einer subkutanen Tasche (7, 25) so komplikationsfrei bleibt wie erhofft.

ICD-Sonden

Für den Chirurgen sind die aus Teil I bekannten Kriterien, universelle Platzierbarkeit, konstruktionsbedingte Zuverlässigkeit und die Möglichkeit problemloser Entfernung im Komplikationsfall von Bedeutung. Wir bevorzugen daher sowohl für den Ventrikel als auch den Vorhof Schraubsonden.

Die Frage, ob **bipolare oder unipolare Sonden** zur Anwendung kommen, stellt sich bei der Implantation von ICD-Systemen nicht, da eine sichere Diskriminierung von kardialen Signalen geringer Amplitude und wechselnder Morphologie gegenüber möglichen Störeinflüssen gefordert wird und dies mit dem begrenzten Antennenfeld bipolarer Sonden am besten gelingt.

> Bipolares Sensing wird deshalb grundsätzlich bevorzugt.

Dagegen erlaubt die Integration von Schrittmacher- und Defibrillatorlogik in einem einzigen Gerät prinzipiell auch die unipolare Stimulation, ohne dass falsch positive oder negative Tachykardieerkennung zu befürchten wäre. In biventrikulären Systemen sind deshalb unipolare Koronarvenensonden durchaus üblich, wobei die Wahrnehmung meist gegen einen rechtsventrikulären Pol (also bipolar) erfolgt und die **Stimulation unipolar** geschaltet ist.

Die Frage, ob eine rechtsventrikuläre Sonde mit einer oder zwei Defibrillationsspulen gewählt werden sollte, ist abhängig von der Wahrscheinlichkeit, mit der eine hohe Defibrillationsschwelle (DFT) zu befürchten ist. Je höher diese Wahrscheinlichkeit ist, um so eher wird man sich für die Verwendung einer Ventrikelsonde mit zwei Spulen entscheiden, da sich mit dieser Konfiguration bessere DFTs erzielen lassen (9). Es gibt zwar keinen Parameter, der eine unzureichende DFT verlässlich voraussagt, die eigene Erfahrung zeigt aber, dass insbesondere Patienten mit stark dilatierten Ventrikeln zu hoher DFT neigen. Als Nachteil der „Dual-coil"-Anordnung lässt sich anführen, dass die Schockwendel in der oberen Hohlvene leicht mit der anliegenden Venenwand verwächst und zum Extraktionshindernis werden kann.

> Zudem gilt grundsätzlich der Hinweis aus dem Kapitel zur Schrittmacher-Chirurgie, dass Sonden umso weniger für Probleme während und nach der Implantation anfällig sind, je weniger Bauteile sie haben.

Zusätzliche Hilfselektroden, die in der V. cava superior oder – zumindest nach unserer Erfahrung (21) – besser in der V. subclavia positioniert werden, subkutane Patches oder Fingerelektroden sind nur noch selten, nach den Erfahrungen aus Studien in maximal 7 % der Fälle, notwendig (7).

Voraussetzungen für die ICD-Implantation

Die Anforderungen an Infrastruktur und apparative Ausstattung unterscheiden sich nicht von denen bei der Schrittmacherimplantation. Nur dem externen Defibrillator kommt bei der ICD-Implantation noch größere Bedeutung zu, und das Narkosegerät findet häufiger seinen Einsatz. Neben der Anwesenheit eines Operateurs und der steril arbeitenden Instrumentierpflegekraft bedarf es deshalb oft der Anwesenheit eines Anästhesisten nebst Pflegekraft und eines Technikers zur Durchführung der intraoperativen Messungen.

Demgegenüber ist die Anwesenheit eines Internisten, Kardiologen oder Elektrophysiologen entbehrlich, sofern er nicht selbst der Operateur ist und der Implanteur über genügend elektrophysiologische Kenntnisse und Erfahrung verfügt. Umgekehrt gilt, dass nicht unbedingt ein Chirurg zugegen sein muss, wenn der internistische Implanteur über genügend chirurgische Erfahrung verfügt, um die im Abschnitt „Operativer Eingriff" näher beschriebenen Schritte auszuführen und die evtl. damit verbundenen Komplikationen zu beherrschen. Ein Hinweis darauf ist, dass heute bereits mehr als 25 % der ICD-Implantationen im Katheterlabor durchgeführt werden (7).

> Auch hier gilt, dass der Operateur über die Erfahrung von mindestens 40 unter fachkundiger Anleitung durchgeführten ICD-Operationen, davon 30 Neuimplantationen verfügen sollte, bevor er selbstständig arbeitet.

Ein erfahrener ICD-Operateur sollte in jedem Fall im Hintergrund verfügbar sein und bei unvorhergesehenen Problemen, die bisweilen unkonventionelle Lösungen erfordern, eingreifen und die OP-Zeit limitieren. Insgesamt sollte man sich der hohen Verantwortung bewusst sein, die mit der ICD-Implantation verbunden ist: Zum einen handelt es sich um schwerst Herzkranke mit linksventrikulärer Auswurffraktion meist unter 40%, zum anderen führt man im Rahmen der Testung vorsätzlich einen klinischen Zustand des Patienten herbei, dessen Fortbestehen mit dem Leben nicht vereinbar ist.

Vorbereitung der Operation

Präoperative Diagnostik

Der präoperative Informationsbedarf geht über die Diagnostik hinaus, welche für die Schrittmacherimplantation beschrieben wurde. Abhängig von der Indikation sollten Kennwerte der kardialen Funktion und/oder Ergebnisse einer elektrophysiologischen Untersuchung vorliegen. Da die Patienten zumeist eine kardiale Grunderkrankung aufweisen, die einer kausalen, z.B. koronarrevaskularisierenden Therapie zugänglich sein kann, ist in aller Regel eine Herzkatheteruntersuchung vorausgegangen.

Sind bereits früher Stenosen der extramuralen Kranzarterien ausgeschlossen worden, mag die Echokardiographie zur Messung der aktuellen Ventrikelfunktion ausreichen. Die klinische Einschätzung des kardialen Kompensationsgrades und die simple Auskunft, ob ein Patient flach liegen kann, entscheidet über Verschiebung des Eingriffs, Operation in Narkose oder Lokalanästhesie. Schwerst kranke Patienten brauchen am ehesten den Anästhesisten, der sie während der Implantation kreislaufmäßig überwacht, gut oxygeniert und jeglichen Stress und Schmerz von ihnen fernhält. Falls ein herzchirurgischer Eingriff vorausgegangen ist, sollte man sich phlebographisch oder dopplersonographisch davon überzeugt haben, dass die Verbindung zwischen der linken V. subclavia und dem Herzen offen ist.

Ambulant oder stationär

Nicht zuletzt der Schweregrad der kardialen Grunderkrankung und die häufig vorhandene Komorbidität der Patienten lässt die ICD-Implantation unter stationären Bedingungen angeraten erscheinen. Die Behandlung des kardialen Grundleidens und extrakardialer Begleitprobleme verhindert oft die frühzeitige Entlassung. Die Tendenz, die heute noch übliche Liegedauer von 6–7 Tagen (7) zu verkürzen, wird dadurch unterstützt, dass der früher aus guten Gründen angezeigte Defibrillationstest vor Entlassung heute nicht mehr als zwingend angesehen wird (17).

Dagegen sollte sich die Zulässigkeit ambulanter ICD-Implantationen an strengen Kriterien orientieren, welche die Herzkrankheit, den aktuellen Kompensationsgrad, die Komorbidität (die evtl. eine Antikoagulation erfordert), die Nachbetreuung durch einen Arzt des Vertrauens und soziale Aspekte umfasst.

Antibiotikaprophylaxe

Sie folgt den gleichen Überlegungen und Evidenzen, wie für die Schrittmacherimplantation beschrieben, und wird letztlich in >90% der Fälle durchgeführt (7). Wir verzichten seit 1995 darauf, würden allerdings bei einer Infektionsrate >1% dieses Vorgehen ändern. Bislang mussten wir allerdings lediglich zwei Infektionen bei knapp 500 ICD-Operationen beobachten.

Aufklärung

Der Inhalt der Aufklärung ist umfangreicher als bei der Schrittmacherimplantation. Wenngleich die Letalität der ICD-Implantation gegen Null strebt, ist sie nicht gleich Null. Weiter muss präoperativ geklärt sein, ob der Patient bereit ist, dem (extrem selten in Frage kommenden) Verfahrenswechsel mit epikardialer Patchimplantation zuzustimmen. Im Übrigen gilt das bereits im Teil bzgl. der Schrittmacher Gesagte.

Mehr noch als bei der Schrittmacherimplantation ist wichtig, dass sich **zwischen Patient und Operateur ein Vertrauensverhältnis** herstellen lässt, da die Patienten nicht selten ängstlich sind, das Implantat und von ihm ausgehende Schocks fürchten und mit dem Gefühl, von einem kompetenten Team versorgt zu werden, viel von ihrer präoperativen Unruhe verlieren.

Prämedikation

Falls der Eingriff (ganz oder teilweise) in Allgemeinnarkose erfolgt, wird die Prämedikation zumeist vom Anästhesisten festgelegt, der ein mildes Sedativum oder Hypnotikum verordnen wird.

Venöser und arterieller Zugang

Präoperativ wird entweder auf Station oder spätestens nach Einschleusung des Patienten in den OP ein peripher venöser Zugang gelegt. Ein zentralvenöser Zugang, wie er früher üblich war, erscheint entbehrlich. Dagegen sollte immer eine arterielle Linie gelegt werden, um intraoperativ die Hämodynamik des Patienten besser überwachen zu können.

Operativer Eingriff

Auswahl der Implantationsseite

Für die ICD-Therapie erhält man mit links- gegenüber rechtspektoraler Implantation das weitaus bessere Defibrillationsfeld mit günstigerer DFT (vgl. Grundzüge der Defibrillation; 8). Daher implantiert man grundsätzlich von links und weicht davon nur ab, wenn es Hindernisse für dieses Vorgehen wie eine Thrombose der V. subclavia links bzw. der V. anonyma gibt.

Anbringen der externen Defibrillationselektroden

Auch wenn es selten geworden ist, kann die interne Defibrillation selbst bei maximaler Energie ineffektiv sein. Es bedarf dann der Möglichkeit, Kammerflimmern durch transthorakalen Schock zu terminieren. Die Position der Elektroden wird dadurch vorgegeben, dass das OP-Feld frei bleiben muss. Wir kleben daher eine Elektrode auf der rechten lateralen Thoraxseite zwischen Mamille und vordere Axillarlinie und die zweite links dorsal zwischen mittlere und hintere Axillarlinie.

Desinfektion und Abdeckung

> Es kann nicht oft genug betont werden, dass die Desinfektion des Operationsfeldes nach vorausgegangener Enthaarung neben der peniblen Einhaltung der intraoperativen Sterilität die wichtigste nicht medikamentöse Maßnahme zur Infektverhütung ist.

Das OP-Feld wird inzwischen enger abgedeckt als früher beschrieben (22) und entspricht dem Vorgehen bei der Schrittmacherimplantation. Nach dem Abdecken wechseln Operateur und Instrumentierpflegekraft die Handschuhe.

Auswahl des Narkoseverfahrens

An vielen Institutionen ist die ICD-Implantation noch in Intubationsnarkose üblich. Wie andere bevorzugen wir seit mehreren Jahren die Operation in **unterstützter Lokalanästhesie** (18, 20, 25, 30). Dabei werden die Sonden in örtlicher Betäubung implantiert, die Präparation der submuskulären Tasche und die anschließende Ermittlung der DFT erfolgt in Maskennarkose, aus der der Patient nach Durchführung des abschließenden Systemtests (Wake-up-Schock) wieder erwacht.

Als Variante der Maskennarkose kommt die Analgosedierung mit Midazolam o.Ä. in Betracht.

Hautschnitt

Es bietet sich die Inzision **senkrecht zum Sulcus deltoideopectoralis** an, weil dadurch die Tasche weiter medial angelegt werden kann. Damit wird nicht nur ein späteres Abrutschen des Aggregats nach lateral besser verhindert, sondern auch ein günstigeres Feld für die Defibrillation erzielt, wenn man ein ICD-Aggregat mit elektrisch aktivem Gehäuse („active can" oder „hot can") verwendet (1).

Ein Hautschnitt von ca. 4–6 cm Länge, der im Sulcus deltoideopectoralis endet, reicht fast immer aus. Prinzipiell gilt auch hier, dass der Hautschnitt gerade eben so groß sein muss, dass er die Eingabe des gewählten ICD-Aggregats erlaubt.

Venöser Zugang und Sondenvorschub

Es gelten die Überlegungen des Teil I: Schrittmacher. Im Gegensatz zum Schrittmacher-Patienten ist die V. cephalica beim ICD-Empfänger häufig leichter zu finden, weil sie bei Rechtsherzinsuffizienz besser gefüllt ist. Auch der Sondenvorschub ist häufig einfacher, da die vergleichsweise steifen ICD-Sonden Hindernisse auf dem Weg in die V. subclavia besser überwinden.

Nach eigenen Erfahrungen und den Ergebnissen multizentrischer Studien lässt sich in 43–61 % der Fälle zumindest eine Sonde über die V. cephalica vorschieben, in 34–53 % der Fälle gelingt dies auch für zwei Sonden (7).

Die Indikationen für ein epimyokardiales Vorgehen entsprechen den in Teil I genannten, ergänzt um die Fälle, bei denen die Defibrillation eines transvenösen Systems ineffektiv bleibt.

Sondenplatzierung

Vorhofsonde

Die Implantation der Vorhofsonde entspricht dem bereits beschriebenen Vorgehen (Teil I: Schrittmacher). Vorsicht ist bei Platzierung der Sonde am Vorhofseptum geboten, weil dort höheramplitudige Fernsignale aus den Kammern detektiert werden als an der freien (Lateral-) Wand. Weil dies die Tachykardiedetektion empfindlich stören kann, sollte nach dem atrialen Elektrogramm entschieden werden, welche Sondenposition akzeptabel ist.

Rechtsventrikuläre Defibrillatorsonde

Bei Platzierung der Ventrikelsonde ist zu beachten, dass bereits die mechanische Irritation des Ventrikels durch die Prozedur Kammerflimmern auslösen kann. Obwohl dies Ereignis selten ist, erfordert es dennoch erhöhte Aufmerksamkeit aller Beteiligten bei diesem Operationsschritt.

Die Position der Ventrikelsonde muss nicht nur akzeptable Werte für Stimulation und Detektion zeigen, sie definiert auch das Defibrillationsfeld. Wichtig ist dabei, dass v.a. der linke Ventrikel erfolgreich defibrilliert werden muss. Abb. 11.5 zeigt grob schematisch die anatomischen Verhältnisse unter Einbeziehung des linken Ventrikels, die Abbildungen 11.6 bis 11.9 sind Beispiele für mögliche Sondenpositionen, wobei das ICD-Gehäuse jeweils elektrisch aktiv oder inaktiv sein kann.

Wie unter „Grundlagen der Defibrillation" ausgeführt, erzeugt die Sondenlage in der äußersten rechtsventrikulären Spitze meist das günstigste Defibrillationsfeld, unabhängig davon, ob man eine singuläre Defibrillationsspule mit aktivem Gehäuse oder eine „Dual-coil"-Anordnung mit oder ohne „active" oder „hot can" verwendet. Zeigt die Sonde im Apex der rechten Kammer inakzeptable Stimulations- oder Detektionswerte, so ist die Position der Sondenspitze am Ventrikelsep-

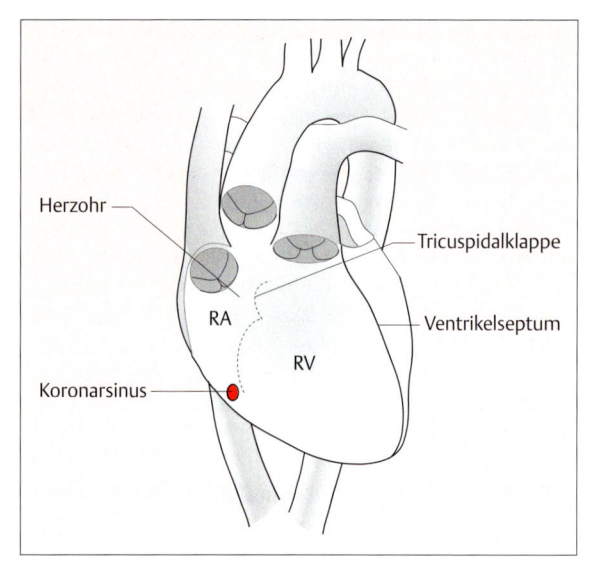

Abb. 11.5 Schematische Darstellung der anatomischen Strukturen, die für eine Sondenplatzierung von Bedeutung sein können.

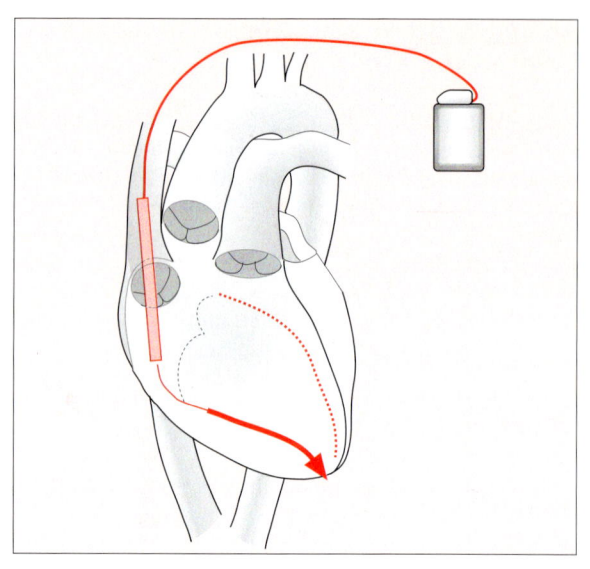

Abb. 11.6 Position der Ventrikelsonde im rechtsvenrikulären Apex, die ventrikuläre Defibrillationsspule liegt vollständig in der rechten Kammer, die zweite Spule in der oberen Hohlvene ist optional.

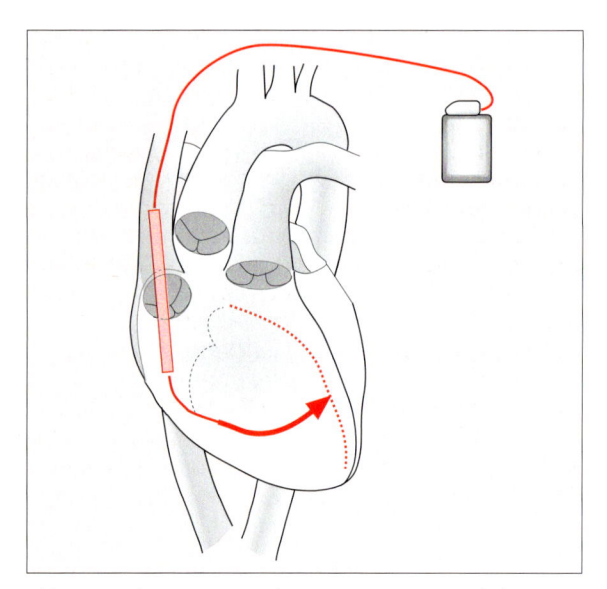

Abb. 11.7 Alternative Sondenposition am Ventrikelseptum, die Defibrillationsspule in der V. cava superior ist optional.

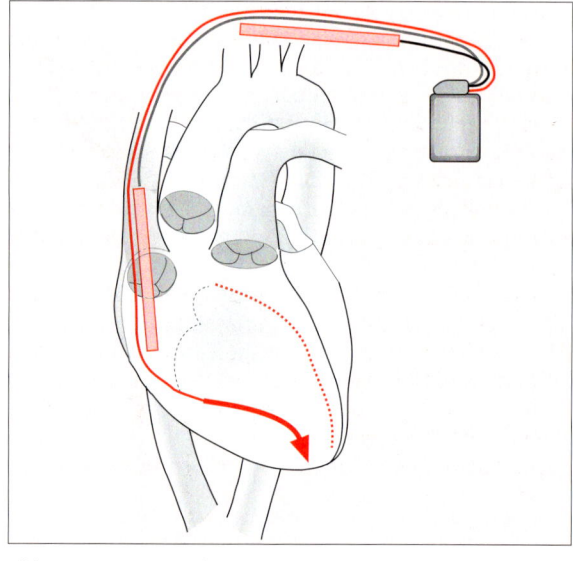

Abb. 11.8 Position der Ventrikelsonde mit einer Defibrillationsspule im rechtsvenrikulären Apex, zusätzlich liegt eine Defibrillationselektrode in der V. subclavia; letztere kann mit einer (optionalen) dritten Sonde in der V. cava superior parallel geschaltet werden, um das Defibrillationsfeld zu verbessern.

tum eine Alternative, die meist, aber nicht immer akzeptable DFTs bietet.

Nur selten gelingt es mit den beschriebenen Konfigurationen nicht, befriedigende DFT zu erzielen. In diesen Fällen bevorzugen wir die Implantation von einer oder zwei zusätzlichen transvenösen Defibrillationssonden (Abb. 11.**8**), um die Defibrillationseffektivität zu erhöhen.

Alternativ können subkutane Flächen- oder Fingerelektroden zur Anwendung kommen. Während subkutane Flächenelektroden zumeist ventral oder lateral, ggf. über eine gesonderte Inzision implantiert werden, erscheint für Fingerelektroden, die über Einführungshülsen platziert werden, auch eine dorsale Position geeignet.

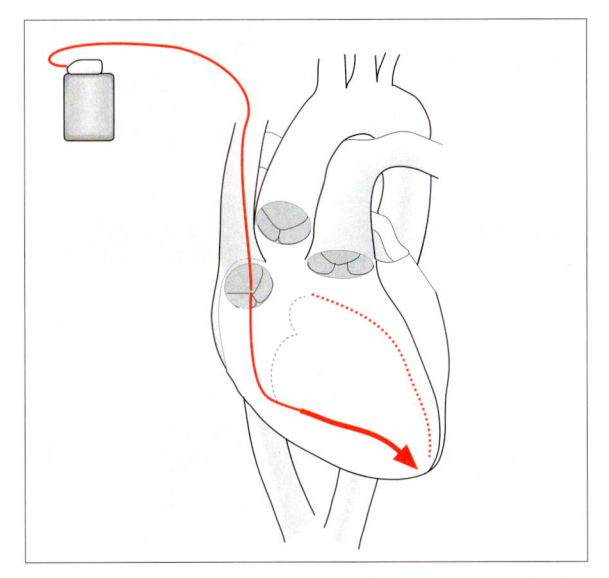

Abb. 11.9 Position der Ventrikelsonde mit einer Defibrillationsspule im rechtsventrikulären Apex, Implantation von rechts.

Uns sind aus eigener Praxis lediglich 3 Fälle bekannt, bei denen sich auch nach zusätzlicher Implantation von transvenösen und subkutanen Defibrillationselektroden keine zufriedenstellende DFT erzielen ließ. In solchen Einzelfällen ist die Indikation zur Implantation eines epikardialen ICD-Systems gegeben, wobei die Ventrikelsonde zumeist belassen und entweder als reine Stimulations/Detektionselektrode oder als dritte oder vierte Defibrillationselektrode verwendet werden kann.

Ist eine Implantation von links nicht möglich, lässt sich ein ICD-System auch von rechts implantieren (Abb. 11.9), wobei die Sondenimplantation sogar einfacher sein kann. Für die Defibrillation resultiert allerdings ein weniger effektives Feld, weil mehr Energie in extrakardialen Strukturen verloren geht. Es verwundert daher nicht, wenn in der Literatur beim Vergleich von links (n = 271) und rechts (n = 19) signifikant unterschiedliche DFTs ermittelt werden (links: 11,3 ± 5,3 J; rechts: 17 ± 4,9 J).

Linksventrikuläre Sonde (Resynchronisationssystem)

Technik, elektrische und hämodynamische Gesichtspunkte bei der Platzierung von Koronarvenensonden zur Resynchronisation sind im Teil I: Schrittmacher ausführlich beschrieben und unmittelbar auf die Implantation eines ICD-Systems übertragbar.

Intraoperative Messungen

Parameter, Durchführung und Messanordnung

Zunächst werden die Stimulations- und Detektionswerte, im weiteren Verlauf die Defibrillationsparameter ermittelt. Die wünschenswerten bzw. akzeptablen Ergebnisse der Messungen sind in Tab. 11.2 zusammengefasst.

Für die Bestimmung der Stimulationsreizschwelle und Amplitudenhöhe bzw. Anstiegssteilheit der intrakardialen Signale wird ein Messgerät benötigt, wie es von nahezu allen Herstellern zur Verfügung gestellt wird, sowie ein Messkabel mit differentem (zumeist blau oder schwarz gekennzeichnet) und indifferentem Pol (meist rot).

Sind die Werte zufriedenstellend, wozu nicht selten eine Umpositionierung nötig ist, bevorzugen wir **folgendes Vorgehen**: Der Anästhesist beginnt mit der Maskennarkose. Sobald diese tief genug ist, wird die Aggregattasche gebildet (Abschnitt ICD-Tasche) und das Testsystem für die DFT-Messung in die Tasche eingegeben. Die Ermittlung der DFT schließt sich an. Benötigt wird ein weiteres, herstellerspezifisches Messkabel sowie ein externes Kontroll- und Testsystem, über das die DFT-Messungen durchgeführt werden.

Alternativ kann man auch mit Hilfe des ICD-Aggregats, das für den Patienten vorgesehen ist, die DFT-Messung durchführen (device-based testing). Dazu

Tabelle 11.2 Intraoperative Messungen und Messergebnisse

Parameter	wünschenswert	akzeptabel
Reizschwelle V	≤ 1,0 V	≤ 1,5 V
Impedanz A + V	300–1800 Ω	–
R-Wellenamplitude	≥ 10 mV	≥ 5 mV
Anstiegssteilheit	≥ 0,7 V/s	≥ 0,5 V/s
Reizschwelle A	≤ 1,0 V	≤ 1,5 V
P-Wellenamplitude	≥ 4 mV	≥ 2 mV
Anstiegssteilheit	≥ 0,7 V/s	≥ 0,5 V/s
Defibrillationsschwelle (DFT)	≤ 10 J	≤ 24 J
Defibrillationsimpedanz	30–80 Ω	

benötigt man das herstellerspezifische Programmiergerät und einen sterilen Überzug für den Programmierkopf. Bei diesem Vorgehen wird allerdings eine unterschiedliche Zahl an Schocks über das Aggregat abgegeben, welche die Lebensdauer verkürzen, so dass wir dieses Vorgehen an unserer Klinik nicht schätzen.

Ob in der Zukunft die den Patienten schonende Ermittlung der oberen Grenze der Vulnerabilität (upper limit of vulnerabilty) die DFT-Messung ersetzen wird, bleibt abzuwarten (13). Wir verfügen über keine Erfahrung mit der Methode.

Die Notwendigkeit der DFT-Bestimmung bleibt so lange umstritten, wie man daraus keine Konsequenzen für die postoperative Programmierung zieht. So ist bekannt, dass eine Ausgangsenergie von 2xDFT zumindest für den ersten oder die ersten beiden Schocks ausreicht (24). Da die Ermittlung der exakten DFT im Mittel 13–19 min in Anspruch nimmt (7), wird heute oft das abgekürzte Verfahren gewählt, die Schocksicherheit zweimal bei 10 J unterhalb Maximalenergie zu testen. Das Verfahren leitet sich aus dem Konzept der Defibrillationsschwelle als Wahrscheinlichkeitsfunktion ab (Grundlagen der Defibrillation).

Wenn man sich zur exakten DFT-Bestimmung entschließt, so kann man dies mit zwei verschiedenen Protokollen tun, der Binary-search- (Abb. 11.10) oder der Step-down-Methode (Abb. 11.11). Die mit beiden Methoden ermittelten Ergebnisse unterscheiden sich allenfalls marginal, so dass es in das Ermessen des Einzelnen gestellt ist, welche Methode er verwendet. Wenn das Resultat der Messungen unzureichend ist, bieten sich oben skizzierte Lösungen an. Seit Einführung biphasischer Schockpulse ist dies selten geworden (27), erfordert im Einzelfall aber Erfahrung und Phantasie, so dass zu diesem Zeitpunkt der erfahrenste Implanteur an den OP-Tisch gebeten werden sollte.

Die in Tab. 11.2 aufgeführten theoretischen Vorgaben für die Messergebnisse sollten einer Überprüfung durch die eigene Praxis standhalten. In Tab. 11.3 sind daher diesen Vorgaben die Resultate, die wir in den Jahren 1995 bis 2001 am Bundeswehrzentralkrankenhaus Koblenz erzielt haben, gegenübergestellt. Es wird deut-

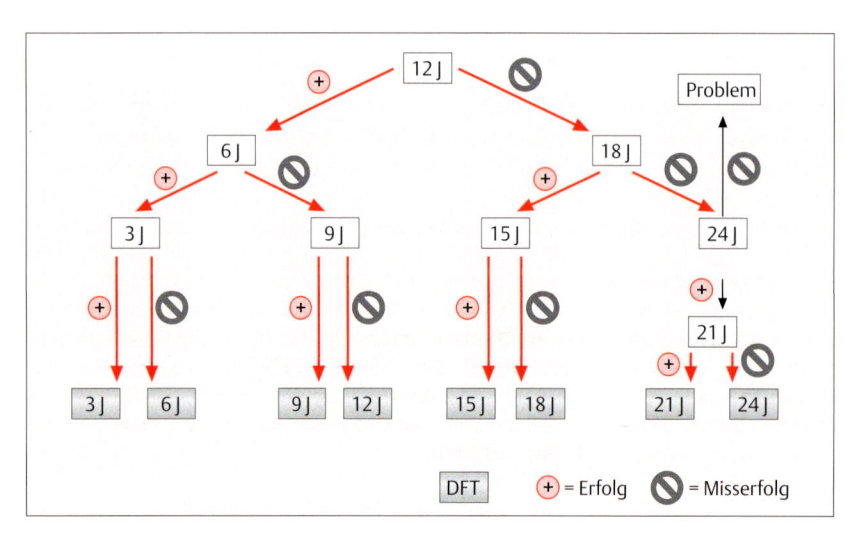

Abb. 11.10 Binary-Search-Protokoll zur Ermittlung der DFT.

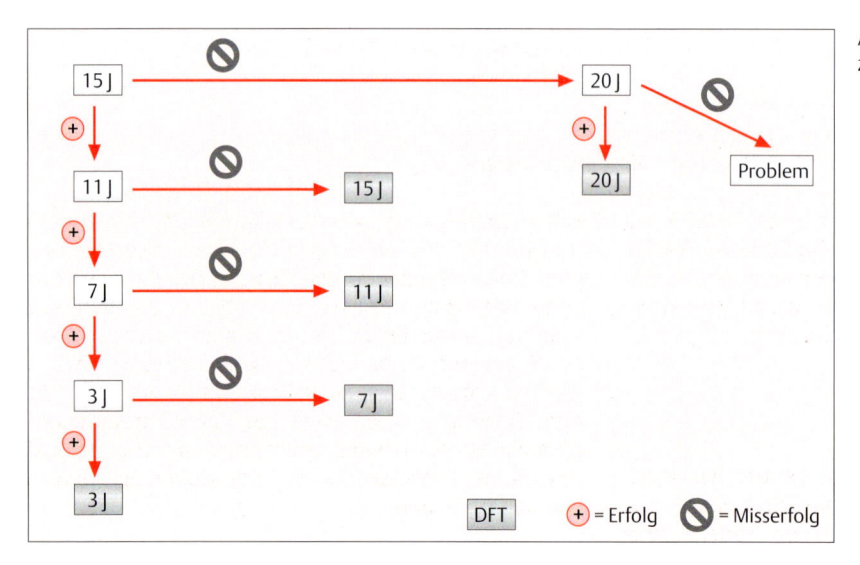

Abb. 11.11 Step-Down-Protokoll zur Ermittlung der DFT.

Tabelle 11.3 Resultate eigener intraoperativen Messungen am BwZK Koblenz (1995–2001)

Parameter	Anzahl	Durchschnitt + SD	Minimum	Maximum
R-Wellenamplitude	199	14,5 ± 5,5 mV	5 mV	35 mV
Anstiegssteilheit	199	1,57 ± 0,9 V/s	0,5 V/s	5,6 V/s
Stimulationsreizschwelle (V)	203	0,95 ± 0,34 V	0,3 V	2,0 V
P-Wellenamplitude	63	3,6 ± 1,4 mV	1,5 mV	9,3 mV
Anstiegssteilheit	63	0,93 ± 0,7 V/s	0,5 V/s	2,1 V/s
Stimulationsreizschwelle (A)	62	1,06 ± 0,45 V	0,4 V	2,4 V
Defibrillationsschwelle (DFT)	170	9,76 + 4,4 J	3 J	24 J
Defibrillationsimpedanz	203	54,6 + 7,5 Ω	30 Ω	78 Ω

Tabelle 11.4 Durchschnittliche Resultate der intraoperativen Messungen verschiedener Multicenterstudien (7, 14)

Parameter	Anzahl	Durchschnitt*	Minimum*	Maximum*
R-Wellenamplitude	769	12,2 mV	9,5 mV	13,9 mV
Stimulationsreizschwelle (V)	769	0,8 V	0,6 V	1,1 V
Stimulationsimpedanz (V)	769	813 Ω	560 Ω	906 Ω
P-Wellenamplitude	519	3,5 mV	3,2 mV	3,8 mV
Stimulationsreizschwelle (A)	519	1,0 V	0,9 V	1,2 V
Stimulationsimpedanz (A)	519	549 Ω	516 Ω	594 Ω
Defibrillationsschwelle (DFT)	656	8,9 J	6,6 J	10,1 J

* angegeben ist der Durchschnittswert aller Durchschnittswerte sowie die minimalen und maximalen Durchschnittswerte, die in den Studien erzielt wurden.

lich, dass sich fast immer die wünschenswerten Ergebnisse erzielen lassen. Dies wird bestätigt durch die Daten multizentrischer Studien aus den letzten Jahren (7, 14), deren durchschnittliche Ergebnisse in Tab. 11.4 zusammengefasst sind.

Abschluss des Eingriffs

Endgültiger Sondenverlauf

Die Sonde(n) sollte(n) auch bei maximaler Inspiration des Patienten einen **geschwungenen Verlauf** nehmen (s. Abbildungen). Ein zu straffer Sondenverlauf birgt die Gefahr der Dislokation in sich, eine zu große Sondenschleife kann Extrasystolen in Vorhof und/oder Kammer verursachen. Wenn im Extremfall Teile der Vorhofsonde in den rechten Ventrikel oder Teile der Ventrikelsonde in den Ausflusstrakt der rechten Kammer geraten, kann eine Dislokation die Folge sein.

Sondenfixierung

Zur Fixation der Sonde(n) wird wie bei der Schrittmacherimplantation ein nicht resorbierbarer Faden (z.B. Ethibond„ der Stärke 2–0 oder 3–0) verwendet. Erneut sei auf die Wichtigkeit der Stichführung für die Ligatur einer Sonde, die über eine Subklaviapunktion implantiert wurde, verwiesen: diese muss die Faszie des M. pectoralis erfassen, da das Subkutangewebe für eine Ligatur ungeeignet ist.

> Im Gegensatz zur Schrittmacherimplantation empfiehlt es sich, bei der Implantation mehrerer Sonden jede einzeln einzuknoten, weil ICD-Sonden und -aggregat wegen ihres Gewichts einen vergleichsweise stärkeren Zug ausüben.

ICD-Tasche

Wir präparieren die submuskuläre Tasche vor Durchführung der DFT-Messungen (Intraoperative Messungen). Dazu wird der mediale Wundrand mit einer Pinzette oder einem Wundhaken angehoben. Die nun sichtbare Faszie des M. pectoralis major wird mit einigen Scherenschlägen nach medial durchtrennt. Danach werden vorzugsweise stumpf und manuell, d.h. mit dem Zeigefinger, die Fasern des M. pectoralis major auseinander geschoben, bis der Finger die Thoraxwand erreicht. Von dort aus lässt sich der Muskel problemlos von der Faszie abheben.

Normalerweise resultieren aus diesem Vorgehen einige wenige punktuelle Blutungen, die mit dem Elektrokauter gestillt werden. Kommt es bei diesem Schritt zu größeren Blutungen, ist man in der falschen Gewebsschicht. Da die Präparation des Muskels auch nach ausgiebiger Lokalanästhesie schmerzhaft ist, wird dieser Schritt in Maskennarkose oder Analgosedierung durchgeführt.

Anschluss der Sonden an das ICD-Aggregat

Der Konnektor-Pin der Sonde(n) wird so weit wie möglich in den Konnektorblock des ICD-Aggregats eingeführt, bis die Spitze jenseits der Anschlussschraube wieder sichtbar wird. Bei Zweikammersystemen ist Sorge zu tragen, dass Vorhof- und Ventrikelsonde nicht vertauscht werden. Ist man sich nicht sicher, welche Elektrode im Vorhof und welche im Ventrikel implantiert ist, hilft eine temporäre externe Stimulation über das Messgerät bei der Identifikation.

Die sichere Fixation der Sonde im Konnektorblock des Aggregats wird nach Festziehen der Madenschraube durch kurzen manuellen Zug an der Sonde überprüft. Ist die Bohrung des Konnektorblocks so eng, dass nach Einführen des Steckers die Luft nicht entweicht, kann der Pin immer wieder aus endgradiger Position zurück rutschen. In diesem Fall hilft ein Schraubenzieher, der – auf die Madenschraube des entsprechenden Kanals aufgesteckt – die Luft über den Schraubkanal entweichen lässt.

Eingabe des Systems in die Tasche

Nach nochmaliger Kontrolle auf Bluttrockenheit (cave: ICD-Taschenhämatom bzw. ICD-Tascheninfektion) wird das Aggregat nebst Sonden in der zuvor gebildeten ICD-Tasche verstaut. Dabei sollten die Sonden unterhalb des Aggregats zu liegen kommen, da sie ansonsten bei einer Revision oder einem Aggregataustausch verletzt werden könnten. Ob man das Aggregat so eingibt, dass die Schrift nach ventral oder dorsal zeigt, ist im Falle des ICD unerheblich.

Systemtest

Vor dem Wundverschluss sollte man sich von der einwandfreien Funktion des ICD-Systems bei maximaler Ausgangsleistung überzeugen, also einen maximalen Belastungstest aller Bauteile durchführen. Dabei geht es weniger darum, die Schockeffektivität zu prüfen, als vielmehr das System auf seine Belastbarkeit zu prüfen. Mit weniger als der maximalen Energie verfehlt der Systemtest seinen Zweck.

Wundverschluss

Inwieweit man vor diesem Schritt die Wunde mit einer desinfizierenden Lösung oder einem topischen Antibiotikum spült, bleibt dem Sicherheitsbedürfnis des Einzelnen überlassen. Wir halten dies Vorgehen für sinnvoll, insbesondere wenn der Eingriff länger als 1 h gedauert hat. Den Wundverschluss beginnen wir im medialen Wundpol mit einer fortlaufenden resorbierbaren Naht (z.B. Vicryl® der Stärke 2–0 oder 3–0), die zunächst von medial nach lateral als Fasziennaht und sodann von lateral nach medial als Subkutannaht gestochen wird.

Dabei werden in der ersten Schicht Teile des Muskels mitgefasst. Weiter sollten mit der ersten, fasziale Naht die Sonden unter die Faszie verlagert werden. Die Hautnaht erfolgt mit einem nicht resorbierbaren, monofilen Faden (z.B. Prolene„ der Stärke 3–0 oder 4–0); alternativ kann eine Intrakutannaht oder ein Hautklammerverschluss verwendet werden.

Die verschlossene Wunde wird nochmals desinfiziert und mit einem Pflasterverband versehen. Wir legen **zusätzlich einen Kompressionsverband** für 24 h an, um einem ICD-Taschenhämatom vorzubeugen.

Postoperative Therapie

Allgemeines

Die am Morgen des Operationstages ausgesetzte Medikation des Patienten wird wieder aufgenommen, die Einhaltung der Bettruhe wird zumindest für die ersten Stunden nach der Implantation empfohlen, ist aber nicht zwingend einzuhalten; Gleiches gilt für die Überwachung am EKG-Monitor. Demgegenüber hat sich die **Hochlagerung des Arms** auf der Implantationsseite bewährt, die den venösen Rückstrom fördert.

Programmierung des ICD-Aggregats und ICD-Ausweis

> Kein Patient sollte die Klinik verlassen, bevor sein ICD-Aggregat individuell auf seine Bedürfnisse zugeschnitten programmiert ist.

Zudem stellt die Programmierung die erste Funktionskontrolle des Systems dar, so dass die gemessenen Werte, in aller Regel die Impedanz, ggf. die Stimulationsreizschwelle, die Detektionsschwelle und die Impedanz an der Hochspannungsleitung dokumentiert werden sollten. Die Daten des Patienten, des ICD-Aggregats, der Sonden sowie die Programmierung des Systems werden in einem Ausweis dokumentiert und dem Patienten vor der Entlassung ausgehändigt.

Postoperative Röntgenkontrolle

Wie bei der Schrittmacherimplantation halten wir eine postoperative Röntgen-Dokumentation nur in den Fällen für erforderlich, in denen die Sondenimplantation nach Punktion der V. subclavia erfolgte. Auf den Sinn möglichst später bzw. symptombezogener Röntgenuntersuchung wurde bereits hingewiesen. Erfolgte die Sondenimplantation über die V. cephalica, so ist der intraoperative Systemtest und die anschließende postoperative Funktionskontrolle Beweis genug für die regelrechte Funktion des ICD-Systems.

Entlassungstest

Die Ansichten über die Notwendigkeit dieser Maßnahme wie auch die Vorstellungen, wann und ob im weiteren Verlauf die intraoperativ ermittelte DFT einer Bestätigung bedarf, gehen auseinander (3, 17, 33). Wir halten den Entlassungstest nur dann für erforderlich, wenn die Ergebnisse der intraoperativen Messungen nicht überzeugend waren und man in den Problemzonen der Abb. 11.**10** oder 11.**11** gelandet ist. Postoperativ führen wir in Übereinstimmung mit anderen (3) eine DFT-Testung nur dann durch, wenn der Verdacht auf eine Fehlfunktion des ICD-Systems besteht oder ein Antiarrhythmikum der Klasse I oder III neu angesetzt wurde.

Perioperative Komplikationen

Im Prinzip muss in der gleichen Häufigkeit mit den gleichen Komplikationen gerechnet werden, wie bei der Schrittmacherimplantation. Die zusammengefassten Ergebnisse von Multicenterstudien (7, 14) sind in Tabelle 11.**5** aufgeführt. In der übrigen Literatur werden Pneumothoraces mit einer Häufigkeit von 1 %, Taschenhämatome mit einer Inzidenz von 1,1–3 % beobachtet (10, 12). Die von den Patientenzahlen abweichende Gesamtzahl bei den Sondenkomplikationen ist bedingt durch die Tatsache, dass bei den Multicenterstudien in 746 Fällen neben der RV-Sonde eine Vorhofsonde implantiert wurde.

Da Sondenkomplikationen am häufigsten beobachtet werden (29), erscheint eine detailliertere Darstellung sinnvoll (Tab. 11.**6**). Es fällt auf, dass Vorhofsonden signifikant häufiger als Kammersonden Komplikationen verursachen, wobei dies v.a. Dislokationen betrifft; bei den Wahrnehmungsverlusten sind auch andere als operationstechnische Gründe verantwortlich zu machen. Bedenkt man, dass sich die Implantation einer Vorhofsonde bei ICD-Systemen durch nichts von der bei einer Schrittmacherimplantation unterscheidet, besteht noch Raum für operationstechnische Verbesserungen.

Tabelle 11.**5** Postoperative Frühkomplikationen bei 1067 ICD-Implantationen im Rahmen von Multicenterstudien 1996–1999

Art der Komplikation	Multicenterstudien/Anzahl (%)
Pneumothorax	9/1067 (0,84 %)
ICD-Taschenhämatom	17/1067 (1,59 %)
Infektion	11/1067 (1,03 %)
Sondenkomplikation	56/1813 (3,09 %)
Summe	**93 (6,55 %)**

Tabelle 11.**6** Postoperative Sondenkomplikationen bei 1067 ICD-Implantationen im Rahmen von Multicenterstudien 1996–1999 innerhalb der ersten drei postoperativen Monate

Art der Komplikation	Anzahl	%
Sondendislokation	39/1813	2,15 %
Vorhof	27/746*	3,62 %
Ventrikel	12/1067	1,13 %
Stimulationsverlust	12/1813	0,66 %
Vorhof	8/746	1,07 %
Ventrikel	4/1067	0,38 %
Wahrnehmungsverlust	5/1813	0,28 %
Vorhof	5/746*	0,67 %
Ventrikel	–	–
Summe	56/1813	3,09 %
Vorhofsonde	40/746*	5,36 %
Ventrikelsonde	16/1067	1,50 %

* = p < 0.05 im Vergleich zu Ventrikelsonden

Auf die im weiteren Verlauf beobachteten Komplikationen und die chirurgische Vorgehensweise wird im nächsten Kapitel noch näher eingegangen.

Qualitätssicherung

Eine bundeseinheitliche Qualitätssicherung ICD ist bislang nicht vorgesehen und ist in naher Zukunft auch nicht absehbar.

Ausblick

In Anbetracht der immer überzeugenderen Ergebnisse der ICD-Therapie wird sie zu selten eingesetzt, so dass dem Zitat: „The number of implantations is not only the result of scientific knowledge but is also strongly influenced by political decisions" (6) nichts hinzuzufügen ist.

Literatur

1. Bardy GH, Dolack GL, Kudenchuk PJ, et al. Prospective, randomized comparison in humans of a unipolar defibrillation system with that using an additional superior vena cava electrode. Circulation 1994; 89: 1090–1093.
2. Block M, Hammel D, Isbruch F et al. Results and realistic expectations with transvenous lead systems. PACE 1992; 15: 665–670.
3. Brunn J, Böcker D, Weber M, et al. Is there a need for routine testing of ICD defibrillation capacity? Results from more than 1000 studies. Eur Heart J 2000; 21: 162–169.
4. Cazeau S, Ritter P, Lazarus A, et al. Pacemaker miniaturization: A good trend? PACE 1996; 19: 1–3.
5. Connolly SJ, Kerr CR, Gent M, et al. Effects of physiologic pacing versus ventricular pacing on the risk of stroke and death due to cardiovascular causes. N Engl J Med 2000; 342: 1385–1391.
6. Copie X, Piot O, Ait Said M, et al. Temporal and geographical trends in indications for implantation of cardiac defibrillators in Europe 1993–1998. PACE 2000; 23: 979–984.
7. Cuijpers A, Bakken Research Center, Persönliche Mitteilung.
8. Friedman PA, Rasmussen MJ, Grice, S, Trusty J, Glikson M, Stanton MS. Defibrillation thresholds are increased by right-sided implantation of totally transvenous implantable cardioverter defibrillators. PACE 1999; 22: 1186–1192.
9. Gold MR, Olsovsky MR, Pelini MA, Peters RW, Shorofsky SR. Comparison of single-and dual-coil active pectoral defibrillation lead systems. J Am Coll Cardiolgy 1998; 31: 1391–1394.
10. Grimm W, Menz V, Hoffmann J, Funck R, Moosdorf R, Maisch B. Complications of third-generation implantable cardioverter defibrillator therapy. PACE 1999; 22: 206–211.
11. Hammel D, Block M, Geiger A, et al. Single-incision implantation of cardioverter defibrillators using nonthoracotomy lead systems. Ann Thorac Surg 1994; 8: 1614–1616.
12. Higgins SL, Pak, JP, Barone J, et al. The first year experience with the dual chamber ICD. PACE 2000; 23: 18–25.
13. Hui RC, Rosenthal L, Ramza B, et al. Relationship between the upper limit of vulnerability determined in normal sinus rhythm and the defibrillation threshold in patients with implantable cardioverter defibrillators. PACE 1998; 687–693.
14. Kühl M, Guidant, Persönliche Mitteilungen
15. Larsen G, Hallstrom A, McAnulty J, et al. Cost-effectiveness of the implantable cardioverter-defibrillator versus antiarrhythmic drugs in survivors of serious ventricular tachyarrhythmias: results of the Antiarrhythmics versus implantable defibrillators (AVID) economic analysis substudy. Circulation 2002; 105: 2049–2057.
16. Lawrie GM, Griffin JC, Wyndham CRC. Epicardial implantation of the automatic implantable cardioverter defibrillator by left subcostal thoracotomy. PACE 1984; 7: 1370–1374.
17. Lurie KG, Iskos D, Fetter J, et al. Prehospital discharge defibrillation testing in ICD recipients: A prospective study based on cost analysis. PACE 1999; 22: 192–196.
18. Manolis AS, Maounis T, Vassilikos V, Chiladakis J, Cokkinos D. Electrophysiologist-implanted transvenous cardioverter defibrillators using local versus general anesthesia. PACE 2000; 23: 96–105.
19. Markewitz A, Kaulbach H, Mattke S, et al. The one-incision approach for insertion of transvenous implantable cardioverter defibrillators. Ann. Thorac. Surg. 1994; 58: 1609–1613.
20. Markewitz, A, Bernutz C, Henkel B, Manz M, Weinhold C. Die Implantation von Kardioverter-Defibrillatoren in unterstützter Lokalanästhesie. Herzschr.Elektrophys. 1996; 7: 161–165.
21. Markewitz, A, Kaulbach H, Mattke S, et al. Influence of anodal electrode position on transvenous defibrillation efficacy in humans: A prospective randomized comparison. PACE 1997; 20: 2193–2199.
22. Markewitz A, Hemmer W: Handbuch der Defibrillatorchirurgie. medplan Verlag München, 1995, ISBN: 3-425541-08-X.
23. Mirowski M, Reid PR, Mower MM, et al. Termination of malignant ventricular arrhythmias with an implanted automatic defibrillator in human being. N Engl J Med 1980; 303: 322–324.
24. Neuzner J, Liebrich A, Jung J, et al. Safety and efficacy of implantable defibrillator therapy with programmed shock energy at twice the augmented step-down defibrillation threshold: Result of the prospective, randomized, multicenter Low-Energy Endotak Trial. Am J Cardiol 1999; 83: 34D-39D.
25. Pacifico A, Wheelan KR, Nasir N, et al. Long-term follow-up of cardioverter-defibrillator implanted under conscious sedation in prepectoral subfascial position. Circulation 1997; 95: 946–950.
26. Parkes J, Bryant J, Milne R. Implantable cardioverter-defibrillators in arrhythmias: A rapid and systematic review of effectiveness. Heart 2002; 87: 438–442.
27. Perings Ch, Neuzner J, Kuhls S, et al. Die chronische Defibrillationsschwelle der transvenösen Elektrodenkonfiguration: Vergleich monophasischer und biphasischer Schockwellenform. Herzschr Electrophys 1995; 6: 65–72.
28. Plummer CJ, Irving J, McComb JC: Implications of national guidance on ICD implantation in the UK. PACE 2002; 24: 685.
29. Schwacke H, Drogemüller A, Siemon G, et al. Sondenbedingte Komplikationen bei 340 Patienten mit einem implantierten Cardioverter/Defibrillator. Z Kardiol 1999; 88: 559–565.
30. Stix G, Anvari A, Simon P, et al. Feasibility of ICD implantation under local anesthesia. PACE 1995; 18: 1781 (abstract).
31. Watkins L, Mirowski M, Mower MM, et al. Automatic defibrillation in man: The initial surgical experience. J Thorac Cardiovasc Surg 1981; 82: 492–500.
32. Watkins L, Mirowski M, Mower MM, et al. Implantation of the automatic defibrillator: The subxiphoid approach. Ann Thorac Surg 1982; 34: 515–520.
33. Zilo P, Weiss DN, Luceri RM. Late retesting of system performance in ICD patients without spontaneous shocks. PACE 2000; 22: 197–201.

12 Komplikationen der Defibrillatortherapie

■ Fehlfunktionen, inadäquate Schockabgabe

J. Jung

Das Wichtigste in Kürze

Fehlfunktionen eines implantierbaren Defibrillators können sich manifestieren als inadäquate Abgabe einer ICD-Therapie, eine unterbleibende Therapie trotz aufgetretener ventrikulärer Tachyarrhythmie oder als eine ineffektive Therapieabgabe (Tab. 12.1). Da eine Fehlfunktion des ICD für den Patienten eine potentiell lebensbedrohliche Situation darstellt, ist eine umgehende Klärung herbeizuführen. Nach Identifikation der Ursache der Fehlfunktion ist häufig eine Korrektur durch Umprogrammieren des ICD möglich. Die operative Revision steht insbesondere bei Elektrodendefekten im Vordergrund, kann aber auch bei Wahrnehmung von Myopotentialen notwendig sein.

Inadäquate Therapieabgabe

Klinische Bedeutung

Eine wiederholte Schockabgabe in kurzen Abständen stellt eine Notfallsituation dar, da der Patient zum einen durch die meist schmerzhaften Schockimpulse erheblich psychisch beeinträchtigt ist und zum anderen eine inadäquate Therapieabgabe mit proarrhythmischen Effekten verbunden sein kann und damit eine Gefährdung für den Patienten darstellt.

So kann beispielsweise eine inadäquate antitachykarde Stimulation eine ventrikuläre Tachykardie induzieren.

Wiederholte ICD-Interventionen können durch immer wiederkehrende ventrikuläre Tachyarrhythmien bedingt sein, in den meisten Fällen liegen jedoch inadäquate Therapieeinsätze vor (5). Anamnestische Angaben wie z.B. Schocks aus völligem Wohlbefinden oder während körperlicher Aktivität deuten auf eine inadäquate ICD-Therapie hin.

Wiederholte Schocks können bei einzelnen Patienten die Entwicklung einer Angststörung (15) triggern und damit die Akzeptanz der ICD-Therapie durch den Patienten erheblich beeinflussen, so dass es von großer Bedeutung ist, die Ursache der Therapieabgabe rasch zu erkennen und eine adäquate Behandlung einzuleiten.

Inadäquate Therapieabgabe bei supraventrikulären Tachykardien

Eine ICD-Therapie (antitachykarde Stimulation bzw. Abgabe eines Schockimpulses), die nicht durch eine ventrikuläre Tachyarrhythmie getriggert ist, wird als inadäquat bezeichnet.

Meist handelt es sich dabei um supraventrikuläre Tachykardien mit rascher atrioventrikulärer Überleitung, die durch Überschreiten der programmierten Grenzfrequenz die Therapie durch den implantierbaren Defibrillator auslösen. Inadäquate Therapieabgaben kommen bei 16–22% der mit einem ICD versorgten Patienten vor (7, 14, 16, 20, 25). Auch mit der Einführung von erweiterten Detektionskriterien (Plötzlicher Frequenzanstieg, Stabilität der Zykluslänge) liegt die Rate inadäquater Therapie bei etwa 11–13% der Patienten (2, 18, 26).

Rhythmologisch überwiegt Vorhofflimmern, an zweiter Stelle stehen Sinustachykardien (Abb. 12.1). Seltener handelt es sich um AV-nodale Reentrytachykardien oder andere supraventrikuläre Arrhythmien. Durch konsequente Programmierung und optimale Anpassung der erweiterten Detektionskriterien lässt sich die Inzidenz inadäquater ICD-Therapien infolge supraventrikulärer Tachykardien auf unter 5% reduzieren (19).

Problemlösung

Bei der Analyse der gespeicherten Episoden sind stark schwankende RR-Intervalle ohne Änderung der Signalmorphologie charakteristisch für **Vorhofflimmern** (Abb. 12.2). Die Variabilität der RR-Abstände liefert wichtige Hinweise für das Programmieren der erweiterten Detektionskriterien. Falls noch nicht geschehen, sollte das Stabilitätskriterium aktiviert werden. Sonst wird das Kriterium an die gemessene Variation der Zykluslänge angepasst, um bei zukünftigen Episoden eine Abgrenzung von Vorhofflimmern zu ermöglichen.

Um ein Undersensing von Kammertachykardien zu verhindern, sollte die Stabilität der Zykluslängen bereits dokumentierter ventrikulärer Tachykardien bei der Programmierung berücksichtigt werden. Wenn der ICD die Morphologieanalyse des intrakardialen Signals oder eine Vektoranalyse anbietet, sollten diese erweiterten Detektionskriterien aktiviert oder angepasst werden.

Lässt sich bei dem Gerät ein Zeitfenster programmieren, innerhalb dessen die Therapie bei anhaltend hoher Herzfrequenz und erfülltem Stabilitätskriterium zurückgehalten wird, so kann die Zeit bis zur Therapie-

Tabelle 12.1 Mögliche Fehlfunktionen eines implantierbaren Defibrillators

Inadäquate Therapieabgabe	Unterbleibende ICD-Therapie	Ineffekive ICD-Therapie
supraventrikuläre Tachykardien ➤ Vorhofflimmern ➤ Sinustachykardien ➤ AV-nodale Reentrytachykardien etc. Fehldetektion bei Oversensing ➤ Myopotentiale ➤ T-Wellen- bzw. P-Wellen-Sensing ➤ Elektromagnetische Interferenz ➤ Sondendefekt (Isolationsdefekt, Bruch)	Ausfall der Wahrnehmung (Undersensing) ➤ Sondendefekt ➤ Signalmorphologie ➤ Geräteinteraktionen Fehlerkennung trotz korrekter Wahrnehmung (Underdetection) ➤ Zykluslänge der Kammertachykardie oberhalb der programmierten Frequenzschwelle ➤ Fehldetektion supraventrikulärer Tachykardien Zurückhalten der Therapie ➤ Programmierfehler ➤ Batterieerschöpfung	Ineffektive Schockabgabe ➤ Anstieg der Defibrillationsschwelle Ineffektive antitachykarde Stimulation ➤ Fehlende Penetration des Reentrykreises ➤ Anstieg der Stimulationsreizschwelle

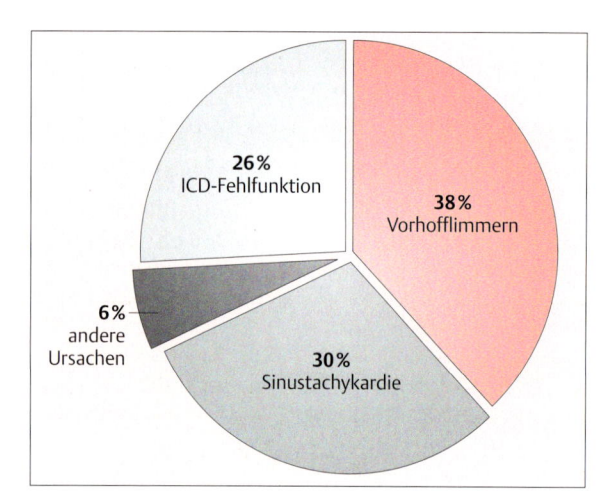

Abb. 12.1 Ursachen inadäquater Therapieabgaben durch einen implantierbaren Defibrillator (modifiziert nach 25). Andere Ursachen = nicht anhaltende Kammertachykardien, Vorhofflattern oder andere supraventrikuläre Tachykardien, T-Wellen-Sensing.

abgabe verlängert werden. Außerdem kann in der Detektionszone die Zeit bis zur Diagnose von Kammertachykardien verlängert werden. Dabei gilt natürlich, dass eine verlängerte Detektionszeit die Kammertachykardie auch später erkennen und therapieren lässt, so dass diese Strategie nur bei Patienten mit hämodynamisch stabiler Kammertachykardie in Frage kommt.

Es kann auch erwogen werden, die Grenzfrequenz für die Kammertachykardie-Zone anzuheben, doch darf die Frequenz der bisher beim Patienten bekannten Kammertachykardien nicht überschritten werden, um Undersensing von ventrikulären Tachykardien zu vermeiden.

Bei wiederholt inadäquater Schockabgabe während Tachyarrhythmia absoluta und Vorhofflimmern sollte die Detektionszone des ICD vorübergehend angehoben oder die antitachykarde Funktion des ICD ausgeschaltet werden, bis eine ausreichende (medikamentöse oder interventionelle) Frequenzbegrenzung erreicht worden ist. Falls ein Programmiergerät nicht zur Verfügung steht, kann dies auch durch Magnetauflage geschehen.

Die Speicherepisoden von **Sinustachykardien** zeichnen sich durch einen graduellen Anstieg der Herzfrequenz bei unveränderter Morphologie der intrakardialen Elektrogramme aus (Abb. 12.3a, b). Nach Schockabgabe steigt die Herzfrequenz infolge Sympathikusaktivierung häufig an. Dadurch verursachte, neuerlich inadäquate Therapieabgaben können mittels Anpassung des Onset-Kriteriums und Verlängerung der Detektionszeit in der VT-Zone verhindert werden.

Andere supraventrikuläre Tachykardien lassen sich von einer Sinustachykardie oder Vorhofflimmern dadurch differenzieren, dass sie einen plötzlichen Frequenzanstieg, eine stabile Zykluslänge und eine unveränderte Morphologie des Fernfeldelektrokardiogramms im Vergleich zum Sinusrhythmus aufweisen Die Diagnose kann jedoch häufig erst im Rahmen einer elektrophysiologischen Untersuchung gestellt werden.

Neben der Umprogrammierung des Defibrillators bedarf die supraventrikuläre Tachykardie einer Behandlung: Bei Vorhofflimmern sollte die Kammerfrequenz begrenzt und/oder zur Rezidivprophylaxe eine antiarrhythmische Therapie eingeleitet werden. Bei Sinustachykardien ist eine Betarezeptorenblockade hilfreich. Patienten mit Vorhofflattern oder AV-nodalen Reentrytachykardien sollten einer Katheterablation zugeführt werden.

Fehlfunktionen, inadäquate Schockabgabe **409**

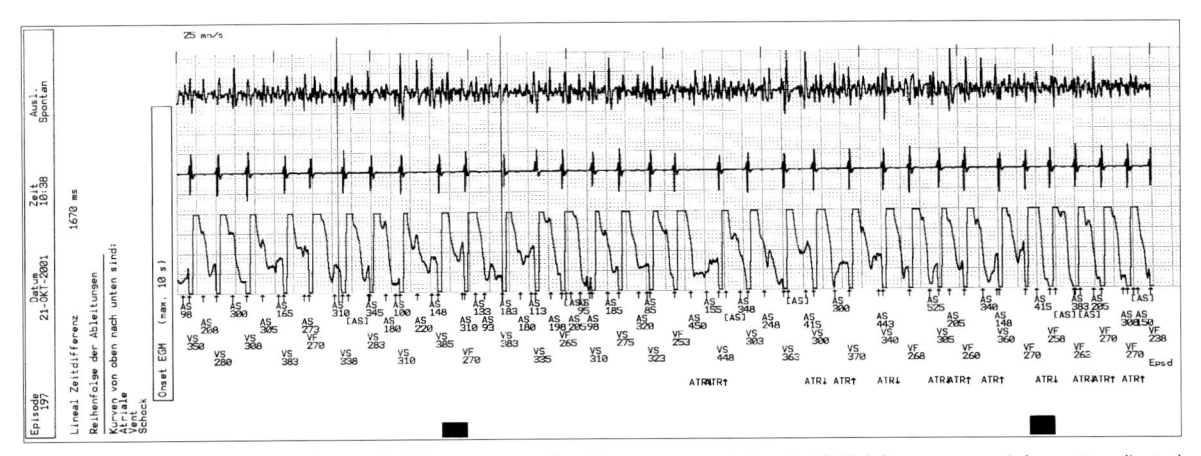

Abb. 12.**2** Inadäquate Episode bei Vorhofflimmern. Die hochfrequenten atrialen Nahfeldelektrogramme (oberer Kanal) sind typisch für Vorhofflimmern. Entsprechend unregelmäßig sind die Intervalle der ventrikulären Elektrogramme (Nahfeld: mittlerer Kanal, Fernfeld: unterer Kanal). Aufgrund einer schnellen atrioventrikulären Überleitung mit einer Periodendauer < 300 ms (Frequenz > 200/min) wird fälschlicherweise Kammerflimmern (VF in der Markerannotation) erkannt.

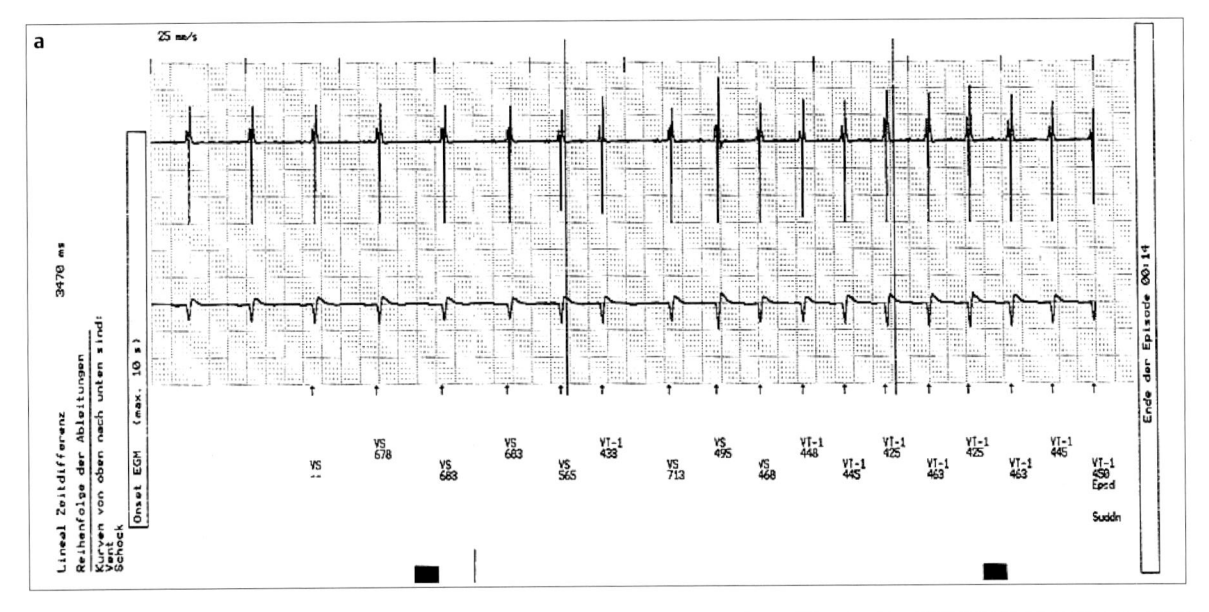

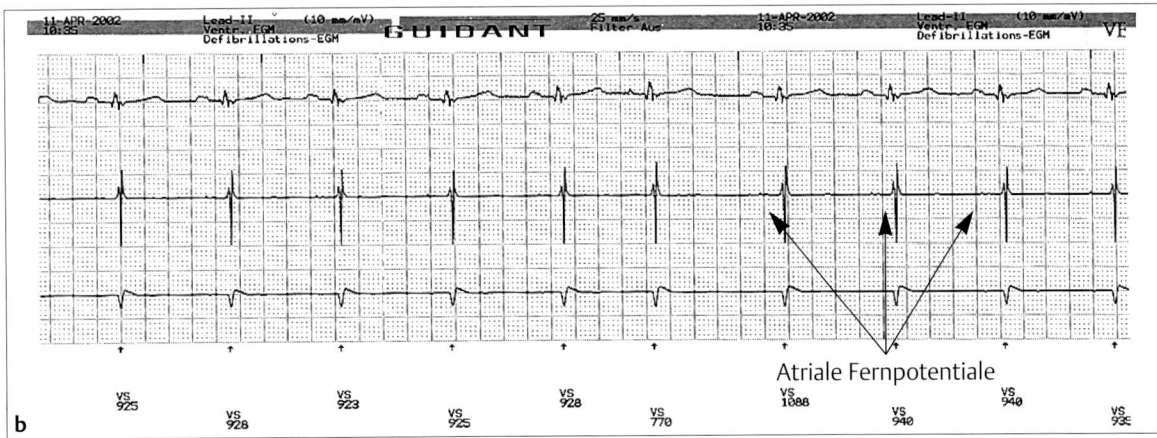

Abb. 12.**3a, b** Inadäquate VT-Episode bei Sinustachykardie.
a Ansteigende Herzfrequenz triggert eine VT1-Episode. Die Diagnose der Sinustachykardie kann über die unveränderte Morphologie der Fernfeldelektrogramme gestellt werden.
b Zudem können im Echtzeitelektrogramm atriale Fernpotentiale ausgemacht werden, die in der VT1-Episode ebenfalls erkennbar sind.

Inadäquate Therapieabgabe durch Oversensing

Therapeutische Interventionen eines implantierbaren Defibrillators können fehlgetriggert werden durch

➤ Oversensing von Myopotentialen,
➤ Oversensing der T- oder P-Welle,
➤ durch elektromagnetische Interferenz oder
➤ Sondendefekte.

Myopotentiale

Charakteristisch für diaphragmale Myopotentiale im gespeicherten endokardialen Elektrogramm sind hochfrequente niederamplitudige Signale (Abb. 12.**4a-d**). Die Diagnose kann durch einen Provokationstest mittels Valsalva-Manöver oder forcierte Inspiration unter Kontrolle der Echtzeitelektrogramme erhärtet werden (Abb. 12.**5a, b**). Durch die Analyse des Speicherelektrogramms und der elektrodenbezogenen Messwerte kann ein Defekt des Defibrillator-Elektrodensystems ausgeschlossen werden.

Durch Oversensing von diaphragmalen Myopotentialen induzierte inadäquate Arrhythmiedetektion wurde in einer Studie bei 8,6 % der 384 untersuchten Defibrillatorpatienten gefunden (22). Dadurch getriggerte inadäquate Schockabgaben traten bei jedem dritten dieser Patientengruppe auf. Der Einsatz von Elektro-

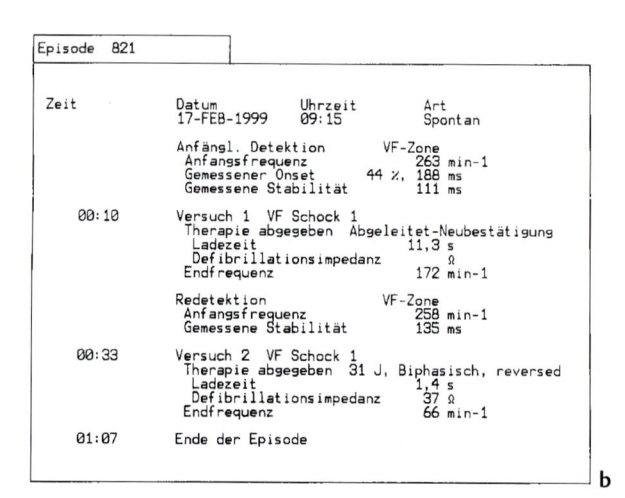

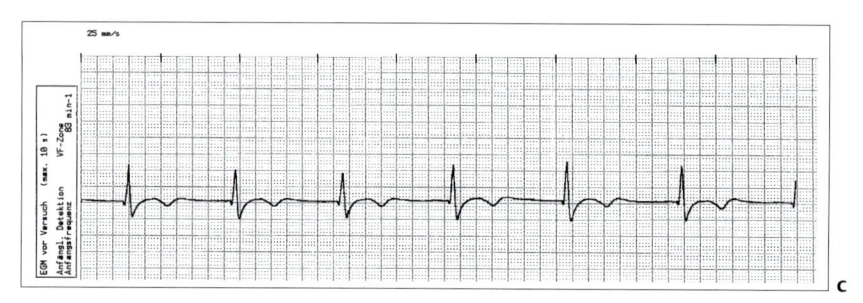

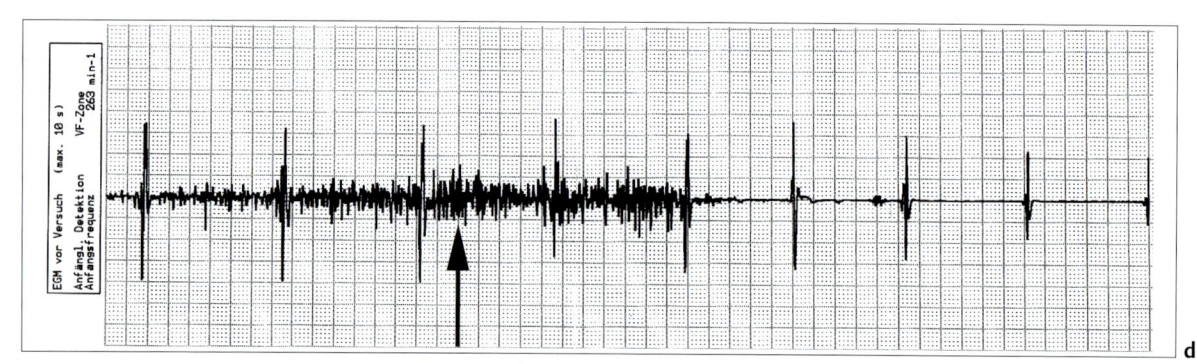

Abb. 12.**4a–d** Oversensing durch diaphragmale Myopotentiale. Detektion einer nicht anhaltenden Episode in der VF-Zone.
a Auffällig ist der extrem hohe Wert für die gemessene Stabilität.
b Das zugehörige, über die Defibrillationselektroden abgeleitete, Speicherelektrogramm zeigt einen regelmäßigen Rhythmus mit schmalen Kammerkomplexen.
c Eine weitere Episode hat zu einer inadäquaten Therapie geführt. Die Entladung ist ohne entsprechende Klinik während Defäkation aufgetreten. Auch hier ist eine hohe Stabilität auffällig.
d Das Nahfeldelektrogramm im Episodenspeicher weist typische niederamplitudige diaphragmale Myopotentiale auf (Pfeil).

densystemen mit „integrated bipolar sensing" scheint durch den weiten Interelektrodenabstand Oversensing von Zwerchfellmyopotentialen zu begünstigen. Vor allem während antibradykarder Stimulation kann die automatische Anpassung der Wahrnehmungsempfindlichkeit durch den Signalverstärker des implantierten ICD-Aggregats vereinzelt zu Oversensing von Myopotentialen führen (10, 13) (Abb. 12.**5a**, **b**).

Problemlösung

Im Vordergrund steht die **Anhebung der Wahrnehmungsschwelle**, um Fehlsensing zu verhindern. Eine Verlängerung der Detektionszeit kann im Einzelfall ebenfalls hilfreich sein. Dies ist nicht unumstritten, da die falschen Arrhythmien bei Oversensing von Myopotentialen in aller Regel in der obersten Therapiezone des ICDs liegen und die Verlängerung der Detektionszeit zwangsläufig auch die Diagnose von schnellen Kammertachykardien oder Kammerflimmern verzögert.

Eine Sondenrevision ist dann indiziert, wenn die Fehltriggerung durch Myopotentiale durch Umprogrammierung des Defibrillators nicht zu beherrschen ist. Dabei sollte einer Sonde mit „dedicated bipolar sensing" der Vorzug gegeben werden.

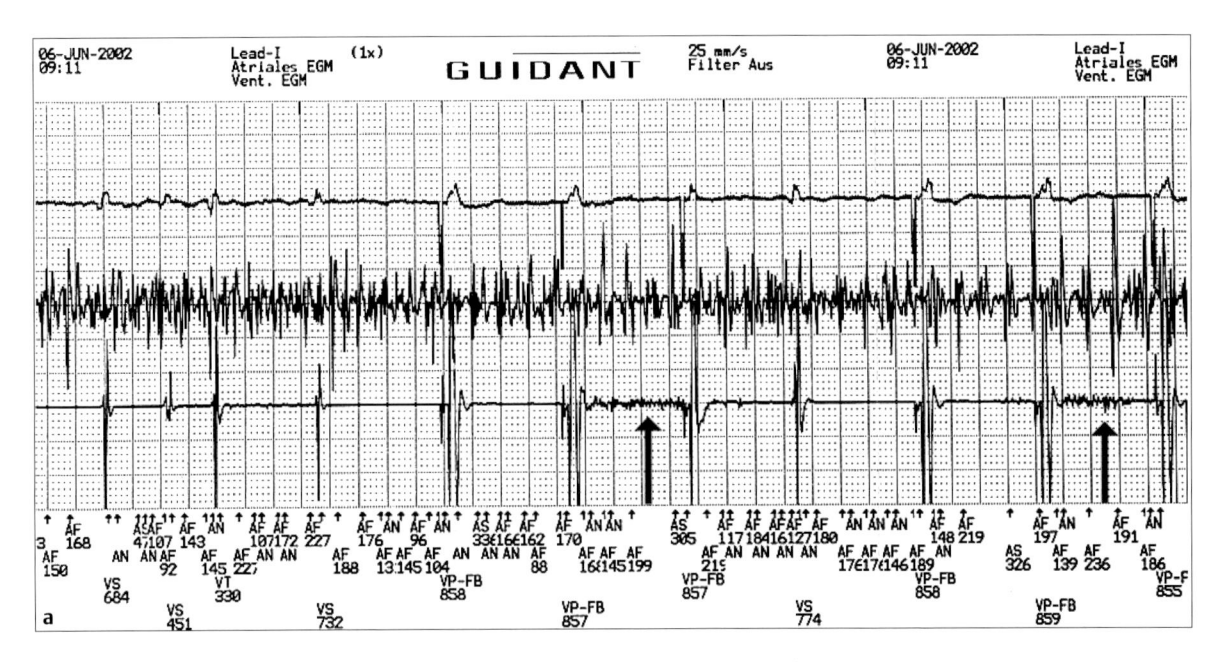

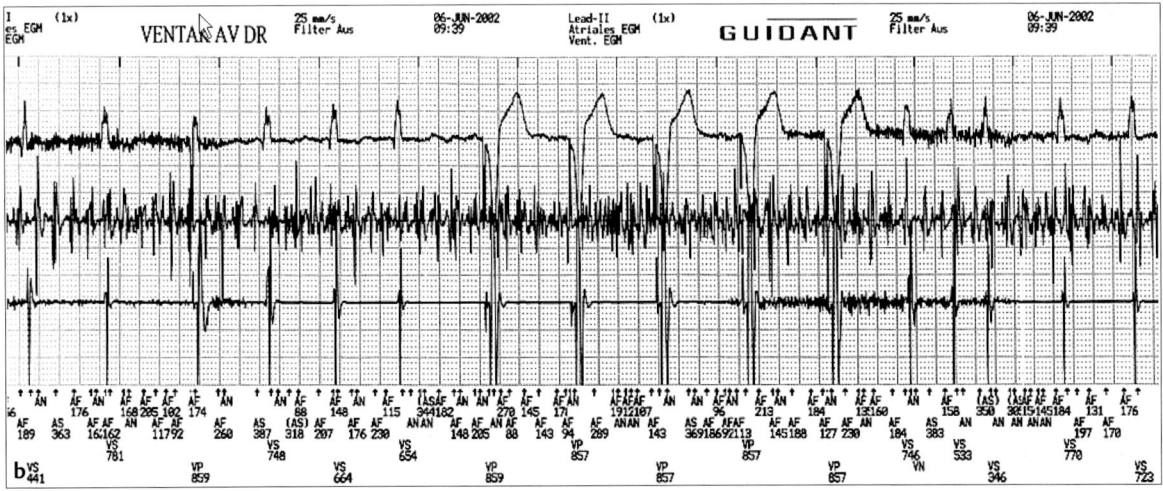

Abb. 12.**5a**, **b** Diaphragmale Myopotentiale bei einem Patienten mit Zweikammer-ICD. Im Rahmen von Vorhofflimmern ist intermittierend eine ventrikuläre Stimulation erkennbar. In dieser Situation ist der Verstärker des ICD sehr sensitiv, um Kammerflimmern sicher detektieren zu können, so dass die Myopotentiale sichtbar werden (**a**; Pfeil). Die Diagnose kann während Telemetrie durch Provokationsmanöver überprüft werden. Zum Oversensing ist es in diesem Beispiel nicht gekommen (s. Marker des ventrikulären Kanals VS („ventricular sense") bzw. VP-FB („ventricular pace fall-back"); ein Oversensing hätte zur Annotation VF („ventricular fibrillation") geführt).

Wahrnehmung der T-Welle bzw. der P-Welle

Oversensing der T-Welle tritt häufiger während antibradykarder Stimulation auf und erklärt sich einerseits durch die stimulationsbedingte Änderung der T-Wellen-Morphologie und anderseits durch die Verstärkertechnologie der ICD-Systeme, welche ihre Sensitivität und/oder Eingangsverstärkung automatisch variieren und Undersensing von Kammerflimmern während Stimulation damit vermeiden sollen. Auch bei Bradykardie ohne Schrittmacherstimulation kann es aufgrund dieser Anpassungsdynamik zum Oversensing der T-Welle kommen.

Seltenere Ursachen sind Veränderungen der T-Welle durch Elektrolytstörungen, Ischämie oder im Rahmen eines Long-QT-Syndroms.

Die Inzidenz von T-Wellen-Oversensing wird in klinischen Untersuchungen mit 2–24% angegeben (8, 12, 23, 27). Zur inadäquaten Schockabgabe führt dies bei 1,2–2% der Patienten (8, 16, 27). Die Diagnose wird über die Analyse des Speicherelektrogramms gestellt.

Oversensing der P-Welle führt seltener zur Fehltriggerung des ICDs und kommt zum Beispiel bei inkorrekter Platzierung der rechtsventrikulären ICD-Sonde vor.

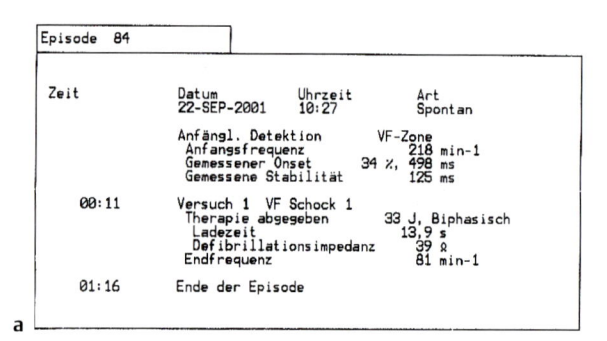

Problemlösung

Die Minderung der Empfindlichkeit und Verlängerung der Refraktärzeit sind Programmoptionen, um Oversensing der T-Welle zu verhindern. Diese Maßnahmen können jedoch im Einzelfall zum Undersensing ventrikulärer Tachyarrhythmien führen. Falls das Oversensing durch Umprogrammierung des Defibrillators nicht beseitigt werden kann, bietet sich die Implantation einer konventionellen Schrittmachersonde an, die in separater Pace/Sense-Konfiguration Wahrnehmung und Stimulation im rechten Ventrikel übernimmt.

Elektromagnetische Interferenz

Die Wahrnehmung elektromagnetischer Signale kann als Kammerflimmern fehlinterpretiert werden und eine inadäquate Schockentladung triggern. Typisches Beispiel ist die Wahrnehmung hochfrequenter Impulse eines zur Blutstillung eingesetzten Elektrokauters während operativer Eingriffe (Abb. 12.**6a**, **b**). Elektromagnetische Interferenz kann auch zur Inhibition der Therapieabgabe durch den ICD führen.

Als Quellen elektromagnetischer Interferenz kommen in Frage

➤ Felder in häuslicher (z. B. Elektrogeräte),
➤ medizinischer (z.B. Reizstromtherapie, Magnetresonanztomographie etc.) oder
➤ industrieller Umgebung (z.B. Induktionsöfen, Schweißgeräte etc.) sowie
➤ elektronische Diebstahlsicherungssysteme.

Die Gefahr einer klinisch relevanten Störung von implantierbaren Defibrillatoren durch Haushaltsgeräte wie Mikrowellenherd, elektrische Rasierapparate, elektrische Zahnbürsten und schnurlose Telefone ist ver-

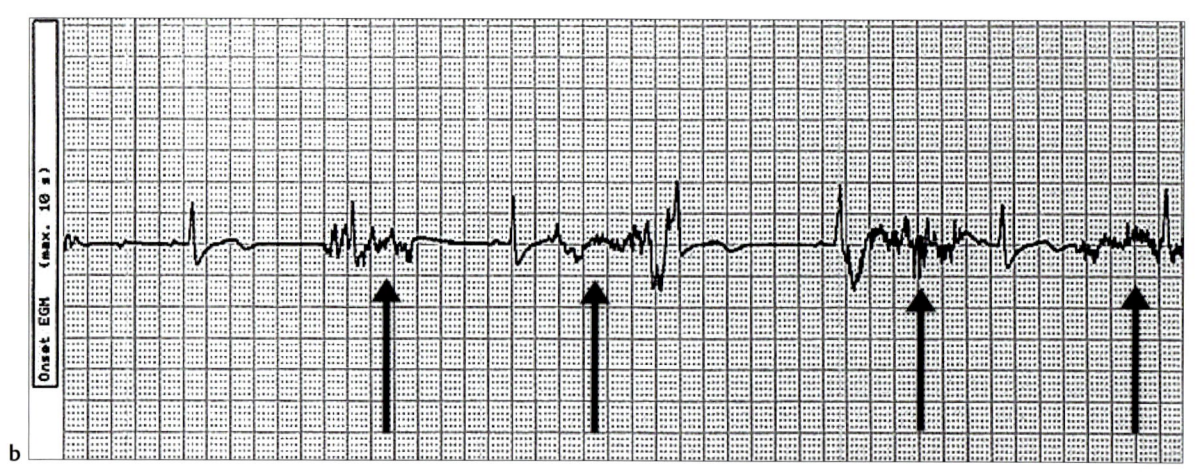

Abb. 12.**6a**, **b** Inadäquate Schockabgabe durch elektromagnetische Interferenz.
a Die Übersicht stellt eine Episode in der VF-Zone des ICD mit plötzlichem Beginn und großer Variabilität der Zykluslängen dar. Anamnestisch wurde ein operativer Eingriff in Intubationsnarkose für den Zeitraum der Episode angegeben.
b Im Fernfeldelektrogramm des Episodenspeichers sind die Artefakte eines intraoperativ eingesetzten Elektrokauters erkennbar (Pfeile).

nachlässigbar. Der Gebrauch von Mobiltelefonen gängiger Technik scheint weitgehend risikolos (3).

Problemlösung

Vor operativen Eingriffen, bei denen eine Blutstillung mit Elektrokauter geplant ist, sollte die antitachykarde Funktion des Defibrillators ausgeschaltet werden. ICD-Patienten sollten Geräte mit starkem Magnetfeld meiden. Im Einzelfall kann eine Geräteüberprüfung am Arbeitsplatz zum Ausschluss eines elektromagnetischen Störpotentials notwendig sein. Beim Auftreten inadäquater Interventionen, die im Speicherelektrokardiogramm das typische Bild eines Oversensings von Störsignalen aufweisen, ist die genaue Anamnese zur Ursachenklärung hilfreich.

Sondendefekt

Dysfunktionen transvenöser ICD-Elektrodensysteme treten bei ca. 2–12 % der Defibrillatorträger auf (4, 21, 25). Die inadäquaten Arrhythmieepisoden liegen in aller Regel in der obersten Detektionszone des ICDs. Ein Defekt im Detektionsschaltkreis ist daher fast immer mit inadäquaten Schockabgaben vergesellschaftet.

Die **Diagnose** wird über die Analyse des Speicherelektrogramms und der Messparameter von Detektions- und Defibrillationsschaltkreis gestellt (Abb. 12.**7**). Bei mehr als 80 % der betroffenen Patienten kann so bereits eine Elektrodendysfunktion diagnostiziert werden. Bei klinischem Verdacht auf einen Sondendefekt trotz unauffälliger Messparameter des Sondensystems können Provokationsmanöver (Manipulation im Bereich der ICD-Tasche, Anspannung der Pektoralismuskulatur) unter laufender Telemetrie hilfreich sein.
Im klinischen Alltag wird häufig eine Röntgendurchleuchtung durchgeführt. Ein Elektrodendefekt kann jedoch nur in seltenen Fällen radiologisch ausgemacht werden (Abb. 12.**8**).

Eine **Ursache** von Elektrodenbrüchen ist das so genannte „Subclavian-Crush-Syndrom", das durch mechanischen Druck im engen Zwischenraums zwischen Clavicula und erster Rippe verursacht wird und bei etwa 0,9–1,8 % der Patienten auftritt (4, 17). Diese Region sollte bei Durchleuchtung oder auf Röntgenbildern besonders sorgfältig untersucht werden.

Eine hohe Inzidenz von Sondendefekten wurde im Langzeitverlauf für transvenöse rechtsventrikuläre Polyurethanelektroden (Transvene Modelle 6884, 6966, 6936, Medtronic) berichtet. In einer Verlaufsbeobachtung an 261 konsekutiven Patienten, die mit solchen Sonden versorgt wurden, fand sich in einem Nachbeobachtungszeitraum von im Mittel 4 Jahren bei 12 % der Patienten eine Sondendysfunktion, die bei 61 % der betroffenen ICD-Trägern zu inadäquaten Schocks führte (4).

In einer weiteren Untersuchung an 230 ICD-Patienten wurde während einer Nachbeobachtungsphase von im Mittel 29,5 Monaten bei 8 % der Patienten ein Defekt der Elektrodensysteme (Endotak Serie 0060, 0070 und 0095, Guidant) dokumentiert, die bei allen Patienten zu inadäquaten Schockabgaben führte (21).

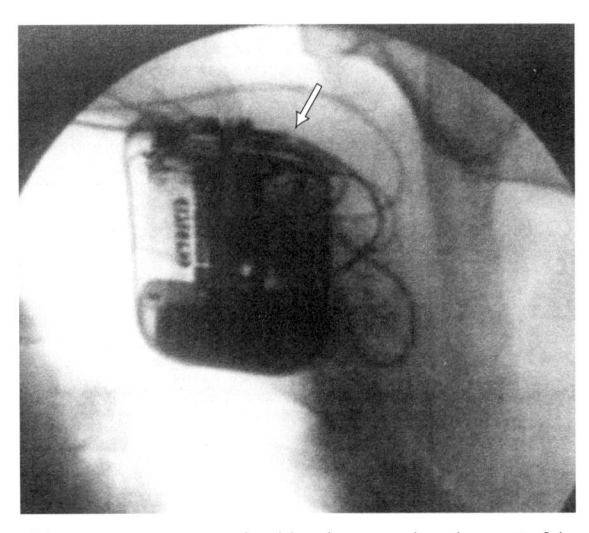

Abb. 12.**8** Bei Röntgendurchleuchtung erkennbarer Defekt der ICD-Elektrode im Bereich des Detektionsschaltkreises (Pfeil).

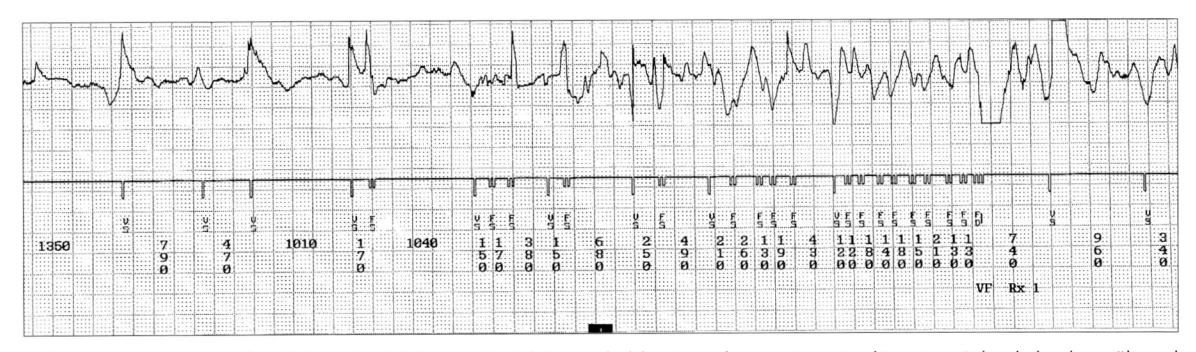

Abb. 12.**7** Oversensing bei Elektrodendefekt des Detektionsschaltkreises, das zu einer inadäquaten Schockabgabe während sportlicher Betätigung geführt hat. Die Schockabgabe (VF Rx) wird durch die Detektion (FD: „fibrillation detection") von schnell aufeinander folgenden Artefakten (FS: „fibrillation sense") getriggert.

Problemlösung

Ein Defekt des Defibrillator-Elektrodensystemes bedarf in aller Regel einer operativen Revision mit Neuimplantation einer ICD-Sonde oder – bei ausschließlichem Defekt des Detektionsschaltkreises – einer separaten Pace/Sense-Elektrode.

Unterbleibende ICD-Therapie

Undersensing ventrikulärer Tachyarrhythmien

Undersensing von ventrikulären Tachykardien oder Kammerflimmern und daraus folgend verspätete oder fehlende Therapie kann durch die Signalmorphologie oder die gerätetypischen Sensingalgorithmen bedingt sein. Kammertachykardien weisen zuweilen einen elektrischen Alternans der Signalmorphologie auf und erschweren damit die korrekte Wahrnehmung (Abb. 12.**9**; 9).

Durch zunehmende Fibrose zwischen kardialem Gewebe und Elektrodenspitze oder myokardiale Veränderungen bei ischämischen Prozessen kann die Signalamplitude des intrakardialen Nahfeld-Elektrogramm abnehmen und zum Undersensing während Kammerflimmerns führen. Als Ursachen von Undersensing ventrikulärer Tachyarrhythmien sind außerdem zu nennen

➤ eine Elektrodendislokation oder -dysfunktion,
➤ ein Defekt des ICD-Aggregats,
➤ ein fehlerhafter Sensing-Algorithmus oder
➤ eine Interaktion mit anderen implantierten Geräten.

Typische Geräteinteraktion ist die Wahrnehmung der Stimulationsimpulse eines Herzschrittmachers durch den Defibrillator, die zum Undersensing von Kammerflimmern führt.

Problemlösung

Bei Abnahme der R-Wellen-Amplitude unter 5 mV sollte die korrekte Erkennung von Kammerflimmern durch den ICD im Rahmen einer elektrophysiologischen Testung überprüft werden. Im Einzelfall kann die Korrektur der Sondenposition oder Neuimplantation einer Pace/Sense-Elektrode notwendig sein.

Die Diagnose elektrodenbezogener Wahrnehmungsstörungen kann durch Analyse der Speicherelektrogramme und der intrakardialen Echtzeitelektrogramme während Provokationsmanövern, der Impedanz von Detektions- und Defibrillationsschaltkreis, der Stimulationsreizschwelle und den Nachweis von Defekten bei Durchleuchtung des ICD-Systems gestellt werden. Auch hier ist in aller Regel eine Sondenrevision mit Neuanlage des Elektrodensystemes indiziert.

Bei ICD-Trägern, die zusätzlich mit einem Herzschrittmacher versorgt sind, sollte bei Fehlwahrnehmung einer ventrikulären Tachyarrhythmie durch elektrophysiologische Testung eine Geräteinteraktion ausgeschlossen werden (6). Falls hierbei eine unvermeidliche Geräteinteraktion gefunden wird, muss der Schrittmacher explantiert werden.

Fehlerkennung (Underdetection) ventrikulärer Tachyarrhythmien

Eine ICD-Therapie unterbleibt, wenn Kammertachykardien einer Frequenz unterhalb des programmierten Schwellenwertes der VT-Zone nicht erkannt werden (1) oder wenn durch fälschlicherweise erfüllte, erweiterte Detektionskriterien die Therapie zurückgehalten wird (11, 24).

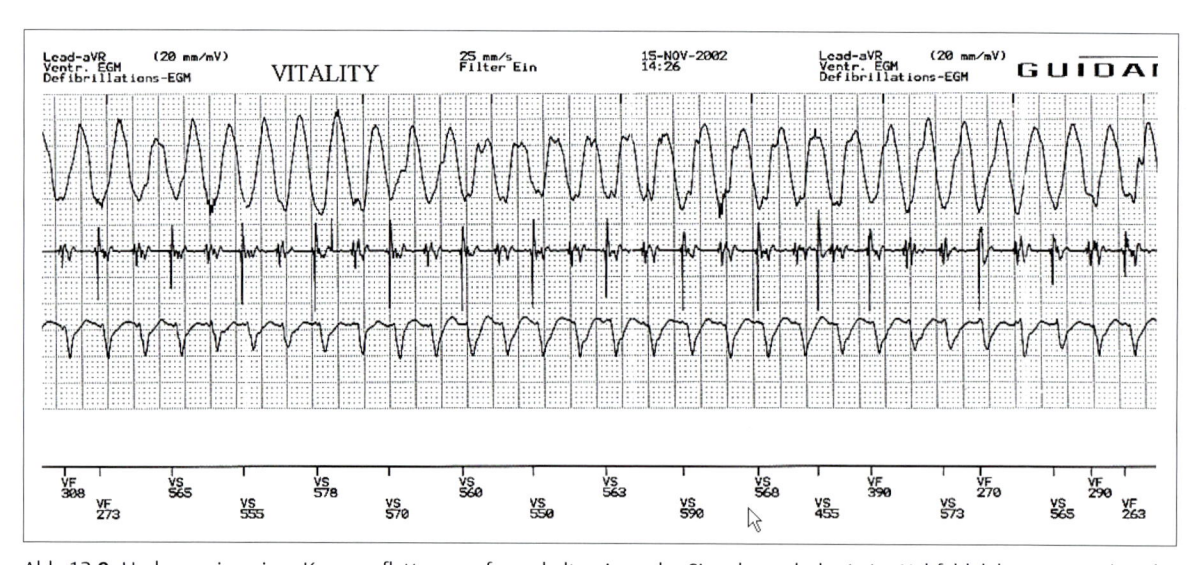

Abb. 12.**9** Undersensing eines Kammerflatterns aufgrund alternierender Signalmorphologie im Nahfeldelektrogramm (mittlerer Kanal). Aufgrund der erheblichen Unterschiede in der Signalamplitude wird z.T. nur jedes zweite Elektrogramm wahrgenommen (VS: „ventricular sense").

Ventrikuläre Tachykardien unterhalb der Detektionsschwelle

> Sicherheitshalber wird bei Programmierung der Detektionszone für Kammertachykardien die Detektionsschwelle etwa 30–60 ms über die Zykluslänge spontaner oder induzierter Kammertachykardien gesetzt.

In einer retrospektiven Untersuchung an 659 konsekutiven ICD-Patienten wurden bei 47 (7,1%) insgesamt 61 Kammertachykardien mit einer Frequenz unterhalb der programmierten Detektionsschwelle gefunden (1). Das Risiko, eine Kammertachykardie mit einer Frequenz unterhalb der programmierten Detektionsschwelle zu entwickeln, lag zwischen 2,7% und 3,5% pro Jahr. In 88,5% der Episoden traten relevante klinische Symptome wie Angina pectoris, Herzinsuffizienz oder Synkopen auf. Sechs Patienten (9,8% der Gruppe mit niederfrequenten VTs) mussten reanimiert werden.

Risikofaktoren für das Auftreten von Kammertachykardien mit Frequenzen unterhalb der Detektionsschwelle waren in dieser Untersuchung

- eine Herzinsuffizienz im klinischen Stadium NYHA II oder III,
- eine Ejektionsfraktion der linken Kammer unter 40%,
- spontane oder induzierbare VTs und
- die Verordnung von Klasse-III-Antiarrhythmika.

Problemlösung

Indem die Detektionsschwelle der VT-Zone an die Zykluslänge spontaner Kammertachykardien angepasst wird, kann zukünftiger Fehlerkennung vorgebeugt werden. Dies gilt besonders bei Patienten mit chronischer antiarrhythmischer Therapie (z.B. Amiodaron).

Fehldetektion supraventrikularer Tachykardien

Der Einsatz erweiterter Detektionskriterien birgt das Risiko, dass der Ursprung ventrikulärer Tachykardien als supraventrikulär fehlklassifiziert wird und die Therapie durch den Defibrillator zurückgehalten wird (Abb. 12.**10a**, **b**, 12.**11a**, **b**).

In einer Untersuchung an 125 ICD-Patienten mit aktivierten erweiterten Detektionskriterien verzögerte sich bei 13 von 677 (1,9%) induzierten VT-Episoden die Arrhythmieerkennung auf über 5 s. In einem Follow-up von 15 Monaten wurden bei 4 (5,6%) Patienten 6 von 988 (0,6%) spontanen VT-Episoden beobachtet, die nicht als Kammertachykardien erkannt wurden (24). In einer weiteren Untersuchung (18) wurden nach Aktivierung erweiterter Detektionskriterien 2% der Kammertachykardien fälschlicherweise als supraventrikuläre Tachykardie eingestuft.

Eine Behandlung mit Antiarrhythmika kann die Variabilität der Zykluslänge ventrikulärer Tachykardien beeinflussen. In einer Untersuchung an 42 Patienten mit 132 induzierbaren anhaltenden Kammertachykardien fand sich unter Therapie mit Klasse-IC-Antiarrhythmika in 12,5% der Fälle eine Verzögerung der Arrhythmieerkennung, wenn ein Stabilitätskriterium < 40 ms verwandt wurde. Ohne Antiarrhythmika oder unter alleiniger Sotalol-Therapie gab es keine Verzögerung in der Detektion der Kammertachykardie (11).

> Atriales Oversensing kann bei Zweikammer-ICDs die Fehldetektion von Vorhofflimmern triggern und dadurch Kammertachykardien unerkannt lassen.

Problemlösung

Im Vordergrund steht die Anpassung der programmierten Detektionskriterien an die Variabilität der Zykluslänge, die für die fehlklassifizierte Kammertachykardie gemessen werden kann. Auch bei Erkennung einer supraventrikulären Tachykardie erlauben die meisten Geräte, nach einer definierten Zeit anhaltend hoher Herzfrequenz in der Detektionszone des ICD die Therapieabgabe zu erzwingen. Dies erhöht die Sensitivität der ICD-Therapie bezüglich sicherer Erkennung und Terminierung ventrikulärer Tachykardien auf 100%.

Zurückhalten der Therapie

Die Inhibition des ICD kann durch Magneteinwirkung, Batterieerschöpfung und Programmierfehler verursacht sein. Letztere schließen die unbeabsichtigte Deaktivierung des Geräts und die Programmierung der Schockenergie unterhalb der Defibrillationsschwelle ein. Repetitive Schockabgabe, z.B. bei rezidivierenden ventrikulären oder supraventrikulären Tachykardien, kann zu einem „Aufbrauchen" der ICD-Therapie und damit zu einem Zurückhalten der Therapie führen.

Problemlösung

Wenn trotz laufender ventrikulärer Tachyarrhythmie keine ICD-Therapie erfolgt, ist erste Maßnahme die externe Defibrillation oder Kardioversion. Eine Fehlprogrammierung kann nach Abfrage des ICDs korrigiert werden. Bei Batterieerschöpfung ist ein Aggregatwechsel indiziert.

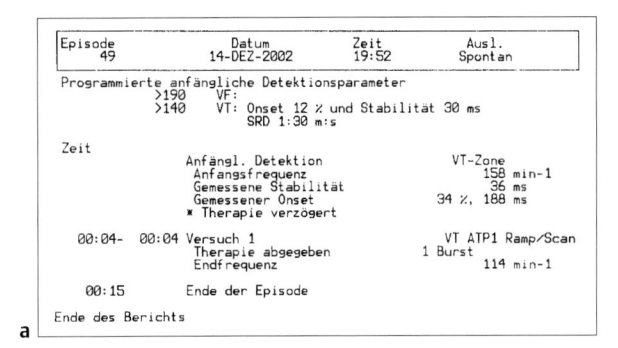

Abb. 12.10a, b Underdetection einer ventrikulären Tachykardie durch das Stabilitätskriterium.
a Aufgrund der Varianz der Zykluslängen einer polymorphen Salve, die in eine monomorphe ventrikuläre Tachykardie übergeht, wird das Stabilitätskriterium nicht erfüllt, die Therapie bis zum Ablauf der SRD („sustained rate duration") zurückgehalten und dann durch antitachykarde Stimulation terminiert.
b Der polymorphe Beginn der Kammertachykardie ist im Speicherelektrogramm erkennbar.

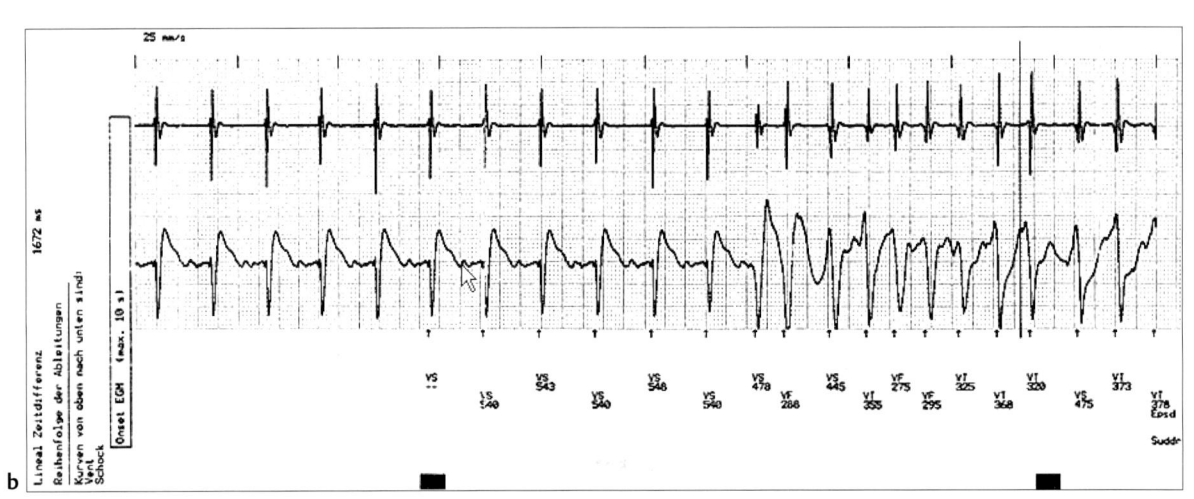

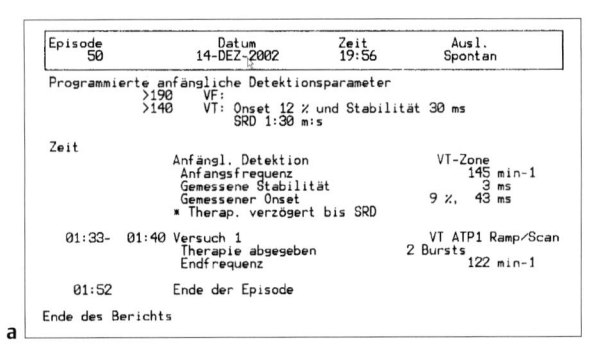

Abb. 12.11a, b Underdetection einer ventrikulären Tachykardie durch das Onsetkriterium.
a Aufgrund eines gemessenen Onset von 9 % (programmiertes Onsetkriterium zur Detektion von Kammertachykardien: 12 %) wird die Therapie bis zum Ablauf der SRD („sustained rate duration") zurückgehalten.
b Die Fehlklassifizierung der Episode als Sinustachykardie ist im Speicherelektrogramm erkennbar.

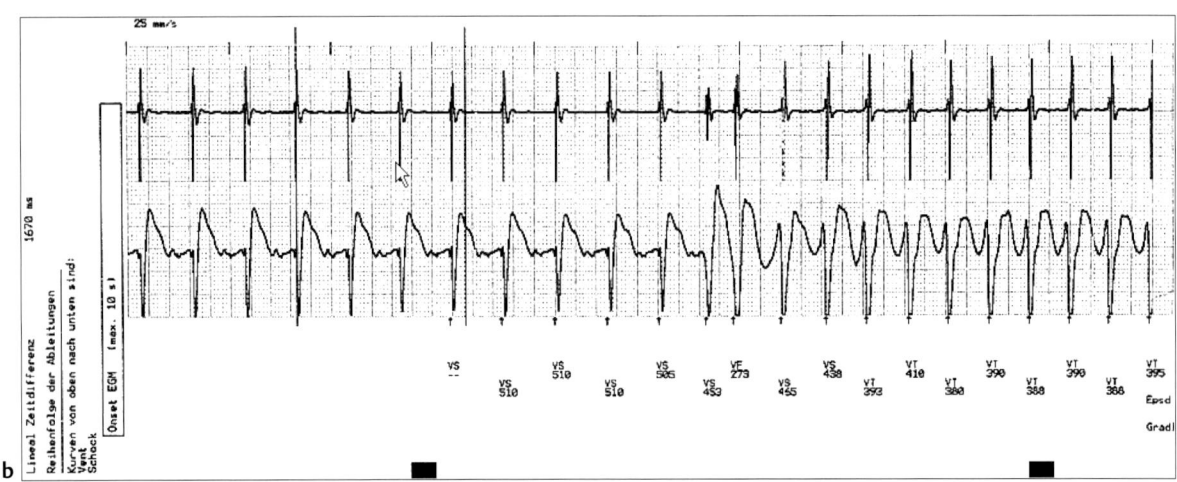

Ineffektive Therapie

Ineffektive Schockabgabe

Eine frustrane Schockabgabe bei Kammerflimmern stellt eine lebensbedrohliche Situation für den Patienten dar. **Gerätebezogene Ursachen** können sein:

- ein Kurzschluss im Defibrillationsschaltkreis infolge Sondendefekts,
- eine Sondendislokation oder
- die Faltung epikardialer Flächenelektroden.

Patientenbezogene Ursachen frustraner Defibrillation sind

- ein Anstieg der Defibrillationsschwelle bei Ischämie, Elektrolytentgleisung oder chronischer Antiarrhythmika-Therapie sowie
- ein Anstieg der intrathorakalen Impedanz infolge Pneumothorax.

Vor allem die chronische Therapie mit **Amiodaron** kann die Defibrillationsschwelle ansteigen lassen und bei Patienten mit bekannt hoher Defibrillationsschwelle besonders problematisch sein.

Problemlösung

Patienten mit ineffektiven Schocks bedürfen einer genauen Abklärung. Nach Ausschluss potentiell reversibler Ursachen wie Ischämie oder Elektrolytstörungen sollte eine Sondendysfunktion durch Evaluation der Impedanz des Hochstromkreises und ein Defekt des ICD-Aggregats ausgeschlossen werden. Bei unauffälligem Befund ist eine elektrophysiologische Testung zur Bestimmung der Defibrillationsschwelle indiziert.

Bei Patienten mit hoher Defibrillationsschwelle sollte nach Neuverordnung einer Amiodaron-Therapie die Defibrillationsschwelle kontrolliert werden. Eine Sicherheitsmarge von < 10 J unterhalb der maximalen Energieabgabe des ICDs erfordert zusätzliche subkutane Fingerelektrode(n) oder einen ICD mit höherem Energiemaximum. Auch wenn nach ineffektiver ICD-Therapie eine hohe Schockimpedanz gefunden wird, sollte die Implantation einer zusätzlichen Elektrode erwogen werden.

Ineffektive antitachykarde Stimulation

Ineffektive antitachykarde Stimulation bei anhaltender Kammertachykardie mag ihre Ursache in der mangelnden Penetration des Reentrykreises infolge Änderung des arrhythmogenen Substrats haben, oder es kann sich um unterschiedliche Wiedereintrittskreise handeln, wenn beim individuellen Patienten mehrere Kammertachykardien vorkommen. Ein Reizschwellenanstieg kann die antitachykarde Stimulation ebenfalls unwirksam werden lassen.

Problemlösung

Bei frustraner antitachykarder Stimulation bietet sich die Modifikation des ATP-Schemas an, wobei unterschiedliche Stimulationsmodi und sukzessiv aggressivere Stimulationsprotokolle einbezogen werden können.

Literatur

1. Bänsch D, Castrucci M, Böcker D, Breithardt G, Block M. Ventricular tachycardias above the initially programmed tachycardia detection interval in patients with implantable cardioverter-defibrillators: incidence, prediction and significance. J Am Coll Cardiol 2000; 36: 557–565.
2. Brugada J, Mont L, Figueiredo M, Valentino M, Matas M, Navarro-Lopez F. Enhanced detection criteria in implantable defibrillators. J Cardiovasc Electrophysiol 1998; 9: 261–268.
3. Chiladakis JA, Davlouros P, Agelopoulos G, Manolis AS. In-vivo testing of digital cellular telephones in patients with implantable cardioverter-defibrillators. Eur Heart J 2001; 22: 1337–1342.
4. Dorwath U, Frey B, Dugas M, et al. Transvenous defibrillation leads: high incidence of failure during long-term follow-up. J Cardiovasc Electrophysiol 2003; 14: 38–43.
5. Fogoros RN, Elson JJ, Bonnet CA. Actural incidence and pattern of occurrence of shocks following implantation of the automatic implantable cardioverter defibrillator. PACE 1989; 12: 1465–1473.
6. Glikson M, Trusty JM, Grice SK, Hayes DL, Hammill SC, Stanton MS. A stepwise testing protocoll for modern implantable cardioverter-defibrillator systems to prevent pacemaker – implantable defibrillator interactions. Am J Cardiol 1999; 83: 360–366.
7. Grimm W, Menz V, Hoffmann J, et al. Complications of third-generation implantable cardioverter defibrillator therapy. PACE 1999; 22: 206–211.
8. Hook BG, Callans DJ, Kleiman RB, Flores BT, Marchlinski FE. Implantable cardioverter-defibrillator therapy in the absence of significant symptoms. Rhythm diagnosis and management aided by stored electrogram analysis. Circulation 1993; 87: 1897–1906.
9. Jongnarangsin K, Meta T. Implantable cardioverter defibrillator sensing failure due to endocardial R wave electrical alternans. J Cardiovasc Electrophysiol 2002; 13: 702–704.
10. Kelly PA, Mann DE, Damle RS, Reiter MJ. Oversensing during ventricular pacing in patients with a third-generation implantable cardioverter-defibrillator. J Am Coll Cardiol 1994; 23: 1531–1534.
11. LeFranc P, Kus T, Vinet A, Rocque P, Molin P, Costi P. Underdetection of ventricular tachycardia using a 40 ms stability criterion: effect of antiarrhythmic therapy. PACE 1997; 20: 2882–2892.
12. Mann DE, Damle RS, Kelly PA, Landers M, Otto L, Reiter MJ. Comparison of oversensing during bradycardia pacing in two types of implantable cardioverter-defibrillator systems. Am Heart J 1998; 136: 658–663.
13. Mann DE, Otto L, Kelly PA, Reiter MJ. Effect of sensing system on the incidence of myopotential oversensing during bradycardia pacing in implantable cardioverter-defibrillators. Am J Cardiol 2000; 85: 1380–1382.
14. Mattke S, Dorwath U, Müller D, et al. Inadäquate Therapieabgaben implantierbarer Kardioverter/Defibrillatoren: Ursachen, Therapie und Prävention. Z Kardiol 1994; 83: 359–365.
15. Neu P, Godemann F. Ersterkrankung einer Panikstörung mit Agoraphobie induziert durch eine Schockserie eines defekten Defibrillators. Der Nervenarzt 2003; 74: 266–268.

16. O'Nunain S, Roelke M, Trouton T, et al. Limitations and late complications of third-generation automatic cardioverter-defibrillators. Circulation 1995; 91: 2204–2213.
17. Roelke M, O'Nunain SS, Osswald SS, Garan H, Harthorne JW, Ruskin JN. Subclavian crush syndrome complicating transvenous cardioverter defibrillator systems. PACE 1995: 18: 973–479.
18. Schaumann A, von zur Mühlen F, Gonska BD, Kreuzer H. Enhanced detection criteria in implantable cardioverter-defibrillators to avoid inappropriate therapy. Am J Cardiol 1996; 78 (suppl 5A): 42–50.
19. Schaumann A. Managing atrial tachyarrrhythmias in patients with implantable cardioverter defibrillators. Am J Cardiol 1999; 83 (suppl 5B): 214D–217D.
20. Schmitt C, Montero M, Melichercik J. Significance of supraventricular tachyarrhythmias in patients with implanted pacing cadioverter defibrillators. PACE 1994; 17: 665–671.
21. Schulte B, Schwarz T, Sperzel J, Pitschner HF, Klövekorn WP, Neuzner J. Dysfunktionen transvenöser Kardioverter/Defibrillator-Elektrodensysteme: klinische Bedeutung systemintegrierter Diagnose- und Messfunktionen – Möglichkeiten einer teilautomatisierten Systemkontrolle. Z Kardiol 1998; 87: 630–639.
22. Schulte B, Sperzel J, Carlsson J, et al. Inappropriate arrhythmia detection in implantable defibrillator therapy due to oversensing of diaphragmatic myopotentials. J Intervent Card Electrophysiol 2001; 5: 487–493.
23. Singer I, de Borde R, Veltri EP, et al. The automated implantable cardioverter-defibrillator: T wave sensing in the newest generation. PACE 1988; 11: 1584–1591.
24. Swerdlow CD, Ahern T, Chen PS, et al. Underdetection of ventricular tachycardia by algorithms to enhance specificity in a tiered – therapy cardioverter – defibrillator. J Am Coll Cardiol 1994; 24: 416–424.
25. Weber M, Block M, Brunn J, et al. Inadäquate Therapien durch implantierbare Kardioverter-Defibrillatoren – Inzidenz, Ursachen, prädiktive Faktoren und Vermeidungsstrategien. Z Kardiol 1996; 85: 809–819.
26. Weber M, Böcker D, Bänsch D, et al. Efficacy and safety of the initial use of stability and onset criteria in implantable cardioverter defibrillators. J Cardiovasc Electrophysiol 1999; 10: 145–153.
27. Weretka S, Michaelsen J, Becker R, et al. Ventricular oversensing: a study of 101 patients implanted with dual chamber defibrillators and two different lead systems. PACE 2003; 26: 65–70.

Chirurgische Komplikationen

A. Markewitz

Das Wichtigste in Kürze

Die häufigste Komplikation im Langzeitverlauf ist die inadäquate Abgabe von Defibrillationsschocks. Häufig ist dies bedingt durch die fälschliche Interpretation einer supraventrikulären Tachykardie als ventrikuläres Ereignis. Nicht selten liegt aber auch eine Sondendysfunktion zugrunde. Sondenprobleme stellen mit einer Inzidenz von ca. 4% die zweithäufigste Komplikation dar, gefolgt von Infektionen mit einer Inzidenz von 1–2%. Die in diesen Fällen notwendigen Revisionseingriffe setzen ein großes Maß an operativer Erfahrung voraus, und gehören daher in die Hände des erfahrensten Operateurs.

Sondenprobleme lassen sich in aller Regel durch Re -oder Umpositionierung der implantierten Elektrode oder die zusätzliche Implantation einer neuen Sonde lösen. Bei Infektionen ist häufig die Sondenentfernung indiziert, um einer Sondenendokarditis vorzubeugen. Sondenextraktionen zählen wie in der Schrittmacherchirurgie zu den anspruchsvollsten Eingriffen und sind mit einer nicht unerheblichen Letalität und Morbidität vergesellschaftet. Vorhandene nationale und internationale Empfehlungen und Leitlinien sollten daher unbedingt beachtet werden. Im Zweifelsfall ist zu erwägen, den Patienten an ein Zentrum mit entsprechender Erfahrung zu überweisen.

Einleitung

Über Komplikationen spricht keiner gern und wenn, dann nur bei niedriger Inzidenz bei den eigenen Patienten. Entsprechend übersichtlich ist die Zahl an Veröffentlichungen.

Wie bei den Schrittmachern handelt es sich bei den chirurgischen ICD-Komplikationen um solche, die einen Revisionseingriff erfordern. Dabei muss zwischen perioperativen Komplikationen wie Pneumothorax und Taschenhämatom, die bereits in Kapitel 4 abgehandelt wurden, und postoperativen Komplikationen unterschieden werden (Tab. 12.2).

Postoperativ sind nach wie vor unangemessene Schockabgaben mit einer Inzidenz von 14–16% die häufigste Komplikation (7). Diese lassen sich nur dann durch eine erneute Operation lösen, wenn ein Sondenproblem (z.B. Isolationsdefekt, Sondenbruch, schlechte Konnektion von Sonde und Aggregat, Störsignale durch eine stillgelegte Sonde) die Ursache ist.

Die zahlenmäßig relevanten chirurgischen Komplikationen sind

- Sondenprobleme (2–6%) und
- Infektionen des ICD-Systems (0–5%) (4, 6, 7, 10, 11, 16, 17, 18, 19).

Eine Übersicht über die in der Literatur beobachteten Komplikationen gibt Tab. 12.2.

Die ausführliche Beschreibung des operativen Vorgehens unter Berücksichtigung aller Eventualitäten (15) würde den Rahmen und die Intention dieses Buchs sprengen; grundsätzliche Überlegungen und Entscheidungsalgorithmen sind bereits bei den Schrittmacherkomplikationen beschrieben, so dass im Folgenden nur die wesentlichen Schritte skizziert werden.

Zu betonen ist aber, dass bei ICD- noch mehr als bei Schrittmacherkomplikationen die Revision in die Hände des Erfahrenen gehört.

Tabelle 12.2 Zusammenfassung von postoperativen chirurgischen Komplikationen der Literatur

Autor	Sondenprobleme n (%)	Infektionen n (%)
Cuijpers	17/300 (5,7 %)	8/300 (2,7 %)
Gold	21/1000 (2,1 %)	5/1000 (0,5 %)
Grimm	7/144 (4,9 %)	0/144
Higgins	k.A.	3/174 (1,7 %)
Lee	k.A.	5/242 (1,7 %)
Pacifico	6/231 (2,6 %)	0/231
Samuels	k.A.	15/329 (5 %)
Schwacke	15/248 (6 %)	k.A.
Smith	k.A.	22/1831 (1,2 %)
Summe	**66/1923 (3,4 %)**	**58/4251 (1,4 %)**

Präoperative Diagnostik, apparative und personelle Voraussetzungen, Vorbereitung der Operation

Es gilt das in Kapitel 4 Gesagte; wichtig ist, sich einen aktuellen Überblick über die kardiale Grunderkrankung zu verschaffen, wozu in aller Regel die Echokardiographie ausreicht. Ergeben sich deutliche Veränderungen zum Vorbefund, kann im Einzelfall eine weiterführende invasive Diagnostik gerechtfertigt sein.

Die notwendige apparative Ausstattung entspricht der bei Erstimplantation. Auf die Bedeutung der Erfahrung des Operateurs wurde bereits hingewiesen. Die Vorbereitung des Patienten erfolgt wie in Kapitel 4 beschrieben. Unmittelbar vor dem Eingriff sollten die antitachykarden Therapieoptionen des ICD-Aggregats, insbesondere die Defibrillationsbereitschaft ausgeschaltet werden, um intraoperativen Schockabgaben bei Manipulation an den Sonden oder bei Gebrauch des Elektrokauters vorzubeugen.

Operativer Eingriff

Anästhesieform

Von den wenigen Ausnahmen abgesehen, bei denen nur eine Korrektur des Sondenverlaufs ansteht, ist bei allen Revisionen das Freilegen des ICD-Aggregats in seiner Tasche als erster Schritt notwendig. Da dies bei submuskulär gelegener Tasche mit ausgeprägten Schmerzen verbunden ist, führen wir Revisionen in **Allgemeinnarkose** durch.

Hautschnitt und Freilegen des ICD-Systems und der Sonden

Je nach Lage des ICD-Systems bietet sich die Eröffnung im Verlauf des alten Schnitts, bei unbefriedigendem kosmetischen Ergebnis des Voreingriffs in Form einer Exzision der alten Narbe, oder ein neuer Hautschnitt direkt über dem ICD-Aggregat an. Letzterer hat zudem den Vorteil, dass man zum großen Teil außerhalb des Narbengewebes präparieren kann.

Bei der weiteren Präparation in die Tiefe ist größte Sorgfalt darauf zu verwenden, die Sonden nicht zu verletzen, da weder bipolare Sonden noch Hochvoltleitungen repariert werden können. Zumeist lassen sich die relativ dicklumigen Sonden gut tasten. Im Einzelfall, insbesondere bei ausgeprägtem Narbengewebe, kann die Unterscheidung zwischen Narbenstrang und Sonde schwierig sein; im Zweifelsfall ist es dann die Sonde.

Hat man die Subkutis und die Muskelfaszie teils scharf, teils stumpf unter Schonung der Sonden durchtrennt, lassen sich die Muskelfasern problemlos stumpf und digital bis zur Tasche auseinander drängen. Man ertastet nun ein sicher sondenfreies Areal und eröffnet die Tasche mit einem Stichskalpell auf einer Strecke von 3–4 cm.

Die weitere Eröffnung der Tasche erfolgt mit der Schere, nachdem man sich immer wieder davon überzeugt hat, dass der Schnittverlauf keine Sondenteile erfasst. Ist die Tasche vollständig eröffnet, wird das Aggregat hervorluxiert, wobei die Verwendung einer Kornzange hilfreich sein kann.

Fast immer ist der Y-Konnektor der RV-Sonde fest in der Tasche verwachsen, so dass sich das Aggregat entweder überhaupt nicht oder nur für wenige Zentimeter über das Hautniveau aus der Tasche herausziehen lässt, bevor ein starker Widerstand beim Zug an der Sonde spürbar wird. Auf grobe Gewalt zur Lösung des Problems sollte verzichtet werden. Im Zweifelsfall diskonnektiert man die Sonden in der Tasche und entfernt erst dann das sondenfreie ICD-Aggregat aus der Tasche.

Das weitere Vorgehen richtet sich nach dem zu lösenden Problem bzw. dem geplanten Eingriff.

Aseptische Taschenprobleme/ Taschenverlagerung

Meist handelt es sich um eine nach lateral dislozierte Tasche, die Schmerzen verursacht oder eine Perforation befürchten lässt. Dann genügt es in aller Regel, den Y-Konnektor und die sich anschließende Sondenschleife in der Wand der Tasche frei zu präparieren. Dadurch gewinnt man genügend Sondenlänge, um später das ICD-System spannungsfrei in die neue Tasche eingeben zu können. Diese wird meist medial der alten durch stumpfe Präparation des M. pectoralis major bis auf die Thoraxwand angelegt (Kapitel 4), wobei die alte Tasche die laterale Begrenzung der neuen bildet.

Die Sonden werden wieder an das alte ICD-Aggregat angeschlossen und das System in die neue Tasche eingegeben. Mit der ersten Faszien-/Muskelnaht fasst man Teile der alten Tasche mit und erreicht so zusätzliche Stabilität am lateralen Rand. Der Wundverschluss erfolgt wie bereits beschrieben.

Sondenprobleme/Sondenkorrekturen, -wechsel

Bei allen Sondenproblemen wird man versuchen, die bestehende Sonde zu erhalten. Dazu ist die vollständige Freilegung der Sonde bis zu ihrer Einbindungsstelle sowie die Entfernung der Ligatur notwendig. Dass dies mit Vorsicht zu geschehen hat, kann nicht oft genug erwähnt werden. Anschließend wird die Sonde aus dem Herzen gelöst und/oder repositioniert, wobei das weitere Vorgehen dem bei Erstimplantation entspricht.

Gelingt es nicht, die Sonde aus dem Herzen zu lösen, sie neu zu platzieren oder im Herzen zu fixieren, muss eine neue verwandt werden. Dies kann auch bei Sonden mit aktiver Fixation sinnvoll sein, weil die Schraube oft mit organisierten Gewebsresten angefüllt ist und nur unsicher verankern lässt. Neue Hardware ist auch nötig, wenn man die alte Sonde trotz aller Vorsicht bei der Präparation verletzt hat und aus Sicherheitsgründen von Reparaturversuchen (v.a. des Hochvoltanteils) Abstand genommen wird.

> Allenfalls ein winziger Isolationsdefekt des Stimulations-/Detektionsanteils lässt sich manchmal mit einer ausreichend langen (ca. 5 cm) Isolationshülle und viel Silikonkleber beheben.

Die Neuimplantation der Sonde erfolgt über eine Subklaviapunktion, wobei die noch liegende Sonde unter Durchleuchtung als Leitstruktur dienen und so den Vorgang erleichtern kann. Das weitere Vorgehen ist in Kapitel 4 beschrieben.

Frage: Was tun mit einer funktionslosen Sonde?

Die Diskussion zu diesem Thema ist nicht abgeschlossen, und es gibt gute Gründe, die für und gegen die Entfernung funktionsloser Sonden sprechen. Für die Entfernung spricht, dass stillgelegte Sonden eine fälschliche Schockabgabe und eine ineffektive Defibrillation verursachen können (12).

Andererseits gibt es weder nach den NASPE-Empfehlungen (13) noch den Leitlinien der AG Herzschrittmacher der DGK (9) eine Indikation zur Entfernung einer einzelnen funktionslosen Kammersonde. Zudem ist dieser Eingriff mit einer nicht unerheblichen Komplikationsrate vergesellschaftet (2) und erfordert nach den gültigen Leitlinien und Empfehlungen (9, 13) besondere personelle und apparative Voraussetzungen wie die Anwesenheit eines ausgebildeten Herzchirurgen nebst Team.

> Insofern ist bei aseptischen Problemen die Entscheidung für oder gegen die Sondenentfernung bei jedem Patienten individuell zu treffen und v.a. ausgiebig mit ihm zu besprechen (1).

Dabei kann das Wissen aus der Schrittmachertherapie, dass selbst mehrere funktionslose Ventrikelsonden klinisch kaum oder gar keine Relevanz haben (5), für die Entscheidungsfindung hilfreich sein.

Sondenentfernung

Zunächst sei hierzu auf das Kapitel „Komplikationen der Schrittmachertherapie" verwiesen.

Als Besonderheit bei den ICD-Sonden ist zu erwähnen, dass diese nicht selten im Bereich der Defibrillationsspule fest mit dem umgebenden Gewebe verwachsen, so dass die Sondenspitze zwar gelöst, die Sonde aber nicht zurückgezogen werden kann. Mit Hilfe extraluminaler Extraktionsbestecke, die in verschiedenen Ausführungen bis hin zum Laser zur Verfügung stehen, kann man die Verwachsungen zu lösen versuchen.

Misslingt dies, sollte im Hinblick auf die möglichen Konsequenzen (2) von zu engagierten weiteren Extraktionsversuchen abgesehen werden, da bei aseptischen Problemen anders als bei septischen Komplikationen die Sonde nicht entfernt werden muss.

Ist die Sondenentfernung misslungen, sollte man darauf achten, dass die neue Sonde in ausreichendem Abstand zur alten implantiert wird. Daraus resultieren mitunter unkonventionelle Positionsorte. Daraus folgt aber auch, dass der Versuch der Sondenentfernung der Neuimplantation zeitlich vorausgehen sollte. Die funktionslose Sonde wird im Bereich des Sondenkonnektors mit einer Schutzhülse versehen und unter dem ICD-System mit einer nicht resorbierbaren Naht fixiert. Alternativ kann man die Sonde kürzen, mit einer Schutzhülle abisolieren und außerhalb der Tasche mit einer nicht resorbierbaren Naht tief intramuskulär versenken.

Infektionen

> Die Infektion stellt auch in der ICD-Therapie die schlimmste chirurgische Komplikation dar. Entsprechend hoch sind die Anforderungen an die apparative Ausstattung, an Geschick und Erfahrung des Operateurs, so dass Patienten mit einer ICD-Infektion im Zweifelsfall an ein spezialisiertes Zentrum überwiesen werden sollten.

Das erste klinische, immer auf eine Infektion verdächtige Zeichen sind neu aufgetretene Schmerzen im Bereich der Aggregat- oder Patchtasche oder im Sondenverlauf. Dabei hat sich das Vorhandensein eines subkutanen Patches (SQP) als unabhängiger Risikofaktor für eine ICD-Infektion erwiesen (19).

Der Lokalbefund kann diskret sein, da Aggregat oder SQP im Vergleich zum Schrittmacher in tieferen Gewebsschichten platziert werden, und die Infektion sich häufig unterhalb des SQP oder Aggregats ausbildet. Dadurch kann der Lokalbefund verschleiert werden. Systemische Infektionszeichen sind insbesondere dann anzutreffen, wenn die zunächst nicht eindeutigen Lokalbefunde zu einem zögerlichen Vorgehen verführt haben (20, 21).

Mikrobiologisch handelt es sich zumeist um S. aureus oder epidermidis, wobei im Gegensatz zur Schrittmacherinfektion nicht selten auch andere Keime, insbesondere gramnegative Bakterien nachgewiesen werden können (21).

Bei akutem Taschenabszess und systemischer Infektion ist nach unserer Ansicht und nach fast allen Literaturangaben die einzig kausale Therapie die Totalentfernung des Fremdmaterials (8, 13, 17, 22). Erfahrungsberichte eines Autors, der infizierte ICD-Systeme erfolgreich mit einer Saug-Spüldrainage der Tasche behandelte (11), können wir nicht bestätigen: 3 von 4 Patienten, bei denen wir in unserer Münchener Zeit die Sonde nicht entfernen konnten, erlitten eine Rezidivinfektion, in der Literatur liegt die Inzidenz an Rezidiven bei 4 von 8 Patienten (17).

Inwieweit solch radikales Vorgehen auch bei einer Aggregatperforation angezeigt ist, oder, wie für die Schrittmacherinfektionen beschrieben (22), ein ausgiebiges Debridement und die Spülung der Tasche mit antiseptischen Lösungen, ggf. kombiniert mit einer Neuanlage der Aggregattasche unter Belassung des Fremdmaterials, ausreicht, kann bei fehlenden Literaturergebnissen nicht abschließend beurteilt werden. Der Autor dieser Zeilen hat sich bislang zu diesem Vorgehen nicht entschließen können.

Spätestens beim Rezidiv muss die Totalexplantation erzwungen werden. Das grundsätzliche Vorgehen für die Sondenentfernung ist im Kapitel „Komplikationen der Schrittmachertherapie" beschrieben. Ein Studium der entsprechenden Empfehlungen ist ratsam (2, 8, 13). Schlägt die Sondenentfernung fehl oder lassen sich präoperativ große Vegetationen auf den Sonden nachweisen, ist die Indikation zur Thorakotomie mit transkardialer Sondenentfernung, u.U. mit Hilfe der Herzlungenmaschine, gegeben. Als zusätzliche Entscheidungshilfe sei auf die Algorithmen im Kapitel „Komplikationen der Schrittmachertherapie" verwiesen.

Nach Sondenentfernung wird die infizierte Tasche mit einem scharfen Löffel gereinigt und ausgiebig mit antiseptischen oder desinfizierenden Lösungen gespült. Spritzende Blutungen werden umstochen und sodann eine Redondrainage der Größe 16 oder 18 in die Tasche eingelegt. Auf Faszien- oder Subkutannähte sollte man weitgehend verzichten, um die Menge an Fremdmaterial in der Wunde möglichst gering zu halten; der Wundverschluss erfolgt mit tiefgreifenden Hauteinzelknopfnähten, der Verband wird als Kompressionsverband angelegt.

In Anbetracht der Konsequenzen sei nochmals an die Möglichkeiten erinnert, das Auftreten einer ICD-Infektion zu vermeiden. Dazu zählen

- die präoperative Infektsanierung,
- die Ganzkörperdusche am Abend vor der Operation, danach frisches Bettzeug und Schlafanzug,
- die möglichst kurz vor dem Eingriff erfolgende Enthaarung des OP-Feldes,
- eine strenge Asepsis im Operationssaal,
- eine zügige und gewebeschonende Operationstechnik sowie
- eine strenge Begrenzung der Zahl im Saal anwesender Personen.

Die Frage, ob ein neues ICD-System gleich- oder zweizeitig implantiert und dazu das resterilisierte ICD-Aggregat verwendet werden soll, ist in der Literatur bislang unbeantwortet geblieben. Während sich bei der Schrittmacherinfektion bewährt hat, dass gleichzeitig oder unmittelbar vor der Systementfernung neue Sonden und ein neues Aggregat von kontralateral implantiert werden (14), ist dies bei der ICD-Infektion eher ein ökonomisches und forensisches als ein medizinisches Problem.

Die hohen Kosten eines neuen ICD-Systems lassen die Wiederverwendung des explantierten ICD-Aggregats angeraten erscheinen. Schwierigkeit ist dabei, dass keine Institution die Verantwortung für die einwandfreie technische Funktion und Keimfreiheit des resterilisierten ICD-Aggregats übernehmen will. Deshalb ist man häufig gezwungen, ein neues ICD-Aggregat zu verwenden, obwohl eigene Erfahrungen mit der Wiederverwendung resterilisierter Aggregate durchaus ermutigend waren (15).

Zu Zeiten der Sonderentgelte war die kostenbewusste Wiederverwendung des explantierten ICD-Aggregats für die operierende Institution ein Minusgeschäft, da Systemexplantation und Neuimplantation einer ICD-Sonde bei Wiederverwendung des alten Aggregats nur über den Pflegesatz abgerechnet werden konnten. Als weitaus kostenintensivere Alternative konnte die Implantation eines komplett neuen ICD-Systems dagegen als Sonderentgelt abgerechnet werden und so dafür sorgen, dass aus der medizinischen nicht auch noch eine ökonomische Komplikation für das eigene Haus (wohl aber für die Solidargemeinschaft der Krankenversicherten) wurde. Im G-DRG System existiert zumindest eine Position (F18Z) für die operative Revision eines ICD-Systems, die bei einer Bewertungsrelation von knapp über 1 allerdings kaum kostendeckend sein dürfte.

Literatur

1. Brinker JA. De duobos malis minus est semper eligendum. PACE 2000; 23: 384–385.
2. Byrd CL, Wilkoff BL, Love CJ, et al. Intravascular extraction of problematic or infected permanent pacemaker leads. PACE 1999; 22: 1348–1357.
3. Cazeau S, Ritter P, Lazarus A, et al. Pacemaker miniaturization: A good trend? PACE 1996; 19: 1–3.
4. Cuijpers A, Bakken Research Center, Persönliche Mitteilung
5. De Cock C, Vinkers M, van Campe LCMC, Verhorst PMJ, Visser CA. Long-term outcome of patients with multiple (≥ 3) noninfected transvenous leads: A clinical and echocardiographic study. PACE 2000; 23: 423–426.
6. Gold MR, Peters RW Johnson JW, Shorofsky SR. Complications associated with pectoral implantation of cardioverter defibrillators. World-Wide Jewel Inevstigators. PACE 1997; 20: 208–211.
7. Grimm W, Menz V, Hoffmann J, Funck R, Moosdorf R, Maisch B. Complications of third-generation implantable cardioverter defibrillator therapy. PACE 1999; 22: 206–211.
8. Hemmer W, Welz A, Hannekum A. Herzchirurgische Therapie von infizierten Defibrillatoren. In: Winter, U.J., M. Zegelman (eds.): Herzschrittmacher- und Defibrillator-Infektionen. Thieme, Stuttgart – New York 1994: 56–65.
9. Hemmer W, Fröhlig G, Markewitz A. Kommentar zu den NASPE-Empfehlungen zur Entfernung von permanent implantierten, transvenösen Herzschrittmacher-und Defibrillatorelektroden. (Publikation in Vorbereitung)
10. Higgins SL, Pak, JP, Barone J, et al. The first year experience with the dual chamber ICD. PACE 2000; 23: 18–25.
11. Lee JH, Geha AS, Rattehalli NM, et al. Salvage of infected ICDs: Management without removal. PACE 1996; 19: 437–442.
12. Lickfett L, Wolpert C, Jung W, et al. Inappropriate defibrillator discharge caused by a retained pacemaker lead fragment. J Interv Card Electrophysiol 1999; 3: 163–167.
13. Love CJ, Wilkoff BL, Byrd CL, et al. NASPE Policy Statement: Recommendations for extraction of chronically implanted transvenous pacing and defibrillator leads: indications, facilities, training. PACE 2000; 23: 544–551.
14. Markewitz A, Erdmann E, Weinhold C. Schrittmacherinfektionen und ihre Behandlung. Herzschrittmacher 1990; 10: 27–36.
15. Markewitz A, Hemmer W. Handbuch der Defibrillatorchirurgie. medplan Verlag München, 1995, ISBN: 3-425541-08-X
16. Pacifico A, Wheelan KR, Nasir N, et al. Long-term follow-up of cardioverter-defibrillator implanted under conscious sedation in prepectoral subfascial position. Circulation 1997; 95: 946–950.
17. Samuels LE, Samuels FL, Kaufman MS, Morris RJ, Brockman SK. Management of infected implantable cardiac defibrillators. Ann Thorac Surg 1997; 64: 1702–1706.
18. Schwacke H, Drogemüller A, Siemon G, et al. Sondenbedingte Komplikationen bei 340 Patienten mit einem implantierten Cardioverter/Defibrillator. Z Kardiol 1999; 88: 559–565.
19. Smith PN, Vidaillet HJ, Hayes JJ, et al. Infections with nonthoracotomy implantable cardioverter-defibrillators: Can these be prevented? Endotak Lead Clinical Investigators. PACE 1998; 21: 42–55.
20. Winkle RA, Mead RH, Ruder MA, et al. Long-term outcome with the automatic implantable cardioverter defibrillator. J. Am. Coll. Cardiol. 1989; 13: 1353–1363.
21. Wunderly D, Maloney J, Edel T, McHenry M, McCarthy PM. Infections in implantable cardioverter defibrillator patients. PACE 1990; 13: 1360–1363.
22. Zegelman M., Winter UJ, Markewitz A, Hemmer W, Schmitt CG. Differentialtherapie bei Schrittmacherinfektionen: Radikale oder subradikale Therapie? In: Winter, U.J., M. Zegelman (Hrsg.): Herzschrittmacher- und Defibrillator-Infektionen. Thieme, Stuttgart – New York 1994: 33–42.

13 Indikationsbezogene Programmierung und Nachsorge

Programmierregeln

J. Jung

> **Das Wichtigste in Kürze**
>
> Ziel der ICD-Therapie ist es, den plötzlichen rhythmogenen Herztod zu verhüten. Der Sensitivität der Erkennung lebensbedrohlicher ventrikulärer Tachykardien und der hieraus abgeleiteten Therapieabgabe muss daher immer die höchste Priorität eingeräumt werden. Der sinnvolle Einsatz erweiterter Detektionskriterien und die Programmierung der antitachykarden Stimulation von Kammertachykardien haben bei gleicher Sicherheit zu einer höheren Akzeptanz der ICD-Therapie beigetragen und stellen daher wesentliche Bestandteile der Programmierung eines Defibrillators dar. Durch die Analyse gespeicherter intrakardialer Elektrogramme ist der betreuende Arzt in der Lage, Effektivität und Sicherheit der ICD-Therapie im Langzeitverlauf zu überwachen und gezielt zu optimieren.

Wahrnehmung implantierbarer Defibrillatoren

Die adäquate Wahrnehmung (Sensing) der ventrikulären Erregung ist Grundvoraussetzung der Arrhythmiedetektion. Hierbei müssen einerseits relativ hochamplitudige QRS-Komplexe unter Vermeidung von T-Wellen-Sensing und andererseits niederamplitudige Elektrogramme während Kammerflimmerns korrekt wahrgenommen werden. Um die niederamplitudigen Flimmersignale erkennen zu können, müssen implantierbare Defibrillatoren Elektrogramme 10fach mehr verstärken als antibradykarde Schrittmachersysteme.

Technisch wird das Problem der Wahrnehmung stark unterschiedlicher Signalamplituden während Sinusrhythmus bzw. Kammerflimmern durch die automatische Anpassung der Verstärkung und die dynamische Variation der Wahrnehmungsschwelle gelöst. Dies resultiert in der Regel in einer kontinuierlichen Steigerung der Empfindlichkeit innerhalb eines Herzzyklus, bis der nächste QRS-Komplex wahrgenommen wird. Oversensing tritt daher am häufigsten während Bradykardie oder nach ventrikulärer Stimulation auf.

Im klinischen Alltag ist eine korrekte Wahrnehmung von Kammerflimmern bei einer R-Wellen-Amplitude von mindestens 5 mV (außerhalb von Rhythmusstörungen) und nominalen Sensing-Parametern in nahezu allen Fällen zu erwarten. Intraoperativ sollte mit der niedrigsten Wahrnehmungsschwelle getestet werden, um die Sicherheitsmarge für die Wahrnehmung von Kammerflimmern abschätzen zu können. Falls im weiteren Verlauf Oversensing als klinisches Problem auftritt, kann gefahrlos die Wahrnehmungsschwelle bis zu diesem Wert angehoben werden. Eine relevante Abnahme der R-Wellen-Amplitude im Verlauf kann es notwendig machen, die Wahrnehmung von Kammerflimmern nochmals zu überprüfen.

Arrhythmieerkennung

Die automatische Detektion kardialer Arrhythmien wird im Wesentlichen durch die Berechnung zeitlicher Intervalle zwischen einzelnen wahrgenommen ventrikulären Elektrogrammen gesteuert (Detektionsalgorithmen). Bei Überschreiten einer programmierbaren Grenzfrequenz wird eine Tachykardie detektiert, falls die Episode eine definierte Zeitspanne anhält. Durch dieses zusätzliche Kriterium kann die Detektion nicht anhaltender Episoden verhindert werden. Üblicherweise können bis zu 3 unterschiedliche Tachykardiezonen festgelegt werden, wobei die Nomenklatur von Hersteller zu Hersteller variiert:

- Zone für langsame Kammertachykardien („Tach A-, VT- oder VT1-Zone"),
- Zone für schnelle Kammertachykardien („Tach B-, F(ast)VT- oder VT-Zone") und
- Zone für Kammerflimmern („Fib- oder VF-Zone").

Die Detektionskriterien und die Therapie sind in den einzelnen Tachykardiezonen unterschiedlich programmierbar (Abb. 13.1). Hierbei gilt prinzipiell, dass der obersten Therapiezone zur Detektion von Kammerflimmern oder schnellen ventrikulären Tachykardien eine hohe **Sensitivität** bei der Arrhythmieerkennung und eine möglichst schnelle und effektive Reaktion auf die Arrhythmie eingeräumt wird.

Bei der Behandlung von hämodynamisch stabilen langsamen Kammertachykardien wird bei der Programmierung größeres Gewicht auf die **Spezifität** der Arrhythmieerkennung und eine schmerzlose Terminierung mittels antitachykarder Stimulation gelegt.

Das Überschreiten der Grenzfrequenz einer Tachykardiezone aktiviert einen Zähler für die Arrhythmieerkennung, bis das Detektionskriterium erfüllt ist. Die Art des Zählers kann für die jeweilige Tachykardiezone und in Abhängigkeit vom Hersteller variieren. Da die Signalmorphologie insbesondere bei Kammerflimmern erheblich schwanken kann, ist die Detektion bereits erfüllt, wenn 70–80% der wahrgenommenen Elektrogramme in die VF-Zone fallen.

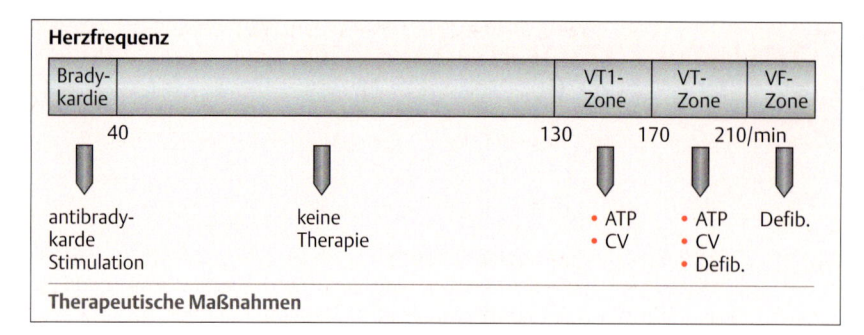

Abb. 13.1 Schematische Darstellung programmierbarer Therapiezonen. ATP = antitachykarde Stimulation, CV = Kardioversion

Herzfrequenz					
Brady-kardie			VT1-Zone	VT-Zone	VF-Zone
40			130	170	210/min
antibrady-karde Stimulation	keine Therapie		• ATP • CV	• ATP • CV • Defib.	Defib.
Therapeutische Maßnahmen					

Dies wird über einen so genannten „X-aus-Y-Zähler" realisiert: z.B. Detektion von Kammerflimmern, falls 8 von 10 Intervallen in die VF-Zone fallen. In der VT-Zone werden in Abhängigkeit vom Hersteller kontinuierliche (z.B. Medtronic, Biotronik) oder X-aus-Y-Zähler (z.B. Guidant) eingesetzt. Vorteil kontinuierlicher Zähler ist, dass ein detektiertes Intervall unterhalb der Detektionsschwelle den Zähler auf 0 setzt und damit einer Fehldetektion von Vorhofflimmern vorgebeugt werden kann.

> Generell gilt, dass dem Zähler der höheren Therapiezone die Priorität eingeräumt wird.

Nach Detektion einer Episode kann bei einigen Defibrillatoren (Guidant) eine Zeitspanne programmiert werden, die die Arrhythmieepisode anhalten muss, bis eine Therapie abgegeben wird. Bei schnellen Kammertachykardien oder Kammerflimmern wird die Zeitspanne in der Regel sehr kurz (meist 1 s) gewählt, um die Therapie ohne Verzögerung abgeben zu können. Eine Ausnahme können hier Patienten mit angeborenem Long-QT-Syndrom sein, die spontan terminierende Torsade de pointes-Tachykardien aufweisen. Hier sollte eine längere Dauer der Arrhythmieepisode über mehrere Sekunden programmiert werden.

Bei langsameren Kammertachykardien kann in Abhängigkeit von der Klinik des Patienten eine längere Zeitspanne (z.B. 2,5 s oder länger) programmiert werden, um eine Therapie von nicht anhaltenden Kammertachykardien zu verhindern.

Die Detektionsschwelle wird in der obersten Therapiezone zur Behandlung von Kammerflimmern meist auf 200–230/min programmiert. Die Zone zur Behandlung von Kammertachykardien beginnt in aller Regel ab einer programmierten Frequenz, die 10–20/min unterhalb der Frequenz der bekannten langsamsten Kammertachykardie liegt.

Bei anderen Herstellern (Medtronic) wird die Therapie direkt nach Erkennung abgegeben. Der Zähler für die VT-Erkennung ist üblicherweise auf 16 programmiert. Das Tachykardie-Detektionsintervall wird typischerweise 30 ms länger als die Zykluslänge der bekannten klinischen Kammertachykardien gewählt. Bei Patienten mit nicht anhaltenden Episoden sollte ein höherer Zähler für die Erkennung ventrikulärer Tachykardien programmiert werden.

Tabelle 13.1 zeigt ein Programmierbeispiel.

Tabelle 13.1 Programmierbeispiel (Parameter variieren in Abhängigkeit vom Hersteller)

	VF-Zone	VT-Zone	
		VT bekannt	Empirische Programmierung
Detektionsfrequenz	200–230/min	VT-HF – 20/min	170/min
Detektionsintervall	300–260 ms	VT-Zykluslänge + 30 ms	350 ms
Detektionszeit*	1 s	2,5 s	2,5 s
Anzahl der Intervalle zur Detektion (NID)	Initial: 18/24 Redetektion: 12/16	Initial: 16 Redetektion: 12	Initial: 16 Redetektion: 12

* Guidant, ** Medtronic

Anzahl der Tachykardiezonen

Insbesondere nach Infarkt ist auch bei Kammerflimmern als Indexarrhythmie im weiteren Verlauf bei bis zu 50% der Patienten mit dem Auftreten hämodynamisch stabiler Kammertachykardien zu rechnen (13). Es sollten daher generell 2 Tachykardiezonen programmiert werden. Dabei muss die Detektionsschwelle der VT-Zone willkürlich gewählt werden (z.B. 170/min bzw. 350 ms), obwohl elektrophysiologische Befunde wie die Bestimmung der AV-Knotenleitungskapazität helfen kann, einer inadäquaten Therapieabgabe bei Sinustachykardie oder tachykard übergeleitetem Vorhofflimmerns vorzubeugen. Durch Programmierung einer VT-Zone können dem Patienten schmerzhafte Schockabgaben erspart werden.

Eine dritte Therapiezone ist dann sinnvoll, wenn bei dem ICD-Patienten im Verlauf langsame Kammertachykardien auftreten, die hämodynamisch gut toleriert werden. In dieser Therapiezone wird besonderes Gewicht auf die antitachykarde Stimulation gelegt. Bei Patienten mit unklaren Palpitationen kann die Aktivierung einer dritten Therapiezone als reine „Monitorzone" ohne Therapiekonsequenz sinnvoll sein. Eine Programmierempfehlung stellt Tabelle 13.2 dar.

Erweiterte Detektionskriterien

Aus frühen Untersuchungen zum Verlauf von ICD-Trägern ist bekannt, dass in bis zu 30% der Fälle mit inadäquater Therapie meist supraventrikulärer Arrhythmien zu rechnen ist. Inadäquate Schockabgaben können die Lebensqualität der Patienten beeinträchtigen und auch proarrhythmisch wirken. Durch initiale Aktivierung erweiterter Detektionskriterien kann die Rate inadäquater ICD-Therapien bereits auf 13% reduziert (23) und durch sukzessive Anpassung auf unter 4% gesenkt werden (16), ohne dass die Sicherheit der ICD-Therapie leidet.

Es ist daher zu empfehlen, bei allen Patienten die erweiterten Detektionskriterien zu aktivieren, um die Akzeptanz der Therapie zu verbessern. Erweiterte Detektionskriterien werden in der Zone zur Behandlung von Kammertachykardien aktiviert, da Überlappungsbereiche der Herzfrequenz von supraventrikulären und ventrikulären Tachykardien bestehen können und bei hämodynamisch instabilen schnellen Kammertachykardien und Kammerflimmern sofort die Therapie abgegeben werden muss. Die derzeit zur Verfügung stehenden erweiterten Detektionskriterien sind in Tabelle 13.3 aufgeführt.

Statistische Messparameter

Stabilität

Das Stabilitätskriterium zielt darauf ab, Vorhofflimmern mit schneller ventrikulärer Überleitung von Kammertachykardien abzugrenzen. Zur Diskriminierung wird die Variabilität der gemessenen Zykluslängen während der Tachykardie herangezogen. Aufgrund der unregelmäßigen Überleitung variieren die R-R-Intervalle bei Vorhofflimmern stärker als bei ventrikulären Tachykardien. Wenn das Stabilitätskriterium überschritten ist, wird die Therapieabgabe zurückgehalten.

Da die Algorithmen zur Berechnung des Stabilitätskriteriums in Abhängigkeit vom Hersteller variieren, werden unterschiedliche Empfehlungen ihrer Programmierung gegeben (Tab. 13.4). Bei Defibrillatoren von Medtronic wird das Stabilitätskriterium meist auf

Tabelle 13.2 Programmierempfehlung

Eine Therapiezone	Zwei Therapiezonen	Drei Therapiezonen
Long QT-Syndrom	Standardprogrammierung	Kammertachykardien mit unterschiedlicher hämodynamischer Relevanz („Slow-VT" oder „Fast-VT")
		Zwei Therapiezonen + Monitorzone

Tabelle 13.3 Erweiterte Detektionsparameter (Einkammer-ICD)

Statistische Messparameter	Signalanalytische Messparameter
Stabilität	Breitenkriterium (Medtronic)
Plötzlicher Frequenzsprung	Morphologiekriterium (St. Jude Medical)
	Wavelet-Kriterium (Medtronic)
	Referenzvektor (Guidant)

Tabelle 13.4 In klinischen Studien evaluierte Parameter für Stabilität und plötzlichen Frequenzsprung

Hersteller	Stabilität	Plötzlicher Frequenzsprung
Guidant*	24–40 ms	9%
Medtronic**	40 ms	87–91%
St. Jude Medical***	50 ms	100 ms

* Brugada 1998, Neuzner 1995, Schaumann 1996; ** Barold 1998, Swerdlow 1994 & 1994;
*** Boriani 2002, Grönefeld 2001

40 ms programmiert. Die Stabilität wird kontinuierlich gemessen, solange eine Tachykardie mit Zykluslängen unterhalb der Detektionsschwelle besteht. Falls es innerhalb der Episode zu einer Regularisierung der Tachykardie kommt, wird unter der Vorstellung, dass sich aus einer Episode von Vorhofflimmern heraus eine ventrikuläre Tachykardie entwickelt hat, die Therapie ausgelöst.

Bei Geräten von Guidant wird das Stabilitätskriterium auf Werte zwischen 24 und 40 ms gesetzt. Es wird in der Regel eine Zeitspanne („sustained rate duration") definiert, über die eine Therapie zurückgehalten wird. Nominal sind vom Hersteller 30 s vorgesehen. Dadurch wird die Sensitivität der VT-Erkennung gesteigert. Ein längeres Zurückhalten der Therapie kann insbesondere in der untersten Therapiezone (VT1-Zone) zur Behandlung langsamer Kammertachykardien sinnvoll sein.

! Generell ist zu empfehlen, das Stabilitätskriterium bei jeder Episode zu überprüfen und ggf. anzupassen.

Bei einzelnen Herstellern (St. Jude Medical) kann in Einkammer-ICDs zusätzlich zur Intervallstabilität der Parameter „Sinusintervallverlauf" (SIH) zur Erkennung von regelmäßig übergeleitetem Vorhofflimmern programmiert werden. Dieser Parameter untersucht die Anzahl gemessener Intervallmittel (so genannte Sinusintervalle) während der Arrhythmiedetektion, um bei relativ regelmäßig übergeleitetem Vorhofflimmern eine nur intermittierend auftretende Schwankung der RR-Abstände erfassen und damit die Episode von einer Kammertachykardie differenzieren zu können.

Wenn die SIH-Anzahl kleiner als der vorprogrammierte Schwellenwert ist, wird die Kombination aus Intervallstabilität und SIH eine ventrikuläre Tachykardie erkennen. Ist die gemessene SIH-Anzahl größer oder gleich der programmierten SIH-Anzahl, wird die Episode als supraventrikuläre Tachykardie klassifiziert. Diese Ergänzung des Stabilitätskriteriums kann auch auf „passiv" geschaltet werden. Die empfohlene Programmierung für die SIH-Anzahl liegt bei 2.

Plötzlicher Frequenzsprung („Onset")

Bei Sinustachykardien kommt es zu einer allmählichen Steigerung der Herzfrequenz, während ventrikuläre Tachykardien mit einem plötzlichen Frequenzanstieg verbunden sind. Durch das Onset-Kriterium können Sinustachykardien von Kammertachykardien abgegrenzt werden. Eine typische in klinischen Studien vorgenommene Programmierung wäre 9% (Guidant) bzw. 87% oder 91% (Medtronic).

Signalanalytische Messparameter

Breitenkriterium

Das Kriterium zielt darauf ab, Tachykardien mit breitem QRS-Komplex – wie in der Regel bei Kammertachykardien erfüllt – von Tachykardien mit schmalem QRS-Komplex abzugrenzen. In der Regel wird das digitalisierte Elektrogramm der Schockelektroden gemessen, wobei Beginn und Ende des QRS-Komplexes automatisch über eine programmierbare Anstiegssteilheit des intrakardialen Elektrogramms bestimmt wird.

! Empfohlen wird, den kleinstmöglichen Wert für die QRS-Anstiegsschwelle zu programmieren, der während des Grundrhythmus des Patienten konstante Messwerte für die QRS-Breite innerhalb eines Variationsbereichs von 12 ms ergibt (12).

Die Breitenschwelle wird als gemessene QRS-Breite während Grundrhythmus plus 4–8 ms gesetzt. Bei Detektion einer Tachykardie in der VT-Zone gilt das Breitenkriterium als erfüllt, wenn mindestens 6 von 8 gemessenen QRS-Komplexen als „breit" deklariert werden. Werden mindestens 3 QRS-Komplexe als „schmal" deklariert, wird die Therapie zurückgehalten.

Das Breitenkriterium kann bei Patienten mit vorbestehendem Schenkelblock oder bei Kammertachykardien mit relativ schmalem QRS-Komplex meist nicht eingesetzt werden. Aufgrund der Signalvariation während körperlicher Belastung (11) oder Alterungsprozessen im Bereich der Sonde kann das Breitenkriterium in der Anwendung zu Fehlklassifikationen führen. Es wird daher empfohlen, das Kriterium zunächst auf „passiv" zu setzen, so dass die QRS-Breite während Arrhythmieepisoden gemessen, aber nicht in den Detektionsalgorithmus einbezogen wird. In Abhängigkeit von der Effektivität des Breitenkriteriums kann es dann im weiteren Verlauf zur Diskrimination eingesetzt werden.

In neueren Geräten des Herstellers (Medtronic) wurde das Breitenkriterium zu Gunsten eines anderen

Morphologiekriteriums (Wavelet-Kriterium), das eine umfassendere Analyse des intrakardialen Elektrogramms erlaubt, verlassen.

Morphologiekriterium

Das Morphologiekriterium (MD-Kriterium) beschreibt die Abweichung der Morphologie des intrakardialen bipolaren Nahfeld-Elektrogramms vom Musterelektrogramm (so genanntes Template), das während normalem Grundrhythmus gewonnen wurde (siehe Detektionsalgorithmen). Die Übereinstimmung zwischen beiden Elektrogrammen wird als Prozentwert angeben, wobei ein Wert von 100 % einer maximal möglichen Übereinstimmung zwischen Musterelektrogramm und Testelektrogramm entspräche.

Der Prozent-Match für das MD-Kriterium und die Anzahl der zur Detektion erforderlichen QRS-Komplexe können frei programmiert werden. In klinischen Studien wurde eine supraventrikuläre Tachykardie detektiert, wenn mindestens 5 von 8 analysierten Elektrogrammen ein Match ≥60 % (8) bzw. ≥65 % (2) aufwiesen. Die Effektivität der Arrhythmiediskriminierung unter Verwendung des MD-Kriteriums allein oder in Kombination mit Stabilität und plötzlichem Frequenzsprung wird in Tabelle 13.**5** dargestellt.

Wavelet-Kriterium („Dynamische Wavelet Morphologie Erkennung")

Bei diesem relativ neuen Detektionskriterium wird zur Arrhythmieerkennung das ungefilterte Fernfeldelektrogramm mittels einer mathematischen Funktion (Zeit-Frequenz-Analyse mittels Haar-Wavelets) beschrieben (20). Der so transformierte QRS-Komplex dient dann als Referenzkomplex, der mit dem unbekannten Elektrogramm verglichen wird. Als Kriterium wird die prozentuale Übereinstimmung der Differenzfläche zwischen Referenzelektrogramm während Grundrhythmus und dem Tachykardie-Elektrogramm bewertet.

Falls mindestens 3 von 8 analysierten QRS-Komplexen mit dem Referenzkomplex übereinstimmen, wird die Episode als supraventrikulären Ursprungs deklariert und die Therapie zurückgehalten. Der Nominalparameter für die Matchschwelle des Wavelet-Kriteriums liegt bei 70 %. Daten über die Effektivität des Wavelet-Kriteriums in der klinischen Anwendung werden derzeit in prospektiven Untersuchungen erhoben.

Referenz-Vektor („Rhythm-ID")

Hierbei wird eine Vektor/Zeit- und Korrelationsanalyse von Fern- und Nahfeld-Elektrokardiogramm durchgeführt (7). Ein während Grundrhythmus gewonnener Referenzvektor wird dann mit dem zu analysierenden Vektor während Tachykardie verglichen. Das Detektionskriterium kann lediglich aktiviert werden. Die Angabe von graduellen Schwellenwerten ist nicht vorgesehen. Bei Deklaration einer Tachykardie als supraventrikuläre Tachykardie wird die Therapie zurückgehalten. Prospektive Daten über die Effektivität des Referenzvektors als Detektionskriterium werden in derzeit laufenden Studien gesammelt.

Andere Detektionskriterien

Anhaltend hohe Herzfrequenz

Wenn erweiterte Detektionskriterien die ICD-Therapie zurückhalten, kann mit diesem Parameter ein Zeitfenster vorgegeben werden, nach dessen Ablauf die Therapie erzwungen wird. Auf diese Weise kann eine Kammertachykardie, die fälschlicherweise als supraventrikulären Ursprungs klassifiziert worden ist, doch noch

Tabelle 13.**5** Effektivität des MD-Kriteriums

Parameter	Sensitivität (VT-Erkennung)		Spezifität (VT-Erkennung)	
Morphologie	77 %	94 %	71 %*	72 %**
Stabilität	87 %	90 %	39 %	55 %
Frequenzsprung	96 %	92 %	55 %	56 %
Morphologie oder Frequenzsprung	99 %		48 %	
Morphologie oder Stabilität	97 %		24 %	
Frequenzsprung oder Stabilität	100 %		11 %	
Stabilität oder Frequenzsprung oder Morphologie		100 %		11 %
Stabilität, Frequenzsprung, Morphologie (2 von 3 Kriterien erfüllt)		98 %		75 %
Stabilität und Frequenzsprung und Morphologie		79 %		98 %

(modifiziert nach *Grönefeld 2001 bzw. **Boriani 2002)

Tabelle 13.6 Anhaltend hohe Herzfrequenz – Nomenklatur unterschiedlicher Hersteller

Parameter	Hersteller
Sustained Rate Duration	Guidant
High Rate Timeout*	Medtronic
Extended High Rate bzw. Maximal Time to Diagnose	St. Jude Medical
Dauerhochfrequenz-Kriterium bzw. Safety-Timer	Biotronik
Sustained High Rate	ELA Medical

* ab Modellreihe „Marquis VR 7230™"

Tabelle 13.7 Programmierempfehlung

Stabilität und Frequenzsprung generell aktivieren
Anhaltend hohe Frequenzdauer aktivieren
Signalanalytische Detektionskriterien
➤ zunächst auf Monitor setzen oder initial mit Nominalparameter aktivieren
➤ Optimierung im Verlauf

terminiert werden. Diese Situation könnte sich z.B. bei Kammertachykardien ergeben, die sich aus einer Sinustachykardie (mit Erfüllung des „Onset-Kriteriums") heraus entwickeln.

Das Kriterium der anhaltend hohen Herzfrequenz wird je nach Hersteller unterschiedlich genannt (Tabelle 13.6). Der Parameter sollte generell bei Verwendung erweiterter Detektionsparameter aktiviert werden, um die Sicherheit der ICD-Therapie für den Patienten zu erhöhen. Als empirische Erstprogrammierung kann eine Zeit von 90 s empfohlen werden. Der Programmwert für die Dauer der anhaltend hohen Herzfrequenz wird dann im Verlauf entsprechend der Klinik des Patienten modifiziert. Insbesondere bei Patienten mit intermittierendem tachykardem Vorhofflimmern kann eine Verlängerung dieses Wertes notwendig sein, damit inadäquate Therapieabgaben vermieden werden (24).

Eine Programmierempfehlung findet sich in Tabelle 13.7.

Zweikammer-Detektion

Eine atriale Elektrode bietet neben der atrialen Stimulation zusätzliche Möglichkeiten zur Diskriminierung von Tachykardien. Die Detektionsalgorithmen unterschiedlicher Hersteller unterscheiden sich hinsichtlich ihres Aufbaus (Tab. 13.8), woraus sich Implikationen für die Programmierung ergeben. Generell gilt, dass eine im ventrikulären Kanal gemessene höhere Frequenz als im atrialen Kanal (V-Rate > A-Rate) zur Detektion einer ventrikulären Episode führt.

Bei einigen Herstellern wird die Frequenz im atrialen und ventrikulären Kanal indirekt über das AV-Verhältnis gemessen. Bei gleicher Frequenz in Vorhof und Kammer (V-Rate = A-Rate) kommen zum Teil sehr unterschiedliche Algorithmen zum Einsatz.

Atrial View-Algorithmus (Guidant)

Im Vergleich zu den Einkammer-ICDs kommen bei den Zweikammersystemem (Ventak AV™ und Prizm DR™ – Familie) 2 Detektionskriterien dazu:

➤ der Vergleich zwischen Kammer- und Vorhoffrequenz (V-Rate > A-Rate) und
➤ ein Schwellenwert für die Erkennung von Vorhofflimmern („Afib Rate Threshold").

Wenn die Kammerfrequenz mindestens 10/min höher als die Herzfrequenz im Vorhof ist, erfolgt die Therapieabgabe unter Umgehung der Detektionskriterien Stabilität und Onset. Falls die Kammer- nicht höher als die Vorhoffrequenz ist, hält das System die Therapie zurück und berücksichtigt die weiteren programmierten Detektionsparameter.

In den neuen Modellen der Vitality™-Familie wird in diesem Fall eine Vektor/Zeit- und Korrelationsanalyse von Fernfeld- und ventrikulärem Nahfeld-Elektrogramm vorgenommen („Rhythm-ID") und die Stabilität gemessen. Falls der Wert für das Stabilitätskriterium > 20 ms ist und die atriale Frequenz über 200/min liegt, wird der Rhythmus als supraventrikulären Ursprungs deklariert und die Therapie zurückgehalten (10).

Die Programmmierung der Afib-Schwelle ermöglicht eine Verbesserung des Stabilitätsparameters. Falls der ventrikuläre Rhythmus irregulär ist, wird die Therapie nur dann zurückgehalten, wenn die atriale Frequenz über dem programmierten Schwellenwert zur Detektion von Vorhofflimmern liegt. Eine Programmierempfehlung liefert Tabelle 13.9.

Tabelle 13.8 Detektionsalgorithmen in Zweikammer-ICDs (modifiziert nach 19)

	Guidant	Medtronic	St. Jude	Ela	Biotronik
Zweikammer-Komponenten					
A-Rate vs. V-Rate	+		+		+
AV-Verhältnis		+	+	+	+
PR-Muster		+			
Bei 1:1-Tachykardie				Ursprung*	
Programmierbar in Zonen	Niedrigste (1/3)	alle (3/3)	niedrige (2/3)	niedrige (2/3)	niedrige (2/3)
Einkammer-Komponenten					
Stabilität	+[1]	+	+	+[2]	+[2]
Onset	+		+[3]	+	+[2]
Morphologie			+[1]		
Anhaltend hohe Herzfrequenz	+	+	+	+	+

* Ursprungsort der Tachykardie;
[1] nur falls ventrikuläre Frequenz ≤ atriale Frequenz;
[2] nur falls ventrikuläre Frequenz < atriale Frequenz;
[3] nur falls ventrikuläre Frequenz = atriale Frequenz

Tabelle 13.9 Programmierempfehlung (Guidant)

➤ V-Rate > A-Rate: Ein
➤ Afib-Rate-Threshold: z.B. 200/min
➤ Stability, Onset und Sustained Rate Duration aktivieren
➤ Rhythm-ID und Sustained Rate Duration aktivieren (nur bei Vitality™-Familie)

PR-Logic Muster- und Frequenzanalyse (Medtronic)

Bei Erkennung einer Tachykardie im ventrikulären Kanal wird zunächst das Stabilitätskriterium betrachtet. Fällt die Tachykardie in eine SVT-Zone, die über mehrere Tachykardiezonen übergreifend programmiert werden kann, so werden weitere Detektionskriterien aktiviert. Falls die Stabilitätsprüfung nicht aktiviert ist oder das Stabilitätskriterium nicht zu einem Zurückhalten der Therapieabgabe führt, setzt der PR-Logic-Algorithmus ein (Tachykardiedetektion).

Neben der SVT-Grenze können drei PR-Logic-Parameter genutzt werden: „Afib/Aflutter", „Sinustachykardie" und andere „1:1 SVTs". Um eine Therapieabgabe zurückzuhalten, muss eine dieser supraventrikulären Tachykardieformen klassifiziert werden.

Zunächst prüft der Algorithmus, ob gleichzeitig eine ventrikuläre und supraventrikuläre Tachykardie vorliegt (so genannte duale Tachykardie).

Duale Tachykardie

Kriterien für eine duale Tachykardie sind, neben der hohen atrialen und ventrikulären Frequenz, das Vorhandensein einer AV-Dissoziation und die Evidenz von Vorhofflimmern, welche durch einen atrialen Ereigniszähler herbeigeführt wird. Durch Beurteilung der Regularität im ventrikulären Kanal können zusätzlich Kammertachykardien von Kammerflimmern abgegrenzt werden. Die hier bestimmte Regularität der RR-Zykluslänge entspricht nicht dem klassischen Stabilitätskriterium, sondern ist ein eigenständiges Maß innerhalb des PR-Logic-Algorithmus. Falls eine duale Tachykardie detektiert wird, erfolgt die Therapieabgabe. Andernfalls werden die weiter aktivierten PR-Logic-Parameter geprüft:

AFib/AFlutter

Bei aktiviertem Afib/Aflutter-Kriterium wird, neben der atrialen und ventrikulären Frequenz, auf Irregularität ≥ 50 % im ventrikulären Kanal und auf Evidenz von Vorhofflimmern geprüft. Bei irregulärer Überleitung wird Vorhofflimmern diagnostiziert.

Bei regulärer Überleitung wird zusätzlich das PR-Muster betrachtet. Es handelt sich hierbei um eine Analyse der Anzahl und Position detektierter P-Wellen in Bezug zu den R-Wellen (siehe Detektionsalgorithmen). Das kodierte Muster der AV-Beziehung wird mit empirisch gewonnenen Mustern supraventrikulärer Tachykardien verglichen.

Um ein Undersensing von P-Wellen zu verhindern, wird im PR-Logic-Algorithmus das atriale Blanking nach wahrgenommenen R-Wellen ausgesetzt und die atriale Blankingzeit nach ventrikulärer Stimulation auf 30 ms verkürzt. Daraus erwächst die Gefahr von Far-

Field-Sensing der R-Welle im Vorhofkanal. Der Algorithmus detektiert Far-Field-Sensing, wenn er jeder R-Welle ein atriales Elektrogramm mit festem zeitlichen Abstand zuordnen kann, obwohl die P-P-Intervalle unterschiedlich sind. Der Subalgorithmus ist nur bei permanentem atrialen Oversensing durch ventrikuläre Fernpotentiale effektiv.

Sinustachykardie und andere 1:1-SVTs

Zur Diagnose einer Sinustachykardie und anderer 1:1-SVTs bezieht der PR-Logic-Algorithmus neben der atrialen und ventrikulären Frequenz das PR-Muster (s.o.) mit ein.

Eine Programmierempfehlung findet sich in Tabelle 13.**10**.

A-V-Branch-Algorithmus (St. Jude Medical)

Der Algorithmus sieht zunächst einen Vergleich der medianen atrialen und ventrikulären Frequenz vor. Es erfolgt eine Klassifizierung in die Frequenzzweige „V < A", „V = A" oder „V > A" (17; siehe Detektionsalgorithmen):

V < A-Frequenzzweig. Zur Differenzierung zwischen Vorhofflimmern mit schneller atrioventrikulärer Überleitung und Kammertachykardie werden Morphologie-Diskriminierung (MD-Kriterium) und Intervallstabilität angewandt.

V = A-Frequenzzweig. Um eine ventrikuläre Tachykardie mit 1:1-retrograder Leitung von einer Sinustachykardie unterscheiden zu können, werden Morphologie-Diskriminierung (MD-Kriterium) und Onset-Kriterium betrachtet. Vorgeschaltet werden kann die Untersuchung des AV-Intervalls. Wenn das AV-Intervall eine Dissoziation zwischen atrialem und ventrikulärem Rhythmus zeigt, werden das MD-Kriterium und das Onset-Kriterium nicht mehr berücksichtigt, um eine Klassifizierung der Episode als ventrikuläre Tachykardie vorzunehmen. Entschieden wird nach einem Toleranzwert für das AV-Intervall, der sich aus der Differenz zwischen zweitlängstem und zweitkürzestem AV-Intervall innerhalb der Intervallgruppe errechnet, die zur Tachykardiedetektion erforderlich ist. AV-Dissoziation bewirkt eine große Differenz der AV-Intervalle, während eine echte Tachykardie mit 1:1-AV-Verhältnis durch ein konstantes AV-Intervall mit geringen Schwankungen gekennzeichnet ist.

V > A-Frequenzzweig. Hier wird die Episode ohne Berücksichtigung weiterer Detektionskriterien als ventrikuläre Tachykardie klassifiziert und die Therapie ausgelöst.

Eine Programmierempfehlung gibt Tabelle 13.**11**.

PARAD-Algorithmus (ELA Medical)

Detektierte Tachykardien in der VT-Zone werden zunächst auf Stabilität der RR-Intervalle untersucht. Die ersten 8 Intervalle der Tachykardie können von der Analyse ausgeschlossen werden, damit sich die Arrhythmie bis zur Analyse stabilisieren kann. Bei instabilen RR-Intervallen wird die Episode als Vorhofflimmern deklariert und die Therapie zurückgehalten. Bei stabilen RR-Intervallen wird das AV-Verhältnis analysiert:

Liegt eine AV-Dissoziation vor, wird die Episode als Kammertachykardie klassifiziert und behandelt. Bei einem N:1-AV-Verhältnis wird die Episode als supraventrikuläre Tachykardie deklariert und die Therapieabgabe zurückgehalten. Bei einer Tachykardie mit 1:1-AV-Verhältnis wird geprüft, ob und wo – Vorhof oder Ventrikel – zu Beginn der Episode eine Akzeleration der Herzfrequenz stattgefunden hat.

Bei fehlender Akzeleration wird die Episode als Sinustachykardie deklariert. Bei Akzeleration im Vorhof wird eine supraventrikuläre Tachykardie detektiert. Findet eine Akzeleration in der Kammer statt, wird die Episode als ventrikuläre Tachykardie klassifiziert und die Therapie abgegeben.

Tabelle 13.**10** Programmierempfehlung (Medtronic)

- Afib/Aflutter: Ein
- Sinustachykardie: Ein
- andere 1:1-SVT: Aus (erst im Verlauf aktivieren) *
- Stabilität optional

* Bei Dislokation der atrialen Elektrode in den Ventrikel besteht die potentielle Gefahr einer Verhinderung der Therapieabgabe. Bei Patienten mit klassischen 1:1-SVTs (z.B. atrioventrikulären Tachykardien) kann eine ventrikuläre Stimulation zur Terminierung klinisch sinnvoll sein.

Tabelle 13.**11** Programmierempfehlung (St. Jude Medical)

- A-V Frequenzzweig: Ein
- Onset: 100 ms
- Intervallstabilität: 80 ms mit AVA (AV-Assoziation) 60 ms
- Morphologiekriterium: Ein, 60% Übereinstimmung bei mindestens 5 von 8 Zyklen

Programmierbare Parameter des PARAD-Algorithmus sind die Fensterbreite zur Überprüfung der RR-Intervall-Stabilität, das Fenster zur Überprüfung des AV-Verhältnisses und die Vorzeitigkeit der Akzeleration.

PARAD+

Falls der Rhythmus stabil ist und eine AV-Dissoziation besteht, sucht der Algorithmus nach einem langen Zyklus im VT-Bereich, der vom Mittelwert der RR-Intervalle abweicht. Findet er einen langen Zyklus, wird Vorhofflimmern detektiert. Fehlt ein langer Zyklus, wird die Episode als VT deklariert (siehe Detektionsalgorithmen).

Eine Programmierempfehlung findet sich in Tabelle 13.**12**.

SMART-Detection-Algorithmus (Biotronik)

Der SMART-Algorithmus führt zunächst eine Klassifikation durch Vergleich der mittleren atrialen und ventrikulären Zykluslängen durch:

Sind die RR- kleiner als die PP-Intervalle, wird eine Kammertachykardie detektiert und eine Therapie abgegeben. Bei Episoden, deren RR- größer als die PP-Intervalle sind, wird zunächst auf Stabilität der RR-Intervalle geprüft. Bei instabilen RR-Intervallen wird die Episode als Vorhofflimmern interpretiert und die Therapie zurückgehalten. Bei stabilen RR-Intervallen wird auf Multiplizität zwischen atrialer und ventrikulärer Rate geprüft (siehe Detektionsalgorithmen). Bei Multiplizität wird eine supraventrikuläre Tachykardie (z.B. Vorhofflattern mit 2:1-Überleitung) diagnostiziert und die Therapie zurückgehalten. Bei fehlender Multiplizität wird auf Kammertachykardie erkannt und die Therapie abgegeben.

Bei Episoden mit gleicher Zykluslänge im atrialen und ventrikulären Kanal (1:1-Tachykardie) wird zunächst die Stabilität der RR-Intervalle beurteilt. Bei instabilem RR und stabiler PR-Assoziation wird eine supraventrikuläre Tachykardie detektiert. Bei instabilem RR und instabiler PR-Assoziation lautet die Diagnose „ventrikuläre Tachykardie". Im Falle stabiler RR-Intervalle werden zunächst die PP-Intervalle auf Stabilität untersucht und bei instabilen PP-Intervallen eine Kammertachykardie detektiert.

Bei stabilen RR- und PP-Intervallen wird überprüft, ob im ventrikulären Kanal ein plötzlicher Beginn (Onset) vorliegt. Falls das Onset-Kriterium im ventrikulären Kanal erfüllt ist, wird die Episode als ventrikuläre Tachykardie klassifiziert. Falls kein Onset erkennbar ist, wird eine supraventrikuläre Tachykardie angenommen.

Eine Programmierempfehlung zeigt Tabelle 13.**13**.

Ein- vs. Zweikammer-Detektion im Hinblick auf inadäquate Therapieabgaben

Ob die mit einer zusätzlichen Vorhofelektrode verbesserten Diskriminationsmöglichkeiten in der klinischen Anwendung inadäquate Therapieabgaben zu reduzieren vermögen, wurde in einer prospektiven, randomisierten Studie an 92 Patienten untersucht. Dabei fanden sich mit Ein- und Zweikammer-ICDs vergleichbar häufig inadäquate ICD-Therapien (5).

Antitachykarde Stimulation

Bei Programmierung von mindestens 2 Tachykardiezonen sollte eine antitachykarde Stimulation Bestandteil der niederfrequenten Tachykardiezone(n) sein, da bei den meisten ICD-Patienten im Langzeitverlauf mit ventrikulären Tachykardien zu rechnen ist, die potentiell dieser schmerzlosen und effektiven Therapie zugänglich sind.

Programmierbare Parameter sind in der Regel:

➤ Anzahl der Versuche,
➤ Kopplungsintervall,

Tabelle 13.**12** Programmierempfehlung (Ela Medical)

➤ RR-Stabilität: 63 ms
➤ PP-Stabilität*: 63 ms
➤ Vorzeitigkeit der Akzeleration: 25 ms
➤ **Langer VT-Zyklus: Intervall: 63 ms
➤ **Langer VT-Zyklus: Fortdauer: 0 ms

* Nicht verfügbar bei Modellreihe Alto™ DR; ** Nur verfügbar bei PARAD+ (ab Modellreihe Defender III™ und Alto DR™)

Tabelle 13.**13** Programmierempfehlung (Biotronik)

➤ SMART Detection: Ein
➤ Onset: 20%
➤ Stabilität: 12%

- Stimulationsform (z.B. Burst-, Ramp-, Scan-, Scan-Ramp-Stimulation),
- Anzahl der Stimulationsimpulse,
- Inkrement der Anzahl der Stimulationsimpulse von Versuch zu Versuch,
- Zykluslänge der Stimulationsimpulse und
- Dekrement bei Ramp- oder Scan-Stimulation.

Das Ziel bei der Programmierung der antitachykarden Stimulation (ATP) ist die schnelle und effektive Terminierung ventrikulärer Tachykardien. ATP-Schemata mit vielen Versuchen können bei Ineffektivität zur hämodynamischen Verschlechterung führen. Bei einigen Herstellern ist daher ein zeitliches Limit programmierbar („ATP-Zeitlimit", „ATP-Time-Out" oder „MTF"), innerhalb dessen die antitachykarde Stimulation zu einer Terminierung geführt haben muss oder weitere ATP-Versuche übersprungen werden und die programmierte Schocktherapie beginnt. In der klinischen Anwendung ist dieser Parameter jedoch von untergeordneter Bedeutung, da man bereits bei der Programmierung die zeitliche Dauer des ATP-Schemas berücksichtigen muss.

Ein aggressives Stimulationsprotokoll mit kurzen Zykluslängen und Kopplungsintervallen tendiert häufiger zur Akzeleration der Kammertachykardie mit Degeneration in Kammerflimmern. Da bei der Programmierung nicht für jeden zukünftigen Versuch die Zykluslängen der Stimulationsimpulse vorauszuberechnen sind, wird in der Regel ein Mindestintervall (z.B. 200 ms) definiert, unterhalb dessen keine Stimulation möglich ist. Hierdurch kann der Induktion von Kammerflimmern vorgebeugt werden.

> Die Stimulationsmodi sind vergleichbar effektiv, so dass der ATP-Modus (Burst oder Ramp) nach Präferenz des betreuenden Arztes programmiert wird. In Abhängigkeit vom Verlauf kann dann eine individuelle Anpassung erfolgen.

Die Anzahl der ATP-Versuche wird in Abhängigkeit von der klinischen Präsentation des Patienten und von den Frequenzgrenzen der Therapiezone gewählt. Die Programmierung wird im klinischen Alltag empirisch vorgenommen. Häufig werden 4–6 ATP-Versuche programmiert. Dabei können alle Versuche mit dem gleichen Modus erfolgen oder Versuche mit komplementären ATP-Modi (z.B. erst 2 Versuche mit Burst- und dann 2 Versuche mit Ramp-Stimulation) vorgesehen werden.

In 59–79% kann die Kammertachykardie bereits mit dem ersten ATP-Versuch terminiert werden (6, 9), so dass viele Anwender die Anzahl der ATP-Versuche auf maximal 3 Versuche limitieren.

Bei Patienten mit hämodynamisch gut tolerierten und/oder langsamen Kammertachykardien können im Einzelfall auch mehr ATP-Versuche programmiert werden. Für ATP-Schemata in einer Therapiezone mit kurzem Detektionsintervall (schnellen Kammertachykardien) werden aus Sicherheitsgründen maximal 1–2 ATP-Versuche empfohlen (22).

Bei einigen Herstellern (z.B. Biotronik, Medtronic) kann ein Modus programmiert werden, der die Effektivität der antitachykarden Stimulation überwacht und ineffektive ATP-Versuche überspringt bzw. deaktiviert („ATP-Optimierung" oder „Smart-Modus").

Ein Programmierbeispiel findet sich in Tabelle 13.**14**.

Defibrillation und niederenergetische Kardioversion

Um im weiteren Verlauf eine effektive Defibrillation gewährleisten zu können, muss während Implantation geprüft werden, ob Kammerflimmern reproduzierbar mit einer Energie von mindestens 10 J unterhalb der maximal programmierbaren Energie terminiert werden kann. Im klinischen Alltag wird häufig die effektive Defibrillation von 2 Episoden von Kammerflimmern mit einer Sicherheitsmarge von 10 J gefordert.

Alternativ ist eine Bestimmung der Defibrillationsschwelle durch wiederholte Schockabgaben mit abnehmenden Energiemengen möglich. Die niedrigste Energiemenge, mit der eine effektive Defibrillation möglich ist, wird dann als so genannte „Defibrillationsschwelle" (DFT) angenommen. Bei Programmierung in der obersten Therapiezone kann der erste Schock zur Behandlung von Kammerflimmern auf die Energie an DFT plus 10 J Sicherheitsmarge gesetzt werden. Nachfolgende Schocks werden mit maximaler Energie abgegeben.

Im Rahmen einer Untersuchung (4) an 96 Patienten konnte gezeigt werden, dass die Effektivität der Defibrillation mit einer Sicherheitsmarge von 5 J der einer Sicherheitsmarge von 10 J über der intraoperativ bestimmten Defibrillationsschwelle vergleichbar ist. Eine solche Programmierung für die erste Therapieabgabe könnte bei Patienten mit synkopalen Arrhythmieepisoden sinnvoll sein. Grundvoraussetzung für die Sicherheit einer solch exakten Programmierung ist eine umfassende intraoperative Testung.

Tabelle 13.**14** Programmierbeispiel (empirische Programmierung)

- VT-Zone: 170–200/min
- Anzahl der ATP-Versuche: 3
- Anzahl der Stimuli: 8–10
- Stimulationsmodus: Scan, Scan-Decrement 8 ms
- Burst-Zykluslänge: 81% der Zykluslänge der detektierten Kammertachykardie
- Minimales Stimulationsintervall: 200 ms

Tabelle 13.**15** Programmierempfehlung

► Erster Schock: maximale Energiemenge oder DFT plus 5 bzw. 10 J oder 2 x DFT+
► restliche Schocks: maximale Energiemenge

Tabelle 13.**16** Programmierempfehlung

► Erster Schock: 5 J
► restliche Schocks: maximale Energiemenge*

* bei ICDs von Guidant nicht maximale Anzahl der Schocks programmieren (s.u.)

In einer Untersuchung an 176 Patienten (14) wurde die Sicherheit und Effektivität einer Programmierung auf doppelte intraoperativ bestimmte und einmal bestätigte Defibrillationsschwelle (DFT+) untersucht. Eine Schockenergie von 2-mal DFT+ erwies sich bei der ersten Therapieabgabe als gleich sicher und effektiv wie die Maximalenergie von 34 J.

Bei einigen Herstellern (z.B. Medtronic) kann die Polarität des Schocks für jede Therapieabgabe separat festgelegt werden. Dies kann bei der Programmierung insofern genutzt werden, als nach 3–4 ineffektiven Schocks die weitere Therapie mit umgekehrter Polarität erfolgt, um doch noch eine Terminierung von Kammerflimmern erreichen zu können.

Eine Programmierempfehlung stellt Tabelle 13.**15** dar.

Eine niederenergetische Kardioversion von Kammertachykardien kann im Anschluss an eine Sequenz von ATP-Versuchen in den unteren Therapiezonen programmiert werden. Hierzu wird in der Regel nach frustranen ATP-Versuchen eine Energieabgabe von bis zu 5 J festgelegt. Als weitere Therapie nach frustranem Kardioversionsversuch werden hochenergetische Schocks programmiert. Bei einzelnen Herstellern (Guidant) kann die Abgabe aller Schocks in der VT-Zone (z.B. bei Vorhofflimmern) zu einem „Aufbrauchen" der Therapie führen, so dass bei Akzeleration in Kammerflimmern keine weitere Therapieabgabe erfolgt. Bei diesen Systemen sollte in der unteren Therapiezone die Zahl der Schocks auf einen oder zwei Hochspannungsschocks begrenzt werden.

Eine Programmierempfehlung gibt Tabelle 13.**16**.

Schockbestätigung

Die Detektion von Kammerflimmern führt zu einem sofortigen Laden des Kondensators, um die programmierte Energiemenge bereitzustellen. Durch Aktivierung der Schockbestätigung wird unmittelbar vor Therapieabgabe überprüft, ob die detektierte Arrhythmie noch anhält oder bereits spontan terminiert ist. Hierdurch wird dem Patienten eine inadäquate Therapie erspart.

Schlussbemerkung

Die verfügbaren ICD-Systeme sind z.T. sehr unterschiedlich konzipiert, so dass Spezialkenntnisse für jedes einzelne System erforderlich sind. Dieses Kapitel kann nur eine allgemeine Programmierempfehlung geben. Im Zweifelsfall sollte immer die Hilfe der Herstellerfirmen in Anspruch genommen werden.

Literatur

1. Barold HS, Newby KH, Tomassoni G, Kearney M, Brandon J, Natale A. Prospective evaluation of new and old criteria to discriminate between supraventricular and ventricular tachycardia in implantable defibrillators. Pacing Clin Electrophysiol 1998; 21: 1347–1355.
2. Boriani G, Occhetta E, Pistis G, et al. Combined use of morphology discrimination, sudden onset, and stability as discriminating algorithms in single chamber cardioverter defibrillators. Pacing Clin Electrophysiol 2002 Sep; 25(9): 1357–66.
3. Brugada J, Mont L, Figueiredo M, Valentino M, Matas M, Navarro-Lopez F. Enhanced detection criteria in implantable defibrillators. J Cardiovasc Electrophysiol 1998; 9: 261–268.
4. Carlsson J, Schulte B, Erdogan A, et al. Prospective randomized comparison of two defibrillation safety margins in unipolar, active pectoral defibrillator therapy. Pacing Clin Electrophysiol 2003 Feb; 26: 613–618.
5. Deisenhofer I, Kolb C, Ndrepepa G, et al. Do current dual chamber cardioverter defibrillators have advantages over conventional single chamber cardioverter defibrillators in reducing inappropriate therapies? A randomized, prospective study. J Cardiovasc Electrophysiol 2001 Feb; 12(2): 134–42.
6. Fries R, Heisel A, Kalweit G, Jung J, Schieffer H. Antitachycardia pacing in patients with implantable cardioverter defibrillators: how many attempts are useful? Pacing Clin Electrophysiol 1997 Jan; 20 (1 Pt 2): 198–202.
7. Gold MR, Shorofsky SR, Thompson JA, et al. Advanced rhythm discrimination for implantable cardioverter defibrillators using electrogram vector timing and correlation. J Cardiovasc Electrophysiol 2002 Nov; 13 (11): 1092–7.
8. Grönefeld GC, Schulte B, Hohnloser SH, et al. German MD Study Group. Morphology discrimination: a beat-to-beat algorithm for the discrimination of ventricular from supraventricular tachycardia by implantable cardioverter defibrillators. Pacing Clin Electrophysiol 2001 Oct; 24(10): 1519–24.
9. Grosse-Meininghaus D, Siebels J, Wolpert Ch, et al. German Ventritex MD-Investigators. Efficacy of antitachycardia pacing confirmed by stored electrograms. A retrospective

analysis of 613 stored electrograms in implantable defibrillators. Z Kardiol 2002 May; 91(5): 396–403.
10. Guidant Vitality, Vitality +, Gebrauchanweisung für den Arzt 2003.
11. Klingenheben T, Sticherling C, Skupin M, Hohnloser S. Intracardiac QRS electrogram width – an arrhythmia detection feature for implantable cardioverter defibrillators: exercise induced variation as a base of device programming. Pacing Clin Electrophysiol 1998; 21: 1609–1617.
12. Medtronic GEM 7227 Cx, Gebrauchsanweisung 1998
13. Mont L, Valentino M, Sambola A, Matas M, Aguinaga L, Brugada J. Arrhythmia recurrence in patients with a healed myocardial infarction who received an implantable defibrillator: analysis according to the clinical presentation. J Am Coll Cardiol 1999 Aug; 34(2): 351–7.
14. Neuzner J, Liebrich A, Jung J, et al. Safety and efficacy of implantable defibrillator therapy with programmed shock energy at twice the augmented step-down defibrillation threshold: results of the prospective, randomized, multicenter Low-Energy Endotak Trial. Am J Cardiol 1999 Mar 11; 83(5B): 34D-39D.
15. Neuzner J, Pitschner HF, Schlepper M. Programmable VT detection enhancements in implantable cardioverter defibrillator therapy. Pacing Clin Electrophysiol 1995 Mar; 18(3 Pt 2): 539–47.
16. Schaumann A, von zur Mühlen F, Gonska BD, Kreuzer H. Enhanced detection criteria in implantable cardioverter-defibrillators to avoid inappropriate therapy. Am J Cardiol 1996; 78 (suppl 5A): 42–50.
17. St. Jude Medical, Referenzhandbuch Programmiergerät Model 3510 mit Software Modell 3307 für Atlas, Atlas+, Epic, Epic+, Photon μ und Photon implantierbares Kardioverter-Defibrillator-System, 2003.
18. Swerdlow CD, Ahern T, Chen PS, et al. Underdetection of ventricular tachycardia by algorithms to enhance specificity in a tiered -therapy cardioverter -defibrillator. J Am Coll Cardiol 1994; 24: 416–424.
19. Swerdlow CD. Supraventricular tachycardia-ventricular tachycardia discrimination algorithms in implantable cardioverter defibrillators: state-of-the-art review. J Cardiovasc Electrophysiol 2001 May; 12(5): 606–12.
20. Swerdlow CD, Brown ML, Lurie K, et al. Discrimination of ventricular tachycardia from supraventricular tachycardia by a downloaded wavelet-transform morphology algorithm: a paradigm for development of implantable cardioverter defibrillator detection algorithms. J Cardiovasc Electrophysiol 2002 May; 13(5): 432–41.
21. Swerdlow CD, Chen PS, Kass RM, Allard JR, Peter CT. Discrimination of ventricular tachycardia from sinus tachycardia in a tiered-therapy cardioverter-defibrillator. J Am Coll Cardiol 1994; 23: 1342–1355.
22. Wahten MS, Sweeney MO, DeGroot PJ, et al. for the painFREE investigators. Shock reduction using antitachycardia pacing for spontaneous rapid ventricular tachycardia in patients with coronary artery disease. Circulation 2001; 104: 796–801.
23. Weber M, Bocker D, Bansch D, et al. Efficacy and safety of the initial use of stability and onset criteria in implantable cardioverter defibrillators. J Cardiovasc Electrophysiol 1999 Feb; 10(2): 145–53.
24. Wieckhorst A, Buchwald AB, Unterberg C. Optimized programming of sustained rate duration in patients with implantable cardioverter-defibrillators and diagnosed atrial fibrillation. Z Kardiol 1999 Jun; 88(6): 426–33.

Medikamentöse und nicht medikamentöse Begleittherapie

A. Buob, J. Jung

Das Wichtigste in Kürze

Bei vielen Patienten mit einem implantierten Defibrillator ist eine antiarrhythmische Begleittherapie notwendig. Diese wird v.a. zur Rezidivprophylaxe ventrikulärer Tachyarrhythmien und damit zur Vermeidung adäquater ICD-Therapien eingesetzt. Zum Vergleich verschiedener Antiarrhythmika für diese Indikation liegen jedoch zum gegenwärtigen Zeitpunkt noch keine prospektiv erhobenen Daten an größeren Patientenzahlen vor.

Eine antiarrhythmische Begleitmedikation kann außerdem erforderlich sein, um inadäquate Therapieabgaben zu verhindern, insbesondere bei Vorhofflimmern mit hohen Kammerfrequenzen. Bei der Auswahl der einzusetzenden Substanzen müssen mögliche Interaktionen mit dem implantierten Defibrillator, insbesondere Auswirkungen auf die Effektivität der ICD-Therapie berücksichtigt werden.

Bei ausgewählten Patienten mit häufig auftretenden ventrikulären Tachykardien kann die Katheterablation eine sinnvolle Ergänzung des therapeutischen Armamentariums darstellen. Gelegentlich ist die Katheterablation auch zur Vermeidung inadäquater Therapieabgaben bei supraventrikulären Tachykardien erforderlich.

Einleitung

Der implantierbare Kardioverter/Defibrillator (ICD) ist eine prognoseverbessernde, sichere und hocheffektive Therapieoption bei ausgewählten Patienten mit dokumentierten Kammertachykardien oder nach einem überlebten plötzlichen Herztod. Aufgrund überzeugender Daten wurde die Indikation in den letzten Jahren auf die Primärprävention des plötzlichen Herztodes bei Patienten mit einer hochgradig eingeschränkten linksventrikulären Funktion erweitert.

Der implantierbare Defibrillator kann aber Arrhythmieereignisse nur terminieren, nicht jedoch ihr Auftreten verhindern. Zur Rezidivprophylaxe und damit zur Vermeidung oder wenigstens zur Reduzierung der Häufigkeit von Therapieabgaben ist daher in vielen Fällen eine begleitende medikamentöse, gelegentlich auch eine nicht medikamentöse Therapie erforderlich: antiarrhythmische Medikation, Katheterablation und ICD-Therapie sind dabei keine konkurrierenden, sondern potenziell komplementäre Therapieverfahren.

Bei den meisten ICD-Patienten besteht eine schwerwiegende Herzerkrankung mit eingeschränkter Ejektionsfraktion der linken Kammer. Daher darf nicht vergessen werden, dass die Grundlage jeder antiarrhythmischen Behandlung dieser Patienten die Therapie der kardialen Grunderkrankung darstellt. Die spezielle medikamentöse Herzinsuffizienztherapie ist jedoch nicht Gegenstand des vorliegenden Kapitels.

Medikamentöse antiarrhythmische Begleittherapie

Schätzungsweise 50–70 % aller ICD-Patienten erhalten eine begleitende antiarrhythmische Medikation, genaue Zahlen sind jedoch nicht bekannt (20). In der AVID-Studie bestand bei 27 % aller Patienten mit einem ICD nach 2 Jahren eine antiarrhythmische Begleittherapie (24). Dabei handelte es sich jedoch um eine Protokollverletzung, die ausführlich begründet werden musste, so dass diese Zahl nicht die Wirklichkeit widerspiegelt. In der MADIT-I-Studie lag der Anteil der ICD-Patienten mit einer zusätzlichen antiarrhythmischen Therapie gegen Ende der Untersuchung bei 46 % (16).

Indikation für eine medikamentöse Begleittherapie ist die Suppression ventrikulärer und supraventrikulärer Arrhythmien. **Ziele** sind dabei in erster Linie:

- Die Reduktion der Häufigkeit adäquater Schocks zur Verminderung der Morbidität und zur Verbesserung der Lebensqualität der Patienten.
- Die Verlängerung der Periodendauer ventrikulärer Tachykardien, um die Effektivität einer antitachykarden Stimulation (ATP) zu erhöhen oder auch um eine Synkope vor Beginn der Therapieabgabe zu verhindern.
- Die Verhinderung inadäquater Schockabgaben bei supraventrikulären Tachykardien, insbesondere bei begleitend auftretendem Vorhofflimmern.

Medikamentöse Begleittherapie bei ventrikulären Arrhythmien

Nicht bei allen Patienten, die aufgrund ventrikulärer Tachyarrhythmien mit einem ICD versorgt wurden, ist von Anfang an eine antiarrhythmische Therapie notwendig. Insbesondere nach einmaliger Arrhythmie-Episode als Indexereignis und nach prophylaktischer ICD-Implantation kann zunächst der weitere Verlauf ohne spezifische antiarrhythmische Therapie abgewartet werden.

> Bei wiederholtem Auftreten von Arrhythmien muss der potenzielle Nutzen einer antiarrhythmischen Therapie gegen mögliche Nebenwirkungen abgewogen werden.

Bei der **Auswahl der Medikamente** ist in erster Linie die organische Herzerkrankung zu berücksichtigen: Die meisten ICD-Patienten leiden an einer koronaren Herzerkrankung, an zweiter Stelle stehen Patienten mit einer nicht ischämischen Kardiomyopathie. Bei beiden Patientengruppen besteht zumeist eine eingeschränkte Ejektionsfraktion, so dass als antiarrhythmische Begleittherapie v.a. Betablocker und Klasse-III-Antiarrhythmika (Sotalol und Amiodaron) in Frage kommen. Klasse-I-Antiarrhythmika sollten nur in Ausnahmefällen Verwendung finden (Tab. 13.**17**).

Prospektive Untersuchungen zur Effektivität einer antiarrhythmischen Therapie bei ICD-Patienten wurden zunächst mit **Sotalol und Metoprolol** durchgeführt. In einer randomisierten Untersuchung bei 302 Patienten reduzierte die Gabe von Sotalol die Inzidenz des gemischten Endpunkts Tod oder erste Schocktherapie um 48 % gegenüber Placebo, außerdem wurde die mittlere Anzahl aller ICD-Schocks signifikant reduziert. Dies galt auch für Patienten mit einer hochgradig ein-

Tabelle 13.**17** Antiarrhythmika bei ICD-Patienten

Substanzklasse	Einsatzbereiche/Vorteile	Limitationen
Klasse I (Natriumkanalblocker)	• Suppression supraventrikulärer (IA, IC) und ventrikulärer Arrhythmien (IA, IB, IC)	• bei struktureller Herzerkrankung nur Reservemedikamente • Klasse IC kontraindiziert bei Postinfarktpatienten mit EF < 40 % • teilweise negativer Einfluss auf DFT
Klasse II (Betarezeptorenblocker)	• Frequenzlimitation • Mortalitätsreduktion bei Herzinsuffizienz • kaum proarrhythmische Effekte	• negative Inotropie bei Akutapplikation • relativ kontraindiziert bei bronchialer Obstruktion
Klasse III (Sotalol)	• Suppression supraventrikulärer und ventrikulärer Arrhythmien • eher günstiger Einfluss auf DFT	• hohes Proarrhythmierisiko (bis 5 %) • negative Inotropie bei Akutapplikation • relativ kontraindiziert bei bronchialer Obstruktion
Klasse III (Amiodaron)	• Suppression supraventrikulärer und ventrikulärer Arrhythmien • geringes Proarrhythmierisiko • keine negative Inotropie	• häufig extrakardiale Nebenwirkungen • negativer Einfluss auf DFT möglich
Klasse IV (Calciumantagonisten)	• Frequenzlimitation	• negative Inotropie

Anmerkungen: DFT = Defibrillationsschwelle

geschränkten Ejektionsfraktion unter 30% (19). Unklar ist jedoch, ob für dieses positive Ergebnis eher der betablockierende oder der Klasse-III-Effekt der Substanz Sotalol verantwortlich ist.

In einer weniger umfangreichen Untersuchung wurde die therapeutische Effektivität von Sotalol mit der des reinen Betarezeptorenblockers Metoprolol verglichen. Dabei zeigte sich eine signifikant geringere Rezidivhäufigkeit von Kammertachykardien und Kammerflimmern unter Metoprolol (22). Ein Einschlusskriterium in diese Untersuchung war jedoch die fehlende Induzierbarkeit oder die Medikamenten-Refraktärität bei einer zuvor durchgeführten elektrophysiologischen Untersuchung, so dass es sich um ein selektioniertes Kollektiv handelte.

Das Ergebnis konnte auch durch die Untersuchung einer anderen Arbeitsgruppe nicht bestätigt werden, die keinen Unterschied zwischen Metoprolol und Sotalol bei der Rezidivprophylaxe von Kammerflimmern oder Kammertachykardien fand (11).

Häufig wird bei ICD-Patienten das Antiarrhythmikum **Amiodaron** eingesetzt, nicht zuletzt aufgrund der fehlenden negativ inotropen Wirkung. Eine randomisierte Untersuchung bei ICD-Patienten zum Vergleich dieser Substanz mit Klasse-I-Antiarrhythmika oder mit Sotalol wurde bisher zwar nicht veröffentlicht, aus anderen Studien lässt sich jedoch eine hohe Effektivität und Sicherheit der Amiodaron-Therapie ableiten: In der CASCADE-Studie erhielten 105 der 228 eingeschlossenen Patienten nach einem überlebten plötzlichen Herztod einen Defibrillator. Eine Subanalyse zeigte bei diesen Patienten ein statistisch signifikant längeres ereignisfreies Überleben unter der medikamentösen Begleittherapie mit Amiodaron im Vergleich zur konventionellen antiarrhythmischen Therapie (5).

Zusammengefasst ist zum jetzigen Zeitpunkt die antiarrhythmische Begleittherapie bei ICD-Patienten noch wenig evidenzbasiert, da insbesondere prospektiv erhobene Daten an größeren Patientenzahlen zum Vergleich verschiedener Antiarrhythmika ausstehen. Zur Zeit werden jedoch mehrere Studien zu dieser Fragestellung durchgeführt: So werden in der OPTIC-Studie (Optimal Pharmacological Therapy in Implanted Cardioverter Defibrillator Patients) ICD-Patienten entweder auf Sotalol, einen reinen Betarezeptorenblocker oder Amiodaron in Kombination mit einem Betarezeptorenblocker randomisiert (9). Bisher präsentierte vorläufige Ergebnisse deuten darauf hin, dass die Kombination von Amiodaron und Betarezeptorenblocker im Vergleich zur alleinigen Therapie mit Betablockern zur signifikanten Reduktion von Schockabgaben führt (2).

Medikamentöse Begleittherapie bei supraventrikulären Arrhythmien

Die inadäquate Therapie bei supraventrikulären Arrhythmien stellt ein Problem bei vielen Patienten dar. Die optimierte Anwendung patientenspezifischer Detektions- und Diskriminierungsalgorithmen konnte jedoch die Häufigkeit inadäquater Therapien bei supraventrikulären Tachykardien auf weniger als 5% reduzieren (21). Zusätzlich ist bei jüngeren Patienten zur Limitierung ihrer Sinusfrequenz bei körperlicher Belastung und zur Vermeidung inadäquater Therapie nicht selten die Gabe eines Betarezeptorenblockers von Nutzen.

Die häufigste Ursache inadäquater Therapieversuche ist aber die **Tachyarrhythmia absoluta bei Vorhofflimmern**. Im Vordergrund der Behandlung steht die Frequenzbegrenzung durch Betarezeptorenblocker und Digitalispräparate. Die weitere Behandlung des Vorhofflimmerns entspricht den allgemeinen Therapieprinzipien.

> Zu beachten ist jedoch, dass eine elektrische Kardioversion primär immer intern, d.h. über das implantierte System durchgeführt werden sollte.

Zur Redizivprophylaxe eignen sich bei Patienten mit eingeschränkter linksventrikulärer Funktion v.a. Betarezeptorenblocker oder Klasse-III-Antiarrhythmika. Bei fehlender oder nur gering ausgeprägter kardialer Grunderkrankung können auch Klasse-I-Antiarrhythmika eingesetzt werden.

Für die medikamentöse Behandlung von **Vorhofflattern** gelten dieselben Therapieprinzipien wie für die Behandlung von Vorhofflimmern. Für typisches Vorhofflattern bietet jedoch die Katheterablation eine kurative Therapieoption und sollte die primäre Strategie sein.

In seltenen Fällen führen andere supraventrikuläre Tachykardien, wie AV-Knoten-Reentry-Tachykardien oder Tachykardien bei Vorliegen einer akzessorischen Leitungsbahn (z.B. das WPW-Syndrom) zu einer inadäquaten ICD-Therapie. Hier ist nicht die medikamentöse Behandlung, sondern die Katheterablation die Therapie der Wahl.

Unerwünschte Effekte antiarrhythmischer Therapie

Die Indikationsstellung und Überwachung der medikamentösen Begleittherapie bei ICD-Patienten erfordert besondere Sorgfalt und Erfahrung, so dass diese möglichst in enger Kooperation mit dem implantierenden oder nachsorgenden Zentrum durchgeführt werden sollte. Der Grund dafür liegt in den möglichen Nebenwirkungen und unerwünschten Effekten der antiarrhythmischen Begleittherapie:

- Dazu gehören nicht nur die bekannten proarrhythmischen Effekte, die insbesondere bei repolarisationsverlängernden Substanzen (Klasse-IA- und Klasse-III-Antiarrhythmika) eine Rolle spielen.
- Es besteht auch die Möglichkeit, dass sich eine Bradykardie entwickelt und das Aggregat vermehrt antibradykard stimulieren muss. Rechtsventrikuläre Stimulation und der Verlust der AV-Synchronität bei Einkammersystemen können negative hämodynamische Auswirkungen haben.
- Die Effektivität eines antitachykarden Stimulationsmodus kann abnehmen, wenn sich unter antiar-

rhythmischer Therapie die Zykluslänge einer ventrikulären Tachykardie und die Refraktärzeiten ändern.
- Mögliche Verlangsamung der Tachykardiefrequenz kann mangelnde Detektion (unterhalb der programmierten Frequenzgrenze) und schwierige Abgrenzung gegenüber Sinustachykardien zur Folge haben. Bei der Verwendung von Morphologiekriterien zur Diskrimination ventrikulärer und supraventrikulärer Tachykardien ist zu beachten, dass verschiedene Antiarrhythmika zu einer Verbreiterung des QRS-Komplexes führen können. Auch die Verlängerung der QT-Zeit kann bei einem evtl. auftretenden T-Wellen-Oversensing zu Detektionsproblemen führen.
- Es besteht ein möglicher Einfluss auf die Höhe der Defibrillationsschwelle (DFT); im ungünstigsten Fall mit der Folge ineffektiver Schocktherapie.
- In seltenen Fällen erhöht sich die Stimulationsreizschwelle und führt zu ineffektiver antitachykarder Stimulation (ATP). Dies ist besonders bei Klasse-IC-Antiarrhythmika aufgrund ihrer stärker ausgeprägten Wirksamkeit bei höheren Herzfrequenzen („use dependency") zu beachten.

Einfluss der antiarrhythmischen Therapie auf die Defibrillationsschwelle

Mehrere experimentelle und klinische Untersuchungen belegen den Einfluss antiarrhythmischer Therapie auf die Defibrillationsschwelle (Tab. 13.**18**): Klasse-I-Antiarrhythmika scheinen dabei einen variablen Effekt zu besitzen, obwohl insbesondere Chinidin, Lidocain, Mexiletin und Flecainid zur Erhöhung der DFT führen sollen (1). Die Gabe von Sotalol kann die DFT senken (6, 7). Eine chronische orale Amiodaron-Medikation ruft in manchen Fällen eine Erhöhung der DFT hervor (10, 17). Letztgenannte Effekte der Klasse-III-Antiarrhythmika gelten möglicherweise nur für monophasische Schockformen, da in einer neueren Untersuchungen mit biphasischen Schockformen diese Auswirkungen nicht mehr nachgewiesen werden konnten (15).

Berücksichtigt werden muss dabei, dass es sich stets nur um Untersuchungen mit geringen Fallzahlen handelte. Über einige Substanzen liegen auch nur tierexperimentelle Daten vor. Die Auswirkungen einer pharmakologischen Begleittherapie auf die Defibrillationsschwelle sind daher im Einzelfall nicht vorhersehbar.

> Gerade dies sollte jedoch zum Anlass genommen werden, bei einer neu initiierten antiarrhythmischen Therapie eine Konversionstestung vorzunehmen, um eine ausreichende Defibrillationsfunktion sicherzustellen, v.a. wenn bei Implantation bereits eine grenzwertig hohe Defibrillationsschwelle bestand.

Katheterablation bei ICD-Patienten

Die Hochfrequenzstrom-Katheterablation kann bei ICD-Patienten in erfahrenen Zentren mit hoher Sicherheit zur Therapie supraventrikulärer und ventrikulärer Rhythmusstörungen eingesetzt werden.

Katheterablation bei supraventrikulären Tachykardien

Bei typischem Vorhofflattern bietet die Isthmusablation zwischen Trikuspidalklappenring und Mündung der unteren Hohlvene eine kurative Therapiemöglichkeit (13). Wegen der Anfälligkeit der Diskriminationsalgorithmen gegen Vorhofflattern sollte die Indikation zur Katheterablation bei ICD-Patienten mit typischem Vorhofflattern sehr großzügig gestellt werden. Bei Patienten mit chronischem Vorhofflimmern kann die Notwendigkeit einer Modulation oder Ablation des AV-Knotens bestehen, wenn trotz einer hochdosierten frequenzlimitierenden Therapie keine ausreichende Kontrolle der Ventrikelfrequenz erreicht wird (18).

Die Katheterablation ist außerdem die Therapie der Wahl bei paroxysmalen supraventrikulären Tachykardien (AV-Knoten-Reentry-Tachykardien und AV-junktionalen Reentry-Tachykardien infolge einer akzessori-

Tabelle 13.**18** Auswirkungen einer chronischen antiarrhythmischen Therapie auf die Defibrillationsschwelle (nach 1)

Substanz	Klasse	Veränderung der DFT
Chinidin	IA	Erhöhung
Procainamid	IA	keine Veränderung
Disopyramid	IA	keine Veränderung
Mexiletin	IB	Erhöhung
Lidocain	IB	Erhöhung
Flecainid	IC	Erhöhung
Propafenon	IC	keine Veränderung
Sotalol	III	Abnahme
Amiodaron (oral)	III	Erhöhung

schen Leitungsbahn) und kann auch bei ICD-Patienten mit hoher Erfolgsrate und Sicherheit durchgeführt werden (12).

Katheterablation bei ventrikulären Tachkardien

Trotz medikamentöser Begleittherapie und adäquater Programmierung des Geräts können bei einzelnen Patienten gehäuft ventrikuläre Tachykardien auftreten, die zu zahlreichen Schocks und meist auch starker subjektiver Beeinträchtigung führen. In diesen Fällen kann die Indikation zur Katheterablation gegeben sein, daneben auch bei Patienten mit langsamen ventrikulären Tachykardien, die sich zur schwer von Sinustachykardien abgrenzen lassen.

Während bei supraventrikulären Tachykardien in den meisten Fällen ein anatomisch eindeutig definiertes Substrat besteht, ist das arrhythmogene Substrat bei ventrikulären Tachykardien häufig komplex, so dass die Erfolgswahrscheinlichkeit der Katheterablation deutlich geringer ist.

Die Erfolgsrate ist von der kardialen Grunderkrankung und damit auch vom zugrunde liegenden Auslösemechanismus abhängig: Die besten Erfahrungen liegen für die Katheterablation von ICD-Patienten mit koronarer Herzerkrankung vor, deren ventrikuläre Tachykardien meist einem Reentry-Mechanismus im Bereich infarzierter Myokardareale entstammen. In einer Untersuchung lag die primäre Erfolgsrate für die Katheterablation von Kammertachykardien bei ICD-Patienten mit ischämischer Herzerkrankung bei 75 %; bei der Hälfte dieser Patienten traten im weiteren Verlauf keine ICD-Therapien mehr auf (25).

Auch bei nicht ischämischer Kardiomyopathie kann in manchen Fällen eine Katheterablation von ventrikulären Tachykardien durchgeführt werden, doch sind die Erfolgsraten wegen des komplexeren arrhythmogenen Substrats deutlich geringer (4, 14).

Voraussetzungen und Limitationen für eine erfolgreiche Katheterablation

Bei der Tachykardie sollte es sich um eine monomorphe Kammertachykardie handeln, die reproduzierbar ausgelöst und möglichst über einen längeren Zeitraum hämodynamisch toleriert werden kann. Falls wegen hämodynamischer Instabilität ein konventionelles Mappingverfahren nicht in Frage kommt, bieten neuere technische Entwicklungen die Möglichkeit eines weitgehenden Mappings auch bei Sinusrhythmus oder bei nur wenigen Schlägen einer induzierten Kammertachykardie: Zu erwähnen sind das elektroanatomische Mappingsystem CARTO (Biosense Webster) und das Non-contact Mappingsystem EnSite (Endocardial Solutions Inc.) (23).

In die Vorbereitung der Katheterablation sollte auch die Analyse der gespeicherten Elektrogramme einbezogen werden. Unterschiedliche Morphologien und Zykluslängen geben wichtige Hinweise bei der Entscheidung, welche induzierten Kammertachykardien klinische Relevanz besitzen.

Häufige Ursache fehlenden Ablationserfolgs ist das Vorhandensein mehrerer Kammertachykardien, die auf mehreren Reentrykreisen beruhen können. Auch die Progredienz der kardialen Grunderkrankung lässt nach primärem Ablationserfolg nicht selten ein Wiederauftreten ventrikulärer Tachykardien erwarten (8). Die Unterscheidung zwischen klinisch dokumentierten und „nicht klinischen", d.h. nur induzierbaren Tachykardien ist nicht immer möglich. Wenn das arrhythmogene Substrat nicht endokardial lokalisiert ist, kann ein Ablationserfolg manchmal nur durch Erzeugung tieferer Läsionen erreicht werden, etwa mit Hilfe eines gekühlten („cooled-tip") Kathetersystems. Eine weitere Therapieoption bietet bei ausgewählten Patienten die epikardiale Katheterplatzierung.

Die prozedurbezogene **Mortalität** liegt mit etwa 2 % deutlich höher als bei der Katheterablation supraventrikulärer Tachykardien. Als Komplikationsmöglichkeiten sind neben thromboembolischen Ereignissen und einer Perikardtamponade die Ausbildung eines Myokardinfarkts, Reizleitungsstörungen und infektiöse Komplikationen zu nennen. Eine Beschädigung des implantierten ICD-Systems ist bei sachgerechtem Vorgehen nicht zu befürchten.

Management von Cluster-Arrhythmien

Das wiederholte Auftreten ventrikulärer Arrhythmien mit zahlreichen adäquaten Therapieeinsätzen in kurzer Zeit wird als Cluster-Arrhythmie oder elektrischer Sturm („electrical storm" bzw. „incessant VT") bezeichnet. Für die betroffenen Patienten handelt es sich meist um ein dramatisch erlebtes Ereignis mit ausgeprägter Beeinträchtigung ihres Befindens. Nach einer prospektiven Untersuchung erleiden etwa 10 % (von 136 ICD-Patienten in dieser Studie) Cluster-Arrhythmien und zwar im Mittel 133 Tage nach Implantation (3). In fast allen Fällen ist eine umgehende stationäre Aufnahme und sofortige Therapieeinleitung notwendig.

Zur Suppression der ventrikulären Tachyarrhythmien kommt in erster Linie die kombinierte intravenöse Gabe von Betarezeptorenblockern und Amiodaron in Betracht. Dadurch kann in den meisten Fällen eine Rhythmusstabilisierung erreicht werden. Nur selten ist die Kombinationstherapie aus verschiedenen Antiarrhythmika notwendig. Aufgrund der hohen Proarrhythmierate ist dafür jedoch eine strenge Indikationsstellung erforderlich.

Für die Kombination mit den repolarisationsverlängernden Substanzen Amiodaron und Sotalol kommen in erster Linie Klasse-IB-Antiarrhythmika (z.B. Lidocain, Mexiletin) in Betracht, evtl. auch Klasse-IC-Substanzen (z.B. Ajmalin, Flecainid, Propafenon).

> Vermieden werden sollte jedoch die gleichzeitige Gabe repolarisationsverlängernder Pharmaka mit Klasse-IA-Antiarrhythmika (z.B. Chinidin).

Letztendlich lassen sich die Effekte einer Antiarrhythmika-Kombination nicht vorhersagen. Neben einer additiven Wirkung kann auch ein unerwünschter überadditiver Effekt oder gar eine gegenseitige Wirkungsabschwächung resultieren.

Bei einer unaufhörlichen Kammertachykardie („incessant VT") ist die Katheterablation die Therapie der Wahl. Hier kann in erfahrenen Zentren mit hoher Erfolgsrate (über 90 %) eine akute Terminierung der Kammertachykardie erreicht werden. Auch in der Folgezeit nach der Katheterablation ist bei diesen Patienten mit einer niedrigeren Inzidenz adäquater ICD-Interventionen zu rechnen, so dass eine medikamentöse Polypragmasie vermieden und mit der Zuweisung an ein Ablationszentrum nicht gezögert werden sollte.

Literatur

1. Carnes CA, Mehdirad AA, Nelson SD. Drug and defibrillator interactions. Pharmacotherapy 1998; 18: 516–525.
2. Conolly SJ, OPTIC, ACC 2005.
3. Credner SC, Klingenheben T, Mauss O, Sticherling C, Hohnloser SH. Electrical storm in patients with transvenous implantable cardioverter-defibrillator. J Am Coll Cardiol 1998; 32: 1909–1915.
4. Delacretaz E, Stevenson WG, Ellison KE, Maisel WH, Freidman PL. Mapping and radiofrequency catheter ablation of the three types of sustained monomorphic ventricular tachycardia in nonischemic heart disease. J Cardiovasc Electrophysiol 2000; 11: 18–20.
5. Dolack GL. Clinical predictors of implantable cardioverter-defibrillator shocks (results of the CASCADE trial), Cardiac arrest in Seattle, conventional versus amiodarone drug evaluation. Am J Cardiol 1994; 73: 237–241.
6. Dorian P, Newman D, Harris L, Downar E. Sotalol in patients with implanted automatic defibrillators: effects on defibrillation and comparison with amiodarone. Can J Cardiol 1994; 10: 193–200.
7. Dorian P, Newman D, Sheahan R, Tang A, Green M, Mitchell J. d-Sotalol decreases energy requirements in humans: a novel indication for drug therapy. J Cardiovasc Electrophysiol 1996; 7: 952–961.
8. Gonska BD, Cao K, Schaumann A, Dorszewski A, von zur Mühlen F, Kreuzer H. Catheter ablation of ventricular tachycardia in 136 patients with coronary artery disease: results and long-term follow-up. J Am Coll Cardiol 1994; 24: 1506–1514.
9. Grönefeld GC, Hohnloser SH. Ventrikuläre Herzrhythmusstörungen: Ist die Antiarrhythmika-Ära endgültig zu Ende? DMW 2002; 127: 2280–2284.
10. Jung W, Manz M, Pizzulli L, Pfeiffer D, Lüderitz B. Effects of chronic amiodarone therapy on defibrillation threshold. Am J Cardiol 1992; 15: 1023–1027.
11. Kettering K, Mewis C, Dörnberger V, Vonthein R, Bosch RF, Kühlkamp V. Efficacy of metoprolol and sotalol in the prevention of recurrences of sustained ventricular tachyarrhythmias in patients with an implantable cardioverter defibrillator. PACE 2002; 25: 1571–1576.
12. Kilborn MJ, McGuire MA. Radiofrequency catheter ablation of atrioventriculr junctional („AV nodal") reentrant tachycardia in patients with implantable cardioverter defibrillators. PACE 1998; 21: 2681–2684.
13. Korte T, Niehaus M, Meyer O, Tebbenjohanns J. Prospective evaluation of catheter ablation in patients with implantable cardioverter defibrillators and multiple inappropriate ICD therapies due to atrial fibrillation and type I atrial flutter. PACE 2001; 24: 1061–1066.
14. Kottkamp H, Hindricks G, Chen X, et al. Radiofrequency catheter ablation of sustained ventricular tachycardia in idiopathic dilated cardiomyopathy. Circulation 1995; 92: 1159–1168.
15. Kühlkamp V, Mewis C, Suchalla R, Mermi J, Dörnberger V, Seipel L. Effect of amiodarone and sotalol on the defibrillation threshold in comparison to patients without antiarrhythmic drug treatment. Int J Cardiol 1999; 69: 271–279.
16. Moss AJ, Hall WJ, Cannom DS, et al. Improved survival with an implanted defibrillator in patients with coronary disease at high risk for ventricular arrhythmia. Multicenter Automatic Defibrillator Implantation Trial Investigators. N Engl J Med 1996; 335: 1933–1940.
17. Nielsen TD, Hamdan MH, Kowal RC, Barbera SJ, Page RL, Joglar JA. Effect of acute amiodarone loading on energy requirements for biphasic ventricular defibrillation. Am J Cardiol 2001; 88: 446–447.
18. Ozcan C, Jahangir A, Friedman PA, et al. Long-term survival after ablation of the atrioventricular node and implantation of a permanent pacemaker in patients with atrial fibrillation. N Engl J Med 2001; 344: 1043–1051.
19. Pacifico A, Hohnloser SH, Williams JH, et al. Prevention of implantable-defibrillator shocks by treatment with sotalol. N Engl J Med 1999; 340: 1855–1862.
20. Page RL. Effects of antiarrhythmic medication on implantable cardioverter-defibrillator function. Am J Cardiol 2000; 85: 1481–1485.
21. Schaumann A. Managing atrial tachyarrhythmias in patients with implantable cardioverter defibrillators. Am J Cardiol 1999; 83: 214D–217D.
22. Seidl K, Hauer B, Schwick NG, Zahn R, Senges J. Comparison of metoprolol and sotalol in preventing ventricular tachyarrhythmias after the implantation of a cardioverter/defibrillator. Am J Cardiol 1998; 82: 744–748.
23. Sra J, Bhatia A, Dhala A, et al. Electroanatomically guided catheter ablation of ventricular tachycardias causing multiple defibrillator shocks. PACE 2001; 24: 1645–1652.
24. Steinberg JS, Martins J, Sadanandan S, et al. Antiarrhythmic drug use in the implantable defibrillator arm of the antiarrhythmic versus implantable defibrillators (AVID) study. Am Heart J 2001; 142: 520–529.
25. Strickberger SA, Man KC, Daoud EG, et al. A prospective evaluation of catheter ablation of ventricular tachycardia as adjuvant therapy in patients with coronary artery disease and an implantable cardioverter-defibrillator. Circulation 1997; 96: 1525–1531.

Sachverzeichnis

A

AAI-Architektur 202
AAI-Modus 85 f, 151 f
– DDD, Wechsel zu 202 f
– Stimulationsfrequenz 147
– Umschaltkriterium AAI-DDD 202
AAI-Safe-R 200 f
AAI-Schrittmacher 89
AAI-Stimulation, Vorhofflimmern 89
AAT-Modus 151
Abdeckung, Operationsfeld 108 f
Ableitung, intrakardial 162
Active Capture Control (ACC) 231 ff
Active Implantable Medical Devices Directive (AIMDD) 313
Activity of Daily Living s. ADL-Frequenz
Adaptives AV-Intervall 205 ff
ADL-Anpassungsreaktion 292
ADL (Activity of Daily Living)-Frequenz
– bei Herzinsuffizienz 292
– programmierbare 289
AF-Ereigniszähler 374
Aggregat
– Ladezeit 387
Aggregatauswahl 382 ff
– Kriterien, sekundäre 387
AICS (Automatic Intrinsic Conduction Search) 200 ff
Aktivität (ACT) 286
Aktivitäts-Sensor 290
Akzeleration 363
Akzelerometer/MV 290
Alert-Intervall, atriales, fixes 188 ff
Algorithmus, frequenzbasierter s. Detektionsalgorithmus
Alpha-Sympathomimetika 45 f
Amiodaron
– Arrhythmie, ventrikuläre 436
– AV-Leitung, Depression 25
– Behandlung, ICD-Patient 345
– Defibrillationsschwelle 437
– Defibrillationsschwellenanstieg 417
– Kontrolltherapie 318
AMIOVIRT-Studie 324
A00-Modus 151
Amyloidose 6
Anästhesieform 419
Annotationsmarker 159 f
Anspannung, isovolumetrische 71
Antennenfeld 108
Antiarrhythmika, ICD-Patient 434
Antibiotikaprophylaxe 107, 398
Antikörper, Übertragung, transplazentare 5
Armhochlagerung, postoperative 119
Arrhythmie
– atriale
– – EGM 161
– – duales 179
– – Induktionsverhinderung 221
– – Risiko 188
– – MRT-Untersuchung 310

– ventrikuläre
– – Begleittherapie, medikamentöse 435 f
– – ICD-Therapie 316
– – Therapie, antiarrhythmische, medikamentöse, alleinige 316
– supraventrikuläre 436
Arrhythmiedaten, schrittmachereigene 172
Arrhythmie-Dauer, Histogramm 175
Arrhyhmieerkennung, Programmierregel 423
Arrhythmiespeicher 175
Arrhythmiespeicher-Information 174
Arthritis, rheumatoide 6
ASP s. Synchronisationsimpuls, atrialer
Asynchronie 73
Asynchronie-Index 54
Asystolie 120
Atemminutenvolumen-Äquivalent 286
Atemstörung, nächtliche 188
ATR (Atriale Tachykardie-Reaktion) 208 ff
Atrial
– Antitachycardia Pacing (aATP) 228 ff
– Capture Management (ACM) 234
– Pacing Preference (APP) 221 ff
– Rate Stabilisation (ARS) 221 ff
– Refractory Extension 197
Atriale Stimulationspräferenz (APP) 221
Atriale Tachykardie-Reaktion (ATR) 208 ff
Atrialer Synchronisationsimpuls (ASP) 220
Atriales Blanking 217
Atrial View-Algorithmus 370 ff
– Programmierung 428
Atropin 10
Ausblendzeit 146
– atriale 149 f
– ventrikuläre 150
Ausflusstrakt, rechtsventrikulärer 125 f
Ausflusstraktobstruktion, linksventrikuläre 56
Austauschindikator 157
Austreibungsphase 71
Autocapture s. Automatic Capture
Automatic
– Capture (AC) 231
– – Interaktion 235
– – Langzeitspeicher, Reizschwellenverlauf, postoperativer 176
– – Intrinsic Conduction Search (AICS) 200 ff
– Mode
– – Commutation (DDD-AMC) 200 ff
– – Switch (AMS) 208 ff
Autosensitivity 237 ff
Autosensing 237 ff
AV-Assoziation (AVA) 378
AV-Block
– angeborener 4 f
– erworbener 5 f

– Gradeinteilung 3
– I.Grades 8 f
– – Definition 8
– – Prognose 8
– – Rechtsschenkelblock 7
– II.Grades 10 f
– – Einteilung 10
– – Kearns-Sayre-Syndrom 9
– – vagal vermittelter 12
– III.Grades 12 ff
– – angeborener 12
– – erworbener 13
– – Reizschwellenermittlung 117
– – Schrittmacherimplantation 120 f
– – Schrittmacherparametereinstellung 250 ff
– – vagal induzierter 13
– Intermittierender/paroxysmaler 254 f
– intermittierender
– – Arrhythmie, atriale 255 ff
– – AV-/PV-Hysterese, negative 207
– kompletter 4
– kongenitaler 16
– paroxysmaler 3, 13
– – His-Purkinje-System 19
– – Schenkelblock 20
– totaler s. AV-Block, III.Grades
– vagal induzierter 6 f
– Ursache 5 f
AV-Blockierung 256
– 2:1 11 f
– höhergradige 11 f
– – Langzeit-Kammerfrequenzhistogramm 168
– intermittierende 203
– Lokalisation 10
– paroxysmale 6 f
A-V-Branch-Algorithmus 430
AV-Delay 273 ff
– frequenzadaptives 205 ff
– Funktionsminderung, systolische 276
– Herzfunktion, diastolische 273 ff
– Ventrikelsystole 275 f
– Verkürzung, 205 ff, 275
– Verlängerung 275
AV-Delay/Frequenz-Diagramm 207
AV-Dissozation 374
AV-Hochfrequenzepisode 180
AV-Hysterese 91, 200 ff
– AV-Block II.-III.Grades 255
– repetitive 200
AVID-Studie 318
AV-Intervall 150, 189
– optimales
– Elektrographie, linksatriale 280
– Oberflächen-EKG 280
– Variation
– – Blutdruck 67
– – Herzminutenvolumen 67
– – Vorhofstimulation (AVI) 151
– – AV-Block III.Grades 251
– – Sinusknoten, kranker 257

Sachverzeichnis

- Vorhofwahrnehmung (PVI) 151
- – Sinusknoten, kranker 257
- Herzminutenvolumen,
  AV-Intervall-Variation 67
- AV-Knoten
- – Schädigung, strukturelle 25
- – Tachykardie, EGM 161
- AV-Korrektur 151
- AV-/PV-Hysterese, negative 207
- AV-Repetitive Hysterese 200 f
- AV-Sequenz
- – gestörte, Wirkung, klinische 68
- – Optimierung, Profit 276
- – physiologische, Umkehr 67
- AV-Suchhysterese 200 f
- AV-Synchronie 70
- AV-Überleitung
- – antegrade 115, 117
- – elektronische 273
- – intrinsische 200 ff
- – normale 7
- AV-Überleitungsblockierung 3
- AV-Überleitungsprüfung 87
- AV-Zeit, Frequenzabhängigkeit 276
- AV-Zeit-Optimierung
- – Methode 277 ff
- – Ösophagus-EKG 279 f
- – Ritter 278
- – Stimulation, biventrikuläre 283
- AV-Zeit-Programmierung 273 ff
- AV-Zeit-Verlängerung, automatische 204

B

- Bachmann-Bündel 134 ff
- Bakteriämie 144
- Ballonkatheter 129
- Bandpass 306
- Bandpass-Charakteristik 306
- Basisfrequenz 190
- Batterieaustauschindikator 157
- Batterieaustauschkriterien 156
- Batteriedaten, gemessene 260
- Batterieerschöpfung, ICD 331
- Batterieimpedanz 157
- Batteriespannung 157
- Batteriestatus 156, 261
- Batteriestrom 261
- – Reduktion, relative 263
- Beat-to-Beat-Switch 210 ff
- Beat-to-Beat-Capture-Verifikation 233
- Begleittherapie, medikamentöse 434 ff
- Belastungsende, Frequenzabfall 288
- Beschleunigung (ACC) 286
- BEST-Sonde 282
- Bestandsverzeichnis 314
- Betarezeptorenblocker 25
- – ICD-Patient 435
- – Long-QT-Syndrom 60
- – Syndrom, vasovagales 45
- Bildwandler 106
- Binary-Search-Protokoll 402
- Biomechanical Endocardial Sorin Transducer-Sonde (BEST-Sonde) 282
- Biotronik, Stabilitätsalgorithmus 363 f
- BiV-Pace 72
- Blanked Flutter Search 217
- Blanking 149
- – atriales 217
- Blanking-Periode, postventrikuläre 217

- Blankingzeit 354
- Blockierung, trifaszikuläre 4
- Blutdruck 67
- Bluttrockenheit 118
- Blutung, größere 121
- Bradyarrhythmie
- – absoluta, QRS-Morphologie 25 f
- – Vorhofflimmern 24 f
- – – Ätiologie 25
- – – Definition 24
- – – Diagnose 25 f
- – – Pathomechanismus 25
- – – permanentes
- – – Schrittmachersystemwahl 88
- – – Schrittmacher-Therapie, Indikation 27 f
- – – Schrittmacherindikation 25 ff
- Bradykardie
- – reversible 2
- – symptomatische 2
- Bradykardie-Tachykardie-Syndrom (BTS) 33 f, 221
- – Schrittmacherparameter 256
- – Zweikammerschrittmacher 89
- Breitenkriterium 426 f
- Brugada-Syndrom 325 f
- Bundesinstitut für Arzneimittel und Medizinprodukte (BfArM) 313
- Burst-Stimulation 349 ff
- – Darstellung, schematische 350
- – Scan-Schema, Darstellung, schematische 351

C

- CABG-Patch 321
- Calciumantagonist 25, 435
- Capture
- – Control 231 ff
- – Management (CM) 231 ff
- Cardioverter-Defibrillator, implantierbarer (ICD) 316 ff
- CASH-Studie 318
- Cäsiumchlorid 345
- CAT-Studie 324
- Cenelec-Standard 306
- CE-Zeichen 313
- Chagas-Erkrankung 6
- Chinidin, Defibrillationsschwelle 437
- Chirurgische Aspekte 396
- Chronaxie 265
- CIDS-Studie 319
- Closed Loop Stimulation (CLS) 286, 288
- Cluster-Arrhythmie 437 f
- CO_2-Rückatmungsmethode 283
- Cold can 341
- COMPANION 323
- Concealed conduction 25
- Coronarsinusostium 128
- Crosstalk-Test 267 ff
- CRT-Schrittmacher 301
- CRT-System 298
- – Arrhythmietrend, atrialer 299 f
- – Sondenanordnung 130

D

- Datenspeicherung, kontinuierliche 169
- Dauerhochfrequenz-Kriterium 367
- DCM, ICD-Studie, Primärprävention 321

- DDD 86
- – Erwartungsintervall 147
- – Stimulation
- – Reizschwelle, atriale 247
- – Stimulationsfrequenz 147
- – Stimulationsintervall 147
- DDD-AMC (Automatic Mode Commutation) 200 ff
- DDD-Architektur 200 f
- DDD-Modus 153 f
- – Maximalfrequenz 147 f
- – PMT-Test 267
- – Stimulationsreizschwelle, ventrikuläre 249
- DDD-Pacing 57
- DDDR-Schrittmacher 289
- DDD(R)-System 91
- DDD-Schrittmacher 98
- – AV-Intervall 151
- – Batteriedaten, gemessene 168
- – Elekrodendaten, gemessene 260
- – Elektrogramm, atriales 98
- – Sicherheitsstimulation 150
- – Stimulation 146
- – Wahrnehmungstest, ventrikulärer 246
- DDD-System 86 f
- – Stimulations-versus Gesamtenergie 100
- DDD-Überstimulation 221
- DDD-/VDD-Schrittmacher, HOCM 91
- DDI-Funktion, Hysteresefrequenz 187
- DDI-Modus 154 f
- – AV-Block, totaler 155
- – Stimulationsreizschwelle, ventrikuläre 249
- Defekt, sarkolemmaler 9
- Defibrillation
- – erfolgreiche 339
- – Grundlage 336 ff
- – Mechanismus 338 f
- – Programmierung 432 f
- Defibrillationselektrode
- – externe 398
- – Querschnitt 393
- Defibrillationskonfiguration 339
- Defibrillationsschock, extrem starker 339
- Defibrillationsschwelle 437
- Defibrillator 308
- – atrialer 385 f
- – atrioventrikulärer 386
- – Auswahlkriterien 382
- – dualer 386
- – implantierbarer (s. auch ICD)
- – – Fehlfunktion, mögliche 408
- – – Stimulation, antitachykarde 347
- – – Wahrnehmung, Programmierregel 423
- Defibrillatorelektrode 391 ff
- Defibrillatorimplantation 391 ff
- Defibrillatorsonde, rechtsventrikuläre 399 f
- Defibrillatortherapie
- – Indikation 316 ff
- – Komplikation 407 ff
- DEFINITE-Studie 324
- Deisenhofer-Studie 383
- Depolarisation
- – extrinsische 161
- – örtliche 71
- Desinfektion 108, 399
- Detektion, Schrittmachersonde 97

Detektionsalgorithmus 358
– frequenzbasierter 359 f
– – Kammerflimmern 359 f
– – Tachykardie, ventrikuläre 361
Detektionskriterium 427
– erweitertes 425
Detektionsparameter, erweiterter 425
Detektionsverbesserungsalgorithmus 361
Detektorstatus 307
Dexamethason, Reizschwellenverlauf 100
DFT 344 f
Diagnosefunktion, wählbare 180
Diagnostik, präoperative 107, 139 f, 398
Diastole 71
Diebstahlsicherungsanlage 308
Digitalis 25
Discontinuous transmission mode (DTX) 309
Discovery II
– Histogramm 167
– Wahrnehmungs- und Stimulationshistogramm 167
– Zähler, diagnostischer 168
Diskrimination 97
– Signalmorphologie 231
Disopyramid 45
Disopyramid
– Defibrillationsschwelle 437
– Syndrom, vasovagales 45
D00-Modus 153
D-Netz 309
Dobutamin 72
Doppler-Echokardiographie, transmitrale 277
Double counting 296 f
Dual Chamber and VVI Implantable Defibrillator Studie (DAVID) 383
– Dual Chamber&Atrial Tachyarrhythmia Adverse Events Study (DATAS) 383
Dual Demand Mode s. Mode-Umschaltung
Dual-coil-Elektrode 391
– integriert bipolare, Aufbau 394
Dual-coil-System, hot can 341
Dual-coil-System, cold can 341
Dual-Demand-Prinzip 214
DVI-Modus 152 f
Dynamic Atrial Overdrive (DAO) 221 ff
Dynamisches AV-Delay 205 ff
Dynamische Wavelet Morphologie Erkennung s. Wavelet-Kriterium 427
Dysplasie, rechtsventrikuläre, arrhythmogene 325
Dystrophie, myotone 6
– Schrittmacherindikation, prophylaktische 9

E

EAS (Elecronic article surveillance) 308
EAS-Anlage 308
EAS-Gate 308
EAS-System 308
Echokardiogramm, Ventrikel-Asynergie 69 f
Echokardiographie, transösophageale 144
EGM s. Telemetrie-Elektrogramm
EGM-Ableitung, intrakardiale 161

EGM-Aufzeichnung 180
EGM-Beispiel 376
EGM-Breite 364
EGM-Konfiguration 182
Eigenrhythmus 146
– Überprüfung 263
Einflusstrakt, rechtsventrikulärer 126
Einführhilfe, Entfernung 132
Einführungsbesteck, Vorschub 110
Eingriff, herzchirurgischer 5
Eingriff, operativer 398 f
Einkammer-Betriebsart 151 f
Einkammer-ICD
– Auswahlkriterium 382
– SQ-Array 395
Einkammermodus 159
Einsensoren-Schrittmacher 287
Ejektionsfraktion 330
EKG
– Annotations-und Intervallmarker 161
– Kriterien, Mobitz-Typ 11
Electronic article surveillance (EAS) 308
Electrode-tissue-interface 101
Electromagnetic interference (EMI) 305
Elektrode 392
Elektrodendaten, gemessene 260
Elektrodenisolation 393
Elektrodenkonfiguration 391
Elektrodenkörper 392
Elektodenoberfläche, Vergleich 104
Elektroden-Design 231
Elektrodenimpedanz s. Stimulationsimpedanz
Elektrodenimpedanzmessung, kontinuierliche 261
Elektrodenkopf, Miniaturisierung 102
Elektrodenoberfläche, geometrische 102
Elektrodenradius 102
Elektrodenspannung 102
Elektrogramm
– atriales 98
– Aufzeichnung 178
– rechtsventrikuläres, bipolares (V-EMG) 355
– ventrikuläres, unipolares 305
Elektrographie, linksatriale 280
Elektrokardiographie
– Kammerflimmern 337
– Sinusrhythmus 337
Elektroschock 338 f
ELT s. Schrittmachertachykardie
Emery-Dreifus-Muskeldystrophie 6 f
– AV-Blockierung 6 f
– Schrittmacherindikation, prophylaktische 9
EMI (Electromagnetic interference) 306
Empfindlichkeit 146
– atriale 148
– – AV-Block III.Grades 253
– – AV-Block II.-III.Grades 256
– ventrikuläre 148
Empfindlichkeitsanpassung, automatische
Empfindlichkeitsanpassung, automatische (automatic sensitivity control) 356 f
– – Darstellung, schematische 356 f
– – Modell 239
– – Sicherheitsmargen (SnM) 240
Endokarditis 6, 143
Endpunkt Mortalität 73 f
Energiebilanz 188

Entlassungstest 405
E-Netz 309
EOL-Frequenz 158
Episoden-Tagebuch 173 f
Episoden-Tagebuch-Speicher 174
Ereignis, kardiales 305
Ereignismarker 159
Ereignisübersicht 180
Ereigniszähler 164 ff
– Ausdruck 166
– Speicherdaten, Zuordnung 167
– Stimulation 164 f
– – Frequenzzuordnung 166
– Wahrnehmung 164 f
– – Frequenzzuordnung 166 f
– Zuordnung, zeitliche 169
Ereigniszähler-Histogramm
– Interpretation 165
ERI-Frequenz 158
Erkrankung
– infiltrative 6
– myokardiale 5
– neoplastische 6
– neuromuskuläre 5
Erregungsausbreitung 66 f
Ersatzrhythmus, ventrikulärer 4
Erstimplantationsindex 1
Erwartungsintervall (EI) 147
Escapeintervall 147
Evoked Response 231
Extraktionsbesteck 142
Extraktionshilfe 142
Extrasystole, ventrikuläre (VES) 160
– – Diagnose, falsch-positive 169
– – Langzeit-Kammerfrequenzhistogramm 168
– – Oberflächen-EKG 167
– – 24-Stunden-Holter 171
– – Zweikammer-Schrittmacher 170
Extremitäten-EKG 136

F

Fahrradergometer 238
Fallback 190 f
- Mode Switching (FMS) 208 ff
Far-Field-Sensing-Test (FFS-Test) 268 f
Faserlänge, lokale 71
Feed through capacitor 309
Feed-through-Kondensator 310
Fehlfunktion, Defibrillator, implantierbarer 407
Feldstärke 102
Fernfeld-R-Wellen-Identifikation, PR-Logic 375
Fernfeld-R-Wellen-Kriterium 374
Fibrosierung, idiopathische 5
FIFO (first in first out) 169
Filter 306
Filtercharakteristik, Eingangsverstärker 306
Fingerelektrode, subkutane 394
Fixed tilt 341 f
Fixed time 341 f
Flecainid
– Defibrillationsschwelle 437
– Reizschwellenverlauf, ventrikulärer 176
Flussdichte, magnetische 308
Flywheel 190 f
FMS s. Fallback Mode Switching

Foot-print 303
Foramen ovale 128
Frequenz
– atriale
– – gefilterte 210
– – mittlere 210, 213, 215 f
Frequenzabfall, Belastungsende 288
Frequenzabfallreaktion (FAR) 192 ff
Frequenzabsenkung 256
– nächtliche 187
Frequenzadaption 79, 388
Frequenzanpassung 76 ff
Frequenzanstieg, abrupter 363
Frequenz-Aufzweigung 377
Frequenzbeschleunigung, AES (APAC) 221 ff
Frequenz-Detektionszone
– Aktivierung 359
– Auswahl 358
Frequenzglättung 190 f
– unwirksame 192
Frequenzhistogramm 166
Frequenzhysterese 146 f, 186 f
– AV-Block III.Grades 251
– Indikation 186 f
Frequenzinkompetenz 77
– behandlungsbedürftige 88
Frequenzkompetenz, physiologische 78
Frequenzminderung 158
Frequenzmodulation
– Anpassung automatische 293
– Messprinzip 286
– sensorabhängige 285
– Signal 286
– Verfahren, gebräuchliches 286
Frequenzprofil
– 24-Stunden-Holter 170
– physiologisches 187
Frequenz-Profildiagramm 173 f
Frequenzregulationsstörung, atriale 34
Frequenzsprung, plötzlicher (s. auch Onset) 426 f
Frequenzstabilität 361 f
Frequenzsteuerung, Justierung, automatische 290
Funktionsabfolge, atrioventrikuläre 67 f
Fusions- und Pseudofusionsschläge 233 f

G

Gleichstrom-Defibrillator 337
Gradientenfeld 310
Grenzfrequenz, obere 147
Grundfrequenz 147
– AV-Block III.Grades 250
– AV-Block II.-III.Grades 256
Grundintervall 147
Guidant
– Annotation 160
– R-R-Intervallstabilitäts-Algorithmus 362

H

Hämochromatose 6
Hämodynamik 66 f
Hautschnitt
– Defibrillatorimplantation 399, 419
– Schrittmacherimplantation 109, 141

Herz
– Funktionsabfolge, elektromechanische 66 ff
– Hämodynamik 66
– Struktur, anatomische 111
Herzchirurgie 5
Herzerkrankung, koronare 5
Herzfehler, angeborener 325
Herzfrequenz (s. auch Frequenz)
– anhaltend hohe, Programmierempfehlung 427 f
– Leistungsspielraum 76 f
– niedrige, Frequenz-Detektionszone 359
– Norm, physiologische 77
– Spiroergometrie 82
Herzfrequenz-Leistungskurve 77
Herzfrequenzvariabilität versus Herzfrequenz 303
Herzfunktion, diastolische 273 ff
Herzinsuffizienz
– fortgeschrittene 84
– medikamentenrefraktäre 53
– NYHA III/IV 323
– NYHA-Stadium III 53, 73
– symptomatische 54
Herzklappenerkrankung 325
Herzkrankheit, koronare (KHK) 316
– – Primärprävention 321
– – Primärprophylaxe 321
Herz-Kreislauf-Stillstand 329
Herzminutenvolumen 67
Herzohr 111
Herzoperation
– Rhythmusstörung, bradykarde 49 f
– Schrittmacherimplantation, Inzidenz 40
Herzrhythmus, Muster-Zuordnung, PR-Logic 373
Herzrhythmusstörung, bradykarde 22
Herzschrittmacher s. Schrittmacher
Herztod, plötzlicher 12 f
– – Epidemiologie 316
– – Erkrankung, assoziierte 325
– – Grundkrankheit 319
– – ICD-Therapie 316 f
– – Sekundärprävention, Metaanalyse 319 f
– – Neugeborenes 12
– – Primärprävention, KHK-Patient 320
– – Primärpräventionsstudie 325
– – Primärprophylaxe 318, 320
– – Sekundärprophylaxe 318
– – Studien 318
– – Ursache 316
Herztransplantation 50 f
– Bradykardie, persistierende 51
– Schrittmacherimplantation, Inzidenz 50 f
– Warteliste, ICD-Implantation, 325
Herzvene
– große 129
– mittlere 129
Herzzeitvolumen, Stimulationsfrequenz 82
Herzzyklus, Druck- und Volumenverhalten, atriales 68
High Rate Timeout (Medtronic) 367
His-Bündel-Pacing 126
His-Purkinje-System 18 f
Histogramm
– Arrythmie-Dauer 175

– Frequenzzuordnung
– – Kammer 167
– – Vorhof 167
Hochfrequenzchirurgie 307
Hochfrequenzepisode, atriale 182
Hochimpedanz-Elektrode 101, 103
Hochohmkonzept 103
Hochspannungsleitung 307
HOCM s. Kardiomyopathie, hypertrophisch obstruktive
Holter-Daten 214
Homöostase 80
Hot-can-Konfiguration 340
Husten-Synkope 8
Hysterese 147
– repetitive 187
Hysteresefunktion 147
Hystereseschaltung
– Frequenzabfallreaktion (FAR) 192
– Indikation 187

I

ICD
– biventrikulärer, Markerkanalregistrierung 297
– Detektionszone 358
– Generation, neue 298
– integrated bipolar Anordnung 308
– Pacing, biventrikuläres 385
– Therapiezone 358
– Vorhoftherapiefunktion 385 f
ICD-Aggregat
– Auswahl 397
– Programmierung 404 f
ICD-Ausweis 404
ICD-Back-up 391
ICD-Deaktivierung, Indikation 331
ICD-Detektionsalgorithmen 354 ff
ICD-Elektrode
– Charakteristik 392
– Defekt 413
– Langzeitproblem 394 f
– Querschnitt 393
ICD-Ersatzgerät 331
ICD-Explantation, Indikation 331 f
ICD-Funktion, Kontrolle, technische 299
ICD-Implantation
– Abschluss 403 f
– ambulante 398
– Aufklärung 398
– Geschichte 396
– Implantationsseite 398
– Indikationsstellung 326 ff
– – Untersuchung, vorausgehende 330
– Komplikation, perioperative 405
– Prämedikation 398
– rechtspektorale 340
– Risiko-Nutzen-Analyse 327 f
– stationäre 398
– subklavikuläre 396
– Therapie, postoperative 404
– Voraussetzung 397
– Zugang, peripher venöser 398
ICD-Indikation
– altersbezogene 331
– geschlechtsbezogene 331
– rassenbezogene 331
ICD-Indikationsleitlinie 326 ff
ICD-Komplikation, chirurgische 418 ff

ICD-Patient
– Begleittherapie, medikamentöse 434 ff
– Katheterablation 437 f
ICD-Sonde
– Aufheizung 311
– Auswahl 397
ICD-Sondenanschluss, ICD-Aggregat 404
ICD-Sondenvorschub 399
ICD-Studie 317 f
– Primärprävention 321
ICD-System
– endokardiales 340
– epikardiales 339 f
– Freilegen, chirurgisches 419
– transvenöses, Schockkonfiguration 341
ICD-Tasche, ICD-Implantation 403 f
ICD-Therapie
– Arrhythmie, ventrikuläre 316, 325
– Herzkrankheit, koronare 321
– Herztod, plötzlicher 316, 325
– Indikation, Entwicklung, historische 316 ff
– ineffektive 408, 417
– Kardiomyopathie, nicht-ischämische 324
– Nachsorge 423 ff
– primär-prophylaktische 323
– unterbleibende 408, 414
– Ziel 316
– Zur99999Fückhalten 415
ICD-Therapieabgabe, inadäquate 407
– – Bedeutung, klinische 407
– – Oversensing 410
– – Tachykardie, supraventrikuläre 407 f
– – Ursache 408
ICD-Wahrnehmungsverstärker 354 f
Identity DR, Ereigniszählerausdruck 166
Impedanz 115
– Variation, hohe 117
Impedanzkardiographie 282
Impedanzmessung
– transthorakale 288
– Sondenisolationsproblem 260
Implantat
– aktives 311
– MR-kompatibles 311
Implantationsseite, Auswahl 108
Implantationssystem, linksventrikuläres 95
Impulsamplitude 146
– atriale 148
– AV-Block III.Grades 253
– ventrikuläre 148
Impulsbreiten-Reizschwelle 101
Impulsdauer 146
– AV-Block III.Grades 253
Impulsform, monophasische 343
Impulsparameter, Optimierung 264
Impulspolarität, AV-Block III.Grades 253
Infarkt, vorausgegangener, ICD-Studie 321
Infarktrandzone, Wiedereintrittskreis 349
Infektion
– Art 143
– AV-Block-Ursache 6
– Behandlung, Stufenschema 143
– Defibrillatortherapie 420 f
– Frühkomplikation, postoperative 120 f

– Komplikation, chirurgische 139
– Prävention 144
– Symptom 144
– Vorgehen
– – grundsätzliches 143 f
– – operatives 144
Inkompetenz, chronotrope 285 f
– – Prävalenz 77 f
Inotropie, positive 72
Instandhaltung 314
Instrumentarium, chirurgisches 106
Intention, hämodynamische 294
Interferenz, elektromagnetische 412 f
Intervallmarker 161
Intervention, rhythmuschirurgische 27
Interventionsfrequenz 250
Inzision 109
Isolation 392
Isolationsdefekt 260
Isolations-Elastomer 94

K

Kammerflattern, Untersensing 414
Kammerflimmern (VF) 121, 336 ff
– Algorithmus, frequenzbasierter 359
– Elektrokardiographie, typische 337
– Elektrophysiologie 337
– Hintergrund, historischer 336 f
– idiopathisches 325
– Phasen 338
– Schrittmacherimplantation 121
– Ursache 336
Kammerfrequenz
– nächtliche 302
Kammer-Langzeithistogramm 168
Kammerrhythmus 219
Kammerseptum 125 f
– Ansteuerung 126
– Dynamik 57
Kammertachykardie
– Darstellung, schematische 349
– schnelle 352
Kardiomyopathie
– dilatative
– – Aktivitätstrend 299 f
– – AV-Blockierung 5
– hypertrophisch obstruktive (HOCM) 55 ff
– – – AAI-Stimulation 58
– – – DDD-Stimulation 58
– – – DDD-/VDD-Schrittmacher 91
– – – ICD-Implantation 325 f
– – – Kammerseptum 125 f
– – – Dynamik 57
– – – Molekulargenetik 55
– – – Prävalenz 55
– – – Schrittmacher-Behandlung 57 f
– – – SM-Therapie, Leitlinie 59
– – – Symptomatik 55
– – – Therapie 56
– nicht-ischämische, ICD-Therapie 323 f
Kardioversion 27
Kardioversion
– niederenergetische, Programmierempfehlung 432 f
– Vorhofflimmern 27
Kardioverter-Defibrillator, implantierbarer s. ICD 337, 434
Karotisdruck 10
Karotissinus, hypersensitiver 8

Karotissinus-Massage 39 f
– Schrittmachereffekt 40
Karotissinus-Syndrom
– Definition 38 f
– Diagnostik 39
– Pathophysiologie 39
– Zweikammerschrittmacher 91
Karzinoid 6
Katecholamin 10
Katheter 128
– teleskopierbarer 131
Katheterablation
– erfolgreiche 438
– ICD-Patient 437 f
– Mortalität 438
– Tachykardie, supraventrikuläre 437 f
– – ventrikuläre 438
Katheterspitze, Röntgen-Kontrast-Darstellung 129
Kearns-Sayre-Syndrom 6 f
– AV-Block, II.Grades 9
– Schenkelblock, alternierender 7
– Schrittmacherindikation, prophylaktische 9
Kernprotein-Defekt 9
KHK s. Herzkrankheit, koronare
Kipptisch-Test 43
Klappenersatz 49
Koch-Dreieck 136
Kodan-Tinktur 108
Kohlendioxidabgabe, Spiroergometrie 82
Kollagenose 5 f
Kommunikationstechnik, Störquelle 312
Kompetenz, chronotrope 88
Komplikation
– chirurgische 139
– – Definition 139 f
– – postoperative 140
– perioperative
– – Defibrillatorimplantation 405 f
– – Schrittmacherimplantation 119 f
Kondensatorentladung 341 f
Kondensator-Kapazität (C) 341 f
Kontrastmitteldarstellung, nicht gelungene 111
Kontrolle
– messtechnische 314
– sicherheitstechnische 314
Koronarbypass 49
Koronarphlebogramm 134
Koronarsinus
– Anatomie 120, 129
– Sondenplatzierung 111
Koronarsinusostium 136
– Sondierung 128
– – Katheter 128
– – Technik 128 f
Koronarsinus-Phlebogramm 129 f
Koronarvene
– Anatomie 129
– geeignete, Auswahl 129
– Sonden-Navigation 130
– – Platzierungsproblem 131 f
Kreiserregung 194
Kurzzeitbelastung, alltägliche 287

L

Ladungs-Pulsbreiten-Beziehung 103
Langzeit-Kammerfrequenzhistogramm 168

Sachverzeichnis **445**

Langzeit-Vorhoffrequenzhistogramm 169
LAO-Projektion
- Koronarangiographie 130
- Koronarphlebogramm 134
Lead-Impedance s. Stimulationsimpedanz
Leistungsspielraum, Herzfrequenz 77
Leistungssteigerung, Stimulation, frequenzvariable 79
Leiterelement 93
Leitermaterial 94
Leitung, retrograde 266 f
Leitungsstörung
- atrioventrikuläre 3
- - Ätiologie 4
- - Darstellung, schematische 4
- - DDDR-System 91
- - Definition 3
- - Diagnose 8 ff
- - funktionell bedingte 4
- - morphologisch bedingte 4
- - nach Myokardinfarkt 22 f
- - Schrittmacherindikation 8 ff
- - - Übersicht 15 f
- AV-/faszikuläre 88
- bifaszikuläre/trifaszikuläre, chronische 21
- infranodale 10
- intraventrikuläre 17 ff
- - Ätiolgie 18
- - Definition 17 f
- - Diagnose 18 f
- - nach Myokardinfarkt 22 f
- - Schrittmacherindikation 18 f
- nodale 10
Leitungstest, retrograder 163 f
- - VDI-Modus 267
Leitungsverzögerung, lokale 134
Lidocain 345
- Defibrillationsschwelle 437
Limb-Girdle Dystrophy 9
Linksherz-Sonde 85
- Eigenschaft 94
- Versagerquote 85
Linksschenkelblock
- Schrittmacher-Therapie
- - Indikationskriterium 53
- - Komplikation, akute 120
- Resynchronisationstherapie 53, 73
Lithium-Jod-Batterie 157
Lokalanästhesie 109
Lone atrial fibrillation 25
Long-QT-Syndrom (LQTS) 59 f
- angeborenes 59
- Basistherapie 60
- erworbenes 59
- ICD-Implantation, nötige 325 f
Long-Short-Cycle Konstellation 59
Low-Threshold-Elektrode 103
Luftembolie 121
Lupus Erythemathodes, systemischer 6
LV-Asynchronie, mechanische 54
Lyme-Erkrankung 6

M

MADIT 321
MADIT-II-Debatte 323
Magneteffekt
- automatischer 263
- synchroner 263

Magnet-EKG 262
Magnetfeld, statisches 310
Magnetfrequenz 158, 262
Magnetmodus 310
Magnetresonaz-Tomographie (MRT)
- Arrhythmie 310
- Einwirkmöglichkeit 310
- Implantat, MR-kompatibles 311
- Kontraindikation 310 f
- Sonden-Aufheizung 311
Magnettest 262
Makro-Reentries 134
Managed oder Minimal Ventricular Pacing (MVP) 200 ff
Mandrin, steuerbarer 135
Marker 160
Marker-Ableitung 162
Marker-Annotation
- DDD-Schrittmacher 98
- Oberflächen-EKG 162
Marker-EKG 160
Marker-Telemetrie 159
Maximalenergie 387
Maximalfrequenz 147
- AV-Block III.Grades 251
- sensorinduzierte 81
Maximum Time to Diagnosis (MTD) 367
- - - Fib Therapy (MTF) 367
Maximum tracking rate 251
MD-Diskriminierungs-Algorithmus 365 f
MD-Kriterium s. Morphologiekriterium
Medizinprodukte-Betreiber-Verordnung (MPBetreibV) 313
- Pflicht 314
Medizinproduktebuch 314
Medizinproduktegesetz (MPG) 313 f
Medizinprodukte-Sicherheitsplan-Verordnung (MPSV) 313
Medizinprodukteverordnung (MPV) 313
Medtronic, Stabilitätsalgorithmus 363 f
Mehrkanal-EKG 243
Messparameter
- signalanalytischer 426
- statistischer 425
Messung, intraoperative 115 f, 401 ff
Mess-Zeitfenster 232
Metoprolol 318, 435
Mexiletin, Defibrillationsschwelle 437
Mikrodislokation 103, 117
Mikro-Tip-Elektrode 102 f
Miktions-Synkope 8
Mineralokortikoide 45
Mitochondriopathie 9
Mitralklappen-Doppler 273
Mitralklappenöffnung 68
Mobilfunk 309 f
Mobitz-Typ I AV-Block (Wenckenbach-Block) 10 f
Mobitz-Typ II AV-Block 11
Mode Switch (MS) 208 ff
- Algorithmus, standardmäßiger 216
- Charakteristika 211 f
- Histogramm 172 f, 270
- Logistik-Speicher 173
- Programmierung 216
Mode-Switch-Test (AMS-Test) 269 ff
Mode-Umschaltung (Dual Demand Mode) 208 ff
Modusumstellung 181
Moduswechsel
- automatischer 256
- Kriterium 200

Morphologiediskriminierung, St.Jude Medical 366
Morphologiekriterium (MD-Kriterium) 427
Mortalität 84
MRT s. Magnetresonaz-Tomographie
MS s. Mode Switch
Musculus pectoralis 109
Muskelfaser, Arbeitsdiagramm 71
MVP (Managed oder Minimal Ventricular Pacing) 200 ff
Myokarderkrankung, fortgeschrittene 72
Myokardinfarkt, akuter
- - Leitungsstörung, atrioventrikuläre 23
- - Therapie, antibradykarde 64
- - AV-Block 5
Myokarditis 325
Myokardschädigung 25
Myopotential, diaphragmales 410 f
Myopotential-Oversensing 185
Myopotentialtest 272
Myosignal, Generierung 271
Myosignal-Oversensing 184
Myosignaltest 270

N

Nachsorge 388
Nachtprogramm 187 f
Nahtmaterial 106
Narkoseverfahren, Auswahl 399
Natriumkanalblocker 435
NCAP (nicht atriale Stimulation, konkurrierende) 188 f
Nekrose 308
Nervensystem, autonomes 25
Neugeborenes 12
Neuimplantation 143
Non-Thorakotomie-System 340
Non-tracking-Modus 215
Noradrenalin-Overflow, kardialer 80 f
Notfallausrüstung 243

O

Oberflächen-EKG
- AV-Blockierung 3
- AV-Intervall, optimales 280 f
- AV-Zeitprogrammierung 273
- DDD-Schrittmacher 98
- Exitblock, atrialer 162
- Tachykardie, supraventrikuläre, paroxysmale 162
- VES 167
- Vorhof- und Kammerstimulation 167
Onset-Algorithmus 369
Onset-Kriterium, Analyse 371
Onset-Mechanismus 172
Operation
- ambulante 107
- Daten, Vergleich 122
- herzchirurgische s. Schrittmacherimplantation
- Vorbereitung 107, 398
OP-Feld, Abdeckung 108 f
OptiVol Index 303 f
Ösophagus-EKG, AV-Zeit-Optimierung 279 f

Ösophagus-Elektrogramm 273
Ösophagussonde 65
OTW-Technik (Over-the-wire-Technik) 131
Output-Regelung 230 ff
Overdrive-Algorithmus, nach Mode-Switch 224 f
Oversensing
– ICD-Elektrode 395
– T-Welle 412
– ventrikuläres 184 f
Over-the-wire-(OTW)Technik 131

P

Pace Conditioning 221 ff
Pacemaker-Syndrom 68
Pacing
– Annotationsmarker 159
– antitachykardes 228
Pacing System Analyzer (PSA) 107
PAC-Response 221 ff
PAC-Suppression 221 ff
PARAD 369
PARAD+Algorithmus 369 f
PARAD-Algorithmus 430 f
– Programmierempfehlung 431
Parameter
– permanent programmierter 181 f
– programmierbarer 156
Patch-Elektrode 64
– epikardiale 340
Patient
– herzinsuffizienter 287
– – ADL-Frequenz 292
– sportlich ambitionierter 187
Patientenaufklärung 107
Patientendatei 314
Patientendaten 156
Patienteninformation, schriftliche 314
Patientensicherheit 305 ff
Peak Endocardial Acceleration (PEA)
– AV-Zeit-Optimierung 282
– Messprinzip 286
Perforation 143 f
Phase-IV-Block 6
Phasenverschiebung, mechanische 69
Piezo/MV 290
Piezo/QT 290
Platzierungsproblem, Sondennavigation 131 f
Plazeboeffekt 73
PMT s. Schrittmachertachykardie
Pneumothorax
– Frühkomplikation, postoperative 120 f
– Komplikation, postoperative, chirurgische 140
Polarisation 102
– Abklingen 232
Polarisationsminderung 231
Polarisationsspannung 102
Polaritätsumkehr 340
Polyurethan 94, 393
– Elektronisolation 393
– Sondenaufbau 94
Post atriales Blanking (PAVB) 252
Post Exercise Rate Control 221 ff
Post Mode Switch Overdrive Pacing (PMOP) 221 ff
Post-Schock-Wahrnehmung 367
Postbestrahlungsschaden 6

Postextrasystolische Pausen-Suppression (PEPS) 221 ff
Postventrikuläre atriale Refraktärzeit (PVARP) s. Refraktärzeit, atriale, postventrikuläre
Postventrikuläres Atriales Blanking (PVAB) 209
Prämedikation 108
P/R-Amplitude 115
Prilocain 109
PR Logic 373
PR-Logic
– Detektionskriterien 375
– Muster- und Frequenzanalyse 429
– Rhythmuszuordnung 374
PR-Logic-Zone 373
Procainamid 437
Programmierbeispiel 424
Programmierregel 423
Programmierung
– Hystereseschaltung 187
– indikationsbezogene, ICD-Therapie 423 ff
– Nachtprogramm 188
Propafenon 437
PVAB, AV-Block III.Grades 253
PVARP s. Refraktärzeit, atriale, postventrikuläre
PVC-Response 197 f
P-Welle, Oversensing 412
P-Wellenamplitude 116
P-Wellen-Histogramm 172

Q

QRS-Morphologie 364
– Bradyarrhythmia absoluta 25
– ICD-Detektionsalgorithmus 364
– Stimulation, links/bi/rechtsventrikuläre 296
QT-Intervall 283
QT/MV-Sensor 290
QT-Zeit, stimulierte 288
Qualitätssicherung 121 f
Quasi-Wenckebach-Schaltung 195

R

Ramp-Stimulation 349 f
– Darstellung, schematische 350
– Scan-Schema 352
RAM-Speichersystem 164
RAO-Darstellung, Koronarangiographie 130
RAO-Projektion 131
Rate adaptive AV-Delay 205 ff
Rate Branch 377
– Stability 361 f
Rate Drop Response (RDR) 192 ff
Rate Response 219
Rate Smoothing 190 f
Rate-Drop-Algorithmus 192
Rate-Stability-Programmierung 363
RC-Konstante 341 f
Read-Switch 309
Reanimation, kardiopulmonale (CPR) 339
Redetektionsalgorithmus 367 f
Reentry-Kreis
– Entstehung 348

– Vorhofflattern, atypisches 134
Reentry-Mechanismus 347 f
Reentry-Tachykardie, schrittmacher-vermittelte 196
Referenz-Vektor (Rhythm-ID) 427
Refraktärität 307
Refraktärperiode 148
– atriale, totale (TARP) 149
– postventrikuläre, atriale (PVARP) 149
– ventrikuläre 149
Refraktärzeit
– atriale
– – postventrikuläre
– – – automatische (frequenz-abhängige) 195 ff
– – – AV-Block III.Grades 252
– – – Verkürzung, automatische 195
– – totale 195
– ICD-Detektionsalgorithmus 354
– Kammer 146
– ventrikuläre 251 f
– Vorhof 146
Refraktärzeitmarker 160 f
– EKG-Darstellung 161
Regelung 80
Regulation versus Steuerung 80
Reisen, Störquelle 312
Reizantwort
– Detektion 231
– ventrikuläre 295
Reizschwelle 115 f
– atriale 117
– chronische 176 f
– hohe 117
– Schrittmachersonde 100 f
Reizschwellendiagnostik, ventrikuläre 175
Reizschwellensicherheitstest 263
Reizschwellenverlauf, postoperativer 176
Reizzeit-Spannungskurve 102 f
– automatisch erstellte 265
Relaxationsstörung
– AV-Sequenz-Optimierung 276
– linksventrikuläre, Spiroergometrie 283
Repetitive versus Beat-to-Beat-Kontrolle 233
Restlaufzeit 261
Resynchronisation 72 ff
– effektive 129 f
– Kriterien 127
– Tachykardie, atriale 298 f
Resynchronisationssystem (CRT-System)
– ICD-Back-up 391
– Platzierung 401
– Reizantwort, ventrikuläre 294 f
– Reizschwellentestung 296
Resynchronisationstherapie, kardiale (CRT) 72 ff
– – Intention, hämodynamische 294
– – Myokarderkrankung, fortgeschrittene 72 ff
– – Schrittmacher-Indikationskriterium 53 f
– – Sinusrhythmus 73
– – Verbesserung, funktionelle 73
Revisionseingriff 139 ff
– Anästhesieform 141
– Diagnostik, präoperative 139
– Vorbereitung, präoperative 139 ff

RF-Ablation 6
RF-Feld 310
Rheobase 265
Rhythmusstörung
– atriale, Klassifizierung 228
– bradykarde, herzoperationsassoziierte 49 ff
– – – Leitlinie 52
– Prognose 4
– ventrikuläre, EGM 161
Risikoabschätzung 310
Risikopatient, asymptomatischer 329
Ritter, AV-Zeit-Optimierung 278
ROM-Speichersystem 164
Röntgen-Kontrast-Darstellung, Katheterspitze 129
Röntgenkontrolle, postoperative 119, 405
– – – Defibrillatorimplantation 405
– – – Schrittmacherimplantation 119 f
RR-Intervall, Regularität 373
R-R-Intervallstabilität 361 f
R-R-Intervallstabilitäts-Algorithmus, St.Jude Medical 362
Rückschalt-Kriterien 215
Ruhefrequenz 187 f
– AV-Block III.Grades 251
– Sinusknoten, kranker 257
Ruhegleichgewicht 80
RVOT (rechtsventrikulärer Ausflusstrakt) 125
– versus RVA Stimulation 125
R-Wellenamplitude 115

S

Safety Pacing (Sicherheitsstimulation, ventrikuläre) 150
Safety-Timer 367
Sarkoidose
– AV-Blockierung 6
– ICD-Implantation 325
Sauerstoffaufnahme, Spiroergometrie 82
Scan-Stimulation 351
SCD s. Herztod, plötzlicher
SCD-HeFT 324
Schenkelblock, alternierender 7
Schlafapnoe-Syndrom 60
– Leitlinie 60
– SM-Therapie 14
Schlaffunktion 187 f
– AV-Block III.Grades 251
Schock
– inadäquater
– – Grund 381
– – Vermeidungskriterien, firmenspezifische 387
Schockabgabe
– inadäquate 407
– – Elektrodendefekt 413
– – Interferenz, elektromagnetische 412
– – ineffektive 417
Schockableitung, EGM 372
Schockbestätigung 433
Schockeffektivität 338
Schockenergie 339
Schockform, biphasische 344
Schockimpuls
– biphasischer 343
– monophasischer 342 f
– Morphologie 340 f

Schock-Impuls-Charakteristik 342 f
Schockkondensator, Kapazität 343
Schockkonfiguration 344
Schockvektor 339
Schockwendeln 392
Schraubsonde 114
– aktiv fixierte, bipolare 101
Schraubsondenimplantation 116
Schrittmacher 51
– aktiver 67
– Auswahl 85
– Ausweis 119
– AV-Überleitungsprüfung 87
– Belastbarkeit, Studie 85
– Daten
– – diagnostische 155
– – Überprüfung 259
– Differentialtherapie 85 f
– Einstellung 174, 250
– Elektronik, Schaden 308
– Freilegen 141
– Frequenzmodulation 285
– frequenzvariabler 79
– Funktion 146 ff
– – diagnostische 155 f
– – Kontrolle, technische 299
– – statistische 164
– – – Bedeutung, klinische 164 f
– Hautschnitt 141
– Hämodynamik 66 ff
– Herzinsuffizienz
– – fortgeschrittene 84 f
– – Studie 85
– Indikation, prognostische 86 f
– Intervention 70
– Komplikation 85
– – Vorhofelektrode 85
– Kontrolle 243
– Lebensqualität 85
– Messdaten, telemetrische 259
– Modell 211 f
– Nachkontrolle
– – Anamnese 259
– – erste 257 f
– – – Ablauf 258 f
– – Schrittmacherdaten, Überprüfung
– Parameter, Einstellung, indikationsbezogene 250
– Prognose, beschränkte 86 f
– Programmierung 119 f, 243
– Qualitätssicherung 122
– resynchronisierender 298
– Selbsttest, automatischer 263
– Speicher 164
– – Elektrogramm 176 f
– – Funktion, Limitation 169
– Steuerung 97
– Stimulationsbedarf, seltener 86
– Systemanforderung 88
– – Algorithmus 86
– – Evidenzgrad 88
– – Indikationsklasse 88
– – Kriterien 90
– – Systemwahl 51, 84 ff
– Thromboembolie, Vorhofflimmern 85
– Vorhofflimmern, permanentes 87
– Wahrnehmungskreis, Detektorstatus 307
Schrittmacher-Abhängigkeit
– Einstufung 246
– Programmierung 263
– Störeinfluss 309

Schrittmacheraggregat
– Programmierung 119 f
– Sondenanschluss 118
Schrittmachereffekt 40
Schrittmacher-Holter-Registrierung 169 f
Schrittmacherimplantation (s. auch Schrittmacher-Operation) 106 ff
– Frühkomplikation, postoperative 121 f
– Komplikation, akute 120
– Kontrolle, postoperative 244
– Nachkontrolle 244
– permanente 49 f
– prophylaktische 6
– – Übersichtstabelle 9
– Therapie, postoperative 119
– Voraussetzung, apparative 106
– – infrastrukturelle 106
Schrittmacherindikation
– Leitungsstörung
– – atrioventrikuläre 8 f
– – intraventrikuläre 18 f
– nicht primär antibradykarde 53 f
– prophylaktische
– Erkrankung, neuromuskuläre 9
– Patient, asymptomatischer 18
Schrittmacherinfektion s. Infektion
Schrittmacher-Nachsorge 243 ff
– Funktion, diagnostische 185
– Funktionstest 243
– indikationsbezogene 258
– Therapiekontrolle 243
Schrittmacher-Operator, Anforderung 107
Schrittmacher-Operation
– Probleme 109
– stationäre, Kriterien 107
Schrittmacher-Register 122
Schrittmacher-Schnittstelle 93
Schrittmacher-Sonde (s. auch Sonde) 95 f
– Aufheizung 311
– Auswahlkriterium 95 f
– bipolare 96
– Funktion 97
– Funktionsmerkmal 104
– Implantation, Handling 96
– Status 259
– steroideluierende 101
– unipolare
– – Problematik 183
– – Überlebensstatistik 96
– Zuverlässigkeit 96 f
Schrittmacher-Syndrom 68
Schrittmacher-System
– Neuimplantation 143
– unipolares, Antennenfeld 108
Schrittmacher-Systemwahl 51
Schrittmachertachykardie (PMT, ELT)
– Erkennung 198 f
– Interpretation, statistische 165
– Intervention 198 f
– Management 254
– Vermeidung 194 ff
– Prävention 198 f
– Prophylaxe 195
– Terminierung 198 f
– Test 266 f
– Umprogrammierung 198 f
– Unterbrechung 194 ff
Schrittmachertasche 118
– Implantation 118 f
– Nachsorge 243

Schrittmacher-Taschenhämatom 118 ff
Schrittmacher-Tascheninfektion 118
Schrittmacher-Therapie
– Empfehlung 13 f
– Indikation 1 ff
– – prognostische 2, 13 f
– – relative 1
– Indikationsklasse 1
– Komplikation, chirurgische 139 f
– Leitungsstörung
– – bifaszikuläre/trifaszikuläre, chronische 21
– – intraventrikuläre 21
– permanente 25
– prophylaktische 22
– Qualitätssicherung 122
Schrittmacher-Überprüfung, postoperative 244
Schrittmacherzählerfunktion 169
Schultergürtel-Dystrophie 6
Schwellenspannung 102
Schwingungsaufnehmer 288
Search-AV 200 ff
Seldinger-Technik 110
Sensing 392
Sensing 148
– Annotationsmarker 159
– Assurance 237 ff
– bipolares 148, 208
– unipolares 148
Sensingableitung 372
Sensitivität 287 f
Sensor, geeigneter 285
Sensor-Blending 288
Sensor-Cross-check 289 f
Sensorfrequenzhistogramm 164
Sensorkalibrierung, automatische 292
Sensorkombination 288 f
Sensor-Optimierung, automatische 290 f
Sepsis, vital 143
Septumablation, transluminale 56
Sequenz
– interventrikuläre 69 f
– intraventrikuläre 69 f
Serotonin-Reuptake-Hemmer 46
Sicherheitsmarge 239 f
Sicherheitsstimulation
– AV-Block III.Grades 252
– ventrikuläre (Safety Pacing) 150
Signaldetektion 97
Signal-Diskrimination 97
Signalmorphologie 231
Signal-Rausch-Abstand 306
Signalvariation, spontane 237
Signalwahrnehmung
– bipolare 148
– unipolare 148
Silikon 393
Silikonkautschuk 94
Single-coil-Elektrode 391
– integriert bipolare, Aufbau 394
– versus Dual-coil-Elektrode 393
Single-coil-Sonde, hot can 341
Single-pass-lead 99
Single-Pass-VDD-Sonde 99
Sinusbradykardie 31 f
Sinusknoten
– Funktion 88
– Funktionsverlust 78
– kranker 256
– – Schrittmacherparameter 256

– – Therapie, medikamentöse 35
Sinusknotenstillstand 32 f
Sinusknotensyndrom 29 f, 173
– Ätiologie 30
– Definition 30
– Prognose 34 f
– Schrittmacher, Systemwahl 88
– Schrittmacherindikation 30 f, 35
– Schrittmacher-Therapie, Empfehlung 35
Sinuspräferenz 187
Sinusrhythmus
– EGM, atriales 163
– Elektrokardiographie, typische 337
Sinustachykardie
– ICD-Therapieabgabe, inadäquate 408 f
– Programmierempfehlung 430
Sinutrialer-Block 32
Sjögren-Syndrom 6
Sklerodermie 6
SM s. Schrittmacher
SMART Detection-Algorithmus (Biotronik) 368 f
– Programmierempfehlung 431
SM-Holter-Funktion 169 f
Sonde 93 ff
– epimyokardiale 111
– Freilegen chirurgisches
– – Defibrillatorimplantation 419
– – Schrittmacherimplantation 141
– funktionslose 141
– linksventrikuläre 89
– Messdaten, telemetrische 259
– stylet-fähige 130
– unipolare 93
Sondenaufbau 93
Sondenaufbau-Typ 83
Sondendefekt 413
Sondendesign 392
Sondendislokation 140
Sondendysfunktion, intermittierende 261
Sondeneigenschaft, elektrische 117
Sondeneinführungsversuch 109 f
Sondenentfernung 140 f, 420
– misslungene 142
– Vorgehen 142
Sondenfixierung 118
– ICD-Implantation 403
– unsichere 112
Sondenfunktion, Vergleich 137
Sondenimpedanzwert 262
Sondenimplantation
– Abschluss 118
– linksventrikuläre
– – Erfolgsrate 133
– – Komplikation 133
– – Technik 127 f
– – transvenöse 396
Sondenisolationsproblem 260
Sondenkomplikation 120 f
Sondenkonfiguration 294
– bipolare 104
Sondenkorrektur
– Defibrillatorimplantation 419 f
– Schrittmacherimplantation 141
Sondenlage, instabile 176 f
– – Reizschwellenverlauf 175 ff
Sonden-Navigation, Koronarvene 130 f
Sondenperforation 121
Sondenplatzierung
– Defibrillatorimplantation 399

– Problem 113
– Schrittmacherimplantation 111
– Ventrikelsonde 111 f
– Verletzungspotential 116
– Vorhofsonde 113 f
Sondenposition
– alternative 113
– apikale
– septale 125
– Stabilitätsmarker 115
– Stimulationsort, alternativer 124
– Vorhofseptum
– – Bachmann-Bündel 137
– – Koronarsinusostium 135
Sondenproblem
– Defibrillatorimplantation 419 f
– Schrittmacherimplantation 139
– Ventrikel 140
– Vorhof 140
Sondenrevision 177
Sondenspitze 308
Sondenverlauf, endgültiger
– – Defibrillatorimplantation 403
– – Schrittmacherimplantation 118
Sondenvorschub 109
Sondenwechsel 141, 419 f
Sotalol 435
– Defibrillationsschwelle 437
Spannungscharakteristik, exponentielle 341 f
Spannungs-Pulsbreiten-Ebene 103
Speicher-EGM
– Myosignal-Oversensing 184
– Diagnose 181
Speicherelektrogramm, intrakardinales 183
Speicherfunktion, Limitation 169
Spezialsonde 285 f
Spiroergometrie 82, 283
Split-bipolar-Konfiguration 294
Spontane Bradykardie Reaktion (SBR) 192 f
Spontanfrequenz 84
SSI-System 100
Stabilität, Messparameter, statistischer 425 f
Stabilitätsalgorithmus 363
Stabilitäts-Kriterium, Analyse 371
Standardparameter 146 ff
Statistik 165
Steckverbindung Sonde/Schrittmacheraggregat 94
Step-Down-Protokoll 402
Sterilität, intraoperative 108
Steroidelution 100
Steuerkatheter 129
Stimulationsstrom 262
Stimulation
– antitachykarde 347 ff
– – Effektivität 347
– – empirisch versus elektrophysiologisch geführte 351
– – ineffektive 417
– – – Programmierung 431
– – Kammertachykardie, schnelle 352
– – Prinzip 347
– – Stimulationsmodus 351
– – Stimulationsort 353
– atriale 159
– – nicht konkurrierende (NCAP) 188 f
– – VES-synchrone 197 f
– biatriale 385

– bipolare 260
– biventrikuläre 127
– frequenzadaptive 285 ff
– – Anpassung, individuelle 289
– – Praxis 285 ff
– – Reaktionsgeschwindigkeit 287
– – Sensivität 287 f
– – Sensoreigenschaft 286
– – Sensor-Optimierung, automatische 290
– – Sensorwahl 285
– – Sonde 287
– – Störeinfluss 288
– frequenzvariable 79
– Grundfrequenz 147
– konventionell apikale (RVA) 125
– physiologische 66
– rechtsventrikulär-apikale 70
– temporäre
– – Einsatzmöglichkeit 65
– – Indikation 64
– ventrikuläre 159
– – Effekt 56
– – Elektrodenpotential 232
– – VVI-Modus 153
Stimulationsart 146 ff, 151 ff
– Einkammer-Betriebsart 151 f
– Zweikammer-Betriebsart 152 ff
Stimulationsartefakt 71
Stimulations-Detektionselektrode, Querschnitt 393
Stimulationselektrode, niederpolarisierende 104
Stimulationsform, antitachykarde 349
Stimulationsfrequenz 146
– basale 186 ff
– Herzzeitvolumen 82
– sensorbestimmte 186 ff
Stimulationsimpedanz 158 f, 260
– Zunahme 261
Stimulationsimpuls, Manipulation 231
Stimulationsintervall
– AV-Block III.Grades 250
– Definition 146
Stimulationskonfiguration, uni- und bipolare 148
Stimulationsmodus
– atrialer 151
– Sinusknoten, kranker 257
Stimulationsort
– alternativer 124
– Stimulation, antitachykarde 353
Stimulationspolarität 146
– atriale 148
– ventrikuläre 148
Stimulationspräferenz (APP) 221
Stimulationsreizschwelle (s. auch Reizschwelle)
– atriale, Bestimmung 246 ff
– Funktionstest 243
– ventrikuläre, Bestimmung 249 f
Stimulationsverhalten, ungesteuertes 306
Stimulation, vorhofbeteiligte (DDD/VDD) 91
Stimulierte QT-Zeit 286
St-Jude Medical, R-R-Intervallstabilitäts-Algorithmus 362
Störeinfluss 288
– Gefährlichkeitsgrad 309
Störempfindlichkeit 237 f
Störfeld 305, 307 ff

– elektrisches 307 f
– magnetisches 308
Störquelle
– elektromagnetische 305
– Haushalt 311
– Kommunikationstechnik 312
– Reisen 312
– Umgebung, medizinische 312
– Umwelt 311
Störsicherheit 305
Störsignal
– Antennenfeld 108
– gepulstes 307
– kontinuierliches 307
Störung, magnetostatische 309
24-Stunden-Holter 171
Stylet-basiertes Vorgehen 130
Subaortenstenose, idiopathisch hypertrophe s. Kardiomyopathie, hypertrophisch obstruktive
Subclavian Crush Syndrom 110
Subklaviapunktion 109
Such-Hysterese 147
– Stimulationsfrequenzreduktion 187
Sudden cardiac death 325
Sudden Onset 363 f
Sudden-Onset-Kriterium 371
Sudden-Onset-Prinzip 364
Sulcus deltoideopectoralis 108 f, 399
Sustained Rate Duration SRD (Guidant) 367
SVES, Histogramm 175
SVT s. Tachykardie, supraventrikuläre
SVT-Detektionszone, überlappende 377
Synchronisationsimpuls, atrialer (ASP)
– – Mode-Switch 188 f
– – Tachykardie, atriale 220
Syndrom, vasovagales 8, 41 ff
– – alpha-Sympathomimetika 45 f
– – Anamnese, lange 41 f
– – Diagnostik 42
– – Disopyramid 45
– – Mineralokortikoide 45
– – Pathophysiologie 41 f
– – Prognose 43
– – Reaktion, falsch positive 194
– – Schrittmachertherapie 46 f
– – Therapie 44
Synkope 21, 326
– arrhythmische, Differentialdiagnose 42
– ICD-Implantation 329
– neurokardiogene 187
– – Stimulationsbehandlung 86
– rezidivierende 21
– vasovagale 41
– – Schrittmacher-Therapie, Indikation 47
Systemtest, ICD-Implantation 404
Systemwahl 84 ff

T

Tachyarrhythmie
– atriale 298 ff
– – Prävention 36
– – Terminierung 228
– supraventrikuläre, Fehldetektion 415
– ventrikuläre
– – Underdetection 415
– – Undersensing 414

Tachykardie
– atriale 208 ff
– – Vermeidung 221 ff
– duale 429
– supraventrikuläre (SVT)
– – Diskriminierung 178 f
– – ICD-Therapieabgabe, inadäquate 407 f
– – Kammerüberleitung, regelmäßige 179
– – Onset-Algorithmus 369
– – paroxysmale
– – – EGM 163
– – – Oberflächen-EKG 162
– – Wavelet-Algorithmus 365
– ventrikuläre (VT)
– – Detektionsschwelle, unterschrittene 415
– – Diskriminierung 178 f
– – ICD-Implantation, Leitlinie 329
– – Terminierung 349
Tachykardie-Detektions-Algorithmus, ventrikulärer 361
Tachykardieerkennungs-Algorithmus 210
Tachykardiekriterien 210
Tachykardie-Reaktion, atriale (ATR) 208 ff
Tachykardiezone, Programmierempfehlung 425
TARP s. Refraktärperiode, atriale, totale
Taschenabszess 143
Taschenhämatom 140
Taschenproblem, aseptisches
– – Defibrillatorimplantation 419
– – Schrittmacherimplantation 141
Taschenverlagerung
– Defibrillatorimplantation 419
– Schrittmacherimplantation 141
Telefon-Variablen 309
Telemetrie
– bidirektionale 155
– unidirektionale 155
Telemetrie-Elektrogramm (EGM) 161 ff
– atriales
– – Sinusrhythmus 163
– – Tachykardie, supraventrikuläre, paroxysmale 163
– duales, SVT 179
Testmagnet 243
Theophyllin 35
Therapie
– antiarrhythmische 435 ff
– – Effekt, unerwünschter 436
– – medikamentöse, alleinige 316
– – Onset-Mechanismus 173
– postoperative 119
– – ICD-Implantation 404
Therapieabgabe, inadäquate 431 ff
Therapie-Leitlinie, evidenzbasierte 1 f
Thorakotomie-Ära 396
Thoraximpedanz 303 f
Threshold-Margin-Test 309
Thrombose, venöse 120 f
Tilt-Training 45
Tissue-Doppler (TDI) 72
Torsade-de-Pointes-Tachykardie 59 f
Totale atriale Refraktärzeit (TARP) 195
Tracking s. Ventrikelstimulation, vorhofgetriggerte
Tracking-Verhalten 206
Transvenös pektorale Ära 396

Transvenös-abdominelle Ära 396
Tricuspidalklappe 111
Trigger 182 f
Triggerkriterium 178
Triggeroption 182
Triggerzeitpunkt 178
Trikuspidalring 128
– Schrittmacherplatzierung 135
Tumor 6
T-Welle, Oversensing 412
– – Beispiel, praktisches 356 f
Twiddler's Syndrom 118
Tyrosin-Kinase-Defekt 9

U

Übergabe/Einweisung 314
Überleitungsstörung, idiopathische 5
Umgebung, medizinische, Störquelle 312
UMTS 309
Underdetection 415 f
Undersensing 170
– Tachyarrhythmie, ventrikuläre 414
Universalmodus 153
Untersuchung, elektrophysiologische, invasive 27
Unused event 149
Utrecht Studie 318

V

Valvula Eustachii 128
Vasovagale Reaktion 120
Vasovagales Syndrom s. Syndrom, vasovagales
VDD-Defibrillator 387
VDD-Einzelelektrodensystem 99
VDD-Modus
– Maximalfrequenz 147 f
– Stimulationsfrequenz 147
VDD-Schrittmacher, Nachtprogramm 188
VDD-Stimulation 91
Vena
– cava 128
– cephalica 109
– jugularis externa 109
– subclavia 109
– – Punktion 110
– – – nicht gelungene 111
– – thrombosierte 111
Vene, koronar
– anteriore, interventrikuläre 129
– linksmarginale 129
– posteriore 129
Ventricular Rate Response (Ventricular Response Pacing, VRR) 219
Ventrikel 124 f
– Annotationsmarker 159
– linker, Asynchronie 72
– Pathophysiologie 125
Ventrikel-Asynergie, Echokardiogramm 69 f
Ventrikel-Diastole 68
Ventrikelkontraktion, normale 73
Ventrikelsonde 111
– Dislokationstest 113
– funktionslose 141
– passiv verankerte, bipolare 101

– Positionierung 112
Ventrikelspitze 115
Ventrikelstimulation 18
– alternative 124
– vorhofgetriggerte (Tracking) 208
Ventrikelsystole
– AV-Delay 275 f
– Druck-Volumen-Verhältnis 68
– Funktionsabfolge, atrioventrikuläre 67
Veränderung, chronisch-degenerative 5
Versorgungsstruktur 244 f
Verweilkanüle 108
VES s. Extrasystole, ventrikuläre
VES-Option 197 f
VES-Reaktion, AV-Block III.Grades 254
VES-Zählung, EKG 170
V00-Modus 152
V-Moypotential, EKG 170
Vorhof 134 ff
– Atrial Capture Management-ACM 234
– Pathophysiologie 134
– rechter 134
Vorhofbeitrag, Belastung 68
Vorhof-Elektrogramm 237
Vorhofempfindlichkeit 217
Vorhofflattern
– atypisches 134
– Begleittherapie, medikamentöse 436
– EGM 161
– Umschaltmodus 217
Vorhofflimmern 24 f
– Begleittherapie, medikamentöse 436
– chronisch permanentes 25 f
– chronisches
– – Inkompetenz, chronotrope 26
– – Schrittmacher-Therapie
– – – Empfehlung 26 f
– – – Indikation, gesicherte 28
– – – Verlauf 26
– DDI-Modus 154
– desorganisiertes 228
– EGM 161
– Frequenz-Profil-Diagramm 174
– Histogramm 173 f
– ICD-Therapieabgabe, inadäquate 408 f
– permanentes, Schrittmacher 87
– Prävention, Vorhofstimulation 224
– Schrittmacherimplantation 121
– Stimulation, biventrikuläre 295
– Synkope 26
– Tachyarrhythmia absoluta 436
– Terminierung, spontane 89
– Thromboembolie 85
Vorhoffrequenz, PR-Logic 373
Vorhofrefraktärzeit 214
Vorhofseptum
– posteriores 134
– Sondenfunktion 137
Vorhofsonde 113
– Platzierung 399
– Position, mögliche 113
– Positionierung, gute 114
– – Herzohr, rechtes 113
– – versehentliche 114
– – Vorhofwand, anterolaterale 114
Vorhofstillstand
– elektrischer 87
– mechanischer 87
Vorhofstimulation 159
– AAT-Modus 153
– AV-Intervall 151

– kontinuierliche, Wirkmechanismus 222
Vorhoftachyarrhythmie, paroxysmale 37
Vorhof- und Kammerstimulation, asynchrone 153
Vorhofvulnerabilität, erhöhte 190
Vorhofwahrnehmung 159
– AV-Intervall 151
Vorhofwand, anterolaterale 114
Vorkommnismeldung 314
VRR (Ventricular Rate Response) 219
VTC-Algorithmus 153
VT-Detektion, inadäquate 354
Vulnerabilitätsgrenze, obere (upper limit of vulnerability, ULV) 338
VT s. Tachykardie, ventrikuläre
VVI
– Erwartungsintervall 147
– Stimulationsfrequenz 147
– Stimulationsintervall 147
VVI-Behandlung 85 f
VVI-Modus 152
– Hysteresefrequenz 187
– Sicherheitssystem 187
– Stimulationsreizschwelle, ventrikuläre 249
VVI-Schrittmacher 86 f
VVI-Stimulation 86
– Leitungsstörung, atrioventrikuläre/faszikuläre 91
– Leitungstest, retrograder 163 f
VVT-Modus 152

W

Wahrnehmung
– atriale 159
– bipolare 98
– bipolare versus, integriert bipolare 393 f
– Sicherheitsmarge 239 f
– unipolare 98
– ventrikuläre 159
Wahrnehmungsanpassung
– automatische 354
– Sensing 355 f
Wahrnehmungselektrode 97
Wahrnehmungsempfindlichkeit 236 ff
Wahrnehmungsfunktion 354
Wahrnehmungspolarität 146
– atriale 148
– ventrikuläre 148
Wahrnehmungsschwelle, Funktionstest 243
Wahrnehmungstest
– atrialer 162
– – DDD 244 f
– ventrikulärer 246
Wahrnehmungsverstärker 97, 354
Wartung 314
Wavelet-Algorithmus 365
Wavelet-Dynamik-Diskriminations-Kriterium 365
Wavelet-Kriterium 427
Wenckebach 3
Wenckebach-Block 10 f
Westminster-Protokoll 43
Widerstand
– Kondensatorentladung 341 f
– transthorakaler 303

Wundinfektion 140
Wundverschluss 119
– ICD-Implantation 404

X

X-aus-Y-Kriterium 210 ff

Z

Zählerkriterium 210 ff
Zeitintervallmarker 159
Zeitsteuerung 146 ff

Zugang, venöser 108
Zustandshistogramm 166
Zustandstabelle 166
Zweikammer-Betriebsart 152
Zweikammer-Detektion
– Detektionsalgorithmus 428 ff
– Programmierung 428
Zweikammer-Diskriminierung 378
Zweikammer-ICD
– Auswahlkriterium 382
– Indikation 384
– Nachteil 383 f
– versus Einkammer-ICD 381 ff
– Vorteil 384
Zweikammer-ICD-System 368

Zweikammermodus 159
Zweikammerschrittmacher
– Arrhythmietabelle 178
– Bradykardie-Tachykardie-Syndrom (BTS) 89
– Karotissinussyndrom 91
– Synkope, vasovagale 91
– VES 170
Zweiknoten-Erkrankung 256
Zweisensoren-Anordnung 289
Zweizonen-Einstellung 358
Zwerchfellmiterregung 115, 117

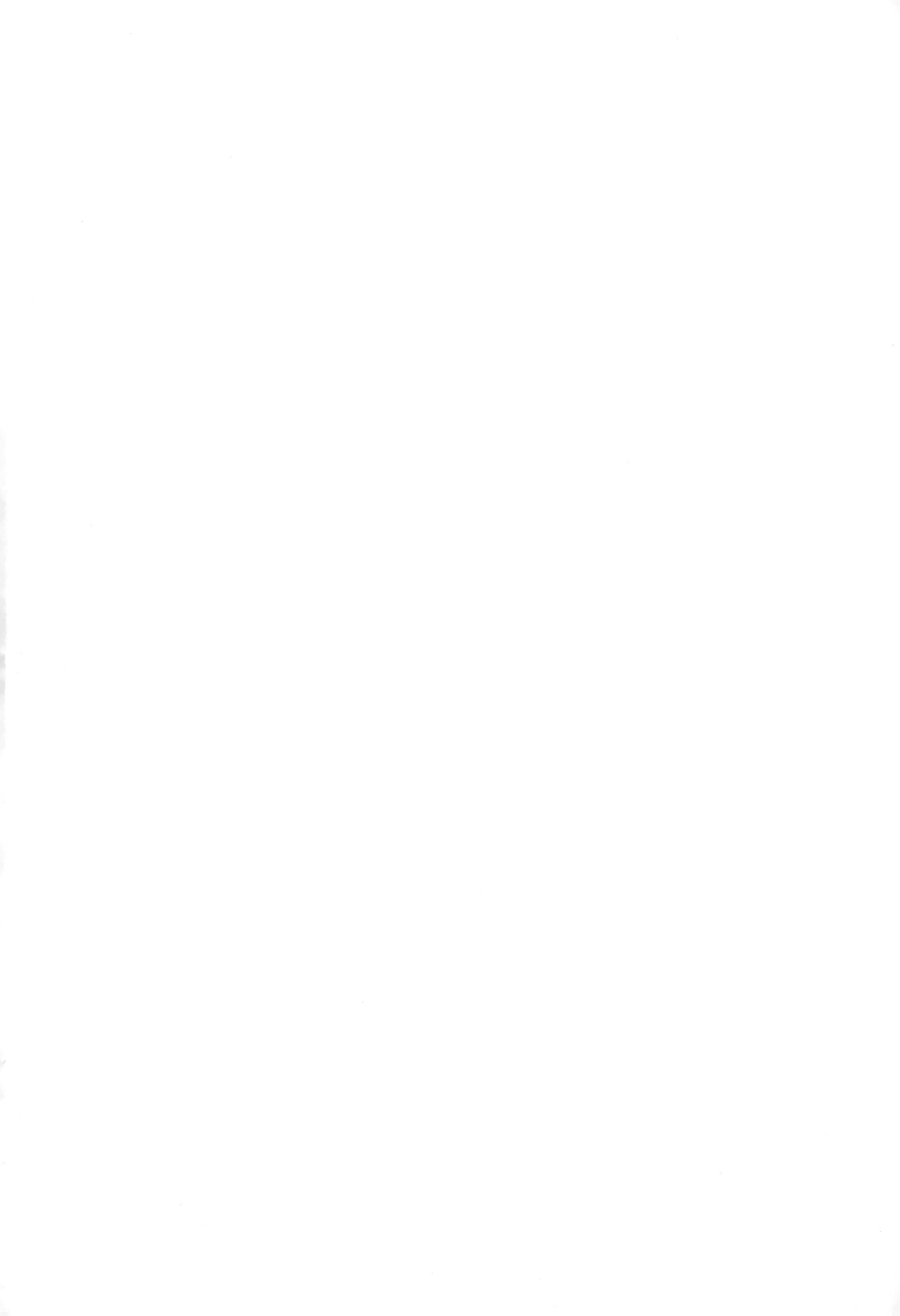